**V&R** Academic

Pflegewissenschaft und Pflegebildung

Band 12

Herausgegeben von
Prof. Dr. Hartmut Remmers

Constanze Eylmann

# Es reicht ein Lächeln als Dankeschön

## Habitus in der Altenpflege

Mit 22 Abbildungen

V&R unipress

Universitätsverlag Osnabrück

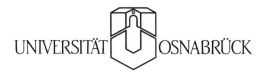

UNIVERSITÄT OSNABRÜCK

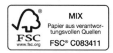

MIX
Papier aus verantwor-
tungsvollen Quellen
FSC® C083411

Bibliografische Information der Deutschen Nationalbibliothek

Die Deutsche Nationalbibliothek verzeichnet diese Publikation in der Deutschen Nationalbibliografie; detaillierte bibliografische Daten sind im Internet über http://dnb.d-nb.de abrufbar.

ISSN 2198-6193
ISBN 978-3-8471-0510-7
ISBN 978-3-8470-0510-0 (E-Book)
ISBN 978-3-7370-0510-4 (V&R eLibrary)

Weitere Ausgaben und Online-Angebote sind erhältlich unter: www.v-r.de

**Veröffentlichungen des Universitätsverlags Osnabrück
erscheinen im Verlag V&R unipress GmbH.**

Zugl. Osnabrück, Univ., Diss., 2015

# Inhalt

# Verzeichnis der Abbildungen

# Verzeichnis der Tabellen

# Vorwort

In einem seiner herausragenden Werke findet sich ein Diktum Pierre Bourdieus, das von zentraler analytischer Einsicht in gesellschaftliche Gesetzmäßigkeiten der Produktion und Verteilung von persönlichen Dispositionen, Verhaltenseigenschaften, öffentlichen Formen des Auftretens und der Selbstdarstellung zeugt. Dieses Diktum hätte auch als Motto des Buches von Constanze Eylmann dienen können:

> »Die gesellschaftliche Vorstellung des eigenen Körpers, die bei jedem Individuum von Anbeginn in dessen sich entwickelndes subjektives Bild vom je eigenen Körper und der je eigenen körperlichen Hexis konstitutiv eingeht, wird (...) durch die Anwendung eines sozialen Klassifikationssystems erreicht, dessen Prinzip sich in nichts von dem der gesellschaftlichen Produkte unterscheidet, auf die es angewendet wird. So wären Wert und Geltung eines Körpers zweifellos jeweilig genau proportional zur Stellung seines Besitzers innerhalb der Verteilungslogik der übrigen Grundeigenschaften (...).«[1]

Bourdieu konstatiert die gesellschaftliche Vermitteltheit persönlicher Wahrnehmungsformen und Ausdrucksstile, kurzum: jener Haltungen (*habitudes*), welche sich gewissermaßen physiognomisch bis in ein körperliches Abbild charakteristischer Persönlichkeitseigenschaften hinein sedimentieren. Schon allein unsere geschärften Alltagsbeobachtungen und Aufmerksamkeiten für feinste menschliche Regungen (mimisch-gestische Ausdruckgestalten) erlauben es, uns sehr rasch einen Eindruck jener charakteristischen Züge eines Gegenübers zu verschaffen. Die gebeugte Haltung einer Person ist gewissermaßen signifikant sei's ihrer Demut, Servilität, Gehemmtheit. Der Physiognomiker Lichtenberg hat dieses subtile Vermögen der Dechiffrierung unwiederholbar vorgezeichnet. Ein anderes Erkenntnisinteresse verfolgt Bourdieu. Seine soziologische Einsicht besteht darin, dass eine bestimmte gesellschaftliche Lage bestimmte Habitus-Merkmale ihrer Repräsentanten hervorbringt. Dieser quasi-kausale Erklärungsanspruch sozialer Herrschaft (Basis-Überbau-Schema) kann

---

1 Bourdieu 1982, S. 311.

nicht mehr aufrechterhalten werden. Es wird dem Phänomen jener kulturell höchst komplizierten Vermittlung sozialer Herrschaft, welche ein Grund ihrer Konservierung ist, nicht gerecht. Moderne Gesellschaften verfügen bekanntlich über ein kulturelles, buchstäblich auf körperlichen Distinktionsmerkmalen beruhendes System von Zeichen, kraft derer Rollen, Positionen und Befugnisse nicht nur zugeschrieben, sondern solchermaßen inskribierte Aufgaben gleichsam auch automatisiert und erfüllt werden. Man kann also sagen, dass das kulturell eingelebte und von relevanten beruflichen Gruppen übernommene Zeichensystem ein Garant der Stabilität moderner, hochdynamischer Gesellschaften auch dann noch ist, wenn sie mit schwerwiegenden sozialen Folgeproblemen belastet sind.

Mit zunehmender Alterung unserer Gesellschaft und Veränderung ihres demografischen Aufbaus entstehen zukünftige Versorgungsprobleme, welche seit langem bekannt sind, politisch jedoch erst jetzt gebührende Aufmerksamkeit finden. Sowohl staatliche Verwaltungseinrichtungen als auch namhafte private Stiftungen, die sich der Forschungsförderung in bestimmten Themenbereichen wie etwa Alter oder auch Demenz verschrieben haben, verbreiten mit Hochglanzbroschüren eine symbolische Suggestivkraft, die eher unter die Rubrik »Aufmunterungspropaganda« fällt, als seriöser Klarstellung momentan schwer übersehbarer Problembestände zu dienen. Wer sich das einseitige, klar kalkulierte Bildmaterial besagter Broschüren genau anschaut, wird unzweifelhaft seine tendenziöse Mittelschicht-Lastigkeit erkennen.

Das Alter mag seine eigene, sogar körperlich beeindruckende Schönheit besitzen. Jedoch vollziehen sich Alternsprozesse hierzulande unter Bedingungen einer modernen Leistungsgesellschaft, deren systemerhaltende soziale Bewertungs- und Klassifikationssysteme mit Phänomenen körperlich-geistiger Einbußen, Verlangsamung, Hinfälligkeit, Gebrechlichkeit, schwer zu leugnender Sterblichkeit inkommensurabel sind. Gewiss, das Alter ist keineswegs allein durch diese Attribute charakterisiert. Es besitzt sogar Potenziale. Und es ist das Verdienst des sechsten Altenberichts der Bundesregierung, sich mit unterschiedlichen Facetten des Alters und der Altersbilder in unserer Gesellschaft befasst zu haben. Dabei spielen ebenso kollektiv verankerte Bilder jener Berufe eine zentrale Rolle, welche auf Hilfe und Versorgung älterer und alter Menschen ausgerichtet sind.

Aus verschiedenen Gründen besitzen Altenpflegeberufe ein schlechtes gesellschaftliches Image: abhängig zum einen von der Wertschätzung des Alters, zum anderen vom materiellen und symbolischen Gratifikationssystem jener hilfebezogenen Dienstleistungsberufe, die immer noch einen weit überproportionalen Anteil von Frauen aufweisen. In auffälliger Weise scheint dabei der Mechanismus beruflicher Selbstrekrutierung mit einem sozialstrukturell verankerten Verteilungsschlüssel persönlicher Dispositionen, Einstellungen und

Haltungen verwoben zu sein. Inzwischen lässt sich die soziale und kulturelle Genese persönlichkeitsprägender Eigenschaften und Einstellungen empirisch präzisieren, die wiederum ihrerseits als kollektiver Habitus differenzierten sozialen Milieus zugeschrieben werden können. Eine theoretische und empirische Begründung des sozialwissenschaftlichen Habitus-Konzepts verdanken wir vor allem Pierre Bourdieu, an dessen soziologische Arbeiten Constanze Eylmann in der vorliegenden, groß angelegten Studie anknüpft. Wie bedeutsam im Übrigen eine Theorie des Habitus ist, erschließt sich aus einer bis auf Aristoteles' *Nikomachische Ethik* zurückgehenden Tradition, in welcher der Habitus als ein verfügbares und insoweit auch einzuforderndes Vermögen verstanden wird. Denn bestimmte, lebensgeschichtlich zu erwerbende persönliche (Grund)Haltungen sind gewissermaßen ein Garant dafür, dass Menschen ein der jeweiligen Lebenssituation angemessenes, affektiv ausgewogenes Verhalten zeigen.[2]

Auf das Feld der Altenpflege übertragen, geht Constanze Eylmann von mehreren, entscheidenden Voraussetzungen aus: Auf den Hilfebedarf älterer, häufig durch mehrere Erkrankungen gezeichneter Menschen bezogene berufliche Aufgaben können ohne bestimmte Grundeinstellungen und Haltungen nicht erfüllt werden. Dazu gehört zum Beispiel Altruismus als eine »Tugendpraxis«. Gewiss müssen fachliche Kompetenzen hinzukommen, die allerdings einen eher geringen handlungskonstituierenden Stellenwert besitzen. Die Frage ist deshalb, unter welchen soziokulturellen Voraussetzungen jene für den Beruf bestandswichtigen sozioemotionalen Antriebsquellen, Dispositionen und Haltungen gebildet werden. Und in welcher – möglicherweise widersprüchlichen – Weise werden diese beispielsweise innerbetrieblich und über das gesamte Berufsleben hinweg aufrechterhalten beziehungsweise reproduziert? Gibt es bestimmte, an objektiven Hilfe-Funktionen gemessen unverzichtbare Habitus-Eigenschaften, die sich negativ auf berufliche Leistungsfähigkeit auswirken, beispielsweise zu Einbußen der Belastungsbewältigung führen? Sollte von einem in sich widersprüchlichen Muster beruflicher Habitualisierung ausgegangen werden können, so erhebt sich die Frage, welche Konsequenzen sich daraus für die (Teil-) Akademisierung beruflicher Bildung (Kompetenzzuwachs oder Statuserhöhung) ergäben.

Es ist das große Verdienst der breit angelegten Feldstudien von Constanze Eylmann, diesen und weiteren Fragen nachgegangen zu sein. Das erkenntnisleitende Interesse dieser Studien besteht darin, in Anknüpfung an Bourdieu, das heißt durch Verbindung kultur- und herrschaftssoziologischer Analysen zu einer berufssoziologisch gehaltvollen, empirisch gesättigten Theorie des für die Altenpflege typischen Habitus zu gelangen. Und dieser Habitus ist, angesichts des für das Berufsfeld typischen Geschlechterverhältnisses, ein weiblich ge-

---

2 Aristoteles, Nikomachische Ethik, Zweites Buch, 1105–1106.

prägter. Für eine differenzierte Habitus-Analyse wurden deshalb zahlreiche sozialhistorische, politisch-institutionengeschichtliche sowie rechtsgeschichtliche, aber auch bildungsgeschichtliche Teiluntersuchungen vorgenommen sowie diverse Sozialstrukturanalysen des Berufsfelds Altenpflege und seiner Akteure. Die Einbeziehung historisch sich wandelnder Qualifizierungsgrundlagen ist im Sinne Bourdieus ja auch deshalb essentiell, weil das jeweilige Bildungskapital ein gesellschaftliches Distinktionsmerkmal von Personen darstellt.[3]

Zur empirisch-analytischen Erschließung des sozialen Habitus hat sich Constanze Eylmann eines sehr innovativen, vor allem durch Helmut Bremer und seine Arbeitsgruppe entwickelten Methoden-Baukastens bedient, der eine hochinteressante Weiterentwicklung u. a. der Gruppendiskussionsmethode des Frankfurter Instituts für Sozialforschung aus den 50er/ 60er Jahren darstellt.[4] Dieser Methodenbaukasten besteht aus mehrstufigen Gruppenwerkstatt-Gesprächen einerseits mit Schülerinnen und Schülern, andererseits mit berufserfahrenen Altenpflegern und Altenpflegerinnen, die sowohl Kartenabfragen als auch kreative Methoden der Herstellung von Collagen einschlossen. Durch Audio- und Videoaufzeichnungen unterstützt, wurde es möglich, von bestimmten Ausdrucks- und Darstellungsformen ausgehend, qua mehrstufiger hermeneutischer Sequenzanalyse Rückschlüsse auf spezifische Habitus-Merkmale vorzunehmen.

Auf dieser subjekt-analytischen Ebene verharren die Untersuchungen von Constanze Eylmann allerdings nicht. Im Anschluss an die von Michael Vester und Kollegen erarbeitete Methodik der Milieubeschreibung gelingt es ihr schließlich auch, die Untersuchungsteilnehmerinnen und -teilnehmer als Repräsentanten des Berufsfelds Altenpflege stratifikatorisch auf einer Landkarte sozialer Milieus zu verorten und dabei drei sich zum Teil stark unterscheidende berufliche Untergruppen herauszuarbeiten. Dies ist als ein deutlicher Hinweis darauf zu verstehen, dass die Berufsgruppe Altenpflege – trotz überwiegender Verortung in einem traditionellen kleinbürgerlichen Arbeitnehmermilieu mit gewissen Ausfransungen nach unten zu eher traditionslosen Milieus – keinen homogenen Block darstellt. Diese (Teil-) Erkenntnisse sind auch deswegen bedeutsam, um Zukunftsperspektiven etwa einer zunehmenden Professionalisierung der Altenpflege beziehungsweise einer »generalistisch« qualifizierten Pflegefachkraft bei relativ zählebigen Verhaltenseigenschaften und Dispositionen realistisch einschätzen zu können. Soziologisch sind die Ergebnisse des-

---

3  Auf die mit einem quasi-wissenssoziologischen Zugriff verbundenen Einengungen des Bildungsbegriffs, insbesondere der mit »Bildung« seit der frühen Neuzeit verbundenen (emphatischen) Ansprüche an Freiheit von jedwedem Zwang, können wir an dieser Stelle nicht weiter eingehen.
4  Vgl. Pollock 1955.

wegen besonders interessant, weil sie nicht nur eine recht prekäre Lage der Altenpflege, ihre habituell widersprüchliche berufliche Verfasstheit, aufzeigen, sondern auch wichtige, teils desillusionierende Schlussfolgerungen für die gegenwärtige berufspädagogische Diskussion von Kompetenzen zulassen. Größere Aufmerksamkeit sollte das offensichtlich unaufhebbare, antinomische Spannungsverhältnis von »praktischer Intelligenz« und »theoretischem Wissen« wissenschaftlich auf sich ziehen.

Antinomie – damit ist das Stichwort für einen abschließenden und, wie wir hoffen, weiterführenden Hinweis gegeben. Immer wieder stieß Constanze Eylmann auf widersprüchliche Charakteristika des beruflichen Habitus von Altenpflegekräften. Diese wiederum sind im Zusammenhang mit der sozialen Genese entsprechender Einstellungssyndrome zu betrachten. Aus Sicht einer kritischen Kultursoziologie oder auch Kulturphilosophie sieht man sich dabei sogleich auf jene von Nietzsche in unnachahmlicher Weise akzentuierten Antinomien einer christlich-neutestamentarischen *Genealogie der Moral* verwiesen. Wie kaum einem anderen Zeitgenossen, mit Ausnahme vielleicht Schopenhauers, hat bereits der junge Nietzsche menschliches Leiden als eines der zentralen anthropologischen Themen erkannt, sich ihm aber in einer Traditionslinie materialistischer Aufklärung, ohne apologetische Tendenzen, genähert. Als ein außergewöhnlich scharfsichtiger und wiederum einfühlsamer Analytiker darf er als Wegbereiter eben auch der Moral-Skepsis Freuds betrachtet werden. Was ist damit gemeint?

Es sind jene insbesondere bei Pflegekräften zu beobachtenden, von ihnen in einer langen Geschichte erworbenen, in unnachahmlicher Weise repräsentierten sozialmoralischen Einstellungen eines hingebungsvollen »Altruismus«, die sich in relativ fest umschriebenen Sozialmilieus antreffen lassen. In den Augen Nietzsches handelt es sich dabei freilich um das Resultat selbstauferlegter Versagungen, welche sich gewissermaßen als triebökonomisches Korrelat lebensgeschichtlich frühzeitig introjizierter Herrschaft deuten lassen. Nächstenliebe, Selbstlosigkeit, Selbstverleugnung sind für Nietzsche daher auch Prädikate moralischer Einstellungen von Menschen, die auf ihre gesellschaftliche Inferiorität nicht kämpferisch antworten und sich solchermaßen wehren, sondern mit einem als Demut und Verzicht kaschierten Ressentiment. Aufgrund dieser innerpsychischen Dynamik einer Moral des Verzichts und der Aufopferung bezeichnet sie Nietzsche als eine »Sklaven-Moral«[5]. Wer sich diesen moralischen Ansprüchen unterwirft, entsagt nicht nur der Fülle des Lebens. Er liefert sich überdies blinden (Disziplinar-) Mächten aus – so die in eine historische Genealogie der Macht transformierte Adaption Nietzsches bei Michel Foucault.

---

5 Vgl. Nietzsche, Jenseits von Gut und Böse, Aphorismus 260, sowie zur Genealogie der Moral, Aphorismus 10.

Offensichtlich sind es besondere, ehedem religiös geprägte, nunmehr zusehends entkirchlichte, kleinbürgerliche Sozialmilieus, die eine Rekrutierungsbasis dieser Einstellungen und eines daraus erwachsenden beruflichen Habitus darstellen.

Dies ist gewissermaßen die eine Prämisse einer Antinomie, deren zweite Prämisse lautet, dass pflegerische Leistungen dauerhaft und verbindlich nur erbracht werden können, wenn sozialmoralisch irreduzible, in den affektiven »Haushalt« von Personen integrierte Antriebsquellen persönlicher Selbstlosigkeit und Hingabebereitschaft kontinuierlich stabilisiert und gesichert sind. Moralphilosophisch beispielsweise wird diese Prämisse in einer gewiss extremen Weise von Lévinas repräsentiert. Es handelt sich also um Antinomien, mit denen, weil sie prinzipiell unlösbar sind, in irgendeiner praktischen Weise gelebt (und ertragen) werden müssen. Solange diese Antinomien aber als solche nicht durchschaut werden – und dies wäre eine Aufgabe beruflicher Selbstaufklärung – solange werden Pflegekräfte (und andere Helferberufe) daran gehindert sein, ihre gesellschaftlich legitimen Interessen als Berufstätige (angemessene Anerkennung und monetäre Entschädigung, beruflich selbstbestimmte Handlungs- und Entscheidungsspielräume) offensiv zu vertreten. Eine primär an der Bedürftigkeit sowie an konkreten Bedürfnissen anbefohlener Menschen orientierte Pflege setzt Offenheit, Bewusstheit, Aufmerksamkeit, aber auch gewisse affektive Dispositionen wie die der Achtsamkeit, nicht selten auch der Hingabefähigkeit voraus. Pflege wird indessen auch als Dienstleistung in Form der Erwerbsarbeit mit Arbeitnehmerstatus erbracht. Genau aus diesem beruflichen Dienstleistungsverhältnis ergeben sich Anforderungen der Selbstschonung im Sinne der Reproduktion von Arbeitskraft.

Berufssoziologische Aufklärung gliche einer halbierten Aufklärung, wenn sie möglicherweise unverrückbare Grenzen eines auf persönlicher Hilfe beruhenden Dienstleistungsverhältnisses außer Acht ließe. Dienstleistungsverhältnisse im Kontext existentieller Nöte und Bedürfnislagen lassen sich nicht in terms eines für gewöhnliche Geschäftsbeziehungen geltenden Äquivalententauschs begründen. Persönliche Leistungen können entsprechend auch nicht, weil ihnen Symmetriebedingungen fehlen, verrechnet werden. Das Fehlen von Symmetriebedingungen ist charakteristisch für alle Hilfebeziehungen, die aus genau diesen strukturellen Gründen der Logik des Gütertausches nicht unterworfen werden können. Das Hilfeprinzip konterkariert jegliches Äquivalenzprinzip. Dies besagt aber nicht, dass intrinsische Motive wie Nächstenliebe und Selbstlosigkeit mit Scheuklappen versehen werden müssten.

Man muss die berufssoziologischen Analysen von Constanze Eylmann auch deswegen als eine Pionierleistung ansehen, weil sie eine Vielzahl neuer Fragen aufwirft, die nicht zuletzt für die gegenwärtige bildungstheoretische und bildungspolitische Debatte der Gesundheitsberufe maßgebend sind. Auch wenn sich Alternsprozesse in unserer Gesellschaft gewandelt haben, so steht bei wachsender Hochaltrigkeit die Frage der Versorgung im Alter vor einer gigantischen Herausforderung, zumal sich Annahmen etwa einer Morbiditätskompression nur bedingt zu erfüllen scheinen. Drei Fragen sind von besonderer Bedeutung: Wird eine (gegenwärtig geplante) Qualifizierungsoffensive für Pflegeberufe die sich dramatisch abzeichnende Unterversorgung tatsächlich beheben können? Wird nach Maßgabe einer zusehends alle gesellschaftlichen Poren durchdringenden Marktgesetzlichkeit jener Rekrutierungsschlüssel für Pflegeberufe als ein die Persönlichkeit erfüllender Tätigkeitsbereich überhaupt Wirkung entfalten können? Was kann getan werden, um die offensichtlich prekäre Rekrutierungsbasis von Altenpflegekräften merklich, sehr merklich zu verbessern? – Ob die geplante »generalistische« Pflegeausbildung am Ende zu einer weiteren Auszehrung originär altenpflegerischer Tätigkeitsbereiche führen wird, ist eine Frage, die sich erst nach diesem Großexperiment empirisch beantworten lässt. Die Untersuchungsergebnisse von Constanze Eylmann geben eher Anlass zu einer skeptischen Zurückhaltung. Spezifische Rekrutierungsmilieus und persistierender Habitus in diesem Feld sind kaum geeignet, einen Innovationsschub zu befördern, welcher ohnehin, dem Mainstream folgend, lediglich auf die Dimension »theoretischen Wissens« zielt, während der nicht minder bedeutsame Bereich »praktischer Intelligenz« jenen Aspiranten der Altenpflege vorbehalten bleibt, welche an den Umgang mit unausweichlichen Antinomien auf differenzierte Weise herangeführt werden müssen.

Hartmut Remmers

# Danksagung

Die Versorgung hilfebedürftiger älterer Menschen stellt nicht allein für viele Betroffene, ihre Familien und sozialen Netzwerke eine Herausforderung dar, sie ist zugleich eine gesellschaftliche Realität mit hoher Relevanz, die permanent verhandelbar erscheint. Während dem Feld der Altenpflege ein wachsender Bevölkerungsanteil zuzurechnen ist, gelangen immer wieder Berichte über Menschenrechtsverletzungen in den Pflegeeinrichtungen in die Öffentlichkeit. Mit vorliegender Arbeit erhielt ich die Chance mich der beruflichen Pflege alter Menschen mit einer Habitus- und Milieuanalyse zu nähern und einen Beitrag zur Aufdeckung der Dispositionen, Spielregeln und Praxisformen im Feld zu leisten.

Dass aus meinem Interesse an der Altenpflege eine Untersuchung, aus der Untersuchung eine Dissertationsschrift (angenommen am Fachbereich Humanwissenschaften der Universität Osnabrück) und schließlich dieses Buch werden konnte, verdanke ich vielen Menschen, die mich in unterschiedlicher Weise unterstützt haben.

Mein besonderer Dank gilt Prof. Dr. Hartmut Remmers und Prof. Dr. Helmut Bremer, die meine Arbeit mit großem Interesse begleitet haben und mir stets fördernd zur Seite standen.

Für die kollegialen Rückmeldungen und konstruktiven Diskussionen danke ich den Kolleginnen und Kollegen des pflegewissenschaftlichen Promotionskollegs der Universität Osnabrück. Vor allem für die mit habitushermeneutischen Analysen verbrachte gemeinsame Zeit danke ich dem Kolloquium Habitus- und Milieuforschung der Universität Duisburg-Essen.

Herzlich bedanken möchte ich mich bei Oskar Powalka für die kompetente und geduldige Korrektur des Manuskripts. Eva Trompetter und Holger Lewe danke ich für die Unterstützung bei der Durchführung der Gruppenwerkstätten und bei der Bearbeitung der Abbildungen.

Allen Teilnehmerinnen und Teilnehmern, die an den Gruppenwerkstätten mitgewirkt haben, danke ich für ihre Offenheit und das entgegengebrachte Vertrauen. Ich danke Ihnen darüber hinaus für ihr hohes Engagement in einem

Feld, dessen gesellschaftliche Verdienste viel zu häufig marginalisiert werden oder unsichtbar bleiben. Ohne sie hätte die Arbeit nicht realisiert werden können.

Nicht zuletzt gilt mein Dank meinen Töchtern Lea und Anna, die meine langen Arbeitsphasen auch in schwierigen Zeiten mit großer Selbstverständlichkeit getragen haben.

Constanze Eylmann

# 1. Einleitung

Die Pflege älterer Menschen in unserer Gesellschaft scheint schon lange ein »prekäres soziales Feld«[6] zu sein und gerät wiederkehrend in den Fokus öffentlicher Diskussionen. Die Alterung der Bevölkerung, die Trias von Personalmangel, Zeitnot und Versorgungsdefiziten in der beruflichen Pflege sowie soziale Wandel, die Pflegepotenziale schwinden lassen, werden stets aufs Neue festgestellt. Für die zukünftige Versorgung alt und hilfebedürftiger Menschen sind vielfach Herausforderungen prognostiziert und zur Rechtfertigung verschiedener Maßnahmen herangezogen worden. Die Befunde änderten sich jedoch selbst nach dem Erlass der Pflegeversicherung 1994, dem Pflege-Qualitätssicherungsgesetz von 2001 oder dem Erstarken akademischer Pflegeausbildungen allenfalls schleppend. Vor diesem Hintergrund stellt sich Frage, warum sich Probleme in der pflegerischen Versorgung alter Menschen, trotz unterschiedlicher Bemühungen um Veränderungen, als besonders beständig erweisen. Mit einer Untersuchung des Habitus in der Altenpflege sowie der implizit herrschenden Regeln im Feld sollen Handlungsbegründungen aufgedeckt werden, um gängige Erklärungsmuster zu ergänzen. Die Ergebnisse tragen dazu bei, Wahrnehmungs-, Denk- und Handlungsmuster sowie deren Grenzen in der beruflichen Altenpflege zu verstehen und Hinweise zur Gestaltung von Veränderungs- oder Lernprozessen zu gewinnen.

## 1.1 Altenpflege in der aktuellen Diskussion

Als eine zukünftig zu bewältigende Herausforderung wird die demographische Entwicklung der Gesellschaft angesehen. Die Darstellung der Bevölkerungsalterung Deutschlands wird mit Hilfe unterschiedlich angenommener Szenarien

---

6 Roth 2007, S. 1.

fortlaufend aktualisiert.[7] Unstrittig ist, dass die Lebenserwartung der Menschen steigt, während die Anzahl der Geburten stagniert. Altersbedingte Pflegeanforderungen werden zunehmen, sie werden Auswirkungen auf die Entwicklung und Finanzierung des Versorgungsangebotes haben. Die berechneten Szenarien für diese Effekte sollten dabei nicht als Vorhersage angesehen werden, sondern als Modelle, die Aussagen darüber treffen, was zukünftig geschehen wird, wenn alle zugrunde gelegten Annahmen zutreffen. Die Präzision der Modellrechnungen nimmt mit zunehmender Vorausberechnungsdauer ab, weil die Unsicherheit über zukünftige Entwicklungen größer wird.[8] Die Effekte von Präventionsmaßnahmen, medizinischem Fortschritt oder sozialer Ungleichheit im Hinblick auf die Gesunderhaltung im Alter, sind zudem nicht erschöpfend erforscht.[9] Dennoch kann, trotz aller berechtigten Einwände, grundsätzlich davon ausgegangen werden, dass die Anzahl der pflegebedürftigen alten Menschen in den nächsten Jahrzehnten derart ansteigen wird, dass die aktuellen Pflegeangebote durch die zur Verfügung stehenden Altenpflegerinnen[10] nicht aufrecht erhalten werden können. Zuletzt wurde, abhängig von jeweils zugrunde gelegten Szenarien, eine Versorgungslücke zwischen 260.000 und 430.000 Vollzeitäquivalente für das Jahr 2030 in der stationären Altenpflege vorausberechnet, die zu 80 % allein auf den Demographie bedingt ansteigenden Pflegebedarf zurückzuführen ist.[11]

Die Lebenserwartung der Menschen steigt, vom Eintritt in den Ruhestand bis zum Tod dehnt sich die Lebensphase weiter aus und beträgt nicht selten 30 Jahre und mehr. Menschen, die aus dem Erwerbsleben ausscheiden, haben im Durchschnitt noch ein Viertel ihres Lebens vor sich und nur etwa jeder 20. der 70–75-Jährigen war 2011 pflegebedürftig.[12] Für den überwiegenden Anteil der älteren Menschen in Deutschland ist das Alter geprägt von Gesundheit, einer hohen Lebensqualität und subjektiv empfundener Zufriedenheit. Insbesondere »junge Alte« erleben die Jahre nach ihrer Berufstätigkeit häufig als Lebensphase, in der sie selbstbestimmt und ohne Einschränkungen ihr Leben gestalten können. Der Anteil der Pflegebedürftigen nimmt mit ansteigendem Alter jedoch stark zu. Für die 90–95-Jährigen wurde 2011 die höchste Pflegequote ermittelt,

---

7 Zum Beispiel durch das Statistische Bundesamt 2013b oder durch Studien wie von Rothgang, Müller & Unger 2012.
8 Vgl. Reiners 2011, S. 57 ff.
9 Zur Medikalisierungs- und Kompressionsthese zum Beispiel Reiners 2011, S. 64–68.
10 Um die Lesbarkeit zu fördern werden maskuline Endungen verwendet, wobei die femininen grundsätzlich eingeschlossen sind. Werden jedoch Gruppen bezeichnet, die zum überwiegenden Anteil aus Frauen bestehen, wie die Gruppe der Altenpflegerinnen, wird die weibliche Form genutzt.
11 Vgl. Rothgang, Müller & Unger 2012, S. 10–12.
12 Vgl. Statistisches Bundesamt 2013, S. 8.

von ihnen waren 58 % auf Hilfe angewiesen.[13] Mit wachsender Wahrscheinlichkeit leiden Menschen im hohen Alter an mehreren, oft chronischen Erkrankungen, degenerative Prozesse gewinnen an Bedeutung.[14] Besondere Risiken für die Lebensqualität im Alter sind Beeinträchtigungen in der
Wahrnehmung sowie der Erinnerungs- und Denkfähigkeit, die sich in sensori-
schen oder demenziellen Erkrankungen manifestieren. Der Eintritt einer Pflegebedürftigkeit stellt im Leben der Betroffenen und ihrer Familien einen erheblichen Einschnitt dar. Alleinstehende, an Demenz erkrankte, in Armut
lebende und hochaltrige Menschen, zählen dabei zu Gruppen besonderer Vul-
nerabilität.[15] Der Zugang zu Gesundheitsleistungen, zu materieller Sicherheit,
sozialen Netzwerken, Mobilität und Schutz ist bei ihnen besonders gefährdet.
Insbesondere die Einkommensunterschiede wachsen. Während die mittleren
Einkommen stagnieren, leben immer mehr ältere Menschen mit sehr geringen
oder sehr hohen Einkommen.[16] Einkommensverhältnisse und sozialer Status
wirken jedoch wesentlich auf die Zeit und die Qualität, die Pflegehandlungen
zugemessen werden können und damit auf die Chancen, im Alter Lebensqualität
zu verwirklichen.

Vor diesem Hintergrund verwundert es nicht, dass mehr als die Hälfte der
Bevölkerung (61,4 %) Sorgen darüber äußert, dass sie im Alter pflegebedürftig
werden könnte, wobei die Angst bei Menschen mit geringen Einkommen größer
ist als bei gut Verdienenden.[17] Die überwiegende Mehrheit der Bevölkerung
wünscht sich im Fall einer Pflegebedürftigkeit in der eigenen Wohnung (41,3 %)
oder im Kreis der Familienmitglieder (40,8 %) versorgt zu werden.[18] Entsprechend dieser Wünsche werden 70 % der pflegebedürftigen älteren Menschen zu
Hause versorgt, wobei die Angehörigen den größten Anteil an Unterstützungsleistungen erbringen. Ein Drittel der pflegenden Angehörigen wird dabei
von den Mitarbeiterinnen der etwa 12.300 zugelassenen ambulanten Pflegedienste unterstützt.[19] Dennoch sterben die Menschen nicht im selben Maß zu
Hause (sondern nur zu etwa 25 %); rund 50 % der Deutschen sterben in
Krankenhäusern und 20 % in Heimen.[20] Es lassen sich Hinweise darauf finden,
dass Familien und soziale Netzwerke nachlassende Fähigkeiten in der Mobilität

---

13 Vgl. Statistisches Bundesamt 2013, S. 9.
14 Vgl. Bundesministerium für Frauen, Senioren, Familie und Jugend 2010, S. 22. Im Alters-
   survey 2010 gaben 53 % der 64 bis 69-Jährigen an, an 2–4 Erkrankungen gleichzeitig zu
   leiden, in der Gruppe der über 70-Jährigen gaben 22 % an, an fünf und mehr Erkrankungen
   gleichzeitig zu leiden.
15 Vgl. Aichele & Schneider 2006, S. 30.
16 Vgl. Bundesministerium für Frauen, Senioren, Familie und Jugend 2010, S. 14.
17 Vgl. Zok 2011, S. 1–4.
18 Vgl. Zok 2011, S. 1–4.
19 Vgl. Statistisches Bundesamt 2013, S. 5–10.
20 Vgl. Jaspers & Schindler 2004, S. 19.

oder zur Bewältigung des Haushaltes zunächst kompensieren. Wenn der Pflegebedarf des Angehörigen steigt, werden verstärkt ambulante Pflegeangebote in Anspruch genommen. In der Regel wird eine stationäre Versorgung erst eingeleitet, wenn Überforderungssituationen eintreten, etwa weil eine Demenz fortschreitet, ein alter Mensch bettlägerig, inkontinent oder eine palliative Versorgung notwendig wird. 30 % aller Pflegebedürftigen im Sinne des Pflegeversicherungsgesetzes werden in Heimen versorgt, wobei die Anzahl der Heimplätze absolut und relativ steigt, obwohl nahezu alle älteren Menschen es grundsätzlich ablehnen in einem Heim zu leben.[21]

Die Ressourcen von Angehörigen und sozialen Netzwerken, die den weitaus größten Anteil aller Pflegeleistungen erbringen, nehmen ab. Die Ursachen hierfür sind in einem sozialen Wandel zu sehen, der mit einem steigenden Anteil erwerbstätiger Frauen, kurzzeitigeren Partnerschaften, der Zunahme von Einpersonenhaushalten oder mit einer Abnahme der Anzahl von (Schwieger-) Töchtern durch langjährige Geburtenrückgänge einhergeht. Auch die Motivation zur Wahl eines Berufs im Pflegebereich ist gering, insbesondere die Altenpflege gilt als unattraktiv. Nur 1,9 % der Jungen und 10,4 % der Mädchen können sich vor ihrem Schulabschluss die Wahl eines Pflegeberufes vorstellen, unter denen die Altenpflege auf den hintersten Plätzen rangiert.[22] Assoziiert werden negative Altersstereotype, familienunfreundliche Arbeitszeiten, eine geringe Bezahlung und Arbeitsverdichtung. Obwohl die Anzahl der Absolventen der dreijährigen Altenpflegeausbildungen in der ersten Hälfte des letzten Jahrzehnts leicht anstieg, fielen die Zahlen von 5.584 im Jahr 2005 auf 5.020 im Jahr 2010 und steigen seitdem wieder moderat an.[23] Im Rahmen der letzten breit angelegten »Qualifizierungsoffensive« der Bundesregierung, unter der Federführung des Bundesministeriums für Familie, Senioren, Frauen und Jugend für die Zeit von 2012–2015[24] gelang es, die Zahl der Neueintritte in die Altenpflegeausbildung um 5,3 % zu steigern[25]. Das bedeutet, dass die Zahl der Ausbildungsanfängerinnen, im Schuljahr von 2011/ 12 bis 2013/ 13, im Vergleich zum Vorjahr um rund 1.140 angewachsen ist; angesichts der prognostizierten »Versorgungslücke« ein bescheidener Erfolg.

---

21 Vgl. Statistisches Bundesamt 2013, S. 5.
22 Vgl. Görres 2010, S. 51.
23 Vgl. Gesundheitsberichterstattung des Bundes 2014.
24 Die Offensive findet unter Beteiligung des Bundesministeriums für Arbeit und Soziales (BMAS), des Bundesministeriums für Gesundheit (BMG) und des Bundesministeriums für Bildung und Forschung (BMBF) statt.
25 Vgl. Bundesministerium für Bildung und Forschung 2014, S. 63. Insgesamt haben im Schuljahr 2011/ 12 bis 20112/ 13 21.511 Schülerinnen ihre Ausbildung begonnen.

Dabei bleibt die Pflege eine Frauendomäne, rund 90 % aller Pflegepersonen sind weiblich.[26] 208.304 examinierte Altenpflegerinnen waren 2011 in Deutschland in stationären und ambulanten Altenpflegeeinrichtungen beschäftigt[27] und rund die Hälfte von ihnen (51 %) bewertete das Image ihres Berufes als schlecht.[28] Sie sehen sich erheblichen Belastungen ausgesetzt, werden vergleichsweise häufig krank, und die Fluktuationsrate differiert seit vielen Jahren kaum. Ähnlich wie Becker und Meifort für 1992[29], konnte auch mit der Next-Studie 2005[30] ein Aussteigerpotenzial zwischen 25 % und 28 % in der Altenpflege ermittelt werden. 2009 erwogen 33,1 % der Pflegenden[31] täglich bis mehrmals im Monat, aus ihrem Beruf auszusteigen[32], 2013 gaben 36,6 % (von 637 repräsentativ Befragten) an, in den letzten drei Jahren eine Berufsaufgabe erwogen zu haben.[33]

In den stationären Einrichtungen der Altenpflege wird der Mangel an Personal, Zeit und Versorgungsqualität besonders deutlich, vermutlich, weil ein Feldzugang dort unmittelbarer möglich ist, als zu ambulanten Pflegesituationen. Ältere, pflegebedürftige Menschen in stationärer Versorgung, so die wiederkehrenden Meldungen, sind häufig fehl- oder mangelernährt, leiden unnötigerweise an Schmerzen und werden infolge fehlender oder falscher Pflege immobil, inkontinent, sediert oder fixiert.[34] Mangelhafte Pflegeergebnisse gehen demnach mit Handlungen und Methoden einher, die dem gesellschaftlichen Anspruch an professioneller Pflege nicht genügen. Neben dem Unvermögen Pflege zu planen, zu strukturieren, zu steuern und zu dokumentieren, werden bei Pflegenden Qualifikationsdefizite in unterschiedlichen Handlungsbereichen wie Mundhygiene, Ernährung, Sturzprophylaxe, Dekubitusversorgung, Schmerzmanagement oder Fußversorgung festgestellt. Die Hilfe bei Alltagsverrichtungen steht im Vordergrund der Maßnahmen, sie erfolgt unter Zeitdruck und bleibt nicht selten auf das Notwendigste reduziert. Die Pflegenden reagieren in erster Linie ungeplant auf aktuelle, unmittelbar wahrgenommene Hilfebedarfe. Aktivierende, ressourcenorientierte, rehabilitativ ausgerichtete

---

26 Vgl. Deutscher Bundestag 2010, S. 358.
27 Vgl. Statistisches Bundesamt 2013, S. 21 und 14.
28 Vgl. Hasselhorn et al. 2005.
29 Vgl. Becker & Meifort 1997, S. 10. 25 % der Auszubildenden des Ausbildungsjahrgangs 1992 stiegen bereits nach dem ersten Jahr als Fachkraft aus ihrem gerade erlernten Beruf aus.
30 Vgl. Simon et al. 2005, S. 52.
31 Die Begriffe Pflegende, Pflegekräfte oder Pflegepersonal werden in dieser Arbeit synonym benutzt, um Personen zu bezeichnen, die *beruflich* pflegen, in Abgrenzung zu den 1,2 Millionen pflegenden Angehörigen, die den größten Anteil der Pflegearbeit leisten.
32 Vgl. Tackenberg, Knüppel & Wagner 2009, S. 5.
33 Vgl. Theobald, Szebehely & Preuß 2013, S. 99.
34 Vgl. Garms-Homolova & Roth 2004, S. 75ff oder vgl. Medizinischer Dienst der Spitzenverbände der Krankenkassen e. V. 2004, 2007 und 2012.

Pflegehandlungen finden nur in Ausnahmefällen statt.[35] Die Untersuchungen belegen Defizite und Missstände, eine schlüssige Aufklärung der Ursachen dieser Misere bieten sie jedoch nicht.

Zwei Erklärungsmuster beherrschen die öffentliche Diskussion, die von Vertretern der Berufs- und Trägerverbände sowie der Politik geführt wird. Defizite oder Mängel in der Versorgung werden zum einen mit mangelnder Kompetenz, mit unprofessionellem Handeln der Pflegenden und zum anderen mit »schwierigen«, restriktiven Rahmenbedingungen erklärt. Zur Lösung der Probleme in der beruflichen Pflege werden vor allem drei Strategien häufig angeführt, die teils divergieren. Es sind zum einen ausreichend viele Pflegekräfte zu qualifizieren, den Bedürfnissen der Betroffenen und ihrer Angehörigen soll Rechnung getragen werden und drittens soll die Pflegeleistung für alle gesellschaftlichen Altersgruppen finanzierbar sein. Zumindest die ersten beiden Strategien, die mit einer hohen Attraktivität und Qualität der Pflege einhergehen, werden durch die Qualifizierung der Pflegenden verfolgt. Auch vor diesem Hintergrund sind in den vergangenen 20 Jahren unterschiedliche pflegebezogene Studiengänge etabliert und Ausbildungen modularisiert worden. Kompetenzorientierung hat als bedeutendste Maxime Eingang in die Berufsausbildungen gefunden und zumeist anwendungsorientierte Forschungsprojekte haben dazu beigetragen, Pflege und Versorgung weiter zu entwickeln.[36] Die politische Förderung des Beschäftigungsbereichs, wie die von zahlreichen Qualifizierungsinitiativen oder Modellprojekten, sollte ebenfalls dazu beitragen die Attraktivität des Berufes und die Anzahl der Bewerber zu erhöhen. Die Versorgungslücken sollten geschlossen und die Qualität der Pflegeangebote gesichert werden.

Trotz dieser Entwicklungen ändern sich die Befunde der wenigen Untersuchungen in den Altenpflegeeinrichtungen jedoch kaum. Auch jüngere Untersuchungen[37] belegen erneut, dass – ungeachtet der formellen beruflichen Qualifikationen – in der Altenpflege enorme Wissenslücken und inkompetentes Pflegehandeln zu häufig vorkommen. Risiken in der Pflege und die Bedeutung der Dokumentation werden nicht erkannt, Distanzierungs- und Bewältigungskompetenzen scheinen zu fehlen. Daraus resultieren Über- und Unterforderung, die im schlimmsten Fall zu Konflikten und Gewaltausübung in Pflegesituationen

---

35  Vgl. Garms-Homolova & Roth 2004, S. 136 oder vgl. Wingenfeld & Schnabel 2002, S. 98 und 99.

36  Zum Beispiel: Bundesministerium für Familie, Senioren, Frauen und Jugend 2008: Pflegeausbildung in Bewegung oder Bundesministerium für Familie, Senioren, Frauen und Jugend 2011: Forschungsprojekt Lernfeldorientierte Altenpflegeausbildung – Pflege von Menschen mit Demenz (LoAD).

37  Zum Beispiel Achiele & Schneider 2006, Roth 2007, Deutscher Bundestag 2009, S. 299 ff oder Medizinischer Dienst der Spitzenverbände der Krankenkassen e.V. 2012, S. 14–29.

führen. Die Belastung der Beschäftigten ist unverändert hoch und sie führt unverändert zum Verlassen des Beschäftigungsbereichs oder zu berufsbedingten Erkrankungen.[38] Die gängigen Erklärungsmuster scheinen an dieser Stelle nicht auszureichen, um die konstanten Befunde der Defizite in der Pflegepraxis zu erklären, die implementierten Maßnahmen zur Qualitätssicherung oder zur Kompetenzsteigerung greifen nur bedingt.

Die Befunde werfen die Frage auf, warum sich trotz aller Bemühungen die skizzierten Probleme in der Altenpflege als besonders beständig erweisen. Mit dieser Arbeit soll untersucht werden, ob sich neue Erklärungen aus der Rekonstruktion der sozialen Positionen ergeben, die den Akteuren in dem Feld Altenpflege zugewiesen werden und die sie einnehmen. Die sozialen Positionen und die Verknüpfungen mit historischen, kulturellen und sozialen Bedingungen manifestieren sich Pierre Bourdieu zufolge im Habitus (vgl. 2.2). Die soziale Logik der Dilemmata und mithin ein Blick auf die Spannungen, die Sozialisationen in ungleichen Milieus und verborgene Herrschaftsstrukturen auslösen, fehlen bisher weitestgehend in der Diskussion. Mit der Untersuchung des Habitus der Altenpflegerinnen sollen Handlungsbegründungen aufgedeckt werden, die bestehende Erklärungsmuster ergänzen und dazu beitragen, die Beständigkeit der Befunde trotz eingeleiteter Veränderungsstrategien zu verstehen.

## 1.2   Zentrale Fragestellungen und erkenntnisleitendes Interesse

»In welcher Weise und aus welchen Gründen handeln beruflich Pflegende, die alte Menschen[39] versorgen« sind die übergeordneten Fragen dieser Arbeit, in denen implizit immer auch die Frage enthalten ist, wie dieses Handeln angebahnt oder verändert werden kann. Zur Bearbeitung sollen politische, sozialstrukturelle, gerontologische und historische Perspektiven aufgegriffen werden, die in den aktuellen berufsbezogenen Diskursen wenig Beachtung finden. Vor allem unterschiedliche soziale Positionen und die damit einhergehenden Spannungen werden sowohl im Hinblick auf die Ausbildung in der Pflege als auch auf die Berufsausübung bisher wenig thematisiert. Dabei sind Menschen mit ihrer Geburt bereits in bestimmte soziale Zusammenhänge eingebunden, von Beginn an befinden sie sich in einer aktiven Auseinandersetzung mit der ihnen zugehörigen umgebenden Welt. Ein Mensch wird nicht zu einem Mitglied

---

38  Zum Beispiel Grabbe et al. 2006, S. 42, Borchart et al. 2011 oder Theobald, Szebehely & Preuß 2013.

39  Der Begriff alte/ ältere Menschen wird, nach dem Renteneintrittsalter in der Zeit von 1972–2005, für Menschen im Alter ab 60 Jahren verwendet.

der Gesellschaft, sondern er ist es von Geburt an.[40] Unterschiedlich sind die Bedingungen unter denen dieser Mensch einen bestimmten Platz in der Gesellschaft einnimmt. Geprägt von ihrer Umwelt und den inhärenten Bedingungen, treten Auszubildende in das Feld der Altenpflege ein, in dem zum einen eine bestimmte Disposition verlangt, andererseits aber auch erwartet wird, dass diese Disposition formbar ist, bis sie den Erwartungen des Feldes entspricht. Die Organisation der Ausbildung in einzeln abprüfbare Lehr- und Lerneinheiten mit definiertem, messbaren »Outcome« intendiert, dass Auszubildende wie »unbeschriebene Blätter« in die Lehrprozesse kommen, um dort mit Inhalten »gefüllt« zu werden. Das derart angesehene lernende Subjekt wird von Krais und Gebauer mit einem leeren Schrank verglichen, in dessen Schubladen nun von außen das vorgefertigte Wissen abgelegt wird.[41] Stattdessen kommen Menschen jedoch mit angefüllten Schubladen in die Ausbildung und später in den Beschäftigungsbereich und lassen sich damit auf ein neues Feld ein. Sie glauben an ihre Einsätze, die Voraussetzungen und die Ergebnisse, die dieses Feld beherrschen. Der Glaube an das Feld und seine Regeln ist notwendig, um einen Sinn darin zu erkennen, dass man in vielfältiger Weise investiert, dass man sich anstrengt, versucht zu verstehen und einen Platz zu finden. Die »angefüllten Schubladen« und der Glaube an die Sinnhaftigkeit des Feldes führen zu *spezifischen* Lernprozessen. Um einen Grundkanon an Fähigkeiten an unterschiedliche Lernende zu vermitteln, ist Wissen darüber nötig, welche Dispositionen und Überzeugungen die Auszubildenden in die Ausbildung und die Altenpflegerinnen in die Berufswelt tragen. Es ist Wissen notwendig über die Mechanismen der Zuteilung von Lebenschancen in sozialer Selektivität.

In dieser Dissertation soll den Fragen nachgegangen werden, wie sich der Habitus in der Altenpflege darstellt und welche relationalen Beziehungen zum sozialen Feld sich beschreiben lassen. Dabei sollen die Spannungen zwischen inkorporierten Handlungsdispositionen – dem Habitus der Akteure – und Handlungszumutungen im Feld der Altenpflege exploriert werden, ebenso wie die Art, in der sich dadurch Interessen und Spielräume, Machtverhältnisse und Grenzen zeigen.

Zunächst soll dazu die Geschichte, die den Habitus ausmacht, rekonstruiert werden. Es ist zu untersuchen, über welches ökonomische, kulturelle und soziale Kapital die Pflegenden im Feld der Altenpflege verfügen und welche Lebensstile sie ausüben. Wie erleben und reflektieren sie vor diesem Hintergrund Pflege und Versorgung? Protypische Bedingungen, Denk- und Urteilsmuster, aber auch Verhaltensstile, die das Handeln im Feld der Altenpflege prägen, sollen herausgearbeitet werden. Schließlich ist den Fragen nachzugehen, welche kollek-

---

40  Vgl. Krais & Gebauer 2010, S. 61.
41  Vgl. Krais & Gebauer 2010, S. 64.

tiven Alltagstheorien oder Werthaltungen, die mit den sozialen Positionen der Akteure im Feld verknüpft sind, identifiziert werden können und wie diese in den Praxisformen der Pflege sichtbar werden. Auf der Grundlage der Ergebnisse erfolgt eine Verortung sowohl der der Einzelnen als auch der Gruppe im sozialen Raum.

Ausgehend von den Habitus soll Altenpflege weiter als relationales Feld beschrieben werden. Dabei ist den Fragen nachzugehen, welche Kapitale die Akteure einsetzen, welche Ziele sie dabei verfolgen und welche Hierarchien und Spielregeln zu identifizieren sind. Zudem ist zu fragen, welche Eigendynamik im Feld besteht, die den Akteuren Handlungsvorgaben auferlegt. Um das Feld weiter zu beschreiben, werden sozial begründete Interessen betrachtet: Welche Illusio – oder gar Tugendpraxis (vgl. 2.5) – herrscht im Feld der Altenpflege? Welche relationalen Handlungsketten werden sichtbar? Mit welchen Zielen und zwischen welchen Akteuren findet ein Austausch von Gaben statt? Nach welchen Regeln wird getauscht und an welchen Stellen produziert der Austausch symbolische Gewalt? Und schließlich: Wie äußert sich diese sanfte, subtile und unbewusste Gewalt in der Altenpflege? Welche Rolle spielen dabei inkorporierte symbolische Herrschaftsverhältnisse, wie die zwischen Männern und Frauen? Spielräume, Spielregeln und Grenzen, eingenommene Positionen, Hierarchien sowie symbolische Gewalt, sollen nicht nur innerhalb des sozialen Feldes untersucht werden, sondern auch im Vergleich zu anderen Feldern im sozialen Raum, insbesondere das Verhältnis zur Gesundheits- und Krankenpflege[42]. Nachfolgend werden die Annahmen, die der Arbeit zugrunde liegen, dargestellt und mit Hilfe der Theorien Bourdieus weiter exploriert.

Ausgangsthesen

- Jede Altenpflegerin besitzt einen Habitus, in dem ihre Geschichte und ihre Sozialisation verkörpert sind. Zwischen ihrem Herkunftsmilieu und ihren Wünschen, ihrer Haltung, ihrem Geschmack und ihrer Art in der Berufspraxis zu handeln, entsteht ein unmittelbarer Zusammenhang.
- Gruppen von (potenziellen) Altenpflegerinnen teilen ähnliche soziale Lagen und eine ähnliche Geschichte. Berufsangehörige teilen die Geschichte ihres Berufes und haben diese derart verinnerlicht, dass sie zu ihrer Geschichte geworden ist. Sie bringen deshalb einen kollektiven Habitus hervor, mit dem typische Repräsentationen, Werturteile, Haltungen und schließlich auch Handlungsweisen zum Ausdruck kommen. Dieser Habitus kann von denen anderer Gruppen, zum Beispiel von Managern, Ärzten, Sozialpädagogen, alten Menschen oder Krankenschwestern, systematisch unterschieden werden. Der kollektive Habitus der Gruppe ist geprägt durch die Inkorporation

---

42 Nachfolgend wird vereinfachend statt Gesundheits- und Krankenpflege der Begriff Krankenpflege genutzt.

der gemeinsam geteilten Herrschaftsverhältnisse. Erlebte symbolische Gewalt führt zu typischen Merkmalen, die sich im Erleben und Handeln spiegeln.

– Altenpflegerinnen teilen soziale Bedingungen, die dadurch gekennzeichnet sind, dass sie mit geringen Kapitalen ausgestattet sind, die sie im Feld der Altenpflege im Spiel um Teilhabe und Anerkennung einsetzen können. Andere Akteure können Kapitale einsetzen, die ihnen Definitionsmacht über den Zugang zum Feld, die Inhalte und Regeln des Spiels eröffnen. Das Feld der Altenpflege generiert, davon losgelöst, eine Eigendynamik, es bringt eigene implizite Spielregeln und Unterfelder hervor, die historisch gewachsen sind und den Akteuren Handlungsvorgaben auferlegen. Außerhalb der Konkurrenz nimmt die Altenpflege schnell eine Art Lückenbüßerfunktion ein. Sie erhält eine Ersatzfunktion, wenn Lücken entstehen, die durch andere Akteure nicht ausgefüllt werden.

– Weil die Altenpflegerinnen über wenig Kapital verfügen und die Eigendynamik des Feldes eine Tugendpraxis hervorbringt, in der ein bestimmtes Maß an Altruismus zur Norm wird, wirtschaften Altenpflegerinnen überwiegend symbolisch. Nach Spielregeln, die nur zum Teil bewusst sind, gehen sie Austauschbeziehungen mit anderen Akteuren ein. Ihre Gabe besteht beispielsweise in Pflegeleistungen in einem Feld, in dem ökonomisches Kapital nicht durchgehend als Gegengabe anerkannt wird, und erzeugt damit Verpflichtungen, die schwer einzulösen sind. Die ungleichen Positionen, die von Gebern und Nehmern im Feld eingenommen werden, bedingen die symbolische Gewalt, in der sich soziale Ordnungen reproduzieren.

– Altenpflege ist eine Frauendomäne. In den Habitus der Altenpflegerinnen fließen die sozialen Erfahrungen als Angehörige eines Milieus *und* als Frau zusammen in einen Körper, der sie ausdrückt. Die soziale Identität als Mann oder Frau stellt ein antagonistisches Schema dar, weibliche Beherrschung bildet den Gegenpol zur männlichen Herrschaft. Die kulturellen Muster als Mann *oder* als Frau, als geschlechtsspezifisches Teilungsprinzip der Welt, bewirkt die Gestaltung des Körpers, die Körperwahrnehmung, Ausdrucksformen oder Gewohnheiten, die so tief verankert sind, dass sie sogar als naturgegeben angesehen werden. Diese »natürliche« Sicht auf die Welt wird von Männern und Frauen gleichermaßen anerkannt. Sie wird von den Altenpflegerinnen nicht bewusst erlebt und nicht in Frage gestellt, ihr habituelles Selbstbild entspricht der herrschenden Meinung. Sie selbst identifizieren sich mit der beherrschten Position und stabilisieren das Bild davon, wie sie sein sollen. In der Beziehung zu männlichen Akteuren im Feld, die vornehmlich höhere Positionen besetzen, nehmen sie untergeordnete Positionen ein und entsprechen den habituell verankerten weiblichen Praktiken der Berufung und des Selbstausschlusses. Altenpflege nimmt allein deshalb eine untergeordnete Position im sozialen Raum ein, weil es sich um einen Frauenberuf handelt.

– Mit der Akademisierung und Integration der Pflegeberufe kommen Menschen aus anderen Herkunftsmilieus, mit anderen Bildungsbiographien – und entsprechend anderen Habitus – in das Feld der Pflege. Durch die damit verbundenen Schließungsprozesse werden »klassische« Berufsangehörige unter schwierigeren Bedingungen mit anderen Akteuren im Feld um Teilhabe konkurrieren. Die Position der Altenpflege im sozialen Raum und die Verteilung der Kapitale verhalten sich jedoch anachronistisch und tragen zu dem chronischen Mangel an Bewerbern und Versorgungsleistung bei.

– Die in den Pflegeausbildungen seit den 90er Jahren weitgehend verankerte Strömung der Kompetenzorientierung lenkt den Blick auf das Subjekt und auf Lernergebnisse, die in einzelne, isolierte Situationen und in bewusste Handlungen münden. Die Betrachtung von Handlungen, die unreflektiert oder erfahrungsbezogen erzeugt werden, deren Wurzeln in der Geschichte oder in den Lebensbedingungen zu finden sind, geraten dabei in den Hintergrund. Die Ausrichtung der Ausbildungen am Kompetenzbegriff hemmt einen verstehenden Zugang zu den ungleichen Positionen und Spielregeln im Feld, die verborgene und dennoch sehr dynamische, machtvolle Gestaltungselemente sind.

Wenn es gelingt, den Habitus der Menschen im Feld sowie die daraus erwachsenden Denk- und Handlungsschemata wissenschaftlich zu beschreiben, können Erkenntnisse gewonnen werden, die über die Diagnosen von Personal- und Zeitnot hinausgehen. Sie können zum Verständnis der relationalen Beziehungen und Dynamiken, die bewusst gestaltete Handlungsstrategien häufig überlagern oder zunichte machen, beitragen. Einerseits sollen Rückschlüsse auf die Interaktionen zur Pflege im Alter und auf die eingangs dargestellten Problemlagen gezogen werden. Dieses ist notwendig, um Ansätze zu entwickeln, die tatsächlich geeignet sind, um Veränderungen im Berufsalltag einzuleiten. Insofern soll die Untersuchung einen konstruktiven Beitrag zur Diskussion der aktuellen und zukünftigen Versorgung älterer, pflegebedürftiger Menschen leisten. Andererseits sollen Hinweise zur Ausgestaltung der Ausbildungen gewonnen werden, sowohl im Hinblick auf die Inhalte als auch auf die Art ihrer Vermittlung.

## 1.3	Aufbau der Arbeit

Im nachfolgenden *zweiten Kapitel* werden die Theorien Pierre Bourdieus, die die Grundlage der Arbeit bilden, näher beleuchtet, wobei der Fokus auf der Theorie des Habitus liegt. Die Theorien werden auf das Feld der Altenpflege übertragen, die Ausgangsthesen vor diesem Hintergrund integriert und ausdifferenziert. Die entstehenden ausdifferenzierten Fragen werden im weiteren Verlauf der Arbeit bearbeitet. Die Methoden, mit denen die in Kapitel 2 aufgeworfenen Fragen bearbeitet werden, sind im *dritten Kapitel* kurz dargelegt und begründet worden. Zum einen werden Hinweise auf Feldstrukturen und Habitus mit Hilfe einer historischen Rekonstruktion herausgearbeitet, in der sozialpolitische, gerontologische und pflegewissenschaftliche Aspekte zusammengeführt werden. Zum anderen wird eine empirische Milieu- und Habitusanalyse im Feld begründet. Im darauf folgenden *vierten Kapitel* wird eine Brücke geschlagen, zwischen der theoretischen Grundlegung durch die Theorien Bourdieus und Erkenntnissen über den sozialen Raum Deutschlands. Die gesellschaftlichen Milieus, sowie Erkenntnisse über ihre Habitus und Lebensstile, die für die Untersuchung der Altenpflegerinnen im Feld relevant sind, werden in diesem Kapitel vorgestellt. Weil die Altenpflege anhaltend eine Frauendomäne ist, liegt ein besonderer Fokus dabei auf der Segregation zwischen Frauen und Männern, die als gesellschaftliche Gruppen angesehen werden, die spezifische Dispositionen teilen. Habitus und Feld sind als Korrelat einer akkumulierten Geschichte zu verstehen, die sich zum einen in den Körpern der Akteure und zum andern in den Strukturen eines sozialen Bereichs repräsentieren. Habitus und Feld können analysiert werden, wenn die Geschichte, die sie geformt hat, nachvollzogen wird. Im *fünften Kapitel* beginnt daher die historische Rekonstruktion des Lebens im Alter. Zunächst werden das Altwerden und das Altsein in unserer Gesellschaft betrachtet. Die Rekonstruktion bezieht sich auf kollektive und individuelle Altersbilder sowie ihre Einbettung in wirtschaftliche und politische Entwicklungen. Die Versorgung hilfe- und pflegebedürftiger alter Menschen in stationären Einrichtungen ist ein Gesichtspunkt des Lebens im Alter, der ebenfalls im fünften Kapitel betrachtet wird. Er wird deshalb rekonstruiert, weil die Spielregeln dieses Feldes Gegenstand der exemplarischen empirischen Untersuchung sind. Im darauf folgenden *sechsten Kapitel* wird die berufliche Altenpflege thematisiert. Der historische Prozess der Verberuflichung im Verhältnis zu anderen Berufsgruppen, insbesondere zur Gesundheits- und Krankenpflege, wird aufgezeigt. Die Entwicklung der Ausbildungen und Hinweise auf die Herkunft, Motivation, Einstellungen und Überzeugungen der Berufsangehörigen werden besonders betrachtet. Das Ziel ist es, die Entwicklung des Feldes nachzuvollziehen, sodass überdauernde Traditionslinien, Bedingungen und Machtverhältnisse sichtbar werden, die Hinweise auf die Habitus der Akteure geben. Die durchgeführte exemplarische Milieu- und Habitusanalyse wird im *siebten Kapitel* thematisiert. Zunächst werden die Grundlegungen Bourdieus (Kapitel 2), die Ergebnisse der zu Grunde gelegten Milieu- und Habitusforschung in Deutschland (Kapitel 4) und die die empirische Methodik in einen unmittelbaren Zusammenhang gebracht. Die Planung, Durchführung und Auswertung der Gruppenwerkstätten zur Habitusanalyse werden vor diesem Hintergrund begründet dargelegt. Schließlich werden die Resultate aus vier Werkstätten dargestellt, gefolgt von einer abschließenden Integration der Ergebnisse. Im *achten Kapitel* werden schließlich die Ergebnisse der historischen Rekonstruktion mit denen der empirischen Untersuchung verschränkt, bevor sie einer abschließenden Bewertung unterzogen werden. Mit Hinweisen zur Gestaltung der stationären Versorgung und zur Entwicklung von Bildungsangeboten in der Altenpflege endet die Arbeit.

## 2. Erkenntniswerkzeuge Pierre Bourdieus

Die Spannungen zwischen den unterschiedlichen Kräften und Bewegungen in der Altenpflege sollen mit Hilfe der Theorien des Soziologen, Ethnologen und Philosophen Pierre Bourdieu beleuchtet werden. Bourdieu operierte von seinen frühesten Arbeiten an mit begrifflichen und theoretischen Erkenntniswerkzeugen, die er entwickelte und im Lauf der Zeit wenig veränderte, jedoch durch ihre Anwendung in unterschiedlichen Forschungsfeldern immer differenzierter und interdependenter auslegte. Bourdieus Begriffe sind offene Begriffe, sie haben keine andere als eine systemische Definition und sind für die systematische empirische Auslegung und Anwendung gebildet worden. Begriffe wie Habitus, Feld oder Kapital lassen sich immer nur innerhalb des gesamten theoretischen Systems definieren, das sie gemeinsam bilden, sie stehen nie für sich allein.[43] Die Erkenntniswerkzeuge werden so zu einzelnen Teiltheorien, die in Wechselbeziehungen zueinander stehen und nur zusammen fragmentarische Erkenntnisse hervorbringen. Sie können als Struktur gebende Elemente gelten, die gemeinsam das Bild sozialer Welten mit ihren verborgenen Strukturen, Regelmäßigkeiten und spezifischen Bedingungen nachzeichnen.

### 2.1 Genese des Habitusbegriffs

Der Habitusbegriff findet sich bereits in den frühen Werken Bourdieus. Einerseits beruhte die Entwicklung der damit verbundenen Theorie auf seiner ethnologischen Forschungsarbeit in Algerien und andererseits ist sie eine Folge seiner Auseinandersetzung mit philosophischen Grundlagen menschlichen Handelns. In den 60er Jahren erlebte Bourdieu die vorkapitalistische Welt der kabylischen Bauern Algeriens, die in einem krassen Gegensatz zu der ihnen aufgezwungenen Welt der modernen Ökonomie stand. Das ökonomische Handeln war das Ergebnis der so genannten industriellen Revolution, eines

---

43  Vgl. Bourdieu & Wacquant 1996, S. 127.

historischen Prozesses, der seit der zweiten Hälfte des 18. Jahrhunderts in der westlichen Welt sukzessive entsprechende Regeln und Gesetzmäßigkeiten hervorbrachte.[44] Die kabylischen Bauern hatten keine moderne Wirtschaftsgesinnung, keinen Zugang zu der damit einhergehen Notwendigkeit, in Bezug auf Geld und Kapital rational, abstrakt und allokativ zu denken. Das Handeln der Bauern war nicht einfach unfähig und unmodern. Bourdieu beobachtete, dass es eine eigene Logik und Kohärenz hatte und das moderne, rationale Denken keineswegs die universelle Art des Denkens ist.[45] Das beobachtbare Handeln hatte soziale und historische Voraussetzungen, in diesem Fall die Entwicklung und Vormachtstellung eines bestimmten Wirtschaftssystems mit seinen politischen und moralischen Strukturen.[46] Selbst aus der modernen westlichen Welt kommend, war es für den Forscher Bourdieu zunächst schwer zu verstehen, dass die utilitaristische Sicht des Wirtschaftens für die Kabylen völlig unverständlich war. Ihr Handeln war an einen Ethos der Ehre gebunden, an eine spezielle Logik von Gabe und Gegengabe, die mit der Logik von Investition oder Kalkulation unvereinbar ist. Zudem ist die moderne Ökonomie von Investition und Kalkulation mit Erwartungen für die Zukunft verknüpft, die eine lineare Zeitauffassung voraussetzen. Die kabylischen Bauern lebten mit einer zyklischen, naturnahen Erfahrung der Zeit; der Wechsel der Jahreszeiten, Leben und Sterben folgen dabei einem ewig gleichen Rhythmus, während die Zukunft für sie in Gottes Händen lag.[47] Ihre eigene Geschichte und die Erfahrungen, die sie mit der Welt gemacht hatten, brachten Einstellungen und Sichtweisen hervor, die sich den Bergbauern in Algerien so tief eingegraben hatten, dass sie den Bedingungen der über sie hereingebrochenen Kolonialisierung nicht folgen konnten und im Hinblick auf ihre materielle Existenzsicherung erfolglos bleiben mussten. Ihr *Habitus* war den neuen Verhältnissen nicht gewachsen, er konnte sich der Geschwindigkeit der Veränderung nicht anpassen, Bourdieu konstatierte eine Trägheit des Habitus, die er später *Hysteresis* nannte.[48]

Den Begriff Habitus übernahm Bourdieu in Auseinandersetzung mit Panofsky, der seinerseits der mittelalterlichen Scholastik und vor allem den Lehren des Thomas von Aquin verbunden war. Das scholastische Wissensgebäude ging auf

---

44 Vgl. Wirsching 2006, S. 38–39: Der Prozess der Industrialisierung wird in der historischen Forschung unterschiedlichen Zeitperioden zugeordnet. Meist wird der Zeitraum von 1780/ 1800 bis 1835 als frühindustrielle Phase, der Zeitraum von 1835–1873 als erste industrielle Phase und die Jahre von 1873–1914 als zweite industrielle Phase oder Hochindustrialisierung bezeichnet.

45 Vgl. Bourdieu 1979, S. 11–66. Bourdieu beschrieb Ehre und Ehrgefühl, die Struktur der Häuser und des Alltagslebens, die Sphären von Männern und Frauen, Verwandtschafts- und Tauschbeziehungen.

46 Vgl. Bourdieu 1979, S. 381–388.

47 Vgl. Bourdieu 1979, S. 378–381.

48 Dieser Abschnitt rekurriert auf Ausführungen von Krais & Gebauer 2010, S. 18–30.

die Lehre des Aristoteles zurück, der Erfahrung (empeiria), Wissenschaft/ Wissen (epistime) und Kunst/ Können (techne) als Grundlage menschlicher Handlungen beschrieb. Er betonte die Bedeutung der Erfahrung, die in der Form der Gewöhnung/ praktische Erinnerung (ethos) der Wissenschaft/ dem Wissen (epistepe) nicht nachsteht. Aus der Erinnerung entsteht Erfahrung, das Wissen und die Kunst aber gehen erst aus der Erfahrung hervor.[49] »Zum Zweck des Handelns steht die Erfahrung der Kunst an Wert nicht nach, vielmehr sehen wir, dass die Erfahrenen mehr das Richtige treffen als diejenigen, die ohne Erfahrung nur die Definition/ den allgemeinen Begriff (logos) besitzen.«[50] Aristoteles verwies darauf, dass es unterhalb oder parallel zum rationalen Handeln eine Art praktisches Wissen gibt, das die Menschen aufgrund ihres Daseins in und mit der Welt bilden und nicht allein durch rationale Prozesse. Es ist ihr eigenes Wissen, gebildet durch Erfahrung und Gewohnheit, abgelagert im Körper. Aus den vielen individuellen Handlungen, denen jeweils ein Wert zugemessen wird, entsteht eine Haltung, die Aristoteles als Hexis bezeichnete.[51] Thomas von Aquin nahm den Begriff im Mittelalter mit der lateinischen Bezeichnung Habitus wieder auf. Panofsky, der darauf aufmerksam machte, dass das scholastische Denken, die Architektur, die Schrift und die Kunst des Mittelalters ein typisches, verbindendes Glied teilen, verwies Bourdieu auf ein gemeinsames Erzeugungsprinzip, auf einen gemeinsamen Habitus unterschiedlicher Akteure, der einheitliche Handlungsweisen hervorbringt. Die Baumeister, die Künstler und die Wissenschaftler des Mittelalters schienen derart mit ihrem Zeitalter verbunden zu sein, dass ihre unterschiedlichen kulturellen Produkte schließlich kollektive Klassifikationen und Schemata teilten. Damit griff Bourdieu auf eine philosophische Strömung zurück, die mit dem frühneuzeitlichen Rationalismus des René Descartes, der kritisch konstruktiv fortgeführt wurde, in den Hintergrund getreten war. Hervorgegangen aus der Philosophiegeschichte des Cartesianismus, dem europäisches Nihilismus (Nietzsche) und beeinflusst durch die Entwicklung der Naturwissenschaft und Psychoanalyse (Freud), sind schließlich existenzialistische Auslegungen, wie sie von Husserl, Heidegger und Sartre vertreten wurden, entstanden.[52]

Mit ihnen setzte sich Bourdieu in besonderer Weise auseinander. Sartre äußert sich in seinem Werk »Das Sein und das Nichts« über Descartes:

»Es bedurfte noch zweier Krisenjahrhunderte – der Glaubenskrise und der Krise der Wissenschaft –, bevor der Mensch diese schöpferische Freiheit wiedergewann, die Descartes in Gott verlegte, und bevor endlich jene Wahrheit erahnt wurde, die zur

---

49 Vgl. Aristoteles, Metaphysik, Erstes Buch, 980a–982a.
50 Aristoteles, Metaphysik, Erstes Buch, 981a, 13–14.
51 Vgl. Aristoteles, Metaphysik, Fünftes Buch, 1022b, 1–17.
52 Dieser Abschnitt rekurriert auf Ausführungen von Krais & Gebauer 2010, S. 30–42.

wesentlichen Grundlage des Humanismus wurde: der Mensch ist das Wesen, dessen Erscheinen bewirkt, daß eine Welt existiert.«[53]

Sartre entwarf ein Menschenbild in dem das Subjekt frei, entscheidungsfähig und verantwortlich in der Welt steht. In der Konfrontation mit der Gegenwart kann das Subjekt *aus sich heraus* andere Sachverhalte denken, eine Art Bewusstwerdung und Bewusstseinsverwandlung, die der Gegenwart Sinn verleiht oder ihr ein »Nein« entgegensetzt. Das Subjekt entscheidet demnach, dass die Herausforderungen unerträglich sind und denkt sich Sachverhalte aus, um sie zu verändern.[54] Die Fragen, warum und unter welchen Umständen wir in der Welt sind, waren für Sartre nicht relevant. Der Mensch existiert und entwirft sich in der Welt selbst, (»als freier Entwurf seiner Selbst«), er entscheidet, welches Dasein er sich zulegen will, und ist verantwortlich für seine Wahl.[55] Sartres Subjekt kann aus der Diskontinuität zur Vergangenheit und Zukunft nur ausbrechen, indem es die freie, rationale Entscheidung dazu fällt, diese Beziehungen dazu herzustellen. Sein Handeln ist stets intentional. In der Betrachtungsweise Sartres schafft das rational handelnde Individuum die Welt und gleichzeitig schaffen alle anderen ihre Welt. Aus der Welt der anderen ergeben sich Notwendigkeiten/ Gesetze für das Individuum, die dann greifen, wenn es die Welt der anderen verletzt.[56]

Bourdieu rekurriert in seiner Arbeit in Auseinandersetzung mit dem Subjektivismus auf Durkheim, Max und Alfred Weber, Marx oder Mannheim und kritisiert: »So macht Sartre, da er nichts anerkennen kann, was *dauerhaften Dispositionen* und *wahrscheinlichen Eventualitäten* [kursiv i. O.] ähnlich wäre, aus jeder Handlung eine Art vorgeschichtslose Konfrontation zwischen Subjekt und Welt.«[57] Bourdieu wendet sich mit seinen Überlegungen auch gegen einen radikalen Subjektivismus. Er fragt danach, wie Präferenzen und der Wille für oder gegen Entscheidungen entstehen und wie es zu der Illusion kommen konnte, das aus der Geschichte Erworbene sei angeboren. Er sieht den Ursprung der Theorie des rationalen Handelns in der Rationalität der Ökonomie, in der Praktiken mit dem Interesse an Profitmaximierung bewusst zur Erreichung gesetzter Ziele eingesetzt werden. Mit der Theorie des rationalen Handelns verbaue man sich, verstehen zu können, warum Handlungen vernünftig sind, ohne dass sie explizit einen Plan verfolgen, warum sie auf die Zukunft gerichtet sind, ohne dass sie das Ergebnis von Planungen darstellen. Entscheidungen hängen von früheren Entscheidungen ab und von den Bedingungen, unter denen

---

53 Sartre 1946, S. 44–45, zitiert in Bourdieu 1987, S. 81.
54 Vgl. Sartre 1962, S. 554.
55 Vgl. Sartre 1962, S. 566.
56 Vgl. Sartre 1962, S. 352.
57 Bourdieu 1987, S. 79.

sie gefällt wurden. Sie hängen aber auch von den Entscheidungen anderer Menschen ab, von ihren Werturteilen über das Ergebnis gefällter Entscheidungen sowie von ihren Vorurteilen und Beziehungen zueinander. Der Glaube an die Rationalität von Entscheidungen ist das Ergebnis einer unmerklichen, unbewussten Konditionierung, die über Existenzbedingungen und Zurechtweisungen erfolgt und nur die Illusion entstehen lässt, sie sei das Produkt eines freien Geistes.[58]

## 2.2 Habitus und sozialer Sinn

Der Habitus ist, Bourdieu zufolge, »ein sozial konstruiertes System von strukturierenden und strukturierten Dispositionen, das durch Praxis erworben wird und konstant auf praktische Funktionen ausgerichtet ist«[59]. Er wirkt als Disposition im Menschen, wird sozial erworben und führt dazu, dass Praxisformen in einer spezifischen Weise erzeugt werden. Dabei ist der Habitus weder strikt individuell noch ist er völlig determiniert. Menschliche Handlungen sind nicht als unmittelbare Reaktionen auf den Reiz einer Situation zu erklären, die als eine Art Stimulus angesehen werden. Denn auch die geringste Reaktion einer Person auf eine andere birgt in sich die ganze Geschichte dieser beiden Personen und ihrer Beziehung[60]. Der Habitus ist die angehäufte inkorporierte Geschichte, die ganze Vergangenheit eines Menschen, die in der Gegenwart wirkt und in die Zukunft reicht. Er ist ein generatives Vermögen (»nicht allein das Vermögen eines universellen Geistes, der menschlichen Natur oder Vernunft überhaupt«[61]), ein erworbenes »Haben«, ein Kapital des Menschen. Zwischen der Position, die ein einzelner Mensch in der Gesellschaft, in der er lebt, einnimmt, und seiner Art zu leben entsteht ein unmittelbarer Zusammenhang. Als Vermittlungsglied zwischen der Position im sozialen Raum und spezifischen Praktiken, Vorlieben, Wünschen etc. fungiert der Habitus. Die Dispositionen des Habitus lassen sich in drei Aspekte gliedern, die im Handeln, also in der Konstitution von Praxis, unauflöslich miteinander verflochten sind und zusammen wirken. Die Wahrnehmungsschemata lassen Menschen ihre Sinneseindrücke von der sozialen Welt strukturieren. Mit Hilfe der Denkschemata kann die soziale Welt geordnet und interpretiert werden. Dazu gehören Alltagstheorien und Klassifikationssysteme, auch implizite ethische Normen und ästhetische Maßstäbe. Sie führen zur Haltung und bilden den Geschmack eines

---

58  Vgl. Bourdieu 1987, S. 87–96.
59  Bourdieu & Wacquant 1996, S. 154.
60  Vgl. Bourdieu & Wacquant 1996, S. 154.
61  Bourdieu 1997, S. 62.

Menschen. Die Handlungsschemata schließlich bringen die individuellen und kollektiven Praktiken der Akteure hervor.[62] Diese Schemata dienen zur Orientierung in der sozialen Welt und dazu, Handlungen auszuführen, die sinnvoll erscheinen. »Es gibt mit anderen Worten tatsächlich – und das ist meiner Meinung nach überraschend genug – einen Zusammenhang zwischen höchst disparaten Dingen: Wie einer spricht, tanzt, lacht, liest, was er liest, was er mag, welche Bekannte und Freunde er hat usw. – all das ist eng miteinander verknüpft.«[63] Die Integration der in der Vergangenheit erworbenen Erfahrungen in das System dauerhafter Dispositionen, das wie eine Wahrnehmungs-, Denk- und Handlungsmatrix wirkt, lässt Menschen unvorhersehbare und unendlich differenzierte Aufgaben lösen.[64] Die Verinnerlichung der materiellen und kulturellen Bedingungen des Daseins finden sich in inkorporierter Form im Menschen und diese Bedingungen sind, in modernen, differenzierten Gesellschaften wie unserer, ungleich oder, wie Bourdieu es nennt, klassenspezifisch. Obwohl der Habitus dazu führt, dass unvorhergesehene Aufgaben bewältigt werden können, reagiert er zugleich als Körper gewordene Entsprechung klassenspezifischer Strukturen, indem er diesen systematisch entspricht. Die Verkörperlichung ist im bourdieuschen Habituskonzept im Wortsinn bedeutsam. Der Habitus ist an den Körper des Menschen gebunden, ein Mensch hat deshalb *einen* Habitus, der sich in körpergebundenen Ausdrucksformen wie Gesten, der Körperhaltung, der Sprache oder der Kleidung ebenso manifestiert wie in den Wahrnehmungs-, Denk- und Handlungsschemata. »Der Habitus ist schöpferisch und erfinderisch, aber in den Grenzen seiner Strukturen.«[65]

Während der Sozialisation modifiziert sich der Habitus, indem neue Erfahrungen hinzukommen, und dennoch sind die sozialen Zusammenhänge, die den Habitus hervorbringen, in aller Regel nicht bewusst. Das Bewusstsein von dieser »zweiten Natur« des Menschen geht in der Selbstverständlichkeit der alltäglichen sozialen Praxis unter. Heimann spricht von einem Doppelverhältnis, indem einerseits das Feld, in dem der Akteur sich bewegt, den Habitus erzeugt und dieser andererseits die Bedingungen und Grenzen des Feldes inkorporiert. »Weil die Welt uns so geschaffen hat und wir umgekehrt in ihr enthalten sind, erscheint sie uns selbstverständlich, denn zur Bewertung der Welt setzen wir Kategorien ein, die diese selbst produziert hat.«[66] Bourdieu zufolge bestimmen die materiellen und kulturellen Bedingungen, in denen Menschen von frühester Kindheit an leben, also die Lebensbedingungen der sozialen Klasse, auch die *Grenzen*

---

62  Vgl. Schwingel 1995, S. 62.
63  Bourdieu 2005, S. 32.
64  Vgl. Bourdieu & Wacquant 1996, S. 39.
65  Bourdieu & Wacquant 1996, S. 39.
66  Heimann 2009, S. 73.

seines Wahrnehmens, Denkens und schließlich Handelns.[67] »Wer den Habitus eines Menschen kennt, der spürt oder weiß intuitiv, welches Verhalten dieser Person verwehrt ist«[68], bestimmte Dinge sind für ihn undenkbar oder unmöglich, er ist von bestimmten Dingen überzeugt oder schockiert. Der Habitus stellt eine »nicht ausgewählte Grundlage für Auswahlentscheidungen«[69] dar, die in einem komplexen Sozialisationsprozess verinnerlichten Lebenschancen begrenzen die Wahrnehmungs- und Deutungsschemata. Der Habitus »sucht« Ereignisse, Personen oder Orte, die zu ihm passen. Bei einer perfekten Passung von Habitus und Situationen/ Verhältnissen wird der Betreffende nicht zu einer besonderen Anpassungsleistung herausgefordert. Die Verhältnisse, die den Habitus hervorgebracht haben, und die unbewusst erwählten oder hergestellten Verhältnisse sind sachlich gleich oder ähnlich. Die soziale Realität existiert gewissermaßen zweimal, in den Feldern und im Habitus, in den Körpern und in den umgebenden Dingen, sie gehen ein redundantes Verhältnis miteinander ein. »Die Geschichte«, so Bourdieu, »geht ein Verhältnis mit sich selbst ein.«[70] Der Habitus ist überwiegend in dem Feld »zu Hause«, in dem er sich bewegt und das er als unmittelbar interessant und sinnhaft findet. Besonders in sozialen Berufen entsteht das Gefühl, »am richtigen Ort« zu sein, wenn eine harmonische Passung von Position und Disposition eintritt, die wie eine Berufung erscheint. Der Habitus erzeugt Verhaltensweisen, die Aussicht auf Belohnung haben, weil sie der Logik eines sozialen Feldes angepasst werden, und gleichzeitig alle Verhaltensweisen ausschließen, die mit den Bedingungen unvereinbar sind. Er generiert somit die Strategien, mit der Kapitale in sozialen Feldern eingesetzt werden. Der Habitus erzeugt »Geschichte aus Geschichte« und gewährleistet damit »Dauerhaftigkeit im Wandel«[71], das heißt die Reproduktion der herrschenden Verhältnisse. Es werden Handlungen erzeugt, die nicht im eigentlichen Sinne rational sind, das Verhalten folgt nicht in erster Linie absichtsvollen Plänen, die Maximierung, Effizienzsteigerung oder Problemlösung zum Ziel haben, und dennoch ist es vernünftig. Es ist logisch, weil es das Ergebnis eines langen und komplexen Konditionierungsprozesses darstellt. Die objektiven Chancen, die sich den Akteuren bieten, sind verinnerlicht, sie lassen sie die Zukunft antizipieren und für die Gegenwart wissen, was sie ohne jedes Bedenken zu sagen oder zu tun haben.[72] Damit treffen sie auf Umstände, die ihren Habitus geformt haben und machen Erfahrungen, die ihre ursprünglichen Dispositionen verstärken.

So erscheint das Habituskonzept zunächst als das Modell eines Reprodukti-

67 Vgl. Bourdieu 1987, S. 113f.
68 Bourdieu 1987, S. 113.
69 Heimann 2009, S. 74.
70 Bourdieu & Wacquant 1996, S. 161.
71 Bourdieu 1987, S. 105.
72 Vgl. Bourdieu & Wacquant 1996, S. 163–164.

onskreislaufs, das allerdings nicht als in sich geschlossen und unabänderlich anzusehen ist. Der Habitus ist nicht statisch, er ist kein Schicksal, das dem Menschen einmal zugewiesen wird und immer bestehen bleibt. Als Produkt der Geschichte ist er vielmehr ein nicht abgeschlossenes Dispositionssystem, das sich durch erlebte Auseinandersetzung mit der Welt permanent aktualisiert. Vollständige, fraglose Reproduktion geschieht in den Fällen, in denen die Bedingungen des Feldes und die Bedingungen der Habitusgenese redundant sind, und tendenziell sind sie Bourdieu zufolge bei weitem am Häufigsten anzutreffen. Die reflexive Analyse, auch Sozioanalyse, das heißt die Wahrnehmung und Reflektion der Grenzen, die der Habitus setzt, eröffnet jedoch den Weg dazu, die eigene Determiniertheit und damit die Schranken zu überwinden. Der Habitus kann durch einen Bewusstwerdungsprozess verändert werden, der es ermöglicht, die Dispositionen unter Kontrolle zu bringen. Die Möglichkeiten dazu sind jedoch beschränkt, weil zur Überwindung des Habitus derselbe Habitus wirksam wird. Die inkorporierten Lebensbedingungen, die auch die Erfahrungs- und Wahrnehmungsfähigkeiten eines Akteurs begrenzen, müssen »aus sich selbst heraus« überwunden werden. Krisenzeiten, in denen die gewohnheitsmäßigen Entsprechungen von Feld und Habitus abrupt von außen durchbrochen werden, lassen beispielsweise Umstände entstehen, die rationale Analysen befördern und Wahlentscheidungen die Oberhand gewinnen lassen. Angesichts sich schnell verändernder Felder erscheint der Habitus häufiger anachronistisch, die zur Verfügung stehenden Dispositionen entsprechen plötzlich nicht mehr der Logik des Feldes. Solche Akteure, die über das entsprechende kulturelle Kapital verfügen, um rational sein zu können, werden dann bewusste Anpassungsleistungen intendieren. Der Mensch wird Bourdieu zufolge nur in dem relativen Maße zum Subjekt, wie es ihm gelingt, das Verhältnis, in dem er zu seinen Dispositionen steht, zu analysieren und zur Grundlage eigener Entscheidungen zu machen.

Der Habitus derer, die sich für eine Ausbildung in der Altenpflege entscheiden, und der Habitus der Pflegenden können als inkorporierte Geschichte gesehen werden. Die Menschen kommen nicht als geschichtslose Wesen in die Ausbildung oder in den Berufsalltag, sondern mit sozial erworbenen, inkorporierten Dispositionen. Die Erfahrungen, die sie während der Ausbildung oder im Berufsalltag machen, entwickeln und modifizieren den Habitus, die Bedingungen des Feldes werden zum Teil des Habitus. Berufssuchende werden sich dann für einen Pflegeberuf entscheiden und eine entsprechende soziale Position einnehmen, wenn es habituelle Übereinstimmungen mit der Anforderungsstruktur des Berufes gibt. Zwischen der Disposition des Habitus und der beruflichen Position wird eine Passung hergestellt, die ein Gefühl vor Sicherheit und Harmonie erzeugt, gleichzeitig aber Veränderungen hemmt. Die Herstellung der Passung folgt dabei keinem rationalen Plan, sie ist nicht bewusst, sondern überwiegend das Ergebnis der inkorporierten materiellen und kulturellen Bedingungen. Vermittelt über den Habitus, erzeugen Berufsangehörige die Praxisformen in den Pflegesituationen. Die Bedingungen der Aneignung der Dispositionen bestimmen gleichzeitig die Grenzen der Pflegehandlungen. Das Verhalten in Pflegesituationen ist daher nicht zu verstehen, wenn isolierte Situationen hinsichtlich ihrer Anforderungen und Reaktionen analysiert werden. Pflegehandlungen werden erst dann verständlich, wenn die Wahrnehmungs-, Denk- und Handlungsschemata auf die *ganze* Geschichte der Akteure und der Felder zurückgeführt werden. Der Habitus ist zudem nicht nur im Denken und Handeln der Akteure zu ergründen, sondern auch in den körpergebundenen Ausdruckformen, wie Haltung, Kleidung, Sprache oder Gesten.

## 2.3 Kapital, sozialer Raum und Lebensstil

Mit der Konstruktion des sozialen Raums wendet sich Bourdieu explizit gegen eine in der Soziologie häufiger anzutreffende substanzielle, isolierte Betrachtungsweise einzelner Phänomene der Handlungspraxis oder des Konsums, ohne die Relationen zur umgebenden Welt zu berücksichtigen. Die ausschließliche Betrachtung der Verteilung ökonomischen Kapitals beispielsweise oder die alleinige Betrachtung von Über- und Unterordnung einzelner Gruppen oder Akteure verführen zu eindimensionalen und teilweise sogar biologistischen Zuschreibungen.[73] Aus diesen Betrachtungsweisen resultieren soziologische Diagnosen wie die Individualisierungsthese oder die Verelendungsthese. Anhand der Analyse von Prozessen zur Genese von Literatur, Wissenschaft oder Religion erkannte Bourdieu, dass diese einerseits eigene innere Logik und Dynamik besitzen, andererseits aber auch aus historischen Bedingungen hervorgehen und soziale Funktionen erfüllen. Erst mit einer Verschränkung beider Positionen, in der die Prozesse als Folge *relationalen* Handelns begriffen werden, mit all ihren Widersprüchen und Paradoxien, kann Praxis entschlüsselt werden.

Bourdieu beschrieb insbesondere mit der im Werk »Die feinen Unterschiede«[74] dargelegten Untersuchung die Gesellschaft als sozialen Raum unterschiedlicher Klassen. Umfangreiche empirische Daten, erhoben im Frankreich der 60er und 70er Jahre, führten zu einer relationalen Betrachtung der Verteilung unterschiedlicher Kapitale in sozialen Gruppen und deren damit verbundene Darstellung durch den Lebensstil, den die Zugehörigen pflegen. Im Lebensstil, der mit einem entsprechenden Geschmack einhergeht, äußern sich Machtstrukturen, vermittelt durch den Habitus entstehen Lebensstile von

---

73 Vgl. hierzu ausführlich Bourdieu 1998, S. 15–17: Das Reale ist relational.
74 Vgl. Bourdieu 1982.

Herrschenden und von Beherrschten. Die Habitustheorie Bourdieus ist dabei ein Werkzeug zum Verständnis des gesellschaftlich geprägten Akteurs *und* des »Funktionierens« von Gruppen im sozialen Raum. Mit ihr wird es möglich, soziales Handeln, Klassenlage und Lebensführung in ihren systemischen Zusammenhängen zu betrachten. »Wenn man vom Habitus redet, dann geht man davon aus, dass das Individuelle und selbst das Persönliche, Subjektive, etwas Gesellschaftliches ist, etwas Kollektives. Der Habitus ist die sozialisierte Subjektivität.«[75] Deshalb bilden die bisher dargestellten Zusammenhänge, die die Disposition und die Praxisformen des einzelnen Akteurs in den Mittelpunkt stellen, nur einen Teil der Theorie. Die Wahrnehmungs-, Denk- und Handlungsschemata sind nicht nur mit der speziellen Logik der Praxis eines Akteurs verbunden und generieren entsprechende Praxisformen, sie sind vor allem sozialstrukturell geprägt und damit klassenspezifisch ausgebildet. Bourdieu spricht von systematischen Konfigurationen der Eigenschaften von Klassen, die Ausdruck ihrer Existenzbedingungen sind.[76] Das bedeutet, dass die Gesamtheit der Praxisformen einer Gruppe, die aus ähnlichen Soziallagen hervorgeht, systematisch von den Praxisformen einer anderen Gruppe unterschieden werden kann. In Auseinandersetzung insbesondere mit Marx, Weber oder Lewin entwickelte Bourdieu die Theorie einer Gesellschaft, die als sozialer Raum angeordnet ist. Im sozialen Raum nehmen die unterschiedlichen Klassen Positionen ein. Die Positionen ergeben sich durch die unterschiedliche Ausstattung der Klassen mit ökonomischem und kulturellem, aber auch sozialem Kapital, wobei die Gesamtausstattung ebenso eine Rolle spielt wie die Kombination der Kapitalarten. Der soziale Raum ist jedoch nicht als ein Raum anzusehen, in dem Klassen wie statisch angeordnete Stellen nebeneinander stehen, sondern als ein Raum der relationalen Beziehungen. Die Klassen haben unterschiedliche Distanzen zueinander, sie bewegen sich aber auch im Raum und in der Zeit. So können sie aufsteigen, absteigen, größer oder kleiner werden etc., damit verändern sie jeweils ihre Relationen zu andern Klassen. Die Klasse ist vorstellbar als ein Ensemble von Menschen, die homogenen Lebensbedingungen unterworfen sind, es sind Bedingungen, die der Gruppe gleiche oder ähnliche Konditionierungen und Anpassungsleistungen zumuten. Die Inkorporation der Geschichte und der sozialen Lage dieser Gruppe formt einen Klassenhabitus. Die Klasse teilt spezifische inkorporierte Merkmale und Dispositionen, die wiederum ähnliche Handlungsmuster erzeugen.[77] Jede soziale Gruppe ist definiert durch ihre innere Logik *und* durch ihre Abgrenzung im System der sozialen Lagen: Sie ist auch bestimmt durch das, was sie nicht ist. Soziale Identität ge-

---

75 Bourdieu & Wacquant 1996, S. 159.
76 Vgl. Bourdieu 1982, S. 278.
77 Vgl. Bourdieu 1982, S. 174–176.

winnt Kontur oder bestätigt sich in der Differenz zu anderen.[78] Damit formt der Habitus nicht nur Eigenschaften sozialer Gruppen, sondern auch die Erzeugung der Eigenschaften und die kollektiven Werturteile darüber. In der Beziehung zwischen diesen beiden Leistungen konstituieren sich die Lebensstile der Klassen. Indem die verschiedenen Praxisformen und Produkte von den Akteuren wahrgenommen, erkannt, interpretiert und bewertet werden, werden sie zu Merkmalen, die den Lebensstil einer spezifischen Gruppe repräsentieren. Was schön ist, richtig, schamlos oder hässlich, was anerkennenswert oder geächtet, entscheidet der Klassenhabitus.[79]

Menschen einer Klasse teilen, vermittelt über den Klassenhabitus, den Ausdruck ihrer sozialen Lage. Diese äußert sich in den Körpern und in deren Ausdrucksformen, in den Moralvorstellungen und ästhetischen Empfindungen oder im Umgang mit Konsumgütern – sie äußert sich im Geschmack. Zunächst unterscheidet Bourdieu die grundlegende Opposition der Geschmäcker, die »aus Luxus (und Freiheit)« und »aus Notwendigkeit« geboren sind.[80] Der Luxusgeschmack ist bei denen zu finden, die unter Bedingungen materieller Sicherheit und Freizügigkeit aufgewachsen sind, sodass die Distanz zur Notwendigkeit immer selbstverständlich war. Der Geschmack der Notwendigkeit ist an Existenzbedingungen gebunden, die durch Mangel gekennzeichnet sind. Permanent unterliegt er dem Gebot einer kostensparenden Reproduktion von Arbeitskraft. In vielfältiger Weise führt Bourdieu Beispiele für die unterschiedlichen Präferenzen an. Wieviel Kapital für Nahrungsmittel, Kultur oder Selbstdarstellung verwendet wird, beziehungsweise werden kann und in welcher Weise Konsum angeeignet wird, unterscheidet die Klassen. Der proletarische Lebensstil dient dem Bürger meist als »Negativfolie« die dazu dient, um sich deutlich davon abzugrenzen. Zwischen den unteren und mittleren Klassen besteht die unsichtbare Trennlinie der Respektabilität, die, wie Vester et al. herausarbeiten, vor allem durch Statussicherung manifestiert wird. Geordnete, verstetigte Lebensverhältnisse, die durch Leistung oder Loyalität »verdient« werden, sind besonders wichtig zur Abgrenzung von der unrespektablen Seite. »Es kommt darauf an, eine beständige, gesicherte und anerkannte soziale Stellung einzunehmen …«.[81] Die Grenze der Distinktion trennt hingegen die oberen von den mittleren Klassen. Während die Machteliten bestrebt sind, sich von der Masse der Bevölkerung abzugrenzen, sehen die mittleren Klassen in ihnen unerreichte aber erstrebenswerte Vorbilder. Die Dialektik bringt eine eigene Dynamik des Konsums mit sich: Gelingt die Aneignung der vornehmen, exklusiven Kapitale

---

78 Vgl. Bourdieu 1982, S. 278–279.
79 Vgl. Bourdieu 1982, S. 278–279.
80 Bourdieu 1982, S. 289.
81 Vester et al. 2001, S. 26.

durch die mittleren Klassen, wird die Abgrenzung verstärkt. Die obere Klasse greift auf Produkte und Praxisformen zurück, die ihr (zunächst) vorbehalten sind. Die Grenze, so Vester et al, wird nicht selten ausdrücklich gezogen, »man lebt exklusiv, es gibt wenige Berührungen in Alltag und Freizeit oder auch Verwandtschaftsbeziehungen«[82].

Der soziale Raum bietet einen dreidimensionalen Blick auf die Gesamtgesellschaft, in den soziale Klassen integriert sind. Die Klassen sind zunächst definiert durch das Gesamtvolumen an Kapital, über das sie verfügen, sie sind weiter gekennzeichnet durch die Struktur, die das zur Verfügung stehende Kapital aufweist und durch die Zeit, in der sich das Kapital anhäuft, strukturiert oder verliert und entsprechende Positionierungen ermöglicht oder verhindert. Kapital ist als akkumulierte Arbeit anzusehen, entweder in Form von Material oder in verinnerlichter, inkorporierter Form. Bourdieu unterscheidet drei grundlegende Formen, in denen Kapital auftreten kann: ökonomisches, kulturelles oder soziales Kapital.[83] Im Folgenden werden diese Kapitalarten skizziert.

Das *ökonomische* Kapital stellt in der Theorie Bourdieus die unterschiedlichen Formen materieller Besitztümer dar und geht damit über den Besitz von Produktionsmitteln, wie mit dem Kapitalbegriff von Karl Marx beschrieben, hinaus. Ökonomisches Kapital ist in Geld konvertierbar und durch das Eigentumsrecht gesellschaftlich institutionalisiert. Alle anderen Kapitalsorten lassen sich mit ökonomischem Kapital erwerben, vorausgesetzt, das Vorhaben wird durch den Einsatz von Transformationsarbeit flankiert. Nicht selten ist die Investition von sozialem Kapital in Form von Austauschhandlungen oder der Erfüllung oder Erzeugung von Verpflichtungen notwendig, um Eigentum zu erwerben oder Geld in anderer Form einsetzen zu können.

Das *kulturelle* Kapital stellt eine theoretische Hypothese in der Forschungsarbeit Bourdieus dar, die es ihm zunächst gestattete, zu begreifen, warum Kinder aus unterschiedlichen sozialen Klassen entsprechend unterschiedliche Leistungen in der Schule erbrachten. Diese Hypothese bricht mit der Prämisse, dass schulischer Erfolg oder Misserfolg das Ergebnis natürlicher Fähigkeiten der Kinder sind, oder auch mit Humankapitaltheorien, die monetäre äquivalente Investitionen in Bildung dem entstehenden Profit gegenüberstellen. Kulturelles Kapital erscheint in den drei Varianten inkorporiertes kulturelles Kapital, objektiviertes kulturelles Kapital und institutionalisiertes kulturelles Kapital.

Bourdieu charakterisiert das *inkorporierte* kulturelle Kapital als dauerhafte Dispositionen des Organismus. Dieses Kapital ist die Verinnerlichung von Kultur und Bildung im Menschen. Um die Akkumulation von Kapital in dieser

---

82  Vester et al. 2001, S. 26.
83  Vgl. Bourdieu 2005, S. 52 ff und 2006, S. 112–121. Die Ausführungen zu den Kapitalformen rekurrieren auf diesen Werken.

Form zu erreichen, arbeitet der Mensch an sich selbst und er zahlt dafür »mit seiner Person«[84]. Er investiert Zeit, »sozial konstituierte Libido«[85] und trägt alle möglichen Entbehrungen und Versagungen. Einen weiteren Invest für dieses Kapital erbringen die Familien durch die Primärerziehung, mit negativer oder positiver Auswirkung. Diese sind gewonnene Zeit und damit ein Vorsprung vor anderen, oder doppelt verlorene Zeit, weil zur Korrektur der Versäumnisse nochmals Zeit aufgewendet werden muss. Die Verinnerlichung von kulturellem Kapital kann sich, abhängig von der Gesellschaft, der sozialen Klasse oder der Epoche, bewusst geplant und reflektiert als Erziehung vollziehen oder völlig unbewusst. Immer bleibt das Kulturkapital jedoch abhängig von den Umständen, in denen es geprägt wird. So finden sich zum Beispiel in der Sprache, den Wünschen oder den Einstellungen der Menschen Spuren der sozialen Umstände ihrer Aneignung, und diese Umstände entscheiden über den Wert des kulturellen Kapitals. Der Prozess der Aneignung ist in erster Linie geprägt von dem kulturellen Kapital (auch in Form von Zeit), über das die Herkunftsfamilie verfügt. Bourdieu betont, dass die Akkumulation kulturellen Kapitals von frühster Kindheit an – Voraussetzung zur schnellen, mühelosen Aneignung jeglicher Art von nützlichen Fähigkeiten – nur in Familien stattfindet, die über ein derart großes Kulturkapital verfügen, dass die gesamte Sozialisation auch Akkumulation sein kann.[86] Dann wird mit dem kostbaren kulturellen Kapital auch ein »Anlage-Sinn« weitergegeben, der »in der praktischen oder theoretischen Erkenntnis der Fluktuationsbewegungen des Marktes«[87] besteht. Mit dem Anlage-Sinn weiß man, wie sich ererbtes kulturelles Kapital auf dem Schulungsmarkt und schulisches Kapital auf dem Arbeitsmarkt am einträglichsten verwerten lassen. Er ist ein Gespür dafür, wann abgewertete Schulzweige oder Karrierewege aufzugeben sind, weil sie nicht mehr zukunftsträchtig sind, wann es sich lohnt, Wege zu suchen, die profitabler erscheinen. Dem gegenüber stehen Gruppen, die dem Hysteresiseffekt des Habitus erliegen. Ihr Habitus ist nicht darauf ausgerichtet, die sich beschleunigenden Modernisierungsimpulse zu bewältigen, die Existenzbedingungen dieser Gruppen führen zu einem Habitus, der die notwendigen Anpassungsleistungen hemmt. Die Nutzung oder die Ausbeutung des inkorporierten kulturellen Kapitals erweist sich als besonders problematisch, es lässt sich nicht tauschen oder schenken, also kurzfristig weitergeben. Die kulturelle Arbeitskraft kann auch nicht unabhängig von ihrem Eigner gekauft werden. Mit der Zeit und im Verborgenen wird kulturelles Kapital

---

84 Bourdieu 2005, S. 55.
85 Bourdieu 2005, S. 55.
86 Vgl. Bourdieu 2005, S. 58.
87 Bourdieu 1982, S. 238.

sozial vererbt, weitergegeben an die Mitglieder der nächsten Generation[88] in-nerhalb der eigenen Klasse. Inkorporiertes Kapital wird zum festen Bestandteil der Persönlichkeit eines Menschen: »vom Haben wird Sein«[89]; ist der Prozess vollzogen, dann ist das inkorporierte kulturelle Kapital zum Teil des Habitus eines Menschen geworden. Es ist an den Körper gebunden und stirbt mit ihm.

Das *objektivierte* kulturelle Kapital ist durch ökonomisches Kapital ange-eignetes, übertragbares Eigentum, wie zum Beispiel eine Gemäldesammlung oder Bücher. Es ist nur in seiner Beziehung zum inkorporierten kulturellen Kapital zu bestimmen. Denn erst die Merkmale des inkorporierten Kulturka-pitals ermöglichen die Aneignung der Kulturgüter, es sind kulturelle Fähigkei-ten, die zum Gebrauch oder Genuss eines Buches, einer Maschine oder eines Gemäldes notwendig sind. Kulturgüter können also entweder materiell durch den Kauf angeeignet werden oder mit Hilfe kultureller Fähigkeiten symbolisch erworben werden. So kann ein Buch materieller Besitz sein, der Inhalt des Bu-ches kann jedoch auch angeeignet werden, ohne dass das Buch dem Leser ge-hört. Kann der Besitzer eines Buches dieses nicht lesen, hat es für ihn nur mehr einen ökonomischen Wert.

Mit dem Begriff des *institutionellen* Kulturkapitals beschreibt Bourdieu schulische oder akademische Titel, die inkorporiertes Kulturkapital objekti-vieren. »Der schulische Titel ist ein Zeugnis für kulturelle Kompetenz, das sei-nem Inhaber einen dauerhaften und rechtlich garantierten konventionellen Wert überträgt.«[90] Mit Hilfe der Titel werden aus minimalen Leistungsunterschieden »dauerhafte, brutale Diskontinuitäten *produziert* [kursiv i. O.]«[91] oder Kompe-tenz offiziell anerkannt und damit garantiert, während nicht institutionalisiertes Kulturkapital unter ständigem Beweiszwang steht. Durch die Institutionalisie-rung werden die Besitzer der Titel vergleichbar und austauschbar. Institutio-nelles Kulturkapital ist durch ökonomisches Kapital zu erwerben oder auf dem Arbeitsmarkt zu verkaufen, wobei der Geldwert vom Seltenheitswert des Titels abhängt. Das institutionelle Kulturkapital, begründet in seiner gesellschaftli-

---

88 Der Begriff Generation bezeichnet nach Karl Mannheim (1928) eine Gruppe Menschen eng benachbarter Geburtenjahrgänge, die prägende historische Sozialisationsereignisse (Kol-lektivereignisse) teilen. Generationen werden nicht allein als Geburtenkohorte angesehen, sondern als Gruppe von Menschen, die sich von anderen Gruppen durch ihre kollektiven Werthaltungen, Einstellungen und Lebensziele unterscheiden. Die generativen Dispositio-nen werden durch die historischen Ereignisse hervorgerufen, die eine Generation in einem Alter erlebt, in der sie für Veränderungen durch äußere Einflüsse empfänglich ist und durch die sie geprägt wird. Diese Ereignisse können beispielsweise politischer, ökonomischer oder kultureller Art sein und auch zur Binnendifferenzierung von Generationen genutzt werden.
89 Bourdieu 2005, S. 55.
90 Bourdieu 2005, S. 62.
91 Bourdieu 2005, S. 62.

chen Legitimität, übersteigt in seiner Wirksamkeit in der Regel die inkorporierten Kompetenzen eines Menschen.

*Soziales Kapital* resultiert Bourdieu zufolge aus den aktuellen und potenziellen Ressourcen, die durch die Zugehörigkeit eines Menschen zu einer Gruppe entstehen. Als Beispiele für solche Gruppen dienen ihm Familien, Klubs, Adelsgruppen oder politische Parteien. Der Umfang des sozialen Kapitals, das eine Person besitzt, ist abhängig von der Ausdehnung des Beziehungsnetzes und vom Umfang aller Kapitale, die dem Netz zur Verfügung stehen. Das Beziehungsnetz ist das Resultat individueller oder kollektiver Investitionen, die bewusst und unbewusst auf die Schaffung und den Erhalt derjenigen Beziehungen gerichtet sind, die einen Nutzen versprechen. Zufallsbeziehungen werden zu Beziehungen umgewandelt, die dauerhafte Verpflichtungen nach sich ziehen. Durch den ständigen Austausch etwa von Worten, Geschenken oder Einladungen wird die Gruppe reproduziert und gleichzeitig wird ihre Grenze zu anderen bestimmt. »Für die Reproduktion von Sozialkapital ist eine unaufhörliche Beziehungsarbeit in Form von ständigen Austauschakten notwendig, durch die sich die gegenseitige Anerkennung immer wieder neu bestätigt.«[92]

Das soziale, kulturelle und ökonomische Kapital, über das (potenzielle) Berufsangehörige der Altenpflege verfügen, bestimmt von frühster Kindheit an die Zugehörigkeit zu einer sozialen Gruppe. Die soziale Lage und die Geschichte der Altenpflegerinnen führen dazu, dass diese Merkmale und Dispositionen teilen. Sie generieren einen altenpflegespezifischen Habitus, der ihre soziale Lage ausdrückt und kollektive Praxisformen hervorbringt. Weil Altenpflegerinnen gemeinsame Existenzbedingungen teilen, können ihre Praxisformen systematisch von den Praxisformen anderer Gruppen unterschieden werden. Indem die Gruppe der Altenpflegerinnen kollektive Meinungen, Eigenschaften oder Werthaltungen teilt, erzeugt sie einen spezifischen Lebensstil und grenzt sich von anderen Gruppen ab. Um die Position der Gruppe im sozialen Raum zu ermitteln, ist es notwendig etwas über das Volumen und Struktur ihres Kapitals zu erfahren. Dabei spielen vor allem das materielle Eigentum (Verdienst und Besitz) sowie das inkorporierte und formale Kulturkapital der Akteure und ihrer Herkunftsfamilien eine Rolle. Mit der Position der Gruppe im sozialen Raum lassen sich Lebensstil, Geschmack und Haltung ermitteln.

---

92 Bourdieu 2005, S. 55.

## 2.4   Habitus und Feld

Während die Konstruktion des Raums eine Perspektive auf die Strukturierung
der Gesellschaft hinsichtlich ihrer vertikalen Ungleichheiten bietet, wird der
Begriff des sozialen Feldes verwendet, um den Blick auf die funktionale Diffe-
renziertheit zu lenken. Es sind unterschiedliche Betrachtungsweisen gesellschaftlicher Realität, die mit denselben Habitus- und Kapitalkonzeptionen
veranschaulicht werden. Mit der Feldkonstruktion wird es möglich, die relative
Autonomie abgegrenzter sozialer Bereiche und deren innere Logik zu betrachten. Um zu vermeiden, dass entweder das subjektfreie Funktionieren von ge-
gebenen Strukturen und Prozessen in den Blick genommen wird oder exklusiv
das Handeln des Subjekts, versucht Bourdieu mit Hilfe des Habituskonzeptes die
Wechselbeziehungen und das Zusammenwirken von Subjekt und Feld aufzudecken. Bourdieu greift unter anderem auf den Feldbegriff Kurt Lewins zurück,
wenn er ein soziales Feld als Mikrokosmos denkt, in dem eigene Regeln und
Gesetzmäßigkeiten bestehen. Jedes Feld, wie das der Kirche, der Universität, der
Gewerkschaft oder eben der Altenpflege, ist ein Kräftefeld, in dem es um eine
spezifische Auseinandersetzung geht. Die Gesamtheit der Felder bildet den sozialen Raum als ein Abbild der Gesellschaft, in der Positionen und Hierarchien
deutlich hervortreten.

Zur Veranschaulichung vergleicht Bourdieu die Praxis eines Feldes mit einem
Spiel oder Wettkampf. Die Akteure, allesamt Mitglieder des Feldes und ausgestattet mit dem Glauben an die Sinnhaftigkeit des Spiels, verfügen über unterschiedliche Kapitale, die ihre Position im Feld bestimmen. Zugang zum Feld
erhält man, wenn man über das notwendige Kapital verfügt, zum Beispiel durch
ein Erbe, und wenn man den Glauben an das Spiel teilt. Die Verteilung des
Kapitalvolumens und die Strukturierung der Kapitalarten bilden den jeweiligen
Status quo der Machtverhältnisse ab und geben gleichzeitig Spielstrategien vor.
Die Akteure setzen ihre Kapitale ein, sie konkurrieren, um ihr Kapital zu ver-
mehren und ihre soziale Position zu stärken. Durch den Einsatz der Kapitale, das
Austragen der Konkurrenz und die Suche nach Möglichkeiten, sich gegenüber
anderen Spielen abzugrenzen, konstruieren sie die Spielregeln des Feldes. Der
Glaube an das Spiel enthält den Glauben an diese bewussten Regeln, deren
Gestaltung nur mit dem höchsten Kapitaleinsatz möglich ist. Das Feld hingegen
entwickelt objektive, von Willen und Bewusstsein der Akteure unabhängige
Strukturen, eine Eigendynamik, die den Akteuren Handlungsvorgaben auferlegt. Diese Regeln sind nicht explizit formuliert oder einklagbar, sie werden aber
in den ökonomischen, sozialen oder kulturellen »Spielen« meistens befolgt und
nicht in Frage gestellt. Felder sind somit auch »autonome Sphären, in denen

nach jeweils gesonderten Regeln gespielt wird«[93]. Die Regeln sind historisch aus den kumulierten Erfahrungen und Erkenntnissen gewachsen, sie erzeugen gleichzeitig Grenzen und Möglichkeiten, denen sich Spieler nur entziehen können, indem sie das Feld verlassen. Nach Bourdieu ist die einzige uneingeschränkte Freiheit, die dem Spieler bleibt, aus dem Spiel auszusteigen, allerdings zahlt er dafür mit einem »heroischen Verzicht«[94]; der gesellschaftliche Ausschluss kann gleichbedeutend sein mit dem sozialen Tod. Ein soziales Feld ist ein offener Spielraum mit dynamischen Grenzen, es können sich Unterfelder bilden, in denen sich eigene Spielregeln ausdifferenzieren. Die Grenzen selbst sind umkämpfte Interessensgebiete, schließlich eröffnen sie die Definitionsmacht, um Zugangsbarrieren (wie Zeugnisse und Titel oder körperliche Merkmale) oder »offene Türen« zu gestalten. Jede Investition ökonomischer, kultureller oder sozialer Art dient der Positionierung der eigenen Person oder der Angehörigen des sozialen Feldes, in Abgrenzung zu anderen Feldern.[95] Felder sind somit im Wesentlichen durch ihre Spielregeln, ihren spezifischen Spielraum und die Verteilungsstruktur des vorhandenen Kapitals definiert. Die Zugehörigkeit zu einem sozialen Feld erwirbt man, wenn sie nicht angeboren ist, durch bestimmte Zugangsberechtigungen, die Einhaltung der Regeln und Interesse am Spiel. Es ist notwendig, eine affektive und motivationale Bindung an das Feld zu entwickeln, damit ein Glaube an den Wert des dort stattfindenden Spiels entsteht. Gespielt wird um die Akkumulation spezifischer Kapitale und folglich um die Position der Akteure im Feld der sozialen Klassen.[96]

Inwieweit, so stellt sich die Frage, ist danach interessenfreies Handeln überhaupt möglich? Bourdieu geht zur Klärung der Frage von dem soziologischen Postulat aus, dass in dem, was Akteure tun, immer ein Grund waltet, den es zu finden gilt. Versteht man das zugrunde liegende Prinzip oder das Ensemble der Prinzipien, aus denen heraus das Tun begründbar ist, verwandeln sich scheinbar willkürliche Verhaltensweisen in eine kohärente Reihe von Handlungen. Den Begriff Interesse ersetzt er durch die Begriffe Illusio, Investition und Libido. »Illusio bezeichnet die Tatsache, daß man vom Spiel erfaßt, vom Spiel gefangen ist, daß man glaubt, daß das Spiel den Einsatz wert ist oder, um es einfach zu sagen, daß sich das Spielen lohnt.«[97] Interesse am Spiel zu haben, bedeutet auch anzunehmen, dass es wichtig ist, dass sich das Mitspielen, also die Einsätze der Kapitale, lohnen und dass es erstrebenswert ist, dabei zu sein. Sind Menschen mit ihrem sozialen Sinn im Spiel, erscheint ihnen alles selbstverständlich, selbst die Frage, ob sich die Einsätze lohnen, stellt sich ihnen in der Regel nicht be-

---

93 Schwingel 1995, S. 83.
94 Bourdieu 1997, S. 32.
95 Vgl. Bourdieu 1982, Kapitel 4: Die Dynamik der Felder.
96 Vgl. Bourdieu 1982, Kapitel 4.
97 Bourdieu 1998, S. 140–141.

wusst. Der Sinn für das Spiel ist in Form des kulturellen Erbes bereits inkorporiert, sodass sich als »Produkt eines Verhältnisses der onthologischen Übereinstimmung zwischen den mentalen Strukturen und den objektiven Strukturen des sozialen Raums«[98] die Illusio einstellt. Das Gegenteil von Illusio ist die Ataraxie, die Gleichgültigkeit und Unbeweglichkeit, die jemanden erfasst, der nicht über die Wahrnehmungs- und Gliederungsschemata verfügt, um einen Sinn im Spiel zu sehen. Zwischen den Akteuren in einem Feld, auch wenn sie gegeneinander stehen und sogar wenn sie die Verhältnisse umstürzen wollen, besteht eine unausgesprochene Übereinkunft darüber, dass das, was im Spiel zur Disposition steht, die Mühe wert ist. Undifferenzierte »Triebe« werden erst durch die Sozialisation zur sozialen Illusio. Diese sozial begründeten Interessen bestehen nur im Zusammenhang mit einem Feld, für das bestimmte Spielregeln gelten. Außerdem besteht das Interesse nur für die Akteure, die so sozialisiert sind, dass sie die Spielregeln auch tatsächlich kennen und akzeptieren. Dementsprechend existieren so viele Illusiones, wie es Felder gibt, sie werden von den Akteuren der jeweiligen Felder als Selbstverständlichkeit, von anderen aber als Unwirklichkeit angesehen. Der Bann, in den die Spieler geschlagen werden, ist nicht leicht zu brechen, insbesondere wenn die Betreffenden in ein privilegiertes Feld hineingeboren wurden oder wenn sie die Spielregen besonders gut beherrschen. Diese Spieler können ihre Einsätze nicht nur dort platzieren, wo der Profit aktuell anfällt, sondern auch dort, wo er in Kürze anfallen wird. Sie antizipieren mit ihrem Anlage-Sinn potenzielle Gewinne.

Entschieden verweist Bourdieu darauf, dass dieses beschriebene Verhältnis zwischen Akteur und Feld nicht auf eine utilitaristische Sichtweise verkürzt werden kann.[99] Denn den Akteuren sind die Beweggründe nicht bewusst, der Zweck des Handelns ist ihnen nicht bekannt, weil das Spiel so selbstverständlich erscheint. Sie handeln deshalb nicht mit dem (rational geplanten) Vorsatz, möglichst wenig zu investieren, um einen möglichst hohen Profit zu erwirtschaften. Zudem kann die Motivation der Akteure nicht auf das ökonomische Interesse am materiellen Profit reduziert werden. Das ökonomische Interesse »Geschäft ist Geschäft«[100] ist das »Grundgesetz« des ökonomischen Feldes, dieses ist aber ein Feld unter vielen anderen. Jedes Feld differenziert sich im Verlauf der Zeit, unter Umständen entstehen neue Felder und jedes für sich bildet nicht nur spezifische Spielregen aus, sondern übergeordnete Regeln, wie »Grundgesetze«. Diese »Grundgesetze« sind nicht zwangsläufig vergleichbar, sie sind die Austragungsorte der Interessen. »Was im wissenschaftlichen Feld die Menschen umtreibt und konkurrieren läßt, ist nicht dasselbe wie das, was sie im

---

98 Bourdieu 1998, S. 141.
99 Vgl. zu diesem Zusammenhang: Bourdieu 1998, S. 143 ff: Gegen den Utilitarismus.
100 Bourdieu 1998, S. 148.

ökonomischen Feld umtreibt und konkurrieren lässt.«[101] Obwohl das ökonomische Feld in unserer kapitalistischen Gesellschaft sicher eines der ausge-
dehntesten und wirkungsvollsten ist und seine Gesetzmäßigkeiten in viele andere Felder eingedrungen sind, kann man die Gesetze nicht zwangsläufig auf
andere Felder übertragen. Bourdieu hat die Felder der Kunst, der Wissenschaft
oder der Religion beschrieben, um zu verdeutlichen, dass es Felder gibt, in
denen das »Grundgesetz« gerade darin bestehen kann, dass Profitorientierung
abgelehnt wird (»Der Zweck der Kunst kann nur Kunst sein«), oder darin, die
eigenen Interessen zugunsten anderer Akteure zurückzustellen. Das interes-
senfreie Handeln kann im Interesse der sozialen Akteure liegen und in Form von
»Grundgesetzen« zu den Regeln eines Feldes gehören. So existieren wohl Felder,
in denen andere Interessen gelten als im ökonomischen Feld, im Wortsinn in-
teressenfreie Felder sind hingegen nicht denkbar. Selbst in Feldern, in denen
Interessenfreiheit die offizielle Norm ist, wie die Familie, soziale Dienste oder
religiöse, wohltätige Organisationen, existierten subtile, kaschierte Interessen.
Wenn Habitus, die zur Interessenfreiheit prädisponiert sind, und Felder, in
denen Interessenfreiheit belohnt wird, zusammentreffen, kann die Interessenfreiheit gar zu einer »permanenten Tugendpraxis«[102] werden. Diese Tugend kann
man Bourdieu zufolge nicht »nach der sartreschen Manier« auf »Beschluß des
reinen Bewußtseins«[103] ausbilden, durch einen Eid oder Ähnliches. Im Verhältnis zwischen Habitus und Feld kann eine Tugendpraxis entstehen, Interessenfreiheit im altruistischen Wortsinn existiert jedoch nicht. Hinter allen
scheinbar interessenfreien Handlungen steckt die Absicht der Kapitalvermeh-
rung, wobei nicht allein auf ökonomisches, kulturelles und soziales Kapital
abgezielt wird, sondern ebenso auf symbolische Macht.

Illusio, der Glaube an das Spiel und die Motivation, mit der es gespielt wird,
sind im Habitus begründet und gehen eine Wechselbeziehung mit dem Feld ein,
das im Gegenzug eigene Spielregeln ausformt. Um diese Wechselbeziehungen zu
verstehen, die innere Logik des sozialen Feldes der Altenpflege, sind die dort
stattfindenden Auseinandersetzungen zu betrachten. Welche Kapitale setzen die
Akteure ein, welche Hierarchien und Spielregeln sind zu identifizieren? Welche
Eigendynamik besteht im Feld, die den Akteuren Handlungsvorgaben auferlegt?
Und vor allem: Welche sozial begründeten Interessen, welche Illusio – oder gar
Tugendpraxis – herrscht im Feld der Altenpflege?

---

101 Bourdieu 1998, S. 149.
102 Bourdieu 1998, S. 153.
103 Bourdieu 1998, S. 153.

## 2.5    Symbolisches Kapital und Herrschaftsverhältnisse

Neben den dargestellten Kapitalarten entwickelte Bourdieu bereits mit seinen Beobachtungen in der Kabylei den Begriff des symbolischen Kapitals. Das symbolische Kapital ist dadurch gekennzeichnet, dass es scheinbar freiwillig und uneigennützig gegeben wird, zugleich ist mit der Gabe jedoch eine heimliche, stille Berechnung verbunden. Schon in Algerien konnte Bourdieu beobachten, dass unter Familienmitgliedern, Nachbarn oder Arbeitskollegen scheinbar uneigennützig gegeben und genommen wurde, faktisch mündeten diese Austauschbeziehungen aber in eine Verkettung von Verpflichtungen. Die Arbeit, die aufgewendet wurde, um die unbewusste Fiktion der Uneigennützigkeit aufrecht zu erhalten und die stille Berechnung zu verschleiern, war dabei ebenso groß wie die Arbeit für den Austausch selbst. Offensichtlich ist der Austausch von Geschenken, von Besuchen, von Höflichkeiten oder von Einladungen ebenso wichtig wie die Reproduktion der ökonomischen Bedingungen. Wer schenkt, einlädt, grüßt, bewirtet, erwartet im Gegenzug heimlich ebenso beschenkt, eingeladen, etc. zu werden. Das symbolische Kapital ist ein tabuisiertes, verneintes Kapital. An den Stellen, an denen das ökonomische Kapital nicht anerkannt wird, stellt das symbolische die einzig mögliche Form von Akkumulation dar. Dort, wo ökonomisches Interesse und »nackte« Berechnung in der Logik des Feldes nicht gelten können, weil das Interesse besteht, das angestrebten Ergebnis vom materiellen Profit zu trennen, werden die Handlungen symbolisch. Sie sollen scheinbar uneigennützig, umsonst und nutzlos sein, das heißt offensichtlich nicht mit der Erwartung auf Akkumulation verknüpft werden. Der Austausch von symbolischem Kapital und dessen Zurschaustellung begründen jedoch eine Art Kredit, der vom Glauben der Gruppe eingeräumt wird. Denn die symbolische Gabe erzeugt eine Schuld, eine Verpflichtung zur Gegengabe. Dabei sind ökonomisches und symbolisches Kapital oft miteinander verknüpft. Ökonomisches Kapital kann symbolisch dargestellt werden, um Verhalten und Absichten zu präsentieren, wie Kreditwürdigkeit, Ehrwürdigkeit oder Hochzeitsabsichten. Auch dann, wenn sich die Handlungen den Anschein von Uneigennützigkeit geben und sich dem ökonomischen Eigennutz entziehen, weil sie auf immaterielle Gewinne ausgerichtet sind, gehorchen diese Praktiken einer ökonomischen Logik.[104] »Man besitzt, um zu geben. Doch besitzt man auch, indem man gibt. Nicht zurückerstattete Gabe kann zur Schuld werden, zur dauerhaften Verpflichtung; und die einzig anerkannte Macht, in Form von Dankbarkeit, persönliche Treue oder Prestige, verschafft man sich gebend.«[105] Um sich jemanden dauerhaft zu verpflichten, gibt es zwei

---

104 Vgl. Bourdieu 1987, S. 205–221.
105 Bourdieu 1987, S. 229.

Möglichkeiten. Zum einen kann eine ökonomische Verbindlichkeit hergestellt werden, der materielle Wert einer Gabe muss zurückgegeben werden oder es entsteht eine Schuld, die eventuell auch symbolisch getilgt werden kann. Zum anderen können durch symbolische Gaben moralische Verpflichtungen oder affektive Bindungen geschaffen werden. Austauschbeziehungen können als Zyklen begriffen werden, die die Funktion haben, De-facto-Unterschiede im Kapitalbesitz in offiziell anerkannte Rangunterschiede und damit asymmetrische Machtbeziehungen umzuwandeln.[106]

Das symbolische Wirtschaften ist dadurch gekennzeichnet, dass Gebende und Nehmende durch die Sozialisation in ihrem Feld die Glaubensvorstellungen und Dispositionen zum Gabentausch inkorporiert haben. Sie unterliegen dadurch einem Akt der kollektiven Verkennung, sie sind darauf gerichtet, großzügig zu geben, ohne bewusste, planvolle Absicht und Berechnung. Die aufgezwungene Logik beinhaltet die Notwendigkeit der Gabe, ohne deren zwangläufige Erwiderung einzufordern. Es ist mit einem Tabu belegt, auszusprechen worum es beim Tausch geht, die »Wahrheit der Preise«[107] darf nicht offengelegt werden. Von Geschenken werden die Preise entfernt. Wer den Preis nennt oder die erwartete Gegenleistung offen einfordert, verstößt gegen das Tabu und macht den Tausch zunichte.[108] So wird der Tausch zum Teil des Spiels im Feld, das nach bestimmten Regeln gespielt wird. Wie lange man warten muss, bis die Gabe erwidert wird, welche Gabe angemessen ist, welche Kapitalart als Gegenleistung anerkannt wird, unterliegt impliziten Regeln, die jeder von Kindesbeinen an *verinnerlicht*, ohne sie explizit zu lernen.

Der Gabentausch kann nun zwischen Menschen stattfinden, die in etwa über gleiches Kapital verfügen, dieser Fall ist zum Beispiel damit verbunden, den sozialen Zusammenhalt zu stärken und sich gemeinsam gegen andere Gruppen abzugrenzen. Der Austausch kann aber auch zwischen Akteuren stattfinden, die aktuell oder potenziell ungleich sind und produziert in diesem Fall dauerhafte, symbolische Herrschaftsverhältnisse. Diese Herrschaftsverhältnisse sind auf symbolische Gewalt gegründet, die davon abhängig ist, dass sie als solche erkannt und anerkannt wird. Bourdieu entfaltet die Mechanismen der symbolischen Gewalt anhand der Verhältnisse zwischen Kolonialmacht und Kabylen oder auch anhand der Sprache. Im Wesentlichen greift er aber das Geschlechterverhältnis auf, um die Zusammenhänge von Habitus und symbolischer Gewalt zu verdeutlichen.[109] Die symbolische Gewalt konstituiert und reproduziert sich in Interaktionen zwischen zwei Menschen. Diese Gewalt wird nicht als

---

106 Vgl. Bourdieu 1987, S. 230.
107 Bourdieu 1998, S. 165.
108 Vgl. Bourdieu 1998, S. 165.
109 Vgl. Bourdieu 2005a.

solche erkannt; Bourdieu charakterisiert sie als sanfte Gewalt, die subtil wirkt und ihre Wege über die Kommunikation, Emotionalität oder stillschweigende Akzeptanz sucht. Die symbolische Herrschaft in der modernen Gesellschaft hat direktive, offene Herrschaftsformen vielfach abgelöst. In der symbolischen Gewalt realisiert sich die soziale Ordnung, wie sie im Habitus inkorporiert ist.

Dabei geht Bourdieu davon aus, dass die Teilung zwischen Mann und Frau, als das grundlegendste Strukturierungsprinzip in nahezu allen Gesellschaften, ein Herrschaftsverhältnis darstellt. Männliches und Weibliches sind als Urstruktur in allen Dingen zu finden, es ist ein generierendes und generiertes Prinzip, auf dessen Sichtweise die gesamten Wahrnehmungs- und Deutungsschemata der Gesellschaft beruhen. Der Habitus ist der generative Operator, der zwischen dieser sozialen Struktur und dem Handeln als Mann oder Frau vermittelt. Eine geschlechtsspezifische Sicht auf die Welt lagert sich von Geburt an in jedem Habitus ein. Die Sicht der Welt ist zutiefst geprägt durch eine polare Konstruktion von männlich und weiblich. Die soziale Identität bildet sich von frühster Kindheit an *entweder* als männliche *oder* als weibliche und ist, da sie an körperliche Geschlechtsmerkmale gebunden ist, umso stabiler. Die Identität als Mann oder Frau ist das Ergebnis von Unterscheidung, Differenzierung, Zuschreibung und Distinktion, die nur erreicht werden kann, weil sie entlang eines antagonistischen Schemas entwickeln wird. Es gibt einen weiblichen *oder* einen männlichen Habitus der sich derart inkorporiert, dass die kulturellen Muster schließlich sogar als biologische »Natur« des Menschen wahrgenommen werden. Das Geschlechterverhältnis ist »die Somatisierung gesellschaftlicher Herrschaftsverhältnisse«[110], es bewirkt die Gestaltung des Körpers, Körperwahrnehmung, Ausdruckformen und Gewohnheiten. Damit wird der Raum der Möglichkeiten zum Handeln, Erfahren, Repräsentieren oder Bewerten gleichzeitig begrenzt. Weibliche Dispositionen bleiben in der Regel den Frauen vorbehalten und männliche den Männern.[111] Männlich und weiblich wirken wie die Gegenpole eines Machtverhältnisses von männlichen Herrschern und weiblichen Beherrschten, eine soziale Konstruktion, die so tief in der Historie begründet ist, dass sie natürlich erscheint, obwohl ihr »nur« eine Vorstellung der Wirklichkeit zugrunde liegt. Es entsteht ein vergeschlechtlichter Habitus, der beide Geschlechter mit Dispositionen ausstattet und ihnen Positionen und Grenzen in der sozialen Welt zuweist. Klasse und Geschlecht sind damit nicht als »Haupt- und/ oder Nebenwiederspruch« zu diskutieren. In der Konstruktion des Habitus fließen sie als Speicher sozialer Erfahrungen zusammen, in einem Körper, der sie ausdrückt. Der Klassenhabitus ist der Habitus der Frauen oder Männer, die eine gemeinsame, historisch-soziale Verfasstheit teilen. Heimann

---

110 Bourdieu 2005a, S. 45.
111 Vgl. Krais & Gebauer 2010, S. 48–53.

weist darüber hinaus darauf hin, dass der geschlechtliche Habitus mehr ist als eine Geschlechter*rolle*. Im Rollenmodell können zu unterschiedlichen Zeitpunkten oder Situationen verschiedene Rollen eingenommen werden. So kann eine Distanzierung von bestimmten Rollen zugunsten anderer Rollen erfolgen. Die Rolle wird von externen Erwartungen einer Situation gesteuert, während der Habitus »von innen« auf das Handeln wirkt. Distanzierung hiervon ist im Habituskonzept nicht möglich, da es sich um eine Verkörperlichung handelt, die sich zudem einem bewussten Zugang entzieht.[112]

Die Inkorporation der geteilten Sozialwelt wird im Habitus als symbolisches Herrschaftsverhältnis eingelagert. Dieses erscheint als natürliche Sicht auf die Welt und wird von Beherrschern und Beherrschten in gleicher Weise anerkannt. Es sind keine bewussten Unterwerfungen notwendig, in der Herrschaftsbeziehung sind Entscheidungen und Handlungen unbewusst und werden nicht infrage gestellt. Subjektive Inkorporation und objektive Disposition gehen ein redundantes Verhältnis ein, der Habitus der Beherrschten »sucht« sich eine korrespondierende Position und passt sich den als natürlich empfundenen Herrschaftsstrukturen an. Die »herrschende Meinung« wird nicht nur als symbolische Gewalt von den Herrschenden eingesetzt, sondern auch die Weltsicht der Beherrschten ist von dieser Meinung geprägt. Es entsteht ein habituelles Selbstbild, indem sich die Beherrschten selbst mit der unteren Position identifizieren. Indem sie die konstruierten Kategorien auf sich selbst anwenden, stabilisieren sie das Bild davon, wie sie sein sollen.[113] Können sie dem Bild und damit der Norm nicht entsprechen, verlieren sei Würde und Status, die Reaktionen darauf sind Scham und Befremden. Je größer das Abhängigkeitsverhältnis, desto wichtiger ist die Anpassung an die herrschenden Bedingungen. Bourdieu zufolge ist das Fortbestehen des Herrschaftsverhältnisses davon abhängig, dass die notwendigen Dispositionen reproduziert werden, die wiederum von den sozialen Strukturen produziert werden.[114] Frauen sind, so Bourdieu, nicht selbst für ihre Unterdrückung verantwortlich und sie können sich auch nicht allein dadurch, dass sie sich ihrer Position bewusst werden, befreien. Denn die Benachteiligungen sind ein Produkt der objektiven Strukturen und Positionen, auf die ihre inkorporierten Dispositionen treffen. Einstellungsveränderungen verändern nur schwerlich die Strukturen, die diese Einstellungen erzeugen und weitgehend im Verborgenen wirken. Denn symbolische Gewalt ist verschleiert, aus ungleichen Positionen wird symbolisches Kapital eingesetzt. Der Einsatz führt über Wege der Kommunikation (Sprache, Gesten, Körperhaltung etc.) der Präsentation (Kleidung, kultureller Besitz etc.) der emotionalen

---

112 Vgl. Heimann 2009, S. 76.
113 Vgl. Krais & Gebauer 2010, S. 53.
114 Vgl. Bourdieu 2005a, S. 74.

Anerkennung und Abwertung (Liebe, stillschweigende Akzeptanz, Respekt, Ekel, Scham, Ohnmacht etc.) oder andere. Trotz etlicher Veränderungen durch politische, feministische oder soziale Errungenschaften konstatiert Bourdieu das geschlechtsspezifische Teilungsprinzip in jedem gesellschaftlichen Bereich. Männer übernehmen eher die vornehmeren, synthetischen, theoretischen und besser bezahlten Aufgabenbereiche, während Frauen die weniger angesehenen, praktischeren und schlechter entlohnten Beschäftigungen übernehmen. Tätigkeitsbereiche, deren Frauenanteil steigt oder aus denen Männer abwandern, sind allein dadurch abgewertet, die Zugangschancen zu machtvollen Positionen sind für Frauen erschwert. Umgekehrt »adeln« Männer Tätigkeitsbereiche, die sie ergreifen, allein durch ihr Mannsein. Dadurch, dass sie sie der Privatsphäre oder dem weiblichen Bereich entreißen und ausüben, gelten sie als qualifiziert.[115]

Die Dispositionen der Frauen entsprechen den Erfahrungen der Reproduktionsarbeit, bei der die Erzeugung des symbolischen Kapitals eine weibliche Aufgabe ist. Frauen gestalten ein soziales Image, dazu gehört das ästhetische, öffentliche Erscheinungsbild ihrer selbst, ihrer Familien und ihres Hauses beziehungsweise ihrer Wohnung. Frauen nehmen eine Stellung auf dem Markt der symbolischen Güter ein, ihr Körper selbst wird zum Symbol. Die wahrnehmbaren Erscheinungen werden Bewertungen ausgesetzt, die zur Akkumulation beitragen sollen.[116] Der symbolische Objektstatus der Frau macht ihr »Sein« zum »Wahrgenommenwerden«, womit Weiblichkeit männlichen Erwartungen entgegenkommt. Frau sein bedeutet in Beziehung sein, Erwartungen entsprechen, Objekt für andere sein; es entsteht aus einer beherrschten Position. Ein Bruch mit dieser Grundhaltung führt nicht nur zum Verlust der sozialen, sondern auch der geschlechtlichen Identität. Übernehmen Frauen Handlungen und Positionen von Männern, »bezahlen« sie mit ihrer Weiblichkeit, bestätigen sie aber ihre weiblichen Handlungsformen und verharren in der Position des »Wahrgenommenwerdens«, grenzen sie sich andererseits von der männlichen Seite ab und werden damit als unfähig angesehen eine Machtposition einzunehmen. Sie werden zur Selbstwahrnehmung durch die Herrschenden verurteilt.[117]

Durch die Übernahme von Frauenberufen wie der Altenpflege bringen Frauen ihre Disposition zur Akkumulation symbolischen Kapitals auf den passenden Positionen ein. Sie setzten ihre (traditionell) zugewiesenen, weibliche Habitus auf dem Arbeitsmarkt ein, ohne das Herrschaftsverhältnis in Frage zu stellen.[118] Selbstausschluss und Berufung sind die Mechanismen des be-

---

115 Vgl. Bourdieu 2005a, S. 106–108. Die Unterschiede zeigt Bourdieu auf anhand der Teilungsprinzipien zwischen Koch und Köchin, Couturier und Schneiderin, anzufügen wären Coiffeur und Friseurin etc.
116 Vgl. Bourdieu 2005a, S. 170–172.
117 Vgl. Bourdieu 2005a, S. 120.
118 Vgl. Bourdieu 2005a, S. 175–176.

herrschten Habitus als Reaktion auf die geschlechtsspezifische Arbeitsteilung, mit der gleichzeitig die Verhältnisse perpetuiert werden. Karrieren und Stellen objektivieren die drei geschlechtlichen Teilungsprinzipien: Frauen arbeiten in der Verlängerung der häuslichen Funktion (Unterricht, Pflege, Repräsentation), Frauen dürfen Männern gegenüber nicht weisungsbefugt sein und: Männer bedienen Geräte und Maschinen. Frauen entscheiden sich entsprechend ihrer (vermeintlich naturgegeben) geschlechtsgebundenen Aufgabenzuteilung für Berufe wie die Altenpflege und kommen damit ihrem Schicksal zuvor. Bourdieu zufolge haben Frauen nicht die Arbeitswelt erobert, sondern vielmehr ihren geschlechtlichen Habitus auf diese ausgedehnt.[119] Sie mussten nicht ausgeschlossen werden, sondern leiden unter einem sozial disponierten Unwohlsein an bestimmten Orten, das sie dazu bringt, sich selbst aus dem öffentlichen Raum auszuschließen.[120] Ihr Habitus »sucht« Stellen, die Unterordnung und Absicherung voraussetzen. Die Disposition findet sich an dem gefundenen Ort bestätigt, es stellt sich eine Passung ein, die der Berufung entspricht. Tugenden wie Freundlichkeit, Bereitwilligkeit, Gehorsamkeit und Ergebenheit können relativ zufrieden erfüllt werden, da sie dem Habitus entsprechen. Berufung führt die Frauen auch in die Öffentlichkeit, wo sie jedoch in der Regel weiter eine beherrschte Position einnehmen.[121] Viele als weiblich deklarierte Charaktereigenschaften entsprechen nicht der weiblichen Natur, sondern resultieren aus der historisch schon sehr lange manifesten beherrschten Position. Den Standpunkt der Herrschenden lernen Frauen durch ihre Beobachtungen verstehen, gleichzeitig wird ihre Diskretion erwartet. Macht wird von ihnen verleugnet, weil sie nicht zugestanden wird, daher kann sie nur in unsichtbarer Form angewendet werden. Vor diesem Hintergrund werden Frauen Charaktereigenschaften wie Intuition, Empathiefähigkeit, Opferbereitschaft, aber auch Hinterlist zugewiesen, die wiederum zur Begründung von Berufsbefähigung dienen. Reimann weist darauf hin, dass durch die fehlende Bezahlung der Hausarbeit, die in die Erwerbsarbeit übertragen wird, Zeit und Arbeitskraft auch von den Frauen selbst nicht in Verbindung mit Geld gebracht werden. Ihnen fehlt ein Anlage-Sinn für den ökonomischen Wert ihrer Arbeit schon zu einem frühen Zeitpunkt im Lebenslauf. Entlohnung und Karrierechancen spielen bei der Berufswahl keine so große Rolle wie die Sinnhaftigkeit der Arbeit. Den Geschlechtern werden Berufe zugewiesen, die erneut in beherrschte und herrschende Positionen führen.[122]

Das symbolische Kapital stellt in der Altenpflege eine wichtige Kapitalart dar.

---

119 Vgl. Bourdieu 2005a, S 162–165.
120 Vgl. Bourdieu 2005a, S. 73.
121 Vgl. Bourdieu 2005a, S. 88–89.
122 Vgl. Bourdieu 2005a, S. 109–111.

In einer Pflegesituation werden beispielsweise Pflege, Unterstützung und Betreuung gegeben, in einer Situation unter Kolleginnen Solidarität, Zuwendung
oder Beratung. Den objektiven ökonomischen Spielregeln zufolge wird die Gabe
als Dienstleitung entlohnt, und damit soll die Schuld getilgt sein. Offensichtlich
entspricht die Logik des Altenpflegefeldes aber nicht der Logik der Ökonomie.
Mit der Gabe wird nicht die »nackte Berechnung« verbunden, das angestrebte
Ergebnis ist nicht ausschließlich auf materiellen Profit gerichtet. Die Gaben,
scheinbar uneigennützig und freiwillig gegeben, sind mit einer stillen Berechnung verbunden, auch wenn diese jenseits des Bewusstseins liegt. Denn zugleich
mit dem Ziel, einen Verdienst zu erhalten, sollen etwa Pflegeziele erreicht, das
Verhältnis zu Kollegen und Vorgesetzten konstruktiver oder die Interessen der
eigenen Gruppe durchgesetzt werden. Wenn die Austauschbeziehungen im Feld
betrachtet werden, kann deutlich werden, welche symbolischen Herrschaftsverhältnisse sie manifestieren.

Die symbolische Gewalt ist auch deshalb inhärenter Bestandteil der Altenpflege, weil die Altenpflege eine Frauendomäne ist. Der weibliche Habitus, der
sich den Altenpflegerinnen »in jede Falte ihrer Körper« eingegraben hat, ist Teil
ihres kollektiven Habitus. Er führt dazu, dass ihnen scheinbar naturgegebene
Charaktereigenschaften zugeschrieben werden und dass sie einen Gegenpol zu
männlichen Domänen einnehmen, die eine Herrschaftsbeziehung begründen.
Die Situation der Frauen in der Altenpflege scheint von der symbolischen Gewalt
und den damit einhergehenden Herrschaftsstrukturen geprägt zu sein. Altenpflegerinnen wenden die konstruierten Kategorien dazu, wie sie sein sollen, auf
sich selber an und nehmen den Platz ein, der ihnen zugewiesen wird. In ihrem
Habitus als Beherrschte fließen die sozialen Erfahrungen als Frauen *und* als
Angehörige bestimmter Klassen zusammen, sodass sie Pflege aus einer beherrschten Position heraus produzieren.

Pflegende und Empfänger der Pflege teilen nun, abhängig von ihren Habitus,
dieselben inkorporierten Vorstellungen vom Gabentausch oder auch nicht.
Nehmen Pflegebedürftige die scheinbar freiwillige, uneigennützige Gabe der
Altenpflegerinnen an, sehen sie sich eventuell als Schuldner, die die Verpflichtung zu einer Gegengabe haben, der sie nicht nachkommen können. Oder aber
die Gabe wird mit einer stillen Berechnung gegeben, die die Empfänger der
Pflege nicht teilen, weil sie aus einem anderen Feld mit einer anderen Logik
kommen und die Illusio des Pflegefeldes nicht kennen und anerkennen. In
diesem Fall bleibt die stille Berechnung unerfüllt und führt zu Scham, Irritation,
Abwertung oder Wut. Es entstehen ungleiche Situationen durch diese Austauschakte, die symbolische Gewalt befördern. Um zu ermitteln, durch welche
symbolischen Herrschaftsverhältnisse das Feld charakterisiert wird, sind diese
Austauschakte zu fokussieren. Mit welchen Zielen und zwischen welchen Akteuren findet ein Austausch von Gaben statt? Nach welchen Regeln wird ge-

tauscht und an welchen Stellen produziert der Austausch symbolische Gewalt? Und schließlich: Wie äußert sich diese sanfte, subtile und unbewusste Gewalt in der Altenpflege?

## 2.6 Geschichte und Zeit

Für Bourdieu ist jede Trennung von Geschichte und Soziologie »eine Katastrophe«[123], denn die gesellschaftliche Welt ist akkumulierte Geschichte. Eine Funktion der Theorie von Feldern und Habitus ist es, genau diesen Gegensatz von bestehender Struktur und Geschichte, von Transformation und Reproduktion, zu verstehen und aufzuheben. Die Dynamik eines Feldes kann nicht erfasst werden, ohne die grundlegende Analyse seiner Entstehung. Auch die Spannungen zwischen den eingenommen Positionen im Feld sowie zwischen dem ganzen Feld und anderen Feldern sind ohne Analyse der historischen Wurzeln nicht zu begreifen. Dabei reicht eine in der Soziologie häufig kurz angeführte Makro-Geschichte nicht aus. Es ist notwendig, eine »strukturale Geschichte«[124] zu praktizieren, die die aktuellen Zustände immer auch als das Produkt früherer Kämpfe und Spannungen darstellt. Die historischen Kämpfe um den Erhalt oder die Veränderung von Feldern, mit all ihren Widersprüchen, Spannungen und Machverhältnissen, sind als Ursprung der aktuellen Situation anzusehen.[125] In einem Feld kämpfen die Spieler, ausgestattet mit unterschiedlicher Macht nach den konstitutiven Regeln des Feldes, um die Aneignung der Profite, an die sie glauben. Diejenigen, die das Feld beherrschen und es zu ihrem Vorteil funktionieren lassen, sehen sich immer auch mit dem Widerstand, dem Protest, den Forderungen der Beherrschten konfrontiert, wie laut oder leise diese auch sein mögen. Aus diesen dialektischen Auseinandersetzungen resultiert die Geschichte der Felder. »Was Feldgeschichte macht, ist der Kampf zwischen den Inhabern der Macht und den Anwärtern auf diese Macht, zwischen den Titelverteidigern (...) und den Challengers, wie man im Boxen sagt (...).«[126] Erst wenn alle Bewegungen ausschließlich von oben nach unten verliefen, wenn Menschen aufhörten aufzubegehren und zu reagieren, wie in absoluter Totalität (die Bourdieu für nicht realisierbar hält), hörte die Geschichte tendenziell auf zu existieren. Für Bourdieu sind Diktaturen oder totalitäre Institutionen Versuche, das Ende der Geschichte herbeizuführen.[127] So wie das Feld kann auch der Habitus als Existenzweise der Geschichte verstanden werden. Der Habitus aktiviert

---

123 Bourdieu 1996, S. 120.
124 Bourdieu 1996, S. 121.
125 Vgl. Bourdieu 1996, S. 121.
126 Bourdieu 1998, S. 70.
127 Vgl. Bourdieu 1996, S. 133–134.

im Denken und Handeln Schemata, die über einen historischen Sozialisationsprozess inkorporiert wurden. Die inkorporierten sozialen Strukturen haben sich in der historischen Arbeit vieler Generationen, in einem phylogenetischen Prozess gebildet. Akteure haben somit einerseits einen geschichtlichen sozialen Sinn, andererseits aktivieren sie kollektiv die Geschichte.

Durch das praktische Tun entsteht die Zeit, sie ist im bourdieuschen Verständnis nicht a priori, wie eine transzendentale Bedingung, gegeben. Die Zeit ist nicht mit einem Fluss vergleichbar, der als eine vom Akteur unabhängige Realität vorbeifließt. In dem Maße, wie der Habitus praktische Tätigkeiten hervorbringt, die an die immanenten (historisch gewachsenen) Regeln eines Feldes angepasst sind, mobilisiert er die vergangene Geschichte und antizipiert die Potenzialität der Zukunft. Der Habitus verweist mit der Gegenwart, die er hervorbringt, auf eine Zukunft, die er durch die Geschichte schon implizit in sich trägt. Der Habitus »verzeitlicht« sich in dem Akt, in dem er sich verwirklicht.[128] Die Zeit entsteht mit den Bewegungen der Handlungen durch den Habitus. Bourdieu weist darauf hin, dass das Phänomen der Zeit nicht allein durch die Handlung geschaffen wird, sondern dass die Pausen zwischen den Handlungen, die vergehende Zeit, ehe auf eine Handlung eine Reaktion erfolgt, ebenso wichtig sind wie die Handlung selbst. Die Kette der Handlungen erhält ihren Sinn erst mit der richtigen Abfolge im Verlauf der Zeit. Der Zyklus der Austauschbeziehungen unterliegt den Regeln des Feldes, diese verhalten sich nicht wie ein mechanisches, regelmäßiges Uhrwerk, sondern sie sind immer improvisiert und in ihrem Ausgang ungewiss. Wer weiß schon genau, ob eine Schuld getilgt wird oder ob eine Gabe als Beleidigung empfunden wird? Die Verkettung der Handlungen muss ununterbrochen geschaffen und kann jederzeit unterbrochen werden. Eine Gegengabe wird erst dann akzeptiert, wenn sie zeitlich verschoben wird und wenn sie sich von der Gabe unterscheidet. Die sofortige Gegengabe eines identischen Gegenstandes beispielsweise wird in nahezu allen Gesellschaften als Beleidigung und Ehrverletzung bewertet. Der Zeitpunkt, zu dem eine Gabe, ein Wort, eine Herausforderung oder die Erwiderung erfolgt, entscheidet über Sinn und Erfolg. Die angemessene Zeitspanne verschleiert die Wahrheit des Tausches und ermöglicht damit, dass dieser stattfinden kann. Die Akteure binden sich mit ihren Handlungen und den Regeln des Feldes in die Zeit ein. Betrachtet der Wissenschaftler die Handlungen losgelöst von ihrer Einbindung in die Zeit, erhält er ein Bild von auswechselbaren Bestandteilen und umkehrbaren Folgen. Die Pausen dazwischen zu ignorieren, heißt, die Strategien, nach denen gespielt wird, zu ignorieren. Die Zeit dazwischen ist entscheidend, sie ist das Gegenteil einer nutzlosen Zeit, zu der sie in eindimensionalen Betrachtungen wird. Die Kette von Gabe, Pause und Gegengabe reicht

---

128 Vgl. Bourdieu 1996, S. 171–175.

von der Vergangenheit in die Zukunft. Das Tempo wird dabei gemacht, durch Spontanität, Hinauszögern, Verschieben, durch Zuvorkommen oder Verschleppen; es ist Teil des Spiels.[129]

Habitus und Feld der Altenpflege können nicht erschlossen werden, wenn ihre Geschichte im Verlauf der Zeit nicht nachgezeichnet wird. Die Auseinandersetzungen, die im Feld stattgefunden haben, führen zu der aktuellen Beziehung zwischen Habitus und Feld. Gleichzeitig aktualisieren Habitus und Feld in ihrer Wechselbeziehung Geschichte. Erst mit der Analyse der Geschichte der Altenpflege, in der die Positionen der Akteure, die Herrschaftsverhältnisse und der Kampf des ganzen Feldes im sozialen Raum relational betrachtet werden, kann die Logik des Feldes verstanden werden. Ebenso können Handlungen nicht verstanden werden, wenn sie losgelöst von ihrer Relation zurzeit betrachtet werden. Handlung und Reaktion, Gabe und Gegengabe sind mit ihren zeitlichen Spielregeln und ihren Pausen zu betrachten.

## 2.7 Exkurs: Habitus versus Kompetenz

Der Diskurs zur Kompetenzorientierung und damit verbundene Kompetenzmodelle können als Fokussierung des rationalen Handelns interpretiert werden, die heimlich dem Grundgesetz des ökonomischen Feldes folgt und gleichzeitig offensiv den Anschein erweckt, als folge sie den Bedürfnissen einzelner Arbeitnehmer.

Denn sowohl der Ausbau des europäischen Wirtschaftsraums auf einem zunehmend globalisierten Markt unter den Bedingungen der sich dynamisch beschleunigenden Technologien als auch nationale Steuerungen haben die Konjunktur des Kompetenzbegriffs geleitet. Der Vertrag von Maastricht 1992, der den bisher umfassendsten Schritt zur europäischen Integration darstellte, gründete die Europäische Union mit dem vordringlichen Ziel, eine starke Wirtschafts- und Währungsunion zu schaffen, die in der Lage ist, auf dem globalen Markt konkurrenzfähig zu bleiben. Die Organisation für europäische wirtschaftliche Zusammenarbeit (OECD), deren Ziel es ist »in den Mitgliedstaaten unter Wahrung der finanziellen Stabilität eine optimale Wirtschaftsentwicklung und Beschäftigung sowie einen steigenden Lebensstandard zu erreichen und dadurch zur Entwicklung der Weltwirtschaft beizutragen«,[130] organisierte zur Jahrtausendwende erstmals das »Progamme for International Student Assessment« (PISA). Das Ziel war es, zu untersuchen und darüber zu informieren, ob junge Menschen der Teilnehmerstaaten ausreichend mit den

---

129 Vgl. Bourdieu 1987, S. 192–195.
130 OSCD 1960, Artikel 1.

Kompetenzen ausgestattet werden, die für die zukünftige politische und wirtschaftliche Weiterentwicklung bedeutsam sind. Nachdem die deutschen Schüler im ersten internationalen Vergleich mäßig abgeschnitten hatten (»PISA-Schock«), wurden zahlreiche politische und wissenschaftliche Initiativen in Gang gesetzt, um überprüfbare, national vergleichbare und anschlussfähige Bildungsstandards zu erreichen. Für die allgemeine Bildung wurden beispielsweise durch das Institut zur Qualitätsentwicklung im Bildungswesen nationale Bildungsstandards entwickelt, die für einzelne Fächer festlegen, über welche Kompetenzen Schüler zu einem definierten Zeitpunkt verfügen sollen. Diese Kompetenzen sollten ausschließlich den »Output« des Lernprozesses beschreiben, Lehrinhalte, -mittel, -maßnahmen oder -voraussetzungen (»Input«) verlieren damit solange ihre Relevanz, wie das Niveau stimmt, das zum Schluss messbar ist. In der Folge waren Messen, Klassifizieren, Bilanzieren und Bewerten von Kompetenzen priorisierte Ziele der Bemühungen. Auf ein weiteres Ergebnis der PISA-Studie konnte mit diesen Maßnahmen nicht adäquat reagiert werden. Ebenso wie etliche Befunde der Erziehungs- und Sozialwissenschaften weist auch PISA auf die soziale Ungleichheit *im* und *durch* das Bildungswesen hin, sie belegte zuletzt 2009 einen »straffen Zusammenhang zwischen Sozialschichtzugehörigkeit und erworbenen Kompetenzen«[131]. Offensichtlich korrespondieren die Ergebnisse von Lehr- und Lernprozessen mit der sozialen Herkunft der Lernenden, aber auch der Lehrenden. Unterschiede führen in unserer Gesellschaft schon früh dazu, Menschen überwiegend in die sozialen Laufbahnen und Bildungswege zu lenken, die mit ihrem Herkunftsmilieu korrespondieren. Soziale Unterschiede bedingen augenscheinlich Fähigkeiten wie zu kommunizieren, zu lernen, Beziehungen oder Freizeit zu gestalten.

In der Erklärung von Kopenhagen[132] 2002 griffen die Bildungsminister der EU die Aspekte der Kompetenzorientierung für den Bereich der beruflichen Bildung auf. Um eine progrediente Wirtschaft, Beschäftigung und Innovation zu schaffen, sollte der Bildungs- und Arbeitsmarkt in Europa zusammenwachsen. Durchlässigkeit, Transparenz und Vergleichbarkeit sowohl zwischen unterschiedlichen Ausbildungsinstitutionen als auch von niedrigen zu jeweils höheren Bildungsqualifikationen sollten auf nationaler und internationaler Ebene möglich werden. In verschiedenen Arbeitsgruppen wurde daran gearbeitet, Qualifikationen und Kompetenzen in einheitlicher Weise anzuordnen, Lernergebnisse, die nicht formal erworben wurden, zu identifizieren und anzurechnen, sowie ein europäisches Leistungspunktesystem für die berufliche Bildung zu entwickeln. Auf der Folgekonferenz in Maastricht 2004 wurden die Ergebnisse

---

131 Deutsches PISA-Konsortium 2001, S. 372.
132 Vgl. European Ministers of Vocational Education and Training & European Commission 2002: The Copenhagen Declaration.

des Prozesses diskutiert, insbesondere im Hinblick auf »das Humankapital als Hebel für den sozialen Zusammenhalt und die Wettbewerbsfähigkeit«[133]. Um die Attraktivität von Bildungsangeboten zu erhöhen und die Berufsbildung mit der Arbeitsmarktnachfrage in Europa eng zu verknüpfen, wurde eine Reihe von Maßnahmen beschlossen. Dazu gehören die Entwicklung eines Qualifikationsrahmens zur europaweiten Anerkennung und die Übertragung von Qualifikationen und Anrechnungsverfahren für alle Arten von Lernergebnissen, die auf Kompetenzen aufbauen.[134]

In Deutschland positionierte sich die Kultusministerkonferenz der Länder bereits 1996 mit der »Handreichung für die Erarbeitung von Rahmenlehrplänen der Kultusministerkonferenz für den berufsbezogenen Unterricht in der Berufsschule«[135]. Laut Beschluss wurden alle dualen Berufsausbildungen auf Handlungskompetenz ausgerichtet. Handlungskompetenz sollte verstanden werden

> »als die Bereitschaft und Fähigkeit des Einzelnen, sich in gesellschaftlichen, beruflichen und privaten Situationen sachgerecht durchdacht sowie individuell und sozial verantwortlich zu verhalten. Handlungskompetenz entfaltet sich demnach in den Dimensionen von Fachkompetenz, Personalkompetenz und Sozialkompetenz.«[136]

Die Kultusministerkonferenz ist davon überzeugt

> »dass die Herausforderungen der Globalisierung einer europäischen Antwort bedürfen (...). Gemeinsame Herausforderung ist es, die Elemente der allgemeinen und beruflichen Bildung in einem ständigen Prozess und nach Maßgabe der Bedingungen in den Mitgliedstaaten den sich wandelnden Erfordernissen unserer Zeit anzupassen.«[137]

Berufsgesetze, Rahmenlehrpläne und Richtlinien werden seitdem kompetenzorientiert formuliert, die Anordnung der Inhalte in Modulen, Lernfeldern oder Bausteinen soll einzeln abprüfbare, transparente (Teil-) Qualifikationen ermöglichen, die zu einer höheren Vergleichbarkeit führen. Auch das 2003 verabschiedete erste bundeseinheitliche Altenpflegegesetz nahm diese Position auf, in der Folge wurden auch Rahmenlehrpläne und Richtlinien für die Altenpflege kompetenzorientiert formuliert, statt Lernzielen galt es Lernergebnisse auszuweisen und zu bewerten.

Parallel zu den politischen Bemühungen entwickelten sich Kompetenzmodelle, die die geforderte Klassifizierung, Messung und Bewertung von Kompe-

---

133 Kommuniqué von Maastricht zu den künftigen Prioritäten der verstärkten Europäischen Zusammenarbeit in der Berufsbildung 2004, S. 1.
134 Vgl. Kommuniqué von Maastricht zu den künftigen Prioritäten der verstärkten Europäischen Zusammenarbeit in der Berufsbildung 2004.
135 Kultusministerkonferenz 1996.
136 Kultusministerkonferenz 1996, S. 9.
137 Kultusministerkonferenz 2011.

tenz für verschiedene Bereiche auf ein wissenschaftliches Fundament stellen sollten. Bereits 2007 wurden weltweit pro Tag etwa 10 Publikationen zum Thema veröffentlicht.[138] Kompetenzen, kumuliert in der Handlungskompetenz, begründen demnach nicht nur eine besondere fachliche Qualifikation, sondern sie umfassen jegliche Erfahrung, jedes Wissen und jede Fähigkeit einer Person, die dazu führen, dass (Arbeits-) Situationen bewältigt werden können. Fähigkeiten wie vernetzt zu denken, flexibel zu reagieren, Konflikte zu bewältigen, zielorientiert zu kommunizieren oder eigengesteuert zu lernen, sind nicht nur im Berufsfeld einsetzbar, sondern als überberufliche Fähigkeiten zu betrachten, die permanent zur Verfügung stehen und überall eingesetzt werden können. Erpenbeck und Heyse sprechen von einer »Kompetenzbewegung«, die durch die moderne Arbeitswelt erzwungen und durch die Globalisierung beschleunigt wurde.[139] Neben diesem sehr weiten Kompetenzverständnis bildeten sich Modelle, mit deren Hilfe anforderungsorientierte »Kompetenz-Collagen« identifiziert werden können, um die Fähigkeiten, die den Anforderungen von Arbeitsbereichen entsprechen, effektiver einsetzen zu können. Angesichts eines sich immer schneller wandelnden Arbeitsmarktes scheint es notwendig zu sein, Kompetenzen zu generieren, die den wachsenden Ansprüchen an Flexibilität, Mobilität und beständigem Lernbedarf gerecht werden können.

Der Kompetenzdiskurs, der die Wissenschaft erst erreichte, nachdem der Arbeitsmarkt ihn schon hervorgebracht hatte, wird durch verschiedene Grundlinien geprägt. Eine wesentliche Grundlinie besteht in der seit Ende der 80er Jahre in der Berufspädagogik weitestgehend verankerten Strömung des subjektiven Konstruktivismus. Mit ihren Fähigkeiten, Erkenntnissen oder Erfahrungen konstruieren Menschen demnach selbstorganisiert ihre Wirklichkeit und reagieren auf externe »Störungen« derart situativ, dass sie Neues in ihr spezifisches Wirklichkeitskonstrukt übertragen. »Innen« und »außen« werden permanent in ein vorläufiges Gleichgewicht gebracht. Besonders Arnold und Siebert griffen subjektivistische Ansätze für die Erwachsenenbildung auf und nahmen menschliche Erkenntnis als »selbstreferentiellen, operational geschlossenen Prozess unseres Gehirns«[140] an. Wenn Lernen auf diese Weise geschieht, ist es immer vom Lernenden selbst organisiert, folglich gesteuert, und kann nur aus dessen eigener Erfahrung heraus aufgebaut und konstruiert werden. Arnold sah in dieser Erkenntnis den notwendigen Abschied von objektivistischen Konzepten, die, ausgehend von objektiven Wissensbeständen, den Lernenden in einem linearen Vermittlungsprozess die »richtige« Lehre »ein-

---

138  Vgl. Klieme & Hartig 2008.
139  Vgl. Erpenbeck & Heyse 2007, S. 9f.
140  Arnold & Siebert 1995, S. 19.

trichtert«.[141] Demzufolge könnten Lehrende Lernprozesse nicht erzeugen, sondern das Lernen nur ermöglichen, indem sie beispielsweise die Lernumgebung gestalten. Der Lernende wird nicht eingebunden in soziale Bezüge, sondern losgelöst »an sich« betrachtet. Soziale Ungleichheiten und Selektivität werden wenig thematisiert und problematisiert.

Kompetenzmodelle gründen darüber hinaus häufig auf handlungspsychologischen Konzepten der Arbeits- und Organisationspsychologie, sie entstanden in Auseinandersetzung mit kognitiven Lern- und Motivationstheorien, wie den behavioristischen Reiz-Reaktions-Modellen oder Transfertheorien. Kompetenz ist demzufolge ein kognitiv verankertes Lernresultat, die in Situationen, von denen ein Handlungsreiz ausgeht, abgerufen und in Handlung transformiert wird. Das Selbstkonzept reguliert Verhalten, initiiert Veränderungen, organisiert Handlungen und passt sich mit den Reaktionen den Anforderungen der Umwelt an. Durch die Reaktion der Umwelt entwickeln sich Identität und Selbstwertgefühl, die wiederum auf das Selbstkonzept wirken. Erst im Handlungsvollzug, der Performanz, können Merkmale erhoben werden, die auf das Vorhandensein von Kompetenzen schließen lassen. Aufgrund der erhobenen und bewerteten Informationen nach festgelegten Kriterien kann die Kompetenz nun zugeschrieben werden. Zwischen den rahmenden objektiven Einflussfaktoren, subjektiven motivationalen Bedingungsfaktoren und dem Handlungsvollzug wird dabei nicht unterschieden, sie fließen im Handlungsbezug zusammen. Sozial bedingte, habitualisierte Unterschiede, zum Beispiel in der Art zu kommunizieren, Freizeit zu gestalten oder zu lernen, werden vernachlässigt, da der Blick auf das »Outcome« der Handlung gerichtet ist. Den Theorien fehlen Erklärungsansätze dafür, warum »personale Konstrukte« in spezifischer Weise entstehen, und ebenso klären sie die Ursachen für Gemeinsamkeiten, die in den Handlungsweisen von Gruppen zu finden sind, nicht. Personen werden als ideographisch angesehen, jeder Mensch verfügt demnach über ein einzigartiges Ensemble von Merkmalen. Kognitive intrapersonale Prozesse, die aktiv vom Subjekt ausgehen, führen zu bewussten Handlungen, die im Nachgang interpretiert und bewertet werden können. Warum Menschen darüber hinaus logisch handeln können, ohne vorher aktiv gelernt oder geplant zu haben, wird wenig thematisiert. Vor dem Hintergrund, dass Lernende selbst verantwortlich für ihre Lern- und Handlungsprozesse sind, werden Unterschiede in den sozialen Positionierungen, die mit Macht, Herrschaft und Deprivation einhergehen, vernachlässigt.

Bourdieu zufolge wird dagegen in jeder Handlung und in jeder Interaktion, vermittelt über Habitus und Feld, die *ganze* Geschichte sichtbar. Die Kenntnis der reaktionsauslösenden Stimuli in einer Situation (Wörter, Ereignisse, Gaben

---

141 Vgl. Arnold 1996, S. 720.

o. Ä.) trägt zum Verständnis der darauf folgenden Reaktion nicht viel bei. Der Habitus »sucht« die Stimuli, wählt sie, konstruiert sie und reichert sie mit all der Geschichte an, die er in sich trägt, damit sie ihm verständlich werden. Die Rationalität der Handlung ist begrenzt, weil der Mensch »in die Grenzen seines Kopfes« eingesperrt ist, in die Grenzen eines inkorporierten, geschichtlich verankerten Kategoriensystems.[142] Der Habitus eröffnet ihm Möglichkeiten und Grenzen, er geht ein Verhältnis mit dem Feld ein, dessen Produkt er ist. Bourdieu zufolge brauchen Akteure keine Zweckrationalität, sie müssen im täglichen Handeln keinen intellektuellen Akt der Erkenntnis erzeugen, dem ein gesetztes Ziel folgt. Sie stehen nicht wie Subjekte vor Objekten (oder Problemen), die Wissen aktualisieren, um mit dem Ziel der Problemlösung handlungsfähig sein zu können. Denn sie sind im Spiel, selbst Korrelat der Praxis sind sie ausgestattet mit Illusio, präsent für das, was kommt. Dabei wenden sie ständig Thesen und Prinzipien an, die als solche gar nicht aufgestellt wurden, und streben nach Zielen, die sie als solche gar nicht kennen.[143]

Um den Gegensatz zwischen dem relationalen und dem rationalen Handeln zu verstehen, ist es hilfreich, zwei Arten des Verhältnisses zur Zukunft und Vergangenheit, die häufig verwechselt werden, klar zu unterscheiden. Das eine ist ein Verhältnis zur Zukunft, das Projekt genannt wird. Im Projekt wird die Zukunft als Möglichkeit konstruiert, sie wird zum Konzept, dessen Erreichbarkeit planbar ist, auch wenn die Möglichkeit bestehen bleibt, dass eine andere Zukunft eintritt. Im Gegensatz dazu besteht ein Verhältnis zur Zukunft, das schon Husserl als ein vorbewusstes Verhältnis, als Protension, beschrieben hat.[144] Es sind der Sinn für das Spiel und der Sinn für die Geschichte, die dazu führen, dass die Zukunft des Spiels praktisch beherrscht wird. Bourdieu verdeutlicht den Zusammenhang mit dem Beispiel eines Würfels. Auch wenn wir die verdeckten Seiten eines Würfels nicht sehen, sind sie uns gegenwärtig, sie sind da, weil wir in einer Welt leben, die uns wissen lässt, wie die Seiten eines Würfels schon immer waren und deshalb auch wahrscheinlich weiterhin sind. Zukunft ist gleichsam Gegenwart. Mit dem Habitus hat der Spieler die immanenten Tendenzen des Spiels im Körper, er vergegenwärtigt die Zukunft permanent ohne intellektuelle Anstrengung, er ist dem Spiel voraus, weil er für die Zukunft annimmt, was ihm gegenwärtig ist, sonst könnte er nicht spielen.[145] Um das menschliche Verhalten erklären zu können, ist anzunehmen, dass Verhalten eben nicht nur auf Projekten beruht, sondern dass durch habituelles Handeln auch eine Zukunft entsteht, die nicht bewusst angesteuert wird. Diese Er-

---

142 Vgl. Bourdieu 1996, S. 160.
143 Vgl. Bourdieu 1998, S. 144.
144 Den Bezug zu Edmund Husserls Phänomenologie stellt Bourdieu 1998, S. 144, her.
145 Vgl. Bourdieu 1998, S. 144–145.

kenntnis ist gegen die Tradition der Ratio zu setzten, die in der Beziehung zwischen Subjekt und Objekt stets Bewusstwerdung sucht. Bourdieu warnt insbesondere die Humanwissenschaften vor Modellen, die Handeln und Verhalten mit Prinzipien erklären, die ausschließlich strategische Intentionen darstellen. Soziale Akteure haben inkorporierte Prinzipien oder Strategien, diese werden jedoch nur sehr selten bewusst wahrgenommen und als strategische Intention eingesetzt.[146]

Die Theorien des rationalen Handelns oder der rationalen Entscheidung[147], die in den letzten Jahrzehnten sehr populär wurden, stellen das Handeln auf »die Grundlage der bewussten Entscheidung eines von allen ökonomischen oder sozialen Konditionierungen freien Akteurs«[148]. Sie ignorieren die individuelle und kollektive Geschichte der Menschen und das komplexe dialektische Verhältnis, das zwischen objektiven und reproduzierten Strukturen herrscht. Bourdieu vermutet, dass Wissenschaftler ihre Art des logisch-reflexiven Denkens auf die untersuchten Akteure projizieren und deshalb verkennen, dass Menschen mit einem Praxis-Sinn ausgestattet sind, der nicht zwangsläufig den Regeln der Logik folgt. Durch die Theorie des rationalen Handelns, die nur bewusste, rationale Reaktionen kennt, werden die Akteure von ihrer Geschichte getrennt, ihre Handlungen werden vergleichbar und austauschbar. Vor allem wird relationales Handeln in der Zuschreibung und Bewertung von Kompetenz über die Beobachtung von Verhalten negiert. Es kann dabei nicht unterschieden werden zwischen einem habituell dispositiven Handeln, das wohl logisch, aber nicht intentional, sondern unbewusst geschieht, und dem Handeln, das als Produkt von intentionalen Lernprozessen vorsätzlich gezeigt wird. *Deshalb wird das Handeln, das dem Habitus folgt, bewertet, als ob es rationales Handeln wäre.* Diese Art des vernunftgetragenen Handelns findet jedoch nur statt, wenn im Vorfeld entsprechende ökonomische und kulturelle Bedingungen dazu gegeben sind, wenn es dann auch gelernt wurde und wenn es in der Situation bewusst genutzt wird. Um potenzielle Chancen, die formal gegeben sind, auch erkennen und nutzen zu können, um sich selbst einzuschätzen und zur rechten Zeit investieren zu können, um Zugang zu notwendigen Informationen zu erlangen und Risiken kalkulieren zu können, sind aber entsprechendes Kapital und die dazugehörige Position im Feld notwendig. Zudem muss das »Grundgesetz« des ökonomischen Feldes, das regelt, wie aus Investition Gewinn geschöpft werden kann, zur universalen Norm für Praktiken in anderen Feldern werden.

In der Logik des ökonomischen Feldes stellt sich die Frage nach der sozialen

---

146 Vgl. Bourdieu 1998, S.146.
147 Der Begriff wurde geprägt von James Coleman 1990, Foundations of Social Theory, Cambridge. »Rational« wird hier im Sinn von »bewusst geplant« benutzt.
148 Bourdieu 1996, S. 156.

Genese unterschiedlicher Interessen nicht. Dennoch erscheint die Theorie des rationalen Handelns oftmals begründet. Bourdieu nennt den »individualistischen Finalismus, der das Handeln als etwas begreift, das von einer bewussten Orientierung an explizit formulierten Zwecken bestimmt wird«, eine »wohlbegründete Illusion«.[149] Weil der Habitus sich die Bedingungen »sucht«, die zu ihm passen, wird der Anschein erweckt, als sei die Zukunft bewusst richtig antizipiert worden. Die Affinität der kollektiven Praktiken einer Klasse kann den Anschein erwecken, als seien diese bewusst einheitlich und aufeinander abgestimmt, obwohl sie keine Absicht oder Bewusstsein teilen.

Die Kompetenzkonjunktur ist aus der Logik des ökonomischen Feldes heraus entstanden, bedient sich dessen Spielregeln und reproduziert sie. Ohne nach den Bedingungen ihres Entstehens zu fragen, sollen durch die Kompetenzorientierung Anpassungsleistungen auf dem Arbeitsmarkt ermöglicht werden, die trotz Modernisierungsimpulsen Wirtschaftlichkeit gewährleisten. Der Fokus richtet sich auf das messbare »Outcome«, das möglichst genau an die Arbeitsanforderungen angepasst ist. Die Verantwortung dafür, dass die Aneignung der entsprechenden Kompetenzen gelingt, liegt stärker als zuvor in der Verantwortung der einzelnen Lernenden. Denn in der konstruktivistischen Logik der Kompetenzkonjunktur konstruieren sie selbst, in einem vorausgehenden rationalen Akt, ihren Lernprozess oder eben nicht. Es ist zu befürchten, dass mit der Ausrichtung der Ausbildungen auf den Erwerb von fachlichen, personellen, sozialen, methodischen und motivationalen Kompetenzen einfacher als zuvor Erwartungen und Konventionen zu Bildungszielen erhoben werden können, die das Verständnis privilegierterer Klassen repräsentieren. Wenn, wie mit der Kompetenzorientierung befördert, die Unterschiede hinsichtlich der einzusetzenden Kapitale nicht berücksichtigt werden, können die geforderten Lern- und Handlungsergebnisse zu einer forcierten Entwertung einer weniger privilegierten Lebensweise führen. Weitere soziale Gruppen wären von dem Spiel um Definitionsmacht und Kapitalakkumulation, um Positionierung und Teilhabe ausgeschlossen. Gleichzeitig kann die soziale Wirklichkeit mit den Kompetenzmodellen vermutlich nicht ausreichend beschrieben und verstanden werden. Denn mit der Hinwendung zur Kompetenzorientierung bleibt der Blick auf relationales Handeln und redundante Bedingungsgefüge verschlossen.

---

149 Vgl. Bourdieu 1996, S. 156.

# 3. Wahl und Begründung der Forschungsmethoden

Die Stärke der Theorien Bourdieus liegt darin, dass damit gleichzeitige, vielschichtige, selbst scheinbar gegensätzliche Prozesse und Strukturen, als relationale Beziehungen in ihrer Komplexität begriffen werden können. So sind Menschen nicht als von den Lebensbedingungen determinierte Objekte anzusehen *oder* als völlig freie Subjekte. Eingebunden in die Dynamiken von Feldern und Beziehungen untereinander, können sie beides sein. Felder, die im sozialen Raum angeordnete, relativ autonome Sphären sind, können verschiedene Regeln und Praktiken ausbilden.

Das Feld der Altenpflege ist eingebettet in – oder gerahmt von – anderen Feldern, die sich partiell überschneiden. Das Leben der alten Menschen überschneidet sich etwa mit dem Feld der Altenpflege, wenn eine Pflegebedürftigkeit eintritt und die Leistungen beruflich Pflegender in Anspruch genommen werden. Andere Berufsgruppen, Angehörige oder soziale Netzwerke sind in die Pflegeprozesse eingebunden, sie bilden soziale Felder, die in die Altenpflege hineinreichen. Institutionen der Altenpflege, wie Einrichtungen zur Versorgung oder zur Ausbildung, bilden eigene Bereiche auf dem Spielfeld, in ihnen differenzieren spezifische Gruppen ihre Spielregeln und entsprechende Dynamiken aus. Die Art der Beziehungen, die im Feld oder zwischen Feldern und Teilfeldern gelebt werden, ist geprägt von den Zielen, die es zu erreichen gilt; von Haltungen und Interessen, von Spielregeln und Hierarchien. Die Berufsgruppe der Pflegenden beschreibt beispielsweise ihr Interesse selbst damit, dass sie zum Wohle des Einzelnen, der Familien und der Gemeinschaft tätig werden möchte. In ihrem Beruf sehen sie einen gesellschaftlichen Auftrag, der darin besteht, Krankheiten zu verhüten, Gesundheit zu fördern und wiederherzustellen, Leiden zu lindern und Teilhabe zu ermöglichen. Pflegende wollen zur Autonomie und Selbstbestimmung der Betroffenen beitragen, zu ihrer körperlich-seelischer Integrität und zu einem würdigen Sterben.[150] Die Interessen anderer Felder

---

150 Vgl. Deutscher Pflegerat 2012, »Grundsatzprogramm«, das auf der Definition des International Council of Nurses (ICN) »Definition of Nursing« 2010 beruht.

wirken permanent auf die Ziele der Pflegenden ein. Vergleichbar mit den Rädern eines Uhrwerks gehen zum Beispiel sozialpolitische Steuerungen, Lebensbedingungen im Alter oder gesellschaftliche Altersbilder, Wechselwirkungen mit den Interaktionen im Feld ein; wird an einem Rädchen gedreht, bewegt sich in der Folge das gesamte System. Das soziale Feld der Altenpflege ist gleichzeitig ein Teil des gesamten gesellschaftlichen Raums, durch den es gestaltet wird und den es gleichermaßen mitgestaltet.

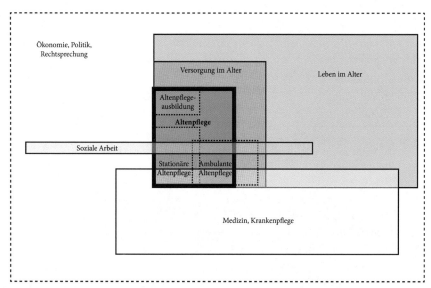

Abb. 1: Skizze des Feldes der beruflichen Altenpflege im System ausgewählter Felder

Der Habitus ist gleichzeitig das Korrelat einer individuellen Sozialisation, einer Familiengeschichte *und* die inkorporierte Geschichte sozialer Gruppen, die in Feldern gemeinsame Merkmale prägen. Soziale Gruppen oder Teilgruppen (wie Altenpflegerinnen oder Auszubildende) sind weder durch ein einzelnes Merkmal bestimmt, noch durch die Summe aller Merkmale. Ein Mensch kann nicht einer sozialen Gruppe zugeordnet werden, indem einzelne seiner Merkmale gemessen werden. Auch eine Kette von Merkmalen, die von einen Hauptmerkmal ausgehend (wie zum Beispiel Berufszugehörigkeit) kausal abgeleitet wird, definiert eine soziale Gruppe nicht. Nur indem die Struktur der Beziehungen zwischen allen relevanten Merkmalen rekonstruiert wird, können konstitutive Elemente der (Teil-) Klasse erkennbar werden.[151]

Für einzelne Akteure ist der Habitus mit ihrer Sozialisation in spezifischen

---

151  Vgl. Bourdieu 1982, S. 182.

sozialen, kulturellen und materiellen Bedingungen verbunden. Eine soziale Gruppe trägt einen kollektiven Habitus, der von einer Geschichte gespeist wird, die über die Lebensspanne der einzelnen Akteure hinaus weist. Die Mitglieder der Gruppe teilen Habituszüge, die durch die längere kollektive Geschichte geprägt und vererbt wurde. Um diese Züge zu entdecken wird die kollektive Geschichte der Altenpflege nachgezeichnet (vgl. 5. und 6.). Um die Habitus der Akteure und die Spielregeln im Feld zu analysieren, wird eine exemplarische empirische Habitusanalyse durchgeführt (vgl. 8.).

## 3.1 Historischer Zugang zum Feld und zum Habitus

Der soziale Raum, die gesellschaftliche Welt, *ist* »akkumulierte Geschichte«[152]. Die aufgeschichteten Erfahrungen und Erkenntnisse eines Menschen formen dessen Habitus, sie sind eingebettet in die Geschichte der sozialen Gruppen, in denen er sich bewegt. Um den Habitus der Gruppe der Altenpflegerinnen und die Wechselbeziehungen zu anderen Akteuren verstehen zu können, sind die Verteilungsstruktur der vorhandenen Kapitale, die gelebten Spielregeln und Praktiken historisch zu rekonstruieren. Dabei soll eine »strukturale Geschichte« geschrieben werden, die die vergangenen Auseinandersetzungen um die Entstehung, den Erhalt oder die Veränderung des Feldes als Ursprung der aktuellen Situation begreift (vgl. 2.6).

Zunächst werden das Leben im Alter, sozial konstruierte Altersbilder und sozialpolitische Steuerungen historisch betrachtet. Lebensbedingungen im Alter und Altersbilder wirken von außen auf das Feld der Altenpflege, sie gestalten Versorgungsformen und Habitus mit. Insbesondere die Verteilung der Kapitale und die Mechanismen der Verteilung werden durch den Blick in die Vergangenheit dieses rahmenden Bereiches verdeutlicht. Es folgt die Geschichte der Altenpflege. Die Entwicklung der Tätigkeit selbst, von einer auf religiösen Motiven beruhenden Armenfürsorge zu einem Dienstleistungsberuf, liefert Hinweise auf Traditionslinien und Positionierungen, die den Habitus bis heute ebenfalls formen. Vor allem die historische Betrachtung der Ausgestaltung der Ausbildungen führt zu strukturalen Erkenntnissen, vor deren Hintergrund Feldstrukturen und Habitus erst fassbar werden. Die stationäre pflegerische Versorgung ist wiederum als ein Teilfeld der Altenpflege zu betrachten, das eigene Spielregeln und Praktiken hervorgebracht hat. Die historische Rekonstruktion des Teilfeldes ergänzt die Betrachtung der Habitus und Feldstrukturen in der Altenpflege.

Die Geschichte des Alters und der Altersbilder in Deutschland ist aus histo-

---

152 Bourdieu 2005, S. 52.

rischer Perspektive bislang wenig bearbeitet worden.[153] Jeweils zeitgenössische sozialwissenschaftliche, psychologische oder medizinische Werke können herangezogen werden, um Aufschluss über implizite Altersbilder zu erhalten. Erst mit dem sechsten Altenbericht des Deutschen Bundestags 2010 wurden gesellschaftliche Altersbilder öffentlichkeitswirksam thematisiert, wobei gegenwärtige Altersbilder und ihre Wirkung auf unterschiedliche Lebensbereiche im Vordergrund standen. Zur historischen Entwicklung von gesellschaftlichen Altersbildern im Kontext von Politik und Kultur in Deutschland lassen sich nur selten Beiträge finden.[154] Seit den 1960er und 1970er Jahren haben sich wissenschaftliche Bearbeitungen der Sozialgeschichte Deutschlands in unterschiedliche Bereiche ausdifferenziert. Mit einer historischen Aufarbeitung der sozialen Strukturen der Gesellschaft können Milieus, Arbeits-, Familienstrukturen, Lebenslagen, Ökonomie oder Politik besonders betrachtet werden. Eine Darstellung, die die Verflechtungen der Bereiche berücksichtigt, existiert bislang nicht.[155] Eine dezidierte Aufarbeitung der Sozialgeschichte alter Menschen steht ebenso aus, wie eine fortgesetzte, konsistente historische Erforschung der Altenpflege in Deutschland.

Erst seit Beginn der 90er Jahre werden Aspekte der Pflegegeschichte unabhängig von der Geschichte der Medizin oder anderer Disziplinen erforscht. So hat das 1980 von der Robert Bosch Stiftung eingerichtete Institut für Geschichte der Medizin das Forschungsprojekt »Sozialgeschichte der Pflege« aufgelegt, von dem wichtige Impulse ausgehen. Die wenigen traditionellen Ansätze einer historischen Pflegeforschung sind als Anhängsel der Geschichte der Medizin entstanden und beziehen sich bis heute überwiegend auf die Krankenpflege.[156] Sie thematisieren die Geschichte einzelner Institutionen[157], Persönlichkeiten der Pflege[158] oder spezifischer Epochen[159]. Beispielsweise wurde die Rolle der

---

153  Ausnahmen bilden zum Beispiel die Arbeiten von Kondratowitz 1988, Imhof 1988, Borscheid 1989 und 1994, Irmak 1998 oder Ehmer & Gutschner 2000.
154  Beispiele hierfür liefern Tews 1991 oder Kuratorium Deutsche Altershilfe 2009.
155  Vgl. Kaelble 2007, S. 14–15.
156  Zum Beispiel Seidler & Leven 2003, Wolff & Wolff 1994 oder Püfer 1997.
157  Zum Beispiel Lauterer 1994, zur Geschichte der Kaiserswerther Diakonie während der NS-Diktatur, Morgenbrod & Merkenich 2008, zur Rolle des Deutschen Roten Kreuzes zur Zeit der NS-Diktatur oder Kreutzer 2014, zur evangelischen Krankenpflege am Beispiel der Schwesternschaft der Henriettenstiftung.
158  Eine der ersten historischen Darstellungen der Krankenpflege lieferte Bauer 1965. Er fokussierte das Pflegehandeln einzelner Schwestern (und Organisationen).
159  Zum Beispiel Panke-Kochinke & Schaidhammer-Plancke 2002 zur Kriegskrankenpflege im ersten und zweiten Weltkrieg oder Schweikart 2008 zur Entwicklung der Krankenpflege im 19. und frühen 20. Jahrhundert.

Krankenpflege während der nationalsozialistischen Diktatur vor allem von Hildegard Steppe aufgearbeitet, und nur wenige Werke folgten im Anschluss.[160] Die Entwicklung der deutschen Altenpflegausbildung in den vergangenen 50 Jahren von einer Anlerntätigkeit zu einem staatlich anerkannten Beruf, der nun vermutlich wieder in die Gesundheits- und Krankenpflege einmünden wird, ist bisher kaum bearbeitet worden. Bis 1965, als der Ausschuss für Altenpflege und Altenpflegefürsorge des Deutschen Vereins für öffentliche und private Fürsorge erstmals einen Ausbildungsplan für Altenpflegekräfte veröffentlichte (vgl. 6.4), wurden alte Menschen von un- oder angelernten Frauen und Krankenschwestern, vornehmlich kirchlicher Trägerschaften, gepflegt. Erst als infolge des zweiten Weltkrieges und der erstarkenden schulmedizinischen Versorgung der Pflegebedarf alter Menschen durch die familiären Unterstützungssysteme und die Krankenpflege nicht mehr zu decken war, wurde die Verberuflichung der Altenpflege eingeleitet. Die Rekonstruktion der Berufsgeschichte kann daher vor allem anhand der Analyse zeitgenössischer Literatur und weniger anhand jener von Forschungsergebnissen oder Sekundärliteratur erfolgen. Besonders erschwert wird diese Analyse durch die Konstruktion der Altenpflegeausbildung als Fachschulausbildung. Während bis 1969 jegliche gesetzliche Grundlage fehlte, fiel die Ausbildung bis 2003 in die Zuständigkeit der Länder. Während eines Zeitraums von neun Jahren (1969–1978) entstanden 17 unterschiedliche Regelungswerke zur Altenpflegeausbildung, die bezogen auf Struktur und Inhalt erheblich diversifizierten. Von wenigen Ausnahmen abgesehen[161] wurden Studien von den Landesregierungen in Auftrag gegeben und ermittelten entsprechend länderspezifische Daten aus kleinen Stichproben. Erst mit der Einführung der gesetzlichen Pflegeversicherung 1995 wurden eine kontinuierliche Berichterstattung zur Leistungserbringung und entsprechende Statistiken etabliert.[162] Im Zuge des 2003 nach langem Ringen erlassenen bundeseinheitlichen Altenpflegegesetzes konnten Modellprojekte und Studien initiiert werden, die ebenfalls einen umfassenderen Einblick in die Entwicklung der Altenpflege bieten, wobei diese Entwicklung durch die Einrichtung pflegebezogener Studiengänge an Hochschulen zu Beginn der 90er Jahre sicher befördert wurde. Die Modellprojekte sind mehrheitlich auf die Gestaltung und Evaluation von Bildungsangeboten ausgerichtet worden (vgl. 6.7.2) und weniger auf die Untersuchung der

---

160 Vgl. Steppe 1992 und 1996, nachfolgend zum Beispiel Gaida 2006 oder Foth 2013, zur psychiatrischen Krankenpflege während der NS-Diktatur 1931–1943.
161 Zum Beispiel Blume 1968 oder Becker & Meifort 1997.
162 Zum Beispiel die Berichte des Medizinischen Dienstes der Spitzenverbände der Krankenkassen e. V. (MDS) 2004, 2007, 2012 oder die Pflegestatistik im Rahmen der Pflegeversicherung, vgl. Statistisches Bundesamt 2013.

Binnenstrukturen in den Institutionen der Altenpflege.[163] Darüber hinaus wurden einige Untersuchungen zur Ermittlung von Belastungen, Berufswahlmotiven oder Konfliktpotenzialen durchgeführt.[164] In diesem Zeitraum, als Forschungsinitiativen erstmals ein etwas deutlicheres Bild von der Altenpflege zeichneten, entstanden auch erste Forderungen zur Integration der Pflegeberufe und zur Auflösung der traditionellen beruflichen Altenpflege.

## 3.2   Exemplarische empirische Habitusanalyse

Der Habitus der Pflegenden der Altenpflege ist empirisch zu explorieren, indem die unterschiedlichen Kapitale sowie die damit verbundenen Positionen im sozialen Feld beschrieben und ihre Merkmale hinsichtlich der Strukturen ihrer Beziehungen untereinander interpretiert werden. Besonders aufmerksam sind »Spielregeln« und Konfliktfelder im Feld der Altenpflege zu betrachten. Die verschiedenen Merkmale werden von Bremer mit einem Mobile verglichen: Alle Dinge sind miteinander verbunden und doch kann eine bestimmte Figur erkannt werden.[165] Einerseits soll der Habitus der Einzelnen erkannt werden, andererseits sollen ähnliche Fälle als Gruppe identifiziert werden. Die subjektive Perspektive der Akteure und die Bedeutung der sozialen Schemata lassen sich nur herausarbeiten, wenn die Akteure selbst zu Wort kommen, weshalb vordringlich auf eine qualitative Methode zurückgegriffen wird. Bezogen auf die Forschungsarbeit ist es notwendig mehrdimensional, das heißt mit unterschiedlichen Methoden vorzugehen und Kategorien von Objektivismus und Subjektivismus im bourdieuschen Sinn zu überwinden.

Bourdieu kritisiert die Reduktion von Forschungspositionen auf objektivistische oder subjektivistische Standpunkte und strebt zur Überwindung eine »praxeologische Erkenntnisweise«[166] an. Von subjektivistischen Standpunkten aus ist das soziale Feld ein Ort, in dem punktuelle Interaktionen zum Gegenstand der Betrachtungen werden. Auf diese Weise wird der soziale Raum fraktioniert und auf diskontinuierliche Abfolgen einzelner Situationen reduziert. Reale Interaktionen, fraktioniert betrachtet, bleiben punktuell, lokal und damit künstlich. Die Akteure werden exklusiv zu Konstrukteuren des sozialen Raums. Bourdieu zufolge bringen Interagierende jedoch immer und auch in die zufälligsten Interaktionen ihre Habitus ein, die wiederum durch die jeweiligen Positionen innerhalb des Feldes bedingt sind. Andererseits können auch aus-

---

163  Eine bemerkenswerte Ausnahme hierzu stellt die ethnologische Studie von Koch-Straube 1997 dar, die in einer stationären Altenpflegeeinrichtung durchgeführt wurde.
164  Zum Beispiel Simon et al. 2005 oder Theobald, Szebehely & Preuß 2013.
165  Vgl. Bremer 2004, S. 42.
166  Bourdieu 1982, S. 378.

schließlich objektivistische Standpunkte einem Sachverhalt nicht gerecht werden. Denn hiermit werden soziale Tatsachen wie Dinge behandelt, indem soziale Akteure klassifiziert werden wie »nebeneinander, *statisch angeordnete* [kursiv i. O.] Stellen«[167]. Bourdieu betont die Wechselbeziehung zwischen Objektivem und der sozialen Praxis. Um den Habitus in seinen Bedingungszusammenhängen zu untersuchen, bringt Bourdieu seine praxeologische Erkenntnisweise auf die Formel: »(Habitus) x (Kapital) + Feld = Praxis«[168]. Schon 1979 konstatiert er:

> »Gegenstand der Erkenntnisweise, die wir praxeologische nennen wollen, ist nicht allein das von der objektivistischen Erkenntnisweise entworfene System der objektiven Relationen, sondern des Weiteren die dialektischen Beziehungen zwischen diesen objektiven Strukturen und den strukturierten Dispositionen, die diese zu aktualisieren und reproduzieren trachten (...)«.[169]

Das tatsächliche praktische Verhalten kann demnach nur erklärt und verstanden werden, wenn außer dem Habitus eines Akteurs auch dessen Machtmittel (ökonomisches, kulturelles und soziales Kapital) sowie das umgebende Feld sozialer Auseinandersetzungen einbezogen werden. Den Akteuren soll dabei kein Etikett, sondern eine Stimme gegeben werden.

Der Habitus durchdringt den sozialen Sinn, das Verhalten und den Körper eines Menschen, deshalb sind Hinweise auf ihn grundsätzlich in jedem Ausdruck zu finden. Bremer weist darauf hin, dass das »gesamte Spektrum der Lebensäußerungen«[170] von Akteuren für die Analyse von Habitusmustern geeignet ist. Um Merkmale zu identifizieren, die den Habitus einer Gruppe wesentlich ausmachen, werden Methoden benötigt, die gleichzeitig kollektive Strukturen und deren Wechselwirkungen aufdecken. Lebensäußerungen, die Haltungen, Meinungen oder verinnerlichte Schemata einschließen, sind authentisch vor allem »direkt an der Person«[171] zu explorieren. Der Habitus beinhaltet jedoch nicht nur bewusste, reflektierte und kontrollierte Ausdrucksformen, sondern auch latente, die den Akteuren selbst nicht bewusst sind. Das Handeln hat Bourdieu zufolge mehr Sinn, als die Akteure selbst wissen. Beide Ebenen, die des manifesten Sinns und die der latenten verinnerlichten Prinzipien, sollen herausgearbeitet werden. Es gilt, hinter die alltäglichen, offen zugänglichen Alltagspraxen zu schauen und die »vergessene Geschichte«[172] sowie die »verinnerlichten Teilungs- und Gliederungsprinzipien«[173] der sozialen Welt zu erkennen.

---

167　Bourdieu 1982, S. 379.
168　Bourdieu 1982, S. 175.
169　Bourdieu 1979, S. 147.
170　Bremer 2004, S. 61.
171　Bremer 2004, S. 61.
172　Bourdieu 1982, S. 105.
173　Bourdieu 1982, S. 730.

Befragungen zielen in der Regel zuerst auf kognitiv gesteuerte, kontrollierte Ausdruckformen und daher auf die manifeste Sinnebene. In spontanen Äußerungen, narrativen Passagen oder weniger gesteuerten, nonverbalen Äußerungen werden implizite Schemata eher deutlich. Habitusmuster dienen auch dazu, sich in einer Gruppe und in einem Feld selbst darzustellen und zu verorten. In Gruppendiskussion werden diese Habitusmuster sichtbarer als zum Beispiel in Einzelinterviews.[174] Nach Bourdieu durchdringt der Habitus alle Formen der Praxis und drückt ihnen gewissermaßen einen Stempel auf, er ist »das einheitsstiftende Erzeugungsprinzip aller Formen von Praxis«[175]. Während sich im Verhalten und in den Äußerungen von einzelnen Diskussionsteilnehmern manifeste und implizite Hinweise auf deren Habitus finden lassen, ist darüber hinaus davon auszugehen, dass zwischen Akteuren, die in ähnlichen sozialen Verhältnissen leben, die gemeinsame Schicksale einer Klasse teilen, Gruppenmeinungen gebildet werden.[176] Meinungen und Einstellungen bilden sich im Alltag nicht individuell und isoliert, sondern in permanenter Wechselbeziehung zwischen dem Individuum und dessen Umwelt. Nähe und Abgrenzung, Gabe und Gegengabe oder Bewertung und Anpassung bilden Gruppen, klassen- oder milieuspezifische »diskursive Formationen«[177], das heißt, sie repräsentieren gemeinsame Merkmale einer Teilklasse, die dieselben Codes gebraucht. In der vorliegenden Arbeit wird davon ausgegangen, dass derartige Codes sich in Gruppendiskussionen nicht erstmalig ausbilden, sondern im Diskurs aktualisiert und reproduziert werden.[178] Durch die Interaktion der Gruppe entstehen nicht spontan völlig neue Eigenschaften, Merkmale oder Strukturen, sondern es wird auf bereits inkorporierte Dispositionen zurückgegriffen. Diese werden reproduziert und repräsentiert. Die Methode der Gruppendiskussion ist besonders geeignet, um kollektive Meinungen und Deutungen aufzuspüren. Es ist möglich, durch eine reflektierende Interpretation hinter der manifesten Ebene latente Sinngehalte zu entdecken, die in Einzelinterviews nicht so leicht zum Vorschein kommen. Habituelle Übereinstimmungen können zu Typenbildungen herangezogen werden.

Bremer entwickelte aus der Methode der Gruppendiskussion die Methode der Gruppenwerkstatt, indem er die klassische Vorgehensweise um Elemente ergänzte, die die unbewussten »Tiefenstrukturen« des Habitus gezielter ansprechen.[179] Um den Habitus als »komplexes Syndrom körperlicher und mentaler

---

174  Vgl. Pollock 1955, S. 32.
175  Bourdieu 1982, S. 283.
176  Vgl. hierzu Mangold 1960.
177  Morley 1996, S. 112.
178  Autoren wie Morley 1996, Loos & Schäffer 2000, Bremer 2004 oder Bohnsack 2005 stellen diesen Zusammenhang dar.
179  Vgl. Bremer 2004, S. 64.

Einstellungen«[180] zu erfassen, wurden der Gruppendiskussion Elemente hinzugefügt, die weitere Hinweise auf nicht reflektierte, auch emotionale Wahrnehmungs- und Denkschemata geben sollen. Dabei stützt Bremer sich unter andern auf das Verfahren der Creative Workshops oder die im angloamerikanischen Raum häufiger verwendete Methode der »focus groups«.[181] Die Arbeitsformen eines Warming-up, einer Kartenabfrage aus der Moderationstechnik und das Gestalten einer Collage werden mit der Gruppendiskussion kombiniert. Das vordringliche Ziel der Methodenergänzung ist es, die Validität der einzelnen qualitativen Methoden zu erhöhen und die Exploration des Habitus zu vertiefen.[182] Schließlich wird, über die Perspektive der Subjekte auf die Welt hinaus, empirisch auch der soziale Ort beschrieben, an dem diese Perspektive entstanden ist. Um weitere Kapitale und Präferenzen zu erfassen, die die qualitativen Daten ergänzen, werden standardisierte Fragebögen eingesetzt. Insofern werden in der Gruppenwerkstatt Gruppendiskussionen mit projektiven Techniken und quantitativ erhobenen sozialökonomischen Daten verschränkt, um den bourdieuschen Konzepten zu folgen und sowohl den Einzelfall zu verstehen als auch gesellschaftliche Zusammenhänge aufzeigen zu können (vgl. 7.1).

Untersuchungen, die sich auf die Ausbildung in der Altenpflege oder auf die Berufstätigkeit der Altenpflegerinnen in Deutschland beziehen, weisen bisher kaum soziologische oder historische Bezüge auf, Habitus, Milieu der Berufsangehörigen und Feldstrukturen wurden in bislang nicht explizit untersucht. Strukturdaten, die repräsentative Hinweise auf die Herkunft, Bildungsverläufe oder Einkommen der Beschäftigten geben, sind wenig vorzufinden.[183] Daher wird im empirischen Teil der Arbeit auf Methoden zurückgegriffen, die, mit Rückgriff auf die Theorien Bourdieus, vor allem in Zusammenhängen der Bildungs- und Politikwissenschaften entwickelt und erprobt wurden.

---

180 Vester et al. 2001, S. 162.
181 Vgl. Krueger & Casey 2000.
182 Vgl. Bremer 2004, S. 134ff.
183 Beispielsweise geben die Studien von Görres 2006 und Görres 2010 Aufschluss über Schulabschlüsse von Altenpflegeschülerinnen oder über das Ansehen der Altenpflege, Joost, Kipper & Tewolde untersuchten 2009 Berufsverläufe von Altenpflegerinnen. Strukturdaten zur Anzahl der Beschäftigten in den Gesundheitsberufen, zur Anzahl von Absolventinnen an Pflegeschulen/ Fachseminaren oder zur Prävalenz altersbedingter Erkrankungen, finden sich in den Gesundheitsberichterstattungen des Bundes und der Länder 2014 oder in den Statistiken der Bundesagentur für Arbeit.

# 4. Zugänge zum sozialen Raum Deutschlands

Beeinflusst von der Frankfurter Schule, den sozialen Entwicklungen der Arbeiterbewegung und den frühen englischen Cultural Studies arbeitete Vester gemeinsam mit von Oertzen bereits in den 60er und 70er Jahren an Grundlagen für eine Konzeption gesellschaftlicher Klassen in Westdeutschland. 1976 wurde Vester auf das Werk Bourdieus »La Distinction« und dessen Sozialraummodell der Klassen aufmerksam. Der Habitusbegriff als »einheitsstiftendes Erzeugungsprinzip«[184] machte es ihm möglich, unterschiedliche Ansatzpunkte zu einem Milieukonzept zusammenzuführen. In der Tradition Durkheims wird der Begriff Milieu in der modernen soziologischen Ungleichheitsforschung für eine Gruppe von Menschen genutzt, die eine ähnliche soziale Lage (Herkunft/ Bildung/ Beruf/ Einkommen) und die damit verbundenen Erfahrungen und Regeln (Disposition/ Habitus) teilen. Als historische Nachfahren von sozialen Klassen, Ständen oder Schichten nehmen Milieus bestimmte Orte im sozialen Raum ein, in ihrer Binnenstruktur gleichen sie den Feldern Bourdieus. Als Ausgangspunkte zur Entwicklung des Milieukonzepts sollten gesellschaftliche Veränderungen und darauf folgende Anpassungsleistungen vor dem Hintergrund sozialer Bedingungen analysiert und integriert werden. Dabei sollten Menschen nicht als Spielball der Verhältnisse angesehen werden, denen sie hilflos ausgeliefert sind. Ihre Potenziale sollten als erworben anerkannt werden, als Resultat von langfristigen Sozialisationsprozessen und oft mühsamen Investitionen im Verlauf des Lebens, unabhängig davon, wie bewusst oder unbewusst diese gestaltet werden. Denn:»die Missachtung ihrer Leistungen in Lehr-, Lern- oder Forschungsarrangements empfinden Menschen als entwürdigend und demoralisierend.«[185] Mit der Verarbeitung ihrer Lebenslagen produzieren sie erst Geschichte, die im bourdieuschen Sinn in den Kämpfen um den Erhalt oder die Veränderung von Feldern entsteht (vgl. 2.6). Ein Milieuansatz sollte also dazu dienen, verstehen zu können, wie Menschen »objektive« Lebensbedingungen

---

184 Bourdieu 1982, S. 283.
185 Bremer & Lange-Vester 2006.

»subjektiv« erfahren und verarbeiten. »Klasse« sollte als etwas begriffen werden, das in Interaktionen lebendig wird. Dazu ist eine reflektierte, verstehende Perspektive einzunehmen, die sich darum bemüht, jenseits klassifizierender Oben-Unten-Schemata aus der Perspektive der Akteure Geschichte, Chancen und Herrschaftsverhältnisse zu ergründen. Zugleich wurde schon deutlich, dass sich Milieus im Verlauf der Zeit nicht beliebig wandeln, auflösen oder voneinander entkoppeln. Sie wandeln sich, indem der Habitus der Milieuangehörigen wirksam wird und kollektive Praxismuster erzeugt.

1987 förderte die Volkswagen-Stiftung das Forschungsprojekt »Der Wandel der Sozialstruktur und die Entstehung neuer gesellschaftlich-politischer Milieus in der BRD«, dessen Ergebnisse 2001[186] veröffentlicht wurden. In diesem Rahmen gelang es Vester, zusammen mit der Arbeitsgruppe Interdisziplinäre Sozialstrukturforschung der Forschungseinrichtung der Universität Hannover (agis), die skizzierten Ausgangspunkte mit Hilfe der Erkenntniswerkzeuge Bourdieus in einen systematischen Milieuansatz münden zu lassen, der zu einem richtungsweisenden Wegbereiter der Sozialstrukturanalytik Deutschlands werden sollte. Es entstand eine statistisch fundierte »Landkarte der sozialen Milieus«, die Traditionslinien und Milieustrukturen der Gesellschaften West- und Ostdeutschlands ausdifferenzierte. Dabei spielten nicht nur die Berufs- und Erwerbsverhältnisse eine Rolle, sondern auch die Formen der Lebensführung und der Mentalitäten, des sozialen Zusammenhalts und der politischen Beteiligung. Es konnte belegt werden, dass die »lebensweltlichen Traditionslinien, die sich nach dem Stil und den Prinzipien ihrer alltäglichen Lebensführung unterscheiden,«[187] fortwirken und sich als sehr stabil erweisen. Vor allem die jüngeren Generationen modernisieren mit veränderten Lebensbedingungen ihre Lebensstile. Die Milieus verändern sich insofern vor allem horizontal, als klassenimmanente Kulturen. Vertikale, Milieugrenzen überschreitende Aufstiege sind hingegen sehr selten. Ähnlich wie im Sozialraummodell Bourdieus gliedert sich der soziale Raum nach dieser Studie auf vier Achsen, an denen die wichtigsten Differenzierungen der gesellschaftlichen Ordnungen oder Strukturen abgetragen wurden; die funktionale Arbeitsteilung, die Über-, beziehungsweise Unterordnung (Herrschaft), Institutionen und Geschichte. Es entstand eine komplexe Typologie der Milieus, in die die jüngsten Veränderungen einbezogen wurden.[188]

Vertikal ist diese »Landkarte« in drei Bereiche unterteilt, die Trennlinie der Respektabilität trennt die »unterprivilegierten« Volksmilieus von den respek-

---

186 Vgl. Vester et al. 2001.
187 Vester et al. 2001, S. 13.
188 Die Beschreibung des Milieumodells (Landkarte der Milieus) im folgenden Abschnitt veröffentlichten Vester et al. 2001, S. 26–58.

tablen Volks- und Arbeitnehmermilieus, die Trennlinie der Distinktion trennt diese wiederum von den oberen bürgerlichen Milieus. Die Grenze der Distinktion wird von den oberen Milieus häufig ausdrücklich gezogen, wenn sie die Welt bipolar kategorisieren, etwa in kultiviert – ungebildet, fein – grob, asketisch – vergnügungssüchtig oder spirituell – trivial. Dennoch bleibt die Grenze implizit, die Merkmale der Distinktion verändern sich und werden permanent neu manifestiert. Damit die Repräsentation des Lebensstils und der symbolischen Macht funktioniert, sind immer dann neue Symbole notwendig, wenn die alten von der »Masse« angeeignet wurden. Die soziale Grenze der Distinktion wird auch von unten wahrgenommen, jedoch aus einem anderen Blickwinkel. Für einen Teil der mittleren und auch unteren Milieus verkörpert die Macht- und Besitzelite den Lebensstil, den sie sich wünschen, den sie als Vorbild betrachten und der dennoch oft unerreichbar bleibt. Der Markt bedient diese Wünsche, indem zum Beispiel exklusive Statussymbole nach einiger Zeit als günstigere Massenprodukte angeboten werden. Gleichzeitig bewertet ein anderer Teil der Mitte die oberen Milieus als arrogant, rücksichtslos, weltfremd oder unehrlich. Weil der Wunsch nach sozialem Aufstieg insbesondere von der Werbung aufgegriffen wird, indem in Print- oder digitale Medien die vermeintliche Welt der »Schönen und Reichen« gezeigt und vermarket wird, ist die Grenze der Distinktion sichtbarer als die kulturelle Schranke der Respektabilität. Die mittleren Milieus grenzen sich vor allem durch Statussicherheit nach unten ab. Eine beständige, existenzsichernde und anerkannte (respektable) soziale Stellung, die durch Leistung und Loyalität verdient wurde, kennzeichnet die mittleren Milieus. Geordnete Verhältnisse und stetige Arbeit werden in einer besonderen Ethik von Pflicht und Leistung habitualisiert. Nicht respektablen Milieus wird oft ein unsteter Charakter, Unzuverlässigkeit oder Bildungsintoleranz unterstellt. Während »unterprivilegierte« Milieus sich einerseits auf der Suche nach mehr sozialer Anerkennung an den mittleren Milieus orientieren, bilden sie andererseits auch eine eigene Kultur aus, die manchmal von anderen Milieus als »Subkultur« entdeckt und aufgegriffen wird, um sich ihrerseits zu exponieren und abzugrenzen.[189] Flexibilität bei der Suche nach Gelegenheiten, Spontanität und Improvisationsvermögen, die Fähigkeit unberechenbare Bedingungen zu bewältigen und Hilfsbereitschaft untereinander sind häufig übersehene Eigenschaften der Milieus jenseits der Grenze der Respektabilität.[190]

Horizontal unterscheiden sich die drei Dimensionen des sozialen Raums (führende Milieus, mittlere Volksmilieus, »unterprivilegierte« Milieus) noch einmal hinsichtlich der Mentalität und des Lebensstils. Diese Unterschiede

---

189 Als Beispiel können Jugendkulturen wie die Punkbewegung dienen, die den Modemarkt des »Mainstream« beeinflussten.
190 Vgl. Vester et al. 2001, S. 26–28.

differenzieren Vester et al. hinsichtlich der Einstellungen zu Autorität, zwischen den Polen avantgardistisch, eigenverantwortlich, hierarchiegebunden und autoritär. Insgesamt lassen sich Traditionslinien sozialer Milieus unterscheiden, die auf der »Landkarte der Milieus« von links nach rechts eingetragen wurden. Die obere bürgerliche Stufe enthält auf der linken Seite die kulturelle Avantgarde, die sich in ästhetischen, politischen, moralischen oder idealistischen Lebensentwürfen artikuliert. In der Mitte findet sich die akademische Intelligenz mit einem Habitus der hochkulturellen Bildung. Sie pflegen ein humanistisches, auch karitatives Ethos, verbunden mit einer »Aufklärungsmission«[191] anderen Milieus gegenüber, dem die Überzeugung innewohnt, das sozialer Aufstieg durch Leistung (statt durch Erbe) möglich ist. Auf der rechten Seite finden sich die Leitmilieus von Besitz und Macht, mit einem explizit exklusiven Lebensstil, einem klaren Elitebewusstsein und autoritär patriarchalem Verantwortungsbewusstsein gegenüber andern Milieus. In diesen Leitmilieus kommen Aufsteiger nur äußerst selten vor. Die respektablen mittleren Milieus differenzieren auf der linken (avantgardistischen) Seite in Jugendkulturen aus, die gegen die Pflicht- und Leistungsethik der Erwachsenenwelt rebellieren. In der Mitte lassen sich Milieus der Facharbeit und der praktischen Intelligenz ausmachen. Die Traditionslinie dieser Milieus geht auf die Bauern, Lohnarbeiter und freien Händler der vorindustriellen Zeit zurück und bildet heute einen besonderen Habitus im Hinblick auf Arbeit, Bildung und Gemeinschaft. Solidarisches, helfendes Handeln folgt in der Regel dem Grundsatz »Leistung gegen Leistung«, es sei denn, jemand ist unverschuldet in Not geraten. Auf der rechten Seite befinden sich große Milieus aus der ständisch-kleinbürgerlichen (subalternen) Tradition, die auf Kleinbauern, (selbstständige) Handwerker oder Beamte der unteren Laufbahnen zurückgehen. Sie folgen einem eher hierarchischen, obrigkeitsgebundene Weltbild. Chefs, Honoratioren oder Politikern ist demnach zu folgen, gleichzeitig wird, nach dem Grundsatz »Treue gegen Treue«, die Erfüllung von deren Fürsorgepflichten erwartet. Die unteren Milieus knüpfen an die »unterständischen« Traditionslinien an (zum Beispiel die der Tagelöhner, die unter dem Stand der freien Bürger oder Bauern rangierten). Die linke Gruppe reagiert mit Ablehnung auf die Autoritätsansprüche der anderen Milieus und entwickelt am ehesten Subkulturen, die mittleren Milieus orientieren sich an der Arbeitsethik der Facharbeiter und -angestellten, während die Milieus auf der rechten Seite sich an die kleinbürgerlich patriarchalen Strukturen der hierarchiegebundenen Volksmilieus anlehnen.[192] Die großen Traditionslinien der Landkarte sind den Erhebungen von Vester et al. zufolge weiter in sich unterteilt, sodass differenzierte Milieutypologien beschrieben werden konnten.

---

191 Vester et al. 2001, S. 30.
192 Zu den vorangegangenen Differenzierungen vgl. Vester et al. 2001, S. 29–32.

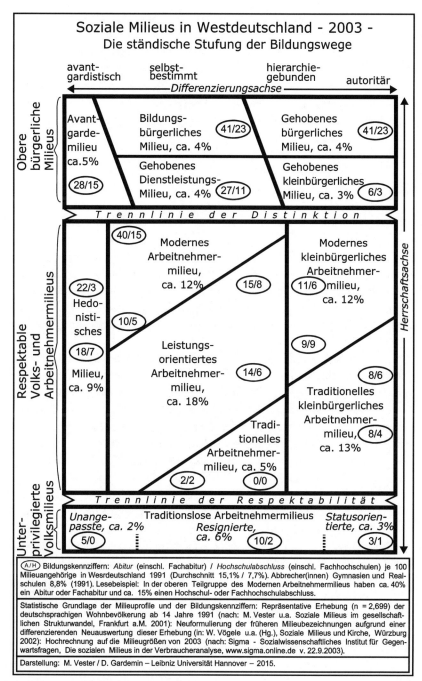

**Soziale Milieus in Westdeutschland - 2003 -**
Die ständische Stufung der Bildungswege

avant-
gardistisch

selbst-
bestimmt

hierarchie-
gebunden

autoritär

*Differenzierungsachse*

Obere bürgerliche Milieus

Avant-
garde-
milieu
ca.5%

28/15

Bildungs-
bürgerliches
Milieu, ca. 4%   41/23

Gehobenes
Dienstleistungs-
Milieu, ca. 4%   27/11

Gehobenes
bürgerliches
Milieu, ca. 4%   41/23

Gehobenes
kleinbürgerliches
Milieu, ca. 3%   6/3

*T r e n n l i n i e   d e r   D i s t i n k t i o n*

Respektable Volks- und Arbeitnehmermilieus

22/3
Hedo-
nisti-
sches
18/7
Milieu,
ca. 9%

10/5

40/15

Modernes
Arbeitnehmer-
milieu,
ca. 12%   15/8

Leistungs-
orientiertes
Arbeitnehmer-
milieu,
ca. 18%   14/6

Tradi-
tionelles
Arbeitnehmer-
milieu, ca. 5%

2/2        0/0

Modernes
kleinbürgerliches
Arbeitnehmer-
11/6 )milieu,
ca. 12%

9/9

8/6

Traditionelles
kleinbürgerliches
Arbeitnehmer-
milieu,   8/4
ca. 13%

*Herrschaftsachse*

*T r e n n l i n i e   d e r   R e s p e k t a b i l i t ä t*

Unter-privilegierte Volksmilieus

Unange-
passte, ca. 2%
5/0

Traditionslose Arbeitnehmermilieus
*Resignierte,*
ca. 6%   10/2

*Statusorien-
tierte, ca. 3%*
3/1

(A/H) Bildungskennziffern: *Abitur* (einschl. Fachabitur) / *Hochschulabschluss* (einschl. Fachhochschulen) je 100 Milieuangehörige in Wesrdeutschland 1991 (Durchschnitt 15,1% / 7,7%). Abbrecher(innen) Gymnasien und Real-schulen 8,8% (1991). Lesebeispiel: In der oberen Teilgruppe des Modernen Arbeitnehmermilieus haben ca. 40% ein Abitur oder Fachabitur und ca. 15% einen Hochschul- oder Fachhochschulabschluss.

Statistische Grundlage der Milieuprofile und der Bildungskennziffern: Repräsentative Erhebung (n = 2,699) der deutschsprachigen Wohnbevölkerung ab 14 Jahre 1991 (nach: M. Vester u.a. Soziale Milieus im gesellschaft-lichen Strukturwandel, Frankfurt a.M. 2001): Neuformulierung der früheren Milieubezeichnungen aufgrund einer differenzierenden Neuauswertung dieser Erhebung (in: W. Vögele u.a. (Hg.), Soziale Milieus und Kirche, Würzburg 2002): Hochrechnung auf die Milieugrößen von 2003 (nach: Sigma - Sozialwissenschaftliches Institut für Gegen-wartsfragen, Die sozialen Milieus in der Verbraucheranalyse, www.sigma.online.de v. 22.9.2003).

Darstellung: M. Vester / D. Gardemin – Leibniz Universität Hannover – 2015.

Abb. 2: Landkarte der Milieus [Die erste Veröffentlichung der Landkarte der Milieus (vgl. Vester et al. 2001, S. 49) beruhte auf Daten aus dem Jahr 1995 und wurde in der Folge auf Grundlage neuerer Daten aktualisiert.]

Durch Längsschnittuntersuchungen wurde deutlich, dass die einzelnen Milieus sich historisch wandeln und, ähnlich wie in Stammbäumen, unterschiedliche Zweige entwickeln. Die Zu- und Abwanderungen zu den skizzierten großen Traditionslinien sind gering, ihre Größe ist annähernd konstant. Es verändern sich jedoch die Unterteilungen, insbesondere die jüngeren Milieus wandeln sich horizontal und vertikal, indem sie sich auf neue soziale Erfahrungen und Berufe einstellen und einen entsprechenden Habitus ausbilden. Mit diesen Bewegungen – die später auch als »Habitus-Metamorphosen« firmierten – konnte belegt werden, dass sich keine völlig neuen Habitus ausbilden, sondern diese vielmehr im Rahmen der elterlichen Traditionen bleiben und modernisieren.

Die Typologie der oberen Milieus wandelte sich durch unterschiedlichste politische, technische und soziale Entwicklungen sukzessive in den ersten Nachkriegsjahrzehnten. Die alten Eliten des Staates, der Militärs und des autoritären Unternehmertums wurden durch neue Bildungseliten und technokratische Spitzen etwas zurückgedrängt. Das oberste Zehntel der obersten Milieus rekrutierte seinen Nachwuchs stärker als zuvor aus dem eigenen Milieuumfeld. Vester et al. beschrieben 2001 auf Grundlage ihrer Daten rund 20 % der Bevölkerung als obere Milieus, wobei die Entscheidungsspitzen in Deutschland winzig klein und teilweise unsichtbar bleiben. Diese Traditionslinie differenzieren sie als

– konservativ-technokratisches Milieu: In der Tradition von Macht und Besitz dominieren Selbstständige, Freiberufler, Wissenschaftler, Manager, leitende Angestellte mit hohen und höchsten Bildungsabschlüssen, gehobenen Einkommen und eher hohem Altersdurchschnitt (ca. 7 % der Bevölkerung).
– liberal-intellektuelles Milieu: In der Tradition der akademischen Intelligenz finden sich vor allem Freiberufler, selbstständige Unternehmer, hochqualifizierte leitende Beamte und Angestellte, zum Beispiel im Dienstleistungssektor, mit hohen und höchsten Bildungsabschüssen und gehobenen Einkommen. Sie stellen mit ca. 8 % der Bevölkerung die aufgeklärte Bildungselite mit einem Ethos der Leistung, Eigenverantwortung und Chancengleichheit und sind eher im mittleren Alter.
– postmodernes Milieu: Die kulturelle Avantgarde (ca. 6 % der Bevölkerung) steht in keiner eigenen Tradition, sondern bildet sich immer wieder neu aus den Jugendlichen der oberen Milieus. Früher das alternative oder avantgardistische Milieu der 60er und 70er Jahre, stellt es heute gut ausgebildete Personen unter 35 Jahren in innovativen Kultur- und Medienberufen neuer Technologien und Dienstleistungen. Sie neigen zu Unkonventionalität, Autonomie und Unabhängigkeit.[193]

---

193 Vgl. Vester et al. 2001, S. 37–39; für eine differenzierte Beschreibung der Milieus s. S. 504–510. Zur Berechnung der Prozentzahlen vgl. Vögele, Bremer & Vester 2002.

Der alte Mittelstand der kleinen Landwirte, Kaufleute und Handwerker ist nach dem Krieg von 25 % auf weniger als 5 % geschrumpft, während eine neue Mitte aus Angestellten und Arbeitern auf fast 60 % anwuchs. Während für die Industriearbeiter der Nachkriegszeit die alte proletarische Rechtlosigkeit durch (erkämpfte) rechtlich-soziale Sicherheit ersetzt wurde, entstand auch bei den Angestellten ein Interessenbewusstsein gegenüber Arbeitgebern. Die ihnen nachfolgende Generation hat sich an Werten und Ansprüchen der 60er und 70er Jahre orientiert. Eine freie Alltagskultur, verbunden mit verbesserten Bildungschancen, war die Folge. Mit Beginn der 80er Jahre nahmen Tendenzen der sozialen Unsicherheit für diese Jugendlichen zu, Abstiegsängste, Politikverdrossenheit, zum Teil auch Populismus sind die Folge. Die Traditionslinie der respektablen Volksmilieus wird durch folgende Milieus charakterisiert:

– Das moderne und das traditionelle kleinbürgerliche Arbeitnehmermilieu folgen der kleinbürgerlich ständischen Tradition. In ihnen befinden sich eher ältere, kleine selbständige Handwerker und Landwirte, kaufmännische Angestellte, Frauen in der Textilindustrie, in sozialpflegerischen Berufen oder in der Hauswirtschaft. Haupt- und Realschulabschlüsse überwiegen, Arbeit und Pflichterfüllung hat einen hohen Stellenwert. Respektabilität wird durch bescheidenen, aber sicheren Wohlstand repräsentiert, gepaart mit einer Unsicherheit, einer geheimen Furcht vor Deklassierung (ca. 25 % der Bevölkerung).

– Die modernen Arbeitnehmermilieus in der Tradition der Facharbeit und der praktischen Intelligenz sind eher skeptisch gegenüber Autoritäten und Ideologien, sie betonen Eigenverantwortung und Chancengleichheit. Sie setzen sich zusammen aus der traditionellen, älteren Generation der Arbeiter und Bauern mit Volksschulabschlüssen, die noch mit harter körperlicher Arbeit, materiellem Mangel und Bescheidenheit aufwuchs, der mittleren Generation der leistungsorientierten Arbeitnehmer, die aus modernen Facharbeitern/ Meistern mit vielen mittleren Bildungsabschlüssen und 18 % Abiturienten besteht, sowie einer jungen, modernen, flexiblen, praktischen Intelligenz im technischen und sozialen Bereich mit 40 % Abiturienten und 15 % (Fach-) Hochschulabschlüssen. Mit insgesamt 35 % bilden die Arbeitnehmermilieus immer noch die größte Gruppe der Bevölkerung.

– Das hedonistische Milieu verfolgt keine eigene Tradition, sondern setzt sich aus der Jugend der Arbeitnehmermilieus im Alter zwischen 20 und 30 Jahren zusammen, die sich zunehmend mit unsicheren Berufs- und Zukunftschancen konfrontiert sieht. Die Angehörigen dieses Milieus wünschen sich Freiräume, besonders in Freizeit und Konsum, können ihre Ansprüche jedoch häufig nicht verwirklichen. Sie grenzen sich gegen die »spießige« Moral der

Eltern ab, auf die sie später jedoch oft wieder zurückgreifen (ca. 9 % der Bevölkerung).[194]

Die Lage der »unterprivilegierten« Traditionslinie ist, betroffen von der Entstehung eines Niedriglohnsektors, der Verlagerung der Massenproduktion in das Ausland und der Zunahme prekärer Arbeitsverhältnisse, verstärkt in den Teufelskreislauf von geringer Qualifikation, Arbeitslosigkeit oder extrem belastender Arbeitsbedingungen gedrängt worden. Ihre Aussichten, die Situation aus eigener Anstrengung zu verbessern, sind gering. Diese Traditionslinie der ungelernten und unstetigen Beschäftigungen gliedert sich in folgende Milieus:
- Das statusorientierte Milieu lehnt sich aus seiner Bedarfslage heraus an das kleinbürgerliche Arbeitnehmermilieu an. Milieuangehörige wünschen sich ein angenehmeres Leben, eine Familie, mehr Sicherheit und sehen eher zuversichtlich in die Zukunft (3 % der Bevölkerung).
- Angehörige des resignierten Milieus haben den Glauben an die Strategien der Respektabilität verloren und sind entmutigt, sie haben sich damit abgefunden, dass die Gesellschaft ihnen keine Perspektive bietet (ca. 6 % der Bevölkerung).
- Die junge Generation des unangepassten Milieus orientiert sich an den Hedonisten. Der Wunsch nach Teilhabe, aktuellem Genuss und Spaß überwiegt die »Arbeitnehmermoral« von Fleiß, Pflicht und Sparen (ca. 2 % der Bevölkerung).[195]

## 4.1 Wandel der Arbeitnehmermilieus

Nachdem die »Landkarte der Milieus« einmal abgebildet war, stellte sich die Frage nach der Weiterentwicklung und Ausdifferenzierung der Milieus seit dem Ende der 90er Jahre immer wieder neu. Die Bewegungen im sozialen Raum werden maßgeblich von den wirtschaftlichen, politischen und sozialen Entwicklungen bedingt, die einen dynamischen Strukturwandel erzeugen und auf das Verhältnis von Arbeit und Kapital wirken. Diese Entwicklungen werden nicht von einzelnen Bevölkerungsgruppen »verschuldet«, sie sind auch nicht als »natürliche« Folge ökonomischer Gesetzmäßigkeit zu werten, sondern entstehen durch die zunehmend internationalen, digitalen und dadurch beschleunigten Marktbeziehungen. Weil der Austausch und der Transport von Daten,

---

194  Vgl. Vester et al. 2001, S. 39–43, eine differenzierte Beschreibung der Milieus s. S. 510–522. Zur Berechnung der Prozentzahlen vgl. Vögele, Bremer & Vester 2002.
195  Vgl. Vester et al. 2001, S. 43; für eine differenzierte Beschreibung der Milieus s. S. 524. Zur Berechnung der Prozentzahlen vgl. Vögele, Bremer & Vester 2002.

Waren oder Menschen auf den Finanz- und Warenmärkten derart beschleunigt ist, werden zeitintensive politische Abstimmungs- und Steuerungsprozesse ungleich schwieriger und bleiben häufiger hinter den Marktentwicklungen zurück. Grundsätzlich werden durch die fortschreitende Technisierung in Deutschland weniger Arbeitskräfte zur Produktion und Verwaltung von Waren gebraucht, und diese Arbeitskräfte sind mit wachsender internationaler Konkurrenz konfrontiert. Arbeitsteilung und Spezialisierung nehmen zu und wirken auf die sozialen Lebensbereiche. Sowohl die Beschleunigung und Entgrenzung der Arbeitsprozesse als auch veränderte Bedingungen zur Reproduktion führen zur Ausweitung des Dienstleistungsbereichs. Dabei wird die Industrie nicht unwichtiger, sie produziert mit weniger Arbeitskräften umfangreicher als jemals zuvor. Gleichzeitig trägt sie dazu bei, dass der Dienstleistungssektor wächst, weil sie von Forschung, Transfer, Ausbildung, Gesundheit und Service abhängig ist. Beide Prozesse, sowohl die technische Spezialisierung als auch das Wachsen des Dienstleistungsbereichs, fordern veränderte Qualifikationen ein; alte Berufsgruppen schrumpfen und neue, in der Regel differenzierter ausgebildete, entstehen. Daraus resultieren ein Qualifizierungszwang für weite Teile der Bevölkerung sowie der vielfach belegte »Fachkräftemangel« und die Zunahme von unsicheren Beschäftigungsverhältnissen, insbesondere wenn den Qualifizierungsanforderungen nicht in der gebotenen Zeit entsprochen werden kann. Um konkurrenzfähig zu sein, um den Anforderungen der Differenzierung, der Technisierung und des wachsenden Dienstleistungssektors entsprechen zu können und längerfristig gesichert arbeiten zu können, steigt die Notwenigkeit zur Höherqualifizierung für die Arbeitnehmer, wie sie in der Forderung des Lebenslangen Lernens oder der Kompetenzkonjunktur ihren Ausdruck findet (vgl. 2.7). Auch auf der Seite der Unternehmen sind neue, verschärfte Strategien notwendig, um international konkurrenzfähig bleiben zu können. Gleichbleibende oder wachsende Gewinne auf einem expandierenden Markt werden vor allem mit der Entwertung von Arbeitskraft ermöglicht. Die Strategien der einträglichen Produktion führen zum Einkauf der günstigsten Arbeitskraft und zum massenhaften Export der Produkte in aufstrebende Schwellenländer. Einerseits »Exportweltmeister« wird die Binnenwirtschaft in Deutschland auf der anderen Seite vernachlässigt. Insbesondere die mittleren Milieus geraten durch die skizzierten Tendenzen unter Druck, ihre Sicherheiten und Standards werden in Frage gestellt. Vester wies 2010 darauf hin, dass der Verlust von Sicherheit, der mit den Erfahrungen unsicherer Arbeitsverhältnisse und sinkenden Löhnen einhergeht, für große Teile der abhängig Beschäftigten nicht neu sei. Mit den jüngsten Entwicklungen der Globalisierung, Technisierung und Beschleunigung sowie den kurzfristigen Gewinninteressen, die in den Finanzkrisen 2000 und 2008 gipfelten, dehnen sich die Unsicherheiten inzwischen jedoch auf weiter oben im sozialen Raum angesiedelte Milieus aus. Der Niedriglohnsektor und prekäre Arbeitsverhältnisse nahe der Grenze der Respektabilität nehmen zu, und an der Grenze der Distinktion nähern sich »neue« Arbeitnehmer durch die Expansion der Qualifizierungen den bürgerlich-akademischen Milieus an und drohen damit das exklusive Wissen zu entwerten.

Um die Strukturverschiebungen der jüngsten Vergangenheit auch empirisch nachzuhalten, nutzten Vester et al. 2009 neben eigenen Berechnungen neuere Daten des Schweizer Politologen Daniel Oesch[196] zu Veränderungen der Berufsstruktur und setzten diese ins Verhältnis zur Landkarte der Milieus. Sie skizzierten die großen Linien des Milieuwandels in der Zeit von 1990–2007: Es findet eine *vertikale* Bewegung in Richtung Höherqualifizierung statt, der nur bedingt ein Trend zu Niedrigqualifizierung gegenübersteht.[197] Dadurch erhielt die Berufsgliederung, die traditionell die Form einer Pyramide hatte (die Spitze der Höchstqualifizierten, mehr Qualifizierungen im mittleren Bereich und eine breite Basis gering Qualifizierter), in der 90er Jahren die Form einer »Orange«. Die Mitte war stark verbreitert und schiebt sich tendenziell weiter nach oben. Der Anteil der Erwerbstätigen mit Hochschulabschlüssen und mit höheren Fachausbildungen hat jeweils zugenommen (von 15,6 % auf 22,2 % und von 21,5 % auf 24,9 %). Die Anzahl der Erwerbstätigen mit Fachlehre sowie an- und ungelernter Arbeitnehmer haben sich verringert (von 38,0 % auf 31,1 % und von 27,4 % auf 21,9 %).[198]

Seit 1996 scheint die Beschäftigung in den mittleren Berufsgruppen jedoch stärker zurückzugehen als in den unteren, sodass die Mitte »ausdünnt«. Prekäre Arbeitsbedingungen nehmen zu, allerdings verbergen sich hinter diesem Begriff nicht nur Beschäftigungsverhältnisse, die geringe Qualifikationen einfordern (die Zahl der gering Qualifizierten hat abgenommen), sondern sie entstehen durch die Abwertung qualifizierter Arbeit, durch niedrigere Einstufungen und Löhne, durch befristete oder geringfügige Arbeit. Oesch orientierte sich am Modell, das Goldthorpe et al. seit Abschluss der Luton-Studie[199] in den 60er Jahren entwickelten.[200] Sie konnten belegen, dass die Bildungsexpansion sowie steigende Einkommens- und Wohlfahrtsstandards nicht zur »Verbürgerlichung« oder »Individualisierung« der Arbeitnehmermilieus führten. Müller hat 1998 ähnliche Befunde für die 90er Jahre in Deutschland angeführt.[201] Es scheint, als würde die Anpassung an die oben genannten Entwicklungen, wie die Kompetenzkonjunktur, zu Binnendifferenzierungen innerhalb der Arbeitnehmer-

---

196  Vgl. Oesch 2006.
197  Vgl. Vester, Gardemin & Groh-Samberg 2009 und Vester, Teiwes-Kügler & Lange-Vester 2007, S. 31–65.
198  Vgl. Vester 2010, S. 67–68.
199  Vgl. Goldthorpe et al. 1970/ 1971.
200  Vgl. Erikson & Goldthorpe 1993.
201  Vgl. Müller 1998.

milieus führen, die die vertikalen Herrschaftsverhältnisse grundsätzlich nicht ablösen. Vor dem Hintergrund der Qualifizierungsoffensiven war dieses Ergebnis lange nicht populär. Erst mit der PISA-Studie wurde das Fortbestehen sozialer Selektivität im Hinblick auf die Bildungsungleichheit zwischen Arbeitnehmerkindern und Oberschichtkindern wieder in der Öffentlichkeit thematisiert.[202] Vertikale Aufstiegsbewegungen, so lassen sich die Ergebnisse dieser Studien zusammenfassen, sind immer noch sehr gering ausgeprägt.

Viel stärker als vertikale Verschiebungen finden *horizontale* Bewegungen auf der Landkarte der Milieus statt, zum Beispiel in Richtung der Humandienstleistungen mit einer Betonung des kulturellen Kapitals. Die Untersuchungen der Veränderungen der Berufsstrukturen belegen diese Tendenz. Die Anzahl der selbstständigen Unternehmer hat von 1990–2007 abgenommen, der Umfang der organisatorisch-verwaltenden Berufe und der technisch-industriellen Berufe stagniert und nimmt tendenziell eher ab, während die interpersonellen Dienstleistungen anwachsen. Allerdings handelt es sich hierbei um ein teilweise (gezielt) gebremstes Wachstum und nicht um eine »Explosion« des Dienstleistungssektors.[203] Oesch ordnete den Berufsgruppen Arbeitslogiken zu, die Berufsethos und -verständnis beinhalten. Diese Logiken wurden von Vester als »Brücke« zum Habituskonzept sozialer Gruppen von Bourdieu angesehen und genutzt.

– Arbeiter, technische Experten und Unternehmer folgen demnach den Arbeitslogiken der technisierten Produktionsprozesse. Während gehobene Berufsgruppen dabei durch weitgehende Selbstbestimmung gekennzeichnet sind und wissenschaftlich-technische Qualifikationen mitbringen, überwiegen bei den mittleren Berufsgruppen handwerklich-technische Fachqualifikationen und klar umrissene Verantwortungsbereiche. Manager und Büroangestellte folgen einer organisatorischen Arbeitslogik, die in der Regel einer bürokratischen Arbeitsteilung entspricht. Die Arbeit erfolgt in eher unbeweglichen Weisungsstrukturen und oft in Abhängigkeit von Hierarchiestufen, die gleichzeitig Karriereleitern darstellen. Höhere Berufsgruppen verfügen über Managementqualifikationen, untergeordnete Berufsgruppen über Qualifikationen im Bereich der kaufmännischen Berufe, Büroangestellten oder der Verwaltung.

– Anders verhält es sich mit den gehobenen und mittleren Berufen im Bildungs-, Sozial- und Kommunikationswesen sowie im Gesundheits- und Pflegebereich. Sie folgen einer interpersonellen Arbeitslogik, die Arbeit orientiert sich an der Inanspruchnahme der Dienstleistung durch den Klienten, Patienten, Schüler etc. Die Arbeit wird nach Bedürfnissen der Dienstleis-

---

202 Vgl. Deutsches PISA-Konsortium 2001.
203 Vgl. Vester 2010, S. 70.

tungsnehmer organisiert und muss daher zwangsläufig selbstbestimmter organisiert und umgesetzt werden. Das Maß an erforderlichen sozialen, kommunikativen Befähigungen ist ungleich höher.[204]

Unter den Humandienstleistungen nehmen die Bildungs-, Kultur-, Pflege- und Sozialberufe den größten Umfang ein und sie wachsen am stärksten. Dieser Sektor ist der einzige, in dem die Anzahl der Arbeitnehmer mit höheren Fachausbildungen sich von 1990–2007 fast verdoppelt hat. Damit hat der Bereich zur Ausweitung der oberen Hälfte der mittleren Milieus entschieden beigetragen. Obwohl die Humandienstleistungen die größten Expansionspotenziale des Arbeitsmarktes bieten, wird das Wachstum im Vergleich zu anderen Ländern der Europäischen Union wie Schweden durch Kostensenkungen politisch gebremst, um mit dem frei werdenden Kapital den industriellen Export weiter zu fördern. Die Sparpolitik, beispielsweise durch die Kostendämpfungsgesetze im Gesundheitswesen, drückt die Gehälter und die Qualität der Humandienstleistungen und führt, trotz ansteigender Qualifikationen der Arbeitnehmer, zu einer Ausweitung prekärer Arbeitsbedingungen in diesem Beschäftigungsbereich. Wachsende Anteile der gut qualifizierten Arbeitnehmermitte geraten in unsichere Arbeitsverhältnisse und in den Niedriglohnsektor. Arbeitnehmer der Mitte, so lässt sich zusammenfassen, die sich im Bereich der Pflege- und Sozialberufe sicher positionieren wollen, geraten durch Deklassierungen und die große Gruppe der Anwärter auf diesen Arbeitsmarkt unter Druck, sie sehen sich zur Weiterbildung gezwungen, um ihren sozialen Status zu sichern.

## 4.2    Frauen zwischen Teilhabe und Abstieg

Bourdieu geht davon aus, dass eine geschlechtsspezifische Sicht auf die Welt sich in jedem Habitus anlagert. Das Herrschaftsverhältnis zwischen Mann und Frau stellt das grundlegendste Teilungsprinzip der Gesellschaft dar. Das Geschlechterverhältnis ist »die Somatisierung gesellschaftlicher Herrschaftsverhältnisse«[205] und bildet, als Ergebnis von Unterscheidung, Differenzierung, Zuschreibung und Distinktion, von frühester Kindheit an die Identität als Mann oder Frau (vgl. 2.5). Die geschlechtsspezifische Segmentierung liegt demnach »quer« zur Landkarte der Milieus; in jedem einzelnen Milieu ist das Herrschaftsverhältnis zwischen Männern und Frauen hinsichtlich Bildung, Berufsspezifik, Praxisformen oder innerhalb vertikaler/ horizontaler Bewegungen als grundlegendes Prinzip fest verankert. Frauen sind durch ihre soziale Herkunft im

---

204 Vgl. Vester 2010, S. 63.
205 Vgl. Krais & Gebauer 2010, S. 48–53.

sozialen Raum verortet *und* durch ihr Geschlecht in das gesellschaftliche Teilungsprinzip zwischen Männern und Frauen eingebunden. Soziale Segregation besteht also in doppelter Weise, allein im Habitus der Frauen fließen die Dispositionen dieser »doppelten Vergesellschaftung«[206] zusammen.[207] Dennoch hat selbst die an Bourdieu anknüpfende Forschung zur Sozialstrukturanalytik die Trennlinie zwischen Männern und Frauen bislang kaum berücksichtigt. Wenn Milieus als Gruppen mit typischen Merkmalen beschrieben werden, ohne dass geschlechtsspezifische Differenzierungen eine Rolle spielen, wird damit für die soziale Lage von Frauen unterstellt, dass diese sich von der der Männer nicht unterscheidet. Würden allein ökonomisches und kulturelles Kapital berücksichtigt oder sollten soziale Ereignisse im Lebenslauf berücksichtigt werden, müsste sowohl eine »Landkarte der Milieus« für Männer als auch eine für Frauen erarbeitet werden, die wie zwei Schablonen übereinanderzulegen sind, um zu erfahren, wie sich die Positionen im sozialen Raum unterscheiden. Ebenso müssten die Beschreibungsmerkmale »kulturelles und ökonomisches Kapital« anders konnotiert werden, damit sie nicht nur der Lebensrealität von Männern, sondern auch der von Frauen entsprechen können. Um einen Status Quo auf der Landkarte abzubilden scheint es sinnvoll den Habitus in den Mittelpunkt zu stellen, indem sich auch die die »doppelte Vergesellschaftung« manifestiert.

Bisher blieb es weitgehend der Frauen- und Geschlechterforschung überlassen, herauszuarbeiten, in welcher Weise die sozialen Konstruktionen des Geschlechts mit den Positionen und Bewegungen im sozialen Raum verknüpft sind. Die »Vergeschlechtlichung« als Mann *oder* als Frau ist in der Gesellschaftsentwicklung von zentraler Bedeutung und das wesentliche Fundament für Herrschaftsbeziehungen. Besonders (klassische) soziologischen Ansätze und Sozialstrukturanalysen, die Ungleichheit ausschließlich auf Erwerbspositionen zurückführen, vernachlässigen, dass Frauen andere Zugänge zu und eine andere Präsenz im Erwerbssystem haben, sie vernachlässigen darüber hinaus jede Arbeit, die nicht im Erwerbssystem stattfindet, wie Reproduktionsarbeit oder nicht entlohnte Arbeit zur existenziellen Sicherung. Vesters Milieuansatz betont, mit

---

206 Vgl. Becker-Schmidt 1987, S. 10–25.
207 Unterschiedliche Ansätze der Frauen- und Geschlechterforschung führen – je nach Perspektive – unterschiedliche Strukturkategorien zusammen. Kategorien wie Geschlecht, Klasse, Ethnizität, Alter, körperliche Integrität etc. werden in Gesellschaftsbildern angeordnet, abhängig davon, ob Diskriminierungen, gesellschaftstheoretische Ansätze oder sozial-ökonomische Unterschiede fokussiert werden. Ilse Lenz schlägt beispielsweise 2010 das Modell einer »dreifachen Vergesellschaftung« vor (durch Geschlecht, Klasse und Ethnie). Mit einer mehrdimensionalen Verschränkung von Strukturkategorien gelingt es, Interdependenzen zwischen Ungleichheitsmerkmalen zu erschließen. Dadurch wird etwa deutlich, dass sich ein Manager nicht allein durch seine sozial-ökonomische Position von seiner Haushaltshilfe unterscheidet, sondern auch dadurch, dass er Europäer und männlich ist während die Haushaltshilfe unter Umständen gleichzeitig Migrantin ist *und* eine Frau.

dem Bezug zu Bourdieus Theorien, die kulturelle Reproduktion sozialer Ungleichheit, vermittelt über Kapital und Habitus. Dieser Ansatz bietet die Chance,
die strukturelle Herrschaftsasymmetrie zwischen den Geschlechtern, die mit der
Ausbildung einer geschlechtlichen Identität kulturell vererbt wird, in die Milieubeschreibungen grundsätzlich einzubeziehen, ohne die Ungleichheit aufgrund von Erwerbspositionen (ökonomischen Kapitals) zu relativieren. Die
doppelte Vergesellschaftung bleibt im Milieuansatz Vesters jedoch eine theoretische Option, die empirisch nicht ausreichend verfolgt wurde. Die mit den
Indikatoren soziale Herkunft, Bildungsstand und Beruf (kulturelles und ökonomisches Kapital) verflochtenen Merkmale Geschlecht und Reproduktionsarbeit wurden nicht ausreichend beschrieben. Die Veränderungen des sozial-
strukturellen Wandels sind ohne die Merkmale des »privaten« Bereichs
analysiert worden, zu dem die Art der Paarbeziehungen, Veränderungen der
Konstruktionen von Liebe und Ehe, die häusliche Arbeitsteilung, die Lebensplanung von Familien oder Erziehungsstile gehören. Nachfolgend werden die
Verknüpfungen zwischen öffentlichem und privatem Raum, zwischen Erwerbsarbeit und Reproduktionsarbeit skizziert, um die Landkarte der Milieus
im Hinblick auf die doppelte Vergesellschaftung etwas weiter zu denken. Denn
anders als Männer teilen Frauen ihr Arbeitsvermögen in Haus- und Erwerbsarbeit auf und die Arbeit, die notwendig ist, um diese beiden divergierenden
Bereiche zu vereinbaren, war ebenfalls sehr lange ausschließlich ein »Frauen-
problem«. Indem Frauen im Alltag zwischen Erwerbsarbeit und Reproduktionsarbeit vermitteln, rekombinieren sie Privatsphäre und Öffentlichkeit und
ermöglichen damit erst Sozialisation, Regeneration und Produktion.

### 4.2.1 Moderne Reproduktionsarbeit[208]

»Familie erbringt unverzichtbare Leistungen für unser Gemeinwesen. Sie erzieht
junge Menschen, investiert in private und öffentliche Fürsorge und stiftet sozialen Zusammenhalt.«[209] Die Aufgaben der Familien liegen in der Förderung
und Erziehung der Kinder als Ausgangspunkt für Gesellschaftsfähigkeit und die
Reproduktion der sozialen Position, in dem Rückhalt für erwerbstätige Familienmitglieder, in der innerfamilialen, intergenerationalen Beziehungsgestal-

---

208 Der Begriff Moderne wird mit historisch unterschiedlichen Konzepten/ Erklärungsmo-
dellen verbunden. Der hier verwende Begriff bezieht sich auf eine Epochenbezeichnung, die
sich erst gegen Ende des 19. Jahrhunderts zu etablieren begann. Die Moderne erfasst
demnach die Gesamtheit der soziokulturellen Veränderungen, die seit dem Durchbruch der
Industrialisierung zu beobachten sind, vgl. Wirsching 2006, S. 269–278.
209 Bundesministerium für Familie, Senioren Frauen und Jugend 2012, Achter Familienbericht,
S. 1.

tung und Pflege sowie in der externen Netzwerkgestaltung und Repräsentation. Dabei unterliegt die Familienarbeit strukturellen und sozialen Veränderungen, die auch die Arbeitsteilung zur Bewältigung dieser Aufgaben betrifft. Das bürgerliche Leitbild der »Normalfamilie«, mit verheirateten Eltern und leiblichen Kindern im gemeinsamen Haushalt, hat sich in den letzten Jahrzehnten ausdifferenziert. Die Pluralität von nichtehelichen oder eingetragenen Lebensgemeinschaften, Familien mit einem Elternteil, kinderlosen Paaren, Adoptiv-, Patchwork- oder Stieffamilien erfährt eine zunehmende Legitimation. Ursachen der Entwicklungen sind in veränderten Lebensentwürfen von Frauen und Männern zu finden, Partnerschaften werden beispielsweise schneller aufgegeben. Etwa jede zweite Ehe wird inzwischen geschieden (2011: 49,5 %),[210] sodass bereits 21 % der Haushalte aus Familien mit einem Elternteil bestehen, dabei leben die Kinder der getrennten Paare zu 90 % bei den Müttern und nicht bei den Vätern.[211] Trennungen sind in der Regel mit ökonomischen Einschnitten für die Frauen und Kinder verbunden, so sind die alleinerziehenden Mütter mit ihren Kindern in Deutschland die Bevölkerungsgruppe mit dem höchsten Armutsrisiko.[212] Im Jahr 2008 waren von den rund 1,6 Millionen Alleinerziehenden mit Kindern unter 18 Jahren durchschnittlich 42 % auf Grundsicherung angewiesen, alleinerziehende Frauen mit drei oder mehr Kindern zu 72 %.[213]

Grundsätzlich kann den Männern angerechnet werden, dass sie mehr Zeit aufwenden, um ihre Kinder zu betreuen oder im gemeinsamen Haushalt mitzuhelfen, als es in der Generation ihrer Väter üblich war. Männer definieren ihre Familienarbeit jedoch als Mithilfe und nicht als einen selbstverständlichen Teil der Lebensführung, für den sie Verantwortung übernehmen müssen. Sie engagieren sich in der Regel nicht, weil sie ihre Frauen mit einem Zuwachs an Freizeit entlasten wollen, sondern um eine ökonomisch notwendige Vereinbarung von Familienarbeit und Erwerbsarbeit herzustellen.[214] Frauen fühlen sich für die Familienarbeit stärker verantwortlich, während sie die verbindliche Übernahme kleiner, bedarfsgebundener Aufgabenbereiche und Hilfeleistungen durch ihre Männer als Ressource und zusätzliche Unterstützung erleben. Immer noch nehmen rund vier Fünftel aller Frauen nach der Geburt eines Kindes Elternzeit und schränken zugunsten der Familie ihre Erwerbstätigkeit ein. Die Sorge-, Pflege- und Erziehungsarbeit, die Herstellung und Organisation eines gemeinsamen Familienalltags verbleibt in der Zuständigkeit der Frauen.[215]

An die Aufgabe der *Kindererziehung und -förderung* werden, verbunden mit

---

210  Vgl. Statistisches Bundesamt 2012d.
211  Vgl. Bundesministerium für Familie, Senioren, Frauen und Jugend 2008a, S. 4.
212  Vgl. Bundesagentur für Arbeit 2008, S. 4.
213  Vgl. Bundesagentur für Arbeit 2008, S. 5.
214  Vgl. Heimann 2009, S. 154.
215  Vgl. Heimann 2009, S. 155.

einem Wandel des Kinderalltags, der mit einer anwachsenden Pädagogisierung und Psychologisierung einhergeht, seit der Nachkriegszeit zunehmende Anforderungen gestellt. Zeiher wies bereits 1991 darauf hin, dass das freie Spielen der Kinder aus der Nachbarschaft in räumlicher Nähe zur Wohnung, wie es außerhalb der Schulzeiten in den 60er Jahren noch die Regel war, heute kaum noch stattfindet. In dem verstärkten Bemühen von Professionellen und Eltern werden Kinder seitdem aus dem öffentlichen, (aufsichtslosen) Raum verdrängt und in eigens für sie ausgestaltete Räume zur Förderung, Betreuung und Freizeitgestaltung gegeben.[216] Schulzeit und Freizeit der Kinder werden institutionell ausgestaltet, eine eigenständige, individuelle, konstante Spiel- und Freizeitgestaltung durch die Kinder selbst ist selten anzutreffen. Das Ideal einer optimalen Förderung der Kinder in der »die gesamte Sozialisation auch Akkumulation sein kann«[217], wird heute in Familien ausgestaltet und ist an Technik und Institutionen gebunden. Angebote und Maßnahmen müssen angeschlossen, koordiniert und ausgehandelt werden. Der Aufwand an Zeit für Betreuung und Organisation des Kinderalltags nimmt zu und verhindert stärker als in der Generation zuvor die selbstbestimmte Lebensgestaltung und Erwerbstätigkeit der hierfür zuständigen Frauen. Zeiher bemerkte 1991, dass die Ausgestaltung des Kinderalltags durch Mütter milieuspezifisch ausgeprägt ist. Mütter nahe der Grenze zur Distinktion planen den Alltag ihrer Kinder sehr sorgfältig, sie wägen die Aktivitäten mit den Interessen, Neigungen und bestehenden Zeitregimes ab, initiieren diese und sorgen für die Umsetzung, indem sie beispielsweise den Transport der Kinder sicherstellen und sich um die notwendige Ausstattung kümmern. Mütter nahe der Grenze zur Respektabilität nutzen, trotz starker positiver emotionaler Beziehungen zum Kind, außerfamiliäre Angebote weitaus weniger, die Kinder suchen sich eher selbst den Zugang zu institutionellen Freizeitangeboten. Während die Mütter der privilegierten Milieus vorausschauen und planen, abwägen und vorbereiten, nehmen jene Mütter häufiger spontan mit, was die Gegenwart ihnen bietet. Größere Anteile des Kinderalltags sind Sache der Kinder, diese bleiben räumlich näher auf die Aktivitäten begrenzt, die sie ohne Planung und Vorbereitung alleine erreichen.[218] Je größer das kulturelle und ökonomische Kapital, so lässt sich annehmen, desto kompromissloser richten Mütter ihre Lebensplanung an der Herstellung des Kinderalltags aus und schränken ihre Berufstätigkeit oder Freizeit entsprechend der Verfügbarkeit für das Kind, besonders an Nachmittagen, ein.

Die Ausgestaltung der *intergenerationalen Beziehungen* zwischen Kindern, Erwerbstätigen und der Generation im Ruhestand ist überwiegend die Aufgabe

---

216  Vgl. Zeiher 1991, S. 341–344.
217  Bourdieu 2005, S. 58.
218  Vgl. Zeiher 1991, S. 250–253.

der Frauen in den Familien. Die ältere Generation (und hierbei insbesondere Frauen im Alter von 60–75 Jahren) unterstützt die Jüngeren bei der Betreuung der Kinder, bei der Hausarbeit oder in Ehrenämtern. Auch finanziell unterstützen die Älteren die jungen Familien, indem besondere Belastungen wie Studienfinanzierungen oder Bauvorhaben abgesichert werden. Andererseits werden Familienmitglieder vor allem im hohen Alter zu Hilfeempfängern, wobei die Anzahl der pflegebedürftigen Frauen die der Männer deutlich übertrifft.[219] Rund 70 % aller im Sinne des Pflegeversicherungsgesetzes pflegebedürftigen Menschen werden zu Hause versorgt, wobei diejenigen, die in den Familien pflegen, zu 90 % Frauen sind.[220] Frauen, die gleichzeitig für ihre minderjährigen Kinder im eigenen Haushalt und für pflegebedürftige Angehörige sorgen, sind in der Altersgruppe von 30–39 Jahren mit 2,4 % stärker vertreten als in anderen Altersgruppen. Pflegende Angehörige sind in Deutschland zu 37 % zusätzlich erwerbstätig.[221] Remmers weist darauf hin, dass die mittlere Lebensphase (Menschen im Alter zwischen 40 und 65 Jahren), mit herausfordernden Transition verbunden ist. Im Vergleich zum Auszug der heute mittleren Generation aus ihrem Elternhaus, unterstützen und begleiten diese ihre eigenen, erwachsen werdenden Kinder umfassender. Der Auszug ist zu einem länger andauernden Prozess geworden, in dem Eltern nur langsam aus der (finanziellen) Verantwortung entlassen werden. Im mittleren Alter erleben viele Menschen zu erstem Mal in ihrem Leben körperliche (Menopause), psychische und soziale Anzeichen des Älterwerdens. Die Anzahl derer, die sich im Alter ab 40 Jahren noch scheiden lassen, nimmt gleichzeitig zu. Verunsicherungen, Auseinandersetzungen mit ursprünglichen Lebensentwürfen, Um- und Neuorientierungen sind kennzeichnend für diese Lebensphase.[222] Besonders Frauen werden in dieser Zeit, die mit neuen Gestaltungsmöglichkeiten einhergeht, häufig mit der Hilfsbedürftigkeit und dem Tod ihrer Eltern konfrontiert. Die Chance auf Verwirklichung eigner Möglichkeiten und Bedürfnisse steht im Widerspruch zu der Verpflichtung, die sie ihren Eltern gegenüber empfinden.[223]

Dabei sind die Bereitschaft zur Pflegeübernahme und die gewählten Versorgungsformen milieuspezifisch ausgeprägt. Die größte Bereitschaft dazu, Angehörige auch ohne professionelle Unterstützung zu pflegen, konnte in Milieus unterhalb oder just oberhalb der Trennlinie der Respektabilität beobachtet werden. Ein niedriger sozialer Status und ein eher traditionelles (vormodernes) Bild von Familienarbeit führen wahrscheinlicher zur Pflegeübernahme. In

---

219  So beträgt zum Beispiel bei den 85- bis unter 90-jährigen Frauen die Pflegequote 42 %, bei den Männern gleichen Alters hingegen »nur« 28 %, vgl. Statistisches Bundesamt 2011, S. 7.
220  Vgl. Deutscher Bundestag 2010, S. 187.
221  Vgl. Bundesministerium für Familie, Senioren Frauen und Jugend 2012, S. 112.
222  Vgl. Remmers 2014, S. 143–146.
223  Vgl. Remmers 2014, S. 146.

»unterprivilegierten« Milieus sind 47 % der Befragten 40–64-Jährigen dazu bereit, ihre älteren Angehörigen im häuslichen Umfeld auch ohne professionelle Hilfe zu pflegen. Je höher die Bildungsabschlüsse und je moderner die Lebensentwürfe, in desto geringerem Maße ist diese Bereitschaft vorhanden, in den bürgerlichen Milieus nur noch zu 18 %.[224] Moralische Erwägungen spielen dabei eine weitaus geringe Rolle als eine Kosten-Nutzen-Bilanz. Mit zunehmendem Kapitalvolumen sind die Opportunitätskosten, die durch die Übernahme der Pflege entstehen würden, höher als die aufzubringenden Kosten für eine professionelle Versorgung. Den entgangenen Chancen, die durch die Übernahme der Pflege entstehen, wird von Frauen mit einem niedrigen Bildungsniveau und geringeren Chancen auf dem Arbeitsmarkt weniger Beachtung geschenkt, die Honorierung der Pflegearbeit durch die Pflegeversicherung stellt einen höheren Anreiz dar.[225]

Verglichen mit den Arbeitsabläufen der Eltern- und Großelterngeneration ist die *moderne Hausarbeit* durch technischen Fortschritt (Waschmaschine, Geschirrspüler, Mikrowelle etc.) erheblich erleichtert worden. Etliche Arbeiten, die Männer traditionell im Haus verrichteten (bauen, instand halten, reparieren), wurden seit den 60er Jahren sukzessive in Handwerks- und Dienstleistungsberufe ausgelagert und können inzwischen als Auftragsarbeit vergeben werden.[226] Andererseits nehmen einige Bereiche der den Frauen zugeschriebenen Anteile an Hausarbeit zu und vertiefen die Spaltung von Reproduktions- und Erwerbsarbeit. Die Technisierung erfordert den Erwerb von Fähigkeiten, um die Geräte bedienen, warten und austauschen zu können. Veränderte Ansprüche an Hygiene, Gesundheitsleistungen, gesunde Ernährung, Klimaschutz oder Wohnumgebungen werden vor allem an die Frauen in der Familienarbeit herangetragen und fordern entsprechende Auseinandersetzungen, Positionierungen und Arrangements. Netzwerkarbeit (in Form von Gabe und Gegengabe, vgl. 2.5), um den Anforderungen nachkommen zu können, um den Kinderalltag herzustellen oder die soziale Position zu erhalten, nimmt einen erheblichen Anteil der modernen Hausarbeit ein. Sie unterliegt einem von außen vorgegeben Zeitregime, das durch Vorgaben oder Fristen der vernetzten Institutionen entsteht. Entlastung schaffen ein großes soziales Netzwerk und ein möglichst gutes Zeitmanagement, darüber hinaus jedoch die Möglichkeit, Hilfen zur Kinderbetreuung, zum Putzen, Waschen, Einkaufen oder auch für Reparaturen und zur Gartenarbeit in Anspruch nehmen zu können. Die Milieuspezifik liegt auf der Hand: Familien, die über ein hohes Haushaltseinkommen verfügen, können verstärkt auf Hilfen im Haushalt zurückgreifen, während auf der anderen Seite

---

224 Vgl. Blinkert & Klie 2008, S. 27.
225 Vgl. Blinkert & Klie 2008, S. 28.
226 Vgl. Bundesministerium für Familie, Senioren, Frauen und Jugend 2006, S. 89.

die Anzahl der bezahlten Haushaltsarbeiterinnen, es sind Sozialhilfeempfängerinnen, Empfängerinnen von Arbeitslosengeld II, Studentinnen, Rentnerinnen oder Hausfrauen in Minijobs, beständig wächst. Dabei ist der Privathaushalt der Beschäftigungsbereich mit dem höchsten Anteil ungeschützter, illegaler, prekärer Beschäftigung – fast ausschließlich für Frauen.[227] Parallel zum kulturellen Kapital steigen die Ansprüche etwa an Ernährung, Gesundheit oder Umweltschutz und erhöhen die Arbeitsanforderungen, die notwendig sind, um ihnen zu entsprechen. Mit dem Zuwachs an kulturellem Kapital steigt insofern der Bedarf von Frauen an Arbeitsentlastung durch Haushaltsarbeiterinnen.

Mit den beschrieben Prozessen des gesellschaftlichen Wandels verändern sich die *emotionalen Aufgaben* in der Familienarbeit sowie der *Umgang mit Zeit* und bedingen für Frauen neben Familien- und Erwerbsarbeit nicht selten eine unsichtbare »dritte Schicht«. Zeitliche Vorgaben der mit den Familien verbundenen Institutionen wie Schulen, Freizeitanbieter, Förderungs- und Gesundheitsleistungen, Behörden und die Entgrenzung der Erwerbsarbeit erfordern ein weitaus höheres Maß an Zeitmanagement einerseits und emotionaler Kompensation in der Familie andererseits. Die Begrenzung der Bereiche Erwerbsarbeit und Privatsphäre bricht auf, Arbeitszeiten, besonders im Dienstleistungsbereich, werden flexibler an die Anforderungen angepasst und verlieren an Regelmäßigkeit. Gleichzeitig nehmen der ökonomische Druck und die Erwerbsbeteiligung von Frauen zu, die zusätzlich den Kinderalltag herstellen und die moderne Hausarbeit verrichten. Auch in Patchworkfamilien oder Familien mit einem Elternteil entstehen veränderte Anforderungen an Aushandlung und Kompensation. Die Familie wird zum Aushandlungsort unterschiedlicher Zeitanforderungen, Bedürfnisse und Motivationen. Zeitentscheidungen müssen immer wieder neu getroffen werden, wobei die Zeit für die Familie grundsätzlich sicherzustellen ist, damit ein Minimum an gemeinsamen Deutungen, Handlungen und Ressourcen entwickelt werden kann. Die emotionalen Folgen des sozialen Wandels, wie Stress, Beziehungsprobleme, »Versagen« und Widerstand der Kinder, werden zumeist von den Frauen in den Familien bearbeitet und kompensiert. Rabe-Kleberg identifiziert Geduld als Kern des weiblichen Arbeitsvermögens, der notwendig ist, um den Anforderungen zu entsprechen. Entsprechend der Logik des ökonomischen Feldes wird Zeit gespart, eingeteilt, beschleunigt und Arbeitsbereiche entgrenzt, um rationaler und effektiver wirtschaften zu können. Frauen vermitteln zwischen den ökonomischen Zeitanforderungen und den Zeitanforderungen, die sich der Ökonomisierung und Beschleunigung entziehen und deshalb oft zu Dysregulationen führen. Denn Wachsen, Entwickeln, Lernen oder Heilen lassen sich nur um den Preis der Zerstörung oder Beschränkung beschleunigen und ökonomisieren. Geduldiges

---

227 Vgl. Bundesministerium für Familie, Senioren, Frauen und Jugend 2006, S. 92.

Verhalten ist durch Abwarten und sensibles Handeln anderer Menschen gegenüber gekennzeichnet. Der geduldige Mensch stellt seine eigenen Bedürfnisse
zurück, während er abwartet und aufmerksam ist. Frauen brauchen Geduld, um
zwischen den divergenten Zeitanforderungen der Familienmitglieder und der
linearen, beschleunigten Arbeitswelt zu vermitteln. Besonders Mütter sind im
Umgang mit ihren Kindern zur Geduld herausgefordert, da Kinder einen
scheinbar eigenbezogenen, chaotischen Umgang mit Zeit haben, der von äußeren Implikationen losgelöst ist.[228] Die emotionalen, körpergebundenen, nicht
linearen Prozesse der Familienarbeit folgen nicht zwangsläufig der ökonomischen Logik. Die Handlungen erfolgen beiläufig, gleichzeitig, sie werden unterbrochen und neu angeschlossen und sind nicht immer intentional und zielgerichtet. Im Zuge dessen müssen Frauen zur Familienarbeit besondere
Fähigkeiten zur emotionalen Arbeit und zum Zeitmanagement entwickeln, zu
denen Geduld, Sensibilität, Vermittlung und Ausgleich gehören. Die Fähigkeiten
ermöglichen und konstituieren Familienarbeit unentgeltlich und fließen zugleich, deklassiert als »Jedermann-Qualifikation«, in die Erwerbsarbeit der
Frauen ein.

### 4.2.2  Geschlechtsspezifische Segregation von Bildung und Erwerbsarbeit

Bourdieu zufolge stellt der weibliche Teil der sozialen Welt ein Feld dar, das einen
frauentypischen Habitus hervorbringt. Der Habitus trifft auf die geteilte soziale
Welt, in der die antagonistischen Pole weiblich und männlich das grundlegendste Teilungsprinzip darstellen. Er »sucht« sich die Orte und Praxisformen,
zu denen eine Affinität besteht, und stellt eine Passung her. Ist die Passung
hergestellt, entsteht für die Frauen der Eindruck am richtigen Ort zu sein, bestehende Verhältnisse werden reproduziert (vgl. 2.2). Der weibliche Habitus
wandelt sich dabei mit den sozialen Bedingungen. So belegen Befragungen von
jungen Frauen und Mädchen seit den 80er Jahren, dass diese überwiegend den
Wunsch haben, ihre berufliche Karriere und eine Familiengründung miteinander zu vereinbaren.[229] Parallel dazu sorgen sie sich darum, einen Partner zu
finden, der ihre Berufstätigkeit unterstützt, oder sie ängstigen sich, eine Ehe
einzugehen, weil sie befürchten, dass sie ihren Wunsch, Beruf und Familie
vereinbaren zu können, dann aufgeben müssen.[230] Der Bildungsweg, die Be-

---

228  Vgl. Rabe-Kleberg 1993, S. 79–83.
229  Vgl. Bundesministerium für Familie, Senioren, Frauen und Jugend 2006, S. 71. Der Siebte
       Familienbericht bezieht sich hier unter anderem auf die Schell-Studien.
230  Vgl. Bundesministerium für Familie, Senioren, Frauen und Jugend 2006, S. 71.

rufswahl und die weibliche Erwerbsarbeit sind durch die Dynamik von sozialem Feld und weiblichem Habitus bestimmt.

Der Bildungsrückstand, gemessen an den erzielten Abschlüssen im *allgemeinbildenden Schulsystem*, der in 50er Jahren für Mädchen noch bestand, konnte bis zur Mitte der 80er Jahre aufgeholt werden. Seitdem befinden sich die Mädchen auf der Überholspur. Insgesamt hatten 2011 35 % der 30–34-jährigen Frauen einen Hochschulabschluss oder einen vergleichbaren Bildungsabschluss, bei den gleichaltrigen Männern waren es nur 31 %.[231] Mädchen werden durchschnittlich jünger eingeschult und wiederholen seltener eine Klasse.[232] Kinder und besonders Jugendliche während der Adoleszenz haben aufgrund ihrer spezifischen Sozialisationen eine klare Vorstellung von der Geschlechtskonnotation bestimmter Inhalte. Offensichtlich interessieren sie sich besonders für die Fächer und Themen, die mit ihrem geschlechtlichen Habitus übereinstimmen. So zeigen die Ergebnisse der PISA-Studien stets einen Vorsprung der Mädchen in der Lesekompetenz (auch die IGLO-Studien belegen eine höhere Lesekompetenz der Mädchen in den vierten Klassen[233]), während die Jungen einen kleinen Vorsprung im Bereich Mathematik aufweisen. In den Fächern Physik und Chemie schneiden die Jungen besser ab, im Fach Biologie wiederum die Mädchen.[234] Interessant sind in diesem Zusammenhang auch milieuspezifische Inszenierungen von Männlichkeit oder Weiblichkeit, die in der für die Berufseinmündung wichtigen Phase der Adoleszenz zu Bildungsrisiken führen. Beispielsweise konstruieren Jungen aus Haupt- und Förderschulen »Streber« als Abbild bürgerlicher Leistungsideale und schließen sie als unmännlich und verachtenswert aus ihren Zusammenhängen aus. Ihre männliche Überlegenheit demonstrieren sie symbolisch unter anderem über Bildungsverweigerung. Bildungsverweigerung als Auflehnung gegen Anpassungserfordernisse ist auch bei Jungen und Mädchen an Gymnasien zu beobachten, wobei sich die demonstrierte Symbolik geschlechtsspezifisch zeigt.[235] Auch die Beschäftigung mit weiblich/ unmännlich attribuierten Unterrichtsfächern oder Verhaltensweisen kann in den Peergruppen entschieden sanktioniert werden.

Die *Berufseinmündung* von jungen Frauen und Männern ist bis heute ungebrochen von stereotypen Vorstellungen über die Passung von geschlechtsspezifischem Arbeitsvermögen und Berufsanforderungen durchdrungen. Junge Frauen präferieren Frauenberufe, schon die Berufsbezeichnungen werden, je nach weiblicher oder männlicher Attribution, als attraktiv oder uninteressant empfunden. Frauen werden von erzieherischen, sozialen, pflegerischen oder

---

231 Vgl. Statistisches Bundesamt 2012c, S. 18.
232 Vgl. Lenz & Adler 2010, S. 151.
233 Vgl. Bos et al. 2008, Zusammenfassung, S. 17.
234 Vgl. Deutsches PISA-Konsortium 2001.
235 Vgl. Deutscher Bundestag 2011, Erster Gleichstellungsbericht, S. 94.

weiteren kundenorientierten Berufen (Einzelhandel, Frisör) angesprochen, während Männer sich von Berufen in Technik- und Freizeitbereichen angezogen fühlen. Entscheidender als die Inhalte scheint für Frauen die Erwartung zu sein, dass der Beruf mit der weiblichen Norm des Lebenslaufs und insofern mit der Herstellung einer sozial anerkannten weiblichen Identität vereinbar ist.[236]

Seit rund 120 Jahren sind Frauen als *Studentinnen an Hochschulen* zugelassen. 2007 waren 48 % der Studierenden in Deutschland weiblich. Obwohl dies in der langfristigen Rückschau einen überragenden Erfolg für die Gleichstellung der Frauen bedeutet, kann aktuell auch belegt werden, dass der Vorsprung der Mädchen beim Erwerb des Abiturs sich bislang nicht in der Zahl der Immatrikulationen widerspiegelt. Offensichtlich neigen die Abiturienten stärker dazu, ein Studium aufzunehmen, als ihre Mitschülerinnen. Die Geschlechterdifferenz zeigt sich jedoch besonders an den von Frauen und Männern gewählten Studienfächern. Studienfächer mit dem geringsten Frauenanteil sind Ingenieurswissenschaften, Informatik, Physik oder Mathematik, während in Sprach-, Kultur- und Gesundheitswissenschaften sowie Human- und Veterinärmedizin die Frauen inzwischen überwiegen. Die »MINT«-Studiengänge (Mathematik, Informatik, Naturwissenschaften, Technik), obwohl stark für Frauen beworben, wurden 2010 beispielsweise nur zu 16 % von Frauen belegt.[237] Einige Fächer (wie Jura) weisen eine ausgeglichene Geschlechterrelation auf.[238]

Ein Anliegen der Frauen- und Geschlechterforschung ist es, die Zusammenhänge von Geschlecht und der Konstitution von Erwerbsarbeit zu analysieren und *Ursachen* für die geschlechtsspezifische Segregation der Berufswelt zu ergründen. Schlüssige Antworten lassen sich vor allem finden, wenn die gesellschaftliche Organisation des Wechselspiels von Produktion und Reproduktion betrachtet wird. (Frühe) Erklärungsansätze, die die dazu notwendigen historischen, gesellschaftspolitischen und sozialwissenschaftlichen Zugänge verknüpfen, bieten die Konzeptionen von der doppelten Vergesellschaftung von Frauen (s. o.),[239] vom weiblichen Arbeitsvermögen[240] oder halbierten Leben[241]. Beck-Germsheim beschreibt das »Auseinanderbrechen einer vorindustriellen Einheit von Arbeit und Leben«[242] als Grund dafür, dass Männer und Frauen heutzutage einseitiger auf geschlechtsspezifische Rollen festgelegt werden. Mit dem Schwund eines gemeinsamen Alltags, in dem die Familie als Arbeitsgemeinschaft in Haus, Hof und Werkstatt fungierte, nahmen die Anforderungen

---

236 Vgl. Lenz & Adler 2010, S. 164–165.
237 Vgl. Statistisches Bundesamt 2012c, S. 22.
238 Vgl. Lenz & Adler 2010, S. 170.
239 Vgl. Becker-Schmidt 1987.
240 Vgl. Beck-Gernsheim 1976.
241 Vgl. Beck-Gernsheim 1989.
242 Beck-Gernsheim 1989, S. 248.

an Effizienz in der beruflichen Arbeit der industrialisierten Welt zu. Die Versorgung der Kinder, der Alten und die Erfüllung emotionaler Bedürfnisse wurden in die Privatheit der Familien verlagert. Zu der Arbeitswelt, in der der Mann sich behaupten musste, um die Familie zu ernähren, schuf die Frau zu Hause das Gegengewicht, indem sie dort – außerhalb der Arbeitswelt – alles Notwendige tat, um die entlohnte Arbeitsfähigkeit zu erhalten. Partnerschaften beruhten nicht mehr allein auf der Notwendigkeit, eine Arbeits- und Erbengemeinschaft zu gründen, sondern stärker als zuvor auf Gefühlen wie Liebe und Vertrauen. Gleichzeitig haben Männer und Frauen sich voneinander entfernt, sie wurden auf die voneinander getrennten Bereiche der Erwerbs- und Reproduktionswelt verwiesen, die jeweils gegensätzliche Fähigkeiten und Haltungen einfordern. Das Leben erschien »halbiert« und gleichzeitig emotional wie moralisch überfrachtet.[243] Die aus der Segregation der industriellen Arbeitswelt entstandenen geschlechtsspezifischen Zuschreibungen von Charaktereigenschaften und Arbeitsvermögen lassen Frauen für bestimmte, »typische« Berufe als besonders geeignet erscheinen. Frauenberufe entwickeln im Gegenzug charakteristische Anforderungsprofile, die mit den sozial erworbenen weiblichen Dispositionen korrespondieren. Rabe-Kleberg verwies darauf, dass mit der Entwicklung der industriellen Produktion sich immer wieder auch Arbeitsfelder ergaben, die viele ungelernte, billige Arbeitskräfte einforderten. Sie vermutet, dass es vor allem die geringe Bezahlung war, die Frauen für diese Bereiche geeignet erscheinen ließ. Die Zuschreibung von weiblichen Arbeitsvermögen diente demnach immer auch als Argument dafür, Frauen aus höher dotierten, männerdominierten Berufsbereichen herauszuhalten und möglichst kostengünstig arbeiten zu lassen.[244] Heute wird den Frauen prinzipiell zugetraut in allen Berufen und Positionen arbeiten zu können, für die untergeordneten oder am schlechtesten bezahlten Positionen, wie die der Putzfrauen, so die Ansicht befragter Männer, eigneten sich tendenziell jedoch ausschließlich Frauen.[245] Das zugeschriebe, vermeintlich natürliche weibliche Arbeitsvermögen leitet sich aus den Fähigkeiten ab, die sich aus Mutterschaft, Sorge- und Hausarbeit ergeben. Diese Fähigkeiten werden in entsprechende Berufe eingebracht, die durch erlernbare Kompetenzen, Fähigkeiten und Fertigkeiten definiert sind. Die weibliche Leistung erscheint darin nicht vollständig gegen den privaten Bereich abgrenzbar und bleibt häufig unsichtbar. Vermeintlich typisch weibliches Arbeitsvermögen tritt dann an die Stelle von Qualifikationen oder Kompetenzen und erscheint selbst den Frauen, die es betrifft, als zufälliges Bündel persönlicher Eigenschaften. So sind in der Folge Auszubildende in Frauenberufen der Mei-

---

243 Vgl. Beck-Gernsheim 1989, S. 248–253.
244 Vgl. Rabe-Kleberg 1993, S. 69.
245 Vgl. Rabe-Kleberg 1993, S. 71.

nung, dass sie wesentliche Sozialkompetenzen gar nicht in der Ausbildung erlernen können, sondern dass sie den Charakter von Persönlichkeitsmerkmalen haben, die man eben hat oder nicht hat. Erwerbstätige Frauen beklagen, dass die erlernten fachlichen Kompetenzen im Berufsalltag nicht gebraucht werden, haben jedoch Probleme damit, zu beschreiben, welche Qualifikationen stattdessen eingefordert werden oder worin ihre besondere Expertise besteht.[246] Der Verweis auf sozial-kommunikative oder personale Kompetenzen, die inzwischen auch in Frauenberufen als Berufsbefähigung definiert wurden, hat entgegen vieler Erwartungen nicht dazu geführt, dass die Berufe oder die Arbeitsleistung der Frauen anders als zuvor bewertet werden. Ausgewiesene sozial-kommunikative oder personale Kompetenzen führen nicht automatisch dazu, dass weibliches und männliches Arbeitsvermögen egalitärer konstruiert werden, eher scheinen auch die Kompetenzen geschlechtsideologisch besetzt zu sein. Sozialkompetenz wird beispielsweise von Männern und Frauen in unterschiedlicher Weise erwartet. Während in helfenden Berufen von Frauen das »In-Beziehung-Sein«[247], Geduld (s. o.), Altruismus (analog zur Mutter-Kind-Beziehung), Empathiefähigkeit oder die Fähigkeit, zwischen unterschiedlichen Zeitperspektiven zu vermitteln, eingefordert werden, erscheint Sozialkompetenz in Männerdomänen vielmehr als allgemeine Arbeitstugend, die dazu dienen kann, besser zu verkaufen oder effizierter zu führen. Derartig besetzt bekräftigen diese, häufig als innovativ erachteten Kompetenzen die Segregation und erweisen sich als Hemmnis für die Lernprozesse oder die Berufstätigkeit von Frauen in helfenden Berufen.

Die *Erwerbstätigkeit* der Frauen hat in Deutschland von 1972–2009 kontinuierlich zugenommen, im Jahr 2009 lag sie bei 66,2 % (bezogen auf Frauen im Alter zwischen 15 und 64 Jahren).[248] Die Ursachen sind in der verbesserten Bildungsbeteiligung von Mädchen und jungen Frauen sowie in einem sozialen Wertewandel, der Berufstätigkeit für Frauen zunehmend positiv legitimiert, zu sehen. 1976 wurde mit dem Erlass des Eherechtsreformgesetzes die Regelung abgeschafft, dass verheiratete Frauen nur dann erwerbstätig sein durften, wenn dies mit ihren »Pflichten« in Ehe und Familie vereinbar war. Das Erstarken des Dienstleistungsbereichs, in dem Berufe expandieren, die »frauentypisch« konstruiert sind, und ökonomische Zwänge durch höhere Scheidungsraten sind ebenso als Ursachen anzusehen. Auch die Erwerbsbeteiligung von verheirateten Frauen und Müttern ist deutlich angestiegen, Erwerbsunterbrechungen durch Geburten fallen kürzer aus.[249] Dennoch gestalten sich der Erwerbsverlauf und

---

246  Vgl. Rabe-Kleberg 1993, S. 59.
247  Vgl. Heimann 2009, S. 131.
248  Vgl. Deutscher Bundestag 2011, S. 110.
249  Vgl. Deutscher Bundestag 2011, S. 110.

damit die Teilhabe am Erwerbsleben für Männer und Frauen nach wie vor ungleich. Die Unterschiede manifestieren sich neben der geschlechtsspezifischen Besetzung der Berufe in ungleichen Arbeitsvolumen, in der Besetzung von Führungspositionen und in ungleicher Entlohnung der Arbeit.

Obgleich die Zahl der erwerbstätigen Frauen steigt, geht dies nicht mit einer Ausweitung ihres gesamtgesellschaftlich geleisteten Arbeitsvolumens einher. Ein stagnierender Anteil an Arbeitsvolumen ist stattdessen, gemessen an Vollzeitäquivalenten, auf eine größere Anzahl von Frauen umverteilt worden.[250] Während Männer in Vollzeit arbeiten, lassen die eingangs skizzierten Aufgaben in der Familie die Teilzeitarbeit in Deutschland zu einer Frauendomäne werden. 2011 arbeitete jede zweite Frau weniger als 32 Stunden pro Woche, während Männer nur zu 10 % in vergleichbarer Teilzeit beschäftigt waren. Dabei ist zu berücksichtigen, dass sich die Zahlen ausschließlich auf Erwerbstätige beziehen, der Anteil der nicht erwerbstätigen Frauen übertrifft mit 28 % den der Männer (18 %) jedoch um fast ein Drittel. Jede zweite Frau (und nur 2 % der Männer) davon gab an, aus familiären Verpflichtungen dem Arbeitsmarkt nicht zur Verfügung stehen zu können.[251] Neben den sozialversicherungspflichtigen Teilzeitbeschäftigungen nahmen in den vergangenen Jahren geringfügige Beschäftigungen für Frauen in stärkerem Maße zu als für Männer und damit Minijobs, Niedriglöhne und Arbeitsrechtsverletzungen.[252] Stark zeitlich reduziert arbeiten Frauen im Alter von 36–45 und von 56–65 Jahren, wobei parallel dazu die Arbeitszeit der Männer in diesem Alter besonders hoch ist.[253]

Durch die Familienarbeit und insbesondere während der Familiengründungsphase, in der kleine Kinder einen hohen Betreuungsbedarf haben, dem bislang außerhalb der Familien nicht adäquat begegnet wird, verschlechtern sich die Karrierechancen von Frauen nachdrücklich. Die negativen Effekte der Familienphase sind auch im weiteren Erwerbsverlauf kaum zu kompensieren. Bis zum Alter von 35 Jahren ist der Anteil weiblicher Führungskräfte in der Privatwirtschaft mit 42 % am höchsten, im Alter ab 36 Jahren beträgt der Anteil nur noch 22 %. In den Vorständen größerer Unternehmen sind Frauen kaum vertreten: »In den 200 größten Unternehmen außerhalb des Finanzsektors sind gerade 2,5 Prozent der Spitzenposten von Frauen besetzt.«[254] Da der Anteil der Frauen in den Berufsbereichen Erziehung und Unterricht sowie Gesundheit- und Sozialberufe besonders hoch ist (in allen Gesundheits- und Sozialberufen

250 Vgl. Deutscher Bundestag 2011, S. 111.
251 Vgl. Statistisches Bundesamt 2012e, S. 46.
252 Vgl. Deutscher Bundestag 2011, S. 112.
253 Vgl. Deutscher Bundestag 2011, S. 113.
254 Vgl. Bayerisches Staatsministerium für Arbeit und Sozialordnung, Familie und Frauen 2010, S. 8.

beträgt die Frauenquote insgesamt beispielsweise 77 %[255]), finden sich die höchsten Anteile der Frauen in Führungspositionen in diesem Beschäftigungsbereich. Zusammengefasst sind in Deutschland nach wie vor zwei Drittel aller Führungspositionen von Männern besetzt.[256]

Frauen fehlen in den Führungsetagen, sie fehlen in bestimmten Branchen und Berufen. Zudem unterbrechen sie wegen ihrer Aufgaben im Reproduktionsbereich häufiger ihr Erwerbsleben und arbeiten zu einem weitaus höheren Anteil in Teilzeitbeschäftigungen, besonders zu den Zeiten im Lebenslauf, in denen die Männer erhebliche Verdienstzuwächse erwirtschaften. Typische Frauentätigkeiten werden als »Jedermann-Qualifikation« deklassiert und niedrig honoriert, während der große Bereich der weiblich dominierten prekären Beschäftigung tarifrechtlich ungeregelt bleibt. Im Zeitraum von 2004 bis 2007 waren in Westdeutschland 71,3 % der Beschäftigten im Niedriglohnsektor Frauen. So verwundert es nicht, dass Frauen durchschnittlich stets weniger verdienen als Männer. Mehr als die Hälfte des Lohnunterschiedes kann jedoch statistisch nicht auf die verschiedenen sozialen und beruflichen Merkmale von Frauen und Männern zurückgeführt werden, sodass an dieser Stelle vermutlich schlicht Lohndiskriminierung eine Rolle spielt.[257] Der Unterschied im durchschnittlichen Bruttostundenverdienst lag 2010 bei rund 23 % und hat sich damit über Jahre hinweg nicht verändert.[258]

Reproduktions- und Erwerbsarbeit sind mit den durch die Industrialisierung hervorgebrachten Arbeitsanforderungen strukturell verwoben, durch den sozial-strukturellen Wandel der Moderne (vgl. 4.1) differenzieren nicht nur die Milieus, die durch die Erwerbsarbeit charakterisiert wurden, sondern auch die Reproduktionssphäre (vgl. 4.2.1) und die Notwendigkeit, *beide Bereiche miteinander zu vereinbaren*. Strukturell wird die Spannung zwischen den Bereichen kaum gelöst[259] und wird damit zum Gegenstand individueller Aushandlungsprozesse auf Paarebene. Für Frauen gerät die auf Paarebene ausgehandelte Vereinbarkeit von notwendiger Lohnarbeit, die die Familiengründung erst sichert, und Reproduktionsarbeit, die die Familie in der Arbeits- und Sozialwelt erfolgreich sein lässt, zur Bewährungsprobe, denn sie erzeugt eine Doppelori-

---

255  Vgl. Statistisches Bundesamt 2012e, S. 26.
256  Vgl. Statistisches Bundesamt 2012e, S. 26.
257  Vgl. Deutscher Bundestag 2011, S. 138.
258  Vgl. Statistisches Bundesamt 2012e, S. 40.
259  Beispielsweise verschärfen die mit der Institution Familie verknüpften Organisationen, wie Schulen, Ämter, Gesundheitsanbieter, die Synchronisations- und Aushandlungsproblematik, wenn sie Familiendienstleistungen voraussetzen oder Öffnungszeiten und Fristen anbieten, die außerhalb der Erwerbssphäre wahrgenommen werden müssen. Als Beispiele für fehlende Dienstleistung, Synchronisation und Unterstützung können auch fehlende Betreuungsangebote für Kinder gelten, fehlende Angeboten zur Hausaufgabenbetreuung oder fehlende Schulmahlzeiten.

entierung mit dem Eintritt in die Elternzeit. Aus dem Zwei-Verdiener-Haushalt wird ein traditionelles Familienmodell, in dem der Mann in der Arbeitswelt (den häufig höheren) Lohn erwirtschaftet, während die Frau verantwortlich das Kind versorgt, für die Beseitigung der Störfaktoren« des Arbeitsmarktes zuständig ist und gleichzeitig versucht, in Teilzeit auf dem Arbeitsmarkt Fuß zu fassen, allerdings ohne, dass zu Hause für ihre eigene Reproduktion gesorgt wird. Die Doppelbelastung wird zur Dreifachbelastung, wenn zur Erwerbsarbeit und Reproduktionsarbeit der Mütter die Arbeit zur eigenen Reproduktion und Anpassungsleistung mitgerechnet wird. Obwohl für die Generation der heute 60–70-jährigen Mütter Familie und Ehe die wichtigste Orientierungspunkte im Leben darstellten, waren auch bei ihnen schon erste Modernisierungsimpulse zu beobachten. Wenn sie ihre Familienorientierung durchbrachen, geschah das in der Regel in ökonomischen Zwangslagen, waren sie berufstätig, haben sie diese Phasen aber auch als zufriedenstellend erlebt. So konnten sie ihre Perspektiven erweitern, das traditionelle, bürgerlich fundierte Geschlechterarrangement jedoch nur partiell aufkündigen.[260] Inzwischen besteht ein »Versorgerehemodell in modernisierter Form«, das einerseits die Geschlechterdifferenz nicht negiert (strukturell bedingt auch nicht negieren kann) und andererseits eine Art Gleichstellung trotz aller Differenz einfordert. Die Notwendigkeit, Familie und Beruf zu vereinbaren, soll nicht zur Benachteiligungen der Frauen führen, Teilzeitarbeit und die gleichzeitige Versorgung der Kinder soll es möglichen machen, nach der Familienphase wieder an den alten Arbeitsstatus anzuknüpfen. Die Elternzeit und andere Modelle folgen diesem Postulat und verfestigen damit die Berufsunterbrechung nach der Geburt des ersten Kindes, die Doppel- oder Dreifachbelastung der Mütter und das Abhängigkeitsverhältnis vom Partner, da die Teilzeitstellen keinen existenzsichernden Charakter haben und häufig einen einschneidenden Karriereknick begründen.[261]

Modernisierungsimpulse führen zu einer Angleichung der Lebensverläufe von Männern und Frauen bis zu dem Zeitpunkt der einsetzenden Elternschaft. Aus den Vereinbarkeitsanforderungen resultieren widersprüchliche Ausrichtungen und Anpassungsleistungen für die Frauen. In der Erwerbssphäre sind Eigenständigkeit und Autonomie erforderlich, in der Familie ist Verantwortung für andere zu übernehmen und die Abhängigkeit vom Verdienst des Partners zu akzeptieren. Die notwendige Verantwortungsübernahme für die anderen Familienmitglieder überwiegt die Bedürfnisse der Frauen nach Autonomie oder Selbstverwirklichung. Die Hinwendung zur Reproduktionssphäre ist stets mit der Entsagung der Erwerbssphäre verbunden und umgekehrt die Hinwendung zur Erwerbssphäre mit einer Abwendung vom Reproduktionsbereich. Das

---

260 Vgl. Heimann 2009, in Anlehnung an Born & Krüger 2001, S. 159.
261 Vgl. Heimann 2009, S. 160–161.

Machtgefälle zwischen den Geschlechtern bleibt erhalten, Verantwortlichkeiten für Beziehungen, für die Wahrung der unterschiedlichen Interessen und die ökonomische Sicherheit sind ungleich verteilt. Ab dem Zeitpunkt der Mutterschaft nähern sich traditionelle und moderne Frauengenerationen jedoch hinsichtlich der strukturellen Ungleichheit und Zwänge einander wieder an. In der Gegenwart wird, bedingt durch die Mehrfachbelastung der Mütter, die Verfügbarkeit von Zeit zu einem wichtigeren Gradmesser von geschlechtsspezifischer Ungleichheit, als es in der Generation zuvor der Fall war.[262] Modernisierungsimpulse wirken auch auf die Aushandlungsprozesse in den Familien und sorgen dort sowohl für egalitärere Arbeitsarrangements als auch für neue Konflikte und Unsicherheiten, Veränderungen im Erwerbsbereich sind jedoch kaum zu identifizieren. Ob die Rückkehr in das Erwerbsleben nach der Familienphase von den Frauen angestrebt wird und gelingt, ist heute vielleicht unabhängiger von traditionell-patriarchalen Partnerschaftsvorstellungen, aber genauso abhängig vom erlernten Erstberuf, von Arbeitsmarktdynamiken und Lohndifferenzen wie in der Generation zuvor. Die neuen sozialen Fragen und politische Steuerungen wirken auf Reproduktions- und Erwerbsarbeit sowie deren Vereinbarungsmöglichkeiten, und sind als wichtige Einflussgrößen auf das Geschlechterverhältnis anzusehen. Wenn eine Landkarte der Milieus entstehen soll, die die Frauenperspektive integriert, sind Habitusmuster und soziale Bedingungen zu betrachten, die ein redundantes Verhältnis zu den Vereinbarkeitsanforderungen von Reproduktions- und Erwerbssphäre eingehen.

## 4.3   Geschlechterverhältnis und Milieu

Konzeptionen von Klasse/ Milieu und Geschlecht wurden über einen langen Zeitraum in unterschiedlichen Forschungs- und Theorietraditionen entwickelt, die erst allmählich konvergieren. Je nach Ausgangspunkt wurde entweder Klasse oder Geschlecht als dominante Grundstruktur angenommen, von der die jeweils andere Variable abhängt (»Haupt- und Nebenwiderspruch«).[263] Alternativ dazu Frauen und Männer jeweils ausschließlich als homogene Gruppen anzusehen, eignet sich die Theorie Bourdieus dazu, um von einen körpergebundenen Habitus auszugehen, in dem gesellschaftliche Ordnungen *und* das grundlegende Teilungsprinzip in männlich und weiblich zusammenfließen. Frauen und Männer teilen die historischen, sozialen und ökonomischen Bedingungen unterschiedlicher Felder und prägen gleichzeitig vergeschlechtlichte Habitus aus. Geschlecht und Milieu werden in entsprechenden Praxisformen ausgedrückt.

---

262 Vgl. Heimann 2009, S. 156.
263 Vgl. Frerichs & Steinrücke 1993, S. 191.

Geschlechterverhältnisse und die inhärente Konstruktion von männlich und weiblich sind als konstitutives Merkmal aller sozialen Felder anzusehen, die in Abgrenzung zu anderen Feldern ausgestaltet werden. Diese Geschlechterverhältnisse sind mit milieuspezifischen Lebensstilen, Kapitalen und Praktiken verschränkt. Um diese Verknüpfungen zwischen Geschlechterverhältnis und Milieu detailliert beschreiben zu können, ist weiterführende Forschung notwendig, bisher lassen sich nur fragmentarische Ergebnisse zu einem unzureichenden Gesamtbild zusammenstellen.

Durch neuere sozialwissenschaftliche Forschungsergebnisse konnte belegt werden, dass Männer und Frauen ihre Partner zum weitaus größten Anteil »homogam« wählen, Partnerschaften werden bevorzugt dann eingegangen, wenn soziale Merkmale, wie Herkunft, Bildung, aber auch Einstellungen, geteilt werden.[264] Während noch in der ersten Hälfte des 20. Jahrhunderts Frauen mit niedrigerem Bildungsabschluss häufiger Männer mit etwas höherem Abschluss heirateten, sind die bildungshomogamen Eheschließungen heute besonders hoch, wobei die Homogamie mit der Verweildauer im Bildungssystem steigt.[265] Schon der Partnerwahl kommt damit die Funktion zu, soziale Positionen und Lebensstile zu reproduzieren und sich anderen Feldern gegenüber abzugrenzen. Lebensführung und Lebensstil gehen ein reziprokes Verhältnis mit den Geschlechterkonstruktionen ein. So konnte Koppetsch zeigen, dass Arbeitnehmermilieus, die sich im Zuge der Modernisierung dem Dienstleistungssektor zuwenden, auch ihr Geschlechterverhältnis modernisieren, da durch die Erwerbstätigkeit der Frau und die Teilung/ Anpassung der Reproduktionsarbeit das kulturelle, soziale und ökonomische Kapital des gemeinsamen Haushalts und damit die soziale Position verbessert werden kann. Oberhalb der Grenze der Distinktion und rund um die Grenze zur Respektabilität nimmt eine manifeste geschlechtsspezifische Arbeitsteilung jedoch eine wichtige Funktion ein, weil die soziale Position dadurch gestärkt wird. In diesen Milieus sind Frauen in besonderem Maß für die Reproduktionssphäre zuständig. Frauen der Eliten verschaffen ihren Männern die Möglichkeit, sehr flexibel mit einem hohen Arbeitsvolumen, das nicht selten auch nach Hause getragen wird, erfolgreich zu sein. Sie pflegen entsprechende soziale Beziehungen, unterstreichen den gehobenen Status und tragen zur »Ausstrahlung des Hauses« bei. Repräsentation, die kulturelle Vererbung des Status auf die Kinder und Loyalität gehören zu den reproduktiven Arbeiten in diesen Milieus, die die soziale Position erfolgreicher festigen, als (Teilzeit-) Beschäftigungen der Frauen es könnten.[266] Auch gering qualifizierte Paare festigen ihre soziale Position, wenn sie die Reproduktions-

264 Vgl. Wirth 2007, S. 1–14.
265 Vgl. Lenz 2009, S. 73–74.
266 Vgl. Koppetsch 2001, S. 113.

und Erwerbsarbeit geschlechtsspezifisch teilen. Ein Hauptverdiener mit einer Vollzeitstelle sichert das Auskommen und die Anstellung nachhaltiger als niedriger entlohnte Frauen in Teilzeitstellen, die, besonders wenn sie Kinder haben, in Krisen schnell entlassen werden. Dem entsprechen die Zahlen des ersten Gleichstellungsberichtes: Frauen mit niedriger Qualifikation sind nur halb so häufig erwerbstätig wie Frauen mit höherer Qualifikation, besonders niedrig ist die Erwerbsquote von Migrantinnen.[267] Auch die Teilzeitquote ist bei gering qualifizierten Frauen zunächst hoch,[268] sie scheiden jedoch häufig nach einiger Zeit wieder aus dem Arbeitsmarkt aus. Sieben bis zehn Jahre nach Abschluss der Ausbildung sind 22 % inaktiv und weitere 13 % arbeitssuchend,[269] wobei die Männer zu 92 % beschäftigt sind. Sieben bis zehn Jahre nach der Ausbildung sind von den erwerbstätigen ehemaligen Hauptschülerinnen 41 % prekär beschäftigt, Männer hingegen nur zu 3 %.[270]. Frauen in Partnerschaften mit einer starken geschlechtsspezifischen Arbeitsteilung sind in besonderem Maße von ihren Männern abhängig. Trennungen sind mit sozialen Einbußen für die Frauen verbunden, Kinder bleiben in der Regel bei ihren Müttern, für die nach längeren Phasen ohne Erwerbsarbeit die Rückkehr auf den Arbeitsmarkt erschwert ist (vgl. 4.2.1).

Die Altenpflegerinnen sind vermutlich zumeist Angehörige der respektablen arbeitenden Klassen, die sich einerseits in einem expandierenden Beschäftigungsbereich befinden, andererseits jedoch Schließungs- und Deklassierungsprozesse ausgesetzt sind (vgl. 4.1). Da sowohl ihre sorgfältige Verortung im sozialen Raum aussteht (vgl. 1.2) als auch die Analyse typischer milieuspezifischer Geschlechterverhältnisse (vgl. 4.3), wird im Anschluss zur weiteren Klärung einigen Aspekten nachgegangen, die sich auf die Mitte des sozialen Raums beziehen. Vester et al. teilen die Arbeitnehmer der Mitte in die ältere Generation der traditionellen Arbeitnehmer, die mittlere Generation der leistungsorientierten Arbeitnehmer und in die modernen jungen Arbeitnehmer. Auf der »Landkarte« rechts neben ihnen finden sich das moderne und das traditionelle kleinbürgerliche Arbeitnehmermilieu, links von ihnen die hedonistische Jugend der Arbeitnehmer (vgl. 4.).

Für die Arbeitnehmer der Mitte in den Traditionslinien der Facharbeit und der praktischen Intelligenz, die sich insgesamt am meisten modernisierten, stellen eine gute Ausbildung, Leistung und Eigenverantwortung besonders hohe Werte dar. Skepsis gegenüber Autoritäten und Ideologien wird verbunden mit Werten der gegenseitigen Solidarität und Freundschaft untereinander, sie ist

---

267 Vgl. Deutscher Bundestag 2011, S. 111.
268 Vgl. Deutscher Bundestag 2011, S. 112.
269 Vgl. Deutscher Bundestag 2011, S. 121.
270 Vgl. Deutscher Bundestag 2011, S. 121.

gepaart mit dem Glauben an einen »gerechten« Aufstieg und Mitgefühl denjenigen gegenüber, die »unverschuldet« in Not geraten sind.[271] Die neuen sozialen Fragen setzen ein Teil dieser Milieus besonders unter Druck. Obwohl dessen Angehörige Freizeit und Konsum der Erwerbstätigkeit unterordnen, sehen sie den Ertrag ihrer Anstrengungen durch die wirtschaftlichen Krisen bedroht und fürchten, »unverschuldet« auf die Seite der Modernisierungsverlierer gedrängt zu werden. Das traditionelle Arbeitnehmermilieu ist besonders in Westdeutschland seit der Nachkriegszeit gealtert und geschrumpft. Diese Menschen folgen einer Bescheidenheitsethik, die unter den ehemals vorherrschenden Bedingungen des Mangels und der Entbehrungen eine Überlebensstrategie darstellte. Vester et al. beschreiben 2001 das traditionelle Arbeitnehmermilieu als Gruppe vorwiegend älterer Arbeitnehmer oder Rentner mit geringerem Kapitalvolumen, aber auch mit einer Tendenz zur Eigenverantwortlichkeit. Um Identität und Würde in unterschiedlichen Systemen und Verhältnissen aufrecht zu erhalten, formte diese Gruppe eine Gerechtigkeitsethik, die unter dem Leitsatz »arm aber ehrlich« Anpassung ohne Opportunismus erlaubt. Die Traditionslinie ist die der selbstbewussten Handarbeiter/ Proletarier, die soziale Not trägt, aber moralische Kompromisse mit den Herrschenden missbilligt. Werte wie Bescheidenheit, Ehrlichkeit und ein ausgeprägter Arbeits- und Gemeinschaftsethos kennzeichnen das Milieu. Ziele sind die Sicherung des Arbeitsplatzes und der erarbeiteten Güter sowie ein »gerechter« Lohn der Lebensleistung in Form der Altersversorgung. Arroganz, Selbstlob, Prestigedenken oder überzogene Ansprüche werden abgelehnt, wichtiger als der persönliche soziale Aufstieg sind Gemeinschaft und Familie, in deren Zusammenhängen Anerkennung und Vergnügen erlebt wird.[272] Im traditionellen Arbeitnehmermilieu, in dem überwiegend ältere Menschen verortet sind, sind Reproduktionsbereich und Erwerbsbereich stärker geschlechtsspezifisch besetzt als in den jüngeren, moderneren Arbeitnehmermilieus. Die Paarbeziehungen entstanden zwischen der Nachkriegszeit und den 70er Jahren, sie waren von den Modellen der Versorgerehe und dem Normalarbeitsverhältnis der Männer geprägt. Frauen, deren formelle Qualifizierung etwas unter der der Männer lag, bekamen jünger Kinder und unterstützten ihre Männer allenfalls in deren Funktion als Familienernährer. Die »typischen« Erwerbsverläufe der Frauen, die mit einem Rückzug aus dem Erwerbsleben, unterbrochenen Erwerbsbiographien und geringen Entlohnungen in Teilzeitstellen einhergingen, führen zu erheblichen geschlechtsspezifischen Unterschieden im durchschnittlichen Rentenbezug. Je mehr Kinder diese Frauen erzogen haben und je länger sie in der Reproduktionssphäre blieben, desto geringer ist heute ihr Rentenanspruch. Die materielle Abhängigkeit von

---

271 Vgl. Vester et al. 2001, S. 40.
272 Vgl. Vester et al. 2001, S. 313–514.

ihren Männern blieb für die traditionellen Arbeitnehmerfrauen im Verlauf des Lebens auf einem hohen Niveau konstant. Untersuchungen von Koppetsch und Burkart weisen darauf hin, dass die Verteilung der Arbeit und eine hierarchische Beziehung der Geschlechter in den älteren Arbeitnehmermilieus weitgehend selbstverständlich hingenommen werden. Die übergeordnete Stellung des Mannes in der Paarbeziehung ist in seiner Position als Ernährer begründet, er füllt den familiären Raum dadurch weit aus, sodass er in größerem Maße über Raum und Zeit verfügt als seine Frau.[273] Die Männer akzentuieren ihr »Mannsein«, indem sie sich überzeugend von der weiblichen Reproduktionssphäre abgrenzen, sie betonen, dass sie nichts mit der Hausarbeit zu tun haben und erfüllen Aufgaben, die ihrer männlichen Identität entsprechen, dazu gehören im familiären Bereich Aufgaben rund um das Auto, den Keller, den Werkraum, die Garage oder den Hof. Auch außerhalb der Familie ist es wichtig, »seinen Mann zu stehen«, im Beruf, in der Kneipe, unter Freunden oder auf der Straße. Die Paare haben nicht den Anspruch, zu einer Interessens- und Meinungsgemeinschaft zusammenwachsen zu müssen, divergierende geschlechtsspezifische Interessen und Meinungen sind legitimiert, sie werden betont und manchmal sogar räumlich ausgestaltet (»Nähzimmer und Hobbykeller«).[274] Der geschlechtliche Habitus wird im Alltag symbolisch demonstriert. Frauen bleiben eher im Hintergrund, die Beanspruchung von Privilegien, von Öffentlichkeit oder Raum und Zeit würde als Anmaßung empfunden und ihre eigene Position schwächen. Die Möglichkeit, ihre eigenen Interessen durchzusetzen, hängt von der taktischen Klugheit der Frau ab, von ihrer Fähigkeit, sozial, »psychologisch« und im Hintergrund zu wirken, ohne die nach außen präsentierte geteilte Geschlechterwelt zu beeinträchtigen.[275]

Das leistungsorientierte Arbeitnehmermilieu entstand langsam mit den Wachstumsjahren der Bundesrepublik. Die Männer dieses Milieus sind vorwiegend gut ausgebildete Facharbeiter, die Frauen qualifizierte Angestellte, sie verfügen über die Mittlere Reife, eine Berufsausbildung oder auch einen Fachhochschulabschluss. Die Arbeitsmoral der traditionelleren Elterngeneration hat das Milieu geprägt, Bildungsbereitschaft und ein meritokratisches Leistungsethos stellen zentrale Werte dar. Identifikation mit der Arbeit und eine hohe Leistungsbereitschaft sind gepaart mit der Vorstellung, dass Leistung sich lohnt und Aufstiege ermöglicht. Für erbrachte Leistung erwartet die Gruppe den »gerechten« Lohn in Form von Teilhabe am Konsum, die Bescheidenheit der Elterngeneration tritt damit in den Hintergrund. Die Leistungsmotivation und die Identifikation mit der Erwerbsarbeit sind besonders hoch, die Milieuange-

---

273 Vgl. Koppetsch & Burkart 1999, S. 68f.
274 Vgl. Koppetsch & Burkart 1999, S. 71.
275 Vgl. Koppetsch & Burkart 1999, S. 74f.

hörigen sind bemüht, kompetent zu arbeiten und beruflich voranzukommen. Neben einem unabhängigen, gesicherten Leben in Teilhabe erhoffen sie sich Herausforderungen und Bestätigung. Sie akzeptieren hohe zeitliche Belastungen und sind bereit, sich weiterzubilden.[276]

In der jüngsten Generation der modernen Arbeitnehmer hat sich die Bedeutung der Werte Qualifikation, Selbstbestimmung und Chancengleichheit weiter gesteigert. Mit ihr präsentiert sich eine seit den 80er Jahren entstehende »Arbeitnehmerintelligenz« in modernen technischen, sozialen und administrativen Berufen. Autonomie, Gestaltungsfreiheit, lebenslanges Lernen und Kreativität erhalten Bedeutung im Arbeitsalltag. Trotz hoher Qualifikationen in diesem Milieubereich haben auch die modernen Arbeitnehmer ihre Wurzeln in der traditionellen Arbeiterschaft. Besonders in der Jugend spielt Hedonismus und Individualismus eine große Rolle. Ungleichheit wird nicht intellektuell erfasst, sondern erlebt, männliche und weibliche Identifikationsmodelle sind teilweise aus der traditionellen Arbeiterschaft entlehnt. Mit dem Glauben an die eigene Arbeitskraft ist auch der Sinn für die eigenen Grenzen und Möglichen kulturell vererbt worden. Etwa die Hälfte der modernen Arbeitnehmer hat von ihren Eltern die Bereitschaft übernommen, sich in sozialen, gewerkschaftlichen oder politischen Zusammenhängen zu engagieren. Sie beteiligt sich überdurchschnittlich häufig an Veranstaltungen zur politischen Bildung oder an politischer Basisarbeit, lehnt übergeordnete Ideologien, Parteien oder Führungsansprüche jedoch ab.[277]

Männer und Frauen dieser Milieus teilen die Haltung »Leistung gegen Teilhabe«, und besonders bei kinderlosen Arbeitnehmern im Mittelfeld scheint die geschlechtsspezifische Arbeitsteilung sehr gering ausgeprägt zu sein. Vester und Gardemin konstatieren Veränderungen des Geschlechterverhältnisses in diesem Milieu, die auf gegenseitig zugestandene Autonomie und Gerechtigkeit zielen. Diese Veränderung ist besonders in der Angleichung der Bildungschancen und in der Zunahme des kulturellen Kapitals begründet, wodurch reflexive Kompetenzen geschult und Ansprüche an Selbst- und Mitbestimmung legitimiert wurden. Das Gerechtigkeitsethos, nach dem alle Menschen nach der erbrachten Leistung beurteilt werden, schließt Frauen ein, in die Bildung der Töchter wird ebenso investiert wie in die der Söhne. Frauen streben eine gute Ausbildung sowie eine entsprechend qualifizierte Berufstätigkeit an und wünschen sich eine partnerschaftlich orientierte Beziehung. Auch die Alltagsgestaltung soll möglichst egalitär aufgeteilt werden. Segregation entsteht dessen ungeachtet durch die unterschiedliche Besetzung der Berufsfelder (vgl. 4.2.2). Vester et al. verdeutlichen in ihrem Raumbild zum leistungsorientierten Arbeitnehmermilieu

---

276 Vgl. Vester et al. 2001, S. 514–515.
277 Vgl. Vester et al. 2001, S. 516–517.

deutliche Einkommensunterschiede zulasten der Frauen, obgleich in der unteren Arbeitnehmermitte auch eine Zone relativer Gleichheit besteht. Horizontal wird die Zunahme des kulturellen Kapitals durch die Zunahme des Dienstleistungsbereiches deutlich.[278] Mit der Geburt des ersten Kindes tritt der oben beschriebene »Traditionalisierungseffekt«[279] ein. Die Frauen ziehen sich aus der Erwerbsarbeit zurück und arrangieren sich mit einem Versorgerehe-Modell, das an die Tradition der Elterngeneration anschließt, bevor sie, wenn das Kind institutionell untergebracht ist, in der Regel in Teilzeit wieder in die Erwerbssphäre einsteigen. Die damit einhergehende Mehrfachbelastung, die entstehenden Benachteiligungen auf dem Arbeitsmarkt und fehlende Vereinbarungsmöglichkeiten führen aller Wahrscheinlichkeit nach dazu, dass Frauen nach der Geburt des ersten Kindes auf der Vesterschen Landkarte vertikal absteigen und, besonders wenn weitere Kinder geboren werden oder die Qualifikationen gering sind, dort bleiben, um nach Trennungen oder in der Rentenphase noch weiter abzurutschen. Es liegt auf der Hand, dass die Frauen der Mitte besonders nachdrücklich von Enttäuschungen und Diskriminierung betroffen sind, sie gehören zu der von Vester et al. beschrieben Gruppe der »Geprellten«.[280] Der Glaube an das Versprechen der Leistungsgerechtigkeit wird nicht eingelöst, wenn die Frauen am Arbeitsmarkt auf die andauernde Ungleichheit durch Schließungsprozesse und Lohnbenachteiligungen stoßen. Auch die innerfamiliäre Gleichberechtigung tritt nicht ein, Frauen werden abhängig von Versorgermodellen in ihren Partnerschaften und ringen um die Vereinbarkeit von Familie und Beruf. Die Investition in Bildung sowie die hohe Leistungsbereitschaft und Disziplin erfahren sowohl in der Erwerbs- als auch in der Reproduktionssphäre keine Anerkennung. Die betroffenen Frauen reagieren selten mit Widerstand, sondern erhöhen zumeist ihre Anstrengung, um dieses »Anerkennungsvakuum« zu kompensieren.

Auf der Landkarte der Milieus befinden sich rechts neben den modernen und leistungsorientierten Arbeitnehmern die Kleinbürger (kleinbürgerliche Arbeitnehmer), die sich durch ihre stärkere Autoritätsbindung von den Arbeitnehmern der Mitte unterscheiden. Zu ihnen gehören kleine und mittlere Angestellte, Selbstständige sowie Arbeiter mit niedrigen Berufsabschlüssen oder in traditionellen, stärker hierarchisierten Berufskonstellationen.[281] Die Bildungsabschlüsse bestehen überwiegend aus Hauptschulabschlüssen und zum Teil aus Fachausbildungen. Vester et al. identifizieren fünf kleinbürgerliche Berufsgruppen, die sich in selbstbewusste und subalterne teilen. Eigenverantwortliche

---

278 Vgl. Vester et al. 2001, S. 56–57.
279 Begriff geprägt von Reichle 1996.
280 Vester et al. 2001, S. 116.
281 Vgl. Vester et al. 2001, S. 41.

Berufsgruppen, die sich auf traditionelles Fachkönnen stützen, sind kleine Selbstständige wie Bäcker, Tischler, Fleischer oder industrielle Fachleute wie Bergarbeiter, Schlosser und Mechaniker, die sich in homologen Positionen in Betriebshierarchien befinden. Berufsgruppen, denen das selbstbewusste Element weitgehend fehlt, sind kleine und mittlere Angestellte in Büro- und Verwaltungsberufen oder Beamte. Darüber hinaus sind es Frauen in den klassischen, dienenden, schlecht bezahlten Tätigkeitsbereichen der Sozialpflege, der Hauswirtschaft oder der Industrie, in denen es darum geht, zuverlässig und diszipliniert an seinem Platz zu arbeiten. Kleinbürger bringen Menschen mit höherem Status Ehrfurcht entgegen, der eigene Platz in der sozialen Ordnung wird tendenziell nicht in Frage gestellt, auch wenn mit Disziplin, Treue, Verlässlichkeit oder Ordnung »das Beste aus den Dingen« gemacht werden soll. Respektabilität wird nicht durch Überzeugung von der eigenen Leistung hergestellt, sondern über Pflichterfüllung und die Außendarstellung des erwirtschafteten Wohlstandes. Die Zugehörigkeit zum gehobenen Mittelstand soll symbolisiert werden, Makel sollen nicht auffallen. Gleichzeitig besteht eine innere Unsicherheit über die Beständigkeit des Erreichten und eine beständige Sorge vor Deklassierung. Die Familie gilt als Hort der Geborgenheit, ihr gilt die Verantwortung, während berufliche Verantwortung in hierarchischen Strukturen an Vorgesetzte abgegeben wird. Das Milieu hat seine historischen Wurzeln in den hierarchisch-ständischen Strukturen der Verwaltungen oder des Handels. Obwohl heute von der Logik des ökonomischen Feldes beherrscht, geht der Habitus mit Wertvorstellungen von Verlässlichkeit, (Unter-) Ordnung und Disziplin einher. Er unterliegt damit häufig dem Hysereseeffekt und kann mit den dynamischen gesellschaftlichen Entwicklungen, die verstärkt Eigenverantwortlichkeit einfordern, nicht Schritt halten.[282] Das moderne kleinbürgerliche Milieu hat sich aus dem traditionellen kleinbürgerlichen Milieu der Kriegsgeneration entwickelt und umfasst deren Kinder mit Fachausbildungen im Handwerk oder im kaufmännischen Bereich, die zum Teil auch dem traditionellen und leistungsorientierten Arbeitnehmermilieu angehören. Moderne Kleinbürger bleiben jedoch dem Ethos der Pflichterfüllung und der Autoritätshörigkeit verhaftet.[283] Das Geschlechterverhältnis unterscheidet sich hier hypothetisch insofern von den mittleren Arbeitnehmermilieus, als Frauen im Reproduktionsbereich weniger Ansprüche an egalitäre Arbeitsteilungen stellen und stärker in die Reproduktion und Präsentation der Familie eingebunden sind. Mit geringeren Kapitalen ausgestattet, bewegen sich kleinbürgerliche Arbeitnehmer in größerer Nähe zur Grenze der Respektabilität, sodass die Frauen vermutlich häufiger gezwungen sind, prekäre Beschäftigungsverhältnisse auf-

---

282 Vgl. Vester et al. 2001, S. 518–520.
283 Vgl. Vester et al. 2001, S. 520.

zunehmen, um die Einkommen der Männer aufzustocken und das soziale Ansehen nicht zu verlieren.

Koppetsch und Burkart haben das Geschlechterverhältnis für das von ihnen als »familistisch« bezeichnete Milieu untersucht. Es ist anzunehmen, dass das »familistische« Milieu Anteile des leistungsorientierten Arbeitnehmermilieus und Anteile des kleinbürgerlichen Milieus der Landkarte Vesters et al. umfasst. Die Vertreter dieses Milieus verfügten in der Mehrzahl über Realschulabschlüsse, manche über Abitur, die Männer arbeiteten in Angestelltenverhältnissen, die Frauen meistens in »typischen« Frauenberufen, wie Erzieherin, Krankenschwester, Hotelfachfrau. Nach der Geburt des ersten Kindes haben sie ihre Berufstätigkeit aufgegeben. Die Untersuchung liefert einige Anhaltspunkte für das Geschlechterverhältnis dieser Mitte, ohne dass die Kriterien zur horizontalen und vertikalen Verortung auf der Landkarte Vesters et al. besonders berücksichtigt wurden. Die Familie hat in dieser Mitte einen sehr hohen Stellenwert, beide Partner wollen vordergründig »an einem Strang ziehen« und im Zweifelsfall eigene Interessen den gemeinsamen Zielen, wie einem harmonischen Familienleben oder der Bildung der Kinder, unterordnen. Aber: »Mann und Frau werden als gleichwertig, aber nicht gleichartig, angesehen.«[284] Denn ursprüngliche, unveränderbare Unterschiede zwischen den Geschlechtern, wie in der Natur begründete (Gebärfähigkeit), bleiben unhinterfragt bestehen. Auch durch die Angleichung der Geschlechter und die Vorstellung von sozialer Gerechtigkeit kann diese Ungleichheit nicht aufgehoben werden und führt, so Koppetsch, zu tief liegenden geschlechtsbezogenen Einstellungen, die vor allem dann aufbrechen, wenn Kinder geboren werden. Die Frau ist zuständig für die Kindererziehung, die »Herstellung des Familienklimas« und die Beziehungsarbeit, mit der das Familienideal gestaltet werden kann, sie ist die verantwortliche »Expertin für Familiensinn«[285].

Geschlechterverhältnisse und -dichotomien sind als geronnene Geschichte in die weiblichen und männlichen Körper eingelagert, sie sind kulturell vererbt und bilden den Habitus des Menschen mit aus. Deshalb bilden sie auch ein System der Grenzen, in denen Menschen in weiblich und männlich unterscheiden, sie reihen sich selbst im Verhältnis zu der als bipolar gedachten Welt ein. Das Verhältnis der Geschlechter ist sowohl innerhalb der Gruppe als auch von außerhalb schwer zu verändern. Die inkorporierte Teilung der Welt ist auch in den Untersuchungen der Frauen- und Geschlechterforschung oder der Frauenpolitik zu finden, wenn »männlich« im Gegensatz zu »weiblich« analysiert oder gesteuert wird. Auch Gender Studies analysieren, wie Frauen »anders« führen, lieben, kämpfen etc. Wie es notwendig ist, Segregation analytisch auf-

---

284 Koppetsch 2001, S. 118.
285 Koppetsch 2001, S. 118.

zudecken, um gegen Ungleichheit streiten zu können, ist es andererseits ebenso notwendig, den geschlechtsspezifischen sozialen Sinn zu überwinden, um Segregation im Diskurs nicht fortwährend zu reproduzieren. In diesem Spannungsfeld ist der Blick auf Praxisformen zu lenken und auf Strukturen, die dazu führen, dass Männer und Frauen in ihrer »halbierten« Welt verharren. Symbolische Gewalt und Herrschaftsverhältnisse, die diese Strukturen immer wieder festigen, sind aufzudecken.

Geschlechtsspezifische Habitus und Feldstrukturen, die mit den Vorstellungen von Männlichkeit und Weiblichkeit, mit der Bewertung der Ehe, mit der Verteilung der Hausarbeit, der Ausgestaltung der Paarbeziehungen oder der Kindererziehung eng verwoben sind, werden in jedem Milieu in unterschiedlicher Weise ausgeprägt. Besonders für die jungen Milieus ist die Reproduktion der Ungleichheit nicht durchgehend konsistent. So werden Mädchen und Jungen formal in gleicher Weise im Bildungssystem unterrichtet, derzeit erreichen Mädchen bessere Schulabschlüsse. Diese erreichte Angleichung der Geschlechter wird im Lebenslauf der Frauen jedoch wieder eingeschränkt. Trotz der milieuspezifischen Unterschiede werden Frauen in allen Milieus – durchgängig oder intermittierend – benachteiligte Positionen zugewiesen. Wenn Frauen »nur« anhand der Kategorien Einkommen und Bildungsabschlüsse auf der Landkarte der Milieus verortet wären, würden sie im Vergleich zu Männern, aufgrund der Berufssegregation und der Lohndiskriminierung, vermutlich allgemein niedrigere Positionen einnehmen und besonders deutlich wäre diese Tendenz für Mütter der Arbeitnehmermilieus. Familiengründungen oder Kindererziehungszeiten, die Aufnahme von Teilzeitarbeit nach der Familienphase oder Schließungsprozesse des Arbeitsmarktes würden ihre Position im sozialen Raum sichtbar weiter nach unten verlagern. Auch nach Trennungen würde sich die Landkarte der Milieus für Frauen anderes darstellen als für Männer. Besonders deutlich wären soziale Abstiege für Frauen der bürgerlichen Elite und für gering qualifizierte Frauen. Allerdings bezieht eine solche Sicht sich auf die Erwerbssphäre und schließt nicht entlohnte Arbeit der Reproduktion aus. Die Frage danach, wie Erwerbs- und Reproduktionsarbeit geschlechts- und milieuspezifisch im sozialen Raum abzubilden ist längst nicht abschließend geklärt.[286] Eine Verortung im sozialen Raum auf Grundlage des Habitus, dem die ganze Geschichte zugrunde liegt, scheint zunächst am besten geeignet, um eine Integration herzustellen.

---

286 Vgl. Frerichs & Steinrücke 1993, S. 194–203.

# 5. Leben im Alter und (sozial-) politische Rahmenbedingungen

Nachfolgend beginnt die historische Rekonstruktion der Lebensbedingungen alter Menschen als Teil einer strukturalen Geschichte (vgl. 2.6). Beginnend mit den wesentlichen Entwicklungen im 20. Jahrhundert, wird anhand ausgewählter Aspekte beschrieben, wie sich im Kontext der historischen Entwicklungen die sozialen Versorgungsformen und Altersbilder veränderten, die das Leben älterer Menschen bis heute beeinflussen. Dazu werden besonders markante Meilensteine dargestellt und in Beziehung zueinander gesetzt. Das Ziel ist es, mehrperspektivisch traditionell überdauernde Strukturen und Prinzipien aufzufinden, die nicht nur das Leben älterer Menschen bis heute prägen, sondern das soziale Feld der Altenpflege und den kollektiven Habitus in der Altenpflege mitgestalten.

Das Altwerden und die Lebensumstände im Alter wurden in unterschiedlichen Formen wohl in allen Gesellschaften und zu jeder Zeit thematisiert. Denn die Gewissheit, dem biologischen Rhythmus der Lebenszeit nicht entrinnen zu können und nach der Kindheit, Jugend, Erwachsenenzeit selbst alt und möglicherweise hilfebedürftig zu werden, konfrontiert die Menschen seit jeher mit der Notwendigkeit, sich im Leben auf das Alter einzurichten. Jede Epoche hat dabei das Alter in spezifischer Weise wahrgenommen, manifestiert in Kunst, Literatur, Mythen oder Gesetzen, die die historische Rekonstruktion der jeweiligen Vorstellungen vom Alter ermöglichen. Die sozialwissenschaftlichen Strömungen der Gerontologie, aber auch historische Aspekte, die Meilensteine entwicklungsgeschichtlicher Rahmenbedingungen des Lebens im Alter darstellen, werden in diesem Kapitel nachgezeichnet. Darüber hinaus ist das Alter(n) bis heute ein politisches Thema. Insbesondere Sozial- und Arbeitsmarktpolitik sowie Gesundheits- und Wohnungspolitik gestalten die Existenzbedingungen alter Menschen und wirken maßgeblich auf gesellschaftliche Altersbilder und Diskurse ein. Umgekehrt werden kollektive Vorstellungen vom Alter politische Entscheidungen mitbestimmen. Deshalb fließen in der nachfolgenden Beschreibungen der Lebensbedingungen im Alter gerontologische, politische, historische und pflegewissenschaftliche Aspekte zusammen. Das Feld der stationären Versorgung älterer Menschen wird als relevantes Teilfeld (vgl. 3) einbezogen. Mit Blick auf das oben ausführlich dargestellte Ziel der Rekonstruktion werden Aspekte ausgewählt und nachgezeichnet, ohne Anspruch auf eine vollständige oder streng chronologische Geschichtsschreibung zu erheben. Nach einer Hinführung, in der wesentliche Akzente bis 1933 zusammenfasst sind, beginnt die Darstellung mit der Zeitspanne der nationalsozialistischen Diktatur, obwohl die ersten Lehrgänge zur beruflichen Altenpflege erst 1965 eingerichtet wurden. Dieser Einstieg wurde gewählt, weil die NS-Diktatur sowohl bei alten Menschen als auch bei Pflegenden besonders eindrückliche Erfahrungen hinterließ, deren Spuren lange nachwirk(t)en.

## 5.1 Vor dem Beginn der Diktatur

Das 19. Jahrhundert ist heute verknüpft mit Begriffen wie »Aufbruch«, »Entwicklung«, »Fortschritt« oder »Revolution«, die Kondradowitz als »Bewegungsbegriffe« bezeichnete.[287] Sie alle beziehen sich auf den durch die Industrialisierung ausgelösten Umbruch von einer agrarisch-ständisch geprägten, zu einer gewerbliche Güter produzierenden und konsumierenden Gesellschaft. Beginnend in England, vollzog sich der Paradigmenwechsel ab der Mitte des 19. Jahrhunderts auch in Deutschland. Die wichtigsten Ursachen für den Wandel werden in technischen Neuerungen gesehen, die mit einer erheblichen Beschleunigung von Güterproduktion und -transport einhergingen.[288] Mit dem Fortschreiten der Industrialisierung bewirkten die Neuerungen soziale Wandel, die die Lebensverhältnisse der Menschen in ihrer Berufs- und Reproduktionssphäre unmittelbar betrafen.

Mit der Abwanderung der arbeitsfähigen Landbevölkerung in die Lohnarbeit der Städte veränderte sich der Wert des Privatbesitzes auf dem Land. Güter wurden häufiger verkauft und standen damit auch den Alten nicht mehr zur Verfügung.[289] Zum Teil zerfielen die ländlichen Gemeinschaften und mit ihnen etablierte Hilfs- und Kontrollnetzwerke; Tradition und Religiosität verloren an Bedeutung. Rasches Bevölkerungswachstum in den Städten, nachlassende Produktivität in der Landwirtschaft und die nicht abgesicherten und extrem belastenden Arbeitsbedingungen in den aufstrebenden Produktionsstätten der Industrie oder dem Bergbau führten zur Verelendung großer Bevölkerungs-

---

287 Vgl. Kondratowitz 2000, S. 121.
288 Vgl. Wirsching 2006, S. 33–34.
289 Das »Ausgedinge«, die garantierte Altersversorgung auf dem eigenen bäuerlichen Hof, nach der Übergabe des Besitzes an die Kinder, verlor im Zuge der Industrialisierung an Bedeutung, vgl. Borscheid 1994, S. 50f.

massen.[290] Ältere waren für die Arbeit in der Industrie zumeist disqualifiziert, da hierfür körperliche Belastbarkeit und eine Art von Wissen notwendig waren, über die sie nicht verfügten. Ohne Einkommen und häufiger als zuvor weder von ihren Angehörigen noch in Einrichtungen versorgt, waren sie gesellschaftlich nicht mehr zu ignorieren. Zudem entstanden im Zuge erster wirtschaftlicher Krisen durch den unternehmerischen Wettbewerb zum Ende des 19. Jahrhunderts politische Massenbewegungen, die zur Radikalisierung breiter Bevölkerungsschichten führten und eine Provokation für das Bürgertum darstellten.[291]

Wie Bäcker et al. feststellen, waren es die Lohnarbeiter des 19. Jahrhunderts, die sich, organisiert in politischen Gruppen und Gewerkschaften, erstmals mit sozialpolitischen Forderungen an den Staat wandten. Auf den Druck folgte, so die Theorie, eine staatliche Strategie zur Befriedung der Verhältnisse und zur Aufrechterhaltung von Ordnung und Kontrolle, die u. a. in die erste Sozialgesetzgebung unter Bismarck mündete.[292] Dieser Theorie zufolge reagierte der Staat auf die Auflösung der vormals agrarisch geprägten Gesellschaft und kompensierte den Wegfall der vorindustriellen Sicherungssysteme. Die Art der zyklisch verlaufenden, stets auf Akkumulation angelegten kapitalistischen Produktionsweise konstituierte immanent eine Arbeiterschaft, die auf Unterstützung und Sicherung angewiesen war. Notwendig wurde ihre Unterstützung nicht allein zur Befriedung, sondern darüber hinaus zur Reproduktion der Arbeitskraft, die in den Familien nicht in ausreichendem Maß stattfinden konnte, aber Wirtschaftswachstum erst ermöglicht. Um sich selbst zu erhalten und keine andere Gesellschaftsform entstehen zu lassen, folgte die Regierung zuletzt den Imperativen der kapitalistischen Wertschöpfung. So gingen kapitalistische Produktion und Sozialstaatlichkeit entstehungs- und entwicklungsgeschichtlich eine symbiotische Beziehung ein. Bietet der Staat Befriedung, Kontrolle und Reproduktion, garantiert die Wirtschaft im Gegenzug Konsum- und Systemerhalt.[293]

Unter Reichskanzler Otto von Bismarck (1815–1898) wurde in der Zeit von 1883 bis 1884 die erste gesetzliche Kranken- und Unfallversicherung initiiert, die etwas später auch Kostenträger der Krankenhäuser wurde und die öffentlichen Haushalte entlastete.[294] 1889 wurde das Alters- und Invalidengesetz im Reichstag verabschiedet, das Arbeitern nach dem 70. Lebensjahr oder Personen, deren Verdienst durch Arbeitsunfähigkeit auf mindestens ein Drittel sank, eine kleine Rente sicherte. Da erst nach 30 Jahren Beitragszahlung eine Rente beantragt werden konnte, wurden lange nur sogenannte Invalidenrenten zur Deckung des

---

290 Vgl. Wirsching 2006, S. 43–45,
291 Vgl. Wirsching 2006, S. 70–73.
292 Vgl. Bäcker et al. 2008, S. 57.
293 Zum Beispiel (früh) Heimann 1929, oder (später) Esping-Anderson 1994.
294 Vgl. Schulin 2008, S. XII.

Existenzminimums an diejenigen gezahlt, die krankheitsbedingt nicht ausreichend für sich sorgen konnten. Alter war, im Sinne dieser Gesetzgebung, der Invalidität untergeordnet, in der zugrundeliegenden Logik rechtfertigte nicht das Alter die Rente, sondern die Einbuße der Arbeitskraft und damit die Lohnminderung. Die Rente sollte einen Zuschuss darstellen für den existenzbedrohenden Fall, dass die Arbeitsfähigkeit im Alter nachlässt.[295] Allerdings wurde mit diesem Gesetz erstmals auch ein bestimmtes Lebensalter als Voraussetzung für einen Leistungsanspruch festgelegt.

Da die Krankenversicherung zunächst nur eine Pflichtversicherung für Arbeiter war, blieben alte Menschen, die nicht mehr arbeiten konnten, im Krankheitsfall ohne Versicherungsschutz und waren häufig auf die karitative Armenpflege angewiesen.[296] 1911 wurden neben den Arbeitern auch Angestellte durch ein Angestelltenversicherungsgesetz in die Sozialgesetzgebung einbezogen. Sie konnten ab dem 65. Lebensjahr einen Rentenanspruch geltend machen.

Mit der Urbanisierung entstanden langsam, neben den traditionellen Einrichtungen der christlichen Klöster und Gemeinden, kommunale Armen- und Siechenhäuser. Ältere Menschen wurden, abhängig von ihrem sozialen Status und von der Verfügbarkeit der Hilfeleistung, nun in christlich-karitativen Einrichtungen *und* in öffentlichen Armen- und Siechenhäusern versorgt, während Kranke und Verletzte in Hospitälern therapiert wurden.[297] Nachdem seit der Mitte des 19. Jahrhunderts ehrenamtliche Armenpfleger eines Bezirks über Gewährung und Organisation individueller Hilfestellung entschieden, wurde zum Ende des Jahrhunderts das System zuerst in Straßburg und später flächendeckend professionalisiert. Kommunale, hauptamtliche Bezirksverwaltungen wurden eingerichtet, die die Fälle von Bedürftigkeit prüfen und über die Art der Hilfeleistung entscheiden sollten. Eine Behörde wurde damit zur ersten Anlaufstelle für hilfebedürftige Arme, »Sieche« und Alte und handelte nach festgelegten Verwaltungsverfahren und Rechtsvorschriften. Armenpfleger, unter der Leitung der Verwaltungen, bekleideten zunehmend öffentliche Ämter und wurden für ihre Arbeit entlohnt.[298] Durch die rasche Zunahme der Armutsbevölkerung in den Städten gerieten die Fürsorgesysteme in der Hochindustrialisierung unter Druck, ihre Arbeit wurde nicht selten ineffizient, unkoordiniert und unübersichtlich. Deshalb und weil Leistungen mit der Konstitution der Sozialgesetzgebung besser als jemals zuvor finanziert wurden, organisierten sich konfessionelle und freie Träger. Die freien Träger entwickelten sich aus unterschiedlichen politischen und weltanschaulichen Gruppen und Initiativen

---

295 Vgl. Göckenjan 2000, S. 308.
296 Vgl. Balluseck 1984, S. 28.
297 Vgl. Wolff & Wolff 1994, S. 62f.
298 Vgl. dazu Balluseck 1984, S. 23 und Baumgartl 1997, S. 45. Die Versorgungsmodelle werden auch als Elberfelder und Straßburger System beschrieben.

in der zweiten Hälfte des 19. und zu Beginn des 20. Jahrhunderts. Als erster Wohlfahrtsverband konstituierte sich die Innere Mission 1848 (als Vorläufer des Diakonischen Werkes der Evangelischen Kirche Deutschlands). Es folgten das Deutsche Rote Kreuz 1869, der Deutsche Caritasverband 1897, die Zentral-wohlfahrtsstelle der Juden in Deutschland 1917, die Arbeiterwohlfahrt 1919 und der Deutsche Paritätische Wohlfahrtsverband 1924.[299] Mit der Gründung der Verbände entstand eine Mischung aus öffentlichen Fürsorgeangeboten und denen freier, konfessioneller und privater Anbieter von Versorgungsleistungen, die sich zum Ende des 19. Jahrhunderts ausdifferenzierten.[300]

Die Differenzierung der Versorgungsbereiche war auch das Resultat wissenschaftlicher Erkenntnisse und technischer Neuerungen. Zum einen war es der sich rasch entwickelnden, universitär betriebenen Medizin geschuldet, dass pflege- und versorgungsbedürftige Menschen aus den Hospitälern ausgegliedert wurden. Besonders in den Bereichen Chirurgie, Bakteriologie, Hygiene und der Behandlung von Infektionskrankheiten konnten Erfolge erzielt werden, die die Medizin zum offensichtlichsten Faktor für die Heilung von Krankheiten werden ließ. Mit wachsendem Interesse wandten sich Ärzte den Hospitälern zu. Die Anstalten der Vergangenheit, in denen Not leidende Alte, Verarmte, Behinderte, Waisen und ledige Mütter versorgt wurden, wandelten sich zu Krankenhäusern, in denen fortschrittliche Diagnostik und Therapie betrieben wurden.[301] Die längerfristige Versorgung und Pflege verarmter und älterer Menschen wurde sukzessive ausgegliedert. Zum anderen entwickelten sich wissenschaftsorientierte Psychologie und Psychiatrie sowie eine modernisierte Jugendfürsorge und widmeten sich ihrer je spezifisch definierten Klientel.[302] Ebenso wie »Irren-, Waisen- und Strafanstalten« wurden Einrichtungen für Menschen gebaut, die in finanzielle Not geraten waren, wie Obdachlosenhäuser. Balluseck vermutete, dass Bestrebungen, auffällige Menschen (vor allem Menschen mit Behinderungen) aus dem Blickfeld der Bürger zu entfernen und über deviante Gruppen eine größere Kontrolle auszuüben, ebenfalls eine Rolle gespielt haben.[303] Wie Kondratowitz folgert, blieben die älteren Menschen nach dem »Auslagern« der anderen Klientengruppen in den traditionellen Armen- und Siechenhäusern einfach übrig und ihre Zahl nahm zu.[304] Irmak, der den Prozess der Differenzierung der Versorgungsbereiche am Beispiel von Hamburger Einrichtungen rekonstruierte, kam zu dem Ergebnis, dass es sich bei den pflegebedürftigen Alten um eine »Restgruppe im Verteilungsgerangel der sich neu etablierenden

---

299 Vgl. Puch 2005, S. 48–49.
300 Vgl. Balluseck 1984, S. 79 f.
301 Vgl. Balluseck 1984, S. 75 f.
302 Vgl. Irmak 1998, S. 440.
303 Vgl. Balluseck 1984, S. 80.
304 Vgl. Kondratowitz 1988, S. 105.

Professionen«[305] handelte. Mit dieser Entwicklung entstand das Prinzip der Fehlbelegung, das eine Hierarchisierung in der funktionellen Zuweisung von Unterbringungen mit sich brachte. Pflegebedürftige ältere Menschen stellten für Krankenhäuser, »Irrenhäuser«, Einrichtungen für Wohnungslose oder für Anstalten, in denen Behinderte versorgt wurden, eine Fehlbelegung dar. Wenn alle Systeme zur Hilfe versagten, blieb für sie als letzte Alternative die Versorgung im Armen- und Siechenheim.

Vor diesem Hintergrund kam es zum Ende des 19. Jahrhunderts zur Gründung der ersten Altenheime, die, getrennt von der Armenpflege, ausschließlich alte Menschen beherbergen sollten. Vermutlich weil in den Armen- und Siechenheimen ohnehin überwiegend Menschen lebten, auf die die Attribute arm, alt und »siech« gleichermaßen zutrafen, wurden bestehende Armenhäuser zum Teil einfach umbenannt, Personal und Hausordnungen blieben unverändert.[306] Zur Versorgung der vielen proletarischen Rentner nach der Etablierung der Sozialgesetzgebung boten die ersten Altenheime ein besonderes Anreizsystem: Ab 1889 fanden Rentner Aufnahme in Altersheimen, wenn sie dafür vollständig auf ihre Rente verzichteten.[307] Die Art der Unterbringung konnte mit dem ökonomischen Kapital, über das Ältere verfügten, jedoch differieren. Denn neben den kommunalen Altenheimen existierte die Tradition der so genannten Pfründnerhäuser, in die sich Wohlhabende im Alter einkaufen konnten. Es waren private oder kirchliche Einrichtungen, die einen privilegierten Standard, wie Einzelzimmer mit eigener Möblierung und weitgehende Selbstbestimmung, ermöglichten.[308]

Kondratowitz wies darauf hin, dass mit der Entstehung der Institution Altersheim zur Jahrhundertwende das Alter selbst von einer gesellschaftlich nicht im Besonderen erfassten Lebensspanne in eine Lebensform transformiert wurde, über die eine räumliche Verfügungsmacht herrschte. Die (sozial erzwungene) Vielfalt der Lebensformen im Alter, die zum Beispiel unterschiedlichste Beschäftigungen oder Wohnformen beinhaltete, hatte im 19. Jahrhundert erst dann ein Ende, wenn völlige Mittellosigkeit, Hilflosigkeit und Einsamkeit zur Aufnahme in ein Alten- und Siechenheim führten, ein Umstand, der nur einen sehr geringen Prozentsatz der Bevölkerung betraf. Demgegenüber begann mit der speziellen Institutionalisierung des Alters eine soziale Standardisierung der Lebensformen alter Menschen, die sich schnell nicht nur auf verarmte Schichten erstreckte, sondern sich bis weit über die Mittelschicht hinaus etabliert hat.[309] Mit den Altersheimen wurde das Alter gesellschaftlich verortet,

---

305  Irmak 1998, S. 441.
306  Vgl. Kondratowitz 1988, S. 106.
307  Vgl. Balluseck 1984, S. 82–83.
308  Vgl. Kondratowitz 1998, S. 107.
309  Vgl. Kondratowitz 1988, S. 104–105.

durch seine bloße Existenz wurde grundsätzlich ein sozialer Konsens darüber hergestellt, was mit alten Menschen geschieht, wenn sie hilflos werden.

Das vorherrschende Altersbild und der Prozess der Institutionalisierung waren eng miteinander verknüpft, die Einrichtung von Altersheimen wird das Altersbild erheblich beeinflusst haben, herrschende Altersstereotype haben hingegen die Entwicklung der institutionellen Versorgung legitimiert. In den zeitgenössischen Heimen und Anstalten wurden die alten Menschen mit einem eher wohlwollend-mildtätigen Gestus bedacht, dem die Haltung zugrundelag, das Altern bedeute naturgemäß nichts anderes als das Ende des gewöhnlichen Lebenslaufs, das mit Hinfälligkeit, Hilflosigkeit und Infantilität einhergehe.[310] Zur Erklärung und Legitimation der Ausdifferenzierung der unterschiedlichen Versorgungsformen wurde das Alter als Normalität des endenden Lebenslaufs, als regulärer, vertrauter Verfallsprozess angesehen, im Gegensatz zu den verwahrten »Siechen«, »Irren« und Behinderten, die außerhalb dieser Normalität standen. Die Konstruktion einer kindlichen Hilflosigkeit im Alter legitimierte jedoch auch die Kontrolle der »Insassen«. Weil, so die Annahme, die Menschen im Alter wieder werden wie Kinder, für die Sorge und Verantwortung übernommen werden muss, wurde schlicht davon ausgegangen, dass die stellvertretende Übernahme von Verantwortung und Rechten in der Institution notwendig sei. Die »Verkindlichungsthese«[311] führte darüber hinaus zu der Ansicht, dass alte Menschen keine besonderen Erwartungen an das Leben mehr stellen und ihre Bedürfnisse sich weitestgehend beschränken. Die Auffassung, der Versorgungsbedarf alter Menschen entspräche dem von hilflosen, bescheidenen und bedürfnislosen Kindern, legitimierte auch einen entsprechenden Versorgungsaufwand.[312] Ohne Verwendung im Leben, so zitiert Kondratowitz einen zeitgenössischen Arzt, seien die Alten besser in Pflegeanstalten zusammenzuführen, billig zu verpflegen, vor Gefahren zu schützen und dem öffentlichen Ärgernis zu entrücken, ohne dass dabei große Kosten entstehen.[313]

Das 20. Jahrhundert begann mit der letzten Ära der preußischen Monarchie unter Kaiser Wilhelm II. und dem ersten Weltkrieg (1914 bis 1918) infolge von Expansionsbestrebungen in Europa. Nach Beendigung des Krieges mit dem Vertrag von Versailles 1919 gründete sich die Nationalversammlung in Weimar und mit ihr eine parlamentarisch-demokratische Republik.[314] Hatte sich die Versorgungssituation der Bevölkerung schon während des Krieges drastisch verschlechtert, wurden die Sozialversicherungen nach dem Krieg durch die gestiegene Anzahl von Invaliden, Witwen und Waisen besonders stark belastet.

---

310 Vgl. Kondratowitz 1988, S. 109–111.
311 Kondratowitz 1988, S. 110.
312 Vgl. Kondratowitz 1988, S. 109–111.
313 Vgl. Kondratowitz 1988, S. 112.
314 Vgl. Der große Plötz 2008, S. 947–954.

Die Rentenfonds mussten 1921 durch Zuschüsse der sogenannten besonderen Fürsorge für Sozialrentner gefördert werden. Um die Not zu lindern, sah sich der Staat gezwungen, 600 Millionen Reichsmark für Hilfsbedürftige zur Verfügung zu stellen.[315] Wie Balluseck recherchierte, war das absolute Existenzminimum 1920 mit 150 bis 180 Reichsmark angegeben, die Invalidenrenten wurden jedoch in Höhe von durchschnittlich 49 Reichsmark, Witwenrenten in Höhe von durchschnittlich 22,50 Reichsmark ausgezahlt.[316] Die Sozialversicherungen, die ursprünglich als Arbeiterversicherungen gegründet worden waren, erfassten um die Jahrhundertwende etwa 18 % der Gesamtbevölkerung,[317] der Anteil wird sich eventuell nach dem Krieg etwas erhöht haben, trotzdem war der überwiegende Anteil der Bevölkerung nicht abgesichert.

Von den Sozialrentnern, die Versicherungsleistungen aus der Invaliditäts- und Altersversicherung erhielten, waren in der Weimarer Republik die Kleinrentner zu unterscheiden. (Klein-) Rentner waren, grundsätzlich anders als heute, Bezieher von Einkommen aus eigenem Kapitalbesitz. Als Angehörige wohlhabender Milieus nicht versichert, waren sie infolge des Krieges und der aufkommenden Inflation derart verarmt, dass sie auf Fürsorgeleistungen angewiesen waren. 1924 wurden die »Reichsgrundsätze über Voraussetzung, Art und Maß der öffentlichen Fürsorge« erlassen, mit denen das materielle Fürsorgerecht novelliert wurde. Der Begriff »Fürsorge« löste zu der Zeit langsam den der »Armenpflege« ab.[318] Die sogenannten Almosen-Ämter oder Armenkassen, die für die Verteilung der Almosen lange zuständig waren, wurden durch Jugend-, Wohlfahrts- und Gesundheitsämter abgelöst.[319] Mit den Reichsgrundsätzen wurde den privaten und freien Verbänden der Wohlfahrtspflege die Funktion der Versorgung und Pflege Hilfebedürftiger zugesprochen und ihr Zusammenwirken mit den Sozialversicherungen sollte verbessert werden, indem Zuständigkeiten und Arten der Leistungserbringung geregelt wurden.[320] Dennoch mussten infolge der Weltwirtschaftskrise, resultierender Arbeitslosigkeit und Inflation 1929 23 % der Sozialrentner, zwei Drittel der Witwen und ein nicht bezifferter hoher Anteil der Kleinrentner zusätzlich Fürsorgeleistungen beantragen.[321] Achinger zufolge erhielten etwa 30 % der älteren Arbeiter in den Städten Fürsorgeleistungen zusätzlich zur Rente, auch Polligkeit beklagt

---

315  Vgl. Balluseck 1984, S. 30–31.
316  Vgl. Balluseck 1984, S. 31.
317  Vgl. Schulin 2008, S. XIII.
318  Vgl. Balluseck 1984, S. 34.
319  Vgl. Puch 2005, S. 8.
320  Vgl. Balluseck 1984, S. 32–35.
321  Vgl. Schriften des Deutschen Vereins für öffentliche und private Fürsorge 1930, Heft 14.

1928, dass ein Drittel der Sozialrentner und 300.000 Kleinrentner ergänzende Fürsorge erhielten.[322]

Die krisenhafte Versorgungssituation der Nachkriegszeit erschütterte die althergebrachte Annahme, dass das Leben im Alter durch die rechtzeitige Rücklage privater Vermögen zu sichern sei. Die Not erfasste nicht allein alte Arbeiter, sondern reichte bis weit in die Mitte der Gesellschaft hinein. Erst jetzt, da Erwerbsunfähigkeit im Alter ein stärker generalisiertes gesellschaftliches Problem darstellte, wurde das Alter selbst als Lebensrisiko erkannt und die »Rentenfrage« als sozialpolitisches Problem diskutiert.[323] Dennoch veränderte sich das Bild von einer durch die Industrialisierung geprägten »gelungenen Erwerbsbiographie« nicht. Arbeit erhielt eine hohe soziale Bedeutung und wurde als sinnstiftend erlebt, über »moralische Paragraphen und schöne Renten«[324] hinaus. Um die Situation zu verbessern, wurde daher in den zwanziger Jahren wenig darüber nachgedacht, in welcher Weise die Altersrenten erhöht werden könnten, sondern mehr darüber, wie das »Recht auf Arbeit«[325] möglichst lange für die Alten durchgesetzt werden kann. Organisationen zur Arbeitsfürsorge wie die Altershilfe des Deutschen Volkes wurden gegründet, um Menschen im Alter über 65 Jahre zur »Ausnutzung ihrer Arbeitskraft«[326] zu verhelfen und sie damit zur Produktion in Betrieben oder aber in der Landwirtschaft nutzbarer zu machen.[327] Offenbar war 1925 die Hälfte der über 65-Jährigen berufstätig.[328] Diesen Bestrebungen stand nicht zuletzt die arbeitsmarktpolitische Situation der Weimarer Republik entgegen. Mit der Einführung von planmäßiger Rationalisierung in Zeiten weltwirtschaftlicher Krisen, die sich vor allem in Entlassungen äußerte, sanken die Chancen der Arbeiterschaft insgesamt, besonders aber der älteren Menschen, einen Arbeitsplatz zu erhalten.[329] Es ist davon auszugehen, dass die sozialpolitischen Interventionen nicht ausreichten, um neue Impulse zu setzen und die massenhafte Not der älteren Menschen zu lindern. Der überwiegende Anteil der Älteren war materiell vermutlich von Unterstützungsleistungen ihres sozialen Netzes oder vom eigenen Verdienst in unterschiedlichsten (geringfügigen) Beschäftigungsverhältnissen abhängig. Daneben dauerte die Weimarer Zeit möglicherweise einfach nicht lange genug an, um ein

---

322 Vgl. Achinger 1957 und Polligkeit 1928, S. 29.
323 Vgl. Göckenjan 2000, S. 317.
324 Marr 1922, S. 11, zitiert in Göckenjan 2000, S. 322.
325 Göckenjan 2000, S. 325.
326 Göckenjan 2000, S. 325..
327 Vgl. Göckenjan 2000, S. 325: Die Altershilfe des Deutschen Volkes war eine Gemeinschaftsaktion der Spitzenorganisationen der freien Wohlfahrtverbände.
328 Vgl. Göckenjan 2000, S. 325-327.
329 Vgl. Göckenjan 2000, S. 328-329.

nachhaltiges existenzsicherndes Versorgungssystem für alte Menschen längerfristig zu etablieren.

Während in der vorindustriellen Gesellschaft noch das Bild vom alten Menschen vorherrschte, der auf einen umfassenden Wissens- und Erfahrungs-
reichtum zurückgreifen und damit seinen Kindern und Enkeln zu Erfolg oder
Misserfolg verhelfen konnte, wandelte sich dieses Bild mit der Industrialisierung. Die wirtschaftlichen und gesellschaftlichen Umbrüche der Jahrhundertwende und noch mehr der 1920er Jahre wirkten stark auf die traditionellen,
starren Altersbilder. In der Dynamik von Fortschritt und Innovation waren neue
Erkenntnisse gefragt, das Rückbesinnen auf Gewohnheiten und althergebrach-
tes Wissen ließ die Alten als Menschen wie »von gestern« erscheinen.[330] Negative
Altersstereotype erhielten einen wesentlichen Schub durch die um die Jahrhundertwende entstehende Jugend-, Lebensreform- und Sportbewegung, die zu
einer veränderten kollektiven Haltung dem menschlichen Körper gegenüber
führte. In zunehmendem Maße war der Körper bereits zum Objekt der Naturwissenschaften und Anthropologie geworden, es galt seine Funktionstüchtigkeit
und Leistungsfähigkeit zu kontrollieren, zu verbessern oder wiederherzustellen.
Mit dem Jugendstil, dem die künstlerische Wochenzeitschrift Die Jugend, die
erstmals im Mai 1896 erschien, seinen Namen gab, und weiterer Veröffentlichungen nach dem ersten Weltkrieg, wurde Jugendlichkeit zu einem Leitbild des
neuen Jahrhunderts.[331] Geprägt von der amerikanischen Industriewirtschaft, die
neue, massenhaft produzierte Konsumgüter bereits für größere Bevölkerungsanteile anbot, verbreiteten sich kulturelle Muster zur Bewältigung des Wandels,
die eine neue Körperlichkeit betonten und die »Welt des Sports« erschufen.
Besonders in den Städten wurde Sport zur Massenbewegung und zur Freizeit-
beschäftigung. Leistungssport wurde mit Investitionen in Infrastruktur und
Organisation gefördert. Beschleunigung, Leistung und Wettkampf spiegelten
einerseits die Ziele und Regeln der entstehenden produktiven Leistungsgesellschaft, andererseits fungierten die Sieger im Sport als Vorbilder für Körper-,
Lebens- und Arbeitsformen. Der Körper galt nicht länger als gottgegeben, er
erschien modellierbar und wurde zum Ausdruck von Gesundheit, Selbstdiszi-
plin, Wissen, Willen und Jugend. »Jugend und jugendlich scheinende Körper
wurden zum Inbegriff von Leistung und Aktivität, Alter und altersgraue Körper
dagegen zum Synonym für Schwäche und Rückschritt.«[332] Die Aufwertung der
Jugendlichkeit ließ Älterwerden und Altsein zum Makel werden, der störend und
stigmatisierend wirkt. Alter wurde konnotiert mit Rückständigkeit, Langsam-
keit und Hinfälligkeit. Das Primat der Jugendlichkeit wurde durch die Verbrei-

---

330  Vgl. Deutscher Bundestag 2010, S. 73.
331  Vgl. Deutscher Bundestag 2010, S. 45 f.
332  Deutscher Bundestag 2010, S. 46.

tung der Massenmedien verstärkt. Um die Jahrhundertwende wurde es möglich, Druck-Erzeugnisse mit Fotografien zu versehen und massenhaft zu verbreiten, gleichzeitig wurde das Analphabetentum zurückgedrängt. Illustrierte, Werbung, Modefotografie und etwas später auch Spielfilme verbreiteten die neuen Körperbilder, sie wurden zu künstlich erzeugten Vorlagen, die sich von der gesellschaftlichen Realität und vor allem von den alten Körpern immer weiter entfernten.[333] Die Konstruktion der Altersbilder orientierte sich damit erstmals nicht mehr an Alltagsbildern, sondern an Medienbildern, die in der Zeit zwischen den Kriegen einen jugendlich muskulösen (und hauptsächlich männlichen) Körper zum Vorbild stilisierten. Die Verherrlichung des jugendlichen Körpers ging mit der Entwicklung von Strategien einher, sichtbaren Zeichen der Alterung wie graues Haar, faltig-pigmentierte Haut oder Veränderungen der Beweglichkeit entgegenzuwirken. Nach dem ersten Weltkrieg wurde es vor allem in den Städten und im aufstrebenden Bürgertum populär, mit Kosmetika und Kleidung, Ernährung und Sport den medialen Vorbildern nachzueifern und das Alter zu verbergen.[334] Der gestaltete Körper selbst wurde zu einem einsetzbaren kulturellen Kapital. In kurzer Zeit war ein überwiegend defizitorientiertes kollektives Altersbild entstanden.

Die Heime und Anstalten des beginnenden 20. Jahrhunderts waren mehrheitlich durch Regulierungen und Kontrolle geprägt. Von den »Insassen« wurde erwartet, dass sie in der Hauswirtschaft und der Versorgung des Heims mithalfen. Viele Heime waren, sicher auch aus wirtschaftlichen Gründen, mit einem landwirtschaftlichen Betrieb verknüpft, der von den Bewohnern entsprechend ihrer jeweiligen Arbeitskraft bewirtschaftet wurde.[335] Neben der Unterbringung in Bettensälen fanden sich Unterbringungsmöglichkeiten in möblierten und unmöblierten Ein- oder Mehrbettzimmern. Die Hausordnungen ermöglichten wohl einen größeren Freiraum als in den Siechenheimen des vergangenen Jahrhunderts, dennoch waren beispielsweise Essens-, Schlafens- oder Ausgehzeiten fest geregelt. Die Trennung von Ehepaaren wurde nur in wenigen Heimen vermieden, nur vereinzelt wurden Badezimmer, Bibliotheken, Tanzveranstaltungen oder Lichtbildvorträge angeboten. Neben den Heimen, die aus dem öffentlichen Armenwesen heraus entstanden und den traditionellen konfessionellen Einrichtungen, entwickelten sich auch weiterhin privatrechtlich betriebene Heime, die spezielle zahlende Gruppen älterer Menschen aufnahmen. Auf diese Weise entstanden beispielsweise Einrichtungen für alleinstehende

---

333 Vgl. Deutscher Bundestag 2010, S. 43 ff.
334 Vgl. Deutscher Bundestag 2010, S. 73–80.
335 Vgl. Beske 1960, S. 24.

Lehrerinnen, adelige Witwen oder firmeneigene Altersheime, die Wohnraum für die ausgeschiedenen Mitarbeiter anboten.[336]

In den 20er Jahren wurde vermehrt in den Bau öffentlicher Altenheime intensiviert, um die vielen im Zuge des Krieges oder der Wirtschaftskrise verarmten älteren Menschen, deren Familien eine Versorgung nicht möglich war, eine bescheidene Unterkunft, Verpflegung und teilweise auch Pflege zu bieten. Der Umzug in ein Heim wurde in dieser Situation als eine volkswirtschaftlich und sozial angepasste Form des Wohnens betrachtet, die auch wohnungspolitisch besonders sinnvoll erschien. Vor dem Hintergrund der vielen Sozial- und Kleinrentner, die auf staatliche Unterstützung angewiesen waren, um ihre Existenz zu sichern, wurde deshalb der Umzug in ein Altersheim massiv beworben. Um auf möglichst preiswerte Weise das Problem der Altersnot zu lösen, wurden die Altenheime, zum Beispiel vom Deutschen Rentnerbund, von Kommunen oder Wohlfahrtsverbänden als moderne, altersangepasste Wohnform propagiert. Der Umzug in ein Heim wurde sogar als Privileg stilisiert, das nur jenen Personen zuteil wurde, die ihre frei werdenden größeren Wohnungen an Jüngere weitergaben.[337] Junge Menschen sollten den frei werdenden Wohnraum nutzen können, um Familien zu gründen und die Geburtenrate zu steigern. Offensichtlich wurde ein latenter öffentlicher Druck aufgebaut, um möglichst viele Heimeinzüge zu initiieren, was darauf hinweist, dass die Älteren sich in der Regel eher nicht dazu bereit erklärten ihre Wohnungen zu verlassen.[338] Auf einen Umzug in eine Versorgungseinrichtung ließ sich nur ein, wen die Not dazu zwang. Mögliche Vorteile, wie Gemeinschaft erfahren zu können oder sich um die Existenzsicherung nicht sorgen zu müssen, traten offenbar hinter die negativen Aspekte zurück. Vertreter der Kleinrentner forderten mit einem »Wohnheim für rüstige Rentner« erstmals eine weitere Unterbringungsmöglichkeit. In »aggressiver Abwehr« des »gleichmacherischen und unterdrückerischen öffentlichen Anstaltswesens«, das dem Zwangscharakter des traditionellen Armenwesens entsprach, forderten sie eine Institution, die dem Ideal und den Wertvorstellungen der bürgerlichen Familie entsprach.[339] Das Wohnheim als besondere Form des Altenheims sollte den Bewohnern separaten Wohnraum und die Möglichkeit bieten, sich gemeinschaftlich zu verpflegen. Vor allem die Wohlfahrtsverbände förderten im Anschluss Altenwohnheime, um den »neuen« Bedürfnissen der alternden Mittelschicht zu entsprechen. Für rüstige Alte

---

336 Vgl. Beske 1960, S. 24–25.

337 Vgl. Baumgartl 1997, S. 49: Manche Einrichtungen nahmen tatsächlich nur ältere Menschen auf, die ihre Wohnungen an Jüngere weitergaben.

338 Beispielsweise zitierten Balluseck 1984, S. 83 und André 1993, S. 185 zeitgenössische Stimmen, die sich dagegen verwehren, wie mit rücksichtslosem Zwang gegen ältere Bewohner von Wohnungen vorgegangen wurde.

339 Vgl. Kondratowitz 1988, S. 119–121.

wurden Musteranlagen eingerichtet, deren Ausstattung und Einrichtung an gehobenen Ansprüchen orientiert war. Dort wurde jedem Bewohner eine eigene Kammer mit Waschgelegenheit geboten, erstmals wurden Zentralheizungen, Aufzüge oder Großküchen gebaut.[340]

Zusammenfassend lassen sich zum Ende der 1920er Jahre drei Einrichtungsgruppen unterscheiden, in denen ältere Menschen untergebracht waren:

- Armen- und Siechenhäuser, die insbesondere in Kleinstädten und auf dem Land bestanden und unterschiedliche Gruppen Hilfebedürftiger versorgten. Sie waren in Anstalten integriert, an Krankenhäuser gebunden oder einzelne Einrichtungen, die sich bereits auf dem Weg der Segregation in Richtung Altenheim befanden.

- Altenheime, die alten Menschen Unterkunft und pflegerische Versorgung boten, wobei der Standard zwischen Bettensälen und Einbettzimmern differierte,

- Altenwohnheime/ Wohnstifte, die zur Unterbringung von (verarmten) Kleinrentnern gebaut worden waren. Sie boten in der Regel separaten Wohnraum für rüstige alte Menschen, die keine Krankenpflege benötigten.

## 5.2   Alter im Nationalsozialismus

Geschwächt durch die Weltwirtschaftskrise, die (gelenkte) Unzufriedenheit mit dem Versailler Vertrag, Klassenkämpfe unterschiedlicher politischer Lager und einen Rechtsruck des Bürgertums, scheiterte die Republik. Reichspräsident Paul von Hindenburg berief Adolf Hiltler am 30. Januar 1933 zum Reichkanzler und bei der Reichstagswahl im März 1933 erreichten die Nationalsozialisten eine knappe absolute Mehrheit. Nach der Ausschaltung der verfassungsgemäßen Grundrechte und der Durchsetzung des »Führerprinzips« im Rahmen der so genannten Gleichschaltung begann Deutschland 1939 mit dem Angriff auf Polen den zweiten Weltkrieg.[341]

Die Sozialpolitik der Nationalsozialisten konzentrierte sich auf die Themenbereiche Familie und Jugend, während die Versorgung der Älteren eine untergeordnete Rolle spielte; zum Beispiel beschreibt Möckel ein ideologiebegründetes politisches Desinteresse an den Belangen der Rentner. Die Selbstdarstellung der Nationalsozialistischen Deutschen Arbeiterpartei (NSDAP) zielte auf eine jugendliche, dynamische Bewegung, die das Alte und Marode (der Weimarer Republik) überwindet.[342] Die getroffenen sozialpolitischen Maßnah-

---

340  Vgl. von Blanckenburg & Schicke 2000, S. 69.
341  Vgl. Der große Plötz 2008, S. 968–969 und S. 972–976.
342  Vgl. Möckel 2010, S. 13–18.

men für Ältere bedienten vor allem die wechselnden Bedürfnisse der NSDAP und scheinen daher vordergründig ambivalent. In den ersten Jahren der nationalsozialistischen Herrschaft wurde das Rentensystem ausgedehnt,[343] 1941 wurde das Rentenniveau angehoben.[344] Zum anderen wurden zahlreiche alte Menschen, die sich im Ruhestand befanden, wieder zur Arbeit herangezogen, als infolge des Krieges Arbeitskräfte knapp wurden.[345] Die Ambivalenz löst sich auf, wenn das zugrundeliegende ideologische Prinzip sichtbar wird: Nicht einem Individuum mit seinen Bedürfnissen galt das Interesse, sondern »inwieweit der Einzelmensch für die Volksgemeinschaft, meinethalben auch nur in ganz beschränktem Maße, von Interesse oder Vorteil ist«[346]. Die »Volksgemeinschaft« stellte eine nationalsozialistische Ideologie dar, die insbesondere im Hinblick auf die alten Menschen einen widersprüchlichen Charakter aufwies. Für die »Volksgemeinschaft« gestellte Forderungen richteten sich an voll leistungsfähige, politisch »gleichgeschaltete« und sozial angepasste Deutsche; die Arbeitsfähigkeit alter Menschen sollte demgemäß so lange wie möglich für diese Gemeinschaft erhalten bleiben. Während, dem Paradigma folgend, ein geistig und körperlich rüstiger alter Mensch als gesellschaftlich wertvoll angesehen wurde, wurden arbeitsunfähige Alte als überflüssige Belastung für den »Volkskörper« stigmatisiert und drohten schnell an den Rand der Gesellschaft gedrängt zu werden.[347] Mit Hilfe der Medien (und der Olympischen Spiele 1936) wurde der jugendlich-athletische, vorzugsweise blonde und blauäugige Körper als arisch und makellos schön glorifiziert.[348] Mit der Stilisierung der Jugend wurde die Abwertung des Alters befördert, zudem wurden eugenische Strategien vorbereitet und legitimiert. Überalterung und Leistungsabbau des »Volkskörpers« sollte demnach durch positive Selektion und »Euthanasie« entgegengewirkt werden (vgl. 6.2). Das Bild des Alters wurde zudem durch die Rassenideologie der Nationalsozialisten geprägt, die das Leben der Menschen in produktiv oder unproduktiv, in »arisch« oder »rassisch minderwertig« und in der Folge in »lebenswert« und »lebensunwert« unterteilte. Der Selektion der Gesamtbevölkerung nach rasseideologischen Gesichtspunkten entgingen auch die älteren Menschen im »Deutschen Reich« nicht. Diejenigen, die in die nationalsozialistischen Kategorien eines »unwerten Lebens« fielen, weil sie Juden,

---

343 1938 wurde die gesetzliche Rentenversicherung auf die Handwerker ausgedehnt, 1941 wurden Rentner in die Krankenversicherung aufgenommen, vgl. Baumgartl 1997, S. 48.
344 Vgl. Möckel 2010, S. 18.
345 Vgl. Heizelmann 2004, S. 20f.
346 Kommentar von Prof. W. Schulze, Ministerialrat im Innenministerium Bayerns, anlässlich der Beratung der Präambel des Euthanasiegesetzes 1940, zitiert in Kondratowitz 1988, S. 124–125.
347 Vgl. Möckel 2010, S. 7. Zum Begriff der Volksgemeinschaft zum Beispiel Wildt 2007.
348 Vgl. Deutscher Bundestag 2010, S. 44.

behindert, homosexuell, kommunistisch oder »asozial« waren, wurden ungeachtet ihres Lebensalters verfolgt und ermordet.[349] Die gewaltsame Realisierung der Ideologien von Volksgemeinschaft und Rassenhygiene waren nicht geeignet, bestehende negative Bilder, in denen Alter mit Nutzlosigkeit, Hinfälligkeit, Vertreibung, Hunger, Krankheit und Tod assoziiert wird, zu verändern, eher wird die Defizitorientierung begünstigt worden sein.

Die Traditionen der Altenhilfe wurden mit der »Machübernahme« der Nationalsozialisten in den 30er Jahren funktionalisiert. Die Vorstellung von »würdigen« und »unwürdigen« Alten, von verschuldet oder unverschuldet in Not geratenen Menschen, bekam mit den rassistischen Wertvorstellungen eine selektive Bedeutung. 1937 verlautete im Nachrichtendienst des Deutschen Vereins für öffentliche und private Fürsorge:»Das Gesunde, Wertvolle wie auch das Ehrwürdig-Alte soll grundsätzlich anders behandelt werden, als das Brüchige, Minderwertige und Erbkranke.«[350] Während der nationalsozialistischen Diktatur blieben die ausdifferenzierten Versorgungseinrichtungen bestehen, die Selektion und partiell auch eine Kasernierung der Menschen in den Einrichtungen nach nationalsozialistischen, rassenideologischen Gesichtspunkten wurden jedoch stark forciert. Besonders den traditionellen Altern- und Siechenheimen wurde in den 30er Jahren erneut eine (ideologisierte) Bedeutung zugemessen. Zum Schutz der Bevölkerung, so wurde betont, sollten die »Siechen« vorzugsweise dauerhaft und möglichst günstig aus dem gesellschaftlichen Leben entfernt werden.[351] Weiter sollten die Krankenhäuser, in denen ein Bett pro Tag etwa das Doppelte kostete wie in einem Alten- und Siechenheim, durch die Verlegung pflegebedürftiger alter Menschen entlastet werden. Alten- und Siechenhäuser, in denen im Vergleich zu anderen Einrichtungen immer noch benachteiligte und besonders hilflose Menschen unzureichend versorgt wurden, bekamen nun durch die Verlegung pflegebedürftiger alter Menschen verstärkt die Funktion von Sterbehäusern.[352] Darüber hinaus waren dort untergebrachte ältere Menschen, die am ehesten den nationalsozialistischen Vorstellungen von unwürdig, minderwertig oder lebensunwert entsprachen, besonders davon bedroht, in die Selektions- und Deportationsprozesse einbezogen und Opfer der ersten und zweiten Mordaktion zur »Euthanasie« zu werden (vgl. 6.2).

---

349 Mit der sogenannten Endlösung wurde die Vernichtung der jeweiligen gesamten gesellschaftlichen Gruppen angestrebt. Es lassen sich nur wenige Hinweise auf eine spezielle Behandlung älterer Menschen finden. Zum Beispiel wurden Juden im Alter über 65 Jahre teilweise in das Vernichtungslager »Altersgetto Theresienstadt« deportiert, vgl. Bracher, Funke & Jacobsen 1986, S. 529–533.
350 Nachrichtendienst des Deutschen Vereins für öffentliche und private Fürsorge 1937/ 92, zitiert in Riedel 2007, S. 40.
351 Vgl. Goldmann 1930, S. 235.
352 Vgl. Balluseck 1997, S. 84–88.

1939 existierten 753 kommunale Alten- und Pflege-/ Siechenheime und 738 Einrichtungen der freien Wohlfahrtspflege[353]. Das Altersheim wurde weiterhin als Institution propagiert, die für den »Volkskörper« ökonomisch und sozial wertvoll ist. Als Beispiel dafür sah Mailänder[354] in der Institutionalisierung vor allem eine wohnungspolitische Chance, um das deutsche Volk zu stärken. Familien sollten den Wohnraum der Alten erhalten, um gesunde, deutsche Kinder zu erziehen, während die verdienten alten »Volksgenossen«, die den Platz räumen, in Altersheimen versorgt werden sollten, ohne der »Volksgemeinschaft« Geld und Zeit zu entziehen. Obwohl zu Beginn der 30er Jahre noch der (Aus-) Bau von Altersheimen geplant wurde, traten diese Bestrebungen hinter die Familienpolitik und schließlich die Kriegspolitik zurück, tatsächlich schrumpfte die Zahl der Altenheimplätze während der Kriegsjahre.[355] Kondratowitz zufolge mehrten sich bis in die Kriegsjahre hinein vor allem in den konfessionellen Heimen die Tendenzen zur Infantilisierung des Alters. Er erklärte dies mit dem Versuch, eine Grenze zu errichten zwischen der feindlicher werdenden Umwelt und dem Idyll eines geschützten Raums, in dem für die Schutzbefohlenen die Zeit still steht und ein eigener, von außen losgelöster Rhythmus herrscht. Diese »innere Einhegung der Heime« wurde schließlich, ab 1940/ 41, begleitet von der »äußeren Einkreisung«, die mit der systematischen Erfassung der »Insassen« begann und schließlich auch für viele pflegebedürftige Alte mit Deportation und Ermordung endete.[356]

Die Verfügbarkeit über das Alter durch die Institutionalisierung schloss in dieser Zeit die Möglichkeit der Vernichtung ein. Die durch das sogenannte Gesetz zur Verhütung erbkranken Nachwuchses eingeleitete erste Phase der »Euthanasie« erreichte 1940 die unterschiedlichen Heime und Anstalten, in denen hilfebedürftige Menschen versorgt wurden. Im Juli 1940 schrieb Pfarrer Bodelschwingh aus der Anstalt Bielefeld-Bethel an den Regierungspräsidenten in Bad Oeynhausen: »Es handelt sich um die planmäßige Ausmerzung von geistig minderwertigen, geisteskranken und altersschwachen Leuten (…).«[357] Neben behinderten Menschen, so legen diese Äußerungen nahe, waren auch pflegebedürftige alte Menschen in Alten-, Armen- und Siechenheimen von der ersten planmäßigen Mordaktion betroffen. In den Kriegsjahren 1942/ 43, zeitgleich mit dem Beginn der zweiten Phase der »Euthanasie«, wurden die durch Mordaktionen frei werdenden Heime nicht selten zu Hilfskrankenhäusern und

---

353 Vgl. Hahn 1994, in Riedel 2007, S. 41.
354 Mailänder war Direktor der Zentralleitung der Wohlfahrt in Württemberg und publizierte in der Zeit zwischen 1938 und 1940 in den Blättern der Wohlfahrtspflege in Württemberg. Hier sind die Quellen zitiert in Riedel 2007, S. 41–43.
355 Vgl. Riedel 2007, S. 41–43.
356 Vgl. Kondratowitz 1988, S. 126–132.
357 Nachdruck in Klee 1983, S. 216.

Lazaretten, zu Wehrmachts- oder Arbeiterunterkünften umfunktioniert. Überlebende alte Menschen, die sich (wieder einmal als »Restgruppe«) in den Heimen befanden, wurden im Zuge dessen oft »geräumt« und unter chaotischen Verhältnissen, über weite Strecken, in andere Institutionen verlegt, wobei ihr Tod billigend in Kauf genommen wurde.[358] Ein weiterer Grund für die Verlegungstransporte war die unzureichende Personalsituation. Ausgebildete Krankenschwestern (vgl. 6.2) wurden sukzessive aus den Alten- und Siechenheimen abgezogen und in Akutkrankenhäusern oder Lazaretten eingesetzt, sodass in den Pflegeeinrichtungen für alte Menschen schließlich kaum mehr »geprüfte« Pflegekräfte arbeiteten. Ab 1943 blieben »Insassen« in manchen Häusern sogar ohne Pflege sich selbst überlassen, bis sie schließlich mit Hilfe der gefährdenden Verlegungsaktionen in vermeintlich besser ausgestattete Heime geschickt wurden. Belege dafür, dass ältere Menschen systematisch und geplant in das rassenideologisch motivierte Vernichtungsprogramm für sogenanntes unwertes Leben einbezogen wurden, existieren (noch) nicht. Irmak vermutet jedoch, dass vor allem im Rahmen der zweiten »Euthanasiephase«, in der sich der Kreis der Opfer durch undifferenzierte Auswahlkriterien erweiterte, alte Menschen betroffen sein konnten, wenn sie sich in der Verfügungsgewalt von Einrichtungen befanden und damit leicht erfasst und denunziert werden konnten. Attribute wie »unsauber« oder »unruhig« konnten demnach bereits zur Deportation führen.[359] Über die genaue Anzahl, das Vorgehen und die Hintergründe der hohen Sterblichkeit der alten Menschen in den Einrichtungen ist bis heute jedoch wenig bekannt.[360]

In den Kriegsjahren bis 1945 wurden ca. 6 Millionen europäische Juden ermordet, 3,2 Millionen Wehrmachtssoldaten getötet, 11 Millionen von ihnen in Kriegsgefangenschaft genommen (von denen ca. 1,3 Millionen starben)[361], während allein von der deutschen Zivilbevölkerung 2,1 Millionen Menschen an den Folgen des Krieges starben.[362] Davon ausgehend, dass 1939 etwa 60 Millionen Menschen in Deutschland lebten, waren 1945 ca. 27,5 % der Bevölkerung dem Krieg zum Opfer gefallen oder in Gefangenschaft. Erst 1955 kehrten die letzten Deutschen aus der Kriegsgefangenschaft zurück. Viele dieser Männer waren physisch und/ oder psychisch derart traumatisiert, dass sie nicht arbeitsfähig waren. Schätzungen zufolge übertraf die Anzahl der Frauen in der Nachkriegszeit die der Männer um etwa 7 Millionen.[363] Die Städte waren größtenteils zerstört, Verkehrswege und Baumaterialien nicht nutzbar. Für die Be-

---

358 Vgl. Irmak 1998, S. 444–445.
359 Vgl. Irmak 1998, S. 445.
360 Vgl. Riedel 2007, S. 43.
361 Vgl. Overmans 1995, S. 278.
362 Vgl. Putzger 1969.
363 Vgl. Hoffend 2005, S. 12.

völkerung fehlten 5,7 Millionen Wohnungen, deren Bau zunächst nur schleppend begann.[364] Obwohl nach der Währungsreform 1948 bis zum Jahr 1950 über 650.000 Wohnungen fertiggestellt wurden, ergab sich für das Jahr 1950 immer noch ein Wohnungsdefizit von über 50 %, gemessen an dem Bestand vor dem Krieg. Bis 1956 konnte der Wohnungsmangel auf 3,6 Millionen Wohnungen verringert werden.[365] Vor diesem Hintergrund beseitigten Frauen den Schutt der zerstörten Städte (»Trümmerfrauen«), sorgten für die oft mühsame Ernährung ihrer Familien und versorgten auch die älteren Familienangehörigen, mit denen sie auf engstem Raum in den verbleibenden Wohnungen zusammenlebten. Für die wenigen in den nicht zerstörten Einrichtungen betreuten alten Menschen stellte das Kriegsende keinen Einschnitt im Sinne einer Befreiung oder eines Neuanfangs dar. Flüchtlinge, »Ausgebombte« und Kriegsversehrte wurden in jeder Institution versorgt, die Obdach bot, sodass Irmak zu dem Schluss kam: »Das Hungersterben [des Krieges, A. d. V.] ging einfach weiter.«[366] In der Nachkriegszeit bis in die 50er Jahre hinein zielten die politischen Maßnahmen darauf ab, die Bevölkerung, Junge wie Alte, mit Lebensmitteln und Wohnraum zu versorgen und die extreme Not zu lindern.[367]

## 5.3    Defizite im Alter als Hemmnisse für den Wiederaufbau

Anders als nach dem Ersten Weltkrieg gewann der Wiederaufbau in den 50er Jahren eine enorme Dynamik. Die Arbeitslosenquote, 1950 noch bei 11 %, fiel bis 1958 auf etwa 1 %, wobei schon ab 1955 von Vollbeschäftigung gesprochen wurde und zur Bewältigung des Arbeitsaufkommens Emigranten aus Italien und anderen Ländern (»Gastarbeiter«) angeworben wurden.[368] Während Landwirtschafts-, Bergbau- und hauswirtschaftliche Berufe am Arbeitsmarkt rückläufig waren, wuchs der Anteil der Berufe in der Metall-, Finanz- und Verwaltungswirtschaft sowie in den Bereichen Handel, Verkehr und Technik.[369]

Nach der ersten bundesdeutschen Volkszählung 1950, veröffentlicht 1952,[370] in der bereits von einer zunehmenden Alterung der Bevölkerung ausgegangen wurde, präsentierte Sepp Groth 1954 mit der ersten, vielbeachteten deutschen Altersstudie Einsichten in die Lebensverhältnisse älterer Menschen.[371] Darauf-

---

364  Vgl. von Roncador 2006, S. 176.
365  Vgl. von Roncador 2006, S. 176.
366  Irmak 1998, S. 445.
367  Vgl. Der große Plötz 2008, S. 1451–1452 und 1458.
368  Vgl. Göckenjan 2000, S. 363.
369  Vgl. Vester et al. 2001, S. 394.
370  Vgl. Statistisches Bundesamt 1952.
371  Vgl. Groth 1954.

hin begann ein Diskurs über die Altersversorgung (»die Altersfrage«) in einem bisher nicht gekannten Umfang und wurde zunehmend zur Projektionsfläche gesellschaftlicher Verhältnisse. Die Versorgung im Alter galt zwar als gemeinschaftlich zu finanzierender Faktor, der sich jedoch erschwerend auf die Überwindung der Kriegsfolgen und als Hemmnis für den wirtschaftlichen Aufschwung auswirken würde. Beeinflusst wurden die Debatten von der aufkommenden internationalen Altersforschung. 1950 fand die erste Gerontologietagung in Washington statt, mit dem bezeichnenden Titel: »To add life to years not just years to life«. Die gewonnenen Lebensjahre der erweiterten Lebensspanne sollten erklärt und sinnvoll gestaltet werden. Auf dem »Internationalen Kongress für Gerontologie« 1951 in Chicago wurde übereinstimmend festgestellt, dass die Gerontologie, die sich in ihrer Gründungsphase befand, sich zukünftig mit den biologischen, medizinischen, soziologischen, psychologischen und wirtschaftlichen *Schwierigkeiten* des Alters befassen soll und daher interdisziplinär ausgerichtet ist.[372]

Zu diesem Vorhaben erklärte Groth, die Gerontologie sei eine überwiegend medizinische Forschung, die »leiblich-seelische« Vorgänge einzelner alter Menschen untersuche. »Antrieb, Aufgabe und Begrenzung« der Gerontologie sei hingegen die Sorge um die immer zahlreicher werdenden alten Menschen. »Die Völker Europas und der Vereinigten Staaten werden bald eine sowohl absolut als auch relativ größere Zahl alter Menschen aufweisen, wie das in der Menschheitsgeschichte kein Land der Erde je gekannt hat.«[373] Beeinflusst von dieser Erkenntnis der internationalen Entwicklungen durch die junge Gerontologie interpretierte Groth: Während alte Menschen früher eine kleine und daher elitäre Gruppe gewesen seien, der Jüngere mit Ehrfurcht begegneten, hätte ihre Zahl nun so stark zugenommen, dass das Alter allein schon deshalb entwertet werden würde. Industrielle Gesellschaften, in denen die Entwicklung »an eine Rationalisierung des Tuns« gebunden wäre, würden Entscheidungen nicht nach Instinkt und Neigung, sondern aufgrund von Wissen und Berechnung gefasst, die Entscheidungsfindung folge der Technisierung aller Lebensbereiche.[374] Das Wesen industrieller Gesellschaften sei grundsätzlich auf Wachstum ausgelegt und würde daher zwangsläufig zu einer besseren Versorgung, einem Rückgang der Geburtenraten und infolgedessen zu einer Alterung der Bevölkerung führen.[375] Gleichzeitig, so bezog sich Groth weiter auf Jaspers[376], lösten sich in

---

372 Vgl. Groth 1954, S. 13–16.
373 Groth 1954, S. 16, zitiert an dieser Stelle Vischer, 1949, Aufgaben und Begrenzung der Altersforschung, Bulletin der Schweizerischen Akademie der Medizinischen Wissenschaften, Vol. 5.
374 Vgl. Groth 1954, S. 43.
375 Vgl. Groth 1954, S. 46 und 47.

modernen, postindustriellen Gesellschaften Daseinsformen wie Familien, Elternhäuser oder Heimaten auf, Orte der Beziehungen würden beweglich, rationell und zufällig. Alter würde nun zu einer Lebenszeit ohne Ort und Ordnung. Das geschenkte Leben im Alter (durch den Zuwachs an Lebensjahren und durch die Rente) sei »nacktes Dasein«, ohne Sinn und ohne Funktion.[377] Hiermit wurde die Last des Alterns nicht allein mit materieller Not assoziiert, wie es in der Vergangenheit im Zusammenhang mit Arbeitslosigkeit, kleinen Renten oder mangelndem Wohnraum üblich war, sondern nun wurde die Sinnlosigkeit des Zeiterlebens als zentrales Problem identifiziert. Gesellschaftliche Defizite der Moderne manifestierten sich damit in der sozialen Figuration eines Lebensabschnittes aller Menschen. Besonders eine soziale Desintegration der Alten, die einhergehe mit Resignation und Hoffnungslosigkeit, erkannte Groth als Not des Alters, wobei der Eindruck des Krieges mit den Erfahrungen von Verlust und Tod dieses Bild beeinflusst haben mag.

Einen weiteren Aspekt zum Verständnis der Altersbilder der 50er Jahre lieferte Göckenjan: Mit dem kulturellen Einfluss der amerikanischen Alliierten begann sich die deutsche, nationalsozialistisch geprägte Jugendkultur grundlegend zu wandeln. Symbole wie Kleidung, Musik und Umgangsformen (»Kaugummi und Bluejeans«) begründeten nicht nur einen neuen Jugendkult, sondern auch ein Lebensgefühl, das die Älteren nicht teilen konnten und sie neben der Jugend traditioneller, verlorener und noch älter erscheinen ließ.[378]

Mit der Gründung der Bundesrepublik wurde auch die Sozialpolitik neu aufgestellt und widmete sich zunächst der Linderung der Kriegsfolgen, vor allem dem Wohnungsbau, während die Situation der älteren Menschen von nachrangigem Interesse war.[379] Schon in ihrer zweiten Legislaturperiode kündigte die Bundesregierung unter Bundeskanzler Konrad Adenauer jedoch eine umfassende Sozialreform an, in deren Rahmen auch die Situation der Rentner verbessert werden sollte.[380] Mit der »großen« Rentenreform von 1957 wurde schließlich eine sozialpolitische Regelung gefunden, die in ihren Grundsätzen bis heute verbindlich ist. Während die Rente der Bismarck'schen Sozialgesetzgebung existenzielle Not, vordringlich der Arbeiterschaft, abwenden sollte, erhielt sie mit der neuen Rentengesetzgebung die Funktion eines Lohnersatzes für alle Arbeiter und Angestellten im Alter. Als Fundament hierfür galt der »Generationenvertrag«, demgemäß die erwerbstätige Bevölkerung die Rentenge-

---

376 Vgl. Jaspers 1931, Die geistige Situation der Zeit, Sammlung Göschen, Band Nr. 1000, S. 48, zitiert in Groth 1954, S. 48.
377 Vgl. Groth 1954, S. 49–53.
378 Vgl. Göckenjan 2000, S. 369–370.
379 Vgl. Der große Plötz 2008, S. 1458–1459. Zu den umfangreichen Maßnahmen zur Bekämpfung der Wohnungsnot vgl. von Roncador 2006, S. 174–184.
380 Vgl. Der große Plötz 2008, S. 1461.

neration materiell tragen soll.[381] Dabei wurden neben dem Lohnersatz zwei weitere Prinzipien realisiert: Nach dem *Umlageprinzip* sollten Renten so lange und in dem Umfang gezahlt werden, wie Rentenbeiträge entrichtet werden und durch das *Dynamisierungsprinzip* sollte das Rentenniveau auch bei sich ändernden Wirtschaftsbedingungen gewährleistet bleiben.[382] Die Überlegungen zur Rentenreform fanden unter dem Eindruck der nicht lange zurückliegenden Kriege statt, in denen viele die bittere Erfahrung machen mussten, dass private Vermögen zur Vorsorge durch gesellschaftspolitische Einflüsse sehr schnell vernichtet werden können. Das Einkommen von Millionen Rentnern war derzeit so niedrig, »dass diese nicht einmal die Richtsätze der Fürsorge erreichten«, sie bildeten einen »Block aus materieller und seelischer Not«[383]. Das negative Altersstereotyp der 20er Jahre erhielt in der Nachkriegszeit neue Nahrung. Immer noch schien das Alter geprägt von Krieg und Armut.

Andererseits befand sich die junge Bundesrepublik in einer Situation des Wiederaufbaus, in der immer mehr Menschen Beschäftigung fanden und nicht zuletzt durch die Rentenreform die Überzeugung wuchs, dass der erwirtschaftete Lebensstandard der erwerbstätigen Generation auch im Alter erhalten werden kann. Das von den leistungsstarken jüngeren Beschäftigten erwirtschaftete Einkommen sollte jetzt so verteilt werden, dass es die »unproduktive« Lebenszeit der Kindheit und des Alters sozial umfassend absicherte. Zum ersten Mal in der Geschichte schien es dadurch möglich zu sein, die im Erwerbsleben erreichte soziale Position in den Altersruhestand zu übertragen.[384] Göckenjan wies darauf hin, dass die Rentenreform als Reform der Armutspolitik zu verstehen ist, weil sie als Alternative zur Grundsicherung konstituiert worden war und ihr ein hohes Sicherheitsbedürfnis zu Grunde lag. Es galt mit der Rentenreform dem Personenkreis der Arbeitnehmer, als bedeutendste gesellschaftliche Gruppe, nachhaltig die Existenz im Alter zu sichern, ohne dass erhebliche zusätzliche staatliche Investitionen notwendig werden.[385] Das Prinzip des Lohnersatzes stellte daher nicht, wie oft angenommen, eine Privilegierung oder Überversorgung dar, sondern das in den Wachstumsjahren funktionierende Ergebnis des Generationenvertrages.

Zur Lösung der Versorgungsprobleme wurde das Alter in der späten Ade-

---

381 Vgl. Baumgartl 1997, S. 49.
382 Vgl. Göckenjan 2000, S. 372.
383 Deutscher Bundestag 2010, S. 227.
384 Vgl. Baumgartl 1997, S. 50: Allerdings waren einzelne gesellschaftliche Gruppen von Beginn an deutlich benachteiligt. Zum Beispiel erhielten Frauen, die in der Regel nicht oder nicht in dem Maße lohnabhängig beschäftigt waren wie ihre Ehemänner, deutlich weniger Rente. Witwen hatten Anspruch auf Hinterbliebenenrente in Höhe von 60 % dessen, was ihr Mann bekommen hätte.
385 Vgl. Göckenjan 2000, S. 374.

nauer-Ära als »neu« identifizierter Lebensabschnitt propagiert, für das die Familien wieder mehr Verantwortung tragen sollten.[386] Der Krieg hatte zu einem tiefen Bruch mit bisherigen Familienstrukturen geführt, der in der großen Zahl unvollständiger Familien, den resultierenden veränderten Aufgaben der Frauen und der Wohnsituation gründete. Das Zusammenleben vieler Menschen auf engstem Raum, Subsistenzwirtschaft, fehlende Infrastrukturen oder die Vielzahl kriegsverletzter, gefangener Männer wirkten massiv auf das Familien- und Geschlechterverständnis. Ehen wurden rascher aufgelöst, unverheiratete junge Frauen bekamen Kontakt zu Besatzungssoldaten, verheiratete Frauen agierten selbständiger, gleichberechtigter und solidarischer angesichts der extremen Zwänge der Nachkriegszeit. Historisch wird die Zeit als kurzlebige Ausnahmesituation für Frauen und Familien beschrieben, die sich in den 50er Jahren wieder traditionalisierte. Die Rückkehr zur »klassischen« Familie ging mit einer Hinwendung zur Kleinfamilie (verheiratete heterosexuelle Eltern und leibliche Kinder) und mit einer Geschlechtersegregation einher, die eine ausgeprägte geschlechtsspezifische Arbeitsteilung (»Hausfrauenehe«) beinhaltete.[387] In die Familien, die als »natürliche Keimzellen der Gesellschaft«[388] galten, sollten alte Menschen nun reintegriert werden. Besonders in der Generationenfamilie seien Wertschätzung und gegenseitige Hilfe möglich, um Armut und Isolation besser aufzufangen. Als letzte Stufe im Lebenslauf sollte das Altern schließlich individuell bewältigt werden, eine positive Bewältigung sollte zu einem würdigen, reifen Alterserleben führen, in dem der Mensch zum Abschluss seines Lebenszyklus Sinn findet.[389] Selbst Vertreter des restaurativen Familienbildes wie Sepp Groth konnten jedoch nicht umhin zu konstatieren, dass gerade die Kleinfamilien trotz aller staatlichen Bemühungen sich nicht in Generationenverbänden zusammenfanden und die vermeintlich historische Funktion der gemeinschaftlichen Lebenssicherung nicht erfüllten.[390]

Das Altersbild der 50er Jahre ist vor dem Hintergrund dieser verschiedenen Perspektiven und Entwicklungen zu charakterisieren. Der Zeitraum wurde durch eine Problematisierung des Alters bestimmt, die Einsamkeit und Sinnlosigkeit im Leben alter Menschen betonte. Während des gesamten Jahrzehntes blieb das Alter gleichbedeutend mit Hinfälligkeit und Armut. Das Alter wurde als Lebensabschnitt angesehen, in dem Problemlagen und Defizite überwiegen, und es wurde angenommen, dass die meisten Menschen im Alter mit sozialen und gesundheitlichen Problemen zu rechnen haben. Im Zuge der Rentenreform wurden erneut öffentliche Debatten über die verordnete Ausgliederung der

---

386  Vgl. Baumgartl 1997, S. 94.
387  Zum Wandel der Familie in der Nachkriegszeit vgl. Kaelble 2007, S. 27–35.
388  Baumgartl 1997, S. 94.
389  Vgl. Baumgartl 1997, S. 94.
390  Vgl. Groth 1954, S. 88–79.

Älteren aus dem Erwerbsleben ausgelöst, denn noch immer waren sehr viele Menschen im Alter über 60 Jahre beschäftigt (dies änderte sich erst mit dem Anstieg der Arbeitslosigkeit zum Ende der 60er Jahre).[391] Ebenso wurde angesichts der mangelnden Versorgung älterer Menschen die (restaurative) Familie als Dienstleister hervorgehoben. Die Problemsicht fügte sich nahtlos in die überkommene Defizittheorie vom Alter als biologischen und sozialen Abbauprozess, an dessen Ende Hilfsbedürftigkeit steht, und scheint die Wahrnehmung der Alten als hinfällig und schutzbedürftig weiter befördert zu haben.[392]

Daneben begann allerdings ein soziologisch-gerontologisch initiierter Diskurs, der Umweltbedingungen, wie die gesellschaftliche Funktionalisierung der Alten, Integrations- und Desintegrationsprozesse, aber auch kulturhistorische Bedingungen, als Einflussfaktoren für Altersperspektiven thematisierte. Zum Ende der 50er Jahre wurde die Lebensspanne des Alters auch als soziales Phänomen wahrgenommen und alte Menschen wurden verstärkt als soziale Gruppe mit differenzierteren typischen Potenzialen und Problemen analysiert. Allerdings wurden Probleme, die durch die Ausgliederung aus dem Erwerbsleben und die damit einhergehenden Erfahrungen von Status-, Funktions- und Rollenverlusten entstehen, dabei fokussiert.

Die meisten Alteneinrichtungen waren nach dem Krieg zerstört, viele alte Menschen hatten Angehörige verloren, waren obdachlos, ohne Vermögen und ohne hinreichende medizinische Versorgung. Völlig ungeplant wurden pflegebedürftige, alleinstehende alte Menschen nach Kriegende in öffentlichen Gebäuden, Arbeitsdienstbaracken oder Schlössern untergebracht, wo sie zunächst Unterstützung durch ausländische Hilfsorganisationen erhielten.[393] Ermöglicht wurden diese Unterbringungen durch schnell erlassene Gesetze zum Lastenausgleich und zur Kriegsopferversorgung.[394] Nicht zerstörte Heime blieben bestehen und wurden von den sich erneut konstituierenden Wohlfahrtverbänden übernommen; nach 1948 begannen die Verbände, vereinzelt auch staatliche Stellen, damit, Altenheime zu renovieren, zu modernisieren und neu zu bauen. Auch die belegten Schösser, Kasernen oder Hotels wurden stellenweise zu Altenheimen umgebaut, obwohl sie häufig von jeder Infrastruktur isoliert waren.[395] Um einen Eindruck von der Anzahl dieser Bauten zu bekommen, kann möglicherweise eine Statistik des Landes Baden Württemberg dienen: Noch 1962 befanden sich 23 % der Heimplätze des Landes in Häusern, die schon mehr als hundert Jahre alt waren und bei einem Drittel von ihnen waren nach 1948

---

391 Vgl. Kaelble 2007, S. 67–70.
392 Vgl. Deutscher Bundestag 2010, S. 50.
393 Vgl. Lohmann 1970, S. 25.
394 Vgl. André 1993, S. 94: Gesetz zur Milderung sozialer Notstände (Soforthilfegesetz – SHG) vom 8. August 1949.
395 Vgl. André 1993, S. 94f.

größere Umbauten vorgenommen worden.[396] Angesichts der katastrophalen Versorgungslage nach dem Krieg waren die verbliebenen Heimplätze jedoch in keiner Weise ausreichend, um eine Versorgung aller hilfsbedürftigen alten Menschen zu gewährleisten.

Vor dem Hintergrund der Kriegserfahrungen, der Rentenreform, der Wohnungssituation oder der Erkenntnisse der aufstrebenden Gerontologie wurden nun Anstrengungen zum Neu- und Ausbau der Altenhilfeeinrichtungen unternommen. Zur Bedarfsplanung, die der Errichtung zusätzlicher Heime vorausging, sollten die Anzahl und die Motivation der älteren Menschen eingeschätzt werden, die potenziell in ein Heim einziehen würden. In die Planung wurden diejenigen, die auf den langen Wartelisten der Heime vermerkt waren, sowie der sich bereits abzeichnende Wandel in den Beziehungen der Familien und Generationen einbezogen. Der Deutsche Städtetag schätzte 1960, dass insgesamt 8,3 % der über 65-Jährigen in einer Einrichtung versorgt werden müssten, 4,2 % davon in Altenheimen. Der Bedarf war dieser Schätzung zufolge doppelt so hoch wie das bestehende Angebot, es wurde von 240.013 fehlenden Heimplätzen ausgegangen.[397]

## 5.4    Aufbruch und Rückzug im wirtschaftlichen Aufschwung

In den 60er Jahren löste ein wirtschaftlicher Aufschwung den Wiederaufbau ab. Ludwig Erhard, Bundeskanzler von 1963 bis 1966,[398] stand für den Erfolg einer bereits neoliberalistisch geprägten sozialen Markwirtschaft, in der der Staat einen gesetzlichen Rahmen für den marktwirtschaftlichen Wettbewerb schafft und sich den Fragen der sozialen Gerechtigkeit zuwendet. Bedingt durch die Währungs- und Wirtschaftsreform sowie Exporterfolge, vor allem infolge des Koreakrieges und der vorhandenen Kapazitäten an Stahl und Kohle, dynamisierte sich die Konjunktur zunächst und leitete einen Strukturwandel ein. Vor allen anderen Wirtschaftssektoren erlebte die Industrie einen Aufschwung (besonders Chemieindustrie, Maschinenbau, Automobilindustrie und Elektrotechnik: Steigerung ihres Anteils am Bruttoinlandsprodukt von 47,3 % im Jahr 1950 auf 55,6 % im Jahr 1960) und verzeichnete den höchsten Beschäftigungszuwachs, gefolgt von Handel und Verkehr, während die Landwirtschaft weiter an Bedeutung verlor.[399] Die in den 50ern und Anfang der 60er Jahre aufkeimende Konjunktur wurde als »Wirtschaftswunder« propagiert und der Leistungsfä-

---

396  Vgl. Scholl 1962, S. 199.
397  Vgl. Lange 1964, S. 74–75.
398  Vgl. Der große Plötz 2008, S. 1462.
399  Vgl. Cine Plus Leipzig GmbH in Co-Produktion mit der Bundeszentrale für politische Bildung 2013, Deutsche Geschichten, S. 5.

higkeit der Bevölkerung zugeschrieben. So resümiert die Landeszentrale für Politische Bildung Baden Württemberg:»Nahezu alles schien machbar und beherrschbar; sogar der Weltraum rückte nach – bemannten und unbemannten – Erdumkreisungen und Mondlandungen näher als jemals zuvor. Zu Recht hat man die sechziger Jahre als eine Zeit der Träume und der Illusion bezeichnet.«[400] Mit Blick auf die Berufsstruktur des sozialen Raums schrumpften die Berufe in der Landwirtschaft weiter, vor allem in Familienbetrieben, auf der anderen Seite dominierte die individuelle, zunehmend bürokratisierte und überwiegend männliche Lohnarbeit in Industrie, Technik und Dienstleitung.[401]

Im Zuge des wirtschaftlichen Aufschwungs wurden Ressourcen frei, die sozialpolitisch eingesetzt werden konnten. Mit Hilfe so genannter Altenpläne begannen Länder und Kommunen, das»Altenproblem« zu analysieren und entsprechende Programme aufzulegen.[402] Ein Ergebnis der Bestrebungen auf Bundesebene stellte die Verabschiedung des Bundessozialhilfegesetzes (BSHG) 1961 dar, das die Reichsgrundsätze über Voraussetzung, Art und Maß der öffentlichen Fürsorge von 1924 ablöste. Zur Sicherung der Existenz (Prinzip der Bedarfsdeckung) wurden damit Hilfen zum Lebensunterhalt und Hilfe in besonderen Lebenslagen gewährt, um allen Westdeutschen ein Leben zu ermöglichen»das der Würde des Menschen entspricht«[403]. Dabei galt das sogenannte Nachrangigkeitsprinzip, finanzielle staatliche Hilfe wurde nur dann gewährt, wenn alle alternativen Hilfesysteme ausgeschöpft waren.[404] Grundsätzlich ging der Gesetzgeber davon aus, dass eine umfassende wohlfahrtsstaatliche Einkommenssicherung über das Rentensystem bereits geschaffen und Sozialhilfeleistungen allenfalls in spezifischen Einzelfällen zu zahlen seien. Laufende Kosten zum Lebensunterhalt wurden nach festgelegten Regelsätzen gezahlt und für Personen, die das 65. Lebensjahr vollendet hatten, war drüber hinaus ein Mehrbedarf von 20 % des Regelbedarfs zu zahlen.[405] Als Hilfe in besonderen Lebenslagen wurden Leistungen zur Pflege bewilligt und ebenso konnte»Altenhilfe« beantragt werden, die, unabhängig von den persönlichen Verhältnissen, finanzielle Unterstützung zur Gestaltung der Wohnumgebung, zur Inanspruchnahme altersgerechter Dienste, zum Besuch von Veranstaltungen oder Hilfe zur Aufnahme einer Betätigung ermöglichte.[406] Besonders mit dem § 75 zur Altenhilfe ging das Bundessozialhilfegesetz weit über das althergebrachte Ver-

---

400 Landeszentrale für politische Bildung 3/ 1999, S. 4.
401 Vgl. Vester et al. 2001, S. 394–395 und Kaelbe 2007, S. 67.
402 Zum Beispiel der Bericht Altenhilfe in Nordrhein-Westfalen zur Vorbereitung des Altenplans NRW, vgl. Minister für Arbeit, Gesundheit und Soziales 1972.
403 Vgl. Bundessozialhilfegesetz § 1.
404 Vgl. Bundessozialhilfegesetz § 2.
405 Vgl. Bundessozialhilfegesetz § 23.
406 Vgl. Bundessozialhilfegesetz §§ 68 und 75.

ständnis von öffentlicher Fürsorge hinaus, das vor allem auf materielle Grundsicherung abgestellt war. Dass zusätzlich zu materiellen psychosoziale Problemlagen aufgegriffen wurden, ist vermutlich auch als Zugeständnis an die Ergebnisse der aufkommenden gerontologischen Forschung zu verstehen.

Bereits in den Jahren 1966/ 67 entstand eine kurze Phase der Rezession[407] und führte zu einem temporären Ansteigen der Arbeitslosenrate, jedoch gelang es während der Großen Koalition (1966–1969 unter Bundeskanzler Kiesinger) den Haushalt zu sanieren und die Konjunktur zu beleben. Angesichts der Verschärfung sozialer Bedingungen, aber auch der veränderten Werte und Normen, die zu weit reichenden Unterschieden zwischen der Kriegsgeneration und der nachwachsenden Generation führten, entwickelten sich zum Ende des Jahrzehnts außerparlamentarische Oppositionsbewegungen, die vor allem von Studenten getragen wurden. Ihre Proteste richteten sich auf eine Liberalisierung der verschiedenen Politikbereiche. Traditionelle, insbesondere durch den Nationalsozialismus geprägte Werthaltungen, Einstellungen und Zwänge, die in den 50er Jahren nicht Gegenstand öffentlicher Debatten waren, wurden nun in Frage gestellt. Mit Hilfe des Fernsehens, das zunehmend in den Haushalten verfügbar war, wurden breite Teile der Bevölkerung in alltagspolitische Auseinandersetzungen einbezogen.[408]

Unter dem Einfluss der Auseinandersetzungen und Reformen änderte sich auch die Richtung der (wissenschaftlichen) Argumentationen im Diskurs über Fragen des Alter(n)s. Öffentliche Medien, aber auch Wissenschaftler[409] begannen alte Menschen mit ihren Wünschen und Interessen selbst in den Blick zu nehmen und ihr Recht auf Selbstbestimmung zu betonen. Es wurden Forschungen aufgelegt, die soziale, psychologische oder medizinische Alterungsprozesse der Menschen empirisch beschrieben. Analog wurden Altersbilder präsentiert, die sich an den Ergebnissen der wissenschaftlichen Forschung orientierten. Das Altern wurde interdisziplinärer und differenzierter dargestellt und Hinweise auf die »richtige« Bewältigung des Lebensabschnitts wurden diskutiert.

Tartler stellte bereits 1961 fest, dass vor allem mit den Diskussionen um die Rentenreform ein »Rentnerideal« entstanden sei, nach dem der alte Mensch im Anschluss an seine Berufstätigkeit sozial abgesichert und ohne verpflichtende Zwänge sein Leben interessengeleitet und selbstbestimmt verbringen kann. Diesem »hochbürgerlichen« Rentnerideal könnten jedoch nur wenige, zumeist besonders vermögende alte Menschen entsprechen. Die meisten Rentner

---

407  Vgl. Der Große Plötz 2008, S. 1463: Der Abschwung der Konjunktur führte sogar zu einem kurzfristigen Nullwachstum.

408  Vgl. Kaelble 2007, S. 306–309.

409  Zum Beispiel Blume 1968, Tartler 1961 oder Lange 1964.

müssten dagegen mit dem verordneten Ausscheiden aus ihrer Erwerbstätigkeit und dem Bezug der Rente erhebliche finanzielle Einschnitte hinnehmen und würden ihre wesentlichen Sozialkontakte verlieren. Außerdem werde das Bedürfnis, sich im Alter »zur Ruhe zu setzen« von dem Verlangen verdrängt, an den massenhaft auf dem Markt angebotenen Konsumgütern wie Fernsehern, Küchenmöbeln oder Reisen teilzuhaben. Da die Renten der meisten Menschen dafür nicht ausreichten, seien »Konsumresignation« und forcierte soziale Isolation die Folge.[410] Neben Tartler stellten auch andere, wie Blume 1968 oder Lange 1964, in diesem Zusammenhang fest, dass idealistische Altersbilder oft elitäre, polarisierende Aspekte fokussieren, die die Mehrheit der alten Menschen nicht betreffen. Empfehlungen, in der Zeit des Ruhestands lang gehegte Lebenswünsche zu verwirklichen oder völlig neue Hobbies zu erschließen, würden übergehen, dass der Gestaltungsspielraum der Mehrheit der alten Menschen zeitlebens eng war und im Alter eher noch enger wird.[411] Sport, Spiel und Konsum, die allenfalls Einzelne kurzfristig beschäftigten, könnten keinen integrativen Nutzen für alte Menschen haben, da sie keine gesellschaftliche Funktion hätten und daher weder Anerkennung noch Sinn stifteten.[412] Mit solchen Ergebnissen begann zum Ende der 60er Jahre eine Debatte zur Diskriminierung älterer Menschen in der Fachöffentlichkeit. In Rahmen dieser Entwicklung veröffentlichte Butler 1969 einen viel beachteten Artikel im Journal The Gerontologist. Mit dem Begriff »Ageism« klagte er die negative Wahrnehmung des Alters und die damit einhergehende Stigmatisierung alter Menschen als Form der sozialen Diskriminierung an.[413]

Obwohl in einigen Ländern der Bundesrepublik schon in den 50er Jahren staatliche Aufwendungen für den Neubau von Altenheimen vorgesehen waren, wurden vom Bundesministerium für Wohnungswesen und Städtebau erst 1964 Richtlinien zur Förderung des Wohnungsbaus für ältere Menschen erlassen.[414] Der politische Einsatz und der konjunkturelle Aufschwung ermöglichten einen umfangreichen Neubau von Altenhilfeeinrichtungen in den 60er Jahren. Die Einrichtungen der sogenannten geschlossenen Altenhilfe, die dadurch gekennzeichnet waren, dass sie alte Menschen Tag und Nacht beherbergen (stationär), wurden nun von Einrichtungen der offenen Altenhilfe unterschieden, die Unterstützung in kürzeren Zeiteinheiten (stunden- oder tageweise) boten. Zur geschlossenen Altenhilfe zählten Altenheime, Pflegeheime und (Alten-) Wohnheime/ Wohnstifte. Die neugebauten Altenheime sollten der Unterbringung und

---

410 Vgl. Tartler 1961, S. 118 ff.
411 Vgl. Blume 1968, S. 131. Blume, Tartler und Lange sind als Vertreter eines ersten publizistischen Höhepunkts der Gerontologie in Deutschland anzusehen.
412 Vgl. Tartler 1961, S. 180 ff.
413 Vgl. Butler 1969, S. 243.
414 Vgl. Lohmann 1970, S. 25.

Versorgung alter Menschen dienen, die ihren Haushalt nicht mehr selbstständig führen konnten, sie wurden explizit nicht zur Versorgung Pflegebedürftiger konzipiert. Diese Heime sollten 80–120 Einbettzimmer in einer Größe von je 16–17 m² anbieten und über Gemeinschaftsräume wie Speisesäle und Außenanlagen verfügen. Sie sollten, so die Empfehlung, »solide und schön, aber nicht üppig sein und auf alle Fälle Wirtschaftlichkeit gewährleisten«[415]. Grundsätzlich sollten sich nun, im Gegensatz, vielleicht sogar zur entschiedenen Abgrenzung zur Tradition der Armen- und Siechenpflege, keine Pflegebedürftigen im Altersheim finden, die Integration von Verwirrten, Gehörlosen und Blinden, Tuberkuloseerkrankten oder Sterbenden in das gemeinschaftliche Leben eines Altenheims wurde nicht mehr diskutiert. Stattdessen wurden, wie schon in den 20er Jahren, als Ergänzung zu den Altenheimen Pflegeheime oder -stationen mit Zwei- bis Vier-Bett-Zimmern empfohlen, die in wirtschaftlicher Weise Pflegeleistungen anbieten sollten. Pflegeheime sollten auf die pflegerische Versorgung von Bettlägerigen, chronisch Erkrankten und sterbenden Menschen spezialisiert sein. Da Institutionen nicht selten beide Versorgungsmodelle unter einem Dach anboten, mussten Bewohner, deren Pflegebedarf sich erhöhte, wenn nicht in ein anderes Haus, so jedenfalls in eine andere Abteilung umziehen.[416] Jemand, der in Richtung Pflegeheim/ -station verlegt wurde, kehrte in der Regel nicht zurück, Pflegestationen wurden damit zur institutionellen Verortung des Sterbens.

Wohnheime/ -stifte waren zu einer Einrichtung zusammengefasste Wohnanlagen für rüstigere ältere Menschen, die sich auch hauswirtschaftlich weitgehend selbst versorgen konnten. Selbstständigkeit und Autonomie der Bewohner sollten dort erhalten und der Umzug in ein Altenheim möglichst lange verhindert werden. Altenwohnheime wurden als besonders wirtschaftliche Einrichtungen angesehen. Denn die Vorzüge der Anlagen, wie altersgerechte Eingänge, Türen, Bäder, Aufzüge, wurden auf die Mieten umgelegt, gleichzeitig war der kostenträchtige Personalbedarf gering, wenige Betreuungspersonen, ein Hausmeisterehepaar oder ein Hausservice sollten ausreichen.[417] Lange wies bereits 1964 darauf hin, dass sich viele ältere Menschen Mieterhöhungen bei einem Umzug in ein Wohnheim/ -stift nicht leisten können und sich daher vor allem Wohlhabende für die Altenwohnanlagen interessieren würden. Er forderte Mietbeihilfen, die über die Sozialhilfemittel hinausgehen, sowie die öffentliche Förderung des Wohnungsbaus, um dieser Tendenz entgegen zu wirken.[418] Bei zunehmendem Hilfebedarf, der eine selbstständige Haushaltsführung nicht länger zulässt, sollten die Bewohner der Wohnheime in ein Altenheim umzie-

---

415  Lange 1964, S. 80–81.
416  Vgl. Lange 1964, S. 73.
417  Vgl. Lange 1964, S. 68.
418  Vgl. Lange 1964, S. 69.

hen.[419] Für ältere Menschen ergab das Konzept der 60er Jahre damit wohl häufig folgenden Werdegang: Nachdem sie sich entschlossen hatten, ihre Wohnung aufzugeben, konnten sie in eine altersgerechte, einfacher zu versorgende Wohnung einer Altenwohnanlange umziehen, die in der Regel nicht in dem vertrauten Quartier lag. Wenn der Hilfebedarf anstieg und unter Umständen nach Ablauf einer Wartezeit, konnten die Betroffenen in ein Altenwohnheim umziehen; um ein höheres Maß an Betreuung zu erhalten, mussten sie erneut einen Umgebungswechsel hinnehmen. Trat nun eine längerfristige Pflegebedürftigkeit ein, wurden die Altenheimbewohner in dem sicheren Wissen auf eine Pflegestation verlegt, dass nun das Ende ihres Lebens naht. Alternative Konzepte, die das Zusammenleben von Menschen unterschiedlichen Alters oder die Versorgung bis zum Lebensende an einem Ort vorsahen, existierten nur vereinzelt.

Welche Vorstellungen hatten ältere Menschen vom Altenheim und aus welchen Gründen zogen sie schließlich dort ein? 1960 bis 1964 führte das Institut für Selbsthilfe und Sozialforschung e. V. unter der Leitung von Otto Blume 10.328 Interviews mit einer Zufallsauswahl von Altenheimbewohnern durch, die erstmals in größerem Umfang in Deutschland Aufschluss über die subjektive Bewertung der Lebenssituation gab. Die Untersuchung sollte vor allem dazu beitragen, »Aufgaben und Grenzen abzustecken«, die durch das Bundessozialhilfegesetz von 1961 entstanden waren.[420] Die Ergebnisse belegten, dass die Gründe für einen Heimeinzug in der ersten Hälfte der 60er Jahre vor allem in unterschiedlichen Versorgungsschwierigkeiten bestanden, unter denen die Wohnverhältnisse einen sehr großen Anteil einnahmen. Beengte, inadäquate Wohnungen, Schwierigkeiten, nach einer »Ausbombung« geeigneten Wohnraum zu finden, oder erzwungene Wohnungsräumungen lagen bei etwa einem Viertel der Befragten vor. Daneben waren einerseits bestehende Krankheiten und Pflegebedürftigkeit und zum anderen das Alleinsein durch den Tod der Angehörigen Gründe für den Umzug in ein Heim. Finanzielle Gründe spielten ebenfalls eine wichtige Rolle, wobei Vorstellungen, die ihren Ursprung noch in der Tradition der Armen- und Siechenhäuser hatten, sich in den Aussagen wiederspiegelten. Einige der Befragten äußerten beispielsweise, sie hätten es sich anfangs noch leisten können, sich zu Hause versorgen zu lassen und seien zwangsläufig in ein Heim gezogen, als die finanziellen Mittel nicht mehr ausreichten.[421]

Auch einer von Beske 1956 durchgeführten Untersuchung zufolge, die in 8 Alteneinrichtungen in Kiel durchgeführt wurde, stand die Wohnungsnot an der Spitze aller Gründe, die eine Aufnahme in ein Altenheim (wenn Pflegeheime

---

419 Vgl. Lange 1964, S. 72 f.
420 Vgl. Blume 1968, S. 2.
421 Vgl. Lohmann 1970, S. 71.

nicht berücksichtigt wurden) bedingten. 17,3 % der Altenheimbewohnerinnen waren demnach heimatvertrieben und 58,5 % »ausgebombt«. Wenn sie vorher überhaupt eine Wohnung hatten, über die sie berichten konnten, beschrieben die befragten Bewohner mangelnde Koch- und Heizmöglichkeiten, Unterkünfte in Baracken oder Gartenlauben oder völlig überbelegte Sammelwohnungen, unter denen sie gelitten hatten.[422] Etwa 60 % der Heimbewohnerinnen wohnten vor dem Einzug in das Heim in kleinen Wohnungen mit höchstens zwei Zimmern und einer Küche.[423] Badezimmer gehörten oft nicht zur Wohnung, sondern befanden sich »auf halber Treppe« oder auf einer anderen Etage, sie wurden von mehreren Parteien benutzt. Der Wunsch nach Versorgung war charakteristisch, endlich wollten die alten Menschen der Nachkriegszeit sich »um nichts mehr kümmern müssen«.[424]

Und dennoch waren die Vorbehalte gegen die Heime groß. Zarncke berichtete 1957 von alten Menschen im besonders kalten sogenannten Hungerwinter 1955/ 56, die von der Berliner Winterhilfe vor dem Erfrieren gerettet werden mussten. Sie wohnten in Lauben, Etagenhäusern, zur Untermiete oder noch immer in Kellern, ohne angemessene Möglichkeit zum Heizen. Die häufig verwahrlost aufgefundenen älteren Menschen, die sich in lebensbedrohlichen Verhältnissen befanden, sträubten sich zumeist entschieden dagegen, in ein Altenheim zu gehen, weil sie fürchteten, dort ihre Selbstbestimmung und Würde zu verlieren.[425] 1968 haben Schmelzer und Tebert im Auftrag des Landes eine repräsentative Befragung der über 65-Jährigen in Rheinland-Pfalz durchgeführt. Demnach herrschte bei weit über zwei Dritteln der Befragten die Vorstellung, in den Heimen würden Bewohner sehr häufig zu Dingen gezwungen, die sie nicht wollten und das Leben werde reglementiert. Als wichtig erachteten sie die Betreuung durch Krankenschwestern, gutes Essen, ein Einzelzimmer oder die Möglichkeit mit dem Ehepartner zusammenleben zu können. Die Bereitschaft, in ein Altenheim zu ziehen, war auch in dieser Befragung sehr gering ausgeprägt. Die Gründe, die schließlich dazu führten, dass der Einzug dennoch stattfand, wurden von Schmelzer und Tebert in Form des »Altenheimsyndrom« beschrieben und decken sich mit den Befunden der zuvor genannten Studien. Physische Beeinträchtigungen, die als belastend erlebt werden, das Fehlen zuverlässiger Hilfe, belastende Wohnverhältnisse und niedrige Einkommen bildeten demnach zusammengenommen das »Altenheimsyndrom« und führten schließlich zu einem Heimeinzug. Weil sie die Bedingungen des Heimalltags

---

422 Vgl. Beske 1960, S. 36–37 und S. 41–42.
423 Vgl. Lohmann 1970, S. 72.
424 Vgl. Beske 1960, S. 43.
425 Vgl. Zarncke 1957, S. 69.

fürchteten, zogen alte Menschen erst dann in ein Altenheim, wenn sie finanziell, sozial und gesundheitlich keine Alternative mehr sahen.[426]

Diejenigen, die schließlich einen Heimplatz erhielten, waren aufgrund der erlittenen Entbehrungen in der Kriegszeit damit jedoch überwiegend zufrieden. So ermittelte Lohmann, die Interviews mit Altenheimbewohnerinnen bestimmter Bezirke im Rahmen der oben genannten repräsentativen Studie von Blume auswertete, dass die Mehrheit und insbesondere Frauen angaben, dass sie restlos zufrieden mit ihrer Unterbringung sind, 60 % der Befragten konnten nicht angeben, was verändert werden sollte, beziehungsweise was ihnen nicht gefällt.[427] Frauen wurden im Vergleich zu den Männern als »anspruchsloser« charakterisiert, sie waren offensichtlich überwiegend zufrieden mit dem Wohnraum, dem Essen oder dem Kontakt zu den Mitbewohnern.[428] Nicht ganz die Hälfte der Heimbewohner und hier wieder zum überwiegenden Anteil Frauen verrichteten noch leichte Hausarbeiten, wie Betten machen oder Staub wischen, sie halfen auch in der Küche, im Garten, beim Flicken oder Einkaufen und wurden dafür teilweise sogar gering bezahlt. Sechs von zehn Bewohnerinnen gaben als Lieblingsbeschäftigung, der sie nachgehen konnten, Lesen an, gefolgt von Spazierengehen und im Freien sitzen.[429] Auch diese Ergebnisse können durch Beskes Untersuchung gestützt und differenziert werden. 70,3 % der Bewohnerinnen waren absolut und 19,1 % bedingt zufrieden mit ihrer Unterbringung im Heim. Die Zufriedenheit führte Beske vor allem auf die Lebensumstände vor dem Heimeinzug zurück. Äußerungen wie: »dankbar, dass ich hier sein darf«, »wir haben nur zu danken«, »besser kann man es ja gar nicht haben«, »noch nie so gut wie hier im Heim [gelebt]« lassen vermuten[430], dass vor allem die Erfahrungen des Krieges dazu führten, dass die Frauen ihre Versorgung mit Wohnraum, Nahrung, Ruhe und ein wenig Arbeit tatsächlich schätzten.

Die Menschen, die in den 60er Jahren in einem Altenheim lebten, waren etwa zur Hälfte zwischen 71 und 80 Jahre alt. Der Anteil der Frauen lag zwischen 64 und 85 %, was darauf zurückzuführen ist, dass die Anzahl der Frauen die der Männer kriegsbedingt bei weitem überwog. Die Bewohnerinnen waren folglich bis zu 97 % allein stehend, wobei verwitwete Frauen den höchsten Anteil der Heimbewohnerinnen stellten.[431] 85 % von ihnen hatten die Volksschule besucht und trotz aller regionalen Unterschiede war der überwiegende Anteil von ihnen aus Arbeiter- oder Angestelltenfamilien. Die befragten verwitweten, verheira-

---

426 Vgl. Schmeltzer & Tebert 1969, S. 74 ff.
427 Vgl. Lohmann 1970, S. 73–74.
428 Vgl. Lohmann 1970, S. 86–90.
429 Vgl. Lohmann 1970, S. 110.
430 Vgl. Beske 1960, S. 51–53.
431 Vgl. Lohmann 1970, S. 49–51.

teten und geschiedenen Frauen sollten den früheren Beruf ihres Mannes angeben, da es vergleichsweise unüblich war, dass sie selbst einen Beruf ausübten. Die Mehrzahl der Altenheimbewohnerinnen erhielt eine Rente, die »in nicht wenigen Fällen« ab 1961 durch Sozialhilfe aufgestockt wurde. Ein relativ hoher Anteil gehörte zur ärmeren Bevölkerung, sie erhielten Fürsorge und Sozialhilfe (zum Beispiel in Düsseldorf bis zu 29 %); zum Vergleich: Es erhielten nur 1 % der über 65-Jährigen in Privatwohnungen Sozialleistungen.[432] Vermutlich ist diese Tatsache auch darin begründet, dass die vielen alleinstehenden Frauen in den Heimen auf Witwenrenten angewiesen waren, die nur sechs Zehntel dessen betrugen, was dem verstorbenen Ehemann an Rente zugestanden hätte.

In den Altenheimen der 60er Jahre trafen die älteren Menschen auf unterschiedliche Bedingungen. In einem Heim in Bremen wohnten nur 10 % und in Stuttgart 73 % der Bewohnerinnen in einem Einzelzimmer. Von denen, die kein Einzelzimmer bewohnten, war immerhin mehr als die Hälfte in Drei- und Vierbettzimmern untergebracht und auch Fünfbettzimmer waren keine Seltenheit.[433] Die Frage, ob es alten Menschen erlaubt sein sollte, ihre eigenen Möbel in das Altenheim mitzubringen wurde zu Beginn der 60er Jahre kontrovers diskutiert. 79 % derjenigen, die sich in einem Heim angemeldet hatten, wollten sehr gerne ihre Möbel mitbringen, allerdings wurden nur zu einem Viertel Zimmer vorgefunden, die privat möbliert waren. Eine Glocke, um im Bedarfsfall Hilfe zu rufen, hatten in Bremen nur 9 % der Altenheimbewohner, in anderen Städten bis zu 80 %, in der Mehrheit der Häuser stand ein Telefon zur Verfügung, das die Bewohner nutzen konnten.[434] Beske ermittelte, dass in den Kieler Altenheimen keine pflegebedürftigen Menschen, auch keine »Infektionskranken, Geisteskranke oder Epileptiker« aufgenommen wurden, in einigen Altenheimen standen nicht einmal Krankenzimmer für akut erkrankte Bewohner zur Verfügung. Obwohl gesundheitliche Beeinträchtigungen für die betroffenen Alten einen wichtigen Grund für den Umzug darstellten, war eine als ausreichend attestierte Gesundheit oft Voraussetzung für die Aufnahme in ein Altenheim, Pflegebedürftige wurden an ein Pflegeheim verwiesen. Die Kieler Altenheime wurden von Heimleiterehepaaren geleitet, darüber hinaus arbeiteten dort Hausmädchen und Pflegepersonen im Verhältnis von bis zu 1:98. »Schwere Pflegefälle« wurden auch hier in Pflegeheime verlegt, wobei die »Schwere« sehr unterschiedlich beurteilt wurde. Entsprechend groß waren die Angst und die Sorge der Bewohner, in dem gewählten Heim nicht in Frieden sterben zu können, sondern ein weiteres Mal umziehen zu müssen.[435] In den Kieler Heimen

---

432　Vgl. Lohmann 1970, S. 55–56.
433　Vgl. Lohmann 1970, S. 77.
434　Vgl. Lohmann 1970, S. 80–84.
435　Vgl. Beske 1960, S. 74f.

existierten Heimordnungen, die verdeutlichen, wie unterschiedlich die Anschauungen gegenüber den alten Menschen und ihrer Institutionalisierung waren. Während einige Hausordnungen darauf ausgerichtet waren, Vertrauen zu erwecken und ein Gemeinschaftsleben zu etablieren, das den Interessen aller Bewohnerinnen Rechnung trägt, atmeten andere noch »den Geist des mittelalterlichen Hospitals, des Armenhauses, des Gebotes und Verbotes«[436]. Sie enthielten Regeln, wie: »Die Heiminsassen müssen so rechtzeitig aufstehen, dass sie angezogen und gewaschen zum Morgenfrühstück erscheinen können«, »Die Heiminsassen haben sich pünktlich zu den Mahlzeiten einzufinden« etc.[437]

Die Empfehlungen, die die zitierten Wissenschaftler auf Grundlage des Datenmaterials gaben, waren richtungsweisend. Lohmann empfahl, Altenheime verkehrsgünstig in den Quartieren zu bauen und verstärkt Einzelzimmer anzubieten, die nicht kleiner als 12 m$^2$ sein sollten. Da die Anzahl der »Ausgebombten«, die froh waren, wenn sie ein möbliertes Zimmer erhielten, langsam zurückging, sollten die Bewohner eigene Möbel mitbringen dürfen. Fließend warmes Wasser, die Möglichkeit zu baden und ein mit dem Zimmer verbundenes, eigenes WC wurden empfohlen, ebenso wie eine Klingel in jedem Zimmer. Sogenannte mehrgliedrige Einrichtungen, in denen Altenwohnungen, Altenheim und ein Pflegebereich in einer Anlage vorgehalten werden, wurden angeraten, um den Bewohnern weitere Umzüge zu ersparen, ebenso wie hauseigene Bibliotheken, Urlaubsreisen und Ausflüge.[438]

## 5.5 Selbstbestimmung und Bildung in den 70er Jahren

Nachdem die Politik der Bundesrepublik 20 Jahre lang von CDU/CSU-geführten Regierungen gestaltet worden war, leitete die Wahl der sozialliberalen Regierungskoalition 1969, die unter der Führung Willy Brandts mit dem Motto »Wir wollen mehr Demokratie wagen«[439] antrat, einen einschneidenden Politikwechsel ein. Der Beginn des Jahrzehnts war geprägt von Reformbestrebungen. Während Themen wie Ostpolitik, Bildungspolitik und Arbeitsrecht die Regierung beschäftigten, bildeten sich neue soziale Bewegungen, die schnell zahlreiche Anhänger fanden und sich für Frauenrechte, Umweltschutz oder Bildungsreformen einsetzten.[440] Bürgerinitiativen, die sich für eine Verbesserung der Lebensumstände in ihrem Umfeld engagierten, verdeutlichten ein gestei-

---

436 Beske 1960, S. 77.
437 Vgl. Beske 1960, S. 77.
438 Vgl. Lohmann 1970, S. 120 ff.
439 Vgl. O-Ton der Rede, verfügbar als Download unter: http://www.youtube.com/watch?v=w0otNPt50uY (Abruf 02.05.2015).
440 Vgl. Der große Plötz 2008, S. 1464–1465.

gertes Interesse am politischen Geschehen und die Bereitschaft der Bevölkerung, sich stärker als jemals zuvor in die Gestaltung der Politik einzumischen. Dabei hatte sich ein Wohlstandsniveau eingestellt, das gut ausgestatteten Wohnraum, ein Auto, Urlaubsreisen oder höhere Bildung der Kinder für den überwiegenden Teil der Bevölkerung ermöglichte;[441] »[d]ie Bundesrepublik Deutschland war eine Konsumgesellschaft geworden«[442]. Reformen im Ehe- und Familienrecht, im Abtreibungsrecht oder im Strafrecht wurden verabschiedet, die Bildungsausgaben wurden stark ausgeweitet, das Bafög eingeführt und das Alter der Volljährigkeit von 21 auf 18 Jahre gesenkt.[443] Im Zuge dieser Entwicklungen beschleunigte sich, auch befördert durch die Studentenbewegungen, ein Wertewandel, der als Übergang von »materialistischen« zu »postmaterialistischen« Werten beschrieben wurde.[444] Kaelble spricht von einem Wachstum der Permissivität, der mit einem Wandel der Einstellungen zu Arbeit und Familie sowie mit fortschreitender Säkularisierung einherging. Grundlegende kollektive Werte und Haltungen, zum Beispiel zur Abtreibung, Homosexualität oder unehelichen Partnerschaften, wurden liberalisiert. Die Permissivität erfasste vor allem die Generation, die nach der Diktatur sozialisiert worden war, die Mehrheit der Kriegsgeneration lehnte Homosexualität, Multikulturalismus, Scheidungen oder Prostitution hingegen weiterhin entschieden ab.[445] Die Sozialpolitik richtete sich auf gesellschaftliche Gruppen, die hinsichtlich ihrer Einstellungen und Werthaltungen zunehmend divergierten. Die Herausforderung der 70er Jahre bestand zudem darin, dass eine restriktive, allein auf materielle Sicherung zielende Sozialpolitik wenig akzeptiert wurde, sie sollte darüber hinaus eine sinnstiftende, auf Selbstverwirklichung ausgerichtete Entwicklung der Menschen fördern. Der Wertewandel und mit der Bildungsexpansion gestiegene Qualifikationsniveaus wirkten dabei auf den Arbeitsmarkt. Die Industriearbeit verlor an Bedeutung und der Dienstleistungssektor begann zu expandieren, sodass Anpassungsleistungen der Arbeitnehmer im Hinblick auf Weiterbildung und Flexibilität notwendig wurden.[446] Normative Leitbilder, die Persönlichkeitsentfaltung, Emanzipation, Chancengleichheit und Mündigkeit postulierten, sollten nicht zuletzt auch für die Altenpolitik richtungweisend sein. Denn vor dem Hintergrund dieser Entwicklungen und den Erkenntnissen der gerontologischen Forschung wandelte sich das defizitorientierte Altersbild in den 70er Jahren.

Hatte der wissenschaftliche Diskurs zur Altersforschung in den 60er Jahren

---

441 Vgl. Landeszentrale für Politische Bildung Baden-Württemberg 2003, S. 4.
442 Schröder 2000, S. 70.
443 Vgl. Landeszentrale für Politische Bildung Baden-Württemberg 2003, S. 5.
444 Zum Beispiel Inglehard 1979 und 1989.
445 Vgl. Kaelble 2007, S. 125.
446 Vgl. Vester et al. 2001, S. S. 396–398.

noch betont, dass eine gelingende Bewältigung der Lebensphase Alter von dem Vermögen und der Wohnstätte der Betroffenen abhängt, wurde nun hervorgehoben, dass Bildung und Selbstbestimmung bis in das hohe Alter hinein möglich seien und ein Mittel zur »Problemlösung« darstellen könnten. Tews veröffentlichte 1971, als erster nach Tartler 1961, eine umfassende »Soziologie des Alterns«, in der Alterungsprozesse und Lebenssituationen älterer Menschen exploriert wurden. Dabei stellte er den Strukturwandel mit seinen Determinanten für das Alter und entsprechende Altersrollen umfassend dar. Er betonte, dass Stereotype des Alters immer noch überwiegend an Defiziten orientiert seien.[447] Durch den Strukturwandel, so Tews, der eine Verkürzung der Lebensarbeitszeit zur Folge hat und durch die demographische Bevölkerungsentwicklung, die Menschen gesünder und länger leben lässt, entstehe eine Generation von Menschen, die leistungsfähig ist und mit freier Zeit konfrontiert wird. Die daraus folgende Hinwendung zu Bildung, Freizeit oder Konsum im Alter sowie dazu notwendige, nunmehr vorhandene Ressourcen könnten zu einem positiveren gesellschaftlichen Altersbild führen und das Defizitmodell ablösen.[448] Dazu wurde diskutiert, inwieweit das letzte Lebensalter entwicklungspsychologisch und umweltbedingt Aktivität entwickeln kann (»Aktivitätstheorie«) oder auf einen Rückzug (»Disengagement«) aus sozialen Bezügen hinauslaufen muss.[449]

Hinweise auf die Lebenssituation der älteren Menschen geben zeitgenössische Studien, wie die von Naegele 1978 zum Konsumverhalten älterer Menschen. Mit der Untersuchung konnte empirisch belegt werden, dass soziale Ungleichheit, die sich aus den Einkommen der Erwerbstätigkeit ergibt, in die Lebensphase des Alters übertragen wird und die Konsum- und Bildungsfähigkeit prägt. Durch eine fortwährende Kompensation bedrohlicher Notlagen erhält das bestehende System der sozialen Sicherung demnach die ungleichen Positionen im Alter und verändert sie nicht. Zudem stellte Naegele fest, dass restriktive, defizitorientierte Altersstereotype, die Hinfälligkeit und Leistungsverfall betonen, gerade von Gruppen mittlerer und unterer Milieus internalisiert werden und eine Konsumrestriktion im Alter befördern. Der These Tartlers, dass älteren Menschen nach ihrem Renteneintritt nur noch die gesellschaftlich Rolle der Konsumenten bliebe, die sie dann umso mehr ausübten, relativierte Nägele, indem er darauf hinwies, dass sowohl internalisierte Altersstereotype als auch Zahlungsfähigkeit diese Rollen beeinflussen.[450] Auch andere Autoren wie Sitzmann oder Roegele[451]

---

447 Vgl. Tews 1971, S. 6–20.
448 Vgl. Tews 1971, S. 185 ff.
449 Die sogenannte Disengagement-Theorie wird auf Cumming & Henry 1961 zurückgeführt, Vertreter der »Aktivitätstheorie« waren Tartler 1961 oder Havighurst, Neugarten & Tobin 1968.
450 Vgl. Naegele 1978, S. 352 ff und 215 ff.
451 Vgl. Sitzmann 1970 oder Roegele 1974.

betonten die Aktivität, die Jugendlichkeit oder die Bildungsfähigkeit alter Menschen und trotz aller Einwände entstand langsam der Begriff des »dritten Alters« zur Beschreibung von Menschen, die ohne funktionelle Einschränkungen nach ihrem Erwerbsleben eine selbstbestimmtes, erfülltes Leben führen. Vorrangig scheint sich die Diskussion dieser Jahre um die sicher auch idealisierte Wahrnehmung der »aktiven Senioren«, ihrer Potenziale und der Nutzung ihrer Zeit zu ranken. Interessant ist in dem Zusammenhang die Veröffentlichung von Leopold und Hilde Rosenmayr 1978, die die Generationenbeziehung in einer Weise charakterisierten, die sie als »Intimität auf Abstand« bezeichneten. Sie konnten empirisch belegen, dass Familien mit Kindern historisch und zeitgenössisch in der Regel nicht mit ihren Eltern in einem Haushalt lebten und auch nicht leben wollen. Dieser Wunsch nach räumlicher Distanz sei aber gleichzeitig gepaart mit dem Wunsch danach, regelmäßig Kontakt zu haben und bei Bedarf auf Unterstützung durch die Angehörigen zurückgreifen zu können. Insbesondere bei eintretender Pflegebedürftigkeit erwartete etwa die Hälfte der älteren Menschen, von ihren Kindern gepflegt zu werden.[452] Das traditionelle Ideal der Generationenfamilie unter einem Dach wurde damit in Frage gestellt.

Nachdem in den 60er Jahren der Bedarf an modernisiertem oder neuem Wohnraum für ältere Menschen überdeutlich wurde und erste Maßnahmen zur Bedarfsermittlung und Bauförderung eingeleitet worden waren, wurden diese Entwicklungen in den 70er Jahren weiter vorangetrieben. Der Bund stellte den Ländern ab 1966 Mittel zur Förderung des Wohnungsbaus in Höhe von rund 40 Millionen DM jährlich zur Verfügung, die sich 1970 auf 54 Millionen DM, 1971 auf 75,5 Millionen DM steigerten und im Jahr 1975 110 Millionen DM umfassten.[453] Hinzu kamen Darlehen, Zuschüsse und Mittel aus Konjunkturprogrammen sowie Anteile der Länder, sodass allein für die Jahre 1974/ 75 rund 750.000 Millionen DM an öffentlichen Mitteln für die Wohnungsmodernisierung zur Verfügung stand.[454] Grundlage für die Verwendung der Mittel war ein Bund-Länder-Programm. Die Länder setzten die Mittel kriteriengebunden nach Planungsempfehlungen des Programms und ab 1974 nach Richtlinien zur Förderung des (sozialen) Wohnungsbaus für ältere Menschen ein. Die Verteilung des Wohnraums zwischen Familien und älteren Menschen sowie Mindestanforderungen an Wohnverhältnisse sollten geregelt sein. Zudem wurde 1974 das erste Heimgesetz[455] verabschiedet, in dem Ausstattungsmerkmale für Heime festgelegt wurden, die mit den Regeln des Wohnungsbaus korrespondierten. Obwohl die Bedürfnisse älterer Menschen und insofern die Einschätzung des

---

452  Vgl. Rosenmayr & Rosenmayr 1978, S. 184–190.
453  Vgl. Abreß 1975, S. 14. Hubert Abreß war damals Staatssekretär im Bundesministerium für Raumordnung, Bauwesen und Städtebau in Bonn.
454  Vgl. Abreß 1975, S. 16.
455  Vgl. Heimgesetz 1974.

zukünftigen Versorgungsbedarfs noch viele Fragen unbeantwortet ließen, war durch die Untersuchungen in den 60er Jahren doch deutlich geworden, dass ältere Menschen über qualitativ schlechter ausgestatteten Wohnraum verfügten als jüngere und insofern deutlich benachteiligt waren. So bewohnten zum Beispiel noch zu Beginn der 70er Jahre 45 % der über 65-jährigen Mieter Wohnungen ohne Bad und 25 % Wohnungen ohne eigenes WC, während immerhin 70 % der jüngeren Mieter Wohnungen mit Bad und WC bewohnten.[456] Wohnungsbaupolitisch wurden mit den Fördermaßnahmen unterschiedliche Ziele verfolgt. Zum einen sollte der Bestand der Altwohnungen entweder modernisiert oder abgerissen und neu erbaut werden, um allen Mietern eine »Teilnahme am neuzeitlichen Wohnkomfort«[457] zu ermöglichen. Dazu zählten insbesondere Bäder mit WCs in jeder Wohnung sowie flächendeckende Sammelheizungen. Altengerechte Neubauwohnungen sollten in den Quartieren entstehen, ebenso wie Altenwohnheime, auch ambulante und teilstationäre Dienste sollten forciert ausgebaut werden. Die bewährten Institutionen Alten- und Pflegeheim sollten erst dann in Anspruch genommen werden, wenn die modernisierte Infrastruktur den steigenden Pflegebedarf nicht mehr deckt. Zu diesem sollten Zweck wurden sie, vor allem durch das neue Heimgesetz, weiterentwickelt.[458]

Vor dem Hintergrund der allgemeinen politischen Umbruchstimmung regte sich auch Kritik an der Altenheimplanung. Die jüngsten Studien hatten immer wieder gezeigt, dass die Altenheime bei der älteren Bevölkerung ein sehr schlechtes Image hatten und nur frequentiert wurden, wenn es keine Alternative dazu gab. Obwohl insgesamt nur ein geringer Anteil der alten Menschen in Institutionen versorgt wurden (1970 lebten nur 3,8 % der über 65-Jährigen in einem der 4064 Altenheime, 720 Altenwohnheime oder 1403 Pflegeheime[459]), wurden die Gründe für die empirisch belegte massive Ablehnung der Alten- und Pflegeheime kontrovers diskutiert und die Tradition und Beschaffenheit der Heime sowie die subjektiven Haltungen der alten Menschen weiter ausdifferenziert. Wie Noam 1971 darlegte, atmeten die Heime noch den »Armeleutegeruch«, die historischen Wurzeln der Heime als Versorgungsanstalten für Arme und Sieche seien in der älteren Bevölkerung fest verankert. Sie fürchteten, mit dem Heimeintritt ihr soziales Ansehen zu verlieren. Dieser antizipierte Verlust gehe für viele mit einer derart großen Angst und Scham einher, dass er zu einem unüberwindlichen Hindernis werde. Subjektiv würden alte Menschen den Einzug in ein Heim damit gleichsetzen, unwiderruflich alt geworden zu sein, von

---

456 Vgl. Abreß 1975, S. 6.
457 Vgl. Abreß 1975, S. 6.
458 Vgl. Abreß 1975, S. 5–13.
459 Vgl. Noam 1971, S. 13.

den Angehörigen abgeschoben zu werden, allen zur Last zu fallen und nun dazu verurteilt zu werden, in dieser »letzten Station« auf den Tod zu warten.[460]

Die Diskussion über die traditionellen Einstellungen und subjektiven Gründe für die massive Ablehnung der Heime mündete in den folgenden Jahren in einen kritischen Diskurs über die Eigenschaften der Institution selbst. Bereits in den 60ern konnte durch verschiedene Untersuchungen belegt werden, dass das Leben in Altenheimen negative Effekte auf das Wohlbefinden und das Bewusstsein von Bewohnern hat. So konstatierten Rosenfeld et al. oder Lehr ein verringertes Aktivitätsniveau, Hartlage und Hale sowie Schmelzer und Tebert ein negatives Selbstbild und geringe Lebenszufriedenheit und Schreiner einen negativen Zukunftsbezug als Effekte der Heimsituation.[461] Die Studien zeichnen zusammenfassend ein düsteres Bild von dem Leben in Alten- und Pflegeheimen. Üblicherweise hätten die Menschen dort nur ein Minimum an Privatheit, sie wären von ihren früheren Netzwerken und von der Gesellschaft isoliert und würden in der Folge unter Depersonalisierung, Resignation und Aktivitätsverlusten leiden. Vor dem Hintergrund der Untersuchungsergebnisse, dem negativen öffentlichen Image, dem kritischen Diskurs sozialer Bewegungen, aber sicher auch durch wachsende Ansprüche an Wohlstand und Konsum, erreichte das gesellschaftliche Ansehen der Heime in den 70er Jahren einen auffälligen Tiefpunkt.

Maßgeblich befördert wurde die kritische Auseinandersetzung in der Fachöffentlichkeit durch das 1973 in Deutschland verlegte Buch Asyle von Erving Goffman. In vier Essays beschrieb Goffman »totale Institutionen«, wobei er einerseits Situation der »Insassen« und andererseits die Situation des Personals analysierte. Damit griff er einen soziologischen Diskurs auf (und mithin den Begriff der totalen Institution), der im angloamerikanischen Raum geführt wurde und bereits während und nach der Kriegszeit begonnen hatte. Goffman identifizierte fünf Gruppen totaler Institutionen, zu denen auch Anstalten zählten, die zur Fürsorge von unselbstständigen aber »harmlosen« Menschen eingerichtet wurden, wie Altenheime. Institutionen teilen Goffman zufolge eine gemeinsame Verfasstheit, sie haben gemeinsame Züge, die er in Form der »Merkmale totaler Institutionen« charakterisierte. In der Institution herrschen demzufolge Regeln und Rituale, die die Welt des »Drinnenseins« bestimmen und sie von der Welt außerhalb der Institution abgrenzt. Alle Lebensbereiche, auch diejenigen, die im normalen Leben voneinander getrennt sind, wie Arbeiten und Schlafen, finden in totalen Institutionen an einem Ort, unter einer Autorität

---

460 Vgl. Noam 1971, S. 14 f.
461 Vgl. Rosenfeld, Kastenbaum & Slater 1964, Lehr 1968, Hartlage & Hale 1968 oder Schmelzer & Tebert 1969. Einen Überblick über die maßgeblichen zeitgenössischen Studien bietet Fischer 1976, S. 4–6.

statt. Ferner führen die Mitglieder der Institution ihre Lebensbereiche in unmittelbarer Gesellschaft ihrer Mitinsassen aus, sie erhalten alle die gleiche Behandlung und verrichten ihre Tätigkeiten gemeinsam. Alle Phasen des Tages sind exakt geplant, wobei die Folge der Aktivitäten »von oben« durch ein System von Regeln, das durch »Funktionäre« erstellt wurde, vorgeschrieben wird. Die verschiedenen erzwungenen Tätigkeiten dienen offiziell dem Plan, die Ziele der Institution zu erreichen.[462]

In einigen Arbeiten zum Thema wurde nachfolgend mit unterschiedlichem Ergebnis erörtert, inwieweit Alten- und Pflegeheime die Merkmale totaler Institutionen tragen, die Goffman beschrieb.[463] Nicht zuletzt vor dem Hintergrund seiner Ausführungen wurden die Situation der Bewohner und die Binnenstrukturen in Altenheimen kritisch betrachtet und untersucht. So beschrieb Lorenz, der 1976 Altenheimanwärter sowie Bewohner von sechs Altenheimen und 4 Altenwohnheimen in Köln befragte, dass die Institutionalisierungswirkungen von der Beschaffenheit der Heime und der Situation der alten Menschen abhingen. Besonders rüstige Menschen in Einrichtungen, in denen die Merkmale »totaler Institutionen« ausgeprägt waren, unterlagen den von Goffman beschrieben negativen Effekten der Institutionalisierung. Gleichzeitig stellten unzureichende Wohnverhältnisse und lange Wartezeiten auf eine Heimversorgung die Heimanwärter noch immer vor größte Probleme, die sich auch auf die Lebenszufriedenheit auswirkten. Institutionalisierungseffekte waren insofern von der materiellen, organisatorischen, pflegeethischen Aufstellung der Heime abhängig sowie von der physischen und psychischen Situation der alten Menschen selbst. Rückzugstendenzen, die mit einem Verlust sozialer Kontakte und nachlassender Aktivität einhergehen, schienen jedoch weniger von den Institutionalisierungsprozessen abzuhängen als von der Bildung der Befragten. Geringe Bildung korrelierte demnach mit starken Tendenzen zum »Disengagement«.[464]

## 5.6 Individuelle Verantwortung im Informationszeitalter

Die gesellschaftspolitische Aufbruchsstimmung und das Wirtschaftswachstum stagnierten bereits in der Weltwirtschaftskrise 1973, ausgelöst durch die drastische Verteuerung des Erdöls durch die ölproduzierenden Länder. Die Arbeitslosenquote, in den 60er Jahren in der Regel unter einem Prozent, stieg 1976 auf 5,9 % und erreichte den höchsten Wert seit 1959, was mit einer massiven

---

462 Vgl. Goffman 1973, S. 17f.
463 Zum Beispiel Heinzelmann 2004 oder Krug 2006.
464 Vgl. Fischer 1976, S. 47 und S. 135–150.

Preissteigerung einherging. Unter Helmut Schmidt, der Willy Brandt 1974 als Bundeskanzler ablöste, konzentrierte sich die Regierungspolitik auf die Konsolidierung der Konjunktur.[465] Mit dem Beginn des neuen Jahrzehnts wuchsen Arbeitslosigkeit und Staatsverschuldung weiter an. Besonders die Anzahl der Empfänger von Arbeitslosenhilfe nahm beständig zu, bis sie 1985 mit 617.190 den höchsten gemessen Stand seit 1945 erreichte und Leistungen in Höhe von 4,5 Millionen Euro erforderte.[466] Die Generation derjenigen, die im Zuge der Bildungsreform höhere allgemeinbildende Schulabschlüsse erreichen konnten als ihre Eltern, traf auf einen abnehmenden Arbeitsmarkt und orientierte sich in Marktrichtungen, die gewinnversprechend erschienen. Die Zahl der Erwerbstätigen in »Technischen Intelligenzberufen« wie Ingenieure, Techniker, IT-Fachleute, Mathematiker etc. und sozialpflegerischen Berufen nahm zu, ebenso in Sicherheits-, Ordnungs- und Rechtsberufen, während produzierende und verarbeitende Gewerbe abnahmen.[467] Als eine Reaktion auf die Krisen zerbrach die Koalition 1982 und Helmut Kohl wurde nach einem konstruktiven Misstrauensvotum Bundeskanzler einer konservativen Regierungskoalition von CDU und FDP. Die Grünen zogen 1983 nach einer vorgezogenen Bundestagswahl mit 5,6 % der Stimmen erstmals in den Bundestag ein.[468]

Die Bundestagswahl sollte den Auftakt dazu darstellen, eine wirtschaftspolitische Wende einzuleiten und die »ausufernden« Sozialausgaben einzudämmen. Im Gegensatz zu den Bestrebungen nach Selbstentfaltung und -bestimmung der 70er Jahre wurde weniger staatliche Verantwortungsübernahme und mehr Eigeninitiative zur individuellen Lebensgestaltung propagiert. Um dieses Ziel zu erreichen und letztendlich eine wirtschaftliche Konsolidierung herbeizuführen, sollten nun wieder familiäre, nachbarschaftliche und ehrenamtliche Netzwerke zur Unterstützung der älteren Menschen gefördert werden. Es wurde ein gesellschaftlicher Wertewandel beklagt, der dazu führe, dass »soziale Selbstverständlichkeiten« in Frage gestellt werden.[469] Die moralische Repräsentation einer erneuten Rückwendung zur Familie (wie in den 1960er Jahren) geschah auch vor dem Hintergrund der fortschreitenden Technisierung der privaten Lebensbereiche. Personal Computer wurden entwickelt und nichtöffentliche Fernsehsender, Mikrowellen oder Videorekorder wurden in den 80er Jahren sehr schnell in den Alltag der Bevölkerung integriert. Soziologen beschreiben die Zeit rückblickend als Übergang vom Industriezeitalter zum Informationszeitalter und konstatieren dadurch ausgelöste epochale Umbrüche

---

465 Vgl. Der große Plötz 2008, S. 1466.
466 Vgl. Weber, Haustein & Dorn 2008, S. 69.
467 Vgl. Vester et al. 2001, S. 398–402.
468 Vgl. Deutscher Bundestag 2012.
469 Vgl. Baumgartl 1997, S. 174.

im gesellschaftlichen Leben.[470] Auch Kaelble konstatierte eine »Abschließung« der Familienstrukturen, die mit der Durchsetzung des Massenkonsums verknüpft war. Das private Umfeld (Auto, Eigenheim, Kinderzimmer, Fernsehen) stärkte das familiäre Umfeld zulasten außerfamiliärer Kontakte.[471]

Die Erforschung des Alterns und des Lebens im Alter wurde in den 80er Jahren weiter verstärkt und ging mit einer Differenzierung der Altersbilder einher. Die Alterung der Gesellschaft, die steigende Lebenserwartung, geringe familiäre Ressourcen zur Pflege älterer Angehöriger, aber auch Armut und Feminisierung im Alter wurden thematisiert. Die Situation der älteren Frauen wurde damit recht spät, ab Mitte der 80er Jahre, öffentlich diskutiert. Die Generation der »Trümmerfrauen« litt unter sehr geringen Renten und entsprechend prekären Lebenssituationen. Verwitwet, ohne nennenswerte Altersversorgung und geprägt durch die Kriegszeit, in der sie Kinder und Alte versorgten, symbolisierten sie nun die weibliche Altersarmut.[472]

Die psychologische Altersforschung untersuchte im Schwerpunkt die emotionale und intellektuelle Leistungsfähigkeit älterer Menschen. Stellvertretend seien hier die Positionen von Lehr und Thomae dargestellt, die sich auf die Ergebnisse der Bonner gerontologischen Längsschnittstudie (BOLSA, 1965–1981)[473] stützen. Damit wurde betont, dass auch die ältere Generation, besonders im »dritten Alter«, über uneingeschränkte intellektuelle und emotionale Fähigkeiten verfügt, die jedoch zu wenig genutzt und gewürdigt werden. Das vermeintlich immer noch überwiegend negativ gefärbte Altersbild sollte daher endlich korrigiert werden.[474] Schlussendlich sei jeder einzelne selbst dafür verantwortlich, sich zu rechten Zeit mit seinem Altwerden auseinander zu setzen und seine persönliche Lebensführung positiv zu gestalten, sodass Probleme bewältigt und Lebenszufriedenheit im Alter erreicht werden können.[475] Die Aufgabe des Staates bestehe darin, fördernde Bedingungen für diesen Prozess anzubieten (demographische Entwicklung diskutieren, Renteneintrittsalter wählen lassen, pflegende Angehörige durch ambulante Angebote unterstützen etc.).[476]

Durch die Betonung der Fähigkeiten der »jungen Alten« beobachteten Autoren wie Ekert eine in den 80er Jahren aufkommende »Geschäftigkeitsethik«[477]

---

470 Zum Beispiel Castells 2003.
471 Vgl. Kaelble 2007, S. 44–46.
472 Vgl. Deutscher Bundestag 2010, S. 230.
473 Ergebnisse der Bonner Gerontologischen Längsschnittstudie (BOLSA), vgl. Lehr & Thomae 1987.
474 Vgl. Thomae, Kruse & Wilbers 1987, S. 1–29 und S. 246.
475 Vgl. Thomae, Kruse & Wilbers 1987, S. 1–29 und S. 248.
476 Vgl. Thomae, Kruse & Wilbers 1987, S. 1–29 und S. 250 ff.
477 Diesen Begriff prägte Ekerdt 1986.

im Alter. Die Geschäftigkeitsethik ist damit verknüpft, dass die Erfüllung von Verhaltenserwartungen, die eine hohe soziale Anerkennung garantieren, aus dem Erwerbsleben in den Ruhestand übertragen wird. Angerufen werden, eingeplant sein, Termine machen zu müssen, eigenständig über Zeit verfügen zu können, aktiv zu sein etc. demonstrieren zum Beispiel, dass der Protagonist dazugehört, dass er wichtig ist, gebraucht wird und nicht zum »alten Eisen« gehört. Logik und Regeln des ökonomischen Feldes überlagern damit das Leben im »dritten« Alter. Im Zuge der Konsolidierung der Ausgaben für die sozialen Sicherungen wurden Aktivierung, Eigenverantwortung und Engagement zum Programm. Die »jungen Alten«, die vermeintlich besser ausgebildet, langlebiger und vermögender sind als die Generationen vor ihnen, sollen, so die transportierte politische Botschaft, »sich und die Gemeinschaft am eigenen Schopf aus dem demographischen Sumpf (...) ziehen – nicht (mehr) durch generatives Verhalten, aber eben durch aktives Altern.«[478]

Die soziologische Altersforschung konzentrierte sich auf die Betrachtung des Alters im Lebenszyklus und der Wirkung von Etikettierung und Stigmatisierung. »Der ältere Mensch lernt, sich so zu sehen und zu interpretieren, wie ihn die Umwelt definiert, und entsprechend sein Verhalten an den Erwartungen der anderen zu orientieren.«[479] Sozialisationstheoretische Ansätze thematisierten, welche Sozialisationseffekte oder Rollen sich hemmend oder fördernd auf die Bewältigung des Alters auswirken. Auch wurden Machtstrukturen und Austauschverhältnisse, die Ältere zu ihrem sozialen Umfeld pflegen, in den Blick genommen.[480] Letztlich scheint die gerontologische Forschung der 80er Jahre die Eigenverantwortlichkeit für ein erfolgreiches Altern zu unterstreichen und, je nach Perspektive, Hinweise darauf zu geben, wie der Prozess zu gestalten ist und welche Rahmenbedingungen sich positiv auswirken. Neben dem »dritten Alter« wurde ein »viertes Alter« identifiziert, da deutlich wurde, dass Hochaltrigkeit überproportional häufig zu Pflegebedürftigkeit führt, während jüngere Alte länger gesund leben. Obwohl der Mensch prinzipiell dazu in der Lage sei, sein Alter aktiv und selbstbestimmt zu meistern, ist das Alter dennoch, so mussten die Ergebnisse der Studien auf der anderen Seite interpretiert werden, durch funktionelle Einschränkungen, zunehmende Hilfebedürftigkeit, Depression und Einsamkeit gekennzeichnet, wenn die Lebensspanne sich verlängert.[481] Die Ausdifferenzierung der Altersbilder in den 80er Jahren konnte weiter vorangetrieben werden, was vermutlich auch durch eine erhöhte Forschungstätigkeit

---

478  Lessenich 2008, S. 109.
479  Homeier 1978, Das Alter als Stigma, S. 14, zitiert in Behrend, 1985, S. 34. Die These Naegeles von 1978, nach der vorhandene, gruppenspezifische Altersstereotype internalisiert werden und soziale Praxis konstruieren, wurde hier wieder aufgegriffen.
480  Zum Beispiel Rosenmayr 1976, 256 ff.
481  Vgl. Thomae, Kruse & Wilbers 1987, S. 23–28.

und die mehrperspektivische Betrachtungen der gerontologischen Forschung zu erklären ist.

Neben der Rückbesinnung auf ein an die 50er Jahre erinnerndes konservatives Familienbild war seit Beginn der 80er Jahre auch die Selbsthilfe ein Schlagwort zur Lösung des »Altenproblems«. Altenselbsthilfegruppen schlossen sich zusammen, um die Lebensbewältigung im Alter gemeinschaftlich zu lösen.[482] Selbsthilfegruppen fanden sich überwiegend in großen Städten und zu einem geringen Anteil in ländlichen Regionen. Menschen im Alter ab 60 Jahren trafen sich vor allem, um sich gemeinsam in politisch-sozialen Bereichen zu engagieren. Weitere Motive waren Bildungsinteressen, während gesundheitsbezogene Gruppen seltener vorkamen.[483] Die Selbsthilfegruppen hatten zumeist ein Selbstverständnis, das ein positives Bild der der älteren Generation beinhaltete und sich gegen diskriminierte Alterstereotype richtete.[484] Autoren wie Baumgartl kritisierten hingegen, dass sich in Altenselbsthilfegruppen ähnliche Klientel zusammenfanden wie in den Begegnungsstätten und Altenclubs der 60er und 70er Jahre. »Altenselbsthilfegruppen sind zumeist exklusive Zusammenschlüsse der als »Senioren« identifizierten Mittelschichts-Alten, die zuallermeist Wirkungen nur für ihre Mitglieder entfalten und sich fast nie in der Hilfe für andere Alte engagieren.«[485] Sozial benachteiligte oder pflegebedürftige Menschen würden durch die Selbsthilfeorganisationen nicht erreicht. So kann festgehalten werden, dass Selbsthilfegruppen eine wichtige Form der Selbstorganisation für einige ältere Menschen waren, Angebote der Altenhilfe aber nicht ersetzen konnten.

Der fundamental kritischen Auseinandersetzung über die Auswirkungen der Institutionalisierung in den 70er Jahren folgten empirische Untersuchungen zur Situation älterer Menschen in ihren Familien. Nachdem sich die ersten Familienberichte seit 1968 Familien mit Kindern bis zum Jugendalter gewidmet hatten, thematisierte der Vierte Familienbericht 1985 erstmals ältere Menschen im Zusammenhang mit Familienstrukturen. Familiäre Ressourcen zur Pflegeübernahme, Belastungen pflegender Angehöriger oder die Auswirkungen sozioökonomischer Unterschiede auf die Versorgung im Alter wurden umfassend dargestellt.[486] Schließlich sollte, auch durch finanzielle Mittel, die Pflege in den Familien unterstützt werden. Alten-/ Pflegeheime sollten durchlässiger, flexibler und integrativer angelegt werden, um den Bedürfnissen der Familien zu ent-

---

482 Einen Überblick über die rund 850 Selbsthilfeinitiationen in NRW und deren Arbeit gibt die Untersuchung von Reggetin & Dettbarn-Reggentin 1992.
483 Vgl. Reggetin & Dettbarn-Reggentin 1992, S. 3–7.
484 Als Beispiel kann die Bewegung der »Grauen Panther« dienen, vgl. van den Boom 1999, S. 140 ff.
485 Baumgartl 1897, S. 179.
486 Vgl. Deutscher Bundestag 1985.

sprechen. Politische Entscheidungsträger sollten dafür Sorge tragen, dass die Solidarität zwischen den Generationen gefördert wird, indem Institutionen entwickeln werden, die sich um Aktivität, Selbstständigkeit und Partizipation der alten Menschen bemühen können.[487]

Darüber hinaus wurden Binnenstrukturen in Alten- und Pflegeheimen, und folglich Variablen wie Tagesstrukturierungen, Autonomie, Wünsche oder Zufriedenheit der Bewohner, unterschiedliche Unterbringungsformen oder deren Kosten untersucht. 1984 wies beispielsweise Saup darauf hin, dass 94 % der Bewohner in Altenheim sich subjektiv belastet fühlten, davon 46 % stark oder extrem belastet. Die Belastungen resultierten aus dem Wohnen in Doppelzimmern, der geringe Größe von Einzelzimmern, Gemeinschaftstoiletten, der zeitlichen Reglementierung des Tagesablaufs, sozialer Isolation und Autonomieverlust oder mangelnder Hilfestellung und inakzeptablen Umgangsformen des Personals.[488] Die befragten Bewohner reagierten mit der Anpassung ihres Verhaltens an die Strukturen (71 %), kognitiver Anpassung (zum Beispiel Rechtfertigung, Vergleiche oder soziale Erwünschtheit 51 %), Rückzug (40 %) oder Passivität (31 %).[489]

Ob Belastungen in der Institution mit den genannten Reaktionen erfolgen oder ein Gefühl von Wohlbefinden erlebt wird, ist von Faktoren abhängig, die Schick schon zum Ende der 70er Jahre identifizierte und die zum Beispiel von Kruse et al. zum Ende der 80er Jahre bestätigt wurden. Die Situation vor dem Heimeinzug habe eine wesentliche Bedeutung. Menschen, die sich freiwillig und selbstbestimmt für einen Umzug entscheiden, bewerten ihr Leben in einer Altenhilfeeinrichtung anschließend positiver als jene, die unfreiwillig umziehen müssen, sie fühlen sich subjektiv wohler. Menschen mit hohem kulturellem und ökonomischem Kapital entscheiden häufiger freiwillig, selbstbestimmt und wählen Heime, die räumlich und personell gut ausgestattet sind. In der Folge bewerten sie auch ihren Gesundheitszustand und ihre Lebenszufriedenheit positiver.[490] Als weitere wichtige Einflussgrößen für Wohlbefinden in der Einrichtung wurden die Aufrechterhaltung von sozialen Kontakten, insbesondere zu Angehörigen, sowie die Aufrechterhaltung von Aktivität festgestellt. Menschen die bereits vor dem Heimeinzug viele Kontakte und ein gutes Verhältnis zu nahen Angehörigen unterhielten, hatten weniger Probleme, diese nach dem Umzug zu pflegen und die veränderten Bedingungen zu bewältigen. Das Gefühl, »abgeschoben« zu werden, zur Last zu fallen oder nicht mehr gebraucht zu werden, führte umgekehrt zu Schwierigkeiten mit der neuen Lebenssituation.[491]

---

487 Vgl. Deutscher Bundestag 1985, S. 177–180.
488 Vgl. Saup 1984, S. 118–119.
489 Vgl. Saup 1984, S. 122–124.
490 Vgl. Schick 1978, S. 220–222.
491 Vgl. Kruse et al. 1992, S. 194–198 und Schick 1978, S. 220–223.

Teilhabe am Zeitgeschehen, an Veranstaltungen außer Haus (Cafe, Kirche, Ausflüge etc.) oder die Möglichkeit, eine selbstgewählte Beschäftigung ausüben zu können (Lesen, Musizieren, Handarbeiten etc.), wirkten sich ebenfalls nachweislich positiv auf die Lebenszufriedenheit der Bewohner aus.[492]

In der Folge solcher Studien wurde eine Umgestaltung der stationären Versorgungsangebote gefordert, die mit einer Integration der Versorgungbereiche einherging. Um Bewohnern einen wiederholten (belastenden) Umzug zu ersparen, sollten Wohn- und Pflegebereiche integriert werden. Bewohner, die in ein Heim einziehen, sollten fortan auch bis zu ihrem Lebensende dort wohnen bleiben können. Die Heime sollten kleiner und wohnlicher werden, möglichst Einzelzimmer mit Bad anbieten, individuell möbliert werden können und über Gärten und Grünlagen verfügen. Die Bewohner sollten die Möglichkeit bekommen, jederzeit Besuch zu empfangen, und es sollten Gemeinschafträume eingerichtet werden. Die Heime sollten sich auch nach außen öffnen, sodass Bewohner Kontakt zu Vereinen, Kirchen oder Bibliotheken aufrechterhalten können.[493]

Um diese Ziele zu erreichen, wurden Modelle für die Gestaltung von kleineren Wohneinheiten in Wohnbereichen/ -gruppen, Barrierefreiheit und die Einbindung in lokale Infrastrukturen favorisiert. Versorgungsangebote sollten Konzepte zur Förderung von Aktivität oder sozialer Integration beinhalten, die Raumgestaltung sollte Selbstständigkeit und Privatheit ermöglichen.[494] Die Einrichtungen der 60er Jahre, die nicht selten mehr als 200 Menschen beherbergten, außerhalb der Städte angesiedelt und räumlich nach dem Vorbild von Kliniken ausgestattet waren, galten nun nicht länger als zeitgemäß. Vor dem Hintergrund der gesamtpolitischen Lage und der verstärkt wahrgenommenen Alterung der Bevölkerung wurden parallel zu den Vorschlägen zur Altenheimreform Forderungen erhoben, den ambulanten Sektor zu stärken. Es sollten alle Maßnahmen gefördert werden, damit alte Menschen möglichst lange in ihren Wohnungen, eingebunden in ihre sozialen Netze, wohnen bleiben können. Diese Vorstellung mündete 1994 mit dem Grundsatz »ambulant vor stationär« und einem entsprechenden Leistungskatalog in das Pflegeversicherungsgesetz ein.

---

492 Vgl. Kruse et al. 1992, S. 198–208 und Schick 1978, S. 223.
493 Vgl. Deutscher Bundestag1989 oder Kruse et al. 1992, S. 13–22.
494 Vgl. den komplementären Diskurs zur Ganzheitlichkeit in der Pflege in Kapitel 6.5.

## 5.7    Wiedervereinigung und Altersarmut – Herausforderungen der 90er Jahre

Zum Ende der 80er Jahre wurde die atomare Aufrüstung im sogenannten Kalten Krieg unter US-Präsident Ronald Reagan forciert, bis der russische Staatspräsident Michael Gorbatschow 1988 einen ersten Abrüstungsplan vorlegte, um die westliche Blockadehaltung zu überwinden. Vorangetrieben durch die sowjetische Reformpolitik mit den Maximen Transparenz (Glasnost) und Umbau (Perestroika) sowie Demonstrationen von Bürgerrechtsbewegungen trat die Regierung der DDR am 7. November 1989 zurück und öffnete zwei Tage später die Grenzen. Am 31. August 1990 unterzeichneten die Regierungsvertreter den Einigungsvertrag, der die Bedingungen des Beitritts der DDR zur Bundesrepublik Deutschland regelte.[495] In der Folge vergrößerte sich die Zahl der Bundesbürger um ca. 16 Millionen, der Anteil der über 60-Jährigen an der Gesamtbevölkerung reduzierte sich aufgrund des höheren Anteils junger Menschen in der DDR von 20,9 % auf 20,3 %. Rund drei Millionen Menschen im Alter von über 60 Jahren wurden jetzt zu Bürgern der BRD, die im Vergleich zu ihren westlichen Altersgenossen trotz allen Gemeinsamkeiten durch andere Sozialisationen, Lebenslagen, Denk- und Verhaltensweisen geprägt waren.[496]

Subjektiv stuften sich die Menschen der neuen Bundesländer 1993 selbst zu 99 % in die Kategorien »Arbeiterschicht« (59 %) und »Mittelschicht« (40 %) ein, die Kategorien »obere Mittelschicht« und »Oberschicht« wurden kaum gewählt. Bei der Bevölkerung der alten Bundesländer fiel die »subjektive Schichteinstufung« mit 29 % in der Kategorie »Arbeiterschicht«, mit 58 % in der »Mittelschicht« und zu 14 % in der »Oberschicht« grundsätzlich anders aus.[497] Diese Untersuchung des Statistischen Bundesamtes ist ein Beleg dafür, dass die älteren Menschen aus der ehemaligen DDR ihren sozialen Status, mit einem weit höheren Maß an sozialer Homogenität, als »Mittelgesellschaft« wahrnahmen. Besonders prekäre oder wohlhabende Milieus schienen ihrer Einschätzung nach nicht zu existieren. Die Älteren der BRD nahmen ihre Gesellschaft viel stärker als Klassengesellschaft und sich selbst als Teil einer bestimmten Klasse wahr.[498] Schon allein diese unterschiedlichen Wahrnehmungen zeigen, dass für eine

---

495  Vgl. Der große Plötz 2008, S. 1809 und S. 1476–1477.
496  Vgl. Schwitzer & Winkler 1993, S. 15.
497  Vgl. Statistisches Bundesamt 2006, S. 594. Zugrundeliegende Datenbasis: Wohlfahrtssurvey 1993.
498  Vgl. Statistisches Bundesamt 2006, S. 594. Zugrundeliegende Datenbasis: Allbus 2004. Die Darstellung der gesellschaftlichen Unterschiede auf der Grundlage der Berufsstruktur unterscheidet sich von den subjektiven Einschätzungen der Befragten. Die sozialen Differenzierungen auf der Grundlage von Berufszugehörigkeiten in alten und neuen Bundesländern unterschieden sich weitaus weniger, vgl. Statistisches Bundesamt 2006, S. 594.

noch unbestimmte Zeit von zwei Gruppen älterer Menschen auszugehen ist, deren gemeinsame geschichtlichen Erfahrungen sich unterscheiden. Ihre Habitus werden sich voraussichtlich erst mit den nachfolgenden Generationen wieder angleichen.

Durch die skizzierten Entwicklungen, die Wiedervereinigung und den resultierenden Zusammenbruch der DDR-Wirtschaft entstanden große ökonomische Probleme, die sich entgegen dem Versprechen des Kanzlers, »blühende Landschaften«[499] zu schaffen, nicht kurzfristig durch Maßnahmen wie den Solidaritätszuschlag lösen ließen. In den 90er Jahren etablierten und differenzierten sich fortan wesentliche Entwicklungen der 80er. Die Technisierung schritt stetig voran, schnell waren PCs und Drucker in Privathaushalten üblich und zum Ende des Jahrhunderts waren die meisten Haushalte »internetfähig«. Computerspiele, Mobiltelefone, Anrufbeantworter und, zum Ende des Jahrzehnts, DVDs fanden weite Verbreitung, Filmbranche und Fernsehen boten ein immer vielfältigeres Angebot. Neben dem Zuwachs an Konsumgütern und Medienpräsenz stieg die Arbeitslosenquote trotz allen politischen Bemühungen nach einer kurzen Erholung stetig, bis sie im Jahr 1997 ein neues Rekordniveau von 12,7 % erreichte.[500] Auch die Zahl der Sozialhilfeempfänger war seit der Einführung des Bundessozialhilfegesetzes deutlich angestiegen. Während es in den 60er Jahren nur unwesentliche Veränderungen gab (ca. 0,5 Millionen Sozialhilfeempfänger), setzte in den 70er Jahren ein erster Anstieg ein und nach einer kurzen Periode der Beruhigung folgte in den 80er Jahren ein kontinuierlicher Anstieg, sodass es 1982 erstmals mehr als eine Millionen Menschen in Deutschland gab, die zur Sicherung ihrer Existenz auf staatliche Mittel angewiesen waren. Bereits 1991 wurde, auch in Folge der Vereinigung mit den neuen Bundesländern, die Zwei-Millionen-Marke erreicht.[501] Dabei ist, wie Schmähl 1993 anmerkt, die Sozialhilfestatistik mit Vorsicht zu verwenden, da »verschämte Armut«, also diejenigen Personen, die trotz eines Anspruchs auf Sozialhilfe verzichten, nicht abgebildet werden.[502] Dennoch ist davon auszugehen, dass vor diesem Hintergrund auch die soziale Sicherung im Alter unter Druck geriet, wie vor allem die Repräsentativbefragung des Münchner Sozialforschungsinstitut Infratest »Alterssicherung in Deutschland 1992« (ASID ‹92) belegte. Demnach haben 1988 etwa 2 % aller Personen im Alter von über 65 Jahren, die außerhalb von Einrichtungen lebten, Hilfen zum Lebensunterhalt

---

499 Fernsehansprache von Bundeskanzler Helmut Kohl anlässlich des Inkrafttretens der Währungs-, Wirtschafts- und Sozialunion am 1. Juli 1990: Download unter: http://helmut-kohl.de/index.php?msg=555 (Abruf: 02.05.2014).

500 Vgl. Statistisches Bundesamt 2009, Arbeitsmarktdaten der Bundesagentur für Arbeit (BA); Arbeitslose.

501 Vgl. Statistisches Bundesamt 2008, S. 13.

502 Vgl. Schmähl 1993, S. 12.

bezogen, es waren 143.000 Frauen (5,9 %) und 36.000 (1,5 %) Männer betroffen.[503]

Gemessen am Anteil aller Sozialhilfeempfänger an der Gesamtbevölkerung ging es den Menschen im Alter von über 65 Jahren damit materiell etwas besser als anderen Bevölkerungsgruppen.[504] Ihre Einkommen bezogen Männer im Alter von über 65 Jahren zu 90 % und Frauen zu 75 % aus den gesetzlichen Renten.[505] Anders als Arbeiter, die ihr Einkommen im Alter fast ausschließlich aus der gesetzlichen Renten bezogen, sicherten Selbstständige oder Beamte sich durch eigenes Vermögen zusätzlich ab. Besonders Erbschaften hatten einen wesentlichen Einfluss auf die Höhe und die Verteilung dieser Vermögen.[506] Insgesamt hat sich in den 90er Jahren die soziale Ungleichheit hinsichtlich der Verteilung von Einkommen und Vermögen weiter verschärft.[507] Ritter und Hohmeier stellen dar, dass etwa 20 % der Rentnerhaushalte mehr als 4.000 DM pro Monat zur Verfügung hatten und etwa 20 % unter 2.000 DM.[508] Schmähl errechnete, dass ein Sozialhilferegelsatz inklusive einer pauschalierten Miete 1991/ 92 für eine alleinstehende ältere Person 1.040 DM und für ein älteres Ehepaar 1.750 DM betrug. Um den Sozialhilfesatz für Paare als Rente zu erhalten, hätte ein einzelner Durchschnittsverdiener 15 Jahre lang Beiträge in die Rentenversicherung einzahlen müssen, ein verheirateter Alleinverdiener 28 Versicherungsjahre.[509] Wird allein dieses Material zugrunde gelegt, haben zu Beginn der 90er Jahre etwa 20 % aller über 60-Jährigen von einem Einkommen in Höhe des Sozialhilferegelsatzes oder weniger gelebt. Altersarmut war dabei sehr häufig das Resultat von Pflegebedürftigkeit und traf Frauen weitaus häufiger als Männer. Besonders schnell und endgültig verarmten Pflegebedürftige, die in Einrichtungen versorgt wurden. 1988 nahmen insgesamt 337.600 Personen die Leistung Hilfe zur Pflege aus der Sozialhilfe in Anspruch, in Alteneinrichtungen wie Pflegeheimen befanden sich davon 208.900 Personen.[510] Lutter merkte 1996 an, dass von den 450.000 Pflegebedürftigen, die in stationären Einrichtungen versorgt wurden, in den alten Bundesländern 80 % und in den neuen Bundesländern annähernd 100 % auf Sozialhilfe angewiesen waren, da ihre Vermögen

---

503 Zahlen des Statistischen Bundesamtes, Fachserie 13, Reihe 2, Sozialhilfe, zitiert in Hauser & Wagner 1994, S. 592–593.
504 Vgl. Hauser & Wagner 1994, S. 592–593 im Vergleich zu Berié 1999, S. 217: Der Anteil aller Sozialhilfeempfänger an der Gesamtbevölkerung Westdeutschlands betrug 2,6 % im Jahr 1988.
505 Vgl. Schmähl & Fachinger 1996, S. 102.
506 Vgl. Hauser & Wagner 1994, S. 596.
507 Vgl. Kaelble 2007, S. 213.
508 Vgl. Ritter & Hohmeier 1999, S. 36–37.
509 Vgl. Schmähl 1993, S. 18f.
510 Vgl. Hauser & Wagner 1994, S. 592–593. Die Zahlen sind der Fachserie 13, Reihe 2, des Statistischen Bundesamts entnommen.

aufgebraucht waren und sie die Kosten für einen Platz im Pflegeheim nicht tragen konnten.[511] Von den in Privathaushalten gepflegten älteren Menschen waren vor dem Inkrafttreten der ersten Stufe der Pflegeversicherung etwa 25 % auf Sozialhilfe angewiesen.[512] 1995 betrugen die Bruttogesamtkosten für die Sozialhilfe 26,7 Milliarden Euro.[513] Allein die Hilfen zur Pflege hatten einen Anteil von 30 % an der gesamten Sozialhilfe. In der Zeit von 1963 bis 1992 hatte sich die Anzahl der Sozialhilfeempfänger in den alten Bundesländern bereits etwas mehr als verdoppelt und ab 1990 kamen Leistungsempfänger aus den neuen Bundesländern hinzu. Schließlich erhielten 1992 675.000 Menschen Hilfen zur Pflege, die Anzahl hatte sich seit 1963 vervierfacht.[514]

Um die Situation der älteren Generation vor der Einführung der Pflegeversicherung weiter zu beschreiben, sei an dieser Stelle auch auf den ersten Altenbericht verwiesen. 1989 beauftrage die Bundesministerin für Jugend, Familie, Frauen und Gesundheit Ursula Lehr eine Sachverständigenkommission mit der Erstellung des ersten Berichts zur Situation der älteren Generation, der mit einer Stellungnahme der Regierung 1993 veröffentlicht wurde. In dem Altenbericht wurden die durch den demographischen Wandel entstehenden gesellschaftspolitischen Herausforderungen thematisiert, vor einer Dramatisierung wurde von Regierungsseite allerdings gewarnt.[515] Der Anteil der über 60-Jährigen an der Gesamtbevölkerung, so wurde deutlich hervorgehoben, würde ansteigen, sodass im Jahr 2030 auf rund 100 Personen im erwerbsfähigen Alter 71 Senioren kämen. Die Solidarität der Generationen und die sozialen Sicherungssysteme würden angesichts dessen vor einer Bewährungsprobe stehen, wenn es nicht gelänge, den Herausforderungen zu begegnen.[516] Besonders wurde darauf hingewiesen, dass sich die ältere Generation in zwei übergeordnete Gruppen untergliedere. Zum einen sei die wachsende Anzahl derer zu sehen, die sich durch »eigenständige Lebensführung, Kompetenz (…) und die Verfügbarkeit von Ressourcen (…) auszeichnen«[517]. Hiermit waren vor allem die »jungen Alten« oder auch die im »dritten Alter« befindlichen Gesunden gemeint, die über ökonomisches Kapital verfügten. Ihnen sollte es ermöglicht werden, sich mit ihren Potenzialen stärker in die Gesellschaft einzubringen. Diese Gruppe sollte eine strukturelle Einbindung in Betriebe und Fortbildungsangebote erfahren, für sie wurden die Entwicklung des Ehrenamtes und die Förde-

---

511 Vgl. Lutter 1996, S. 349: Ein Platz im Pflegeheim kostete 1994 durchschnittlich 4.000 DM monatlich.
512 Vgl. Kruse et al. 2002.
513 Vgl. Statistisches Bundesamt 2013a.
514 Vgl. Statistisches Bundesamt 2010a.
515 Vgl. Deutscher Bundestag 1993, S. 5.
516 Vgl. Deutscher Bundestag 1993, S. 5.
517 Deutscher Bundestag 1993, S. 5.

rung von Selbsthilfe und -organisation diskutiert. Auf der anderen Seite verblieb hingegen die Gruppe der Alten, »deren Leben durch finanzielle, gesundheitliche soziale oder psychische Faktoren eingeschränkt ist«[518]. Besonders im hohen Lebensalter nehme die Häufigkeit dieser Ereignisse zu, sodass Hilfen durch andere nötig werden.[519] Obwohl funktionelle Einschränkungen statistisch nachweisbar mit zunehmendem Alter überproportional ansteigen, bahnte sich mit dieser Polarisierung von jüngeren, kompetenten, gesunden Alten einerseits und kranken, hilfebedürftigen Hochaltrigen andererseits die Verlagerung eines althergebrachten Altersdiskurses an. Wurde noch Jahrzehnte zuvor in »würdige« und »unwürdige« Alte unterschieden, je nachdem, ob sie selbst- oder unverschuldet in Not geraten waren, oder etwas später, extrem zugespitzt und mit entsetzlichen Folgen, in »lebenswertes« oder »unwertes« Leben selektiert, wurde nun eine Unterscheidung in »drittes« und »viertes« Alter getroffen. Während die einen gesellschaftlichen Nutzen erbringen könnten, der angesichts der Bevölkerungsalterung nunmehr stärker eingefordert werden müsse, brauchten die anderen, als »Übriggebliebene«, zukünftig immer umfangreichere Unterstützungsleistungen, die nicht zuletzt die öffentlichen Kassen der Sozialhilfe belasteten.

1994 veröffentlichten Lehr und Repken in diesem Zusammenhang einen Sammelband, in dem die Kompetenzen der »aktiven Senioren« in Kunst und Kultur, im Sport und in der Geisteswissenschaft, in der Arbeitswelt und in der Politik besonders herausgestellt wurden. Diesen Trend griffen auch andere Autoren auf, so zum Beispiel Verheugen im parallel erschienen Herausgeberwerk.[520] Dort merkt unter anderen Tews an, dass die älteren Menschen durch die frühe Entberuflichung, Individualisierung und Singularisierung entpflichtet und in eine aktive Freizeit entlassen werden, was eine Haltung hervorrufe, die er mit dem Satz »Ich für mich« kennzeichnete. Im Gegensatz dazu würden durch den zukünftig zu erwartenden Anstieg der Pflegebedürftigkeit die gesellschaftlichen Verpflichtungen zunehmen, daher sei eine Orientierung zu etablieren, die »Ich für mich mit anderen zusammen« zu nennen sei. Es sei weiter die Stufe »Ich für mich mit anderen zusammen für mich und für andere« anzustreben.[521]

Zusammenfassend lässt sich für den Beginn der 90er Jahre festhalten, dass die gesellschaftlichen Umbrüche durch die Technisierung, veränderte Erwerbsbiographien und vor allem durch die Alterung der Bevölkerung in den öffentlich-politischen Auseinandersetzungen angekommen waren. Die Zahl der Erwerbs-

---

518 Deutscher Bundestag 1993, S. 5.
519 Vgl. Deutscher Bundestag 1993, S. 5.
520 Vgl. Lehr & Repken 1994 und Verheugen 1994.
521 Vgl. Tews 1994, S. 59.

losen und die Anzahl der Sozialhilfeempfänger stiegen erneut und die Wiedervereinigung mit den Ländern der ehemaligen DDR dynamisierte den Prozess.
Wie schon vor 100 Jahren, vor der Einführung der Bismarckschen Gesetzgebung
zur Sozialversicherung, wurde nach Strategien gesucht, um ein Anwachsen der
Altersarmut zu vermeiden und eine Mindestsicherung im Alter zu schaffen, die
die bestehenden Systeme tragen können, ohne die jüngeren Generationen und
die Wirtschaft weiter zu belasten. Das bestehende Lohn- und Rentensystem war
darauf ausgelegt, den sozialen Status des Erwerbslebens in die Altersphase zu
übertragen, Armutskarrieren setzten sich daher im Alter fort. Neben Sozial-
hilfeempfängern und gering qualifizierten Arbeitern waren auch alleinstehende
Frauen besonders häufig von Altersarmut betroffen. Der Eintritt einer Pflegebedürftigkeit und die damit verbundene Notwendigkeit, Hilfeleistungen in
Anspruch zu nehmen, führte besonders schnell und endgültig dazu, dass materielle Reserven aufgebraucht wurden und eine Sozialhilfebedürftigkeit eintrat.
Mit hoher Validität wurde ein Anwachsen der pflegebedürftigen hochbetagten
Generation in der nahen Zukunft prognostiziert, das schon derzeit aus den
herkömmlichen Systemen nicht zu finanzieren war. Mit steigender Lebenserwartung und damit einem Zugewinn an gesunden Lebensjahren nach dem
Renteneintritt wurde andererseits eine »neue« ältere Generation identifiziert. Sie
verfügte nicht nur über gesundheitliche Vitalität, sondern auch über ökonomisches Kapital, das sie in den Jahren des Aufschwungs erwirtschafteten und
nun in ihrem Ruhestand ausgeben konnte. Zu Beginn der 90er Jahre galt es,
bestehende Ressourcen zu mobilisieren, eine Grundversorgung im Alter zu sichern und vor allem Länder und Kommunen schnell zu entlasten.

Einblick in die Situation der stationären Altenpflegeeinrichtungen gibt u. a.
eine im Auftrag des Bundesministeriums für Familie, Senioren, Frauen und
Jugend durchgeführte repräsentative Studie, deren Analyse auf 1994/ 95
erhobenen Daten beruht.[522] 1994 lebten rund 661.000 Menschen in 8.300
Alteneinrichtungen[523], die zu 43 % als vorwiegend pflegeorientiert, zu 26 % als
wohn- und zu 31 % als mischorientiert eingestuft wurden.[524] 55 % der
Einrichtungen wurden von gemeinnützigen Wohlfahrtsverbänden betrieben,
29 % von privaten Trägern und nur 16 % der Einrichtungen befand sich in
öffentlicher Trägerschaft. 20 % der Einrichtungen boten zwischen 100 und 200
Plätze, 5 % mehr als 200 Plätze an, alle anderen Einrichtungen beherbergten
weniger Bewohner.[525] Immerhin 43 % aller Häuser waren seit 1990 neugebaut
oder saniert worden, in den neuen Bundesländern waren es 62 %. Hochaltrigkeit

---

522  Vgl. Häussler-Sczepan 1998.
523  Vgl. Häussler-Sczepan 1998, S. 35. Vgl. hierzu auch Deutscher Bundestag 1998, S. 94: 5,3 %
     der Gesamtbevölkerung lebte in Altenpflegeeinrichtungen.
524  Vgl. Häussler-Sczepan 1998, S. 150.
525  Vgl. Häussler-Sczepan 1998, S. 37.

(64 % ) und Weiblichkeit (79 %) waren die zentralen Merkmale der Bewohnerstruktur, die Bewohner wohnten durchschnittlich drei Jahre in der Einrichtung, Einzelzimmer hatten sich weitgehend durchgesetzt (zu 75 % in den alten Bundesländern). Der Umzug in eine Altenpflegeeinrichtung erfolgte in den allermeisten Fällen dann unfreiwillig und wenig geplant, wenn die gewohnten Versorgungsstrukturen und Alltagssysteme versagten. Immer noch musste die Mehrzahl der Bewohner bei einem Ansteigen des Pflegebedarfs in einen Pflegebereich umziehen, was in der Regel mit einem Wechsel von einem Einbettin ein Zweibettzimmer verbunden war. Über die Notwendigkeit des Umzuges entschied das Pflegepersonal, ohne dass die Bewohner ein Mitspracherecht hatten.[526] Als wesentliches Strukturmerkmal der Altenheime konnte belegt werden, dass sich die »Tagesstrukturierung eher an ablaufbezogenen, arbeitsorganisatorischen Kriterien orientiert[e] als an den Bedürfnissen der Bewohner«[527]. Die befragten Mitarbeiterinnen thematisierten Zeitdruck, Personalmangel und Probleme bei der Gestaltung von Arbeitsabläufen. Schließlich wurde festgestellt, dass neue, bewohnerorientierte Leitbilder, die Aktivität, Selbstbestimmung oder Ganzheitlichkeit einforderten, zu Anforderungen führten, die eine weitere Qualifizierung des Personals erforderlich machten. Zum Beispiel wurde nur in zwei von 377 Einrichtungen die Pflegeplanung mit den Bewohnerinnen besprochen.[528] Zur Verbesserung der Situation wurden demgemäß eine Qualifizierung der Mitarbeiterinnen, die Entwicklung von Qualitätsstandards, Instrumente zur Qualitätsbewertung, eine stärkere Partizipation der Betroffenen sowie eine Überprüfung der Heimmindestbauverordnung empfohlen, ebenso wie eine weitere Erforschung des Bereichs.[529] Zeitgleich zu dieser Datenerhebung 1994 bemerkte Dierks, das Altenheim traditioneller Prägung sei »tot«. Denn alternde Menschen würden nicht länger in ein Altenheim einziehen, weil sie arm seien, sondern ausschließlich nachlassende Fähigkeiten bedingten einen Heimeintritt. Schließlich könne auch ein alter Mensch im Sozialhilfebezug so lange in seiner Wohnung leben, bis er sich selbst nicht mehr versorgen könne. Abhängig von ihrem Vermögen könnten sich alte Menschen bei dem bestehenden Angebot für unterschiedliche Versorgungsqualitäten entscheiden. Wohnstifte und Altenhotels oder besondere Seniorenresidenzen würden gehobene Ausstattungen mit umfangreichem Service und weitgehender Selbstbestimmung ermöglichen.[530] Der zweite Altenbericht thematisierte ausschließlich das Wohnen im Alter. Die Alterung der Bevölkerung und die damit einhergehende Zunahme der Zahl hilfe- und pflegebedürftiger alter Menschen wurden als

---

526 Vgl. Häussler-Sczepan 1998, S. 152–553.
527 Häussler-Sczepan 1998, S. 154.
528 Vgl. Häussler-Sczepan 1998, S. 156–157.
529 Vgl. Häussler-Sczepan 1998, S. 161–165.
530 Vgl. Dierks 1994, S. 191–199.

größte Herausforderung für die zukünftige Versorgung dargestellt. Deutlich wurden mit diesem Bericht unterschiedliche Wohnformen diskutiert, die Alternativen zum bislang üblichen Angebot darstellen könnten. Verschiedene Wohnmodelle, die die Integration gesellschaftlicher Gruppen ermöglichen, aber auch besondere Angebote für demenziell Erkrankte, betreutes Wohnen, oder quartiersbezogene Wohnprojekte wurden diskutiert.[531]

Zusammenfassend blieb die Dreiteilung der stationären Versorgungsangebote (Wohnstift, Alten- und Pflegeheim) in den 90er Jahren weitgehend erhalten. Für wohlhabende ältere Menschen bestanden nach wie vor Möglichkeiten, exklusivere Leistungen zu erwerben, während die Versorgung der Regelangebote wenig an den Bedürfnissen der Bewohnerinnen ausgerichtet war. Vor dem Hintergrund der in der Fachöffentlichkeit diskutierten Versorgungsprobleme wurden zum Ende der 90er Jahre zunehmend alternative Wohnformen thematisiert.

## 5.8 Einführung der gesetzlichen Pflegeversicherung

Nach heftigen Debatten wurde die Pflegeversicherung als so genannte fünfte Säule der Sozialgesetzgebung eingeführt, in der seit dem 01.01.1995 alle, die nach deutschem Recht krankenversichert sind, pflichtversichert werden. Pflegebedürftigkeit war damit, ebenso wie Erkrankungen oder Zeiten der Erwerbslosigkeit, als allgemeines Lebensrisiko anerkannt.[532] Zuvor kamen ältere Menschen aus ihrem Privatvermögen für die Finanzierung der Pflegekosten auf, allein diejenigen, die nicht über entsprechende Mittel verfügten, wurden durch die Sozialhilfe unterstützt. Mit der Einführung der Pflegeversicherung zahlten nun alle Versicherten, unabhängig von ihrem Einkommen, einen festgelegten Beitragssatz in die Versicherung ein.[533]

Entgegen der Forderung, vor allem im Sinne der Erwerbstätigen ein kapitalgedecktes Finanzierungssystem einzuführen, wurde für die Pflegeversicherung ein Umlageverfahren beschlossen, um möglichst schnell für eine Entlastung der Haushalte sorgen zu können. Bereits zum 01.04.1995, nach dreimonatiger Laufzeit, gewährte die Pflegeversicherung Leistungen für (teil-)ambulante Pflege, Leistungen für stationäre Versorgungen wurden hingegen erst zum 01.07.1996 ausgezahlt.[534] Durch die zeitliche Verzögerung zwischen den Beitragszahlungen und der Leistungsgewährung erwirtschafteten die Pflege-

---

531 Vgl. Deutscher Bundestag 1998, S. 98–123.
532 Vgl. SGB XI, § 1, Abs. 1 und 2.
533 Vgl. SGB XI, § 55.
534 Vgl. Popp 2011, S. 21.

versicherungen Überschüsse, von denen sie lange zehrten. Seit 1999 weisen sie ein geringfügiges jährliches Defizit auf, (mit Ausnahme des Jahres 2006), das von konjunkturellen Schwankungen abhängt.[535]

Mit der Entscheidung für das Umlageverfahren wurden vermutlich bewusst kurzfristig zu erzielende finanzielle Entlastungen über die Erwägung längerfristiger Auswirkungen gestellt. Denn das Verfahren ist auf eine kontinuierliche, kurzfristige Übereinstimmung von Einnahmen und Ausgaben angewiesen; eine Erhöhung der Anzahl der Leistungsempfänger hat zwangsläufig eine Erhöhung der Beiträge zur Folge. Angesichts der viel diskutierten demographischen Prognosen zur Bevölkerungsalterung scheint das Umlageverfahren somit zumindest eine risikoreiche Wahl gewesen zu sein.

Die Beitragszahlungen sollten paritätisch von Arbeitnehmern und Arbeitgebern erfolgen. Auf Drängen der Arbeitgeber, die insistierten, dass das Risiko der Pflegebedürftigkeit unabhängig von jedem Arbeitsverhältnis sei, wurde zur Kompensation ihrer Kosten der Buß- und Bettag als Feiertag gestrichen.[536] Die Pflegeversicherung ist als Instrument zur Senkung und Konsolidierung des Sozialbudgets eingeführt und daher als »Teilkaskosystem« angelegt worden. Abhängig von der Schwere der als maßgeblich definierten Beeinträchtigungen werden Leistungen gezahlt, die familiäre, nachbarschaftliche oder sonstige ehrenamtliche Hilfeleistungen ergänzen und die Pflegebedürftigen von einigen Aufwendungen entlasten sollen.[537] Die Leistungen sollen dazu beitragen, ein möglichst selbstständiges, würdiges und gesundes Leben führen zu können. Eine Deckung aller individuellen Pflegebedarfe war jedoch von Beginn an nicht vorgesehen. Gleichwohl hat das Pflegeversicherungsgesetz vorher nicht geregelte Grundsätze festgelegt und damit auch eine pflegeethische Wirkung erzielt. So wurde die pflegerische Versorgung der Bevölkerung als gesamtgesellschaftliche Aufgabe definiert,[538] die Versicherten sollen sich dementsprechend der Gesellschaft gegenüber verantwortlich zeigen und durch eine verantwortungsbewusste Lebensführung dazu beitragen, den Eintritt von Pflegebedürftigkeit zu vermeiden.[539] Grundsätzlich sollten die häusliche Pflege, die Pflegebereitschaft der Angehörigen und des sozialen Netzes vorrangig vor allen beruflichen und stationären Pflegeleistungen unterstützt werden.[540] Damit Pflegebedürftigkeit

---

535  Vgl. Gerlinger & Röber 2009, S. 57–58.
536  Hierbei bildet das Bundesland Sachsen eine Ausnahme. Weil der Buß- und Bettag in Sachsen nicht als gesetzlicher Feiertag gestrichen wurde, sind die Beiträge der Beschäftigten für die Pflegeversicherung höher.
537  Vgl. SGB XI, § 4, Abs. 2.
538  Vgl. SGB XI, § 8, Abs. 1.
539  Vgl. SGB XI, § 6, Abs. 1.
540  Vgl. SGB XI, § 3.

gar nicht erst entsteht, sollten Leistungen zur Prävention und Rehabilitation maßgeblich gefördert werden.[541]

Auch der Begriff Pflegebedürftigkeit ist im Sinne des Gesetzes definiert worden. Pflegebedürftig sind demnach Personen, die bei den gewöhnlichen, alltäglichen Verrichtungen in einer Zeitspanne von wenigstens sechs Monaten hilfsbedürftig sind, weil sie »körperliche, geistige oder seelische Krankheiten oder Behinderungen« aufweisen.[542] Die Krankheiten oder Behinderungen sind darauf folgend weitgehend somatisch definiert, Gedächtnis- und Orientierungsstörungen, Psychosen und Neurosen kommen hinzu. Der verwendete Begriff »gewöhnliche Alltagsaktivitäten« wurde präzisiert durch Maßnahmen zur Körperpflege, Ernährung, Mobilität und hauswirtschaftlichen Versorgung. Antragssteller werden vom Medizinischen Dienst der Krankenkassen hinsichtlich dieser Variablen begutachtet und dementsprechend in eine von drei Pflegestufen eingestuft. Ein zusätzliches Begutachtungskriterium ist der Zeitaufwand, der für Pflegeleistungen erforderlich ist.[543] Die je nach Pflegestufe ausgezahlten Versicherungsleistungen werden in Pflegesachleistung und Pflegegeld unterschieden.[544] Pflegesachleistungen werden an professionelle Anbieter von Pflegeleistungen gezahlt, die mit der Versicherung in einem entsprechenden Vertragsverhältnis stehen, Pflegegeld erhalten die betroffenen Versicherten für selbst beschaffte Hilfeleistungen.[545] Auch wenn die Pflegesachleistungen fast doppelt so hoch bemessen sind wie das Pflegegeld, wurde die Arbeit der pflegenden Angehörigen mit dieser Regelung erstmalig honoriert und, entsprechend der zugrundeliegenden Zielsetzung, ein Anreizsystem zur Übernahme von häuslicher Pflege geschaffen. Weitere Entlastung für pflegende Angehörige brachten auch die Bestimmungen zur Pflege bei Verhinderung der Pflegeperson[546], Leistungen zur Anpassung des Wohnumfeldes[547] sowie zur Tages- Nacht- oder Kurzzeitpflege[548].

Durch die Einführung der Pflegeversicherung ist es auch möglich geworden, Informationen über die Lebenslagen der Versicherten in Form von Leistungsstatistiken zu erheben und so erstmals einen umfassenderen Einblick zu gewinnen.[549] Ebenso haben die im SGB XI, § 118, Abs. 4 geforderten Qualitäts-

---

541 Vgl. SGB XI, § 5.
542 Vgl. SGB XI, § 14, Abs. 1.
543 Vgl. SGB XI, § 15.
544 Vgl. SGB XI, § 28.
545 Vgl. SGB XI, §§ 36 und 37.
546 Vgl. SGB XI, § 39.
547 Vgl. SGB XI, § 40.
548 Vgl. SGB XI, §§ 41 und 42.
549 Vgl. SGB XI, § 109.

prüfungsberichte von MDS und MDK dazu beigetragen, Pflegebedürftigkeit und die Versorgung älterer Menschen exakter zu beurteilen.

## 5.9    Krise des Sozialstaates: Alter(n) zu Beginn des neuen Jahrtausends

1998 wurde Gerhard Schröder als Sozialdemokrat Bundeskanzler einer rot-grünen Koalition und löste Helmut Kohl nach 16-jähriger Kanzlerschaft ab.[550] Etliche Angehörige der neu konstituierten Koalition waren Angehörige ehemaliger politischer Oppositionsbewegungen, und nachdem sie den Ausstieg aus der Atomenergiegewinnung und die so genannte Ökosteuer beschlossen hatten, verbanden weite Teile der Bevölkerung mit dem Regierungswechsel die Hoffnung auf eine soziale und ökologisch ausgerichtete Politik. Im weiteren Verlauf beteiligte sich die Bundeswehr an Angriffen der NATO in Jugoslawien und nach den Terroranschlägen am 11. September 2001 in New York beteiligte sich Deutschland (in bekundeter Solidarität zur USA) an dem »Kampf gegen den internationalen Terrorismus« und beschloss den Bundeswehreinsatz in Afghanistan. 2002 schloss die Bundesregierung eine Beteiligung am Irakkrieg jedoch aus und bewältigte die Flutkatastrophe im Osten Deutschlands mit einem Soforthilfeprogramm von 100 Millionen Euro[551], was vermutlich auch dazu beitrug, dass Schröder die Bundestagswahlen im September 2002 erneut gewann.

In der Zeit von 1999 bis 2002 sanken die Arbeitslosenzahlen geringfügig.[552] In diesem Klima berief die Bundesregierung 2002 die Kommission »Moderne Dienstleistungen am Arbeitsmarkt« unter dem Vorsitz von Peter Hartz ein, um ein neues und vor allem nachhaltiges Konzept zur Arbeitsmarktsicherung zu erarbeiten.[553] Im Rahmen der sogenannten Agenda 2010 sollten die sozialen Systeme und der Arbeitsmarkt reformiert werden, um, nicht zuletzt vor dem Hintergrund globalisierter Strukturen und europäischer Strategien, wettbewerbsfähige, dynamische Wirtschaftsstandorte zu schaffen.[554]

Bereits in seiner Regierungserklärung vom 14. März 2003 vor dem Deutschen Bundestag verkündete Schröder mit der einzuführenden Agenda 2010 einen Umbau des Sozialstaates und beschrieb die darin vorgesehenen Maßnahmen als unabdingbare Antwort auf die Wachstumsschwäche der Wirtschaft. Die Leistung des Staates müsste gekürzt, die Eigenverantwortung gefördert und von

---

550  Vgl. Der große Plötz 2008, S. 1482.
551  Vgl. Der große Plötz 2008, S. 1482–1483.
552  Die Quote für alle zivilen Erwerbspersonen sank von 10,5 % 1999 auf 9,8 % 2003, vgl. Bundesagentur für Arbeit 2009.
553  Vgl. Kommission »Moderne Dienstleistungen am Arbeitsmarkt« 2002, S. 5.
554  Vgl. Europäischer Rat 3/ 2000.

jedem Einzelnen mehr Eigenleistung gefordert werden.[555] Trotz der beschworenen Wirtschaftsschwäche war Deutschland jedoch weiterhin eines der reichsten Länder der Erde, das Bruttoinlandprodukt wuchs zum Beispiel trotz »schwieriger« globalwirtschaftlichen Rahmenbedingungen bis 2008 auf 234 Milliarden Euro. Zurückzuführen ist diese Steigerung vornehmlich auf den von Jahr zu Jahr kontinuierlich gestiegenen Export deutscher Waren, bis im 4. Quartal des Jahres 2008 Waren mit einem Exportwert von 984,1 Milliarden Euro umgesetzt wurden und ein Handelsüberschuss in Höhe von 162,5 Milliarden Euro erzielt wurde.[556] Gemessen am Export war Deutschland damit weiterhin das Land mit dem größten Weltmarktanteil.[557] Parallel dazu stieg die Arbeitslosigkeit, bis sie mit einer Rekordquote von etwa 13 % 2005 endgültig zum Massenphänomen avancierte. Daraus ist zu schließen, dass in Deutschland einerseits enorme wirtschaftliche Gewinne erzielt wurden, an denen die Arbeitnehmer andererseits nicht beteiligt wurden. Die sozialen Sicherungssysteme schienen angesichts dieser Herausforderungen, der Arbeitsmarktsituation, der demographischen Bevölkerungsalterung und anderer als einschneidend wahrgenommener Modernisierungsimpulse wie der fortschreitenden Globalisierung ernstlich »an einem historischen Scheideweg«[558] zu stehen, wie die heutige Bundeskanzlerin Angela Merkel es 2003 formulierte.

Zur Alterssicherung wurden eine Reihe zum Teil widersprüchlich anmutender Neuerungen und Reformen durchgeführt, die zur Vorbereitung und zur Umsetzung der Agenda 2010 dienten. Durch die Rentenreform von 1992 betrugen die Renten in etwa 70 % der durchschnittlichen Netto-Einkommen der Arbeitnehmer. Bis zum Jahr 2008 ist das Rentenrecht seitdem ca. 150 Mal verändert worden, um die Alterssicherung sukzessive auf die sich abzeichnenden demographischen und wirtschaftlichen Entwicklungen vorzubereiten.[559]

In der Regierungszeit Schröders wurden die Einnahmen aus der Ökosteuer zunächst den gesetzliche Rentenversicherungen zugeführt. Mit der Verabschiedung des Altersvermögensergänzungsgesetzes und des Altersvermögensgesetzes 2001, initiiert durch den damaligen Bundesminister für Arbeit und Sozialordnung Walter Riester, sollte die Möglichkeit einer kapitalgedeckten privaten Zusatzversorgung zur Aufstockung der Renten etabliert werden. Diese »Riester-Rente«, vom Staat durch Zulagen und Sonderausgaben gefördert, stellte einen tiefen Eingriff in das bestehende Rentensystem dar. Um das bisher angestrebte Nettorentenniveau in etwa erhalten zu können, sind Versicherte seit-

---

555  Vgl. Regierungserklärung von Bundeskanzler Schröder 2003. Download unter: www.nrwspd.de/db/docs/doc_1202_2003314105328.pdf (Abruf: 05.05.2014).
556  Vgl. Statistisches Bundesamt 2010.
557  Vgl. Statistisches Bundesamt 2007.
558  Deutscher Bundestag, Stenographischer Bericht der 32. Sitzung am 14. März 2003, S. 2493.
559  Vgl. Nullmeier, Ruland & Schmähl 2/ 2008, S. 18.

dem aufgefordert, ca. 4 % ihres Bruttolohnes zusätzlich in die Altersvorsorge zu investieren. Wird berücksichtigt, dass Arbeitnehmer und Arbeitgeber vorher üblicherweise jeweils etwa 10 % des Lohns in die Rentenversicherung einzahlten, bedeutete diese Gesetzesänderung eine reale Steigerung der Belastung zur Altersvorsorge für jeden einzelnen um etwa 40 %.[560] Zur Sicherstellung des notwendigen Lebensunterhalts für Arbeitnehmer wurde 2003 als Sozialleistung das Gesetz zur Grundsicherung im Alter und bei Erwerbsminderung eingeführt. Um »verschämte« Armut abzubauen, werden Menschen, die Renten unterhalb des Sozialhilferegelsatzes erhalten, demnach automatisch vom Rentenversicherungsträger auf die ergänzenden Leistungen der Sozialhilfe aufmerksam gemacht.[561] 2004 wurde das Gesetz zur Sicherung der nachhaltigen Finanzierungsgrundlagen der gesetzlichen Rentenversicherung verabschiedet. Der damit in die Rentenformel eingeführte »Nachhaltigkeitsfaktor« berücksichtigt das potenziell belastete Verhältnis von Beitragszahlern und Rentnern. Mit diesem Gesetz wurden die Beitragssätze bis zum Jahr 2030, und damit eine reale Absenkung des Nettorentensatzes auf etwa 45 % des (um Vorsorgeaufwendungen bereinigten) Bruttoentgelts, festgelegt.[562] Schließlich folgte 2007 das Gesetz zur Anpassung der Regelaltersgrenze an die demographische Entwicklung und zur Stärkung der Finanzgrundlagen der gesetzlichen Rentenversicherung, das im Wesentlichen die Anhebung der Altersgrenze für den Rentenbezug auf 67 Jahre vorsieht.[563]

Die Agenda 2010 bezog sich allerdings nicht nur auf die Rentenpolitik, sondern umfasste Reformen nahezu aller Bereiche der Arbeits- und Sozialpolitik. Besonders das bis heute heftig umstrittene Gesetz für moderne Dienstleistungen am Arbeitsmarkt, durch das die Zusammenlegung von Sozialhilfe und Arbeitslosenhilfe zur Grundsicherung des Existenzminimums eingeführt wurde, spaltete die SPD und führte zu vielen Parteiaustritten.[564] Nach Wahlniederlagen in Bundesländern wie in Nordrhein-Westfalen im Jahr 2005 erwirkte Schröder mittels einer Vertrauensfrage die Auflösung des Bundestages und vorgezogene Bundestagswahlen zum Herbst 2005. In der Folge übernahm Angela Merkel die Bundeskanzlerschaft einer großen Koalition aus CDU/ CSU und SPD.[565] Unter anderem weil im Rahmen der Reformen viele Arbeitslose in geringfügige oder staatlich subventionierte Arbeitsverhältnisse vermittelt wurden und die Zahl der »Ein-Euro-Jobber und Ich-AGs«[566], der Zeit-, Tele-, Heim-, Teilzeit- und Dop-

---

560 Vgl. Schulin 2008, S. XXXVIIf.
561 Vgl. Boeckh, Huster & Benz 2006, S. 148.
562 Vgl. Schulin 2008, S. XXXVIII.
563 Vgl. Schulin 2008, S. XXXVIII.
564 Zu den Konsequenzen der Agenda 2010 für die SPD vgl. Meise 2010.
565 Vgl. Der große Plötz 2008, S. 1945.
566 Vgl. SGB II § 16 und SGB III, § 421. Die Konzepte für die Arbeitsgelegenheiten mit

pelarbeiter sprunghaft anstieg[567], sanken die Arbeitslosenzahlen seit 2005 wieder.

Vom Beginn der 90er Jahre an, so lässt sich resümieren, scheinen Marktwirtschaft und Sozialstaat im Zuge anhaltender Krisen immer wieder unter Druck zu geraten. Ein grundsätzlicher Umbau des Sozialsystems, der in diesen Jahren des Jahrhundertwechsels nicht nur beschworen, sondern bereits eingeleitet wurde, stellte die traditionellen Strukturmerkmale und Begründungszusammenhänge zur Disposition. Denn historisch hatten sich die Systeme zur sozialen Sicherung etabliert, um die als inakzeptabel empfundenen und daher Opposition erzeugenden Umverteilungen von Zeit und Geld staatlich zu korrigieren. Wie Rothgang und Preuss ausführen, war auch die fortschreitende Globalisierung der Marktbeziehungen seit dem Ende des letzten Jahrhunderts nur möglich, weil »wohlfahrtsstaatliche Arrangements die Verluste der Globalisierungsverlierer kompensieren«[568]. Zunehmend wurde jedoch der Sozialstaat als Ursache dafür angesehen, dass die Position der Wirtschaft im internationalen Konkurrenzkampf sich verschlechtert. Durch die Abgabenlast zur Existenzsicherung, zur Alterssicherung, für die Gesundheit oder die Familienpolitik gerate das Gesellschaftssystem selbst unter Druck, daher müssten sozialstaatliche Investitionen zukünftig überprüft werden. Die Hinwendung vom sorgenden, kompensierenden Staat, der das Leben der Menschen als höchstes Gut schützt und wiederherstellt, zu einem Staat, der in Sozialpolitik investiert, um »Human- und Sozialkapital« zu bilden, bezeichneten Autoren wie Rothgang und Preuss als Ökonomisierung der Sozialpolitik.[569]

Die Entwicklungen blieben nicht ohne Auswirkungen auf die Situation der älteren Menschen. Angesichts der Zunahme prekärer Lebens- und Arbeitsbedingungen der Erwerbstätigen, wurden vor allem »junge Alte« oder im »dritten Alter« Befindliche als wohlhabend, konsumorientiert, gar als gierig und egozentrisch identifiziert (»Mallorca-Generation«). Sie würden mit ihren Renten und dem in den 60er Jahren erwirtschafteten Geld einen Lebensstandard zu Lasten der Erwerbstätigen und Familien in Anspruch nehmen. Immer mehr finanziell sehr gut abgesicherte Alte stünden einer steigenden Anzahl Familien mit Kindern und Jugendlichen gegenüber, die auf Arbeitslosengeld II (»Hartz IV«) angewiesen sind. Der Terminus »Krieg der Generationen« fand mit einschlägigen Veröffentlichungen Eingang in die Alltagsdiskussionen.[570] Die tra-

---

Mehraufwandsentschädigung und für den Existenzgründungszuschuss traten mit dem Gesetz für moderne Dienstleistungen am Arbeitsmarkt zum 01.01.2003 in Kraft.

567 Vgl. Bäcker et al. 2008, S. 435–448.
568 Rothgang & Preuss 2008, S. 31.
569 Vgl. Rothgang & Preuss 2008, S. 31.
570 Zum Beispiel Gronemeyer 2004: »Kampf der Generationen« oder Gründiger 2009: »Aufstand der Jungen. Wie wir den Krieg der Generationen vermeiden können«.

ditionelle gesellschaftliche Legitimation für die Gewährung der Renten, wonach die Alten mit ihrer Lebensarbeitskraft einen Beitrag zum Fortbestand und Wohlstand der Gesellschaft bereits erbracht haben und sich dafür nun einen Ruhestand verdient haben, der von der nächsten Generation getragen wird, löste sich vor der medienwirksam diskutierten Prekarisierung unterer und mittlerer Bevölkerungsmilieus auf.

Seit der Einführung der Pflegeversicherungen geben die Pflegestatistiken Aufschluss über Strukturdaten der institutionellen Versorgung, die Qualitätsberichte des Medizinischen Dienstes der Spitzenverbände der Krankenkassen ergänzen die Ergebnisse.[571] Studien wie von Garms-Homolova und Roth 2004 oder der sechste Altenbericht geben detaillierte Einblicke in die stationäre Versorgung.[572] Seit den 1990er Jahren haben sich die stationären Einrichtungen nur wenig weiterentwickelt, stattdessen geraten die Versorgungsqualität und die Finanzierung der Leistungen immer wieder unter Druck. Die Situationen der Altenpflegeeinrichtungen sind dabei abhängig von Regionen und Trägerschaften sowie vom Versorgungsbedarf und Vermögen der Bewohner. Alternative Wohnformen werden weiter ausdifferenziert, entwickelt und erprobt, allerdings schätzte das Kuratorium Deutsche Altershilfe 2003, dass nur 1,8 bis 2 % der Versorgung in alternativen Wohnmodellen vorgehalten wird; damit haben Alternativen zum regulären Angebot eine sehr geringe quantitative Bedeutung.[573] Zum einen ist zu vermuten, dass die erforderliche Eigeninitiative der Betroffenen und mangelnde rechtliche Rahmenbedingungen die Realisierung alternativer Projekt hemmen, andererseits wird die Finanzierung für viele Interessenten ebenfalls schwierig sein, da das Leben in alternativen Wohnprojekten vermutlich häufig teurer ist als die durchschnittlichen Kosten einer Versorgung im Altenheim. Eine weitere Entwicklung ist in der Forderung und Hinwendung zu einer »sorgenden Gemeinschaft« zu sehen. Ein kollektives Verständnis der sozialen Sicherung, das mit der Sorge um Nachbarn, Freunde oder auch Fremde verbunden wird, ist zu fördern. Ehrenamtliche Unterstützungssysteme in der Gemeinde, im Verein, in der Nachbarschaft sollen ausgebaut und gefördert werden. Die Einrichtungen der Altenpflege sollen eingebunden in die sozialen Netzwerke eines Quartiers errichtet werden und ein Leben ermöglichen, das dem gesellschaftlich-familiären Alltag möglichst angenähert ist.[574]

---

571 Vgl. Medizinischer Dienst der Spitzenverbände der Krankenkassen e. V. (MDS) 2004, 2007 und 2012 sowie Statistisches Bundesamt 2013.
572 Vgl. Garms-Homolova & Roth 2004 oder Deutscher Bundestag 2010.
573 Vgl. Kremer-Preiß & Stolarz 2003.
574 Vgl. Deutscher Bundestag 2010, S. 193–195, Schobin 2013 oder Hahmann 2013.

## 5.10 Aktuelle Lebenslagen und zukünftige Alterssicherung

Die aktuelle Situation älterer Menschen ist folgendermaßen zu skizzieren:

I. Deutschlands Bevölkerung wird weiterhin älter.

Im Jahr 2011 wurden in Deutschland 662.685 Kinder geboren und damit etwa 14 % weniger als im Jahr 1999.[575] Bis zum Jahr 2030 wird jeder dritte Bundesbürger älter als 65 Jahre sein[576], gleichzeitig stieg die Lebenserwartung der Menschen auf derzeit durchschnittlich 80 Jahre.[577] Die Lebensphase vom Eintritt in den Ruhestand bis zum Tod dehnt sich immer weiter aus und beträgt nicht selten 30 Jahre und mehr. Menschen, die heute aus dem Erwerbsleben ausscheiden, haben daher im Durchschnitt noch ein Viertel ihres Lebens vor sich. Der Anteil der gesunden Lebensjahre wird dabei nicht proportional dazu anwachsen, sodass von einem steigenden Pflege- und Versorgungsbedarf auszugehen ist.

II. Sozialer Status und die Einkommenssituation im Alter sind geschichtet und werden vor allem mit dem Erbe auf die Nachkommen übertragen.

Die Nachkriegsgeneration ist nun in das Rentenalter eingetreten. Frauen der alten Bundesländer (zu 67 %), Männer der neuen Bundesländer (zu 91 %) und Frauen der neuen Bundesländer (zu 94 %) bestreiten ihren Lebensunterhalt aus den gesetzlichen Altersrenten, westdeutsche Männer betrifft das nur zu 41 %. Als zusätzliche Einkommen haben betriebliche Altersversorgungen (BAV) oder öffentliche Zusatzversorgungen (ZÖD) die größte Bedeutung. Immerhin treffen in den alten Bundesländern bei 30 % aller Männer die gesetzliche Altersrente und die BAV zusammen. Die Kombination Altersrente und ZÖD hat bei den Frauen im Westen mit 9 % die höchste Relevanz. Die Höhe der durchschnittlichen Renten aus der gesetzlichen Altersrente beträgt in den alten Bundesländern für Männer 1.090 €, für Frauen 463 €, in den neuen Bundesländern für Männer 1.107 € und für die Frauen 671 €.[578] Nach dem Statistischen Jahrbuch 2012 bekamen Rentner in den alten Bundesländern im Jahr 2011 durchschnittlich 703 € und Rentner in den neuen Bundesländern durchschnittlich 822 € gesetzliche Altersrente.[579] Über private Renten oder über Renten aus Lebensversicherungen verfügen in den alten Ländern nur 4 % der Männer (durchschnittlich 521 €) und nur 2 % der Frauen (durchschnittlich 301 €). In den neuen Ländern kommen solche Zusatzversorgungen noch seltener vor (bei 1 % der Männer und 0,5 % der Frauen). Grundsätzlich unterschreiten die Renten der Frauen

---

575  Vgl. Statistisches Bundesamt 2012.
576  Vgl. Statistisches Bundesamt 2009a.
577  Vgl. Statistisches Bundesamt 2012a.
578  Vgl. TNS Infratest Sozialforschung 2008.
579  Vgl. Statistisches Bundesamt 2012b, S. 227.

die der Männer, was vor allem in den geschlechtsspezifischen Erwerbsbiographien und Einkommenspositionen begründet ist. Insbesondere die
Durchschnittsrente der westdeutschen Frauen liegt nur 104 € über der gesetzlichen Grundsicherung des Arbeitslosengelds II.[580] Die Schichtung der
Altersrenten polarisiert 2009 nach der Rechnung der Rentenversicherung
mit einer entsprechenden Benachteiligung der Frauen. Demnach beziehen
19 % der westdeutschen und 2,5 % der ostdeutschen Rentner eine Rente
unterhalb von 450 €, die westdeutschen Frauen jedoch zu 50,8 % und die
ostdeutschen Frauen zu 14,9 %. Mehr als 1.200 € beziehen 32,8 % der
westdeutschen und 23,5 % der ostdeutschen Männer und nur 2,5 % der
westdeutschen und 2,4 % der ostdeutschen Frauen. Bezüge über 1.500 €
kommen in den neuen Bundesländer bei den Frauen fast gar nicht vor und
bei den Männer nur zu 5,6 %. Auch den Frauen in Westdeutschland wird eine
solche Rente kaum gezahlt (0,4 %), während die westdeutschen Männer
immerhin zu 11,4 % über 1.500 € beziehen.[581]
Von der Höhe der Rentenbezüge allein kann jedoch nicht auf die realen
Vermögensverhältnisse geschlossen werden, privates Vermögen in Form von
Immobilien oder anderen Anlagen sind in die Betrachtung einzubeziehen.
Erbschaften haben dabei einen erheblichen Einfluss auf die Höhe und die
Verteilung der Vermögen, bis in die Lebensphase des Alters hinein. Die
demographische Entwicklung, gepaart mit der Absenkung der Sozialleistungen und der Forderung nach privater, eigenverantwortlicher Vorsorge,
lässt die Bedeutung von Erbschaften erheblich ansteigen. Insgesamt verfügen ältere Menschen über beträchtliche Vermögen, die potenziell vererbt
werden, wobei die Höhe der Erbschaften seit über 50 Jahren steigt.[582]
Grundsätzlich nimmt die Wahrscheinlichkeit zu erben oder zu vererben mit
dem Kapitalvolumen der Milieus zu. Die Höhe einer zu erwartenden Erbschaft steht in unmittelbarem Zusammenhang mit dem Einkommen und der
sozialen Stellung des Erben.[583] Das kontinuierlich ansteigende Vermögen der
Erblasser wird auf eine stetig geringer werdende Anzahl von Erben übertragen. Ferner steigt das Alter, in dem Nachkommen Erbschaften erhalten.
Die zum überwiegenden Anteil über 50-jährigen Erben verfügen häufig
bereits über Immobilien und/ oder einen abgesicherten Wohlstand und

---

580  Vgl. Statistisches Bundesamt 2009b, S. 207.
581  Vgl. Statistik der Deutschen Rentenversicherung 2009, S. 38–39.
582  Vgl. Bundesministerium für Familie, Senioren, Frauen und Jugend 1995, S. 45: Bereits 1995
      verfügten ältere Menschen (im Alter über 65 Jahren) nahezu über die Hälfte des gesamten
      Vermögens in Westdeutschland.
583  Vgl. Bundesministerium für Familie, Senioren, Frauen und Jugend 1995, S. 54.

können ihre Erbschaft daher gewinnbringend anlegen.[584] So lässt sich schlussfolgern, dass mit den Erbschaften Vermögen akkumuliert, soziale Positionen gefestigt und auf nachfolgende Generationen übertragen werden. Der Reichtum wird sich zukünftig mehren und auf weniger Menschen konzentrieren. Je weniger regulierende und kompensierende sozialstaatliche Reglements eingesetzt werden, umso stärker werden Machtverhältnisse wieder von Abstammungslinien abhängen. Privilegierte Gruppen älterer Menschen verfügen mit ihrem ökonomischen Kapital über Einfluss und Macht, nicht zuletzt im Hinblick auf ihre Nachkommen.

III. Gemessen an der Gesamtbevölkerung geht es den über 60-Jährigen finanziell besser als der Altersgruppe von 0–65 Jahren.

So weisen Bäcker et al. darauf hin, dass das Armutsrisiko älterer Menschen vergleichsweise niedrig ist. Im Jahr 2003 waren Rentner von einer Armutsquote in Höhe von 11,8 % betroffen, die Quote der Gesamtbevölkerung betrug demgegenüber 13,5 %.[585] Während im Jahr 2010 2,4 % der älteren Menschen im Alter von über 65 Jahren Leistungen der Grundsicherung im Alter bezogen, erhielten 10,1 % der Gesamtbevölkerung Sozialleistungen zur Mindestsicherung.[586] Dieser Sachverhalt führt zur Diagnose, wie sie Conrad vertritt, der sich wiederum auf Thompson 1991 bezieht. Der Generationenvertrag, bestehend aus Wohlfahrts- und Arbeitsmarktkontrakt, sei von Kündigung bedroht, weil eine Umverteilung von der jungen hin zur alten Generation erfolge. Die jungen Ehepaare der frühen Nachkriegszeit seien bis heute stets auf der Gewinnerseite. Der Ausbau des Wohlfahrtsstaates, die familienfreundliche Sozialpolitik der 60er Jahre, die verbesserten Rentengesetze und Bildungsprogramme bescherten ihnen bis zum Renteneintritt großzügige Mitnahmeeffekte, die sie »hinter sich«, also für die nächste Generation wieder einschränkten. Längerfristig gefährde die Gewinnmitnahme dieser Generation die ökonomische Sicherung und die Gewinnaussichten der nachwachsenden Familien und damit natürlich auch die Sicherung der auf sie folgenden Kohorte der Alten.[587]

IV. Eine Antwort darauf, wie die Versorgung im Alter zukünftig zu sichern ist, steht aus.

Die Mehrzahl der Rentenbezieher ist zurzeit nach wie vor existenziell vom Generationenvertrag und somit von Transfer aus dem Umlageverfahren der Rentenversicherung abhängig, weil alternative Sicherungen zu wenig aufgebaut werden konnten. Angesichts einer wachsenden sozialen Ungleichheit

---

584 Vgl. Egli & Schärer 2005, S. 14–15 oder Bundesministerium für Familie, Senioren, Frauen und Jugend 1995, S. 54.
585 Vgl. Bäcker et al. 2008, S. 468.
586 Vgl. Statistisches Bundesamt 2012b, S. 232–233.
587 Vgl. Conrad 2000, S. 55. Conrad bezieht sich auf Thompson 1991.

in der Bevölkerung werden die steigenden Sozialabgaben in der öffentlich-politischen Diskussion thematisiert und, gepaart mit der Forderung nach forcierten Eigenbeteiligungen, gegen die Interessen der meisten Rentner instrumentalisiert. Die Lebensleistung älterer Menschen und ihr starkes ehrenamtliches Engagement werden dabei wenig anerkannt. Ebenso wenig wird berücksichtigt, dass der Grad der gesellschaftlichen Teilhabe älterer Menschen grundsätzlich von der Verteilung des Sozialprodukts zwischen den Generationen abhängt. Im direkten Zusammenhang dazu stehen die politisch diskutierten Fragen, wer in Zukunft das Volkseinkommen erwirtschaftet, wer an dem Prozess beteiligt wird, in welcher Höhe die Sozialbudgets einbehalten und bezogen werden können und wie die Säulen der Alterssicherung (Pflichtversicherung, betriebliche und private Vorsorge) zukünftig gewichtet werden.

Aktivierung und Eigenverantwortung sind die Formeln der politischen Programmatik eines Sozialstaates, der sich nicht mehr auf eine wirtschaftliche und kulturelle Stärke und auf die Bereitschaft zur Beteiligung am Gemeinwohl verlassen kann. Sozialpolitiker, auf der Suche nach dem so genannten dritten Weg zwischen klassischen Wohlfahrtskonzepten und neoliberal geprägtem, globalem Markt, formulieren damit Verhaltensanforderungen im Hinblick auf Selbstversorgung, Flexibilität und Anpassung. Durch Investitionen des Sozialstaates in Bereiche wie Prävention, Bildung, Wiederherstellung von Arbeitskraft und Kindererziehung sollen vor allem Anreize für die Übernahme von Eigenverantwortung gesetzt werden, um letztlich wirtschaftliches Wachstum zu fördern. Die Instrumentalisierung der Sozialleistungen zugunsten von Wirtschaft und Wachstum ist, wie zuvor schon dargestellt, nicht neu, mit ihrer offensiven Durchsetzung stellt sich jedoch verstärkt die Frage danach, wie diejenigen Bevölkerungsgruppen zu schützen sind, bei denen eine Investition keinen Beitrag zum Wachstum erwarten lässt. Investitionen in die Pflege älterer Menschen lassen keine wirtschaftlichen Erträge erwarten. So ist die Frage zu stellen, ob sich angesichts der zukünftigen Herausforderungen an das System, denen schon mit den zahlreichen Reformen der Rentengesetzgeber begegnet werden sollte, vor allem für die Kinder der Nachkriegsgeneration eine Verbreitung der Altersarmut vermeiden lässt. Einerseits wird auf die Existenz der Sozialleistung Grundsicherung im Alter verwiesen, um zu verdeutlichen, dass existenzielle Not wohl weiter ausgeschlossen sein wird, die Bezieher bleiben jedoch relativ arm. Vermutlich wird Armut im Alter in den nächsten Jahren zunächst nicht generell, wohl aber in Bezug auf einige Gruppen älterer Menschen zunehmen. Neben den Frauen sind die Gruppen der älteren Migranten und Langzeitarbeitslosen von sehr niedrigen Renten betroffen, ebenso wie Selbstständige, die nicht ausreichend privat vorgesorgt haben.[588] Insbesondere dann, wenn eine Pflegebedürftigkeit eintritt, reichen kleine und mittlere Renten oft nicht aus, um eine pflegerische Versorgung zu finanzieren, sodass auf Sozialleistungen zurückgegriffen werden muss.

Inzwischen wird andererseits jedoch auch diskutiert, ob die bestehenden Sicherungssysteme angesichts der skizzierten Problemlagen überhaupt weiter Bestand haben können. Die Befürworter einer Armutspolitik, die auf existenzieller Grundsicherung beruht, stehen Kritikern gegenüber, die eine sozialpolitische Umverteilung der Ressourcen von »oben nach unten« einfordern. Nullmeier fragt angesichts des sich abzeichnenden Dilemmas: »Aber kann man es sich heute wissenschaftlich wie politisch noch leisten, für mehr einzutreten als für Armutsvermeidung?«[589], während er Schmähl mit der These zitiert, dass der »Einstieg in den Ausstieg« aus dem einkommensbezogenen gesetzlichen Rentensystem bereits vollzogen ist und Renten keinen Lohnersatzcharakter mehr besitzen. So diene das Alterssicherungssystem für Arbeiter und Angestellte unterer und mittlerer Milieus primär dem Ziel, dem es sich auch zum Ende des 19. Jahrhunderts verpflichtet hatte: lediglich der Vermeidung existenzieller Not.[590]

V. Nicht die Bereitschaft sondern die Ressourcen der Familien zur Unterstützung älterer Angehöriger sinken.

Die Erwerbstätigenquoten für Frauen im Alter zwischen 15 und 65 Jahren sind von 1960 bis 2005 kontinuierlich von 47,6 % auf 66,8 % gestiegen. Dafür sind neben den wirtschaftlichen soziale Gründe ausschlaggebend. Schulische und berufliche Bildungschancen für Frauen haben sich verbessert, Frauen verankern in ihrem Lebensentwurf neben oder anstatt der Familiengründung finanzielle Unabhängigkeit und Berufstätigkeit. Obwohl sich ihre Erwerbstätigkeit nach wie vor auf bestimmte Berufe[591] konzentriert, die sich zu 85,1 % im Dienstleistungsbereich verorten lassen, und Frauen immer noch Berufe ausüben, die eine geringere Qualifizierung erfordern, holen sie den Qualifikationsvorsprung der Männer langsam auf (vgl. 4.2.2).[592] In der Folge verliert die Ehe ihre Funktion als Versorgungsinstitution für Frauen, Lebens- und Familienformen pluralisieren und erfahren mehr Akzeptanz in ihrer Vielfältigkeit. Nicht zuletzt vor diesem Hintergrund ist die sinkende Geburtenrate zu interpretieren (vgl. 4.2). Auch in der Familienpolitik ist ein

---

588 Vgl. Bäcker et al. 2008, S. 435–437.
589 Nullmeier, Ruland & Schmähl 2008, S. 14.
590 Vgl. Nullmeier, Ruland & Schmähl 2008, S. 14.
591 Vgl. Bäcker et al. 2008, S. 412: Es sind Organisations-, Verwaltungs- und Büroberufe, gefolgt von Gesundheitsberufen.
592 Vgl. Bäcker et al. 2008, S. 412.

Paradigmenwechsel zu beobachten, der im Wesentlichen von der Betonung der Familie als Ort zur Reproduktion abweicht. So wird im Siebten Familienbericht der Bundesregierung erstaunt festgestellt, dass die Leistungen der Familien stets als »natürliche« Ressource betrachtet, während andere Ressourcen, wie beispielsweise Energie, kritiklos als knapp und damit förderungswürdig eingestuft werden. So sei die Hochaltrigkeit als Phänomen recht neu, die daraus entstehenden Anforderungen an Fürsorge könnten jedoch nicht uneingeschränkt Familienangelegenheiten sein, zumal sich für diese Art ökonomischer oder sozialer Fürsorge in der Geschichte der Familie keine Beispiele finden ließen. Leistungen, die Familien erbringen, im Familienbericht als »Güter« bezeichnet, seien nicht unendlich, jedoch für die Gesellschaft von konstitutivem Wert. Daher müssten Weichen gestellt werden, um Frauen und Männer gleichermaßen in die Erwerbsarbeit zu bringen, während der Staat Maßnahmen, Zuständigkeiten und Institutionen ausbauen sollte, um Bildung, Betreuung und Erziehung zentral zu steuern.[593] Ostner spricht in dem Zusammenhang von einer Ökonomisierung der Familienpolitik, mit der mehrere Ziele erreicht werden sollen, die demographisch indiziert sind: Durch eine höhere Kinderzahl soll der Bevölkerungsalterung entgegengewirkt und durch eine höhere Frauenerwerbsquote die Facharbeit stabilisiert werden. Gleichzeitig sollen durch staatliche und damit kontrollierbare Reglements Kosten, die durch immer häufiger »versagende« Familien entstehen, weil sie die Pflege, Bildung, Betreuung nicht mehr gewährleisten, eingespart werden.[594] Mit der Integration von Frauen in Bildungs- und Arbeitsprozesse, mit der Ökonomisierung der Familienpolitik und den Auswirkungen in Form von Beschleunigung auf das Alltagleben nehmen unter anderen die Ressourcen zur Unterstützung älterer Angehöriger ab. Diesem Thema wendet sich verstärkt auch der Achte Familienbericht zu, in dem eine »Familienzeitpolitik« gefordert wird, mit der unterschiedliche Akteure, aber auch die Familien selbst mehr Zeitsouveränität erhalten sollen.[595]

Während die Stabilität der (Ehe-) Paarbeziehungen eher abnimmt (vgl. 4.2.1), scheinen, so Ehmer, die Beziehungen zwischen den Generation sich eher zu verstärken, insbesondere die Beziehungen zwischen Eltern (-teilen) und ihren leiblichen Kindern. Das Grundmotiv der aktuellen Generationsbeziehungen ist nach wie vor mit der von Rosenmayr 1978 formulierten »Intimität auf Abstand« zu beschreiben (vgl. 5.5). Alte Menschen

---

593  Vgl. Bundesministerium für Familie, Senioren, Frauen und Jugend 2006, Siebter Familienbericht, S. 7–8.
594  Vgl. Ostner 2008, S. 49 ff.
595  Vgl. Bundesministerium für Familie, Senioren, Frauen und Jugend 2012, Achter Familienbericht.

wünschen sich überwiegend möglichst unabhängig und selbstständig in einer eigenen Wohnung leben zu können, allerdings sollten Kinder und Enkel gut erreichbar sein.[596] Die Bereitschaft, Transferleistungen wie persönliche Hilfestellungen oder finanzielle Unterstützung zu erbringen, ist in beiden Generationen hoch. Während jedoch alltägliche persönliche Unterstützung eher von der jüngeren für die ältere Generation erbracht wird, verhält es sich hinsichtlich der finanziellen Transfers umgekehrt. Ehmer spricht in diesem Zusammenhang von einem reziproken Verhältnis, dem hohe moralische Verpflichtungen zugrunde liegen. Nicht zuletzt stellt die Erwartung, für eine Leistung im Tausch eine Gegenleistung zu erhalten, einen »familiären Generationenvertrag« dar.[597]

VI. Zwischen den Polen des »dritten Alters« und des »vierten Alters«, in denen sich unverändert traditionelle, in unterschiedlicher Weise historisch verankerte Motive finden, differenzieren sich Altersbilder vor allem durch die Ergebnisse der empirischen Sozialforschung weiter aus.
Zwischen dem Bild des gesunden, kompetenten älteren Menschen, der eigenverantwortlich Ressourcen und Potenziale für die Gesellschaft bereitstellen kann, und dem Bild des hilfebedürftigen Alten, der intensiv mit Pflege, Unterstützung und Betreuung zu versorgen ist, werden häufiger unterschiedliche Lebenslagen und -stile thematisiert. Horizontal zu den in der Regel lebenslaufbegleitenden sozialen Milieus, in denen charakteristische Praxisformen ausgebildet werden, sind ältere Menschen insgesamt als typische Kohorte anzusehen, die innerhalb der Gesellschaft kollektiver Wertung ausgesetzt ist und kollektive, altersbezogene Habitusformen ausbildet. In diesem Zusammenhang ist die Untersuchung von Brockmann 1992 interessant.[598] Einerseits ermittelte sie kohortenübergreifende, »typisch alte« Verhaltensformen im Hinblick auf alltägliche Handlungsanforderungen und Interessen. Andererseits gelang es, sechs Cluster älterer Menschen zu identifizieren, die durch verschiedene Milieuspezifika geprägt waren. In der univariaten Gegenüberstellung von Jungen (14–65 Jahre) und Alten (65–97 Jahre) wurde deutlich, dass für die Alten der private, überschaubare Alltag an Bedeutung gewinnt. Sie verbringen mehr Zeit zu Hause als Jüngere und nutzen ein sehr viel kleineres Spektrum an Freizeitaktivitäten. Ihr Handlungsradius beschränkt sich häufiger auf die unmittelbare Wohnumgebung, wobei die Freizeitaktivitäten in Spaziergängen, Gartenarbeit, Lesen, Rätseln und Handarbeiten bestehen oder sich auf Haustiere beziehen. Ältere sind sehr viel weniger an Modetrends interessiert als Jüngere und geben

---

596 Vgl. Backes & Clemens 2008, S. 236.
597 Vgl. Ehmer & Gutschner 2000, S. 22–25.
598 Vgl. Brockmann 1998.

dafür weitaus weniger Geld aus. Obwohl etwa 30 % mindestens einmal in Jahr eine Urlaubsreise unternehmen, reisen sie doch signifikant weniger als die Jüngeren. Brockmann resümiert, dass das Leben älterer Menschen dadurch gekennzeichnet ist, dass sie an vertrauten Praktiken und bewährten Routinen festhalten und viel Zeit damit verbringen.[599]

## 5.11 Zwischenfazit

Aus der historischen Rekonstruktion der Lebensumstände älterer Menschen ergeben sich die nachfolgend dargestellten, überdauernden Traditionslinien und Schlussfolgerungen:

*Alte Menschen werden hinsichtlich ihrer Fähigkeiten bewertet und die Hilflosen werden als Last charakterisiert.* Das Älterwerden stellt in jedem Lebenslauf die beständigste Eigenschaft dar und das Alter selbst ist ein unausweichlicher Lebensabschnitt. Das Alter jedes Menschen trägt insofern individuelle Merkmale. Zu Recht stellt sich daher die Frage, wodurch das Alter als kollektives Phänomen zu definieren oder zu bewerten ist. Vor rund 120 Jahren galt vermutlich derjenige als alt, der nicht mehr in der Lage war, seine Existenz durch Arbeit zu erhalten. Später galten Menschen als alt, wenn sie der »Volksgemeinschaft« keinen Nutzen mehr erbringen konnten, wenn sie von der Phase der Erwerbstätigkeit in den Rentenbezug oder vom »jungen Alter« in die Hochaltrigkeit wechselten. Am ehesten stellen demnach die sichtbaren Anzeichen des alternden Körpers wesentliche und unumkehrbare Charakteristika des Alters dar. Der alternde Körper ist daher permanenter gesellschaftlicher (medial aufbereiteter) Bewertung ausgesetzt. Nachlassende Fähigkeiten werden danach beurteilt, ob sie dazu ausreichen, für sich selbst zu sorgen und zum gemeinschaftlichen Leben beitragen. Während das Alter, in dem die Fähigkeiten als ausreichend gelten, anhaltend positiv attribuiert wird (wobei die positiven Deutungen sich unterscheiden), wird das Alter immer dann zur (kollektiven) Last, wenn Hilflosigkeit überwiegt.

*Die Bewertungen des Alters konstruieren kollektive Verhaltenserwartungen.* Um zu der Gesellschaft zu gehören, die etwas leistet, also auch etwas fordern und erhalten kann, und nicht zu den Alten gezählt zu werden, wird von alten Menschen erwartet, dass sie keine Hilfe brauchen, dass sie selbst entscheiden können und nützlich sind. Wertemuster der Erwerbsarbeit werden in das Rentenalter übertragen und dort habitualisiert. In diesem Kontext entsteht ein Ethos der Aktivität, der verschiedene Funktionen erfüllt. Er legitimiert die gesellschaftliche Gruppe der Alten und die Möglichkeit, im Ruhestand ohne Erwerbsarbeit zu

---

599 Vgl. Brockmann 1998, S. 137–150 oder Prahl & Schroeter 1996, S. 147–150.

leben. Er gestattet eine Abgrenzung gegen die gesellschaftliche Typisierung, alt zu sein und diszipliniert schließlich den »Ruhestand«.[600]

*Das Alter ist eine soziale Konstruktion, die zu kollektiven Dispositionen führt.* Das Phänomen Alter ist, so lässt sich aus den Ausführungen folgern, als soziale Konstruktion zu verstehen, die als Deutungsmuster und Kommunikationskonzept fungiert. Die Beurteilung dessen, was oder wer überhaupt als alt gilt, ist das Ergebnis sozial gestalteter Lebens- und Rahmenbedingungen. Mit der Kommunikation über Alter(n) werden Handlungsmaximen (Gabe und Gegengabe, Verpflichtung und Erwartung), Zeitperspektiven und Bedingungen entwickelt. Sie dienen dazu, »richtiges« Verhalten, Werthaltungen und Orientierungen zu konstruieren, die als Schablone für soziale Praktiken gelten können. Über individuelle Vorstellungen hinaus entstehen kollektive Bilder vom Alter(n).

*Die soziale Konstruktion des Alters und die Versorgung hilfsbedürftiger alter Menschen werden sozialpolitisch gesteuert.* Die Sozialpolitik stellt ein normatives Instrument dar, um mit der Verteilung von Ressourcen die Versorgung alter Menschen zu gestalten. Die Kommunikation und Deutung des Alters sind abhängig von Steuerungsbedarf, wobei die Zuweisung von Verantwortung eine maßgebliche Bedeutung hat. Wie deutlich wurde, ist in Zeiten, die mit wenig verfügbaren staatlichen Ressourcen einhergingen, wie wirtschaftlichen Rezessionen, in denen Arbeitslosigkeit und Armut zunahmen, oder in Nachkriegszeiten die Sicherung der sozialen Risiken stets in die Verantwortung der Individuen übertragen worden. Altersdiskurse wurden entsprechend der jeweiligen politischen Ziele konstruiert. Sollten sozialstaatliche Unterstützungen reduziert werden, wurden die Eigenverantwortung und die Verantwortung der Familien für die Versorgung betont, Leistungspotenziale und entsprechende Werthaltungen hervorgehoben. In Phasen konjunktureller Expansion wurde die Versorgung alter Menschen zur gesamtgesellschaftlichen Aufgabe, die durch gezielte Ausschüttungen von Leistungen erfüllt wird. Solche Veränderungen der sozialen Systeme wurden in der Regel eingeleitet, um die Verarmung großer Bevölkerungsanteile zu verhindern oder um öffentliche Kassen zu entlasten, die Maßnahmen sollten den sozialen Frieden wahren und Wirtschaftswachstum gewährleisten. Beständig ist dabei das Bild derjenigen erhalten geblieben, die für das System eine Last darstellen, die darin besteht, dass sie *zu* alt sind, um zum Wachstum beizutragen. Sie verursachen Kosten, ohne dass dieser Zustand reversibel ist. Denn die materielle Unterstützung hilfebedürftiger alter Menschen bleibt ohne Rendite und kann nur noch auf ideelle Ziele gerichtet sein. Die stationäre Versorgung ist in gleicher Weise sozialpolitischen Steuerungen unterworfen. Auch das Leben im Heim wurde immer dann als Lebensform propagiert, wenn dies gesellschaftspolitisch opportun war. Die Geschichte der

---

600 Vgl. Ekerdt 1986, S. 239–244.

(stationären) Versorgung steht insofern exemplarisch für den gesellschaftlichen Umgang mit dem Alter.

*Austauschbeziehungen zwischen den Generationen haben einen großen Einfluss auf die Versorgung der älteren Menschen.* Der »große Generationenvertrag« wurde mit der Rentenreform 1957 begründet. Er ermöglichte erstmals in der Geschichte einen in administrativ garantierter Form langfristig antizipierbaren Ruhestand, in dem die soziale Position des Erwerbslebens fortgeführt werden konnte. Der Ruhestand im Rentenbezug wurde zur legitimierten Lebensform nach dem Arbeitsleben. Damit verbunden war für eine lange Zeit die Vorstellung des »gerechten Tausches«. Für die vertraglich vereinbarten Leistungen im Arbeitsverhältnis, aber auch für darüber hinaus erbrachtes Engagement wie Verantwortungsübernahme, Identifikation, Loyalität, wurde nicht nur der Lohn, sondern auch eine Gegenleistung in Form der Alterssicherung als gerecht erachtet. Der soziale Status prägte dabei die Art des »gerechten Tausches«. Während Arbeiter als Gegenleistung die Befreiung von der reglementierenden Arbeit und eine Existenzsicherung erwarten durften, richtet sich die Erwartung privilegierter Milieus darauf, ein selbstbestimmtes, exklusives Privatleben zu führen, ohne durch die Notwendigkeit der Arbeit eingeschränkt zu werden.

Die Logik des »gerechten Tausches« wird vor dem Hintergrund der zunehmenden Bevölkerungsalterung kritisiert. Die mit dem Generationenvertrag verfügte Sicherung des Alters durch ein Umlageverfahren geht Wechselwirkungen mit anderen sozialen Systemen ein (Bildung, Kinderbetreuung, Gesundheit) und wirkt sich auf die Lebenssituationen der anderen Altersgruppen aus. Die aktuell in hoher Anzahl Rente beziehende Nachkriegsgeneration scheint dabei in der Diskrepanz zu ihren Kindern begünstigt zu sein. Die vermeintliche Begünstigung der älteren Generation befördert negative Altersstereotype. Auch der »kleine Generationenvertrag«, mit dem die Handlungslogik zwischen Kindern und ihren alternden Eltern beschrieben wird, trägt historisch überdauernde Muster. Die Generationenfamilie, in der die Alten traditionell versorgt werden und sterben, ist wohl als idealisierter Mythos und damit als weitere soziale Konstruktion anzusehen.[601] Die Stilisierung dieses Ideals hat aber bestimmend auf die subjektiven Empfindungen von Werthaltungen und folglich auf die Praxisformen eingewirkt. Der Austausch zwischen den Generationen besteht tendenziell in materiellen Transferleistungen (Geld- und Sachleistungen) von den über 65-Jährigen zu den erwachsenen Kindern und dem Transfer instrumenteller Hilfen, wie praktische Unterstützung im Alltag, von den Jün-

---

601 Historische Forschungsergebnisse weisen darauf hin, dass der überwiegende Anteil der Bevölkerung in der Vor- oder Frühindustrialisierung nicht in Mehrgenerationenfamilien lebten, in denen ältere Menschen bis zum Lebensende eingebettet waren, vgl. Kondratowitz 1988, S. 104, Ehmer 1982, S. 63 ff, Baumgartl 1997, S. 38 oder Conrad 2000, S. 54.

geren zu den Älteren.[602] Mit den Austausch- und Verpflichtungszusammenhängen und schließlich mit dem Erbe wird die soziale Position der Eltern auf die Nachkommen übertragen. Neben dem ökonomischen Kapital werden Bildung, Geschmack und Lebensstil, »Anlage-Sinn« und soziales Kapital weitergegeben, die das Anwachsen der Familienvermögen bedingen. Das Ausmaß der Handlungs- und Entscheidungsspielräume älterer Menschen in ihren sozialen Feldern hängt entscheidend von den Kapitalen ab, über die sie verfügen, besonders in den Zeiten, in denen die öffentliche Hand wenig Ressourcen zur Versorgung bereitstellt. Mit der Übertragung der Verantwortung für die Versorgung im Alter in den privaten Bereich werden ungleiche soziale Positionen gefestigt. Denn ökonomisches Kapital ermöglicht eine Versorgung bei eintretender Pflegebedürftigkeit, ohne die Ressourcen der nachfolgenden Generation zu belasten. Zu den privilegierten alten Menschen zählen vor allem (westdeutsche) Männer, die hohe Einkommen erwirtschafteten und mutmaßliche Bezüge aus gesetzlichen und betrieblichen Altersrenten mit Bezügen aus privater Vorsorge kombinieren können. Insbesondere (westdeutsche) Frauen gehören zu den Verliererinnen der Erwerbs- und Rentengeschichte. Wenn sie nicht von den Vermögensverhältnissen ihrer Männer profitieren können, droht ihnen in besonderer Weise die Armut im Alter. Ebenso sind spezifische Gruppen älterer Menschen, wie Migranten oder Menschen mit Behinderungen, von Armut bedroht.

*Das Vermögen der alten Menschen bestimmt die Art ihrer Versorgung in Einrichtungen zur Unterstützung und Pflege.* Wer über das notwenige ökonomische Kapital verfügte, hatte zu jeder der rekonstruierten Zeitspannen die Möglichkeit, im Alter eine Versorgung einzurichten, die den eigenen Wünschen und Bedürfnissen entspricht. Der weitaus größte Bevölkerungsanteil ist im Bedarfsfall jedoch auf die herkömmlichen Einrichtungen der Regelleistungen angewiesen. Diese institutionelle Altenpflege wurzelt in der Tradition der Armenpflege, da durch Alter bedingte Arbeitsunfähigkeit und Armut sich bis in die 1960er Jahre hinein wechselseitig bedingten. Bis weit in die zweite Hälfte des 20. Jahrhunderts hinein hat die Logik des sozialen Abstiegs, die eine beschämende Abhängigkeit von Almosen (Gaben, die nicht zurückgegeben werden können) beinhaltete, die Haltungen gegenüber Altenpflegeeinrichtungen beeinflusst. Überdauernd stellten Altenheime immer die letzte Option dar, wenn alle anderen Möglichkeiten ausgeschöpft waren. Ausgegliedert aus anderen Institutionen, finden sich in ihnen stets »Restgruppen« alter Menschen, weil diese sich allein nicht länger versorgen können, die sozialen Unterstützungsnetzwerke nicht zur Verfügung stehen und das Vermögen nicht ausreicht, um alternative Angebote wahrzunehmen. Die Anzahl der stationären Einrichtungen und die Quote der Bewohner, gemessen an der Gesamtbevölkerungen, nahmen

---

602 Vgl. Bundesministerium für Frauen, Senioren, Familie und Jugend 2010, S. 47.

im Verlauf der Zeit langsam zu[603], jedoch wurde stets nur ein sehr geringer Anteil der älteren Menschen in Einrichtungen versorgt. Dennoch hat allein die Existenz der Altenheime das Alterserleben nicht unerheblich geprägt. Häufiger als permanente, latente Drohung denn als Verheißung begleitete alternde Menschen die Vorstellung davon, was geschieht, wenn ihre Hilfebedürftigkeit nicht bewältigt werden kann. So lässt sich kein Zeitpunkt rekonstruieren, zu dem das Altenheim ein positives Image hatte, die massive Abwehr der stationären Versorgung bei den meisten alten Menschen ist eine überdauernde Einstellung. In den Alten- und Pflegeeinrichtungen waren die Bewohner lange Zeit gezwungen, sich den Zumutungen der Institution auszusetzen. Die räumlichen Bedingungen und Versorgungsverständnisse haben sich zusammen mit den gesamtgesellschaftlichen Entwicklungsprozessen modernisiert. Bis heute ziehen alte Menschen jedoch meistens unfreiwillig in ein Altenheim ein und werden dort ungewollt kollektiviert. Bis heute geht der Einzug in eine Einrichtung mit dem Verlust von Autonomie und Privatheit einher. Im Zuge der jüngsten Entwicklungen nimmt in den Heimen der Anteil besonders pflegebedürftiger, kognitiv beeinträchtigter, hochaltriger Menschen zu.

*Generationen alter Menschen bilden jeweils eine soziale Gruppe und teilen ein soziales Feld.* Gesellschaftliche Probleme manifestieren sich in der sozialen Konstruktion des Alters. Unabhängig davon, aus welchem Milieu sie entstammen, werden an Menschen, die alt werden, kollektive Bewertungsmaßstäbe und Verhaltenserwartungen gerichtet. Sie sind gemeinsam normativen Deutungen und der sozialen Konstruktion des Alters ausgesetzt und werden gemeinsame altersspezifische Bewältigungsstrategien entwickeln. Insofern entwickeln Menschen mit unterschiedlichen Habitus im Alter gemeinsame Dispositionen. Ihre Habitus werden sich nicht vollständig verändern, sie werden weiter die Spuren der unterschiedlichen materiellen und kulturellen Bedingungen tragen, die sie geprägt haben. Mit zunehmendem Alter werden jedoch Habitusmuster kollektiviert, sodass für die Gruppe typische Merkmale entstehen. Die Habitusmuster bringen Wahrnehmungs- und Denkschemata, Praxisformen, oder einen Geschmack hervor, die typisch für die Gruppe der älteren Menschen sind (auch wenn die milieubedingten Unterschiede der Erwerbsphase bestehen bleiben). Jenseits bewusster Steuerung werden alte Menschen deshalb, wie sie sein sollen. Die gemeinsame Geschichte der nun alten Generation befördert den kollektive Habitus und Praxisformen. Die alten Menschen teilen die Erfahrungen der Nachkriegszeit und sie erlebten das Ende von Mangel und Not in den 60er Jahren. Ihr Lebensentwurf richtete sich auf die wachsenden Konsum- und Freizeitoptionen, wobei die Menschen in der jungen DDR anderen kollektiven

---

603 Vgl. 5.5 und 5.7: 1970 existierten rund 4.400 Altenheime, in denen 3,8 % der Bevölkerung lebten, 1994 rund 8.300 Altenheime, in denen 5,3 % der Bevölkerung lebten.

Erfahrungen ausgesetzt waren, die diejenigen in der Bundesrepublik. Im Vergleich zu Jüngeren erscheint die Gruppe der Alten konventioneller, hierarchiegebundener und unflexibler, sie ist stärker orientiert an Ordnung, Statuserhalt und Konformität.[604] Vester et al. beschreiben die »Habitusmetamorphosen« der Kinder, die sich in den 70er Jahren in anderer Weise als ihre Eltern mit der Öffnung des sozialen Raumes auseinandersetzten und damit Autonomie- und Selbstverwirklichungsansprüche anmeldeten. Zu vermuten ist, dass sich der generative Habitus im Alter verändert, auch wenn dabei die ursprünglichen Dispositionen nicht aufgegeben, sondern »mitgenommen« werden. Ausgestattet mit ihrer Geschichte und den aus den Herkunftsmilieus mitgebrachten Kapitalen, positionieren sich die alten Menschen neu im Feld der Alten. Hierbei spielen die überkommenen kollektiven Zuschreibungen und Deutungen des Alters ebenso eine Rolle, wie die Abgrenzungen zu den Gruppen der Kinder und Enkelkinder. Die positive Hervorhebung einiger Gruppen alter Menschen sowie die Stigmatisierung und Exklusion anderer Gruppen erscheint als überdauernde Strategie im Spiel um Positionen im Feld.

Entgegen der gesellschaftlichen Konstruktion des Bildes vom »rastlosen Rentner« des »dritten oder »jungen« Alters, das aus der Logik des ökonomischen Feldes gespeist wird, scheint die Dynamik im Feld des Alters eine andere zu sein. Die Illusio, der Glaube an das Spiel um Kapitale und Positionen sowie die Bedeutung von Geschichte und Zeit scheinen sich mit zunehmendem Alter zu wandeln. Die Energie, um Kapitale einzusetzen, sich selbst zu positionieren, sich abzugrenzen und um den Erhalt oder die Veränderung des Feldes zu kämpfen, nimmt ab. Die Zeit, die durch das praktische Tun hervorgebracht wird, verliert in dem Maße an Dynamik, wie die Kraft im Feld nachlässt und Ruhe in das Spiel gelangt. Die deutliche Mehrheit der alten Menschen bevorzugt ein ruhigeres Leben in gewohnten und auch ritualisierten Abläufen. Die Verwendung der Zeit wird im Alter zur Sinnfrage: Gelingt es, die »freie« – das heißt in der ökonomischen Logik: »nutzlose« – Zeit außerhalb des Erwerbslebens mit einem Sinn zu füllen, der außerhalb der ökonomischen Logik liegt? Im sozialen Feld des Alters scheint die Position der Spieler eng mit der Frage nach dem Sinn und der Endlichkeit der eigenen Zeit verknüpft zu sein. Der Einsatz von kulturellem, sozialem und auch ökonomischem Kapital dient nun der Aufrechterhaltung von Lebensqualität und der Bewältigung des Lebensendes, während andere Gewinne im Leben an Bedeutung verlieren. Die Bewältigung des Lebensendes wird in der Gruppe der alten Menschen zu einer Herausforderung die zunehmende Präsenz erlangt. Remmers und Kruse weisen darauf hin, dass die zur Bewältigung dieser Lebensphase entscheidende Frage darin besteht, ob alternde und sterbende Menschen ausschließlich unvermeidliche Verluste erleben oder ob es gelingt, die

---

604 Vgl. Vester 2001, S. 324f.

eigene Lebensgeschichte zu bejahen und ihr Ende zu akzeptieren. In diesem Zusammenhang skizzieren sie die Notwendigkeit retrospektiv eine »Ich-Identität« und eine Form der »Selbstvergewisserung« herzustellen, um auch als sterbender Mensch »Autor« der eigenen Lebensgeschichte bleiben zu können.[605] Obwohl jedes Individuum eine persönliche, einzigartige Biographie besitzt, sind die Fähigkeiten, um diese Biographie am Ende rekonstruieren, akzeptieren und abzuschließen zu können, in unterschiedlicher Weise erworben worden. Wohl auch die Fähigkeiten hierzu sind abhängig von den Kapitalen, über die Menschen in ihrem Leben verfügen.

---

605 Vgl. Remmers & Kruse 2014, S. 214–226.

# 6. Qualifizierung der Pflegenden im 20. und 21. Jahrhundert

Nachdem im vorangegangen Kapitel das Leben im Alter und Altersbilder im Kontext der Sozialpolitik historisch rekonstruiert wurden, um Hinweise auf überdauernde oder typische Muster zu erhalten, die das soziale Feld charakterisieren, soll der Blick nun auf die Menschen gerichtet werden, die sich entschließen, alte Menschen beruflich zu pflegen. Die historische Entwicklung des Altenpflegeberufs soll Gegenstand des nachfolgenden Kapitels sein, wobei die Berufswahlmotive der Auszubildenden und der Altenpflegerinnen im Feld, ihr Berufsbild und Verständnis von Pflege nachgezeichnet werden. Schließlich wird der Weg zu einer gleichermaßen geforderten und kritisierten Professionalisierung in der jüngeren Vergangenheit, der Hinweise auf die Dynamiken des Feldes und die Auseinandersetzungen mit anderen Feldern liefert, beschrieben und dazu zählt vor allem die Entwicklung der Ausbildung. Mit der Rekonstruktion wird den Fragen nachgegangen, inwiefern sich in der Geschichte überdauernde Traditionen finden, die Hinweise auf den Habitus, vorhandene Kapitale oder die Feldstrukturen geben. Wie im Kapitel zuvor beginnt die Darstellung nach einer Hinführung mit der Zeit der nationalsozialistischen Diktatur, obwohl sich die Altenpflege erst in der 60er Jahren zu einem eigenständigen Beruf entwickelte. Ebenso wie bei den alten Menschen ist auch bei den Pflegenden zu vermuten, dass die Spuren dieser Zeit sich bis heute auswirken. Die Begriffe Verberuflichung, Berufswahl und Professionalisierung sind dabei zu unterscheiden und werden zunächst weiter geklärt.

In der Rekonstruktion wird nachgezeichnet, wie der Beruf der Altenpflege entstanden ist. *Verberuflichung* wird dabei als Begriff für die Entwicklung einer Tätigkeit, die von Laien ausgeübt wird, für die also keine speziellen Vorkenntnisse notwendig sind, hin zu einem Tätigkeitsbereich, der eine Ausbildung erfordert und entlohnt wird, angesehen. Je nach Erkenntnisinteresse wurden zur Erforschung der Entwicklung und Ausdifferenzierung von Berufen in der Soziologie, aber auch in anderen sozialwissenschaftlichen Disziplinen Berufsbegriffe geprägt, die selbst Auswirkungen auf die Arbeitswelt und die Ausbildungen haben. Zum einen haben berufsständische, normativ-moralistische oder religiöse Weltanschauungen, hinter denen sich oft die Frage nach der Bedeutung der Arbeit für die Gesellschaft verbirgt, die Klärung von Berufsentwicklungen geleitet.[606] Andererseits wird die Entstehung von Berufen als Reaktion auf den technisch-ökonomischen Fortschritt gewertet. Daheim oder Hartmann konstruierten in diesem Zusammenhang die zeitliche Abfolge von Arbeit, die zum Beruf wird und vom Beruf, der zur Profession wird. Die lineare Abfolge entsteht demnach durch pragmatisch-funktionale Anpassungsprozesse an die Erfordernisse des Arbeitsmarktes.[607] Die subjektorientierte Berufssoziologie betrachtet dagegen stärker die Fähigkeiten, die an ein Individuum gebunden sind. Aus der Perspektive des Subjekts, das ein spezifisches Bündel an Arbeitsfähigkeiten in sich vereint, werden Machtprozesse, Statuszuweisungen oder Identitätsbildung untersucht.[608]

Im Sinn einer systemischen Betrachtungsweise wird hier davon ausgegangen, dass ein Beruf sich entwickelt und ausdifferenziert, wenn eine Nachfrage an der entsprechenden Tätigkeit entsteht. Der Wert der Arbeit in diesem Beruf ist dabei nicht allein abhängig von der ausgehandelten Entlohnung, er ist auch an Kriterien wie das zugestandene Maß an Autonomie, Sinnhaftigkeit oder Verantwortungsübernahme gebunden, die eine Positionierung der Berufsangehörigen im sozialen Raum bedingen. Diese Kriterien sind eng mit den Qualifikationen verknüpft, die eingefordert werden, um den Beruf ausüben zu können. Die zertifizierten, angeeigneten Qualifikationen markieren die Zugehörigkeit zu einem Beruf und gleichzeitig zu der entsprechenden Position im sozialen Raum, die ihrerseits auf das potenzielle Berufsbild und die Zugangsvoraussetzungen wirken.

Nachfolgend wird der Frage nachgegangen, aus welchen Gründen Menschen sich dem Beruf der Altenpflege zuwenden. *Die Berufswahl* ist dabei als Teil einer Sozialisation zu verstehen, die prozesshaft verläuft. Menschen entscheiden sich vor dem Hintergrund ihrer sozialen Herkunft und ihres Habitus (vgl. 2.2) in einer bestimmten Lebenssituation für einen Beruf, in einem Geflecht von Dispositionen, Feldstrukturen und Praxisformen. Bourdieu zufolge geht der Habitus mit dem Feld ein redundantes Verhältnis ein, dessen Regeln und Logik ihm sinnvoll erscheinen und relativ sicher Erfolg versprechen. Der Berufsuchende wird daher mit größerer Wahrscheinlichkeit einen Beruf »wählen«, der seinem Herkunftsmilieu entspricht und bei dem er eine harmonische Passung von Disposition und potenzieller Position erwartet. Das Konzept des kulturellen Kapitals verweist auf die sozialen Bedingungen seiner Aneignung und die damit

---

606 Zur deutschen idealistischen Berufssoziologie vgl. Demszky von der Hagen & Voß 2010, S. 757.

607 Zur strukturfunktionalistischen Berufssoziologie vgl. Demszky von der Hagen & Voß 2010, S. 757.

608 Zur subjektorientierten Berufssoziologie vgl. Demszky von der Hagen & Voß 2010, S. 758.

verbundene Ungleichheit. Die verschleierte und dennoch wirksamste Investition in Bildung besteht Bourdieu zufolge in der Übertragung des kulturellen Kapitals der Familie. Die Kapitale einer Familie werden sozial vererbt, wobei die unterschiedlichen Kapitalformen komplexe Wechselwirkungen miteinander eingehen. So üben die Kulturgüter der Herkunftsumgebung, wie Bilder, Bücher, Kunstgegenstände oder Musikinstrumente, allein durch ihre Existenz einen Bildungseffekt aus. Ökonomisches Kapital führt vor allem dazu, dass Zeit zur Akkumulation von kulturellem Kapital zur Verfügung steht. Kulturelles Kapital ist wiederum notwendig, um sich Kulturgüter immateriell anzueignen, um einen entsprechenden Geschmack und soziale Kontakte zu entwickeln.[609] Ökonomische und kulturelle Mittel der Herkunftsfamilie bestimmen weiter darüber, ob ein Anlage-Sinn vermittelt wird und ob die Zeit zur Kapitalaneignung solange ausgedehnt werden kann, bis dem erworbenen Kulturkapital ein Seltenheitswert und entsprechende Titel zugemessen werden, die dessen Wert bestimmen.[610] Dennoch betont Bourdieu, dass Bildung auch einen »Verinnerlichungsprozess«[611] darstellt, den niemand als ein einzelner Lernender vollzieht. Das kulturelle Kapital ist wohl mit der Einzigartigkeit eines Menschen verknüpft, gleichzeitig folgt dessen Aneignung jedoch einer Logik, bei der objektive Chancen in subjektive Erwartungen »verwandelt« werden. Die Einstellung gegenüber der Zukunft, Hoffnung oder Hoffnungslosigkeit, frühere Erfolge oder Misserfolge beeinflussen die subjektiven Erwartungen und die Aneignung kulturellen Kapitals.[612] Je größer jedoch das Gesamtvolumen des vererbten Kapitals ist, desto eher wird ein Mensch erkennen, welche Wahl nicht nur aktuell, sondern auch potenziell den größten Profit erwarten lässt. Er kann den Seltenheitswert seines Kapitals nutzen, auf Kulturgüter und -praktiken zugreifen und in höherem Maße symbolische oder soziale Kapitale erschließen.[613] Der Berufssuchende und -wählende wird also in erster Linie von seiner Herkunftsfamilie mit einem »Startkapital« ausgestattet, das ihm bestimmte Wahlmöglichkeiten eröffnet oder ihn per se von Optionen ausschließt.

Es ist davon auszugehen, dass auch makrosoziale Wandlungsprozesse des Bildungs- und Arbeitsmarktes auf die Berufwahl wirken. So hat beispielsweise die Öffnung der Bildungssysteme die Anzahl der Abiturienten in den vergangenen Jahren immer weiter ansteigen lassen.[614] Zu vermuten ist, dass Milieus, deren hoher sozialer Status bislang an den Seltenheitswert ihrer Bildung ge-

---

609  Vgl. Bourdieu 2006, 26–31.
610  Vgl. Bourdieu 1982, S. 151.
611  Bourdieu 2006, S. 34.
612  Vgl. Bourdieu 2006, S. 34–35.
613  Vgl. Bourdieu 1982, S. 153–153.
614  Zu den Abiturientenquoten 2000 und 2001 vgl. Avenarius et al. 2003, S. 176 und zu den Quoten der Jahre 2006–2012 vgl. Autorengruppe Bildungsberichterstattung 2012, S. 95.

bunden war, ihre Titel abgewertet sehen, in Konkurrenz geraten und sich gezwungen fühlen, stärker als bisher in Bildung zu investieren. Abiturienten, die in großer Zahl auf den Arbeitsmarkt strömen, haben nicht automatisch die Chance auf einen Studienplatz und weichen beispielsweise in das Duale System aus, dessen Berufe einerseits aufgewertet erscheinen, andererseits für Berufssuchende mit geringerem Bildungskapital nun eher verschlossen bleiben. Ist ein Mensch mit einem geringen Anlage-Sinn ausgestattet, kann er die Marktbewegungen schlecht antizipieren und erworbenes Kapital nicht gewinnbringend anlegen. Der Hysteresiseffekt des Habitus lässt Menschen ohne Anlage-Sinn nicht erkennen, dass ihre Wahrnehmungs- und Bewertungskategorien hinter den Entwicklungen zurückbleiben. Aufgrund dieser Mechanismen leiden diejenigen am meisten unter den Abwertungsprozessen, die den Arbeitsmarkt mit dem geringsten Kapitalvolumen betreten.[615] Berufssuchende »wählen« die Berufe, die ihnen unmissverständlich offenstehen. Je geringer sie mit Kapital ausgestattet wurden, umso eher ist ihre Wahl eine Wahl der Notwendigkeit, ihre Möglichkeiten, Deklassierung zu vermeiden und Anpassungsleistungen zu erbringen, sind begrenzter. Eine Berufswahl, die potenziell Kapital aus der Bildungsinvestition erbringen könnte, wird seltener getroffen.

In der historischen Rückschau wird deutlich, dass seit den 80er Jahren in der Fachöffentlichkeit immer wieder diskutiert wird, inwieweit der Prozess der Verberuflichung der Pflege bereits in eine *Professionalisierung* eingemündet ist. In der Betrachtung einschlägiger Theorien zum Professionalisierungsprozess scheint sich in der Tendenz ein Perspektivwechsel von sogenannten Merkmalstheorien über funktionalistische Theorien hin zu sogenannten Machttheorien zu vollziehen. Die traditionellen Merkmalstheorien definieren Professionen, indem sie kennzeichnende Merkmale herausstellen. So wurden diejenigen Berufe als Profession bezeichnet, die sich durch besondere (akademische) Qualifikationen, eine »Gemeinwohlorientierung« oder besondere Kontrollfunktionen auszeichnen.[616] Als klassische Professionen gelten Jura, Medizin oder Theologie. Auch wenn Merkmalstheorien in neueren Professionalisierungskonzepten nicht mehr im Vordergrund stehen[617], wird über einzelne kennzeichnende Kriterien, insbesondere über Privilegien oder Verpflichtungen von Professionen, bis heute gestritten. Insofern haben sie immer noch ein Gewicht in berufspolitischen Kontroversen.

Funktionalistische Professionstheorien (die zum Beispiel auf Talcott Parsons zurückführen) fokussieren die zugeschriebenen Funktionen vermeintlicher Professionen für die Gesellschaft. Grundsätzlich wird davon ausgegangen, dass

---

615 Vgl. Bourdieu 1982, S. 225–240.
616 Vgl. Kälble 2006, S. 218.
617 Vgl. Kälble 2006, S. 219.

die Entwicklung der Professionen eine Antwort auf die historische Ausdehnung der Marktbeziehungen darstellt, die fortwährend neue Funktionen und angepasste Qualifizierung erfordern. In gesellschaftsrelevanten Berufen wird ein professionelles Handeln erwartet, das rational begründet und insofern »objektiv«, das heißt hierbei wissenschaftlich legitimiert ist.[618] Das Handeln orientiert sich möglichst an allgemeingültigen wissenschaftlichen Prinzipien und Ergebnissen, Verantwortungsbereiche sind klar umrissen und Befugnisse geklärt. Mit dem Professionellen können Leistung und Entlohnung vertraglich geregelt werden, weil der Gegenstand der Arbeit geklärt ist.[619] Wohl auch auf der Grundlage dieser Betrachtungsweise hat sich in Deutschland die Annahme etabliert, dass höhere und hohe Qualifikationen grundsätzlich die Voraussetzung für anspruchsvolle Tätigkeiten und eine überdurchschnittliche Dotierung sind. Umgekehrt wird angenommen, wenn die Entlohnung entsprechend überdurchschnittlich ist, sei viel Verantwortung zu tragen und das Qualifikationsniveau notwendigerweise hoch. In Anbetracht der Realität der modernen Arbeitswelt erscheint diese Logik jedoch anachronistisch. Hohe Anforderungen an Qualifikationen gehen zunehmend mit einer dynamischen Beschleunigung der Handlungen pro Zeiteinheit, mit geringerer zeitlicher Autonomie, Entgrenzung von Berufs- und Reproduktionssphäre und höheren Belastungen einher. Statt professionell-funktionaler Qualifikationen werden häufiger universelle Kompetenzen eingefordert, die berufsübergreifende Persönlichkeitsmerkmale darstellen. Der Verweis auf objektiv identifizierbares, exklusives Wissen, durch das Professionen sich auszeichnen, reicht daher zur Begriffsbildung allein nicht mehr aus. Dennoch lassen sich die Grundzüge dieses Professionsmodells in der pflegewissenschaftlichen Debatte finden. So gelten etwa eine Evidenzbasierung des Wissens und die Herstellung eines Expertentums als Grundvoraussetzung zur Beanspruchung von beruflicher und rechtlicher Autonomie.

Machttheorien lassen sich unterteilen in solche, die makrosoziale Machtunterschiede zwischen Berufen bearbeiten und solche, die mikrosoziale Prozesse auf der Handlungsebene der Akteure in den Blick nehmen. Erstere werfen die Frage auf, warum der Beruf noch immer der ausschlaggebendste Indikator für den sozialen Status ist, den Menschen im sozialen Raum einnehmen, obwohl die funktionale Bedeutung eines Berufs nicht immer mit dem gesellschaftlichen Nutzen, der Qualifizierung und der Bezahlung korreliert. Theorien der sozialen Schließung, etwa von Brater und Beck, verweisen darauf, dass Arbeitsfähigkeit, ebenso wie andere Kapitale am Markt, konkurrenzfähig bleiben muss. Berufs-

---

618 Zur strukturfunktionalistischen Berufssoziologie vgl. Demszky von der Hagen & Voß 2010, S. 757.
619 Vgl. Heidenreich 1999, S. 41.

angehörige gestalten ihr Arbeitsangebot daher als Fähigkeiten, die unersetzbar, unverzichtbar sind und exklusiv ausgeübt werden können. Benötigte Arbeitskraft, die kombinierbar oder ersetzbar ist, führt zu einer erhöhten Konkurrenz, sie gilt es möglichst fernzuhalten.[620] Die berufsbezogene Monopolisierung gelingt Berufsangehörigen am besten, wenn sie organisiert sind und eine prestigeträchtige Interessenvertretung haben. Es resultieren Spezialisierung, die Betonung von Vorbehaltsausgaben, die Standardisierung von Qualifikationsprofilen, die Institutionalisierung von Ausbildung und das Fortführen von prestigeträchtigen beruflichen Traditionslinien. Grundsätzlich wird den Fragen nachgegangen, welche Bereiche (Qualifikation, professionelle Identität, Recht, Arbeitsplätze, Reputation) Berufsgruppen kontrollieren können und wie sie diese Macht in Aushandlungsprozessen zur Geltung bringen, um sich privilegierte Erwerbsmöglichkeiten zu sichern. Diese Betrachtungsweise identifiziert Profession als einen nach außen gerichteten, segregierenden und Ungleichheit legitimierenden Begriff. Im Mittelpunkt stehen Machtprozesse zwischen Professionen und Institutionen, aus denen bestimmte Gruppen als Ergebnis von Durchsetzungskraft hervorgehen.[621] In der Pflege finden sich Merkmale makrosozialer Professionstheorien beispielsweise in Auseinandersetzungen um die Verkammerung, um die Ausformulierung von Qualifikationsprofilen oder um Vorbehaltsaufgaben.

Eine andere Betrachtungsweise ergibt sich durch die Fokussierung interner Machtprozesse auf Mikroebene, die sich aus der Spezifik des professionellen Handelns mit Laien oder Klienten ergeben. Aus dieser Perspektive entwickelten sich interaktionistische, struktur- und systemtheoretische Zugänge, die die Logik professionellen Handelns dekonstruieren.[622] Interaktionistische Professionstheorien, die in der Tradition des symbolischen Interaktionsmuses verwurzelt sind, werden in Deutschland zum Beispiel durch Fritz Schütze vertreten. Dieser Ansatz stellt die Handlungslogik bestimmter Berufe in den Mittelpunkt der Betrachtungen und wurde vor allem genutzt, um zu analysieren, inwieweit pädagogische oder weitere helfende Berufe Professionen zuzurechnen sind. Vorgefundene Handlungsmuster, -probleme oder -paradoxien werden dazu empirisch rekonstruiert. Schütze zufolge entstammen die zu rekonstruierenden Problematiken gesellschaftlichen Bedingungen der Moderne, die mit sozialen Prozessen unvereinbar sind. An diesen Schnittstellen von Modernisierung und Lebenswelt werden Professionen tätig, um bei entstandenen Unvereinbarkeiten besonders umsichtig zu vermitteln.[623]

---

620 Vgl. Brater & Beck 1983, S. 208–224. Zur subjektorientierten Berufssoziologie vgl. Demszky von der Hagen & Voß 2010, S. 758.
621 Vgl. Brater & Beck 1983, S. 208–224.
622 Vgl. Hilsper, Krüger & Rabe-Kleberg 2000.
623 Vgl. Schütze 1996, S. 183 ff.

Dabei werden Mandat und Lizenz als bedeutende Merkmale für Professionen angesehen. Mit dem Mandat ist der gesellschaftliche Auftrag und folglich die den Berufsangehörigen kollektiv erteilte Erlaubnis gemeint, angemessenes Verhalten für bestimmte Menschen und Situationen zu definieren. Treten Probleme auf, dürfen sie exklusiv von diesen Berufsangehörigen bearbeitet werden. Dazu haben diese die Lizenz, Handlungen auszuüben, die von den üblichen, alltäglichen Handlungsweisen abweichen. Zur Profession wird der Beruf, wenn »absolut wichtige« Dinge für die Identität oder die Existenz von Klienten verantwortlich verwaltet oder geschützt werden. Professionen besitzen insofern Mandat und Lizenz für »besonders wichtige Dinge«, zu denen Gesundheit, Erziehung, Bildung oder Bürgerechte zählen. Vollständig etabliert hat sich eine Profession demnach, wenn der gesellschaftliche Konsens über Mandat und Lizenz weitgehend hergestellt ist. Um sich zu professionalisieren werden helfende Berufe diese Kriterien einfordern und aushandeln.[624]

Der strukturtheoretische Zugang von Oevermann fokussiert die unmittelbare, logische Struktur der professionellen Handlung selbst. Durch professionelles Handeln wird die Lebenspraxis von Personen, die Autonomie in ihrer Lebenspraxis noch nicht erreicht haben oder situativ darin beeinträchtigt sind, stellvertretend gedeutet und bewältigt. Professionelle Praxis gründet nicht allein auf Verwissenschaftlichung, sondern ist durch Spannungen gekennzeichnet. Spannungen entstehen in der Vermittlung von Theorie und Praxis, zwischen Entscheidungszwang und Begründungsverpflichtung. Im professionellen Handeln sind daher zwei Perspektiven gleichzeitig und möglichst spannungsfrei zusammenzuführen. Zum einen gilt es einen hermeneutischen, verstehenden Zugang zu den Besonderheiten des einzelnen »Falls« herzustellen, zum anderen sind wissenschaftliche Erkenntnisse, Innovationsvermögen oder Problemlösungsstrategien auf die Erfordernisse eines »Falls« zu übertragen.[625]

Die skizzierten Professionalisierungskonzepte werden in unterschiedlicher Weise zur Legitimation und Entwicklung der Pflegeberufe genutzt. Mit Remmers ist davon auszugehen, dass die Aspekte der Professionalisierung mit Blick auf die Besonderheiten der Pflegeberufe zu spezifizieren sind.[626] Vor dem Hintergrund der Theorien Bourdieus zur Logik der Felder lassen sich einige Aspekte zusammenführen, um den Professionalisierungsbegriff weiter zu klären. Zu

---

624  Vgl. Nittel 2000, S. 29.
625  Vgl. Oevermann 1996, S. 70 ff.
626  Remmers schlägt drei Kriterien der Professionalisierung für die Pflege vor: (1) Die Erbringung als unverzichtbar anerkannter pflegerischer Leistungen, die geeignet sind, ein gesellschaftliches Mandat zu begründen, (2) die Bereitstellung (und Inanspruchnahme) akademischen Wissens zur Problemlösung, das auf Autonomie der Klienten gerichtet ist sowie (3) die Organisation und Kontrolle von Ausbildung und Berufsvertretung, vgl. Remmers 2000, S. 234–235.

berücksichtigen ist zunächst, dass wohl keine »statische Messlatte« existiert; Professionalisierung ist als ein Prozess anzusehen, in dessen Verlauf es sowohl zu Fortschritten als auch zu Deprofessionalisierungsschritten kommen kann. Prinzipiell verläuft dieser Prozess nicht stringent auf ein abschließendes Ende zu, er bleibt offen, mit der permanenten Möglichkeit zur Weiter- oder Rückentwicklung. Ein Professionalisierungsprozess ist zudem in hemmende oder fördernde Kontextbedingungen eingebettet, die aktiven Bestrebungen der Berufsangehörigen, um Entwicklungen anzustoßen, werden befördert oder Restriktionen ausgesetzt. In Anlehnung an die soziologischen Professionsmodelle werden hier die Begriffe Monopol, Identität, Ansehen und Autonomie genutzt, um Professionalisierung im Ansatz zu beschreiben. Monopolisierung und damit Prozesse der sozialen Schließung werden von Berufsangehörigen und Berufsausbildern vorangetrieben. Interessensvertretung, Schließung und Kontrolle im Sinne Braters und Becks dienen dazu, die Qualifikationen/ das Bündel an notwendigen Kompetenzen derartig zu kombinieren, dass sie sich von andern unterscheiden und möglichst unverzichtbar oder unersetzbar sind. Die Kontrolle und das Mandat zur Ausgestaltung einer standardisierten Ausbildung als Garant für fachliche Expertise, die als unabdingbar für die Sicherstellung von Pflegeleistungen gilt, sind somit als Professionalisierungsmerkmale anzusehen.[627] Berufliche Identität und Ansehen sind eng mit der Kontrolle der Ausbildungsinstitutionen verknüpft. Zum einen können mit ihr Anzahl und Eigenschaften derjenigen, die den Berufsbereich betreten, kontrolliert werden. Zum anderen wird die Vermittlung von Kodizes und Schemata zur Haltung und Situationsdeutung kontrolliert. Diese Art des nur zum Teil bewussten Wissens, dessen Legitimation und Didaktik, lässt die Gewissheit über ein spezielles Paradigma (eine Illusio) entstehen und fördert die berufliche Identität der Schüler. Generierung, Strukturierung und Weitergabe von Wissen gehen mit der Entwicklung von Interaktionsmustern ein interdependentes Verhältnis ein. Sprache, Denkstile, Berufsverständnisse oder Deutungsmuster werden kollektiviert. So bedingen institutionelle, kognitive und soziale Gesichtspunkte die Identität der Berufsgruppe und formen einen kollektiven Habitus. Berufliche Identität ist immer auch das Ergebnis von sozialen Abstimmungs- und Schließungsprozessen zur Definition des beruflichen Selbstverständnisses. Die Identität trägt zum Ansehen eines Berufes bei und bestimmt die soziale Positionierung. Die gesellschaftliche Anerkennung der Berufsgruppe ist von dem Seltenheitswert des zugeordneten Wissens abhängig, sie bestimmt, welche Exklusivität dem Beruf zugeschrieben wird. Durch die Positionierung der Gruppe im Feld der Berufe wird das Ansehen der Berufsgruppe gleichermaßen zuerkannt und er-

---

627 Vgl. Heidenreich 1999, S. 44.

worben. Vom Ansehen ist es abhängig, ob Mandat und Lizenz eingeräumt werden oder nicht.

In dem Zusammenhang weist Heidenreich darauf hin, dass Professionalisierungsprozesse immer auch Aushandlungsprozesse über die »richtige« Definition der Welt sind: »[Es] geht nicht nur um Macht und Einfluss, sondern um eine Neudefinition der Wirklichkeit.«[628] Die fortschreitende Entwicklung beruflichen Wissens und beruflicher Identität geht mit einer Neuordnung dessen einher, was über einen Gegenstand gewusst und gesagt werden kann. Das Monopol über das neue Wissen erfordert auch eine neue Definition der zu bewältigenden Aufgaben. Komplementär dazu kann als Professionsmerkmal gelten, dass die Berufsgruppe selbst eine Neudefinition der eigenen Aufgaben vornimmt und dazu entsprechende Autonomie etabliert.[629] Das Ausmaß der Autonomie ist durch die Dispositions- und Handlungsspielräume gekennzeichnet, über die Berufsangehörige verfügen. Mandat und Lizenz zur Definition von eigenen Aufgaben werden gleichermaßen zugebilligt und in Anspruch genommen, dieses »Recht« führt zur Definition von erforderlichem Wissen und Können und bildet das Fundament der »professionellen« Beziehung zu Pflegebedürftigen. Es beinhaltet die Autonomie, auf Mikroebene bestimmen zu können, was als professionell gilt. Der erfolgreiche Einsatz des festgelegten professionellen Wissens, der sich in der Lösung praktischer Probleme zeigt, ist dabei nicht gleichzusetzen mit erfolgreichen Professionalisierungsprozessen. Vielmehr stellt die autonome Kontrolle über die Definition der zu lösenden Probleme ein Professionalisierungsmerkmal dar.[630] Die Entwicklung der Altenpflege ist hier als ein Prozess anzusehen, der sich mal mehr und mal weniger stark in Richtung wachsendes Ansehen, Monopolisierung, zuerkannte Autonomie oder spezifische Identität bewegen kann. Die Pflegenden stehen nachfolgend mit ihren Beweggründen im Mittelpunkt des Interesses. Inwieweit diejenigen, die alte Menschen beruflich pflegen, eine Professionalisierung im skizzierten Sinn verfolgten, wird weiter zu klären sein (vgl. 6.7.4).

## 6.1 Hinführung

Die Entwicklungen im Zuge der Industrialisierung ab der Mitte des 19. Jahrhunderts, die mit einer Urbanisierung und Differenzierung der Versorgungsformen einherging (vgl. 5.1), wirkten auch auf die Entwicklungen der Krankenpflege. Seit dem Beginn des 19. Jahrhunderts hatten sich katholische

---

628 Heidenreich 1999, S. 47.
629 Vgl. Heidenreich 1999, S. 47.
630 Vgl. Heidenreich 1999, S. 47.

Kongregationen gegründet, deren Ordensfrauen in der Krankenpflege tätig waren.[631] 1836 gründete Pfarrer Theodor Fliedner in seiner Gemeinde Kaiserswerth bei Düsseldorf neben anderen Einrichtungen eine evangelische Pflegerinnenanstalt, die nach dem Vorbild des altprotestantischen Diakonissenamtes gestaltet war. Parallel zur traditionellen, katholischen Ordenspflege etablierte sich hiermit erstmals eine evangelische Entsprechung, die sich allerdings, was ihre äußere Organisation anbelangte, eng am Modell des katholischen Klosterlebens orientierte. Mit dem Aufbau der Kaiserswerther Diakonie entstanden protestantische Diakonissenmütterhäuser, deren Leitung jeweils einer Oberin sowie einem theologischen Vorstand oblag.[632] Sie leiteten »wie Eltern« eine Hausgemeinschaft und sorgten für die Schwestern, die als »Töchter« des Mutterhauses galten.[633] Die christlichen Gemeinschaften stellten für alleinstehende Frauen eine gesellschaftlich anerkannte Lebens- und Arbeitsform jenseits der Ehe dar, sie ermöglichten ihnen eine Berufstätigkeit und boten lebenslange Versorgung.[634] Krankenpflege war in der Tradition der christlichen Gemeinschaften als religiös motivierter »Liebesdienst« am Nächsten konzipiert und nicht als Erwerbsarbeit. Indem die Schwestern sich aufopferungsvoll armen und hilfebedürftigen Menschen zuwandten, dienten sie ihrem Gott und verkündeten seine Botschaft. Das Arbeitsethos basierte auf dem christlichen Gebot der Barmherzigkeit und war nicht allein auf die Gesundung des Körpers gerichtet. Christliche Schwestern hatten die Aufgabe, neben dem Körper die Seelen der Menschen zu pflegen, dazu gehörte das seelsorgerliche Gespräch sowie die Vermittlung und Stärkung des Glaubens.[635] Sie arbeiteten in konfessionellen Krankenhäusern, stationären Einrichtungen oder Anstalten und wurden in der zweiten Hälfte des 19. Jahrhunderts auch in Krankenhäusern anderer Trägerschaften mit der Pflege beauftragt.[636] Das Konzept christlicher Pflege orientierte sich dabei am (bürgerlichen) Familienmodell. Die leitende Schwester im Krankenhaus wurde als »Mutter« bezeichnet, ihre Aufgabe bestand unter anderen darin, eine behagliche Atmosphäre herzustellen, in der sich alle, die sich im Krankenhaus befanden, wohlfühlen konnten. Leitende »Hausmütter« übernahmen darüber hinaus im Bedarfsfall alle anfallenden Aufgaben, im Sinn des Liebesdienstes unterschieden sie nicht zwischen qualifizierter oder unqualifi-

---

631　Vgl. Stollberg 2010, S. 77: 1808 die Clementinerinnen, 1832 die Vizentinerinnen oder 1849 die Boromäerinnen.
632　Vgl. Kreutzer 2014, S. 37–39.
633　Vgl. Kreutzer 2014, S. 39.
634　Vgl. Kreutzer 2014, S. 37.
635　Vgl. Kreutzer 2010, S. 111.
636　Vgl. Stollberg 2010, S. 77.

zierter Arbeit.[637] Ferner war die Gemeindepflege bis weit in das 20. Jahrhundert hinein eine »Traditionsbastion« christlicher Pflege.[638]

Infolge der Unterzeichnung der ersten Genfer Konvention 1864 wurden »Vereine zur Pflege im Felde verwundeter und erkrankter Krieger« gegründet, die sich 1878 zum »Zentralkomitee der Deutschen Vereine vom Roten Kreuz« zusammenschlossen.[639] Diese Entwicklung ist deshalb bedeutsam, weil sich mit dem Deutschen Roten Kreuz neben den konfessionellen Schwesternschaften[640] und öffentlichen Fürsorgesystemen (vgl. 5.1) erstmals Frauenvereine zur Pflege gründeten, die für Frauen jeglicher (christlicher) Konfession offenstanden. Schweikardt wies darauf hin, dass die Konzeption der Krankenpflege im Roten Kreuz in enger Anlehnung an die Vorbilder von Orden und Mutterhausdiakonie entstand und die Vorstellungen der »christlichen Liebestätigkeit« übernommen wurden.[641] Frauen, die sich freiwillig dazu melden, sollten in den Vereinen zur Lazarettpflege ausgebildet werden, um im Kriegsfall die Verwundeten im Feld versorgen zu können. Die in Frauenvereinen organisierten Rot-Kreuz-Schwestern übernahmen nach dem deutsch-französischen Krieg von 1870/ 71 auch Verantwortung für die Gemeindepflege in ländlichen Regionen und für die Säuglings- und Kleinkinderfürsorge.[642]

In der zweiten Hälfte des 19. Jahrhunderts nahmen der Bedarf an Pflegeleistung und die Anzahl der Pflegenden zu. Urbanisierung, Pauperismus und die Einführung der Sozialversicherungssysteme machten die Versorgung größerer, zumeist proletarischer Bevölkerungsanteile notwendig und möglich. Die Differenzierung der Versorgungssysteme und der medizinische Fortschritt führten zudem zu veränderten Anforderungen an Pflegende, denen offenbar mit den bestehenden Pflegesystemen nur schwer zu entsprechen war. Die Aufwendungen der Städte und Gemeinden für die Alten-, Armen- und Krankenpflege stiegen beträchtlich an, wobei insbesondere die Krankenhäuser Zuschussbetriebe waren, die keinen unmittelbaren Profit abwarfen. Die Zahl der Krankenpflegerinnen verdoppelte sich zwischen 1876 und 1885, während die Bevölkerung nur um 15 % wuchs.[643] Diese Zahlen ließ das Kaiserliche Statistische Amt 1876 in Form einer Berufsstatistik über Krankenpflegerinnen erheben, die »eine Art Vorbildung« für die Pflege genossen haben. Demnach arbeiteten 8.681 Frauen in der Pflege, davon 87 % als Angehörige konfessioneller Organisationen, 6 % als

---

637 Vgl. Kreutzer 2014, S. 115.
638 Vgl. Kreutzer 2014, S. 194–205.
639 Vgl. Morgenbrod & Merkenich 2008, S. 15 und Wolff & Wolff 1994, S. 160–161.
640 Mit konfessioneller Krankenpflege werden die Krankenpflegegemeinschaften der katholischen Orden und der evangelischen Diakonie bezeichnet.
641 Vgl. Schweikardt 2008, S. 272.
642 Vgl. Wolff & Wolff 1994, S. 162.
643 Vgl. Guttstadt 1886, S. 183.

Rot-Kreuz-Schwestern und 7 % lohnabhängig beschäftigt.[644] Schweikardt belegte zuletzt plausibel, dass in diesen Statistiken nicht qualifiziertes, gegen geringen Lohn arbeitendes Pflegepersonal nicht erfasst wurde. Damit blieben sowohl zugrunde liegende soziale Problematiken als auch unzureichende Qualifizierung in der Pflege unberücksichtigt. Der oben genannte Anteil von 87 % konfessionell gebundenen Krankenschwestern sei vor diesem Hintergrund in Frage zu stellen. In der zweiten Hälfte des 19. Jahrhunderts war die Krankenpflege aufgrund der Bedingungen ein extrem unattraktives Arbeitsfeld, für das sich Frauen entweder aus religiösen Gründen oder in sozialen Notlagen entschieden. Entsprechend waren nicht nur Diakonissen und Ordensschwestern sondern auch Angehörige der Arbeiterschaft und des Dienstbotenwesens in der Pflege vertreten sowie bestenfalls eine kleine Anzahl bürgerlicher Frauen.[645] Zum Ende des Jahrhunderts organisierten sich vor allem in den Städten konfessionslose (wohl zumeist proletarische) Krankenpflegerinnen in selbst verwalteten oder professionell geleiteten Schwesternheimen. Den Recherchen von Bauer zufolge hatten besonders diese Schwestern ungesicherte Existenzen: »Ihre Arbeitszeit erstreckte sich oft auf 24 Stunden (...). Für sie gab es weder Tarifvertrag noch eine Sicherung bei Krankheit, Invalidität und Alter. Sie arbeitete, solange sie nur irgend konnte.«[646] Offenbar betrug die Arbeitszeit bis zu 15 Stunden täglich, die hygienische Situation und Infektionen führten zudem dazu, dass Krankenschwestern häufig selbst erkrankten und arbeitsunfähig wurden. Insgesamt sind die zeitgenössischen Arbeitsbedingungen in den Krankenhäusern heute nur schwer vorstellbar.[647] Die entlohnten Stellen in der kommunalen Armen- und Siechenpflege des Straßburger Systems (vgl. 5.1) waren zunächst fast ausschließlich Männern vorbehalten. Auf Drängen verschiedener Frauenorganisationen wurden 1881 in Kassel erstmals Frauen mit den gleichen Rechten und Pflichten in der Armenpflege beschäftigt wie Männer. In der Folge entwickelten sich, vor allem mit der Gründung unterschiedlicher Ausbildungsstätten für soziale Berufe zu Beginn des 20. Jahrhunderts, die Armenpflege als soziale Wohlfahrtspflege und die Krankenpflege getrennt voneinander zu unterschiedlichen Berufen.[648]

---

644 Vgl. Seidler & Leven 2003, S. 223: 8.861 Pflegerinnen standen einer Bevölkerung von 43 Millionen Menschen gegenüber.

645 Vgl. Schweikardt 2008, S. 272–275.

646 Bauer 1965, S. 289.

647 Vgl. Seidler & Leven 2003, S. 226, Wolff & Wolff 1994, S. 187 oder Balluseck 1984, S. 139.

648 Vgl. Bischoff 1992, S. 75 und Puch 2005, S. 9: Zu Beginn des 20. Jahrhunderts entstanden Bestrebungen zur Gründung von staatlich anerkannten Ausbildungsstätten für soziale Berufe. Besonderen Einfluss hatte Alice Salomon, die sich selbst ehrenamtlich sozial engagierte und 1908 die erste Soziale Frauenschule in Berlin eröffnete. Bereits 1919/ 20 wurden ca. 1.100 hauptamtliche weibliche Fachkräfte, sogenannte Wohlfahrtspflegerinnen, ausgebildet.

Vor diesem Hintergrund kam es 1903 zur Gründung der ersten nicht konfessionellen »Berufsorganisation der Krankenpflegerinnen Deutschlands«
(B.O.K.D.) unter dem Vorsitz der Rot-Kreuz-Schwester Agnes Karll. Obwohl der
Berufsverband an Traditionen wie der Schwesterntracht festhielt, bot er vor
allem den unabhängigen Schwestern ein organisatorisches Forum, Beratung
und Schutz bei Vertragsabschlüssen sowie eine zentrale Stellenvermittlung.[649]
Bereits ein Jahr später beteiligte sich die B.O.K.D. an der Gründung des bis heute
bestehenden International Council of Nurses (ICN) auf dem Weltfrauenkongress
in Berlin.[650] Der Kriegsausbruch 1914 beendete vorerst weitere Bestrebungen zur
Berufsentwicklung. Berufsverbände wie die B.O.K.D. oder das Deutsche Rote
Kreuz riefen ihre Mitglieder dazu auf, sich zur Versorgung der Verwundeten in
den Lazaretten und Krankenhäusern zu melden. Das Deutsche Rote Kreuz un-
terwies und organisierte die Freiwilligen, stellte 3.355 Vereinslazarette, 84 La-
zarettzüge und rekrutierte selbst über 25.000 Frauen und Männer. Da zum
Kriegsdienst ehrenamtlich arbeitende Krankenschwestern eingestellt wurden,
fanden sich nur wenige Schwestern in der Kriegskrankenpflege, die auf Erwerbsarbeit angewiesen waren.[651]
Die Gewerkschaften, hervorgegangen aus den Arbeiterbewegungen der 80er
und 90er Jahre des 19. Jahrhunderts, gründeten 1904 einen Zusammenschluss
der im Gesundheitswesen Tätigen in der »Reichssektion Gesundheitswesen«, die
sich bis 1930 mehrfach umbenannte.[652] In der Reichssektion organisierten sich
zunächst vorwiegend Arbeiter, die im Gesundheitswesen arbeiteten. Als sich
1928 die »Schwesternschaft der Reichssektion Gesundheitswesen« gründete,
engagierten sich hierin auch freie Pflegerinnen gewerkschaftlich. Mit der Forderung nach maximal acht Arbeitsstunden pro Tag und der Gleichberechtigung
von Männern und Frauen in der Pflege, ging die Schwesternschaft der Reichssektion über die Forderungen der B.O.K.D. hinaus. Vordringlichstes Ziel war die
Schaffung von Tarifverträgen, aber auch die Regelung der Arbeitszeit und die
»Sicherung der persönlichen Freiheit«.[653] Obwohl einzelne Gewerkschaften für
ihre Mitglieder schon vor 1920 Wochenarbeitszeiten von 48 Stunden ausgehandelt hatten, trat erst 1924 eine Verordnung der Reichsregierung in Kraft, die
die Wochenarbeitszeit auf maximal 60 Stunden begrenzte. Ordensschwestern,
Diakonissen und Rot-Kreuz-Schwestern waren von dieser Bestimmung aller-

---

649  Vgl. Bauer 1965, S. 289 und Elster & Deutscher Berufsverband für Pflegeberufe 2013, S. 16f.
650  Vgl. Wolff & Wolff 1994, S. 190–193.
651  Vgl. Seidler & Leven 2003, S. 238–239.
652  Vgl. Rudolph 1965, S. 16.
653  Vgl. Prüfer 1997, S. 45. Prüfer hat die Ausgaben der »Sanitätswarte«, die Beilage zur Zeit-
     schrift Gewerkschaft, von 1918 bis 1933 untersucht: Mit persönlicher Freiheit war zum
     Beispiel das Recht verbunden, eine Wohnung außerhalb des Krankenhauses zu wählen.

dings ausdrücklich ausgenommen.[654] Bis 1929 waren 164 Tarifverträge mit 862 Krankenanstalten und 52.571 Beschäftigten abgeschlossen worden.[655] Nachdem sie sich 1928 auch für Hebammen geöffnet hatte, war die Schwesternschaft der Reichssektion besonders erfolgreich: Bis zu ihrem Verbot durch die National-sozialisten 1938 stieg die Anzahl der Mitglieder auf ca. 10.000 an, sie war damit die größte Organisation freier Pflegerinnen und übertraf zahlenmäßig sogar die Rot-Kreuz-Schwesternschaft.[656]

Vereinzelte Ansätze für eine Verberuflichung der Krankenpflege lassen sich bis in das Jahr 1781 zurückverfolgen, in dem eine Krankenwärterschule in Mannheim gegründet wurde. Im 19. Jahrhundert wurden konfessionelle Schwestern in der Pflege unterwiesen, zum Beispiel wurden die Diakonissen der Kaiserswerther Diakonissenanstalt bereits seit der Gründung der Anstalt 1836 unterrichtet.[657] Dennoch waren bis zum einem Bundesratsbeschluss 1906 in Preußen, der erste Regelungen zur Ausbildung in der Pflege begründete, Be-rufsbezeichnungen wie Schwester oder Pflegerin nicht geschützt, Ausbildungen waren weder einheitlich noch verpflichtend und Differenzierungen bestanden nur hinsichtlich der Einsatzorte (Schwester für Sieche, Alte, Nervenkranke, Tuberkulosekranke etc.).[658] Ab 1906 wurde mit dem Bundesratsbeschluss in Preußen eine einjährige Ausbildung mit einer fakultativen Abschlussprüfung eingeführt.[659] Mit dem Beschluss des Bundesrates waren die Krankenpflege-schulen organisatorisch und finanziell an Krankenhäuser gebunden, in denen ein erheblicher Teil der Ausbildung stattfand. Damit wurde eine Ausbildung »besonderer Art« begründet, die sich von Beginn an von der dualen Berufs-ausbildung unterschied.

Denn parallel entwickelte sich, weniger aus ökonomischen denn aus politi-schen und pädagogischen Erwägungen, ein neues berufliches Ausbildungssys-tem. Die »Erziehungslücke« zwischen Volksschulentlassung und ständischer, betrieblicher Handwerksausbildung sollte geschlossen werden, um einer »po-litischen Verwahrlosung der Jugend«[660] entgegenzuwirken. Bereits 1901 legte Georg Kerschensteiner als Stadtschulrat in München eine Preisschrift vor, in der er die Berufsschulbildung als das wichtigste Instrument zur Berufserziehung und zur staatsbürgerlichen Erziehung gleichermaßen darstellte. Bis heute gilt diese Schrift als Geburtsstunde berufsbezogener Fortbildungsschulen, aus der

---

654 Vgl. Bauer 1965, S. 311.
655 Vgl. Prüfer 1997, S. 56.
656 Vgl. Wolff & Wolff 1994, S. 206.
657 Vgl. Stollberg 2010, S. 76.
658 Vgl. Balluseck 1984, S. 139.
659 Vgl. Stollberg 2010, S. 76–77.
660 Greinert 1993, S. 48.

die modernen Berufsschulen hervorgingen.[661] Fortbildungsschulen sollten staatsbürgerliche Erziehung, Allgemeinbildung und Berufsbildung miteinander verbinden und Jugendliche auf das Leben in der Gemeinschaft vorbereiten. Kerschensteiner beabsichtigte nicht nur Fortbildungsschulen für die Jungen im Handwerk, sondern auch Handarbeits-, Haushalts-, Erzieherinnen- und Pflegerinnenschulen für Mädchen. Zur selben Zeit, als erste Ausbildungen für die Krankenpflege etabliert wurden, machten sich also auch die Fortbildungsschulen zögerlich auf den Weg, berufliche Bildung und Erziehung zu vermitteln. 1920 wurde mit der Verabschiedung des Reichsgrundschulgesetzes erstmalig eine allgemeine Schulpflicht von mindestens acht Schuljahren und eine Fortbildungsschulpflicht für Lehrlinge bis zum vollendeten 18. Lebensjahr verfügt (»Weimarer Kompromiss«).[662]

Zurückblickend stellt sich die Frage, warum gerade die Pflegeausbildung, entgegnen den pädagogisch motivierten Forderungen, nicht genauso wie andere Berufsausbildungen in Fortbildungsschulen organisiert wurde. Bögemann-Großheim vermutete, die Krankenpflegeausbildung sei einfach zu früh entstanden.[663] Darüber hinaus sind jedoch weitere Gründe zu vermuten. Möglicherweise wurde die Krankenpflege nicht als Berufsausbildung angesehen, die mit anderen Berufsausbildungen vergleichbar ist, sodass sich die Frage nach ihrer Verortung im herkömmlichen Berufsbildungssystem gar nicht stellte. Der Kontext und die Tradition der konfessionellen Pflege unterschieden sich erheblich von der ständischen und proletarischen Tradition, sodass Pädagogen wie Kerschensteiner vielleicht keine Verbindung zwischen den Ausbildungen herstellten. Der überwiegende Anteil der Pflegearbeit wurde auch zu Beginn des 20. Jahrhunderts von konfessionellen Schwestern geleistet, die sich von Gott zur Pflegearbeit berufen fühlten und ihren Dienst als Dienst für Gott begriffen. Die Arbeit zielte nicht darauf ab, Geld zu verdienen, um die Existenz zu sichern, sondern darauf, mit der Hinwendung zu den hilfebedürftigen Menschen Gott nachzufolgen. Die subalterne ständische Tradition der Handwerker, kleinen Selbstständigen oder Beamten und auch die der zeitgenössischen proletarischen Volksmilieus, für deren Kinder eine duale Ausbildung konzipiert wurde, hatten andere Haltungen zur Arbeit etabliert (geprägt durch Gemeinschaftssinn/ Solidarität untereinander und die Inanspruchnahme des eines »gerechten« monetären Lohns für die erbrachte Arbeitskraft). Zudem hatten die Wohlfahrtsverbände vermutlich kein Interesse daran, die Verantwortung für die Ausbildung einer Tätigkeit abzugeben, auf die sie in ihren Einrichtungen angewiesen waren.

---

661 Vgl. Blankertz 1982, S. 208 f.
662 Vgl. Blankertz 1982, S. 231.
663 Vgl. Bögemann-Großheim 2002, S. 91.

## 6.2 Pflege alter Menschen im Nationalsozialismus

Nach der Machtübernahme durch die Nationalsozialisten 1933 (vgl. 5.2) wurde der Krankenpflege als größte Gruppe des Gesundheitswesens viel Aufmerksamkeit entgegengebracht. Die wichtigsten Ziele des Regimes waren die Vereinheitlichung aller Verbände und Organisationen, die sogenannte inhaltliche Gleichschaltung, also eine weitgehende Durchdringung der Pflegeethik mit der nationalsozialistischen Weltanschauung.[664] Konform zu dem Bild, das Frauen der nationalsozialistischen Ideologie gemäß verkörpern sollten, war die Krankenpflege weiterhin eine Frauendomäne, die vordringlich in Krankenhäusern, in Lazaretten und in den Gemeinden stattfand. Krankenpfleger waren nach einer Berufsstatistik von 1931 vornehmlich »Blindenführer, Irrenpfleger, Gehilfen und Wärter, Lazarettgehilfen und Sanitätsmänner«[665]. Spätestens mit dem Beginn des Krieges wurden Krankenpfleger vorzugsweise zum Sanitätsdienst der Wehrmacht eingezogen.[666] Nachdem der Prozess mit dem »Gesetz über die Vereinheitlichung des Gesundheitswesens« von 1934 auch juristisch legitimiert worden war, wurden alle bestehenden Organisationen bis 1941 sukzessive in den NS-Reichsbund deutscher Schwestern unter dem Dach der Nationalsozialistischen Volkswohlfahrt integriert, die alle Bereiche der Fürsorge zentralistisch führte. Die B.O.K.D. wurde ebenso eingegliedert wie der Deutsche Caritasverband und die evangelische Diakonie. Als oppositionell oder »rassisch minderwertig« eingestufte Organisationen wie die Zentralwohlfahrtsstelle der Juden oder die Arbeiterwohlfahrt wurden ebenso verboten wie die Gewerkschaften, ihre Mitglieder verfolgt, inhaftiert und/ oder ermordet.[667]

Das Deutsche Rote Kreuz (DRK), das gemäß dem Genfer Abkommen international ausgerichtet war und nicht integraler Bestandteil der Partei oder der Wehrmacht sein durfte, musste formal unabhängig bleiben. Die Rot-Kreuz-Schwesternschaft übernahm die Aufgabe der Kriegskrankenpflege, für die sie sich traditionell qualifiziert sah. 2008 legten Morgenbrod und Merkenich eine erste umfassende Studie vor, die vor dem Hintergrund der kontrovers geführten Diskussion zur Rolle des Deutschen Roten Kreuzes in der NS-Diktatur einen Beitrag zur historischen Aufklärung leisten sollte. Aus ihr geht hervor, dass das DRK, obschon formal den internationalen humanitären Grundsätzen verpflichtet, ab 1933 unter Führungspersonen der SA und ab 1936 unter Führungspersonen der SS gestanden hat. Die »Gleichschaltung«, die formal nicht möglich war, wurde durch geschickt installiertes nationalsozialistisches Füh-

---

664 Vgl. Steppe 1996, S. 61.
665 Seidler & Leven 2003, S. 253.
666 Vgl. Seidler & Leven 2003, S. 253.
667 Vgl. Steppe 1996, S. 61–64.

rungspersonal und die feierliche Verpflichtung der Schwestern auf die Treue zum Reichskanzler Adolf Hitler erreicht. Organisation und inhaltliche Ausrichtung folgten der nationalsozialistischen Ideologie, selbst auf dem Parkett des Internationalen Roten Kreuzes löste das Verhalten der SS-Führung keinen nennenswerten Widerspruch aus (als zum Beispiel die pflegerische Versorgung von Juden abgelehnt wurde).[668] Unter dieser Führung waren 600.000 Einsatzkräfte des DRK im Sanitätsdienst der Wehrmacht, im Luftschutz- und Werkssanitätsdienst des »Reichs« sowie im Einsatz zur »Umsiedlung« und Flüchtlingsbetreuung in den besetzen Gebieten tätig. Einige von ihnen haben an der ersten »Euthanasieaktion«, an Humanexperimenten in Konzentrationslagern und an der extremen Ausbeutung von Zwangsarbeitern mitgewirkt.[669] Angesichts dessen resümierte DRK-Präsident Seiters 63 Jahre nach Kriegsende erstmals:

> »Es ist daher traurig nachzuvollziehen, wie sich 1933/ 34 weite Teile der DRK-Führung unter den Bedingungen des NS-Regimes angepasst und sich von Rot-Kreuz-Prinzipien entfernt haben. (…) Man muss zur Kenntnis nehmen, dass auch im Zeichen des Roten Kreuzes Unrecht geschehen ist und das es Opfer gegeben hat.«[670]

Die Integration unterschiedlicher Verbände und Schwesternschaften in die NS-Volkswohlfahrt und ihre Tätigkeiten während der Diktatur sind anhand einiger Beispiele beschrieben worden.[671] Als kurzes Beispiel soll hier abermals die von Lauterer untersuchte Kaiserswerther Diakonie dienen. Von Lüttich, Vorsteher des Kaiserswerther Mutterhauses, der nicht opponierte, und noch deutlicher Hans Lauerer, der zweite Vorsitzende des Kaiserswerther Verbandes, positionierten sich bereits 1933 im Vorfeld der Reichstagswahlen. Der Nationalsozialismus sei, vom Evangelium, von Christus her beurteilt, die einzig wählbare Alternative. Vor allem die Erkenntnis, dass das deutsche Volk sich in einem »chaotischen Zustand« befinde und die Nationalsozialisten mit der Formel »Gemeinnutz vor Eigennutz« die aus »den Fugen geratene Welt«, womit die Folgen der Wirtschaftskrise und des Versailler Vertrages gemeint waren, wieder ordnen könnten, stützte die Wahlempfehlung. Auch die Proklamation, dass die »jüdische Zinsknechtschaft« gebrochen werden müsse, fand Zustimmung, sie wurde gar als Rücksichtnahme auf wirtschaftlich schwache Bürger interpretiert. Besonders Lauerer bekannte sich in dieser Weise zum Antisemitismus. »Der

---

668 Vgl. Morgenbrod & Merkenich 2008, S. 443ff.
669 Vgl. Morgenbrod & Merkenich 2008, S. 452–454.
670 Morgenbrod & Merkenich 2008, Geleitwort, S. X.
671 Zum Beispiel Brookhagen 2002 zur evangelischen Kinderpflege, Hammerschmidt 1999 zu den Wohlfahrtsverbänden Caritas und Innere Mission, Morgenbrod & Merkenich 2008 zum Deutschen Roten Kreuz oder Lauterer 1994 zur Kaiserswerther Diakonie.

Jude und Freimaurer« sei Ursache des Chaos und der Dekompensation.[672] Bereitwillig wurde die satzungsmäßige »Gleichschaltung« des Kaiserswerther Verbandes vollzogen. Von Lüttich trat 1933 in die NSDAP ein und wurde durch eine Satzungsänderung Vorsitzender des Vorstandes, des Beirats und Geschäftsführer in Personalunion, dem alle Vollmachten übertragen wurden. Er wurde direkt dem Reichministerium des Innern unterstellt. Durch installierten Zentralismus, die Ausschaltung potenziell oppositioneller Stimmen und das Recht des Innenministeriums auf grundsätzliche Kontrolle hatte sich die Kaiserswerther Diakonie schon 1934 instrumentalisieren lassen.[673] Andererseits konnten das System der Mutterhäuser und die traditionellen Arbeitsstrukturen aufrechterhalten werden, darüber hinaus beschrieb Lauterer wenige Beispiele für die Verweigerung nationalsozialistischer Forderungen durch einzelne Schwestern. Sie konstatierte: »Durch die Einigung mit dem Kaiserswerther Verband gewann der NS-Staat, so formulierte es zutreffend die Neuendettelsauer Oberin Selma Haffner, eine Armee von 27.000 arbeitsfreudigen und arbeitsgeübten Frauen.«[674]

Die »neue« Ideologie, der die in den Anstalten, Heimen, Lazaretten, Krankenhäusern und Gemeinden arbeitenden Schwestern nun folgen sollten, gründete in »rassenhygienischen« Vorstellungen, denen mit Strategien zur »Erbgesundheitspflege« und »Volksgesundheitspflege« nachgegangen werden sollte. Das »rassenhygienische« Paradigma war in die sozialdarwinistische Idee eingebettet und brachte die Vorstellung von einer notwendigen »Vernichtung lebensunwerten Lebens« hervor.[675] Die sozialdarwinistische Theoriebildung in Deutschland hatte ihre Ursprünge bereits in den 1880er Jahren, sie geht auf die Lehre Charles Darwins (1809–1882) zurück und beschränkte sich zunächst auf die Tierwelt. Mit der Übertragung biologischer Beobachtungen und Prinzipien auf die sozialen Phänomene der humanen Gesellschaft wurde unter dem Begriff Sozialdarwinismus (Naturlehre der Gesellschaft) den Vorstellungen der »Rassenhygiene« Vorschub geleistet.[676] Dieser Ideologie liegt die Ansicht zugrunde, die Völker der Welt seien mit unterschiedlich wertvollen Merkmalen ausgestattet, mit deren Hilfe sie permanent um die Herrschaft kämpfen. Durch die Zivilisation, die eine Auslese der »Schwachen« verhindere, und durch die Vererbung »minderwertiger« Merkmale, kann ein Volk demnach »degenerieren/ entarten«. Positive »Zuchtauswahl« einerseits und die Verhinderung der Vererbung »negativer« Merkmale andererseits (Eugenik) sollten dazu führen, dass die so genannte arische/ nordische Rasse des Deutschen Volkes eine Vor-

---

672 Vgl. Lauerer 1933, S. 11–12, und 21–22.
673 Vgl. Lauterer 1994, S. 54–59.
674 Lauterer 1994, S. 59.
675 Vgl. Schmuhl 1987, S. 29.
676 Vgl. Schmuhl 1987, S. 30–49.

machtstellung einnehmen kann.[677] Bereits 1913 schrieb der Vorsteher des Medizinalamts der Stadt Berlin, Grotjahn: »Wollen wir die Armee der Minderwertigen vermindern, so ist vor allem erforderlich, dass wir ihr den frischen Zugang abschneiden. Ist es doch schon schlimm genug, dass sie imstande ist, sich durch Erbgang selbst zu ergänzen.«[678] Und weiter: »Diese zweite Wurzel der Entartungserscheinungen muß vielmehr von einem ganz anderen Punkte aus angefasst werden: von dem der unmittelbaren Beeinflussung der Fortpflanzung, die wir nicht mehr völlig der Naivität und dem Zufall überlassen dürfen.«[679] Zum Beispiel vermittelt durch die »Kleine Rassenkunde des deutschen Volkes« von Günther drangen die »rassenhygienischen« Konzeptionen in die nationalsozialistische Ideologie und Politik ein. Vermeintlich physische und charakterliche »Rassenmerkmale« wurden dargestellt und mit einem wissenschaftlichen Duktus versehen. Günter beschrieb die »nordische Rasse«:

> »Tatsächlich möchte man vordenkliche Willenskraft, bestimmtes Urteilsvermögen bei kühl abwägendem Wirklichkeitssinn, Drang zur Wahrhaftigkeit von Mensch zu Mensch, eine Neigung zur ritterlichen Gerechtigkeit als die bei nordischen Menschen immer wieder auffallenden seelischen Züge bezeichnen. Solche Züge können sich bei einzelnen (…) steigern bis zu ausgesprochen heldischer Gesinnung (…).«[680]

Juden werden hingegen nicht als Rasse, sondern als Volk bezeichnet, das besonders stark »durchmischt« sei und daher unabhängig von religiösen, politischen oder ökonomischen Bedingungen degeneriere. Die sogenannte Judenfrage sollte keine Frage nach Bedingungen oder Systemen sein, sondern allein eine »rassenkundliche« Frage.[681] Dieser Ideologie folgend, musste das Ziel der Politik sein, ein »rassereines, arisches« Volk zu schaffen, das sich möglichst zahlreich und gesund unter den Völkern entwickeln kann, um letztlich über sie herrschen zu können. In der Logik dieser Ausführungen ist eine Politik, die darauf ausgerichtet ist, einen »gesunden Volksköper« zu schaffen, dazu verpflichtet, »Eugenik/ Erbgesundheitspflege« zu betreiben und die Interessen von Individuen dahinter zurückzustellen. Gemessen an der Frage, ob die eigene Rasse als Volk überlebt oder degeneriert, so die Folgerung, verliere der Stellenwert des Einzelnen an Bedeutung. Die menschenverachtenden Maßnahmen zur »Euthanasie« erhielten auf diese Weise ihre Legitimation.

Um die historische Rekonstruktion der Beteiligung von Pflegenden an Zwangssterilisationen und bei der »Vernichtung unwerten Lebens« im Rahmen

---

677 Vgl. Schmuhl 1987, S. 50–65.
678 Grotjahn 1913, S. 225. Grotjahn wurde 1920 zum ordentlichen Professor für Soziale Hygiene in Berlin berufen, vgl. hierzu auch Schmuhl 1987, S. 69.
679 Grotjahn 1913, S. 227.
680 Günther 1941, S. 59.
681 Vgl. Günther 1941, S. 55–56.

der »Euthanasie« haben sich vor allem Steppe, Schmuhl oder zuletzt Foth[682] verdient gemacht, dennoch bleiben noch viele Fragen ungeklärt. Allein die vorliegenden Darstellungen dokumentieren jedoch vielfach die aktive Teilnahme von Krankenschwestern an medizinischen Versuchen und Tötungsaktionen, denen behinderte, psychiatrisch erkrankte und pflegebedürftige Menschen zum Opfer fielen. Nachdem ab Januar 1934 das »Gesetz zur Verhütung erbkranken Nachwuchses« in Kraft getreten war, wurden Schätzungen zufolge etwa 400.000 Menschen zwangsweise sterilisiert.[683] 20 von den 92 evangelischen Krankenhäusern, die 1934 vom Minister des Innern zur Sterilisation bestimmt worden waren, gehörten dem Kaiserswerther Verband an.[684] Allein im Krankenhaus Gilead der Westfälischen Diakonissenanstalt Sarepta wurden Kaminsky zufolge bis 1935 460 Patienten zwangssterilisiert.[685] Zunächst wurden im Anschluss daran, auf Grundlage einer »Führervollmacht«, ab August 1939 alle in Einrichtungen untergebrachten behinderten Kinder gemeldet. Etwa 5.000 von ihnen wurden in den Kinderfachabteilungen durch Nahrungsentzug oder Medikamentengabe getötet. Nach einer Phase der verdeckten Kindereuthanasie begann die erste Mordaktion zur »Euthanasie« (die auch so genannte Aktion T4) mit einem Runderlass Hitlers im September 1939, nach dem »unheilbar Kranken der Gnadentod zu gewähren« sei.[686] Meldebögen zur Erfassung aller Patienten in Heil- und Pflegeanstalten wurden verschickt, nach der Erfassung entschieden ärztliche Gutachter über Leben oder Sterben der »Insassen«. Planmäßig organisiert durch eine zentrale Dienststelle in Berlin und verschiedene Tarnorganisationen, wurden im Januar 1940 und im August 1941 in sechs eigens dafür umgebauten Anstalten über 70.000 Menschen vergast.[687] Der gesichteten Literatur ist zu entnehmen, dass Ärzte und Krankenpflegepersonal sich nur sehr vereinzelt dagegen gewehrt haben, die angeordneten Meldungen, Verlegungen oder Tötungsmaßnahmen durchzuführen. Obwohl einige von ihnen der Situation psychisch nicht gewachsen waren, meldeten sie sich in der Regel jedoch freiwillig für die »Aktion T4«.[688] Diese erste Phase der »Euthanasie« wurde nach der Predigt des Bischofs von Galen in Münster 1941, in der er die »Vernichtung unwerten Lebens« öffentlich deklamierte, vorerst gestoppt.[689] Nach weiteren Bestandsaufnahmen mit dem Ziel, alle stationär Betreuten zu erfassen, begann

---

682 Vgl. Steppe 1996, Schmuhl 1987 und Foth 2013. Hilde Steppe war eine der ersten Pflegeprofessorinnen und lehrte an der FH-Frankfurt. Sie starb 1999 im Alter von 52 Jahren.
683 Vgl. Schmuhl 1987, S. 354. Zur Einführung und Umsetzung des Gesetzes im Detail vgl. Schmuhl 1987, S. 154–1960.
684 Vgl. Lauterer 1994, S. 118.
685 Vgl. Kaminsky 1992, S. 41.
686 Vgl. Schmuhl 1987, S. 190 oder Foth 1013, S. 29.
687 Vgl. Steppe 1996, S. 143–144 oder Foth, 2013, S. 29.
688 Vgl. Schmuhl 1987, S. 192–193, zur Diakonie vgl. Lauterer 1994, S. 141 f.
689 Vgl. Schmuhl 1987, S. 210–211.

ab 1941 die Phase der sogenannten wilden Euthanasie, in der der zu vernichtende Personenkreis undifferenziert ausgeweitet wurde. Auch Altenheime gerieten in das Blickfeld der Verantwortlichen der »zentraldienststelle«. Sie stellten fest, dass insbesondere die Alten- und Pflegeheime der Caritas und der Inneren Mission nicht vollständig erfasst worden seien, obwohl sich neben Altersschwachen und körperlich Gebrechlichen auch »Schwachsinnige und chronisch Geisteskranke« in den Heimen befänden. Halbjährlich sollten alle Zu- und Abgänge nun gemeldet werden, um diese Altenheimbewohner aussondern und vernichten zu können.[690] Während dieser Phase wurden Menschen aus den Einrichtungen in Konzentrationslager deportiert, durch Medikamente oder Nahrungsentzug ermordet. Ab 1941 wurden in Konzentrationslagern wie Auschwitz, Buchenwald, Dachau, Ravensbrück oder Sachsenhausen grausame Menschenversuche durchgeführt, an denen neben Ärzten auch Pflegekräfte beteiligt waren und denen Inhaftierte in großer Zahl zum Opfer fielen.[691]

Pflegende waren an Gewalt- und Mordaktionen aktiv beteiligt. Sie haben Meldezettel ausgefüllt, Patienten und Häftlinge vorbereitet, bei den Sterilisationen und Versuchen assistiert, Transporte begleitet, Nahrung verweigert und Gift verabreicht. Steppe gelangte als erste zu der Erkenntnis: »Fest steht (...), dass die Pflege als ausführendes Organ an allen Umsetzungen der systematischen Vernichtung beteiligt war.«[692] Besonders in der zweiten Phase der »Euthanasie« waren die Handlungs- und Entscheidungsspielräume des Pflegepersonals groß. In dieser Zeit scheint es für sie möglich gewesen zu sein, die Auswahl der Patienten mitzubestimmen.[693] Die Begründungen und Ursachen sind komplex und sicher nicht abschließend geklärt. Foth weist darauf hin, dass die Krankenschwestern auf einen rassenideologischen Diskurs zurückblickten, der bereits lange vor der Diktatur gesellschaftsfähig war. Sie waren der nationalsozialistischen Propaganda ausgesetzt und wurden teilweise im Sinne der Ideologie ausgebildet. Ausbildende und vorgesetzte Schwestern in leitenden Funktionen, an denen junge Krankenschwestern sich orientierten, werden die NS-Ideologie vertreten haben. Zudem gewann die Krankenpflege durch die zugewiesenen »neuen« Aufgaben an gesellschaftlichem Ansehen,[694] Kritik oder Widerstand ihrem Handeln gegenüber erlebten Pflegende vermutlich selten. Insgesamt erschwerte die Sozialisation in der Diktatur sicher ein Unrechtsbewusstsein Einzelner und schließlich handelten die Krankenschwestern in der Überzeugung Eugenik und »Euthanasie« seien »richtige« und notwendige Strategien. Steppe betonte das bedingungslose Pflichtbewusstsein und den Ge-

---

690 Vgl. Schmuhl 1987, S. 228–229.
691 Vgl. Steppe 1996, S. 144–145.
692 Steppe 1996, S. 137.
693 Vgl. Steppe 1996, S. 159.
694 Vgl. Foth 2013, S. 57–60.

horsam, zu dem Krankenschwestern erzogen worden waren. Sie hätten in absoluter Autoritätshörigkeit Ärzten oder Gutachtern gegenüber Anordnungen
ausgeführt, in der Annahme, sie müssten ihre Pflicht tun und seien von der
Verantwortung dafür entbunden. Wie Foth ging sie davon aus, dass viele
Krankenschwestern die nationalsozialistische Rassenideologie internalisiert
hatten und deshalb in der illusionären Überzeugung handelten, ihrem humanitären Berufsethos treu geblieben zu sein[695]. Sie waren oft der Ansicht, »richtig«
gehandelt zu haben, indem sie an der »Erlösung« der Patienten mitwirkten.[696]

Die Krankenpflegeausbildung erfuhr mit dem »Gesetz zur Ordnung der
Krankenpflege« von 1938 ebenso eine Ideologisierung und Aufwertung wie die
Berufsausübung selbst. Wegbereiter dazu war bereits seit 1934 die als Partei-
organisation gegründete NS-Schwesternschaft (nicht nur wegen ihrer braunen
Tracht auch »braune Schwestern« genannt), die 1941 ebenfalls dem »National-
sozialistischen (NS)-Reichsbund deutscher Schwestern« beitrat. Die NS-
Schwesternschaft gründete 175 Krankenpflegeschulen und 10 sogenannte
Säuglingsschulen, in denen eine dreijährige Ausbildung zu absolvieren war. Die
Schülerinnen, sie mussten zur Aufnahme nicht nur Kenntnisse in der Hauswirtschaft oder Pflege vorweisen, sondern auch einen »Ariernachweis«, lebten in
den Internatsschulen, die den Krankenhäusern angeschlossen waren. Strukturell adaptierte die NS-Schwesternschaft Formen des religiösen Ordenslebens, an
die Stelle der religiösen Inhalte trat jedoch die nationalsozialistische Weltanschauung. Disziplin und Gehorsam wurde den Frauen anerzogen, sodass sie zum
Abschluss ihrer Ausbildung eher überzeugt denn gezwungenermaßen den geforderten Treueeid auf Hitler und den Dienst an der Volksgemeinschaft leisteten.[697]

1938 wurden Anteile dieser »Eliteausbildung« in eine reichseinheitliche Regelung der Krankenpflegeausbildung übernommen. Widerstreitende Interessen
traten hinter das gemeinsame Ziel der Schaffung eines »gesunden Volkskörpers«
zurück, abweichende Haltungen waren weitgehend ausgeschaltet. Zudem
überlagerten Maßnahmen zur Kriegsvorbereitung die Planung langfristiger
Gesundheitsziele. Mit dem »Gesetz zur Ordnung der Krankenpflege« wurde eine
eineinhalbjährige Ausbildung verbindlich, diese durfte fortan nur in staatlich
anerkannten Schulen durchgeführt werden und schloss mit einem staatlichen
Examen ab. Die Erlaubnis der Berufsausübung war an das Examen gebunden
und erfolgte nach einer einjährigen Tätigkeit im Krankenhaus. Die Berufsbezeichnungen Krankenschwester/ Krankenpfleger wurden geschützt, Zugangsvoraussetzungen und Ausbildungsinhalte orientierten sich an den NS-Schulen.

---

695  Vgl. Steppe 1996, S. 171.
696  Vgl. Steppe 1996, S. 160–163.
697  Vgl. Steppe 1996, S. 104–109.

Ein Abschluss der Volksschule, ein »Ariernachweis« und mindestens einjährige Vorerfahrung waren ebenso obligatorisch für die Zulassung, wie »Erb- und Rassenkunde, Bevölkerungspolitik oder weltanschauliche Schulung« auf dem Stundenplan.[698] Ein für alle Schulen vorgeschriebenes amtliches Krankenpflegelehrbuch sorgte für die inhaltliche »Gleichschaltung« aller Ausbildungsgänge.[699] Ab Januar 1943 wurde die allgemeine Ausbildungszeit auf zwei Jahre erhöht, das Berufsanerkennungsjahr im Krankenhaus entfiel.[700]

Nach dem Kriegsende führten die Militärregierungen der Alliierten in der Regel mit Hilfe von schriftlichen Befragungen (Meldebögen) der Bevölkerung sogenannte Entnazifizierungsmaßnahmen durch, um »Hauptschuldige und Belastete«[701] der Diktatur aufzuspüren. Nur wenige Schwestern, die an den Verbrechen der »Euthanasie« beteiligt waren, wurden in diesen Jahren bis 1951 entdeckt und strafrechtlich verurteilt. Der Bevölkerung fehlte es an ausreichender Versorgung mit Trinkwasser, Lebensmitteln, Medikamenten und Hygieneartikeln, sodass Krankheiten und Unterernährung sich ausbreiteten. Die wenigen intakten Krankenhäuser wurden vornehmlich durch die United Nations Relief and Rehabilitation Administration (UNRRA) unterhalten, eine Organisation der Vereinten Nationen, die angesichts der großen Anzahl zu versorgender Menschen viel zu wenig Betten bereitstellen konnten. Der Bedarf an Pflegepersonal war durch alliierte Hilfsorganisationen nicht zu decken, sodass auf deutsches Pflegepersonal nicht verzichtet werden konnte. Daher werden wohl die meisten Krankenschwestern in den Wirren der Nachkriegszeit ihre Arbeit fortgeführt oder schnell neue Arbeit gefunden haben, ohne mit dem begangen Unrecht konfrontiert worden zu sein.[702]

Auf Anordnung des Alliiertenkontrollrats wurden 1945 nationalsozialistische Formulierungen, vor allem der »Arierparagraph« aus dem Krankenpflegegesetz gestrichen, ansonsten wurde das Gesetz in der Fassung von 1938 beibehalten. Einzelne Ausbildungsvorschriften wurden durch Erlasse länderspezifisch oder je nach Besatzungszone ausgestaltet, sodass neben einem zweijährigen in einigen Bereichen auch längere Ausbildungsgänge angeboten wurden. Das Krankenpflegelehrbuch wurde 1949 neu verlegt. Die Veränderungen bestanden in der Streichung weiterer nationalsozialistischer Passagen, auf geschichtliche Aspekte der Pflege im Nationalsozialismus oder weitere Ergänzungen der Ausbildungsinhalte wurde schlicht verzichtet.[703] Am 07. April 1948 wurde, angesichts

---

698 Vgl. Steppe 1996, S. 22 und 87 ff.
699 Vgl. Seidler & Leven 2003, S. 254. 2009 analysierte Schweikardt die nationalsozialistische Funktionalisierung des Krankenpflegelehrbuchs.
700 Vgl. Steppe 1996, S. 29.
701 Gesetz Nr. 104 zur Befreiung von Nationalsozialismus und Militarismus, Artikel 4.
702 Vgl. Steppe 1996, S. 209–214.
703 Vgl. Steppe 1996, S. 217–221.

der verheerenden Auswirkungen des Krieges auf den Gesundheitszustand ganzer Völker, mit der Ratifikation der Verfassung von 1946 die World Health Organisation (WHO) gegründet, um das internationale öffentliche Gesundheitswesen als zentrale Instanz zu fördern und im Notfall als Staatengemeinschaft einzelne Länder unterstützen zu können.[704]

Helene Blunck ließ die Arbeit der Berufsorganisation der Krankenpflegerinnen Deutschlands (B.O.K.D.) unter dem Namen Agnes Karll Verband (AKV) nach dem Krieg wieder aufleben. Der erste Antrag auf Wiederaufnahme in den International Council of Nurses 1948 wurde zunächst abgelehnt. Auf Anregung des ICN kam es 1948 zur Gründung der »Deutschen Schwesterngemeinschaft« (DSG), einer Dachorganisation, der sich auch der AKV, gewerkschaftliche Schwesternschaften und Rot-Kreuz-Verbände anschlossen. Die deutschen Schwestern wurden kurz danach erneut Mitglied des International Council of Nurses (ICN).[705]

## 6.3    1950er und 1960er Jahre: Begründung der beruflichen Altenpflege

In dem einsetzenden wirtschaftlichen Aufschwung der 50er und 60erJahre veränderte sich mit den skizzierten Entwicklungen (der Bereiche Technisierung, Arbeitsmarkt, Sozial- und Familiensysteme vgl. 5.3 und 5.4) auch die Krankenpflege erheblich. Neben dem Wohnungsbau und dem Neu-/ Umbau von Alten- und Pflegeheimen entstanden neue Krankenhäuser, darunter Groß- und Fachkliniken, die sich stärker als zuvor ausdifferenzierten.[706] Das tradierte, christlich fundierte Berufsethos insbesondere der konfessionellen Schwestern erschien vor dem Hintergrund der sozialen und technischen Wandel antiquiert, das Leitbild des »Liebesdienstes« passte nicht länger zu den Lebensentwürfen der jungen Frauen.[707] Bedingt durch die Arbeitsmarktsituation (Vollbeschäftigung), den Ausbau der Krankenhäuser, aber auch durch geburtenschwache Jahrgänge, die nach einem allgemeinbildenden Schulabschluss nun in die Ausbildungssysteme mündeten,[708] war der Bedarf an Pflegepersonal nicht hinrei-

---

704  Vgl. Schwörer-Jalkowski 1964, S. 7–8.
705  Vgl. Elster & Deutscher Berufsverband für Pflegeberufe 2013, S. 33.
706  Vgl. Krukemeyer 1988, S. 85 und 98–99, zitiert in Kreutzer 2014, S. 96. Demnach erhöhte sich die Anzahl der Krankenhausbetten von 575.000 auf 665.300 in der Zeit von 1956 bis 1968.
707  Vgl. Kreutzer 2010, S. 119f.
708  Die Anzahl der Geburten sank von 1876 bis 1933 kontinuierlich von 40 auf 14 pro tausend Einwohner und wurde im Rahmen der nationalsozialistischen Familienideologie auf 21 Geburten pro tausend Einwohner gesteigert, vgl. Schwörer-Jalkowski 1964, S. 4.

chend zu decken. Der Personalmangel in der Krankenpflege führte sogar dazu, dass Stationen in Krankenhäusern geschlossen und Patienten abgewiesen werden mussten, ein Zustand, der auch öffentlich beanstandet wurde.[709] In dieser Situation veränderten sich die Arbeitsbedingungen, die Organisationsformen und das Pflegeverständnis in der Krankenpflege. Wie Kreutzer anhand der evangelischen Krankenpflege aufzeigte, verloren die Schwestern vor allem in der stationären Krankenpflege vorbehaltliche Tätigkeitsbereiche, die im Zusammenhang mit der »Seelenpflege« und der Ausbildung standen; die »Stationsfamilie« löste sich auf. Es entstanden Intensivstationen und das Modell der Funktionspflege; Arbeitsbereiche wie die Hauswirtschaft oder die Medikamentenversorgung wurden zentralisiert und aus dem Verantwortungsbereich der Pflege ausgegliedert. Stärker als zuvor zeichnete sich eine »gute« Krankenschwester durch eine fundierte Ausbildung aus, die es ihr einerseits erlaubte, dem technischen Fortschritt zu folgen. Andererseits orientierte sich die Krankenpflege damit verstärkt an medizinische Aufgaben und begann sich in den 60er Jahren zu einem ärztlichen Assistenzberuf zu wandeln.[710] Die Umbrüche der Krankenpflege in den Kliniken waren mit einem Verlust von pflegerischen Verantwortungsbereichen und auch mit einem Verlust an kontinuierlicher Zuwendung für die Patienten verbunden, führten andererseits jedoch auch zu einem erheblichen Zugewinn an Privatsphäre für die Schwestern, weil (zunächst für freie Schwestern) Arbeitszeiten verkürzt, Teilzeitbeschäftigungen möglich und Tarifverträge abgeschlossen wurden, zudem musste das Pflegepersonal nicht länger im Klinikbereich wohnen.[711]

Die Umbrüche in der stationären Krankenpflege führten nicht dazu, dass die Arbeit in Altenpflegeeinrichtungen an Attraktivität gewann. Vermutlich verbanden Krankenschwestern im Zuge der Veränderungen Arzt nahe Tätigkeiten mit einem höheren Prestige als weniger technisierte Krankenpflege. Missstände in den Heimen, wenige medizinische oder technikintensive Maßnahmen, geringere Verdienste und weniger Anerkennung führten dazu, dass Krankenschwestern kaum motiviert waren, in den Alten- und Pflegeheimen zu arbeiten.[712] Eher wurde davon ausgegangen, dass die Fähigkeiten, die Frauen in der Familienarbeit üblicherweise erwerben, ausreichen, um in der Altenpflege zu arbeiten. Im Nachrichtendienst des Deutschen Vereins für öffentliche und private Fürsorge äußerte sich Steigerthal 1949: »Daß hierbei [in der Pflege alter Menschen, A. d. V.] weniger die materiellen Aufwendungen, als vielmehr die Verkehrsformen von Mensch zu Mensch eine entscheidende Rolle spielen, hat als

---

709 Vgl. Heumer & Kühn 2010, S. 32.
710 Vgl. Kreutzer 2010, S. 119–127.
711 Vgl. Kreutzer 2010, S. 123–125.
712 Vgl. Balluseck 1984, S. 142–143.

Binsenweisheit zu gelten.«[713] Das weibliche Personal in Alten- und Siechenheimen habe eben nicht dem Typ der hervorragend ausgebildeten, leistungsfähigen Operationsschwester zu entsprechen, sondern mehr einer lebenserfahrenen, seelisch ausgeglichenen, tatkräftigen und gütigen Pflegerin. Sie sollte sich in die Alten hineinversetzten können und »mit Takt« ein Bindeglied zwischen den »Pfleglingen« und deren Angehörigen sein.[714]

So arbeiteten in der Altenpflege vermehrt Frauen, die ohne Ausbildung waren und wenig Alternativen hatten, eine gut bezahlte Anstellung zu finden. In einem zeitgenössischen Artikel der Zeitschrift Caritas heißt es:

> »Daß es heute an Personal für Altersheime mangelt, sowohl an Pflegerinnen wie an Hausmädchen, ist ein ungemein bedrückender Zustand. Das Übel steigert sich immer noch: Je knapper das Personal wird, (…) umso geringer wird die Anziehungskraft auf Menschen, sich diesem Dienst zu widmen. Lange Zeit ist wohl der Fehler gemacht worden, dass für Altersheime eine negative Auswahl von Mitarbeitern stattgefunden hat, das heißt es wurden vielfach solche Schwestern und Laien dort eingesetzt, die ihrer Ausbildung oder ihren Kräften nach anderwärts am ehesten zu entbehren waren.«[715]

Die Personalnot in den Altenheimen war derart massiv, dass kaum Anforderungen an die Qualifizierung oder Qualität gestellt werden konnten. So heißt es in einem Artikel der Zeitschrift Das Altenheim 1963:

> »Wir dürfen uns aber nicht verhehlen, dass sehr viele der uns hier zuteilwerdenden Hilfen die Arbeit im Altersheim nur als Notnagel betrachten, die sie nur widerwillig antreten (…). Alle diese Mädchen brauchen eine so genannte »Bleibe«, und das ist oftmals der einzige Grund, weshalb sie überhaupt kommen.«[716]

Unterschiedliche Möglichkeiten, der Personalnot zu begegnen, wurden diskutiert. Der am meisten Erfolg versprechende Weg schien es zu sein, Personengruppen zu rekrutieren, die trotz der hohen Nachfrage keiner Erwerbsarbeit nachgingen und daher außerhalb des Arbeitsmarktes aufzufinden waren. Die Wohlfahrtsverbände Arbeiterwohlfahrt (AWO), Caritas und Innere Mission erwogen vor diesem Hintergrund erstmals zum Ende der 50er Jahre, Hausfrauen, die nach der Familienphase berufstätig sein wollten, oder junge Frauen, die geringe Chancen auf dem Arbeitsmarkt hatten, in halbjährlichen Kursen in der Altenpflege zu unterweisen.[717]

Im Rahmen der Debatte wurde in der Fachöffentlichkeit auch kontrovers

---

713 Steigerthal 1949, S. 281.
714 Vgl. Steigerthal 1949, S. 281.
715 Bornitz 1954, Tatsachen und Gedanken zum Altersheim. Aus Konferenzen mit Heim-Oberinnen, Zeitschrif Caritas, Jahrgang 1954, S. 117–127, zitiert in Heumer & Kühn 2010, S. 32. Heumer & Kühn untersuchten im Rahmen ihrer Arbeit Artikel der Zeitschrift Caritas von 1950–1994.
716 Zeitschrift Das Altenheim 1963, Nr. 2, S. 15.
717 Vgl. André 1993, S. 200.

diskutiert, ob »das Gebiet der Altenpflege im Rahmen der (...) krankenpflegerischen Ausbildung genügend berücksichtigt werden kann (...)«[718]. Damit
wurde die fachtheoretische Frage aufgeworfen, ob die Arbeit mit alten Menschen
nicht ein anderes Anforderungsprofil aufweist als die Pflege Kranker. Neben der
Frage, ob eine Qualifizierung der Mitarbeiterinnen in der Altenpflege überhaupt
notwendig ist, wurde diskutiert, ob eine mögliche Qualifizierung im Rahmen
der Krankenpflege stattfinden kann oder ob eine notwendige Ausbildung andere
Lehrinhalte beinhalten sollte. Der Mangel an Arbeitskräften in den Einrich-
tungen hat die Diskussion dabei stark geleitet. Der Deutsche Verein lehnte zum
Beispiel die Integration von Kranken- und Altenpflege kategorisch ab, weil die
Befürchtung, Altenpflegerinnen würden bei ähnlicher Qualifizierung in die
Krankenpflege abwandern, zu groß war. Nachdem erste, sehr unterschiedliche
Lehrgänge der freien Wohlfahrtspflege abgeschlossen und die Ergebnisse 1959
auf der Sitzung des Fachausschusses III. für »Altenpflege und Altenfürsorge« des
Deutschen Vereins für öffentliche und private Fürsorge präsentiert worden
waren, sollte die Entwicklung der beruflichen Altenpflege vorangetrieben wer-
den.[719]

1965 legte der Deutsche Verein ein »Berufsbild« für einen neuen »Beruf der
Altenpflegerin« vor, das aus einer Begründung, einer Beschreibung des Berufs-
profils und einem ersten Ausbildungsplan bestand.[720] Altenpflegerinnen sollten
demnach als eigenverantwortliche, umfassend ausgebildete Arbeitskräfte einsetzbar sein und sich insofern von den Helferberufen und der Krankenpflege
gleichermaßen unterscheiden. In dem Dokument wurde die zu gründende Altenpflege als »moderner sozialpflegerischer Beruf« tituliert, es wurden Aufgabenbereiche beschrieben und eine Stundentafel vorgelegt.[721] Die als Begründung
dargestellte Ausgangslage schloss die allgemeine sozial- und arbeitsmarktpolitische Situation aus. Der neue Beruf sei notwendig, weil die Versorgungsbereiche
sich seit der Ablösung der Armen- und Siechenhäuser ausdifferenziert hätten
und eine Spezialisierung der Pflegenden erforderlich machten. Auch in den
Planungen zur kommunalen Altenhilfe käme dem Aspekt der Spezialisierung
besondere Bedeutung zu. Dennoch konstatierte der Deutsche Verein: »Aber alle
Planungen, alle Bauten, alle bereitgestellten Gelder sind nutzlos, wenn nicht genügend Menschen vorhanden sind, die ihre Arbeitskraft der Hilfe an alten
Menschen zur Verfügung stellen (...).«[722] Die Pflege und Betreuung älterer
Menschen in der offenen und geschlossenen Altenhilfe sollte der zentrale Auf-

---

718 Vgl. Goeken 1960, S. 150, zitiert in Balluseck 1984, S. 143.
719 Vgl. Balluseck 1984, S. 144.
720 Vgl. Nachrichtendienst des Deutschen Vereins 1965, S. 200–203.
721 Vgl. Nachrichtendienst des Deutschen Vereins 1965, S. 200.
722 Nachrichtendienst des Deutschen Vereins 1965, S. 200.

gabenbereich der zukünftigen Altenpflegerinnen sein.[723] Damit die Ausbildung von Beginn an auf die Bedürfnisse älterer Menschen zugeschnitten werden kann, sollte sie an Altenheime gebunden sein und nicht an Krankenhäuser. Als Voraussetzung für die Berufsausbildung wurde als formale Qualifikation ein Volksschulabschluss gefordert, wichtig war vor allem aber eine persönliche Eignung wie »Takt und Verschwiegenheit, Kontakt- und Einfühlungsvermögen, Bereitschaft zur Verantwortung, [und] praktische Begabung«[724]. Nach dem Berufsbild des Deutschen Vereins sollte die theoretische Ausbildung ein Jahr dauern, in dem 600 Unterrichtsstunden und 1470 Stunden im Praktikum zu absolvieren waren. Nach einer erfolgreich abgeschlossenen Prüfung sollte sich ein sogenanntes Bewährungsjahr anschließen, nach dessen Abschluss die Berufsbefähigung bescheinigt wird.[725] Der Entwurf des Deutschen Vereins sollte ein wegweisendes Instrument werden, den verbindlichen Charakter eines Gesetzes hatte er jedoch nicht. Fragen der Ausbildungsfinanzierung wurden gänzlich ausgeklammert, sodass sich in der Folge nicht nur die Ausgestaltung der Ausbildungsinhalte diversifizierte, sondern auch die Art der Finanzierungen.

Das Krankenpflegegesetz von 1938 wurde im Zuge der Entwicklungen im Jahr 1957 in seiner Form als Bundesgesetz zum ersten Mal novelliert. Unter Beibehaltung einer zweijährigen Ausbildungszeit wurde der Anteil der theoretischen Unterrichtsstunden damit von 200 auf 400 Theoriestunden erhöht, im Anschluss an die Ausbildungszeit sollte ein einjähriges Berufspraktikum abgeleistet werden. 1965, im selben Jahr, als der Deutsche Verein das »Berufsbild« für die Altenpflege veröffentlichte, erfolgte eine grundlegende Novelle des Krankenpflegegesetzes, mit der die Dauer der Ausbildung auf drei Jahre und die Zahl der Theoriestunden auf 1.200 festlegt wurden.[726] Das Berufsbild der Krankenpflegehelferin wurde dem Gesetz hinzugefügt. Die Ausbildung zu einer Krankenpflegehelferin sollte demnach, ebenso wie die theoretische Ausbildung der Altenpflegerin, ein Jahr umfassen. Krankenpflege und Krankenpflegehilfe waren gleichermaßen an staatlich zugelassenen, an Krankenhäuser gebundenen Schulen zu unterrichten, wobei die Schülerinnen eine Ausbildungsvergütung erhielten, die aus den Pflegesätzen des betreffenden Krankenhauses zu zahlen war. Die Mittlere Reife wurde zum formalen Zulassungskriterium für die Krankenpflegeausbildung, der Hauptschulabschluss Voraussetzung für die Krankenpflegehilfeausbildung.[727] Die Personalentwicklung für die Altenpflege sollte dagegen möglichst kostenneutral für die Trägerverbände erfolgen. Auf der Grundlage des Gesetzes über Arbeitsvermittlung und Arbeitslosenversicherung

---

723  Vgl. Nachrichtendienst des Deutschen Vereins 1965, S. 200.
724  Nachrichtendienst des Deutschen Vereins 1965, S. 201.
725  Vgl. Nachrichtendienst des Deutschen Vereins 1965, S. 201.
726  Vgl. Seidler & Leven 2003, S. 264f.
727  Vgl. Krankenpflegegesetz 1965, §§ 8 und 14e.

vom 16. Juli 1927 (AVAVG), das als Vorläufer für die Arbeitslosenversicherung gilt, konnten Schulungsmaßnahmen in der Altenpflege im Bedarfsfall durch die Arbeitsverwaltung subventioniert werden.[728] Darüber hinaus trugen die Schülerinnen in den neuen Schulungsstätten für Altenpflege, die kaum über eigene finanzielle Mittel verfügten, die Kosten für ihre Ausbildung selbst. Um wenigstens für ein wenig Entlastung zu sorgen, boten Träger infolgedessen nicht selten die Ausbildung zur Altenpflege und zur Krankenpflegehilfe in einem Lehrgang an. Dennoch war die Belastung erheblich: Altenpflegeschülerinnen der Schulungsstätte des Diözesan-Caritasverbandes in Köln zahlten beispielsweise abzüglich der Vergütung für die Krankenpflegehilfeausbildung für den theoretischen Unterricht 1.000 DM, für Dienstkleidung 200 DM, für Unterrichtsmaterialien 60 DM und für ihre Krankenversicherung 118,80 DM. Während des Praktikums und des Bewährungsjahres erhielten sie eine Ausbildungsvergütung von 200 DM monatlich, neben freier Unterkunft und Verpflegung.[729] Während also die Altenpflege sich auf den Weg machte, ein eigenständiger Beruf zu werden, wurde die Krankenpflege aufgewertet. Ihr wurde ein Helferberuf zu Seite gestellt, der sich im Umfang der Qualifizierung nur unwesentlich von der Altenpflege unterschied. Ferner erhielten die Krankenpflegehelferinnen im Unterschied zu den Altenpflegerinnen eine vollständig finanzierte Ausbildung.

Altenpflegerinnen wurden zusammenfassend notwendig, weil der Bedarf an Pflegekräften in der Altenpflege durch Krankenschwestern und durch ungelernte Kräfte nicht zu decken war. Krankenschwestern blieben vordringlich in der Gemeindepflege und in Krankenhäusern beschäftigt, in denen ein tief greifender Wandel der Pflegearbeit stattfand. Das Leitbild des christlichen »Liebesdienstes« am Kranken wandelte sich zu einem geregelten, entlohnten Arbeitsverhältnis unter ärztlicher Aufsicht. Remmers zufolge entwickeln sich mit der Berufsgeschichte »ein gleichsam in Tugenden habituell übersetztes System innerer Verhaltenssteuerung«[730] bei den Berufsangehörigen, die in Berufskodizes münden. Für die Krankenpflege haben trotz dargestellter Wandel der Berufsgeschichte Grundsätze wie »Wohltätigkeit«, »Aufrichtigkeit« oder »Gerechtigkeit als grundsätzliche Kodizes/ ethische Berufskonventionen bis heute erhalten.[731] Als solche sind sie einerseits implizit verankerte Wertmaßstäbe, die berufliche Selbstanforderungen begründen, andererseits bilden sie jedoch auch gesellschaftlich funktionale Erwartungen an die Berufsgruppe ab. Ausformulierte Kodizes stellen Berufs- oder Bereichsethiken dar, die Regeln und Werte ausweisen, mit denen berufliche Identität und Legitimation herzustellen

---

728 Vgl. Voges 2002, S. 105.
729 Vgl. Heumer & Kühn 2010, S. 76.
730 Remmers 2000, S. 238.
731 Vgl. Remmers 2000, S. 236.

ist. (Insofern können explizite Berufsethiken einen wesentlichen Beitrag zur Professionalisierung leisten).[732]

Altenpflegerinnen übernahmen für einen geringeren Lohn die pflegerischen Aufgaben in Alten- und Pflegeheimen, die Krankenschwestern nur ungern ausüben wollten, da die dort anfallenden Aufgaben ein geringeres Ansehen hatten als die Tätigkeiten in der technisierten Akutpflege. Die Krankenpflege entwickelte sich in christlichen Orden und Mutterhäusern, in Krankenhäusern und Gemeinden, sie hatte ein religiöses Fundament und war stärker auf die Heilung von Krankheiten und Verletzungen gerichtet. Mit der Altenpflege avancierte hingegen ein wenig beachteter historischer Zweig der Krankenpflege zu einem neuen Beruf. Dieser Zweig stand in der Tradition der Armenpflege, die in Alten- und Siechenheimen stattfand. In ihnen befanden sich Arme, Alte, Pflegebedürftige und Sterbende, für die es keinen anderen Ausweg mehr gab. In der Armenpflege arbeiteten (und lebten) wohl beständig in größerem Maße nicht konfessionell eingebundene Frauen, die aus prekären sozialen Verhältnissen kamen und für sich ebenfalls keine Alternative dazu fanden. Die Verberuflichung dieses Pflegebereichs war von Beginn an mit einem schlechteren Image verbunden als das der modernisierten, ärztenahen Krankenpflege. Das Ringen um staatliche Anerkennung, um eine Positionierung im Berufsbildungssystem und vor allem der Kampf um Gleichstellung mit der Krankenpflege stellten sich bereits mit den ersten Ausbildungsjahrgängen der Altenpflege ein.[733] Der Frage, inwieweit sich die überkommen, in der christlichen Historie verwurzelten Selbstverpflichtungen der Krankenpflege, wie sie als Berufsethos sichtbar werden können, auch in der Altenpflege finden, wird in der empirischen Untersuchung nachgegangen (vgl. 8.).

Um zu verhindern, dass Altenpflegerinnen in die Krankenpflege abwandern, sollte die Altenpflege von der Krankenpflege abgegrenzt werden und ein sozialpflegerischer Beruf sein, der stärker auf betreuende Tätigkeiten ausgerichtet ist. Zur sozialpflegerischen Profilbildung sollten alltagsbegleitende Maßnahmen zur Kontaktpflege, oder zur Gestaltung von Freizeit und Beschäftigung zählen, die sich jedoch in den aufgeführten Ausbildungsinhalten kaum wiederfanden. Tatsächlich dominierten medizinisch-pflegerische Inhalte den Ausbildungsplan,[734] sodass der Eindruck entstehen konnte, die Konzeption der Altenpflege sei eine »billige Version der Krankenpflege«[735]. Die Aufnahme pflegerisch-medizinischer Inhalte war vermutlich dem Bedarf der Alten- und Pflegeheime

---

732 Vgl. Remmers 2000, S. 238.
733 Zum Beispiel wurde in der Zeitschrift Das Altenheim diskutiert, ob sich eine Altenpflegerin »Schwester« nennen darf, vgl. Das Altenheim 1968, Nr. 9, S. 225 oder Das Altenheim 1965, Nr. 7, S. 153f.
734 Vgl. Nachrichtendienst des Deutschen Vereins 1965, S. 200–203.
735 Dielmann 1991, S. 198.

geschuldet, in denen das neu qualifizierte Personal eingesetzt werden sollte. Der Bedarf an Personal, das die pflegerische Grundversorgung sicherstellte, überwog bei weitem den Bedarf an sozialer Arbeit. Dennoch waren ungeklärte Schnittstellen und die damit verbundenen, häufig konkurrierenden Verantwortungs- und Aufgabenbereiche von Helferberufen, Krankenpflege, Sozialpädagogik (Familienpflege), Altenpflege und anderen Disziplinen damit von Anfang an induziert und sollten für die Entwicklung der Berufe in Deutschland charakteristisch bleiben.[736]

Mit der Ablösung der Altenpflege von der Krankenpflege wurden darüber hinaus unterschiedliche Zuständigkeiten für die Ausbildungssysteme etabliert. Während die Krankenpflege als »Schulen des Gesundheitswesens« oder »Berufsfachschulen der besonderen Art«,[737] deren Fachaufsicht das Ministerium für Gesundheit führt, bis heute durch ein Bundesgesetz vereinheitlicht wird, fehlte bis 1969 jegliche normative Grundlage für die Altenpflegeausbildung. Von den Trägern mussten das Berufsbild des Deutschen Vereins und das Krankenpflegegesetz von 1965 zur Ausgestaltung der Ausbildung herangezogen werden. Als Fachschulausbildung konzipiert, fiel die Altenpflegeausbildung im Gegensatz zur Krankenpflegeausbildung in die Zuständigkeit der Länder. Als erstes Bundesland erließ Nordrhein-Westfalen 1969 einen Runderlass zur Regelung der Altenpflegeausbildung, die anderen Bundesländer folgten sukzessive bis 1978, sodass schließlich unterschiedliche Regelungswerke entstanden, auf deren Grundlagen eine staatliche Anerkennung des Berufsabschlusses möglich wurde.[738] Obwohl sich die Ausbildungsverordnungen zumeist an das Berufsbild des Deutschen Vereins anlehnten, wichen Struktur und Inhalt der Ausbildungen voneinander ab. Der Umfang der theoretischen Ausbildung variierte von 600 bis über 700 Stunden, die staatliche Anerkennung der Schulen war an die Erfüllung von festgelegten Kriterien gebunden oder nicht, Lehrkräfte an den Schulen verfügten über eine Vielzahl unterschiedlicher Qualifikationen, übten ihre Lehrtätigkeit nur zu 10 % als hauptamtliche Tätigkeit aus und auch die Ausbildungsvoraussetzungen variierten vom Hauptschulabschluss ohne Vorkenntnisse bis zum Realschulabschluss mit Praktikum.[739] Der Runderlass in NRW, ebenfalls eng am Berufsbild des Deutschen Vereins orientiert, sah zum Beispiel für die theoretische Ausbildung 700 Unterrichtsstunden vor, von denen 300 Stunden auf den pflegefachlichen Bereich fielen, währen sich die verbleibenden 400 Stunden auf vier weitere Themenbereiche verteilten. Um dem Anspruch an einen sozialen Beruf gerecht zu werden, wurde gefordert, als Leitungen für die

---

736 Vgl. Heumer & Kühn 2010, S. 57–61.
737 Diese Bezeichnung wird in Bayern geführt.
738 Vgl. Heumer & Kühn 2010, S. 106–107 oder Riedel 2007, S. 163.
739 Vgl. Balluseck 1984, S. 198 f.

Fachseminare berufserfahrene Fachkräfte aus Sozialarbeit oder Sozialpädagogik einzusetzen. Auch der Terminus »Fachseminar« für die Ausbildungsstätten der Altenpflege etablierte sich mit diesem Runderlass.[740]

## 6.4    1970er Jahre: Zwischen Krankenpflege und Sozialer Arbeit

Ungeachtet aller Auseinandersetzungen, die damit einhergingen, dass ein neuer Beruf in der Landschaft etablierter Berufe eingerichtet wurde, waren bis zum Jahr 1968 40 Altenpflegeschulen entstanden, von denen sich lediglich zwei in kommunaler Trägerschaft befanden. Nur ein Teil dieser Schulen nahm auch Männer in die Ausbildung auf.[741] Davon ausgehend, dass in einzügigen Lehrgängen etwa 20 Personen unterrichtet wurden, schlossen rund 800 Altenpflegerinnen im Jahr ihre Ausbildung ab, eine Anzahl, die den Personalmangel in den Einrichtungen nicht so schnell wie gewünscht kompensierte. Besonders in der stationären Altenpflege setzte sich daher in den 70er Jahren der Personalmangel trotz aller Bemühungen fort und die ersten Absolventinnen der neuen Ausbildung änderten daran wenig. So äußerte Haak 1969 in den Blättern zur Wohlfahrtspflege, dass in den Heimen endlich verstärkt Altenpflegerinnen eingesetzt werden müssten, eine jeweils einjährige theoretische und praktische Ausbildung sei angesichts der aktuellen Situation jedoch »völlig unrealistisch und weltfremd«. Auch für die 45- oder 50-jährigen Frauen, die eine »Fülle von Erfahrungen – auch pflegerischer Art – aus ihrem Familienleben mitbringen«, sei eine zweijährige Ausbildung unvorstellbar.[742] 1972 hieß es im Bericht des Ministers für Arbeit, Gesundheit und Soziales NRW: »Die Personalsituation ist in allen sozialen Bereichen seit vielen Jahren kritisch, nirgends aber ist wohl die Personalnot so groß, wie in den einzelnen Arbeitsgebieten der Altenhilfe. Für diese geradezu beängstigende Situation ist eine Reihe von Gründen verantwortlich (...)«. Und weiter: »[D]ie Anziehungskraft der einzelnen sozialen Berufe [ist] durchaus unterschiedlich. Die Altenhilfe steht dabei ganz sicher nicht vorn.«[743] Auch das Verhältnis zwischen Krankenpflege und Altenpflege änderte sich in den 70er Jahren wohl nicht. Exemplarisch dafür äußerte sich 1975 eine Praktikantin in der Zeitschrift Caritas: »Der Beruf der Altenpflegerin stellt sehr hohe seelische Anforderungen. Geistig muss man auf der Höhe sein. Man sollte sich in den alten Menschen hineinversetzen können. Es gibt aber auch Aufstiegschancen. Wenn man eine besondere und tüchtige Altenpflegerin ist, kann

---

740  Vgl. Heumer & Kühn 2010, S. 89–92.
741  Vgl. Zeitschrift Das Altenheim 1968, Nr. 9, S. 255.
742  Vgl. Haag 1969, S. 364.
743  Minister für Arbeit, Gesundheit und Soziales 1972, S. 87.

man in die große Krankenpflege aufsteigen.«[744] Auch wenn der Beruf explizit nicht als Hilfsberuf der Krankenpflege oder der Sozialarbeit, sondern als eigenständiger sozialpflegerischer Beruf konzipiert worden war, war er mit einem geringeren Ansehen und weniger Gehalt verbunden.[745]

Die bereits bestehende Konkurrenz des neuen Berufs zu den sozialen Berufen wurde zumindest formal schnell begrenzt. Zum Beginn der 70er Jahre akademisierte sich die Soziale Arbeit, indem dreijährige sozialpädagogische Studiengänge an Fachhochschulen eingerichtet wurden. Mit der Tätigkeit der Sozialen Berufe wurde ein besonderer Qualifizierungsanspruch erhoben, der zu einer Aufwertung der Sozialarbeit führte und im Gegenzug die sozialpflegerischen Aspekte des jungen Altenpflegeberufes auf einem niedrigen Niveau beließ. Angesichts der vergleichsweise kurzen theoretischen Ausbildungszeit konnten in der Altenpflegeausbildung nur wenige ausgewählte Inhalte sowohl der Sozialen Arbeit als auch der Krankenpflege unterrichtet werden, womit eine profunde Vermittlung von vertieftem Wissen kaum möglich war. Dem Anspruch, dass Altenpflegerinnen nicht als Hilfskräfte, sondern als eigenverantwortlich arbeitende Mitarbeiterinnen in Pflegeeinrichtungen eingesetzt werden sollten, war mit dieser Ausbildungskonstruktion schon wegen des Ausbildungsumfangs nur schwer zu entsprechen. Aus der Perspektive der Sozialen Arbeit war die Positionierung der Altenpflege als Hilfs- oder Anlernberuf damit vollzogen.

Die Regierungen der Bundesländer gestalteten die Ausbildungsrichtlinien für die Altenpflege vor dem Hintergrund der sozialpolitischen Lage, der jeweils verabschiedeten Altenpläne und der wissenschaftlichen Erkenntnisse der jungen Gerontologie, die sich vor allem auf die demographische Entwicklung der Bevölkerung bezogen (vgl. 5.3). Die Verantwortlichkeit für die Altenpflegeausbildung fiel je nach Interesse des Bundeslandes in den Zuständigkeitsbereich des Kultusministeriums oder des Ministeriums für Arbeit und Soziales. Der Deutsche Verein erkannte besorgt, dass die fortschreitende Diversifizierung der Regelungswerke kein berufliches Selbstverständnis aufkommen lasse, die Bewerbernachfrage negativ beeinflusse und den Fortbestand des Berufes gefährde.[746] Dabei hatten Interessensvertreter der Wohlfahrtsverbände vom Beginn der ersten Lehrgänge an, unter der Federführung des Deutschen Vereins, für eine bundesweite Vereinheitlichung der Ausbildungen gestritten, um die Attraktivität des Berufsbildes zu erhöhen und den Kreis der potenziellen Bewerber zu erweitern. Einerseits wurde die Auffassung vertreten, die Ausbildung solle als duale Ausbildung mit betrieblichen und schulischen Lernorten im Sinne des

---

744 Zeitschrift Caritas, Ausgabe Januar/ Februar 1975, S. 445, zitiert in Heumer & Kühn 2010, S. 102.
745 Vgl. Balluseck 1984, S. 194–195.
746 Vgl. Heumer & Kühn 2010, S. 105.

Berufsbildungsgesetzes ausgestaltet werden, andererseits wurden Anstrengungen unternommen, die Altenpflege ebenso wie die Krankenpflege als Heil- und Hilfsberuf unter ein spezielles Bundesgesetz zu stellen. Nach konstitutiven Sitzungen im Dezember 1978 und im Februar 1979 veröffentlichte der Deutsche Verein 1980 schließlich eine Empfehlung in der Hoffnung, auf diesem Wege einem vereinheitlichenden Bundesgesetz den Weg zu bereiten. In der Vorbemerkung zu dieser Empfehlung wurde darauf hingewiesen, dass die Einheitlichkeit des Berufsbildes durch die verschiedenen Bemühungen der Länder, mit der fachlichen Entwicklung Schritt zu halten, gefährdet sei. Die gegenseitige Anerkennung der Bildungsabschlüsse und die Flexibilität der Mitarbeiterinnen würden dadurch ebenfalls in Frage gestellt.[747] Weiter wies der Deutsche Verein darauf hin, dass das anfänglich bestehende Einvernehmen, der Altenpflege einen Status als sozialpflegerischen Beruf zu verleihen, nicht mehr gegeben sei. Er empfahl nachdrücklich, die Altenpflege als betriebliche Fachschulausbildung zu gestalten und sie den sozialen Berufen zuzuordnen.[748] Grundsätzlich blieb die Empfehlung bei einer Ausbildungsdauer von zwei Jahren. Der Umfang der theoretischen Ausbildung sollte jedoch von 700 Unterrichtsstunden auf 1.400 verdoppelt werden, wobei der medizinisch-pflegerische Anteil mit 600 Stunden sogar noch stärker als zuvor betont wurde. Der gerontologische Ausbildungsanteil sollte 200 Stunden umfassen und der rehabilitative Anteil, der auch soziale Aspekte subsumierte, ebenfalls 200 Stunden. Die sozialpflegerischen Anteile beschränkten sich indessen auf Ansätze zur Gestaltung von Beschäftigung und Freizeit.[749] Traditionell den öffentlichen und freien Trägern der Sozialen Arbeit verpflichtet, verfolgte der Deutsche Verein auf diese Weise seine eigenen Interessen an der Altenpflege und versuchte, so hat es den Anschein, erneut den Status eines sozialen Hilfsberufs unterhalb der Fachhochschulausbildung hervorzuheben, um damit zukünftig seinen Anspruch auf den Tätigkeitsbereich der Altenpflege zu erhalten. Wohl wissend, dass der Schwerpunkt der zukünftigen Anforderungen in der pflegerischen Grundversorgung für eine beständig wachsende Anzahl älterer Menschen liegen würde, die zudem unter begrenzten ökonomischen Bedingungen gesichert werden sollte, empfahl er eine entsprechende pflegerische Ausrichtung der Ausbildung in der Stundentafel, propagierte jedoch andererseits die Altenpflege weiter als einen vorrangig sozialen Beruf.[750]

Unabhängig von (verbands-) politischen Bemühungen waren die Anforderungen, mit denen die Altenpflegerinnen insbesondere in den stationären Ein-

---

747 Vgl. Nachrichtendienst des Deutschen Vereins 1980, S. 73–74.
748 Vgl. Nachrichtendienst des Deutschen Vereins 1980, S. 73–74.
749 Vgl. Heumer & Kühn 2010, S. 108.
750 Vgl. Nachrichtendienst des Deutschen Vereins 1980, S. 73–74 und Heumer & Kühn 2010, S. 105–106.

richtungen konfrontiert wurden, in dem wahrgenommen Pflege- und Unterstützungsbedarf der Bewohner begründet. Obwohl ambulante Einrichtungen in den 70er und 80er Jahren erstmals nach dem Krieg wieder an Bedeutung gewannen, stellten die stationären Einrichtungen zweifellos den größten Beschäftigungsbereich für die Altenpflege dar (vgl. 5.6). Die Anzahl der in den Heimen Beschäftigten stieg zeitgenössischen Schätzungen zufolge von etwa 45.000 in den frühen 60er Jahren auf 110.000 in den frühen 80er Jahren.[751] Das Zahlenmaterial aus dieser Zeit ist lückenhaft, denn die etablierte Länderhoheit für die Altenpflegeausbildung hat dazu geführt, dass über einen Zeitraum von annähernd 30 Jahren überwiegend länderspezifische Daten generiert wurden. Das konstatierte Personalwachstum, so lässt sich jedoch erkennen, ist dem Anwachsen des Pflegepersonals geschuldet, dessen Anteil am Gesamtpersonal absolut und relativ zunahm. Die Altenpflegerinnen, die noch zu Beginn der 70er Jahre einen vergleichsweise geringen Anteil an den Mitarbeiterinnen der stationären Altenpflege stellten, verdrängten bis zum Ende der 80er Jahre sukzessive die Krankenpflege aus der Position des am häufigsten vertretenen Berufs in den Altenheimen.[752] Bereits in den 70er Jahren nahm die Anzahl der älteren Menschen, gemessen an der Gesamtbevölkerung, spürbar zu und ihre Lebenserwartung stieg. Vor allem war ein Zuwachs der über 80-Jährigen zu verzeichnen, deren Zahl sich von 1955 bis 1980 mehr als verdoppelt hatte.[753]

Die in der stationären Altenpflege anfallenden Aufgaben beschrieb Balluseck nach einer Untersuchung in acht Altenheimen 1978 mit »Waschen«, »Betten«, »Essen verteilen«, »Füttern«, »Putzen« oder Tätigkeiten, »die eine besondere Qualifikation erfordern«, wie Medikamente stellen und verteilen, Katheter legen oder Blut abnehmen.[754] Ältere Menschen, die in ein Alten-/ Pflegeheim einzogen, so lässt sich folgern, hatten einen Pflegebedarf, der in existenziellen köperbezogenen Verrichtungen bestand und der Grad ihrer Pflegebedürftigkeit nahm tendenziell zu. Die Hilfe bei der Ernährung, Ausscheidung, Bewegung, Körperpflege sowie die Bereitstellung von Wohnraum und Sicherheit waren denn auch die vordringlichen Aufgaben des Pflegepersonals. Erst wenn darüber hinaus noch Ressourcen vorhanden waren, konnten soziale Bedürfnisse Berücksichtigung finden. Sie erschöpften sich in häufig wiederkehrenden Angeboten zur Beschäftigung oder Kommunikation.[755]

Um den Fragen nachzugehen, aus welchen Motiven sich Menschen für den Beruf entschieden und welche Vorschläge zur Gewinnung von Mitarbeiterinnen sich daraus ableiten lassen, wurde erstmals 1974 im Auftrag des Ministeriums

---

751 Vgl. André 1993, S. 214.
752 Vgl. André 1993, S. 215.
753 Vgl. Statistisches Bundesamt 2013b, S. 13.
754 Vgl. Balluseck 1984, S. 105.
755 Vgl. Balluseck 1984, S. 129.

für Jugend, Familie und Gesundheit von Viebahn, eine repräsentative Datenerhebung durchgeführt. Dabei wurden 1.545 Einrichtungen der Altenhilfe in der BRD in die Untersuchung einbezogen.[756] Dort arbeiteten 84 % Frauen und 16 % Männer, wobei fast die Hälfte der Männer in den Verwaltungen tätig war.[757] Von allen Mitarbeiterinnen waren 78 % in vollem Umfang und 21 % in Teilzeit beschäftigt.[758] Von den vollbeschäftigten Mitarbeiterinnen arbeiteten 46,5 % in der Hauswirtschaft, 39,1 % in der Pflege und 9,3 % in der Verwaltung, wobei sich je nach Art der Einrichtung (Pflegeheim oder Wohnheim) Unterschiede ergaben.[759] In einem Drittel der untersuchten Einrichtungen arbeiten Ordensschwestern, -brüder und Diakonissen, ihr Anteil an der gesamten Mitarbeiterschaft betrug 10,6 %.[760] Das Pflegepersonal bestand zur Hälfte (50,4 %) aus unausgebildeten Kräften, zu rund 30 % aus Krankenschwestern, zu 8 % aus Krankenpflegehelferinnen und nur zu 12 % aus Altenpflegerinnen.[761] Insgesamt beurteilte Viebahn den Ausbildungsgrad als niedrig, er unterscheide sich wesentlich von dem des Personals in Krankenhäusern.[762] 38 % des Pflegepersonals war älter als 50 Jahre, nur 18 % der Pflegenden waren unter 29 Jahre alt, sodass sich bereits Nachwuchsprobleme abzeichneten.[763] Befragt nach den Gründen für den Nachwuchsmangel, wurden die starke psychische Belastung (50,9 %), die ungünstigen Arbeitszeiten (46,9 %) und das schlechte Image der Altenpflege in der Öffentlichkeit (43,1 %) als maßgeblich angegeben.[764] Die befragten Heimleitungen beurteilten den Personalmangel als zweitgrößtes Problem in den Heimen: Die Belastungen, die aus den alltäglichen Konfrontationen mit den Sorgen und Nöten der alten Menschen erwachsen, waren ihrer Meinung nach der größte Auslöser für Probleme.[765] Die Arbeitsbedingungen wirkten dabei nicht entlastend. Erst 1974 wurde die wöchentliche Arbeitszeit von 42 auf 40 Stunden gesenkt, Dienste zu ungünstigen Zeiten wurden nur in etwa einem Viertel der Einrichtungen vergütet oder mit Freizeit abgegolten.[766] Nur 38,9 % der Einrichtungen hatten die Besoldung dem Bundesangestelltentarif angepasst. Das Pflegepersonal in Pflegeeinrichtungen wohnte zu 75–100 % in Zimmern oder Wohnungen der Einrichtung und entrichtete Zahlungen (150–200 DM

---

756  Vgl. Viebahn 1974, S. 42.
757  Vgl. Viebahn 1974, S. 67.
758  Vgl. Viebahn 1974, S. 70.
759  Vgl. Viebahn 1974, S. 66.
760  Vgl. Viebahn 1974, S. 75–76.
761  Vgl. Viebahn 1974, S. 81.
762  Vgl. Viebahn 1974, S. 247–249.
763  Vgl. Viebahn 1974, S. 83.
764  Vgl. Viebahn 1974, S. 103.
765  Vgl. Viebahn 1974, S. 113.
766  Vgl. Viebahn 1974, S. 124.

monatlich) für Kost und Logis.[767] Einfachste arbeitserleichternde Pflegehilfsmittel wie Steckbecken oder »Krankenheber« gab es zu Beginn der 70er Jahre nur in etwa jedem zweiten Heim, die Variable »keine Geräte« traf immerhin noch auf 32 % der Einrichtungen zu.[768] Die anfallende hauswirtschaftliche Versorgung, wie das Waschen der Wäsche, die Pflege der Räumlichkeiten und des Gartens, Einkauf, Lagerung und Zubereitung der Lebensmittel, wurden in der Regel jeweils hausintern vom Pflegepersonal verrichtet, Zentralisierung oder Ausgliederung waren selten.[769] Die Fluktuation in den Heimen war entsprechend hoch, die Fluktuationsrate (Ausgeschiedene in einem Jahr im Verhältnis zu den Beschäftigten) betrug 15 %.[770]

Welche Menschen bewarben sich in dieser Situation an den Altenpflegefachseminaren? Die von Viebahn dazu befragten Altenpflegeschülerinnen aus Nordrhein-Westfalen waren zu 80 % Frauen und zu 70 % älter als 30 Jahre.[771] Etwa 67 % der Frauen waren ledig, verwitwet oder geschieden und 30 % verheiratet.[772] 35 % der Schülerinnen und 49 % der Schüler hatten Kinder. Während der Ausbildungs-/ Arbeitszeiten ihrer Eltern waren 42 % der unter 15-jährigen Kinder ohne Betreuung allein zu Haus.[773] Gemessen an der Gesamtbevölkerung kamen die Altenpflegeschülerinnen häufiger aus kleinen, ländlichen Wohnorten und wohnten zu einem hohen Anteil in Wohnheimen der Fachseminare (43 %).[774] 76 % aller Altenpflegeschüler verfügten über den Volksschulabschluss, 14 % über die Mittlere Reife und nur knapp 2 % über das Abitur, wobei die männlichen Befragten im Durchschnitt über eine höhere Schulbildung verfügten als die auszubildenden Frauen.[775] 93 % der Auszubildenden, das legt auch die Altersstruktur nahe, waren schon vor ihrer Ausbildung berufstätig, ein Drittel davon im sozialen Bereich.[776] Die Väter der Auszubildenden waren zu 43 % Arbeiter und zu fast 28 % selbstständig, wobei die Anzahl der Landwirte, gemessen an der Gesamtbevölkerung, auffallend hoch war. Obwohl 1971 nur 1,8 % der Bevölkerung selbstständige Landwirte waren, hatten doch 15 % der befragten Schülerinnen einen Landwirt zum Vater.[777] Die Gruppe der Altenpflegeschülerinnen wich auch insofern von der Gesamtbevölkerung ab, als sie

---

767 Vgl. Viebahn 1974, S. 130.
768 Vgl. Viebahn 1974, S. 126.
769 Vgl. Viebahn 1974, S. 127.
770 Vgl. Viebahn 1974, S. 94.
771 Vgl. Viebahn 1974, S. 146.
772 In der Gesamtgesellschaft lebten 38 % der Frauen allein. Der hohe Anteil ist als Kriegsfolge zu werten, vgl. Viebahn 1974, S. 15.
773 Vgl. Viebahn 1974, S. 152–153.
774 Vgl. Viebahn 1974, S. 154.
775 Vgl. Viebahn 1974, S. 157.
776 Vgl. Viebahn 1974, S. 160–161.
777 Vgl. Viebahn 1974, S. 158–160.

mehr Katholiken und weniger Protestanten aufwies, insgesamt 67 % der Schülerinnen gehörten der katholischen Kirche an, allerdings überwog auch der Anteil der katholischen Trägereinrichtungen in der Befragung. Ebenfalls 67 % der Schülerinnen gaben an, dass ihnen ihre Religion sehr wichtig oder wichtig ist.[778] Für 70,2 % der Befragten war der Wunsch, anderen zu helfen, der wichtigste Auslöser für die Berufswahl, für 30 % spielte es zusätzlich eine Rolle, dass sie in der Arbeit mit vielen Menschen zusammenkommen. Daneben waren auch pragmatische Motive bedeutsam, wie der Wunsch nach einer abgeschlossenen Berufsausbildung (33 %) oder die Hoffnung, längerfristig Arbeit zu finden, vermutlich im Zusammenhang mit der Überlegung, dass infolge des andauernden Fachkräftemangels in der Altenpflege ein sicherer Arbeitsplatz zu finden sei (24 %).[779] Viebahn merkte dazu an, dass die auffällige »ethisch-altruistische« Motivation und ein bemerkenswerter Anteil religiöser Motive die Altenpflege fundamental von anderen Berufsgruppen unterscheide.[780] 51 % der Befragten empfanden die erlebten Arbeitsbedingungen in der Altenpflege im Vergleich zu anderen ihnen bekannten Berufen als schwerer und ihren Verdienst im Vergleich zu Sozialarbeitern und Krankenschwestern als gering. Gegenüber diesen Berufen sahen sie sich einer 6–10 Mal höheren seelischen Belastung ausgesetzt.[781] Als Argumente gegen die Berufswahl nannten sie vor allem die niedrige Bezahlung (41 %), die ungünstigen Arbeitszeiten (40,4 %) sowie das schlechte Ansehen des Berufs (39 %). Als positive und schließlich wohl auch entscheidende Merkmale für die Berufswahl wurden die Pflegetätigkeit an sich (89,5 %) und die Notwendigkeit, viel Verantwortung zu tragen (60,5 %), genannt.[782] Finanzierten die Schülerinnen der ersten Lehrgänge ihre Ausbildungen überwiegend selbst, gaben nun 62 % der Befragten an, dass das Arbeitsamt für ihre Lehrgangskosten aufkommt, 31 % wurden auch darüber hinaus für ihren Lebensunterhalt vom Arbeitsamt unterstützt.[783]

Mit dem Versuch, auf der Grundlage des Datenmaterials von Viebahn eine typische Altenpflegeschülerin der 70er Jahre zu beschreiben, die alle am häufigsten genannten Merkmale in sich vereint, erscheint das Bild einer Frau, die aus einer katholischen Arbeiter- oder Bauernfamilie kommt und die Volks-/Hauptschule absolviert hat. Ihre Mutter hat sie ausschließlich als Hausfrau erlebt. Nach ihrer Schulausbildung hat sie bereits an unterschiedlichen Stellen im hauswirtschaftlich-sozialen Bereich gearbeitet. Sie ist nun im mittleren Alter, alleinstehend und empfindet den Wunsch, in einem anderen Arbeitsbereich

---

778  Vgl. Viebahn 1974, S. 147.
779  Vgl. Viebahn 1974, S. 172.
780  Vgl. Viebahn 1974, S. 173.
781  Vgl. Viebahn 1974, S. 219.
782  Vgl. Viebahn 1974, S. 215–216.
783  Vgl. Viebahn 1974, S. 262.

tätig zu werden, auch aus gesundheitlichen Gründen und weil sie ihren Arbeitsplatz als unsicher einschätzt. Sie orientiert sich auf ihrer Suche an den Berufen, in denen sie schon über Erfahrungen verfügt und entscheidet sich für die Altenpflege, weil für die Krankenpflegeausbildung in der Regel ein Realschulabschluss vorausgesetzt wird. Sie verlässt die Umgebung eines Dorfes oder einer Kleinstadt, um für die Zeit der Ausbildung im Wohnheim des Fachseminars zu wohnen. Sie hat sich auch für diese Ausbildung entschieden, weil sie ein Bedürfnis nach Sozialkontakten hat, und vermutet, in der Altenpflege viel mit Menschen in Kontakt zu kommen. Sie möchte Menschen helfen und hat eine ausgesprochen karitative Einstellung, die auch religiös motiviert ist. Außerdem hofft sie, mit der Ausbildung zukünftig einen sicheren Arbeitsplatz und damit ein sicheres Einkommen zu erhalten. Diese Gründe führen zur Berufswahl, obwohl sie weiß, dass sie im Alten(pflege)heim auf belastende Arbeitsbedingungen treffen wird, ihre Bezahlung niedrig bleibt und der Beruf bei ihren Freunden und Verwandten nicht sehr angesehen ist. Sie verfügt über die ihrer Meinung nach wichtigsten Fähigkeiten zur Ausübung des Berufes: die Bereitschaft, Opfer zu erbringen und Verantwortung zu tragen. Mit älteren Menschen assoziiert sie vor allem Hilfsbedürftigkeit und nachlassende Sozialkontakte.

Die Berufsverbände reagierten spät auf die Entwicklung der Altenpflege. Nach einigen Umgestaltungen und der Überwindung struktureller und rechtlicher Probleme, wurde der Deutsche Schwesternverband (DSG) 1973 in den Deutschen Berufsverband für Krankenpflege (DBfK) umgewandelt.[784] 1979 gründete sich eine Fachgruppe Altenpflege im DBfK, die sich vor allem auch dafür einsetzte, Krankenpflege und Altenpflege einander anzugleichen. Es sollte allerdings bis 1991 dauern, ehe diese Bemühungen auch mit dem Namen deutlich nach außen getragen wurden und sich die »größte berufsständische Interessenvertretung der Krankenpflege«[785] umbenannte, um den heutigen Namen Deutscher Berufsverband für Pflegeberufe (unter Beibehaltung des Kürzels DBfK) anzunehmen.[786] 1974 gründete sich darüber hinaus der Deutsche Berufsverband für Altenpflege (DBVA), um die speziellen Interessen der Altenpflegerinnen in anderer Weise zu vertreten, als es für sie im DBfK möglich erschien.[787]

---

784 Elster & Deutscher Berufsverband für Pflegeberufe 2013, S. 246–249.
785 DBfK 2010, S. 1.
786 Vgl. DBfK 2010.
787 Vgl. DBVA 2014.

## 6.5    1980er Jahre: Zwischen »Pflegenotstand« und Ganzheitlichkeit

In den 80er Jahren war die wirtschaftliche Situation geprägt von zunehmender Arbeitslosigkeit und Staatsverschuldung. Im Zuge der damit verbundenen Konsolidierung wurden restaurative Familienbilder ideologisch aufgewertet und Verantwortung für die Versorgung der älteren Menschen in die Familien zurückgegeben (vgl. 5.6). Dabei war die Versorgung pflegebedürftiger alter Menschen ohnehin in den Familien verankert und wurde nur partiell durch beruflich Pflegende und Leistungen des Bundessozialhilfegesetzes ergänzt. 1980 wurden 86 % der Pflegebedürftigen von ihren Angehörigen gepflegt und lediglich 4 % durch beruflich Pflegende.[788] Obwohl die Anzahl examinierter Altenpflegerinnen langsam anstieg, blieb die Situation in der stationären Altenpflege, die bisher durch mangelnde Qualität und chronischen Personalmangel gekennzeichnet war, auch in den 80er Jahren problematisch. Die Zahl der Fachseminare hatte sich in der Zeit von 1968 bis 1975 von 40 auf 86 mehr als verdoppelt und war bis zum Jahr 1988 auf 243 Fachseminare angestiegen.[789] Die schätzungsweise etwa 4.800 Schülerinnen, die jährlich ihre Ausbildung abschlossen, reichten jedoch weiterhin nicht aus, um den Personalbedarf zu decken.[790] Mit der Verabschiedung der Länderrichtlinien (vgl. 6.3) wuchs der Bekanntheitsgrad der Altenpflege allmählich und die Ausbildung wandelte sich langsam von einem Umsteigerberuf zu einer Erstausbildung. Während nach der Untersuchung Viebahns noch 93 % der befragten Schülerinnen vor ihrer Ausbildung schon berufstätig gewesen waren[791], waren Studien aus Niedersachen zufolge 1977 nur noch ein Drittel Umschülerinnen. Entsprechend sank das Durchschnittsalter der der Schülerinnen (34 % waren älter als 33 Jahre). Die Daten der Länder verdeutlichen aber auch, dass sich das Geschlechterverhältnis nicht veränderte: Der Anteil der Frauen in der Ausbildung bewegte sich stets zwischen 80 und 90 %.[792]

Schulz-Nieswandt und Rürup mahnten infolge des nicht eingedämmten Personalmangels schwerwiegende Defizite in der Pflege an. Allein aus quantitativer Sicht reiche die Kapazität der eingeforderten Pflegeleistung nicht aus, um

---

788  Vgl. Heumer & Kühn 2010, S. 88.
789  Vgl. Deutsches Zentrum für Altersfragen 1988: Synopse der Verordnungen und Erlasse.
790  Aufgrund fehlender landesweiter Daten wurden hier einfach einzügig ausbildende Fachseminare und Lehrgänge mit jeweils 20 Schülerinnen pro Ausbildungsjahr zugrunde gelegt. Der Studie BEA zufolge bildete noch 2006 der überwiegende Anteil der Schulen in dieser Größenordnung aus, vgl. Görres, Panter & Mittnacht 2006, S. 33–36.
791  Vgl. Viebahn 1974, S. 160.
792  Vgl. Schmidt & Schöberle 1978, S. 48, zitiert in Balluseck 1984, S. 196 und André 1993, S. 222–223.

den gewohnten Pflegestandard weiterhin sicherzustellen. Zur Entlastung der Alten- und Pflegeheime seien auch die ambulanten und teilstationären Angebote längst nicht ausreichend entwickelt. Als Gründe für den Personalmangel wurde die fortschreitende Alterung der Bevölkerung angesehen, die zu einer Zunahme der Anzahl alter und hochaltriger Menschen führt, die stationär versorgt werden und deren Pflegebedarf sich zugleich überproportional erhöht.[793] Mitte der 80er Jahre verschärfte sich der bis zu dem Zeitpunkt nicht annähernd bewältigte Mangel an Pflegepersonal und machte mit dem Begriff »Pflegenotstand« Schlagzeilen. Der eklatante Personalmangel führte nicht nur zur Arbeitsüberlastung und zu einem erstmals beklagten »Ausbrennen« der Mitarbeiterinnen in den Heimen, sondern auch zu einem Anwerben von polnischen, tschechischen oder ungarischen Pflegerinnen zum Einsatz in der Altenpflege.[794]

Die hohen Anforderungen an die Pflegenden in der stationären Altenpflege waren nur zum Teil in den mangelnden Ressourcen begründet, zusätzlich stellten in den 80er Jahren in der Krankenpflege entwickelte Pflegeverständnisse auch die Altenpflegerinnen vor Herausforderungen. Krankenpflege, lange ein Dienst, der »Berufung« erforderte, war in den 70er und 80er Jahren bereits deutlich zu einem Dienstleistungsberuf avanciert, an den gleiche Maßstäbe angelegt wurden wie an andere Berufe; dazu gehörten ein festgelegtes Qualifikationsniveau der Ausbildung, geklärte Arbeitszeiten und geregelte Entgelte. Die Nachteile einer Krankenpflege, die sich der Medizin unterordnen musste und den Bedingungen einer zunehmend technisierten, funktional fragmentierten und verrichtungsorientierten Logik folgte, wurden spätestens in den 80er Jahren offenkundig.[795] Die Versorgung der Patienten wurde arbeitsteilig von unterschiedlichen Beschäftigten übernommen und die Ausrichtung der Pflegeorganisation an zeitökonomische Kriterien führte zu Arbeitsverdichtungen. Die Logik des ökonomischen Feldes hatte sich in einen Bereich verlagert, der lange dem christlichen Ethos einer (scheinbaren) Uneigennützigkeit gefolgt war und löste nun Konflikte aus. Pflegeverständnisse und Werthaltungen, die die Bedürfnisse der Patienten stärker fokussieren, wurden (wieder) diskutiert und eingefordert. Orientierung boten angloamerikanische Erklärungsansätze und Pflegetheorien der 50er und 60er Jahre, die Pflege als eine »Kunst«[796] beschrieben, die nur mit einer be-

---

793  Vgl. Schulz-Nieswandt & Rürup 1990, S. 25–33.

794  Vgl. Zeitschrift Altenpflege Nr. 190, S. 165f, zitiert in André 1993, S. 223. Das Anwerben ausländischer Pflegekräfte in Zeiten gravierenden Personalmangels ist nicht neu. Bereits in den 60er Jahren wurden vorzugsweise in Korea und auf den Philippinen Krankenschwestern von deutschen Kliniken angeworben, vgl. Elster & Deutscher Berufsverband für Pflegeberufe 2013, S. 207–209.

795  Vgl. Kreutzer 2014, S. 262.

796  Als Beispiel dient hier Dorothea Orem 1997, S. 7: »Pflege ist eine Kunst, durch die der Pflegende (…) Personen mit Einschränkungen spezielle Unterstützung gewährleistet (…). Einen Patienten zu pflegen ist somit eine didaktische Kunstfertigkeit.«

stimmten Gestaltung der Interaktion zwischen Pflegenden und Pflegebedürftigen gelingen kann und auf umfassendes Wohlbefinden, die Bewältigung von Beeinträchtigungen und Lebensqualität ausgerichtet ist. Es entstanden Pflegekonzepte, die auf »Ganzheitlichkeit« und Prozessorientierung ausgerichtet waren und neben der kurzfristigen Wiederherstellung physischer Gesundheit auf psychische, soziale oder spirituelle Integrität zielten. Inwieweit holistische Pflegeverständnisse der traditionellen christlichen Krankenpflege der Diakonissen oder Ordensfrauen einfach wiederbelebt wurden oder sich vor dem Hintergrund neuer Erkenntnisse und säkularisierter Einstellungen andere Pflegeverständnisse entwickelten, wird weiter zu untersuchen sein.

Im Wesentlichen durch ein von den Schweizerinnen Fiechter und Meier 1981 publiziertes Lehrbuch wurde neben der Diskussion ganzheitlicherer Pflegekonzepte das Pflegeprozessmodell zur Beschreibung und Strukturierung pflegerischer Arbeit bekannt. Der pflegerische Arbeitsablauf ist demnach in vier Phasen zu unterteilen und stellt einen sich zyklisch fortsetzenden Prozess dar: Nach der Erhebung des Pflegebedarfs (Assessment) erfolgen die Planung und die Aushandlung der entsprechenden Pflegemaßnahmen, die Durchführung der Maßnahmen (Implementation) und schließlich die Bewertung der Wirkung der Pflegemaßnahmen (Evaluation), um im Anschluss und bei Bedarf erneut in den Prozess einzusteigen.[797] Mit der Forderung nach der Umsetzung dieses Modells wurde Pflegehandeln als gedanklich zu antizipierende Problemlösung betrachtet. Pflege sollte nicht nur auf aktuell wahrgenommene Hilfebedarfe reagieren, sondern geplant, abgestimmt, danach durchgeführt und überprüft werden. Damit entstand die Notwendigkeit, pflegerische Arbeit zu reflektieren und sie einer konsentierten Bestimmung zuzuführen. Kriterien zur Planung und Überprüfung wurden eingefordert. Vor allem aber war es notwendig, subjektive Verständnisse von Pflege in ein allgemeingültiges Verständnis zu überführen und damit das Pflegehandeln, das nicht auf wissenschaftlichen Erkenntnissen oder definierten Verantwortungsbereichen basierte, in einen plausiblen Begründungszusammenhang zu stellen. Als Medium dieser Verständigung über Gegenstand, Leitbild und Bedingungen der Pflege konnte zum Beispiel der Begriff der Ganzheitlichkeit dienen. Die (Re-) Konstruktion von Pflegeverständnissen, in Abgrenzung zur erlebten Pflegepraxis, war bedeutsam, weil sie der Krankenpflege dazu verhalf, mit eigener Stimme eine Standortbestimmung vorzunehmen und Qualifizierungsansprüche zu formulieren, die Selbstbestimmung und Verantwortlichkeit für identifizierte pflegerische Aufgaben beinhalteten. Damit ist ein Professionalisierungsdiskurs initiiert worden, der die Akademisierung in den 90er Jahren befördert hat.

Das Krankenpflegegesetz wurde 1985 erneut novelliert und der theoretische

---

797 Vgl. Fiechter & Meier 1981.

Anteil der Ausbildung von mindestens 1.200 Stunden auf 1.600 Stunden erweitert. Dieser Anteil wurde ergänzt durch 3.000 Ausbildungsstunden in der Praxis, sodass die Ausbildungszeit von drei Jahren erhalten blieb. Mit diesem Gesetz wurde im § 4 erstmals ein umfassendes Ausbildungsziel formuliert und präzisiert. Das dort definierte Ausbildungsziel der »Befähigung zur sach- und fachkundigen umfassenden, geplanten Pflege des Patienten«[798] wurde mit dem Pflegeprozessmodell assoziiert und galt als besonders innovativ.

Die im Vorfeld der Gesetzesnovelle geführten Diskussionen in der Krankenpflege wurden in der Altenpflege aufgegriffen und geteilt. In der Altenpflege war es noch nicht gelungen, ein eigenes Berufsprofil zu entwickeln; Altenpflegerinnen nahmen sich aufgrund der übernommenen Aufgaben vermutlich selbst eher als Angehörige eines Pflegeberufs wahr denn als Angehörige sozialpflegerischer Berufe und orientierten sich an der Krankenpflege, der sie eine höhere soziale Position einräumten. Die Diskussionen zur »Ganzheitlichkeit« und das Pflegeprozessmodell trafen einerseits auf ein sich differenzierendes Altersbild, das die Potenziale insbesondere des »dritten« Alters betonte. Anderseits bildeten sie einen Gegensatz zu dem eklatanten Personalmangel in den Einrichtungen und den sozialpolitisch motivierten Forderungen zur Übernahme individueller und familiärer Verantwortung (vgl. 5.6). Die Pflegekonzepte wurden insofern auf die Pflege alter Menschen übertragen, als ein defizitorientiertes und somit reaktives Pflegehandeln durch einen aktivierenden Pflegeprozess abgelöst werden sollte. Der Pflegeprozess sollte dazu dienen, Ressourcen stärker wahrzunehmen und zu nutzen, damit die alten Menschen befähigt würden, aktiv und sozial integriert zu leben. Das Diakonische Werk veröffentlichte 1984 in einer Grundlegung, die Aufgabe der Altenpflege sei es »dem gesunden wie dem pflegebedürftigen alten Menschen die fachlich richtige und notwendige Beratung, Betreuung und Pflege« in den unterschiedlichen Settings zukommen zu lassen. »Damit leistet der Altenpfleger eine ganzheitliche Hilfe, die für das körperliche, geistige und seelische Wohlbefinden Sorge trägt.«[799] Die veränderten Pflegeverständnisse und die damit verbundenen, verändert wahrgenommen Bedürfnisse der alten Menschen dienten als Argument dafür, die bestehenden Ausbildungen zu hinterfragen. Die Ausbildungszeit von zwei Jahren reiche nicht länger aus, um die notwendigen Inhalte zu vermitteln. Das Diakonische Werk berief sich, ebenso wie andere Träger, auf die Empfehlung des Deutschen Vereins von 1980 und forderte, Umfang und Inhalt der Ausbildung auszuweiten. Das Ziel sei es, »auf eine dreijährige Ausbildung zuzusteuern«[800]. Außerdem wurde eine Anhebung der Eingangsvoraussetzungen vom Haupt-

---

798 Vgl. KrPflG 1985, § 4 Abs. 1.
799 Diakonisches Werk der Evangelischen Kirche in Deutschland 1984, S. 16.
800 Diakonisches Werk der Evangelischen Kirche in Deutschland 1984, S. 38.

schulabschluss nach neun Jahren hin zum Realschulabschluss diskutiert und ebenso eine endgültige Festlegung der Schulform.[801]

Diese Entwicklungen und resultierende Forderungen der Berufsvertreter standen nicht im unmittelbaren Zusammenhang mit den oben skizzierten, vom »Pflegenotstand« geprägten Arbeitsbelastungen in den Altenpflegeeinrichtungen. Die gestiegenen Anforderungen sowie unveränderte Personalschlüssel und Qualifizierungen beförderten unmittelbare, reaktive Hilfeleistungen und somit eine verwahrende, funktionalisierte Pflege in den Heimen, die mit der diskutierten »ganzheitlichen«, geplanten, prozesshaften Pflege wenig gemein hatte. Schulz-Nieswandt und Rürup forderten daher noch 1990, die Tradition der Armenfürsorge endlich von der Altenpflege abzulösen. Sie erkannten, dass der »Pflegenotstand« ein Verteilungsnotstand war. Der Grad der Lebensqualität im Alter war demnach auch in den 80er Jahren genauso hoch, wie die Bereitschaft der Gesellschaft, dafür zu zahlen.[802] Finanzielle Mittel aus anderen Systemen müssten zur Versorgung der alten Menschen aufgewendet werden, um die Situation zu verändern. Mit der Umverteilung von einer sozialversicherungsgestützten, privatisierten Altersfinanzierung in eine verpflichtende Pflegerisikoabsicherung sollte wenig später eine Lösung geschaffen werden (vgl. 5.8).

Befördert durch die Empfehlung des Deutschen Vereins von 1980[803] und die öffentliche Aufmerksamkeit, die die Situation in den Alten- und Pflegeheimen auf sich zog, initiierten die Länder Reformen der Ausbildungsregelungen. Um den Beruf der Altenpflege attraktiver zu gestalten und dem Personalmangel endlich mit Absolventen in ausreichender Anzahl begegnen zu können, erließen sie, wiederum in unterschiedlicher Weise, anspruchsvollere Ausbildungsverordnungen. Damit standen nun nicht nur länderspezifische Richtlinien nebeneinander, sondern darüber hinaus Regelungen der ersten, der zweiten und sogar der dritten Generation, sodass die Differenzierungen tendenziell zunahmen. 1984 und 1985 verabschiedeten die Kultusminister sowie die jeweils zuständigen Arbeits- und Sozialminister der Länder daraufhin eine Rahmenvereinbarung, in der rudimentäre Grundlagen der Altenpflegeausbildung vereinheitlicht und eine gegenseitige Anerkennung der erteilten staatlichen Examen gewährleistet wurde. Demnach dauerte die Ausbildung mindestens zwei Jahre, einschließlich des Berufspraktikums, und die Eingangsvoraussetzung war der Hauptschulabschluss. Absolventinnen ermöglichte die Rahmenvereinbarung immerhin länderüberschreitende berufliche Mobilität.[804]

In Nordrhein-Westfalen wurde 1988 eine überarbeite Rahmenrichtlinie auf-

---

801  Vgl. Diakonisches Werk der Evangelischen Kirche in Deutschland 1984, S. 34–36.
802  Vgl. Schulz-Nieswandt & Rürup 1990, S. 35.
803  Vgl. Nachrichtendienst des Deutschen Vereins 1980, S. 73–74.
804  Vgl. Büker 1995, S. 123–124.

gelegt. Wie auch in Schleswig-Holstein und in Baden-Württemberg wurde damit die Ausbildungszeit von zwei auf drei Jahre verlängert. Die Anzahl der theoretischen Unterrichtsstunden umfasste nun 1.800 Stunden, die der praktischen Ausbildung 1.200 Stunden, ein einjähriges Berufspraktikum im dritten Ausbildungsjahr schloss sich an. Der Lehrplan war nicht mehr nach verschiedenen Fachdisziplinen strukturiert, sondern er enthielt fünf Fachbereiche (Medizin und Pflege, Soziale Gerontologie, Prävention und Rehabilitation, Rechtskunde sowie Allgemeine Grundlagen und Berufskunde).[805] Die Inhalte waren in geringerem Maße der Krankenpflege entlehnt als zuvor, stattdessen orientierten sie sich an ausgewählten, relevanten medizinischen, psychologischen oder sozialwissenschaftlichen Erkenntnissen, die den Fachbereichen zugeordnet waren. Anstelle von Sozialarbeitern/ Sozialpädagogen konnten nach der neuen Regelung erstmals auch staatlich anerkannte Altenpflegerinnen die Leitung eines Fachseminars übernehmen. Pädagogische Qualifizierungen wurden jedoch auch weiterhin weder für die Lehrenden noch für die Ausbildungsleitungen eingefordert.[806]

Der Umfang der Altenpflegeausbildung war mit diesen Ausbildungsreformen, denen sich weitere Bundesländer anschlossen,[807] erstmals dem der Krankenpflege angenähert und damit folgte schrittweise auch eine Gleichstellung der Entlohnung. Noch 1984 schrieb Balluseck:

> »Die Bezahlung der Altenpfleger liegt unter der von Krankenschwestern/ -pflegern und über der von Krankenpflegehelfern. Während Altenpflegerinnen bis noch zum Ende der 80er Jahre zumindest in den etwa 40 % der Einrichtungen, die nach dem BAT bezahlten, mit einer Vergütung nach BAT Gruppe VII eingestellt wurden, erhielten eingestellte Krankenschwestern BAT Gruppe V.«[808]

Zum Ende der 80er Jahre wurde die Vergütung der Altenpflegefachkräfte bei verschiedenen Trägern angeglichen, eine Ausbildungsvergütung wie in der Krankenpflege wurde jedoch weiterhin nicht gezahlt. Obwohl einige Bundesländer begannen, das Schulgeld in den Fachseminaren abzuschaffen, erhielten die Schülerinnen erst in ihrem Berufspraxisjahr ein Entgelt.[809] Aufgrund der mangelnden Ressourcen werden sich die Träger der privaten Einrichtungen in weiten Teilen dieser Lohnpolitik angepasst haben.

---

805 Vgl. Runderlass des Ministeriums für Arbeit, Gesundheit und Soziales des Landes NRW, zitiert in Heumer & Kühn 2010, S. 139.
806 Vgl. Heumer & Kühn 2010, S. 140–142.
807 Eine Synopse der länderspezifischen Ausbildungsverordnungen und -zeiten, ermittelt durch eine Länderumfrage mit dem Stand von 1995, findet sich in Büker 1995, S. 118f.
808 Balluseck 1984, S. 196.
809 Vgl. André 1993, S. 221.

## 6.6    1990er Jahre: Zwischen »Qualifikationsnotstand« und Kompetenzorientierung

Nachdem auch zum Ende der 80er Jahre der »Personalnotstand« in der Altenpflege nicht eingedämmt und schon gar nicht aufgehoben worden war, der
weiterhin steigende Bedarf an pflegerischer Versorgung aber nicht mehr ignoriert werden konnte (vgl. 5.7), wurden Forschungsprojekte initiiert, um das
Dilemma zu analysieren und vor dem Hintergrund der Ergebnisse endlich Lösungswege zu entwickeln. Nach der Durchführung mehrerer kleinerer Studien[810]
ergriff der Minister für Arbeit, Gesundheit und Soziales des Landes Nordrhein-
Westfalen, Franz Müntefering, 1991 die Initiative und beauftragte eine Pilot-
studie: »Motivationsanalyse von derzeitigen, ehemaligen und potenziellen Altenpflegekräften. Ein Beitrag zur Personalbindung und Personalgewinnung in
der Altenpflege«. Er erkannte, dass die politische Kraft der alten Menschen mit
ihrer Anzahl wächst und die Altenpolitik damit an Bedeutung gewinnt. Eine
zufriedenstellende Versorgung dieser Bevölkerungsgruppe könne nur noch
gelingen, so Müntefering, wenn dafür schnell eine ausreichende Anzahl von
Mitarbeitern qualifiziert wird. Schulgeldfreiheit, Ausbildungsvergütung sowie
Fort- und Weiterbildungsgesetze könnten zur »Normalisierung« der Strukturen
beitragen.[811] Neben dem grundsätzlichen Problem des quantitativen Fachkräftemangels wurde nun auch das bisher weniger beachtete Problem der geringen
Verweildauer im Beruf genauer betrachtet. Obwohl repräsentative Daten bislang
nicht vorlagen, ging die Forschungsgruppe im oben genannten Projekt zur
Motivationsanalyse von einer durchschnittlichen Verweildauer der Fachkräfte
von vier bis fünf Jahren in der Altenpflege aus.[812]

### 6.6.1   Motivation und Belastung der Altenpflegeschülerinnen

Nach der Untersuchung in NRW legte das Bundesinstitut für Berufsbildung eine
bundesweite Längsschnittuntersuchung mit dem Titel »Altenpflege – eine Arbeit
wie jede andere? Ein Beruf fürs Leben?«[813] auf, die 1994 abgeschlossen wurde. Sie
kann als erste bundesweite Erhebung nach der Untersuchung Viebahns von 1974
gelten. Im Rahmen dieser Studie befragten Becker und Meifort den gesamten
Ausbildungsjahrgang 1992 in mehr als 300 westdeutschen Altenpflegeschulen

---

810  Eine Übersicht über entsprechende Studien im Zeitraum von 1984–1994 gibt Reschl-
     Rühling 1998, S. 110–120.
811  Vgl. Ministerium für Arbeit, Gesundheit und Soziales des Landes NRW 1992, Vorwort.
812  Vgl. Ministerium für Arbeit, Gesundheit und Soziales des Landes NRW 1992, S. 16.
813  Vgl. Becker & Meifort 1997.

zum Ende ihrer Ausbildung im Jahr 1992 und zum Ende ihres ersten Berufs-
jahres im Jahr 1993. Die Ergebnisse differenzierten und komplettierten jene der
weniger umfangreichen vorausgegangen Studien, ohne sie grundsätzlich zu
widerlegen. Demzufolge waren 1992 85 % der Auszubildenden Frauen, in der
Studie Viebahns waren es 84 %.[814] Obgleich also das Geschlechterverhältnis sich
nicht wesentlich verändert hatte, verjüngte sich die Altersstruktur der Schülerinnen im Vergleich zu den 70er Jahren deutlich; die Anzahl im Alter bis 26 Jahre
hatte um etwa 10 % zugenommen. Dennoch waren auch zu Beginn der 90er Jahre
45 % der Schülerinnen älter als 30 und 34 % älter als 35 Jahre.[815] Während Frauen
besonders häufig nach der Beendigung ihrer Schulzeit im Alter bis 20 Jahren und
nach einer Familienphase im Alter über 30 Jahren die Ausbildung begannen,
kamen Männer eher im Alter zwischen 20 und 30 Jahren aus subjektiv unbe-
friedigenden, nicht selten gescheiterten Berufskarrieren oder aus einer Phase
der Arbeitslosigkeit in die Altenpflegeausbildung.[816] Das Niveau der schulischen
Vorbildung hatte sich in den vergangenen 20 Jahren deutlich gesteigert. Waren in
den 70er Jahren noch 76 % aller Altenpflegeschülerinnen Volksschulabsolven-
tinnen und 14 % Realschulabsolventinnen, verfügten 1992 45 % über einen
Hauptschulabschluss und 35 % über die Mittlere Reife. Dabei wiesen die Männer, wie schon zuvor, einen etwas höheren Bildungsgrad auf als die Frauen.
Obwohl zunehmend auch Schulabgänger mit mittleren und höheren Bildungsabschlüssen in die Ausbildungen kamen, veranlassten weitere Ergebnisse der
Befragung Becker und Meifort dazu, die Altenpflege als »Restarbeitsmarkt« zu
bewerten. Denn entgegen der Darstellung der Vertreter einzelner Bundesländer
gaben in der bundesweiten Erhebung 59 % aller Befragten an, vor der Altenpflegeausbildung schon andere Ausbildungen begonnen zu haben. 52 % finanzierten die Altenpflegeausbildung als Umschulung auf der Grundlage des Ar-
beitsförderungsgesetzes. 35 % dieser Schülerinnen hatten die vorangegangenen
Ausbildungen abgebrochen, sodass Becker und Meifort davon ausgingen, dass
für über die Hälfte aller Teilnehmerinnen die Altenpflegeausbildung eine »zweite
Wahl« darstellte und ein bemerkenswerter Anteil von ihnen mit »problematischen beruflichen Sozialisationen« zu kämpfen habe.[817]

Wie schon in der »Motivationsanalyse« in Nordrhein-Westfalen und anderen
Studien konnte auch in der Untersuchung von Meifort und Becker eine ent-
scheidend primäre/ intrinsische Motivation zur Berufswahl festgestellt werden.
Zwischen 80 und 95 % aller Befragten nannten als wichtigste Gründe für ihre
Berufswahl, dass sie alten Menschen helfen wollen, dass sie Kontakt zu Men-

---

814 Vgl. Viebahn 1974, S. 67.
815 Vgl. Becker & Meifort 1997, S. 80–82.
816 Vgl. Becker & Meifort 1997, S. 84–85.
817 Becker & Meifort 1997, S. 88.

schen haben möchten, dass sie sinnvolle und abwechslungsreiche Arbeit ausführen und soziale Verantwortung übernehmen möchten. Extrinsische/ sekundäre Motivation spielte auch hier eine nachrangige Rolle. Dazu gehörte die Chance auf einen sicheren Arbeitsplatz, Fortbildungsmöglichkeiten und die Aussicht darauf, überhaupt wieder einen Beruf ergreifen zu können. Als exemplarisch kann die Aussage einer Altenpflegerin aus Nordrhein-Westfalen gelten:

> »Ich wollte mit Menschen arbeiten. Ich wollte eigentlich Krankenschwester werden. Beim Vergleich eines kurzen Praktikums im Krankenhaus und eines längeren [im Altenheim, A. d. V.] entschied ich mich für Konstanz und persönlichen Kontakt zu den Bewohnern. Ich wollte Ihnen das geben, was sie brauchen, wenn sie hilfsbedürftig sind.«[818]

Die erhobenen freien Kommentare der Motivationsanalyse in Nordrhein-Westfalen 1992 verdeutlichten ferner, dass die Befragten »Spaß an der Arbeit mit alten Menschen« oder »familiäre, nahe Kontakte« erleben wollten, dass sie »Sinn finden« wollten und sich dafür entschieden hatten »lieber mit Menschen als mit Sachen oder Maschinen zu arbeiten«.[819]

Becker ging davon aus, dass die Berufswahlmotive der Schülerinnen nicht auf einer realistischen Situationseinschätzung beruhten. Eine rationale Auseinandersetzung mit der Berufswirklichkeit, den Anforderungen oder den restriktiven Rahmenbedingungen hätten die Bewerber offenbar nicht geführt. Aufgrund der mangelnden Information und Reflexion gründeten ihre Antworten auf Stereotypen oder Idealvorstellungen und nicht auf rational entwickelten Einsichten.[820] Der immer wieder angeführte, emotionsgeleitete Wunsch, helfen zu wollen, betone wohl vor allem das selbst zugeschriebene, individuelle Potenzial zur empathischen Hilfeleistung. Es sei zu vermuten, dass nach Erfahrungen der Deprivation von beruflichem Erfolg die Vorstellung oder der Wunsch entstehe, wenigstens in der emotionalen Arbeit mit Menschen, die schwach und hilfebedürftig sind, bestehen zu können.[821] Die Hoffnung, dass sie diese Art der Arbeit bewältigen können, enthielt im Kern jedoch eine unbewusste Abwertung der Altenpflege. Das Qualifikationsniveau, das notwendig ist, um alte Menschen zu unterstützen ist derart niedrig, so die implizite Annahme, dass es einfach zu erreichen ist. Auch der Wunsch nach Kontakt und emotionaler Nähe könnte selbstbezogen gewesen sein und der Erfahrung fehlender Anerkennung und Zugehörigkeit entspringen. Neben diesen auf diffusen Vorstellungen und Wünschen basierenden Berufswahlmotiven, die belastende Berufssituationen

818   Ministerium für Arbeit, Gesundheit und Soziales des Landes NRW 1992, S. 59.
819   Vgl. Ministerium für Arbeit, Gesundheit und Soziales des Landes NRW 1992, S. 59–66.
820   Vgl. Becker & Meifort 1997, S. 110.
821   Vgl. Becker & Meifort 1997, S. 110.

kategorisch ausblendeten, schienen hoch idealisierte, fürsorglich geprägte Motive wichtig zu sein. Die Argumente hierfür sind einerseits in einer verinnerlichten sozialen Verantwortungsethik und andererseits in einer persönlichen Betroffenheit zu finden. Denn Becker und Meifort zufolge fanden sich auch Bewerberinnen in der Ausbildung, die nach einem persönlichen Schicksalsschlag einen neuen Lebenssinn finden wollten, ebenso wie solche, die Angehörige gepflegt hatten und in der Ausbildung auf die hierbei erworbenen Kompetenzen zurück greifen wollten. Nicht selten standen auch die Wünsche, alte Menschen zu fördern, stärker auf Potenziale abzustellen oder an den Verhältnissen in den Heimen etwas verbessern zu wollen, hinter der Berufswahl.[822]

Becker und Meifort identifizierten anhand der Einschätzungen/ Bewertungen des Berufs durch Ausbildungswillige fünf charakteristische Bewerbertypen. Bewerber der Typen 1 und 2 verfügten bereits über praktische oder berufliche Erfahrungen im Feld als (Laien-) Helferinnen und wollten nun qualifizierter arbeiten. Sie waren realistisch-pragmatisch orientiert und bezogen sich auf die Abfolge von Verrichtungen oder auf funktional-notwendige Schemata, wenn sie ihre Berufserwartungen formulierten, zum Beispiel: »waschen, füttern, zur Toilette bringen«. Typ 3 wechselte aus anderen sozialen Berufen oder nach der Hausarbeitsphase mit einem idealisierend-verharmlosenden Blick in Altenpflegeausbildung. Diese Schülerinnen verstanden die Arbeit vor allem als Hilfe für ältere Menschen und beschrieben die Erwartungen zum Beispiel mit »vorlesen, einkaufen, plaudern oder den Alltag verschönern«. Typ 4 verkörperte die Umschülerinnen, die sich, aus anderen Berufen kommend, für die Altenpflege entschieden. Sie verfügten über ein ungewisses, sehr abstrakt formuliertes Dienstleistungsverständnis und konnten keine erwarteten Einzelheiten nennen: »[e]rstmal generell den Bewohnern helfen«. Typ 5 repräsentierte schließlich den Typus der Erstauszubildenden, die allenfalls Praktika in der Pflege absolviert hatten. Sie formulierten sehr flüchtige, ungenaue oder programmatische Berufsvorstellungen: »[p]flegen und versorgen, Kontakt mit alten Menschen haben«.[823] Die Erwartungen und das Berufsbild, die zur Berufswahl beitrugen, können zusammenfassend als diffus bezeichnet werden, wenn nicht das Bild einer anstrengenden, aber notwendigen Grundversorgung im Fokus stand. Herausfordernde, charakteristische Aspekte der Berufswirklichkeit, wie die Pflege von chronisch erkrankten, bettlägerigen, verwirrten, inkontinenten oder sterbenden alten Menschen, spielten bei der Entscheidungsfindung zur Berufswahl offensichtlich keine Rolle. Das scheint umso bemerkenswerter, als Altenpflegerinnen mit Berufserfahrungen die permanente Konfrontation mit dem Tod und dem oft langen Sterben der Bewohner, Desorientierung, Aggres-

---

822 Vgl. Becker & Meifort 1997, S. 111.
823 Vgl. Becker & Meifort 1997, S. 118–119.

sion und Inkontinenz als besonders belastend beschrieben.[824] Ebenso wenig erfolgte eine realistische Reflexion des Spannungsverhältnisses von Belastung, Qualifikationsanforderungen und Anerkennung, in dem Altenpflege sich bewegte. In der Befragung von Becker und Meifort nahm die fehlende gesellschaftliche Anerkennung des Berufs mit 82 % die Spitzenstellung aller ermittelten Belastungsfaktoren ein. Vor allem die mangelnde Anerkennung als Fachberuf, in dem eine professionelle, qualifizierte Arbeit geleistet wird, die eben nicht eine »Jedermann-Arbeit« ist, belastete die Pflegenden demnach auf Dauer. Ein zentraler Aspekt der Belastung durch fehlende Anerkennung stellte jedoch die Geringschätzung der als verantwortungsvoll und belastend empfundenen eigenen Arbeitsleistung durch Krankenpflegepersonal dar.[825] Es ist zu vermuten, dass eine besondere Sensibilität der Befragten im Hinblick auf mangelnde Anerkennung bestand, die in unmittelbarem Zusammenhang mit der oben genannten Diagnose eines »Restarbeitsmarktes« stand. Wenn davon auszugehen ist, dass ein bedeutender Anteil der Befragten aus fragmentierten Ausbildungs- beziehungsweise Berufsprozessen oder aus der Arbeitslosigkeit in die Ausbildung kam und die Altenpflege für sie eine »zweite Wahl« darstellte, waren sie bereits Deprivation und mangelnder Anerkennung ausgesetzt gewesen, bevor sie die Altenpflegeausbildung begannen. Vielleicht haben die Erfahrungen zu einer erhöhten Sensibilität hinsichtlich weiterer Abwertungen geführt. Mangelnde Anerkennung der eigenen Arbeit im persönlichen Umfeld, durch Vorgesetzte oder Krankenschwestern könnte aus diesem Grund als außergewöhnlich belastend erlebt worden sein. Weitere von Becker und Meifort ermittelte Belastungen entstanden durch die subjektiv erfahrene immense Zeit- und Personalknappheit, durch eine geringe Entlohnung oder durch die Arbeitszeitmodelle im Schichtdienst.[826] Gingen die Schülerinnen mit ihren diffusen Berufsbildern und Erwartungen in die Ausbildung, erfuhren sie sehr schnell eine sogenannte realistische Wende. Sie stellten fest, dass die Arbeit nicht den Annahmen entsprach, die sie vor der Ausbildung hatten, dass Rahmenbedingungen stark restriktiv wirken und eine hohe Fachlichkeit notwendig ist, um den Zumutungen länger standhalten zu können. Becker und Meifort ermittelten, dass schließlich 25 % der Schülerinnen des Ausbildungsjahrgangs 1992 bereits nach dem ersten Jahr als Fachkraft aus ihrem gerade erlernten Beruf ausstiegen, obwohl sie eine erhebliche Investition in Form von Idealismus und Durchhaltevermögen sowie von Zeit und Geld für die Ausbildung aufgebracht hatten.[827]

---

824  Vgl. Ministerium für Arbeit, Gesundheit und Soziales des Landes NRW 1992, S. 78 f.
825  Vgl. Becker & Meifort 1997, S. 229–230.
826  Vgl. Becker & Meifort 1997, S. 229 ff.
827  Vgl. Becker & Meifort 1997, S. 10.

## 6.6.2 Formale Gestaltung der Ausbildung

Die formale Gestaltung der Ausbildungen folgte den Rahmenrichtlinien oder anderen normativen Grundlegungen der Länder sowie der länderübergreifenden Rahmenvereinbarung von 1985. Eine Synopse des Deutschen Zentrums für Altersfragen verdeutlichte zum Ende der 1980er Jahre, dass die Vielfalt der Ausbildungsregelungen sich nicht maßgeblich verändert hatte und insofern auch die gemeinsame Rahmenvereinbarung der Bundesländer in der Zwischenzeit nicht zur gewünschten Vereinheitlichung geführt hatte (vgl. 6.5).[828] Die langjährigen Bestrebungen unterschiedlicher Wohlfahrts- und Interessenverbände, ein bundeseinheitliches Altenpflegegesetz auf den Weg zu bringen, scheiterten zu Beginn der 90er Jahre erneut am Widerstand einzelner Bundesländer.[829] Unterdessen war die Anzahl der Altenpflegefachseminare bis zum Jahr 1998 auf 568 und die Zahl der Ausbildungsplätze auf 39.118 angewachsen.[830]

In Nordrhein-Westfalen wurde es als notwendig angesehen, die bestehende Rahmenrichtlinie durch ein Gesetz abzulösen und dadurch eine höhere Verbindlichkeit herzustellen. Nach dem Abschluss der »Motivationsanalyse von Altenpflegekräften« entschied Franz Müntefering: »Sollte bis Februar 1994 absehbar sein, dass keine bundesgesetzliche Regelung im Jahr 1994 verabschiedet werden kann, bringe ich den Entwurf einer landesgesetzlichen Regelung zur Kabinettsentscheidung ein.«[831] 1994 vom Landtag beschlossen, trat das Gesetz über die Berufe in der Altenpflege in Nordrhein-Westfalen in Kraft. In der dreijährigen Ausbildung wurden das einjährige Berufspraktikum abgeschafft und die theoretischen und praktischen Ausbildungsinhalte von jeweils 2.250 Unterrichtsstunden miteinander verschränkt. In § 3 wurde als Ausbildungsziel die Befähigung zu einer »selbstständigen, eigenverantwortlichen und geplanten Pflege, welche die Beratung, Begleitung und Betreuung einschließt«, definiert. Zehn Aufgabenbereiche wurden durch eine Ausbildungs- und Prüfungsverordnung in § 1 näher erläutert. Demzufolge zielte die Altenpflege auf Gesundheitsförderung, Pflege und Behandlung, Rehabilitation und Palliation. Betreuung und Beratung wurden als ein Anteil von Pflege begriffen, der sich auch auf

---

828 Vgl. Deutsches Zentrum für Altersfragen 1988: Synopse der Verordnungen und Erlasse der Bundesländer.

829 Vgl. Riedel 2007, S. 189–192. Bereits 1990 legte die damalige Bundesregierung einen Gesetzentwurf vor, der dem Prinzip der Diskontinuität unterlag. Weitere Vorstöße scheiterten am Widerstand einzelner Bundesländer. Vor allem der Freistaat Bayern argumentierte verfassungsrechtlich; auf der Grundlage von Artikel 74 des Grundgesetzes sei dem Bund in diesem Fall die Gesetzgebungskompetenz abzusprechen.

830 Vgl. Berufsgenossenschaft für Gesundheit und Wohlfahrtspflege 2006, S. 12.

831 Müntefering, Schreiben vom 04.12.1993. Archivmaterial recherchiert und zitiert in Heumer & Kühn 2010, S. 177. Franz Müntefering war von 1992 bis 1995 Minister für Arbeit, Gesundheit und Soziales des Landes Nordrhein-Westfalen.

Angehörige und soziale Netzwerke bezieht. Aktivierung, Pflege zur Selbstständigkeit und Freizeitgestaltung wurden ebenso als Verantwortungsbereiche der Altenpflege definiert wie die Pflege von Menschen mit spezifischen Beeinträchtigungen (zum Beispiel gerontopsychiatrische Erkrankungen). Mit diesem Gesetz, so lässt sich auch aus dem Stoffverteilungsplan schließen, wurde eine weitere Annäherung an die Krankenpflege erreicht, sozialpflegerische Inhalte bezogen sich weiter auf die Bereiche Betreuung, Freizeitgestaltung, Beratung und Beschäftigung. Die Zugangsvoraussetzungen änderten sich insofern, als das Mindestalter auf 16 Jahre gesenkt wurde und der Hauptschulabschluss, ohne Nachweis weiterer Tätigkeiten in der Altenpflege, zur Ausbildung berechtigte.[832]

Unbeirrt wurde unterdessen weiter für ein bundeseinheitliches Altenpflegegesetz gestritten. Die Wohlfahrtsverbände verfolgten in der Debatte das Ziel, die Altenpflege abzusichern und aufzuwerten, um ihren Personalbedarf längerfristig zu sichern. Dazu sollte ein Rechtsanspruch auf Ausbildungsvergütung eingeführt, gleichzeitig aber eine Aufnahme in das Berufsbildungsrecht vermieden werden und daher vertraten sie eine Sonderregelung. Nur so sahen die meisten Verbände eine Möglichkeit, weiterhin eigenverantwortlich Fachseminare zu betreiben und von den ausbildenden Praxiseinrichtungen Vergütungen für die eingesetzten Auszubildenden zu erhalten. Der Deutsche Verein verfolgte seine Interessen und schlug vor, pflegerische und sozialpflegerische Elemente der Ausbildung getrennt voneinander auszuweisen. Vertreter der Landesregierungen hingegen hatten sicher das Interesse, ihren Einfluss auf die Gestaltung der Ausbildung nicht völlig aufzugeben, und bestanden auf entsprechende Regelungskompetenzen.[833] Nach der Eingabe 1990 brachte der Bundesrat auch 1994 und 1995 jeweils den Entwurf eines Altenpflegegesetzes in den Bundestag ein. Nach der dritten Eingabe verfasste die Bundesregierung zumindest eine positive Stellungnahme. 1997 wurde im ersten Bericht über die Entwicklung der Pflegeversicherung nochmals die Umsetzung einer bundeseinheitlichen Altenpflegeausbildung und die flächendeckende Einführung einer Ausbildungsvergütung dringend eingefordert. 1999 brachte die Bundesregierung erneut einen Gesetzesentwurf ein, der sich stark an dem Bundesgesetz für Krankenpflege und auch am Altenpflegegesetz Nordrhein-Westfalens orientierte. Im Juli 2000 erfolgte, nach weiteren Diskussions- und Anhörungsverfahren, die Verabschiedung des Gesetzes über die Berufe in der Altenpflege (Altenpflegegesetz – AltPflG) im Bundesrat.[834] Bis das neue Gesetz mitsamt einer Ausbildungs- und Prüfungsverordnung in Kraft treten konnte, sollten aber noch drei weitere Jahre vergehen.

---

832 Vgl. Gesetz über die Berufe in der Altenpflege (NRW) 1994.
833 Vgl. Reschl-Rühling 1998, S. 70–71.
834 Vgl. Riedel 2007, S. 194–195.

## 6.6.3 Verhältnis zur Krankenpflege

Während im Beschäftigungsbereich der Altenpflege um ein bundeseinheitliches Gesetz gerungen wurde, schickte die Krankenpflege sich in den 90er Jahren an, Teilbereiche zu akademisieren. Zunächst wurden die traditionellen Weiterbildungen zu Lehr- und Leitungsfunktionen in der Pflege als neu entwickelte Studiengänge in der Regel an Fachhochschulen angeboten. Die Gründe dafür können an dieser Stelle nur skizziert werden. Ähnlich wie in der Altenpflege schienen sich die vornehmlich von Pflegeexperten formulierten Anforderungen an Pflegende im Akutbereich hinsichtlich professioneller Beziehungsgestaltung, Fachlichkeit, Selbstständigkeit und Flexibilität zu erhöhen. Mit der Verabschiedung des Gesundheitsstrukturgesetzes von 1992 entschloss sich der Bund zu einschneidenden Veränderungen in den Vergütungen der Krankenhausleistungen, die mit Einsparungen und Arbeitsverdichtungen in den Kliniken einhergingen. Bedingt durch medizinisch-technische Entwicklungen, auch im Zuge der fortschreitenden Digitalisierung, wurden in den Krankenhäusern weitere hoch spezialisierte Fähigkeiten und neue Aufgabenbereiche relevant. Gleichzeitig zeigte ein Blick auf die just mit der BRD vereinigte DDR und das weiter zusammenwachsende Europa, dass pflegerische Arbeit in annähernd allen Nachbarländern einen akademischen Bildungsweg voraussetze. In Fachkreisen wurde der sogenannte Pflegenotstand Deutschlands als Qualifikationsnotstand identifiziert.[835] 1992 veröffentliche eine Kommission von Pflegeexperten der Robert Bosch Stiftung eine Denkschrift mit dem Titel »Pflege braucht Eliten«, die im Anschluss in der Fachöffentlichkeit viel beachtet und kontrovers diskutiert wurde. Ein durchlässiges, gestuftes Ausbildungssystem, das Qualifikationen auf unterschiedlichen Niveaus vorsieht und im europäischen Ausland anschlussfähig ist, sollte demnach das bildungspolitische Ziel der Krankenpflege sein. Die Entwicklung einer wissenschaftlichen Fachdisziplin schien dazu unabdingbar.[836] Innerhalb weniger Jahre entstanden mehr als 50 Studiengänge, sechs davon an Universitäten (davon 3 Lehramtsstudiengänge),[837] die neben der Hochschulzugangsberechtigung oftmals eine abgeschlossene Berufsausbildung und/ oder Berufserfahrung in der Pflege erforderten. Sie standen nicht nur Absolventen der Krankenpflegeausbildung offen, sondern auch Berufsangehörigen der Kinderkrankenpflege und der Altenpflege sowie Hebammen. Obwohl mit diesen Eingangsvoraussetzungen gegenüber anderen Studierenden ein weiterer Sonderweg beschritten wurde, hatten Altenpflegerinnen erstmals die Möglichkeit, ein weiterbildendes Studium aufzunehmen und sich damit ohne

---

835 Vgl. Steppe 1992, S. 328.
836 Vgl. Robert Bosch Stiftung 1992.
837 Vgl. Schaeffer, Moers & Hurrelmann 2010, S. 1–2.

Unterschied auf einem Niveau mit der Krankenpflege, der Kinderkrankenpflege oder dem Hebammenwesen zu positionieren.

1998 gründete sich der Deutsche Pflegerat e. V. (DPR) als Bundesarbeitsgemeinschaft der Pflegeorganisationen, um als Partner der Spitzenorganisationen der Selbstverwaltung die Belange des Pflege- und Hebammenwesens in Deutschland zu vertreten. Vierzehn Berufs- und Förderverbände der Pflege und des Hebammenwesens, wie beispielsweise der Deutsche Berufsverband für Pflegeberufe, haben sich unter dem Dach des DPRs zusammengefunden. Der 1974 gegründete Deutsche Berufsverband für Altenpflege (DBVA; vgl. 6.4), der die speziellen Belange der Altenpflege vertritt, ist dem DPR hingegen bis heute nicht beigetreten und positioniert sich gegen jede Zusammenführung der pflegerischen Berufsgruppen.[838]

## 6.6.4 Gestaltung der Ausbildungsinhalte

Die inhaltliche Ausgestaltung der Altenpflegeausbildung wurde von verschiedenen Entwicklungen beeinflusst, die die Fachseminare vor enorme Herausforderungen stellten. Die sozialpolitischen und wissenschaftlichen Entwicklungen sowie die wahrgenommen Anforderungen des Berufsalltags, die Einführung des Pflegeversicherungsgesetzes und fachdidaktische Ansätze haben Anforderungen an die Gestaltung der Lehrpläne gestellt.

Seit den 80er Jahren hatten sich das Altersbild oder der beständigen Ressourcenmangel nicht gänzlich verändert; angesichts der Erkenntnisse verschiedener Disziplinen, wie der Gerontologie, der Gerontopsychologie oder der Geriatrie, die im Zuge der demographischen Entwicklungen an Bedeutung gewannen, wurden sie jedoch deutlich sichtbarer. Besonders zeitgenössische gerontologische Studien und Publikationen, wie der erste und zweite Altenbericht, Analysen von Tews und Naegele oder von Backes und Clemens,[839] thematisierten die Charakteristika des Lebens im Alter. Die Beschreibung einer kompetenten, gesunden und vermögenden »dritten Generation«, der es ermöglicht werden sollte, sich mit ihren Potenzialen in die Gesellschaft einzubringen (vgl. 5.7), verweis auf ein Pflegeverständnis, das auf Selbstbestimmung und Selbstständigkeit gerichtet ist. Eine möglichst autonome Lebensführung und eine uneingeschränkte Teilhabe am gesellschaftlichen Leben sollten nun durch den Pflegeprozess ermöglicht und gefördert werden.[840] Auch die Sozialpolitik forderte

---

838  Vgl. DBVA 2011.
839  Vgl. Deutscher Bundestag 1993 und 1998, Naegele & Tews 1993 oder Clemens & Backes 1998.
840  Vgl. Naegele 1991, S. 62–66.

Eigeninitiative und Selbstverantwortung ein, privatisierte und deregulierte, um die Sozialsysteme zu entlasten. Die Vorstellungen schienen mit den ermittelten Wünschen und Bedürfnissen der älteren Menschen übereinzustimmen, die darin bestanden, möglichst lange und gesund in der eigenen Wohnung und nicht in einem Altenheim zu leben. Der Anspruch auf die Verwirklichung von Lebensqualität, Integration und Teilhabe stellte jedoch Anforderungen an Pflegende, die weit über die Kompensation körperlicher Beeinträchtigungen hinausreichten, besonders wenn das Ausmaß der Pflegebedürftigkeit mit fortschreitendem Alter zunahm. Die defizitorientierte Wahrnehmung der Hochaltrigen, die überproportional häufig von Pflegebedürftigkeit betroffen waren, wurde vermutlich oftmals dann bestätigt, wenn diese dem Pflegeideal von Autonomie und Selbstbestimmung nicht mehr entsprechen konnten. In der Ausbildung sollte der Pflegeprozess gelehrt werden, indem psychische, physische, soziale und spirituelle Anliegen, Potenziale und Entscheidungen der Betroffenen wahrgenommen und berücksichtigt werden. Versorgungsziele und Maßnahmen sollten mit den Bewohnern abgestimmt werden, sie sollten aktiv und gleichberechtigt am Pflegeprozess mitwirken. Dazu war eine Balance im Spannungsverhältnis zwischen gesellschaftlichem/ institutionellen Auftrag, subjektivem Pflege-/ Berufsverständnis und der Verwirklichung von Autonomie und Selbstbestimmung zu finden. Im Zusammenhang mit der fortschreitenden Erforschung der Bezüge zwischen Altersprozessen, funktionellen Beeinträchtigungen, sozialer Isolation und psychischen Erkrankungen gewannen Ansätze an Bedeutung, die neben der Kuration auch Gesundheitsförderung, Prävention und Rehabilitation betonten.[841] Die Pflege und Begleitung von chronisch kranken und sterbenden Menschen wurde (in der genutzten Literatur der 1990er Jahre) kaum thematisiert und blieb hinter der Fokussierung von Lebensqualität und Autonomie zurück. Nachdem 1986 das erste Hospiz in Aachen eröffnet worden war, gründeten sich 1992 die »Bundesarbeitsgemeinschaft Hospiz e. V.«[842] und 1994 die medizinische Fachgesellschaft »Deutsche Gesellschaft für Palliativmedizin« (DGP), die sich für eine Enttabuisierung des Sterbens sowie alternative Sterbebegleitung und Trauerarbeit einsetzen, um sich den aufgezeigten Entwicklungen entgegenzustellen.[843]

Neben sozialpolitischen und wissenschaftlichen Einflüssen hat auch die Einführung des Pflegeversicherungsgesetzes die inhaltliche Gestaltung der Altenpflegeausbildung beeinflusst. In § 2 des SGB XI heißt es:

»Die Leistungen der Pflegeversicherung sollen den Pflegebedürftigen helfen, trotz ihres Hilfebedarfs ein möglichst selbständiges und selbstbestimmtes Leben zu führen, das

---

841 Zum Beispiel Deutscher Bundestag 1993.
842 Der Verein nennt sich aktuell Deutscher Hospiz- und Palliativverband e. V. (DHPV).
843 Vgl. Bausewein, Roller & Voltz 2010, Kapitel 1.

der Würde des Menschen entspricht. Die Hilfen sind darauf auszurichten, die körperlichen, geistigen und seelischen Kräfte der Pflegebedürftigen wiederzugewinnen oder zu erhalten«.

Pflegebedürftige werden damit nicht mehr als zu versorgende, passive Hilfeempfänger angesehen, sondern als eigenverantwortliche Nutzer von Angeboten, die sie selbstbestimmt auswählen. Die Qualität der Pflege, ihre Gewährleistung und Überprüfung erhielt mit dem Gesetz eine grundlegende Bedeutung.[844] Leistungen, die durch die Versicherung getragen wurden, mussten zuvor beschrieben und abgegrenzt werden, sodass es unumgänglich war, Pflegebedürftigkeit im Sinn dieser Leistungserbringung genauer zu deklarieren. Die Angebote der Altenpflegeeinrichtungen wurden an den Leistungen ausgerichtet, die durch die Versicherungen finanziert wurden. Vor anderen Angeboten wurden deshalb Körperpflege, Unterstützung bei der Ernährung und der Mobilität sowie hauswirtschaftliche Versorgung als Dienstleistungen offeriert.[845] Zusatzleistungen, die Klienten privat bezahlen konnten, wurden lediglich zu einem geringen Teil angeboten, denn sie wurden verstärkt durch Angehörige erbracht, die dafür Pflegegeld erhielten.[846] Der sozialrechtlich postulierte Vorrang der häuslichen Pflege, Prävention und Rehabilitation sowie die Finanzierung der dazu notwendigen Aufklärung und Beratung[847] hatten zur Konsequenz, dass die Anleitung von Laien, der Aufbau sozialer Netzwerke und die Beratung Pflegebedürftiger hinsichtlich der Auswahl von Angeboten zu »neuen«, bedeutsamen Aufgabenbereichen für Pflegende wurden. In § 11 des SGB XI wurden die Pflegeeinrichtungen außerdem dazu verpflichtet, ihre Leistungen nach dem »allgemein anerkannten Stand medizinisch-pflegerischer Erkenntnisse« zu erbringen und dabei eine humane und aktivierende Pflege unter Achtung der Menschenwürde zu gewährleisten. Die Leistungserbringung auf dem »Stand der Erkenntnisse« verpflichtete dazu, sich stets über Forschungsergebnisse und Neuerungen zu informieren, die Ergebnisse zu bewerten und in den Berufsalltag zu integrieren. Nicht allein durch Erfahrungen sollte das Handeln geleitet sein, sondern durch (wissenschaftlich) legitimiertes und nachprüfbares Wissen. Nachdruck erhielten die Verpflichtungen durch die gesetzlich geregelten Qualitätsüberprüfungen, die nun in allen Einrichtungen durchgeführt wurden, die Leistungen aus der Pflegeversicherung erhielten.[848]

---

844 Vgl. SGB XI, § 80 und § 112.
845 Die mit diesen Entwicklungen einhergehende somatische Orientierung und die Diskriminierung einiger Gruppen älterer Menschen wurden seitdem vielfach kritisiert, zum Beispiel: Enquete-Kommission »Situation und Zukunft der Pflege in NRW« & Präsident des Landtags Nordrhein-Westfalen 2005, S. 43.
846 Vgl. SGB XI, § 28, § 36 und § 37.
847 Vgl. SGB XI, § 3, § 5 und § 7.
848 Vgl. SGB XI, § 114.

Die Entwicklung fachdidaktischer Ansätze zur Pflegeausbildung hat die inhaltliche Gestaltung der Altenpflegeausbildungen ebenfalls beeinflusst. Im Zuge der Bemühungen um eine Akademisierung der Pflegeberufe in den 90er Jahren entwickelten einzelne Wissenschaftlerinnen zumeist in ihren Dissertationen Theorien und Modelle zur Curriculumkonstruktion, um mit einer neu zu entwickelnden Fachdidaktik zur Professionalisierung der Ausbildungen beizutragen. Dabei orientierten sie sich an Bildungstheorien, an der Kritischen Theorie der Frankfurter Schule, an angloamerikanischen Pflegetheorien oder an psychologischen Lerntheorien. Es sollte möglich werden, Curricula für die Pflegeausbildungen zu entwickeln, in denen die Anforderungen der Berufswirklichkeit sich so manifestieren, dass die Ausbildungsinhalte tatsächlich zur Bewältigung von Berufssituationen befähigen.[849] Alle Publikationen intendierten eine Persönlichkeitsbildung, die über die Vermittlung von fachlichen Qualifikationen hinausgeht. Fähigkeiten zur Empathie, zur professionellen Beziehungsgestaltung, zur Reflexivität oder zur verantwortlichen Steuerung von Prozessen, die im Berufsalltag der Pflege als maßgebliche Kompetenzen identifiziert wurden, sollten genauso geschult werden wie fachliches Vermögen. Lerninhalte sollten aus der Berufspraxis selbst generiert werden, aus exemplarischen Berufssituationen sollten Lernsituationen entwickelt werden. Alle Ansätze zur Entwicklung einer Fachdidaktik für die Pflegeausbildung orientierten sich in unterschiedlicher Weise an konstruktivistischen Erkenntnistheorien, die Konzepte des selbstgesteuerten, lebenslangen Lernens beinhalten. Mit der »Handreichung für die Erarbeitung von Rahmenlehrplänen der Kultusministerkonferenz für den berufsbezogenen Unterricht in der Berufsschule« positionierte sich die Kultusministerkonferenz der Länder 1996 im Rahmen der skizzierten berufspädagogischen Debatte und bestärkte den eingeschlagenen pflegedidaktischen Weg. Laut dem Beschluss sollten alle dualen Berufsausbildungen auf Handlungskompetenz ausgerichtet werden. Handlungskompetenz sollte verstanden werden »als die Bereitschaft und Fähigkeit des Einzelnen, sich in gesellschaftlichen, beruflichen und privaten Situationen sachgerecht durchdacht sowie individuell und sozial verantwortlich zu verhalten. Handlungskompetenz entfaltet sich in den Dimensionen von Fachkompetenz, Personalkompetenz und Sozialkompetenz«[850]. In den Berufsausbildungen sollen demnach exemplarische berufliche Handlungsabläufe in Lernfeldern didaktisch aufbereitet werden, sodass alle Kompetenzen an einer Situation oder einem Thema geschult werden. Dadurch

---

849 Zum Beispiel Wittneben 1991 und 2009, S. 112, »Heuristisches Modell multidimensionaler Patientenorientierung«, Knigge-Demal 1999 beschreibt »Konstitutive Merkmale von Pflegesituationen«, Greb 2003 und 2009 entwickelt den »Strukturgitteransatz in der Pflegedidaktik« oder die Dissertationen von Olbrich 1999 und Darmann 2000.
850 Kultusministerkonferenz 1996, S. 9.

sollte der traditionelle Fächerkanon sich zugunsten eines situationsbezogenen, fächerübergreifenden Lernens auflösen (vgl. 2.7).

Die skizzierten Entwicklungen haben in unterschiedlicher Weise die inhaltliche Entwicklung und Ausgestaltung der Altenpflegeausbildung beeinflusst. Grundsätzlich schien aus allen Aspekten ein erheblicher Qualifizierungsbedarf für Pflegende zu resultieren, der zum Beispiel die Bereiche Qualitätsmanagement, Evidenzbasierung, Gesundheitsvorsorge, Rehabilitation und Palliation umfasste, sich aber ebenso auf Kompetenzen zur Beratung, Krisenintervention, psychosozialen Begleitung, Vernetzung oder Koordination bezog. Letztlich sollten die Fachseminare diesem Bildungsanspruch nachkommen, deren Herausforderungen sich für die 90er Jahre folgendermaßen zusammenfassen lassen:

- Die Anzahl der zu versorgenden chronisch/ mehrfach erkrankten und sterbenden Menschen, die einen hohen Pflegebedarf aufwiesen, nahm weiterhin zu.
- Es bestand weiterhin eine Diskrepanz zwischen dem gesellschaftlichen Anspruch an Pflege/ den Bedürfnissen der alten Menschen einerseits und der Finanzierbarkeit der Leistungen andererseits, aus der eine dauerhafte Personalnot resultierte.
- Die Altenpflegeausbildung folgte unverändert den Strukturen, die primär für (Haus-) Frauen, Umschüler und die stationäre Altenpflege konzipiert worden waren.
- Es erfolgte keine Positionierung der Altenpflege in den etablierten Bildungssystemen, länderspezifische normative Grundlagen diversifizierten die Ausbildungen und erschwerten damit die Durchsetzung einer bundeseinheitlichen Regelung.
- Ein verbindendes, identitätsstiftendes Berufs- und Pflegeverständnis konnte nur ansatzweise entwickelt werden.
- Eine Ambivalenz zwischen Annäherung und bewusster Abgrenzung zur Krankenpflege bestand weiterhin.
- Schülerinnen begannen die Ausbildung häufig nach problematischen Bildungskarrieren und mit diffusen Vorstellungen von den Arbeitsanforderungen.
- Die hohen Belastungen im Arbeitsalltag führten oft zu einem »Praxisschock« und zu einer sehr hohen Fluktuation.
- Vor dem Hintergrund sozialpolitischer Entscheidungen, der Einführung der Pflegeversicherung, fachwissenschaftlicher Anforderungen und diagnostizierter Pflegemängel wurde ein immenser Qualifizierungsbedarf festgestellt (zum Beispiel in den Bereichen Qualitätsmanagement, Evidenzbasierung, Gesundheitsvorsorge, Rehabilitation, Palliation, Beratung, Krisenintervention, psychosoziale Begleitung, Vernetzung und Koordination).
- Die Fachseminare waren aufgefordert, Curricula zu entwerfen, die bil-

dungstheoretisch und fachdidaktisch fundiert sowie lernfeldorientiert konzipiert sein sollten, um bei den Auszubildenden eine Berufsbefähigung herzustellen, die allen genannten Anforderungen gerecht werden sollte.

## 6.7   Im neuen Jahrtausend: Zwischen Versorgungsmängeln und Professionalisierung

Seit dem Jahr 2000 hat sich die Altenpflege und die Gestaltung der Ausbildung durch die veränderten Anforderungen an die Versorgung älterer Menschen weiter entwickelt, die sich in den 90er Jahren schon abzeichneten.

### 6.7.1   Formale Entwicklung der Ausbildung

Im Juli 2000 wurde der Entwurf des Altenpflegegesetzes im Bundestag verabschiedet, im September erhielt er die Zustimmung des Bundesrates, im Februar 2001 legte das Bundesministerium für Familie, Senioren, Frauen und Jugend einen entsprechenden Entwurf für die Ausbildungs- und Prüfungsverordnung vor und zum 1. August 2001 sollte das Gesetz endgültig in Kraft treten. Auf erneuten Antrag der bayrischen Staatsregierung im März 2001, die eine fehlende Gesetzgebungskompetenz des Bundes in diesem Fall vor dem Bundesverfassungsgericht anmahnte, wurde das Inkrafttreten des Gesetzes jedoch ausgesetzt. Im Juni 2002 wurde dieser Normenkontrollantrag mündlich in Karlsruhe verhandelt, wozu nicht nur Vertreter der beteiligten Parteien, sondern auch Sachverständige, Vertreter der Länder sowie verschiedener Wohlfahrts- und Berufsverbände gehört wurden.[851] Besonders Pick, in der Funktion des Geschäftsführers des Medizinischen Dienstes des Spitzenverbandes der Krankenkassen e.V. (MDS), hat zu der Gelegenheit darauf hingewiesen, dass ein deutlicher Zusammenhang zwischen festgestellten Qualitätsdefiziten und der Ausbildung der Altenpflegekräfte besteht.[852] Auf der Grundlage der im Zeitraum von 1997 bis 2001 erhobenen Datenbasis des MDS konstatierte Pick vor allem Mängel bei der Umsetzung des Pflegeprozesses/ des Pflegekonzeptes und der Pflegedokumentation, Defizite im Bereich Dekubitusprophylaxe/ -therapie, bei der Versorgung gerontopsychiatrisch beeinträchtigter Versicherter, Defizite in der Führung von Dienstplänen, in der Personaleinsatzplanung, bei der Ernährung/ Flüssigkeitsversorgung, im Umgang mit Medikamenten, ein defizitäres

---

851  Vgl. Riedel 2007, S. 195–200.
852  Vgl. Pick 2002, S. 2.

Angebot an sozialer Betreuung sowie eine passivierende Pflege.[853] »Auffallend ist, dass überraschend viele Defizite im medizinisch-pflegerischen Bereich liegen. Dies gilt für die Dekubitusversorgung, die Ernährungs- und Flüssigkeitsversorgung, die Medikamentenversorgung und auch für das Erkennen vorliegender Demenz.«[854] Er empfahl, diese Defizite zukünftig verstärkt in der Ausbildung zu berücksichtigen und vor allem die Fähigkeiten, Pflege eigenständig zu planen, umzusetzen und zu überprüfen/ zu dokumentieren besonders zu schulen. Etwa vier Monate später, im Oktober 2002, verkündete der zweite Senat ein 54-seitiges Urteil in dem Verfahren, zu dem vor allem wohl die vorliegenden Erkenntnisse zur mangelnden Pflegequalität, zum fehlenden Qualitätsmanagement sowie zu veränderten beruflichen Anforderungen geführt haben. Mit ihrem Urteil kamen die Richter zu folgenden Ergebnissen: Der Beruf der Altenpflege ist, anders als der der Altenpflegehilfe, ein »anderer Heilberuf« im Sinne des Art. 74 Grundgesetz (GG) und untersteht als solcher der Gesetzgebungskompetenz des Bundes.[855] Das Altenpflegegesetz sei erforderlich und, zur Wahrung der Wirtschaftseinheit nach Art. 72 Abs. 2 GG, von gesamtstaatlichem Interesse.[856] Damit erhielt die Altenpflege einen explizit heilkundlichen Schwerpunkt und sollte als Bezugswissenschaften Gerontologie und Pflegewissenschaft integrieren. Den gestiegenen Anforderungen im medizinisch-pflegerischen Bereich und der »veränderten Klientel« in den Altenpflegeeinrichtungen sollte damit Rechnung getragen und eine Annäherung der Alten- und Krankenpflege angestrebt werden.[857] Das Gesetz sei ferner notwendig, um Qualitätsmängel zu beheben, den Beruf attraktiver zu gestalten und dem Fachkräftemangel entgegenzuwirken.[858] Bisher könne von einer Einheitlichkeit oder Vergleichbarkeit der Ausbildung nicht gesprochen werden, auch die Rahmenvereinbarungen der Jahre 1984/ 85 hätten daran nichts verändert.[859] Solchermaßen geklärt, trat das Gesetz über die Berufe in der Altenpflege (Altenpflegegesetz/ AltPflG) und die dazugehörige Ausbildungs- und Prüfungsverordnung von 2002 (AltPflAPrV), begleitet von hohen Erwartungen, am 1. August 2003 endlich in Kraft. Nach zähem Ringen war die Altenpflegeausbildung erstmals seit ihrem Bestehen auf bundesgesetzlicher Grundlage geregelt und die bis dahin geltenden unterschiedlichen länderrechtlichen Regelungen wurden abgelöst.

Das Altenpflegegesetz verfügt in § 28, dass das Berufsbildungsgesetz für die Altenpflege keine Anwendung findet. Altenpflegeschulen, in denen die festge-

---

853  Vgl. Pick 2002, S. 3 f.
854  Pick 2002, S. 4.
855  Vgl. Bundesverfassungsgericht 2002, Absatz-Nr. 176.
856  Vgl. Bundesverfassungsgericht 2002, Absatz-Nr. 286.
857  Vgl. Bundesverfassungsgericht 2002, Absatz-Nr. 215 und 235.
858  Vgl. Bundesverfassungsgericht 2002, Absatz-Nr. 58–75.
859  Vgl. Bundesverfassungsgericht 2002, Absatz-Nr. 25.

legten 2.100 theoretischen und praktischen Unterrichtsstunden angeboten werden, sind entweder Schulen der Länder, die dem jeweiligen Schulrecht unterstehen, oder andere Schulen, denen durch die zuständige Behörde eine staatliche Anerkennung verliehen wird. Mindestanforderungen für die staatliche Anerkennung, die durch die Länder ergänzt werden können, regelt das Gesetz in § 5 Abs. 2. Unter anderem ist die Leitung einer Altenpflegeschule einer Person mit pflegerischer/ sozialer Berufsausbildung *und* pädagogischer Qualifizierung zu übertragen. Die praktische Ausbildung im Umfang von 2.500 Stunden erfolgt in Heimen, ambulanten Pflegeeinrichtungen oder weiteren Einrichtungen, in denen alte Menschen betreut werden.[860] Diese Einrichtungen haben Ausbildungsverträge mit den Schülern abzuschließen, deren grundlegende Inhalte das Gesetz vorgibt und zudem zahlen sie während der gesamten Ausbildungszeit eine angemessene Ausbildungsvergütung.[861] Die Berufsbezeichnung Altenpflegerin/ Altenpfleger ist mit dem Gesetz geschützt.[862] Sie darf geführt werden, wenn die zuständige Landesbehörde, in der Regel nach bestandener, gesetzlich vorgeschriebener Prüfung, dazu ermächtigt, wobei die Erlaubnis auch zurückgenommen werden kann, wenn die Voraussetzungen nicht mehr vorliegen sollten.[863]

Die Voraussetzungen für den Zugang zur Ausbildung sind deutlich erweitert worden. Bundeseinheitlich ist anstelle des Hauptschulabschlusses der Realschulabschluss oder der Hauptschulabschluss mit einer erfolgreich absolvierten mindestens zweijährigen Helferausbildung erforderlich.[864] Die Dauer der Ausbildung beträgt einheitlich drei Jahre. Die Ziele und Inhalte der Ausbildung sind in § 3 AltPflG geregelt. Es sollen »Kenntnisse, Fähigkeiten und Fertigkeiten« vermittelt werden, die zur »selbstständigen, eigenverantwortlichen Pflege« befähigen. Außerdem werden Evidenzbasierung, Beratung, Anleitung, Gesundheitsförderung, Prävention und Palliation in Form von zehn Punkten als Ausbildungsinhalte bestimmt und damit als Aufgaben in der Altenpflege charakterisiert. Die 2.100 Unterrichtsstunden, in denen diese Inhalte vermittelt werden sollen, sind in der Anlage 1 der AltPflAPrV vier übergeordneten Themenbereichen mit 14 Lernbereichen zugeordnet worden. Damit folgt das Gesetz der berufspädagogischen Diskussion der 90er Jahre, in der durch die Überwindung des herkömmlichen Fächerkanons eine höhere Handlungsorientierung gefordert wurde (vgl. 6.6.4). Ebenso folgte es den »Handreichungen für die Erarbeitung von Rahmenlehrplänen der Kultusministerkonferenz (KMK) für den berufsbezogenen Unterricht in der Berufsschule und ihre Abstimmung mit

---

860 AltPflG, § 4, Abs. 3.
861 AltPflG, § 13, Abs. 2 und § 17.
862 AltPflG, § 1.
863 AltPflG, § 2, Abs. 1 und § 26.
864 AltPflG, § 6.

Ausbildungsordnungen des Bundes für anerkannte Ausbildungsberufe« von 1996, in denen die Ständige Konferenz der Kultusminister für die BRD die Kriterien festlegte, durch die Lernfelder definiert sind. Die Lernbereiche der AltPflAPrV, Anlage 1, in denen der Pflegeprozess, und hier vor allem die Durchführung von Pflegemaßnahmen bei älteren Menschen mit spezifischen Beeinträchtigungen, thematisiert werden, umfassen in etwa die Hälfte des Stundenbudgets, womit die pflegerische Ausrichtung der Ausbildung auch inhaltlich geregelt wird. Anders als in der Definition der KMK für ein Lernfeld gefordert, werden in der Anlage 1 jedoch keine Lernziele, keine dezidierten Unterrichtsinhalte und auch keine Hinweise zur Unterrichtsgestaltung gegeben. Die Inhalte der 14 Lernbereiche werden in der Anlage 1 der AltPflAPrV nur stichpunktartig dargestellt, wobei die Struktur wieder auf einen Fächerkanon zurückführt. So strukturiert sich das Lernfeld 1.3 »Alte Menschen personen- und situationsbezogen pflegen« zum Beispiel in die Inhalte »Pflege alter Menschen mit eingeschränkter Funktion der Sinnesorgane«, »Pflege alter Menschen mit chronischen Schmerzen«, »Pflege alter Menschen mit Suchterkrankungen«. An dieser Stelle folgt das Gesetz nicht konsequent den Anforderungen einer Lernfelddidaktik. Stattdessen listet es die Inhalte der traditionellen Fächersystematik auf höherem Abstraktionsniveau auf. In der Folge konnte die Anlage 1 nur mit großen Schwierigkeiten in didaktisch konsistente, lernfeldorientierte Curricula umformuliert werden. Ein weiteres Novum stellte die sogenannte Experimentierklausel § 4 Abs. 6 und 7 dar, die die Erprobung von Ausbildungsmodellen ermöglicht, die einer Weiterentwicklung der Pflegeberufe »unter Berücksichtigung der berufsfeldspezifischen Anforderungen« dienen. Mit dem Gesetz wurde es möglich Modellprojekte zur Ausgestaltung der Ausbildungen durchzuführen und die »Ausübung heilkundlicher Tätigkeiten« zu erproben (vgl. 6.7.2).[865]

Mit der Verabschiedung des Altenpflegegesetzes wurden vielfältige Aktivitäten ausgelöst. Die Länder waren aufgefordert, ihrer Richtlinienkompetenz zu entsprechen und das Bundesgesetz auszugestalten, zuständige Behörden waren einzubeziehen, Schulen zu zertifizieren und Prüfungsmodalitäten anzupassen. Etliche Länder gaben die Entwicklung von Rahmenlehrplänen, Richtlinien oder Curricula in Auftrag, die die Umsetzung der Bundesvorgaben erleichtern und vereinheitlichen sollten. Darüber hinaus haben einzelne Bundesländer ebensolche Instrumente für die praktische Ausbildung vorgelegt, die teilweise als sogenannte integrierte Curricula Lehr- und Lernprozesse an den Lernorten Schule und Einrichtung systematisch miteinander verknüpfen.[866] Die Schulen

---

865 AltPflAPrV, § 4, Abs. 7.
866 Zum Beispiel Hundenborn & Kühn 2006, Empfehlende Richtlinie für die Altenpflegeaus-

waren herausgefordert, fächerintegrativen, handlungsorientierten Unterricht zu gestalten, und betraten damit vermutlich nicht selten didaktisches Neuland. Durch die Ausgestaltung des Altenpflegegesetztes setzen die Länder bis heute verschiedene Schwerpunkte. Die Definitionen der zu erreichenden Handlungskompetenzen, die Zuordnung der vorgegebenen Lernfelder zu Ausbildungsjahren oder die Ausgestaltung der Prüfungen werden unterschiedlich gehandhabt.[867] Anders als zuvor wirkt das Bundesgesetz nun jedoch als festgefügter Rahmen, in dessen Grenzen die Ausgestaltung und die Entwicklung der Ausbildung vorangetrieben werden, sodass länderübergreifende Mobilität und Vergleichbarkeit in vorher nicht erreichtem Maß möglich werden. Das zu erreichende Qualifikationsniveau ist mit dem Gesetz gesichert und teilweise angehoben worden, seit 2003 ist es mit dem der Krankenpflege vergleichbar. Aktuell findet die theoretische Ausbildung in etwa der Hälfte aller Bundesländer im System der Berufsfachschulen statt. Neben den berufsqualifizierenden Anteilen werden dort auch allgemeinbildende Inhalte vermittelt, die teilweise mit der Möglichkeit verbunden sind, zugleich mit dem berufsqualifizierenden Abschluss einen höheren allgemeinbildenden Abschluss zu erwerben. In der anderen Hälfte der Bundesländer wird die theoretische Ausbildung an Fachseminaren/ Schulen für Gesundheitsberufe in freigemeinnützigen Trägerschaften angeboten.[868] Die praktische Ausbildung findet in Pflegeeinrichtungen statt, die für die Zeit der Ausbildung mit den einzelnen Schülerinnen einen Ausbildungsvertrag abschließen. Jene sind dazu verpflichtet, eine Ausbildungsvergütung zu zahlen, die im Arbeitsvertrag zu regeln ist.[869] Die Höhe der Ausbildungsvergütungen differiert abhängig davon, ob eine Tarifbindung für den Träger vorliegt oder nicht. In einer Broschüre zur Altenpflegeausbildung des Bundesministeriums für Familie, Senioren, Frauen und Jugend von 2009 heißt es, dass das Ausbildungsentgelt für Auszubildende der Altenpflege nach dem Tarifvertrag des öffentlichen Dienstes, je nach Ausbildungsjahr und Tarifgebiet, zwischen 700 und 880 Euro (monatlich brutto) beträgt.[870]

Seit dem Urteil des Bundesverfassungsgerichts vom 24. Oktober 2002 obliegt die Zuständigkeit für die Altenpflege*hilfe*ausbildung bis heute der Gesetzgebungskompetenz der Bundesländer.[871] 14 von ihnen haben unterschiedliche Regelungswerke erlassen, in zwei Bundesländern bestehen keine Länderrege-

---

bildung in NRW oder Niedersächsisches Kultusministerium 2003, Rahmenrichtlinien Altenpflege.

867 Alle Richtlinien der Länder verfügbar unter: http://www.altenpflege-lernfelder.de/for schungsprojekt/richtlinien/ausbildungsrichtlinien.html (Abruf: 02.06.2014).
868 Eigene Recherche 2011.
869 Die Inhalte des Ausbildungsvertrages sind im AltPflG § 13 festgelegt.
870 Vgl. Bundesministerium für Familie, Senioren, Frauen und Jugend 2009.
871 Vgl. Bundesverfassungsgericht 2002.

lungen.[872] Die Normierungen bestehen aus Ländergesetzen, Verordnungen, Schulversuchsbestimmungen und -ordnungen sowie außerordentlichen Rahmenlehrplänen. Ebenso unterschiedlich wie die inhaltliche Ausgestaltung der Altenpflegehilfeausbildungen werden auch die Prüfungen gestaltet. Einheitlich gilt für alle Bundesländer der Hauptschulabschluss als Zulassungsvoraussetzung zur Helferausbildung, wobei zum Teil ergänzend eine mindestens ein- oder zweijährige Tätigkeit beziehungsweise ein Praktikum im Berufsfeld gefordert wird. Die Ausbildungsziele und Handlungsfelder der Altenpflegehilfe sind ebenso heterogen wie die Dauer der Ausbildungen. So gibt es Helferausbildungen in Vollzeit über 12 Monate (Baden-Württemberg, Hessen, Niedersachsen, Nordrhein-Westfalen, Rheinland-Pfalz, Saarland, Sachsen-Anhalt, Thüringen), mit einer Ausbildungsdauer von 18 Monaten (Mecklenburg-Vorpommern, Schleswig-Holstein) und 24 Monaten (Bayern, Hamburg, Bremen – Schulversuch »Pflegehilfe« ab 2006, Niedersachsen – Schulversuch »Pflegehilfe« ab 2008).[873] Darüber hinaus werden Qualifizierungsmaßnahmen zur Präsenz-, Assistenz-, Servicekraft, zum Alltagsbegleiter etc. angeboten, deren Bezeichnungen, Inhalte und Organisation erheblich differieren. Eine Profilbildung oder Charakterisierung der Abschlüsse ist wegen der herrschenden Intransparenz schwierig. Verwiesen sei an dieser Stelle auf Klie und Guerra, die in ihrer Synopse von 2007 109 Fortbildungen und Qualifizierungen aufführten, die sich hinsichtlich ihrer Zugangsvoraussetzungen, Kosten und Dauer zum Teil erheblich unterschieden.[874] Im Anschluss an die dreijährige Altenpflegeausbildung ist es möglich *Fort- und Weiterbildungen* zu absolvierten, die in ihrer Variationsbreite ebenfalls nicht leicht zu überschauen sind, da der überwiegende Anteil der Angebote nicht staatlich geregelt oder anerkannt ist. Die einzelnen Bundesländer haben Weiterbildungsverordnungen erlassen in denen, in unterschiedlicher Form, zwischen einer und fünf Weiterbildungen für die (Alten-) Pflege geregelt werden, sodass 2011 in 16 Bundesländern 40 Regelungswerke vorlagen. Neben den zumeist staatlich anerkannten Fachweiterbildungen wie »Gerontopsychiatrie«, »Psychiatrie«, »Rehabilitation und Langzeitpflege« oder »Ambulante Pflege« und den funktionsbezogenen Aufstiegsweiterbildungen »Leitung einer Einheit« und »Pflegedienstleitung« werden verschiedene Fortbildungen zur Vertiefung einzelner pflegerischer Tätigkeitsbereiche angeboten. Hierzu zählen zum Beispiel Qualifizierungsmaßnahmen wie »Pflege demenziell Erkrankter«, »Depressionen im Alter«, »Parkinson-Patienten begleiten« oder »Versorgung von Dekubitalulcera«.[875]

---

872  Eigene Recherche 2012.
873  Eigene Recherche 2012.
874  Vgl. Klie & Guerra 2007.
875  Eigene Recherche 2011.

## 6.7.2 Entwicklungen durch Modellprojekte

Die in den 90er Jahren entfachte Debatte über die Inhalte der Pflegeausbildungen wurde durch den Rahmen, den das Altenpflegegesetz setzte, nicht beendet, sondern im Gegenteil eher dynamisiert. Sozialpolitische und gesellschaftliche Entwicklungen in Deutschland beeinflussten weiterhin die Entwicklungen, zudem gewannen nun die fortscheitenden Bemühungen um Freizügigkeit und Vereinheitlichung der Qualifizierungen zur Stärkung des »Wirtschaftsstandorts Europa« an Bedeutung. Der Dienstleistungsbereich zur Versorgung älterer Menschen expandierte langsam, gleichzeitig wurden aktuelle und zukünftige Probleme offensichtlicher, sodass Vertreter aus Wissenschaft, Politik, Berufsverbänden und in geringerem Maß aus Betroffenenverbänden weiterhin um die Entwicklung des Bereichs rangen. Die »Experimentierklausel« (§ 4 AltPflG) löste in dieser Situation eine »Experimentierwelle«[876] aus. Bereits 2007, vier Jahre nach der Verabschiedung des Gesetzes, wurden Riedel zufolge bundesweit rund 60 Modellprojekte umgesetzt, die Ausbildungskonzepte erproben sollten und sich hinsichtlich ihrer Intention überwiegend drei Typen zuordnen lassen. Es handelte sich um Modellprojekte, die

- darauf zielten Ausbildungsinhalte im Hinblick auf das Altenpflegegesetz und das Lernfeldkonzept zu verändern oder zu erneuern,
- eine Zusammenführung der Altenpflege, Kinderkrankenpflege und Gesundheits- und Krankenpflege erprobten oder
- Lernergebnisse aller Qualifikationsniveaus in Übereinstimmung mit europäischen Standards voneinander abgrenzten und durchlässig modular ausgestalteten.[877]

Modellprojekte, die darauf zielten, Ausbildungsinhalte im Hinblick auf das Altenpflegegesetz und das Lernfeldkonzept zu verändern oder zu erneuern, griffen die Frage auf, wie die Vorgaben der Ausbildungs- und Prüfungsverordnung, aktuelle pflege- und bezugswissenschaftliche Erkenntnisse sowie die Anforderungen der Praxis in konsistente Curricula überführt werden können. Das Bundesministerium für Familie, Senioren, Frauen und Jugend förderte schon 2002 das Kuratorium Deutsche Altershilfe (KDA) zur Erstellung von Materialien für die Umsetzung der Stundentafel[878] oder 2003 bis 2006 das Forschungsprojekt LoAD (Lernfeldorientierte Altenpflegeausbildung – Pflege von Menschen mit Demenz)[879]. Die Landesministerien förderten Projekte zur Ausarbeitung von

---

876 So bezeichnet von Becker 2006, S. 7, zitiert in Riedel 2007, S. 248.
877 Vgl. Riedel 2007 S. 251–252.
878 Vgl. Sowinski & Behr 2002.
879 Vgl. Bundesministerium für Frauen, Senioren, Familie und Jugend 2011, Load Portal.

Richtlinien und Curricula zur Umsetzung des Gesetzes (vgl. 6.7.2). Das in § 3 des AltPflG umschriebene Ziel der Ausbildung, die Vermittlung von »Kenntnissen, Fähigkeiten und Fertigkeiten«, die zur »selbstständigen und eigenverantwortlichen Pflege, einschließlich der Beratung, Begleitung und Betreuung alter Menschen erforderlich sind«, stand im Mittelpunkt der Betrachtungen. Es stellte sich die Frage, welche Befähigungen notwendig sind, um eine Pflege durchzuführen, die wissenschaftlichen Erkenntnissen entspricht, umfassend geplant ist, beratend, aktivierend, rehabilitativ oder palliativ handelt sowie Angehörige und soziale Netze integriert. Denn im Unterschied zu anderen Tätigkeitsbereichen sind Pflegesituationen nie statisch, sie können Pflegende auch ad hoc mit wechselnden, nicht planbaren Anforderungen konfrontieren. Pflegesituationen sind insofern komplex, sie erfordern über die Planung des Pflegeprozesses hinaus die Fähigkeit, die aktuelle Besonderheit einer Situation schnell zu erfassen, situativ zu entscheiden und zu handeln. Die Zukunftswerkstatt »Pflege neu denken« der Robert Bosch Stiftung veröffentlichte bereits 2000:

> »Die professionelle Pflegefachperson kann auf der Grundlage vorhandener wissenschaftsorientierter Standards, Kodizes und beruflicher Erfahrung einen Pflege- und Behandlungsplan diagnostizieren und die erforderliche Pflege planen, umsetzen und evaluieren. Dabei wird ihre Professionalität weniger als loses Bündel von einzelnen, jeweils abrufbaren Kenntnissen und Fähigkeiten, sondern als dauerhafte Herausbildung einer persönlichen und fachlichen Haltung verstanden.«[880]

Konsequenterweise wurde in den entstehenden Curricula neben einer beruflichen Handlungsbefähigung auch eine Persönlichkeitsentwicklung gefordert. Die Bildung der Persönlichkeit der Schülerinnen sollte der Selbsterkenntnis dienen, eigenverantwortliches Handeln und Urteilen ermöglichen und zu einem wertegebundenen, sozialen Handeln führen.[881] Die Handlungskompetenz stand denn auch weiterhin im Mittelpunkt der berufspädagogischen Debatte, die anfangs aus der Gesundheits- und Krankenpflege in die Altenpflege getragen wurde (vgl. 6.6).

2004 wurde eine Neufassung des Krankenpflegegesetzes verabschiedet, in der fachliche, personale, soziale und methodische Kompetenzen zum Ziel der Krankenpflegeausbildung erklärt wurden.[882] Währenddessen befassten Pflegepädagogen sich mit dem Kompetenzbegriff. Um in Pflegesituationen, die häufig von Unbeständigkeit geprägt sind, und vor dem Hintergrund des erworbenen Wissens selbstständig und kreativ agieren zu können, seien soziale, personale und methodische und fachliche Kompetenzen gleichermaßen eingefordert, sie konstituierten gemeinsam Handlungskompetenz und müssten daher auch in

---

880  Robert Bosch Stiftung 2000, S. 211.
881  Vgl. Hundenborn & Kühn 2006, S. 15.
882  Vgl. KrPflG, § 3.

gleicher Intensität vermittelt werden. Mit der Verabschiedung der Pflegegesetze wurde die Fachdiskussion um die Kompetenzorientierung belebt, unterschiedliche Kompetenzmodelle, Versuche, Kompetenzen zu klassifizieren und definieren, wurden diskutiert. Kompetenzen wie vernetzt zu denken, flexibel zu reagieren, Konflikte zu bewältigen, zielorientiert zu kommunizieren oder selbstgesteuert zu lernen, seien als überberufliche, persönliche Ressourcen zu betrachten, sie begründeten nicht allein eine besondere fachliche Qualifikation, sondern stärkten und veränderten mit ihrer Entwicklung die Persönlichkeit des Einzelnen. Lernfelder oder Module, in denen Berufssituationen in Lernsituationen transformiert werden, seien besonders geeignet, um Handlungskompetenzen anzubahnen. Unterrichtmethoden, die das exemplarische, selbstgesteuerte Lernen an Fallbeispielen, Problemen oder Simulationen ermöglichen, wurden favorisiert. Bis heute haben nahezu alle Bundesländer neben einer Landesgesetzgebung Rahmenlehrpläne, Handbücher oder Richtlinien entwickelt, die auf Kompetenzen ausgerichtet und nach Lernfeldern, Modulen oder anderen »Qualifizierungsbausteinen« strukturiert sind.[883]

Modellprojekte, die die Zusammenlegung der Ausbildungen zur Krankenpflege, Altenpflege und Kinderkrankenpflege erprobten, waren ebenfalls richtungsweisend. Ein erstes integratives Ausbildungskonzept wurde unter der Trägerschaft des Caritasverbandes für das Bistum Essen e. V. von 1996–2001 erprobt (Gemeinsame Grundausbildung in der Alten-, Kranken- und Kinderkrankenpflege – »Essener Modell«). Zeitgleich mit der Verabschiedung der gesetzlich verankerten Experimentierklauseln 2003[884] und 2004[885] lobte das Bundesministerium für Familie, Senioren, Frauen und Jugend ein Interessenbekundungsverfahren aus[886] und initiierte damit acht Modellprojekte, die unter dem Titel »Pflegeausbildung in Bewegung« miteinander verbunden waren.[887] Es folgte das Projekt »Stuttgarter Modell Integrative Pflegeausbildung«, das im Anschluss an die 2000 erschienene Dankschrift »Pflege neu denken« von der Robert Bosch Stiftung und dem Sozialministerium Baden-Württemberg gefördert wurde.[888] Ebenfalls von der Robert Bosch Stiftung gefördert, führte die Universität Bremen in der Zeit von 2008–2009 die Fülle der Ergebnisse der Modellprojekte und Reformen einer Metaanalyse zu, im Rahmen des Projektes

---

883 Sachsen hat ein Heilberufezuständigkeitsgesetz (HeilbZuG) und kein Curriculum erlassen, Thüringen hat kein Curriculum erlassen, Brandenburg und Schleswig-Holstein haben kein weiterführendes Gesetz erlassen: Eigene Recherche.
884 Vgl. AltPflG, § 4, Abs. 6 und 7.
885 Vgl. KrPflG, § 4, Abs. 7.
886 Vgl. Riedel 2007, S. 246–247.
887 Vgl. Bundesministerium für Familie, Senioren, Frauen und Jugend 2008.
888 Vgl. Kerngruppe Curriculum 2006, S. 5–6.

»Qualitätskriterien für best practice in der Pflegeausbildung – Synopse evaluierter Modellprojekte«.[889]

In diesen Projekten wurden die Pflegeausbildungen in unterschiedlicher Weise zusammengeführt und evaluiert, zum Teil gelang es, Kranken-, Kinderkranken-, und Altenpflege zu integrieren, in anderen Modellen wurden nur Krankenpflege und Altenpflege gemeinsam unterrichtet. Auch der Anteil der integrierten Lehrinhalte variierte zwischen einer vollständig generalistischen Ausbildung und Modellen, die gemeinsame Unterrichtseinheiten und zusätzliche Spezialisierungen vorsahen. Die dazu entwickelten Curricula basierten mit geringen Unterschieden auf Kompetenzkonzepten, die auf die vier Teilkompetenzen Fach-, Sozial-, Methoden- und Personalkompetenz zurückgriffen. Ebenso basierten die Curricula auf einem umfassenden Pflegeverständnis und berücksichtigten neben kurativer auch gesundheitsfördernde, präventive, rehabilitative und palliative Pflegeprozesse.[890] Spezifische Pflegekonzepte für Menschen im Alter oder für Kinder wurden allenfalls in der Form von Aufbaumodulen gelehrt.

Die Resultate, insbesondere die hier exemplarisch dargestellten Ergebnisse des Projektes »Pflegeausbildung in Bewegung«[891] waren denkwürdig. Bei der Mehrzahl der Modellprojekte ließen sich wenigstens 90 % der theoretischen Ausbildung integrieren. Aufgrund der gesammelten Erkenntnisse wurde eine Zusammenführung der bisherigen Pflegeausbildungen mit einem einheitlichen Berufsabschluss nach drei Jahren empfohlen. Während die theoretische Ausbildung demnach etwa 10 % der Unterrichtsanteile für Differenzierungen/ Vertiefungen vorsehen sollte, könnte die praktische Ausbildung aus Pflichtanteilen und Wahl-/ Pflichtanteilen bestehen. Die Pflichtanteile sollten Kompetenzen in allen wesentlichen Arbeitsbereichen der Pflege vermitteln, während die Einsätze in Wahl-Pflichtbereichen spezielle Kompetenzen in ausgewählten Vertiefungsbereichen fördern sollten (Psychiatrie, Hospiz, Beratungseinrichtungen, Funktionsabteilungen etc.). Es hat sich weiter herausgestellt, dass sich die Zusammenführung der Gesundheits- und Krankenpflege mit der Altenpflege besonders bewährt. Alle befragten Beteiligten der Modellprojekte berichteten von einer Kompetenzsteigerung und einer Perspektiverweiterung, die nur durch die gemeinsame Ausbildung entstehen. Dies bestätigten die durchgeführten Kompetenzmessungen: Das gemeinsame Lernen führte nicht, wie vielfach befürchtet, zu einem geringen Qualifikationsniveau, sondern in allen Teilbereichen zu einem Kompetenzgewinn. Die Verknüpfung der spezifischen Ausbildungsinhalte erwies sich für das jeweils andere Feld als besonders hilf-

---

889  Vgl. Görres et al. 2009.
890  Vgl. Bundesministerium für Familie, Senioren, Frauen und Jugend 2008, S. 12.
891  Vgl. Bundesministerium für Familie, Senioren, Frauen und Jugend 2008, S. 194–197.

reich. Denn, so wurde deutlich, im Alltag der Altenpflegeeinrichtungen haben die krankenpflegerischen Erfordernisse kontinuierlich zugenommen, während in den Akuteinrichtungen der Anteil der älteren Menschen beständig wächst.[892] Ein weiteres Ergebnis war, »dass das mancherorts noch geringere Ansehen der Altenpflege im Vergleich zur Gesundheits- und Krankenpflege (...) auch in den Arbeitsfeldern der Pflege spürbar«[893] ist. Schülerinnen, die eine Altenpflegeausbildung absolvierten, maßen der Integration einen deutlich höheren Wert für ihre Berufsqualifikation zu als ihre Kolleginnen aus der Gesundheits- und Krankenpflege.[894] Die Befragung der Praxisanleiter spitzte die Tendenz zu: Rund 30 % der Praxisanleiter in der stationären Krankenpflege beurteilten die Integration negativ, übertroffen wurde ihre Einschätzung dabei noch von den Praxisanleitern in der Kinderkrankenpflege, die zu 67 % negativ votierten.[895] Auch die wissenschaftlichen Projektleitungen resümierten, dass der entstehende Nutzen für die Altenpflege als besonders groß einzustufen ist. Durch den Zuwachs an behandlungspflegerischer Kompetenz würden die »Position der Altenpflege als Pflegeberuf« gefestigt und die »soziale Position der Pflegekräfte in der Altenpflege angehoben«.[896]

Die an der Universität Bremen abgeleiteten Empfehlungen der Metaanalyse waren unmissverständlich: Eine dreijährige, modular aufgebaute, generalistische Ausbildung im Sinne einer »general nurse« sollte geschaffen werden und die traditionellen drei Pflegeberufe ablösen. Im selben Zug sollten die Berufsbezeichnung und die Ausbildungsfinanzierung vereinheitlicht und die Durchlässigkeit erhöht werden. Spezialisierungen, die sich nicht am Lebensalter Pflegebedürftiger orientieren, sondern an Pflegeerfordernissen und -zielen, sollten sich in Form von modularisierten beruflichen Weiterbildungen an die Erstausbildung anschließen.[897] Am 26.10.2009 beschlossen die just gewählten Regierungsparteien CDU, CSU und FDP in ihrem Koalitionsvertrag Entsprechendes: »Wir wollen ein Berufsbild in der Altenpflege attraktiver gestalten. Darüber hinaus wollen wir die Pflegeberufe in der Ausbildung durch ein neues Berufsgesetz grundlegend modernisieren und zusammenführen.«[898] Im März 2012 hat eine Bund-Länder-Arbeitsgruppe »Weiterentwicklung der Pflegeberufe« Eckpunkte für ein neues Pflegeberufsgesetz veröffentlicht, die als Grundlage für den weiteren politischen Entscheidungsprozess und zur Vorbe-

---

892 Vgl. Bundesministerium für Familie, Senioren, Frauen und Jugend 2008, S. 194–197.
893 Bundesministerium für Familie, Senioren, Frauen und Jugend 2008, S. 142.
894 Vgl. Bundesministerium für Familie, Senioren, Frauen und Jugend 2008, S. 145.
895 Vgl. Bundesministerium für Familie, Senioren, Frauen und Jugend 2008, S. 149.
896 Bundesministerium für Familie, Senioren, Frauen und Jugend 2008, S. 148.
897 Vgl. Görres et al. 2009, S. 49 ff.
898 CDU, CSU & FDP 2009, S. 92.

reitung eines Gesetzentwurfs dienen sollen.[899] Nachdem das Gesetz in der 17. Legislaturperiode nicht umgesetzt werden konnte, wurde es im nachfolgenden Koalitionsvertrag zwischen CDU, CSU und SPD erneut aufgenommen: »Wir wollen die Pflegeausbildung reformieren, indem wir mit einem Pflegeberufegesetz ein einheitliches Berufsbild mit einer gemeinsamen Grundausbildung und einer darauf aufbauenden Spezialisierung für die Alten-, Kranken- und Kinderkrankenpflege etablieren.«[900]

Modellprojekte, die dazu beitrugen, die Vergleichbarkeit, Mobilität und Anschlussfähigkeit in Europa zu ermöglichen, erhielten vor dem Hintergrund der folgenden Entwicklungen eine Bedeutung. In der überwiegenden Mehrzahl der europäischen Länder wird Krankenpflege als Studienfach an Universitäten angeboten, während die Pflege alter Menschen keinen eigenständigen Berufsbereich darstellt, sondern gegebenenfalls eine fachliche Spezialisierung der allgemeinen Pflege. Sie setzt meistens nach der Grundausbildung an und endet mit Bachelor- oder Masterabschlüssen wie »Care of the Eldery«, »Geriatric Care« oder »Gerontological Care«.[901] Die deutsche Altenpflegeausbildung wird deshalb in anderen Ländern der EU nicht anerkannt.[902] Mit der Deklaration von Bologna 1999 und der Verabschiedung der sogenannten Lissabon-Agenda 2000 verfolgte die Europäische Union das strategische Ziel, bis zum Jahr 2010 einen gemeinsamen europäischen Hochschulraum zu schaffen. In dessen Rahmen sollten angesichts einer globalisierten, progredienten Wirtschaft »Beschäftigung, Wirtschaftsreform und sozialer Zusammenhalt« gestärkt werden.[903] 2002 griffen die die Bildungsminister der EU in Kopenhagen die Aspekte für den Bereich der beruflichen Bildung auf. Die zentralen Ziele in beiden Prozessen sind die Förderung von Durchlässigkeit, Transparenz und Vergleichbarkeit sowohl zwischen unterschiedlichen Ausbildungsinstitutionen (horizontal) als auch von niedrigen zu jeweils höheren Bildungsqualifikationen (vertikal) auf nationaler und internationaler Ebene. Um diese Ziele erreichen zu können und bestehende Bildungsbarrieren zwischen Aus-, Fort- und Weiterbildung auf primären, sekundären oder tertiären Bildungsniveaus abzubauen, beschloss der Europäische Rat die Entwicklung und Einführung von entsprechenden Instrumenten.[904] Infolgedessen wurde 2006 schließlich der Europäische Qualifikationsrahmen für Lebenslanges Lernen (EQR) veröffentlicht, der es als Referenzrahmen oder »Übersetzungshilfe« ermöglichen soll, die verschiedenen internationalen Qualifikationen miteinander zu vergleichen. Die einzelnen Mitgliedsstaaten sind in

---

899 Vgl. Bundesministerium für Familie, Senioren, Frauen und Jugend 2012a.
900 CDU, CSU & SPD 2013, S. 84.
901 Vgl. Bergmann-Tyacke 2001.
902 Vgl. Richtlinie 2005/ 36/ EG des Europäischen Parlaments und des Rates.
903 Vgl. Europäischer Rat 2000, Einleitung.
904 Vgl. Europäische Kommission 2006.

diesem Zuge aufgefordert, dazu konsistente nationale Qualifikationsrahmen zu schaffen, die die Zuordnung von vorhandenen Bildungsabschlüssen zu Qualifikationsniveaus in einem Land ermöglichen. Die eingestuften Abschlüsse sollen dann mit Hilfe des EQR in Europa anschlussfähig werden. Im Rahmen dieser Entwicklung wurden in Deutschland neben dem Deutschen Qualifikationsrahmen (DQR) sektorale Qualifikationsrahmen entwickelt, die auf Berufe oder Beschäftigungsbereiche gerichtet sind. Im Pflegebereich wurde im Rahmen von Modellprojekten ein »Anforderungs- und Qualifikationsrahmen für den Beschäftigungsbereich der Pflege und persönlichen Assistenz älterer Menschen« entwickelt und erprobt[905] sowie ein »Fachqualifikationsrahmen Pflegewissenschaft« erstellt[906]. Qualifikationen (und Anforderungen) der Altenpflege/ der akademischen Pflege werden in diesen Werken in Anlehnung an die Referenzmodelle EQR und DQR beschrieben und in Qualifikationsniveaus gestuft. Die Niveaus sollen Durchlässigkeit und Vergleichbarkeit mit nationalen und internationalen Qualifikationsrahmen gewährleisten und die Zusammenarbeit unterschiedlich qualifizierter Mitarbeiterinnen in der Pflege erleichtern. Die Gestaltung der Bildungsgänge soll sich an den Niveaubeschreibungen orientieren, damit ein definiertes Qualifikationsniveau erreicht wird. Bereits vorhandene Kompetenzen sollen potenziell auf die Bildungsgänge angerechnet und somit die Ausbildungszeit verkürzt werden können. Das nächsthöhere Niveau soll einfacher und schneller erreicht werden können; den Absolventinnen sollen (inter-) nationale Mobilität und Flexibilität in einem höheren Maße ermöglicht werden.[907]

## 6.7.3 Stand der Altenpflegeausbildung

Die Merkmale der dreijährigen Berufsausbildung zur Altenpflege nach der Einführung des Bundesgesetzes 2004 bis heute lassen sich anhand (weniger) vorliegender Daten beschreiben. Neben der Erhebung struktureller Daten zur Situation der Altenpflegeausbildung hat sich die Forschung in den vergangenen Jahren überwiegend mit den Arbeitsbelastungen beschäftigt. Dennoch lässt sich aus den verfügbaren Daten ein Bild zeichnen, das an die 90er Jahre anknüpft. Wie seit nunmehr über 45 Jahren belegt, nehmen immer noch zu 80 % bis 90 % Frauen eine Ausbildung zur Altenpflegerin auf.[908] Seit der Anhebung der Zugangsvoraussetzungen mit dem Altenpflegegesetz verfügt die Mehrheit der

905 Vgl. Knigge-Demal, Eylmann & Hundenborn 2013.
906 Vgl. Hülsken-Giesler & Korporal 2013.
907 Vgl. Knigge-Demal, Eylmann & Hundenborn 2013, S. 16–17.
908 Vgl. Görres 2006, S. 6.

Schülerinnen über einen mittleren Bildungsabschluss. Damit steigerte sich das Bildungsniveau der Schülerinnen; von 14 % Realschulabschlüsse 1972[909] auf 35 % Realschulabschlüsse 1992[910] bis auf 70 % im Jahr 2010[911]. Insgesamt sind die Schülerinnen jünger geworden, 2006 waren 55 % 25 Jahre alt und jünger, und die Anzahl der Umschülerinnen ist weiter zurückgegangen; 2006 kam auf 2,7 Erstauszubildende eine Umschülerin.[912] Die Anzahl der Ausbildungsabsolventinnen stieg von 4.632 im Schuljahr 2007/ 08 auf 6.777 im Schuljahr 2011/ 12 weiter moderat an.[913] Im gleichen Zeitraum (2007–2011) stieg die Anzahl der *beschäftigten* Altenpflegerinnen und Altenpflegehelferinnen kontinuierlich um 90.000 von 354.000 auf 444.000.[914] Abzüglich der 26.403 Absolventinnen der Altenpflegeausbildung, müssten in der Zeit 63.597 Mitarbeiterinnen eingestellt worden sein, die entweder vorher nicht berufstätig waren, aus Helferberufen oder aus anderen Berufsbereichen stammten.

Die im Auftrag des Bundesministeriums für Familie, Senioren, Frauen und Jugend von Görres et al. 2006 durchgeführte »Bundesweite Erhebung der Ausbildungsstrukturen an Altenpflegeschulen (BEA)« gilt als eine der bedeutenden Studien im Hinblick auf Strukturdaten zur Altenpflegeausbildung in den vergangenen Jahren. Mit der BEA war das Ziel verbunden, die Umsetzung der Regelungen des Altenpflegegesetztes erstmals deutschlandweit zu dokumentieren. Zur Erhebung wurden 613 Altenpflegeschulen angeschrieben, die Rücklaufquote lag bei 50 %.[915] Etwa 40 % der Schulen verfügen demnach über bis zu 70 Ausbildungsplätze, nur 8,6 % über mehr als 150 Ausbildungsplätze, sie sind zum Teil in größere Schulzentren integriert. Altenpflegeschulen sind also zum überwiegenden Anteil immer noch eher kleine Schulen, die ein- oder zweizügig ausbilden.[916] Die Schülerinnen schließen in der Mehrheit zum Beginn ihrer Ausbildung einen Ausbildungsvertrag mit einer stationären Pflegeeinrichtung ab und nur ein geringer Anteil findet einen Ausbildungsplatz in ambulanten Einrichtungen. Erst mit einem solchen Ausbildungsvertrag können sie an einer Altenpflegeschule unterrichtet werden. Zum Zeitpunkt der Erhebung 2004/ 05 wurde von den Einrichtungen eine derart geringe Anzahl von Ausbildungsverträgen abgeschlossen, dass nur 87 % der bereitstehenden Plätze der

---

909 Vgl. Viebahn 1974, S. 157.
910 Vgl. Becker & Meifort 1997, S. 88.
911 Vgl. Deutsches Institut für angewandte Pflegeforschung & Ministerium für Arbeit, Gesundheit und Soziales des Landes NRW 2010, S. 105: Die angegebenen 70 % beziehen sich auf Auszubildende in NRW, während die im Satz zuvor genannten Zahlen aus bundesweiten Erhebungen stammen! Eine Tendenz wird dennoch deutlich.
912 Vgl. Görres 2006, S. 6.
913 Vgl. Gesundheitsberichterstattung des Bundes 2014.
914 Vgl. Gesundheitsberichterstattung des Bundes 2014a.
915 Vgl. Görres, Panter & Mittnacht 2006, S. 27.
916 Vgl. Görres, Panter & Mittnacht 2006, S. 33–34.

Schulen belegt wurden.[917] Eine grundlegende materielle Ausstattung der Schulen, hierunter fallen zum Beispiel ausreichender Schulungsraum, Fachbibliotheken und Internetzugänge, war »durchaus nicht an allen Schulen gegeben«[918]. Das Personal an den Schulen bestand nur zu 8,8 % aus hauptamtlichen Vollzeitkräften, das entspricht 1–2 Lehrern pro Schule, von denen einer vermutlich die Leitungsfunktion übernimmt. Die Schulleitungen sind zumeist Frauen und verfügen inzwischen zu 70,7 % über einen akademischen Abschluss, während die angestellten Lehrerinnen mehrheitlich eine Pflegeausbildung und pädagogische Fachweiterbildungen absolviert haben. Die Mehrheit aller Lehrenden, 78,6 % oder durchschnittlich 15–16 Personen je Schule, sind Honorardozenten aus den pflegerischen Bezugswissenschaften wie Medizin, Psychologie oder Jura.[919] Die befragten Schulleitungen gaben an, dass die Einführung des Lernfeldkonzepts in Form von curricularer Arbeit in Arbeitskreisen teilweise geleistet wird.[920] Vor dem Hintergrund der erhobenen Daten verwundert es sehr, dass als zentrales Ergebnis abgleitet wurde: »Die Ablösung des fächersystematischen Unterrichtes durch ein verstärkt arbeitsprozess- und handlungsorientiertes Lernen in Kooperation mit der praktischen Ausbildung wirkt sich positiv auf die Gesamtqualität der neuen Altenpflegeausbildung aus.«[921] Denn es ist es schwer vorstellbar, dass 15–16 Ärzte, Psychologen und Juristen in Arbeitsgruppen ein nach Lernfeldern strukturiertes Curriculum für die Altenpflege entwickelten. Die Lehrenden verfügen in der Regel nicht über pädagogische Qualifikationen, die curriculares Arbeiten beinhalten, und eine Kontrolle oder Bewertung des Unterrichts nach festgelegten Qualitätsmerkmalen wird aus organisatorischen und fachlichen Gründen kaum stattgefunden haben. Um zu klären, inwieweit das Lernfeldkonzept in den Fachseminaren umgesetzt wurde, beziehungsweise aktuell umgesetzt wird, sind weiterführende Untersuchungen notwendig.

Die Next Studie (Nurses Early Exit Study), ein europäisches Forschungsprojekt, das den vorzeitigen Ausstieg aus dem Pflegeberuf in zehn europäischen Ländern erforschte, erbrachte durch die Basisbefragung 2002/ 03 auch Ergebnisse zu den Belastungen der Altenpflegerinnen und Auszubildenden in den stationären Einrichtungen in Deutschland[922], in denen die meisten Schülerinnen und examinierten Fachkräfte in der Altenpflege arbeiten.[923] Während die Be-

---

917 Vgl. Görres, Panter & Mittnacht 2006, S. 90.
918 Görres 2006, S. 7.
919 Vgl. Görres, Panter & Mittnacht 2006, S. 52–53.
920 Vgl. Görres 2006, S. 9.
921 Görres 2006, S. 3.
922 Vgl. Simon et al. 2005.
923 Vgl. Görres et al. 2006, S. 77: Laut BEA schließen 85 % aller Schülerinnen Ausbildungsverträge mit stationären Pflegeeinrichtungen ab und nur 7,5 % mit ambulanten Einrich-

lastungen durch Infektionsrisiken, gefährliche Stoffe oder Lärmbelastungen in Alten-/ Pflegeheimen im Vergleich zu Krankenhäusern oder ambulanten Diensten eher gering eingestuft wurden[924], fiel das Ergebnis für »quantitative Anforderungen« anders aus. Hinter der Skala »quantitative Anforderungen« verbergen sich Items wie das Arbeitstempo, Pausenzeiten, Arbeitsaufkommen und Zeit für Zuwendung zu/ Kommunikation mit Bewohnern. In Deutschland wurden die höchsten Belastungswerte aller Teilnehmerländer für die Items der Skala »quantitative Anforderungen« gemessen, wobei die in den Alten-/ Pflegeheimen gemessenen Belastungen wiederum an der Spitze aller Ergebnisse in Deutschland standen.[925] Kein anderer der in der Next-Studie untersuchten Aspekte korrelierte deutlicher mit dem Wunsch nach einem Berufsausstieg. Auch die Werte für die körperliche Arbeitsbelastung durch die gemessenen Häufigkeiten von Tätigkeiten wie Betten und Lagern, Heben oder Mobilisieren waren in Alten-/ Pflegeheimen am höchsten und übertrafen damit die auf Intensivstationen gemessenen Werte. In der stationären Altenpflege gaben immer noch 15 % der Pflegenden an, über keine technischen Hebehilfen zu verfügen.[926] Emotionale Anforderungen durch die Konfrontation mit Tod, Krankheit und Leiden waren in der stationären Altenpflege am stärksten ausgeprägt und sorgten für die höchsten Belastungswerte im Bereich der »emotionalen Anforderungen«. Emotionale Belastungen korrelierten stark mit dem Risiko, an einem Burnout-Syndrom zu erkranken.[927] Die Möglichkeiten, sich im Beruf zu entwickeln, Neues zu lernen oder Erlerntes umzusetzen, waren hingegen im Alten-/ Pflegeheim am geringsten ausgeprägt, ebenso wie die Möglichkeit, an Entscheidungen zu partizipieren.[928] Auszubildende nach dem ersten Ausbildungsjahr fühlten sich der Arbeit in besonderem Maß verpflichtet, sie gaben an, sich als Teil der Berufsgruppe zu fühlen, und waren stolz darauf, der Einrichtung anzugehören. Die Werte für diese »Bindung an den Beruf« fallen kontinuierlich bis zum 15. Jahr der Berufszugehörigkeit ab, um erst dann langsam wieder anzusteigen.[929] Mit dem »Aussteigerpotenzial« wurden diejenigen beschrieben, die erwägen, den Beruf oder die Einrichtung zu wechseln; laut Next-Studie gehörte in den Alten- und Pflegeheimen jede vierte Fachkraft dazu.[930]

Die Akademisierung der Gesundheitsberufe ist seit den 90er Jahren weiter

---

tungen. In der ambulanten Pflege arbeiteten im Jahr 2011 rund 60.000, in stationären Einrichtungen rund 661.000 Altenpflegrinnen, vgl. Statistisches Bundesamt 2013, S. 13 und S. 20.

924 Vgl. Simon et al. 2005, S. 11–14.
925 Vgl. Simon et al. 2005, S. 14–15.
926 Vgl. Simon et al. 2005, S. 16–18.
927 Vgl. Simon et al. 2005, S. 18–20.
928 Vgl. Simon et al. 2005, S. 20–23.
929 Vgl. Simon et al. 2005, S. 29–30.
930 Vgl. Simon et al. 2005, S. 52.

fortgeschritten. Mit den ersten Studiengängen im Pflegebereich zu Beginn der 90er Jahre wurde zunächst die Möglichkeit geschaffen, Lehrende und Leitungskräfte in der Pflege durch ein Studium zu qualifizieren und die traditionellen Weiterbildungen in diesen Bereichen sukzessive zu ersetzen. In der Zwischenzeit sind viele der ursprünglich eigenständigen pflegewissenschaftlichen Fachbereiche mit andern Fachrichtungen (wie Soziale Arbeit oder Therapieberufe) zusammengelegt worden. Im Rahmen des sogenannten Bologna-Prozesses wurden die zunächst mit einem Diplom abschließenden Studiengänge überarbeitet, modularisiert und mit den Studienabschlüssen Bachelor und Master versehen. Unterdessen fanden die Erstausbildungen, die häufig immer noch als Studienvoraussetzung eingefordert werden, weiterhin an Gesundheitsschulen der besonderen Art, an Fachseminaren oder Berufsfachschulen statt. Seit 2010 wird mit der Einführung grundständiger akademischer Pflegeausbildungen ein völlig neuer Weg beschritten. Innerhalb von zwei Jahren wurden bundesweit 37 Studiengänge eingeführt, die eine Erstausbildung in der Pflege als Bachelorstudium anbieten.[931] In 27 dieser Angebote ist das Studium derart mit der Berufsausbildung verschränkt worden, dass neben einem Bachelorabschluss eines der staatlich anerkannten Pflegeexamina erworben werden kann (duale Studiengänge). Das bedeutet, dass die gesetzlichen Vorgaben für eine Fachausbildung hinsichtlich des Inhalts, des Umfangs und der Prüfungsmodalitäten im Studium eingehalten werden müssen und vor allem die praktische Ausbildung zu gewährleisten ist. Obwohl in der Regel eine der gesetzlich geschützten Berufsbezeichnungen vergeben wird, soll die Trennung zwischen Kinderkrankenpflege, Krankenpflege und Altenpflege in den Studiengängen überwunden werden. Mit der Einführung der Ausbildungskonzepte an den Hochschulen sind vielfältige Erwartungen verknüpft. Sie sollen zukünftig dazu führen, europäischen Standards zu entsprechen, dazu beitragen, Lösungen für Probleme in der pflegerischen Versorgung zu entwickeln und möglichst einen gleichberechtigten Platz unter bereits etablierten Wissenschaftsdisziplinen einzunehmen.

Die Forschungsaktivitäten im Pflegebereich haben im Zuge der Akademisierung quantitativ erheblich zugenommen, sodass Schaeffer, Moers und Hurrelmann von einer »forschungsintensiven«[932] Disziplin sprechen. Die in der Regel an Fachhochschulen stattfindenden Forschungsprojekte waren zunächst auf die Legitimation und Konzeptualisierung der Studiengänge selbst, die Evidenzbasierung von Pflegeprozessen oder auf Problemlösungen im Feld abgestellt und folgten einem strikten Anwendungsbezug. Zudem mussten sie unter den oft wenig ausgebauten Forschungsbedingungen der Fachhochschulen

---

931 Vgl. Stöcker & Reinhardt 2012.
932 Schaeffer, Moers & Hurrelmann 2010, S. 7.

stattfinden (wenig Forschungskultur, -erfahrung, -qualifikation, fehlender Mittelbau, hohe Lehrverpflichtung etc.) und sich mit ideologischen Vorbehalten auseinandersetzen. Dennoch ist es mit einigem Erfolg gelungen, auf der Grundlage der Forschungsergebnisse die Ausgestaltung der Pflege- und Versorgungsprozesse ebenso wie die Lehr- und Leitungsprozesse weiter zu beschreiben, zu differenzieren und empirisch zu begründen.[933]

### 6.7.4 Anmerkungen zur Verberuflichung und Professionalisierung

Zum Schluss soll die eingangs aufgeworfene Frage, inwieweit die Altenpflege Prozesse der Verberuflichung und Professionalisierung durchlaufen hat, aufgegriffen werden (vgl. 6.). Die Entwicklung der Altenpflege von einer Tätigkeit, die von jedermann ausgeführt werden konnte/ durfte, zu einer entlohnten Erwerbsarbeit, die eine formal anerkannte Berufsausbildung erfordert, dauerte etwa bis zum Ende der 1970er Jahre, bis in allen Bundesländern schließlich normierende Regelungen erlassen worden waren. Ein vorläufiger Abschluss der Verberuflichung eines nicht akademischen Fachberufs kann in der Verabschiedung des Altenpflegegesetzes 2003 gesehen werden. Die Ursachen für das lange Andauern des Prozesses können hier vor dem Hintergrund der Rekonstruktion angenommen werden, müssten jedoch weiter untersucht und geklärt werden. Die Verberuflichung entwickelte sich vor dem Hintergrund teils widerstreitender Interessen anderer Disziplinen, Verbände oder Parteien, ohne nennenswerte Beiträge der Altenpflegrinnen selbst. Wie in kaum einem anderen als typisch bezeichneten frauendominierten Beruf wurde die Arbeit lange als weibliche Reproduktionsarbeit marginalisiert, bis sie selbst zum Charakteristikum der Pflege wurde. Bis heute können Altenpflegerinnen deshalb nur schwer benennen, worin ihre besondere Expertise und ihr Auftrag bestehen.[934] Gemeinsame Berufsverständnisse oder Ziele, die ein geradliniges, strategisches Vorgehen zur Berufsentwicklung ermöglicht hätten, waren nicht vorhanden. Schritte zur Verberuflichung wurden in der Regel dann ermöglicht, wenn der Personalmangel übergroß wurde und (verbands-) politische Maßnahmen ergriffen werden mussten, um die Situation zu entschärfen.

In Anlehnung an die soziologischen Professionsmodelle wurden die Begriffe Monopol, Identität, Ansehen und Autonomie als Professionsmerkmale beschrieben. Mit dem Begriff *Monopol* ist als Maßstab für den Professionalisie-

---

933  Als Beispiele hierfür können die unter 6.7.2 genannten Modellprojekte gelten oder die Expertenstandards des Deutschen Netzwerks für Qualitätsentwicklung in der Pflege (DNQP) der Hochschule Osnabrück.

934  Vgl. Stiller 2008, S. 177–188.

rungsgrad benannt worden, inwieweit die Berufsgruppe selbst Interessensvertretung, Schließung und Kontrolle, etwa durch die Deklaration von notwendigem, exklusivem Wissen, ausübt. *Autonomie* kennzeichnet das Ausmaß an Gestaltungs-, Handlungs- und Entscheidungsspielräumen der Berufsangehörigen, zu dem die Definition der eigenen Aufgaben zählt. *Identität* steht für das Ausmaß eines kollektiven Pflege-/ Berufsverständnisses, das als Deutungsmuster fungiert und *Ansehen* steht für eine mit »Mandat und Lizenz« versehene Fachexpertise sowie entsprechende soziale und fachliche Anerkennung im Feld der Berufe (vgl. 6.). Inwieweit hat vor diesem Hintergrund die Akademisierung zu einer Professionalisierung beigetragen?

Zur Entwicklung der (Alten-) Pflege im tertiären Bildungsbereich ist mit Schaeffer, Moers und Hurrelmann das Fazit zu ziehen, dass quantitativ keine rückläufigen Trends festzustellen sind, wohl aber »Erosionstendenzen«.[935] Einige Merkmale erwiesen sich als hinderlich auf dem Weg zur Ausbildung einer eigenständigen Fachdisziplin und auf dem Weg zu erhofften Professionalisierung der grundständigen Pflege. Die Einrichtung der ersten pflegebezogenen Studiengänge erfolgte nicht, weil in wissenschaftlichen Zusammenhängen Diskurse und Ergebnisse zu der Einsicht geführt haben, dass pflegewissenschaftliche Fragestellungen eine akademische Wissensbasis erforderlich machen. Stattdessen wurden vor dem Hintergrund zunehmender Probleme in der Gesundheitsversorgung, durch politisch-administrative Direktionen bereits bestehende Qualifikationen angereichert und aufgewertet. Während ein pflegewissenschaftliches Fundament fehlte, wurden zunächst die Leitung und die Lehre in der Pflege in Studiengänge überführt (Pflegepädagogik und -management), die deutliche Bezüge zu Disziplinen wie Pädagogik oder Betriebswissenschaften aufwiesen. Auch die überwiegende Anbindung der pflegebezogenen Studiengänge an Fachhochschulen und die Tendenz zur schnellen Integration verschiedener Gesundheitsberufe hemmten die Ausbildung eines eigenständigen Forschungsbereiches und einer eigenen wissenschaftlichen Identität. Zudem waren die Bemühungen in den ersten Jahren darauf gerichtet, die sehr schnell entstandenen, etwa 50 verschiedenen Studienangebote zu konzentrieren und strukturell zu verankern. Remmers verweist darauf, dass die Akademisierung der Pflegeberufe ohne eine Fachsystematik begann, die als »theoretische Ordnungsform des Wissens« gelten und den Gegenstand gleichsam konturieren konnte, und es ihr bislang auch nicht gelang eine solche Fachsystematik zu entwickeln.[936] Zum einen erscheint es notwendig das Profil einer eigenständigen Disziplin zu entwickeln, das mit einem ausgewiesenen exklusiven Wissenskanon einen unverwechselbaren Beitrag zur Problemlösung im Gesundheitssystem

---

935 Vgl. Schaeffer, Moers & Hurrelmann 2010, S. 77.
936 Vgl. Remmers 2011, S. 10–11.

leisten kann. Hierzu ist ein Konsens über den charakteristischen »Kern« der Pflege herzustellen, den Remmers ihn der »Beziehungsarbeit« sieht, die von Pflegeanlässen und -zielen ausgelöst und bestimmt wird. Als »Handlungswissenschaft« hat sich die Pflege jedoch nicht allein um die Ausbildung einer wissenschaftlichen Disziplin mit einer wissenschaftstheoretischen Fundierung und einer entsprechenden Methodologie zu bemühen. Im Unterschied zu anderen Disziplinen ist das generierte Wissen auf das Handeln in der Berufspraxis zu transferieren und dort klientenbezogen einzusetzen.[937] Um dem komplexen Handlungs- und Beziehungsanspruch sowie den Pflegeanlässen, -zielen und den Kriterien der Wissenschaftlichkeit zu entsprechen, hat sich die junge Pflegewissenschaft zunächst als »Querschnittsdisziplin« etabliert, indem bezugswissenschaftliche Paradigmen und Ergebnisse zur Lösung pflegewissenschaftlicher Problemlagen herangezogen wurden. Obwohl, wie Remmers ausführt, aufgrund der Komplexität der zu lösenden Problem- und Krisensituationen die Konstitution der Pflegewissenschaft als ein transdisziplinäres Fach sinnvoll und notwendig erscheint,[938] hemmen eine fehlende differenzierte Verständigung über den Gegenstand der Pflege, eine fehlende Fachsystematik oder eine fehlende grundlegende Theorieentwicklung, zunächst eine Positionierung und Abgrenzung der Disziplin. Ohne Gegenstandsbezug, ohne Profil und kritischem Pflegeverständnis folgen Forschungsaktivitäten aktuellen Trends und werden an ausgeschriebenen Förderungen ausgerichtet. Bis heute fehlt eine weitergehende Verständigung über Forschungsbereiche und -richtungen, durch die akademische Pflege Kontur und Identität weiter entwickeln könnte. Insofern waren Monopolisierung und Identitätsentwicklung im Sinn einer Professionalisierung bislang nur in einem begrenzten Umfang möglich. Hierdurch und durch die vornehmlich an Fachhochschulen angesiedelten Studienangebote, die in der Regel keine Promotionsmöglichkeiten eröffnen, ist die Förderung des wissenschaftlichen Nachwuchses ebenfalls erschwert. Pflegewissenschaftlicher Nachwuchs, der zukünftig in Forschung und Lehre für eine identitätsstiftende, originäre Wissensbasis sorgt, wird kurzfristig nur in geringer Anzahl zur Verfügung stehen.

Die Absolventen der Studiengänge übernehmen im Beschäftigungsbereich bislang mehrheitlich Managementaufgaben oder Aufgaben in der Aus-, Fort- und Weiterbildung, seltener werden sie auf Stabsstellen wie im Qualitätsmanagement eingesetzt. Das unmittelbare Pflegehandeln an/ mit den alten Menschen verbleibt bislang in der Verantwortung dreijährig qualifizierter Fachkräfte. Mit Blick auf die Curriculumentwicklung, die Übernahme fachintegrativer Lehrinhalte oder einrichtungsspezifische Managementaufgaben hat das Ausmaß be-

---

937  Vgl. Remmers 2011, S. 16–19.
938  Vgl. Remmers 2011, S. 21–31.

ruflicher Autonomie der Lehr- und Leitungskräfte vermutlich durchaus zugenommen und zu Veränderungen geführt. Die Autonomie im unmittelbaren, klientennahen Pflegehandeln wird sich jedoch bisher nicht verändert haben, vor allem weil rechtliche Rahmenbedingungen und medizinische Vorbehalte dem entgegenstehen (Recht zur Ausübung von Heilkunde, zur Delegation von Aufgaben, Verordnungsrecht etc.).

Die eingeleitete Akademisierung der grundständigen Pflegeausbildungen und die vollständige Integration von Altenpflege, Krankenpflege und Kinderkrankenpflege kann ein weiterer Schritt in Richtung Professionalisierung sein. Entscheidend für die weitere Entwicklung der Pflege hin zu einer Profession, die über Wissenserwerb, Autonomie und Identität selbst entscheidet, wird jedoch die Entwicklung eines eigenständigen Wissenschaftsbereichs an Universitäten sein. Die Verzahnung von Forschung, Lehre und Praxis, die Weiterentwicklung der Fachsprache, die Ausbildung des eigenen wissenschaftlichen Nachwuchses und die Organisation in anerkannten Fachgesellschaften oder Kammern sind weitere notwendige Schritte. Dennoch bleibt offen, ob durch solche Schritte genug Schubkraft entstehen kann, damit sich die Pflege neben etablierten Disziplinen positionieren kann. Wenn es parallel dazu nicht gelingt, die Pflege rechtlich zu stützen, ökonomisch zu sichern und Arbeitsbedingungen derart zu verändern, dass sie zu modernen Lebensentwürfen passen, kann auch eine Deprofessionalisierung resultieren. Zusammenfassend fehlen bis heute Bedingungen, Expertise und Interessensvertretungen (wie wissenschaftliche Fachgesellschaften, akademische Räte oder Dachverbände), um eine pflegespezifische Monopolisierung oder Identität entstehen zu lassen, die im Ringen um »richtige« Pflege Mandat und Lizenz erwirken könnten. Aufgaben und Qualifikationen werden nur bedingt von Pflegewissenschaftlern selbst bestimmt, deshalb hat das Wissen bislang keinen unverzichtbaren, exklusiven Stellenwert. Die berufliche Autonomie im Pflegehandeln ist nach wie vor durch restriktive Rahmenbedingungen begrenzt und die Position der Pflege im Feld der akademischen Gesundheitsberufe ist nicht mit dem gleichen Ansehen verbunden. Während also eine Verberuflichung der Altenpflege erfolgt ist, wurde ein ausgeprägter Professionalisierungsgrad bislang nicht erreicht.

## 6.8    Zwischenfazit

Aus der Rekonstruktion der Berufsentwicklung in der Altenpflege ergeben sich nachfolgende Traditionslinien und Schlussfolgerungen:

*Die Altenpflege entwickelte sich in einem ambivalenten Verhältnis zur Krankenpflege, das fortwährend zwischen Annäherung und Abgrenzung schwankte.* Die Pflege alter Menschen ist traditionell mit der Armenpflege verbunden, weil Armut und Alter lange Zeit eng miteinander verknüpft waren (vgl. 5.1). Die Pflege und Versorgung alter Menschen, die ihren Lebensunterhalt nicht länger erwirtschaften konnten und nicht in kompensierende soziale Netze eingebunden waren, fand in (überwiegend christlich karitativ getragenen) Armen- und Siechenhäusern statt, weil es für die Betroffenen keine Alternative dazu gab. Neben den Krankenschwestern christlicher Verbände und Oden arbeiteten dort schon im 19. Jahrhundert entlohnte kommunale Armenpfleger und proletarische Frauen für Kost und Logis. Die konfessionelle Krankenpflege beruhte auf dem christlichen Verständnis des »Liebesdienstes« am Nächsten, zu dem die Schwestern sich berufen fühlten, um ihrem Gott nachzufolgen. Konfessionelle Schwestern arbeiteten in Krankenhäusern, Anstalten, in der Gemeindepflege oder in Lazaretten, die Arbeit in Armen- und Siechenhäusern scheint dagegen von untergeordneter Bedeutung gewesen zu sein. Krankenpflege entwickelte sich in dementsprechender Abhängigkeit zur Geschichte der Medizin.[939] Während der nationalsozialistischen Diktatur wurde die Krankenpflege vereinheitlicht, die Krankenschwestern wurden mit den Ideologien der Volksgemeinschaft, der Rassenhygiene und der Eugenik sowie im Sinne des nationalsozialistischen Frauenbildes erzogen. Es resultierten völkisches Denken, Autoritätshörigkeit, Disziplin und Opferbereitschaft sowie die Preisgabe eigenverantwortlichen Handelns, die Pflegende an der tausendfachen Tötung Unschuldiger mitwirken ließ. Während der NS-Diktatur erhielt die Krankenpflege erstmals eine Bestimmung neben christlichem Dienst und Broterwerb, die zu einer Ideologisierung der Krankenpflege führte. Das Verständnis von »richtiger« Pflege veränderte sich. Ohne nennenswerte Aufarbeitung dieser Geschichte reorganisierten sich die Institutionen der Krankenpflege in der Nachkriegszeit. Bedingt durch die Transformationen der Krankenpflege in den 50er und 60er Jahren sowie durch massive Personalmangel im expandierenden Gesundheitssystem, geriet die Versorgung der pflegebedürftigen älteren Menschen im wirtschaftlichen Aufschwung unter Druck. Die Arbeit in der stationären Altenpflege war derart unattraktiv, dass dort Mitarbeiterinnen eingestellt wurden, die keine Alternative dazu fanden. Die Qualifizierung der Mitarbeiterinnen wurde notwendig, um diesen Zweig der Krankenpflege aufzuwerten und den Personalbedarf decken zu können.

Von Beginn an war die Altenpflege dabei mit einem schlechteren Image verbunden als die modernisierte Krankenpflege im Akutbereich. Die anfallenden Aufgaben in der Altenpflege erforderten, so die Auffassung, weibliches Arbeitsvermögen und eine Unterweisung, die allerdings nicht den höheren Anforderungen der modernen Akutmedizin entsprechen musste. Obwohl die Aufgaben in den Altenpflegeeinrichtungen in der pflegerischen Versorgung der

---

939 Vgl. Schweikardt 2008, S. 278–282.

alten Menschen bestand, sollte eine Abgrenzung von der Krankenpflege erfolgen, damit die Altenpflegerinnen nicht in die Krankenpflege abwandern. Auch aus diesem Grund bot es sich an, pflegerische Ausbildungsinhalte mit sozialpflegerischen Aspekten zu verschränken. Bereits mit den ersten Ausbildungsjahrgängen war die Altenpflege der Krankenpflege sozial untergeordnet, sie orientierte sich an ihr und musste sich zugleich bemühen, sozialpflegerische Inhalte zu integrieren. Die Ambivalenz hemmte eine eigene Profilbildung, die notwendig gewesen wäre, damit sich die Altenpflege dauerhaft von der Krankenpflege lösen kann. Die weitere inhaltliche Entwicklung der Altenpflegeausbildungen fand in den folgenden Jahrzehnten im Schatten der Krankenpflege statt. Die Pflegeprozessorientierung, die (erneute) Hinwendung zu holistischen Pflegeparadigmen, die Autonomie und Teilhabe betonen, oder fachdidaktische Entwicklungen wurden aus der Krankenpflege übernommen, insbesondere, wenn sie sich quasi nahtlos in die Konstruktion der Altersbilder einfügten. Von Altenpflegerinnen entwickelte Pflege-/ Berufsverständnisse, Ausbildungsmodelle, Interessensvertretungen oder andere Innovationen sind, abgesehen von einigen »Best-Practice«-Beispielen, kaum aufzufinden. Während Inhalte der Sozialen Arbeit, die bereits in den 70er Jahren akademisiert worden war, kaum mehr in die Altenpflege gelangten, näherte diese sich der Krankenpflege weiter an, einerseits bedingt durch die Pflegeanforderungen in den Einrichtungen und andererseits durch die rechtliche Ausgestaltung der Ausbildungen. Auch wenn Altenpflegerinnen schon in den 90er Jahren häufig äquivalent zur Krankenpflege bezahlt wurden, konnte eine Gleichstellung erst durch die Kranken- und Altenpflegegesetze 2003/ 04 erreicht werden. Nach der Erprobung integrativer Modelle wird aktuell eine Zusammenführung von Altenpflege- und Krankenpflegeausbildung angestrebt. Die Altenpflege kann zusammenfassend als wenig angesehener, unattraktiver Zweig der Krankenpflege gelten, der lange mit der Tradition der Armenpflege verknüpft war. Mit ihren historischen Wurzeln in der konfessionellen Krankenpflege, von der sie sich nie vollständig lösen konnte, und den lange überwiegenden konfessionellen Trägerschaften der Altenpflegeeinrichtungen ist die christliche Ethik des Helfens auch in der Altenpflege verankert. Der Prozess der Verberuflichung fand im Schatten der Krankenpflege statt und war teils durch das Ringen um Gleichstellung, teils durch bewusste Abgrenzung gekennzeichnet, zum Abschluss des Prozesses war jedoch eine weitgehende Angleichung der Berufe erfolgt. Wie bereits in weiten Anteilen der akademischen Pflegeausbildungen realisiert, wird die Altenpflege zukünftig wieder in die (Kranken-) Pflege einmünden.

*Die Berufsentwicklung in der Altenpflege wurde wesentlich von sozialpolitischen und rechtlichen Entscheidungen sowie den Interessen der Wohlfahrtsverbände geleitet.* Die Wohlfahrtsverbände initiierten die Bildungsgänge für Altenpflegerinnen, allen voran der Deutsche Verein, der sich traditionell der

Armenpflege und dem Fürsorgewesen verpflichtet sah, weil diese als Träger der Altenpflegeeinrichtungen am unmittelbarsten von dem Personalmangel betroffen waren. Da die Art der Tätigkeit in der Altenpflege nicht denselben, vermeintlich hohen Ansprüchen der Krankenpflege genügen musste, wurden die Ausbildungen mit einigen hauswirtschaftlichen, pflegerischen und sozialen Inhalten ausgestaltet und auf Frauen ohne Ausbildung sowie auf Frauen nach der Familienphase zugeschnitten. Bis zu annähernd 15 Jahren blieb die Altenpflegeausbildung ohne normative Regelung und wurde auf ähnlichem Niveau wie die Krankenpflegehilfeausbildung angeboten. Die Zuständigkeit der Länder führte zu sich diversifizierenden Ausbildungen, die erst nach einer weiteren Empfehlung des Deutschen Vereins und der Verabschiedung einer Rahmenvereinbarung der Bundesländer 1984/ 85 zu einer Vereinheitlichung der Länderregelungen führte. Dadurch wurde die Ausbildungszeit größtenteils auf drei Jahre angehoben, während die unterschiedlichen Zugangsvoraussetzungen beibehalten wurden. Durch die wirtschaftliche Situation, demographische Effekte und die Wiedervereinigung gerieten die Sozialsysteme in den 80er Jahren unter Druck, die Hilfen zur Pflege beanspruchten einen Großteil der Sozialhilfeleistungen. In den Altenpflegeeinrichtungen fehlte weiterhin Personal, während der Pflegebedarf und die Anforderungen an die Arbeit zunahmen. Die schließlich verabschiedete Pflegeversicherung veränderte die Altenpflege erheblich. Ohne dass Altenpflegerinnen an der Entwicklung teilhatten, wurden die Pflegeprozesse dem Leistungsspektrum der Versicherung angepasst. Auch die Bemühungen zur Schaffung eines bundeseinheitlichen Altenpflegegesetzes wurden nicht von Berufsangehörigen selbst vorangetrieben. Vertreter der Wohlfahrtverbände und der meisten Bundesländer verfolgten dieses Ziel über mehrere Jahrzehnte. Dabei ging es (verbands-) politisch um länderübergreifende Mobilität, um die Sicherung der Qualität der Versorgungsleistungen und um Vormachtstellungen im Beschäftigungsbereich. Die nationale Ausgestaltung des europäischen Bologna- und Kopenhagen-Prozesses, mit dem Ziel der beruflichen Freizügigkeit, hat weitere Impulse zur Akademisierung der Pflegeberufe und damit auch zur Weiterentwicklung der Altenpflege gesetzt. Aufgrund der Eingangsvoraussetzungen für die Altenpflegeausbildung haben die meisten Absolventen der Fachausbildung keine Hochschulzugangsvoraussetzungen und sind deshalb bislang vermutlich nicht häufig in den Studiengängen vertreten. In die integrativen dualen Studiengänge werden Schülerinnen mit Hochschulzugangsberechtigungen einmünden, die sich von den traditionellen Bewerberinnen an Altenpflegefachseminaren hinsichtlich ihres kulturellen Kapitals unterschieden. Zusammenfassend ist die Entwicklung der Altenpflege vor dem Hintergrund politischer Entscheidungen und Notwendigkeiten gestaltet worden, an denen die Wohlfahrtsverbände beteiligt waren. Die Berufsgruppe der Altenpflegerinnen hatte keinen nennenswerten Anteil an der Entwicklung ihres

Beschäftigungsbereichs, sondern fügte sich vielmehr den Entscheidungen und Belastungen.

*Für die Arbeit in der Altenpflege entscheiden sich traditionell Frauen mit geringem ökonomischem, kulturellem und sozialem Kapital. Die Berufswahl-motivation weist ein überdauerndes Muster auf.* Seit dem 19. Jahrhundert sind in der Versorgung und Pflege älterer Menschen zu über 80 % Frauen beschäftigt. Alle recherchierten Hinweise lassen darauf schließen, dass diese Frauen über-dauernd aus bescheidenen Verhältnissen stammten. In den konfessionellen Alten- und Siechenheimen des 19. Jahrhunderts leisteten Ordensschwestern und Diakonissen (in vorgesetzten Funktionen) ihren Dienst, daneben arbeiteten proletarische Frauen, die selbst mangels Alternativen in den Heimen lebten. In den 60er Jahren arbeiteten Frauen, die über Volksschulabschlüsse und keine weiteren Ausbildungen verfügten, in der Altenpflege, junge Frauen, die »keine Bleibe hatten«[940] oder Frauen, die nach ihrer Familienzeit erwerbstätig sein mussten. Es waren überwiegend Frauen der Arbeitnehmer- und Dienstleis-tungsmilieus, die zum Familienunterhalt beitrugen oder alleinstehende Frauen, die ihren Unterhalt nicht anderes verdienen konnten. Erst in den 90er Jahren war die Anzahl der Bewerberinnen mit einem mittleren Schulabschluss auf rund ein Drittel angestiegen, mit dem Altenpflegegesetz 2003 wurde die Mittlere Reife zur Eingangsvoraussetzung. Traditionell entschieden sich Frauen aus zwei Gründen für die Altenpflege: zum einen aus religiösen Motiven, die im christlichen Ethos der Nächstenliebe, Mildtätigkeit und Berufung zum Gottesdienst wurzeln, zum anderen aus Gründen der Notwendigkeit und mangelnder Alternative. In den 60er Jahren verlor der christlich motivierte Liebesdienst als Berufswahlmotiv in der Pflege an Bedeutung. Während Krankenschwestern sich verstärkt der sta-tionären medizin- und techniknahen Pflege zuwandten, wurde für die Alten-pflege ein Berufsbild etabliert, das vordringlich auf alleinstehende, gering qualifizierte Frauen, Hausfrauen oder Berufsumsteigerinnen ausgerichtet war. Seitdem entschieden sich Menschen mit fragmentierten Berufs- und Bildungs-biographien, Umschülerinnen und Arbeitssuchende für die Altenpflege, in den 80er und 90er Jahren wurde der Beschäftigungsbereich gar als »Restarbeits-markt« beschrieben.[941] In den aufgeführten Untersuchungen werden stabile Berufswahlmotivationen deutlich. Der Wunsch, anderen Menschen zu helfen und ihnen Gutes zu tun, wird wiederkehrend als wichtigster Grund zur Be-rufswahl genannt. Flankiert wird dieser Wunsch von der Motivation, eine sinnvolle, verantwortungsvolle Aufgabe zu übernehmen. Als weitere Berufs-wahlmotivation wird der substantielle Wunsch angegeben, nicht arbeitslos zu sein/ zu werden und notwendiges Geld auch längerfristig verdienen zu können.

---

940 Vgl. 6.3: Zeitschrift Das Altenheim 1963, Nr. 2, S. 15.
941 Vgl. Becker & Meifort 1997, S. 88.

*Die Arbeitsbedingungen in der Altenpflege sind überdauernd von mangelnden Ressourcen und hohen Belastungen gekennzeichnet.* Der durchgängige Mangel an Arbeitskraft zur Versorgung alter Menschen scheint, neben der Berufsmotivation, das stabilste der identifizierten überkommenen Merkmale zu sein. Seit der Industrialisierung ist kein einziger Zeitpunkt zu rekonstruieren, zu dem nicht von einer mehr oder minder großen Personalnot in der Altenpflege die Rede ist, stets ist die Nachfrage an Personal in diesem Beschäftigungsbereich größer als das Angebot. Das Ausmaß des Personalmangels ist von konjunkturellen, arbeitsmarktpolitischen und sozialen Entwicklungen abhängig und wurde durch sozialpolitische Steuerungen immer dann kompensiert, wenn die Situation nicht länger haltbar erschien. Obwohl immer wieder verschiedene Anstrengungen unternommen wurden, den Berufsbereich attraktiver zu gestalten, Ausbildungen zu verbessern und potenzielle Bewerber für die Altenpflege zu gewinnen, konnte der Personalmangel nicht dauerhaft behoben werden. In den Einrichtungen der Altenpflege führte der Mangel an personellen und ökonomischen Ressourcen – ebenfalls überdauernd – zu entsprechend hohen Arbeitsbelastungen. Weitere Belastungen entstehen durch emotionale Anforderungen, die zum einen durch die Konfrontation mit dem Leiden und Sterben der zu pflegenden Menschen entstehen, zum anderen durch mangelnde Anerkennung der Arbeit und geringe Gestaltungsspielräume. In der historischen Rückschau finden sich keine von den Altenpflegerinnen selbst unternommenen Anstrengungen zur Problemlösung, die Arbeitsbelastungen führen dagegen zu Erkrankungen und hoher Fluktuation.

# 7. Methodische Aspekte zur Analyse von Milieu, Feld und Habitus

Nachdem Habitus und Feld mit einer Rekonstruktion der strukturalen Geschichte der Pflege alter Menschen nachgegangen wurde, werden die Forschungsfragen in diesem Kapitel mit einer empirischen Untersuchung beleuchtet. Es folgt die Begründung und Darstellung der genutzten Forschungsmethode, bevor die Ergebnisse im Detail vorgestellt werden.

## 7.1 Theorien Bourdieus als Grundlage wissenschaftlichen Arbeitens

Ausgangspunkt der Überlegungen dazu, Habitus und Feld vor dem Hintergrund der Theorien Bourdieus empirisch zu fassen, ist die These, dass der sozial vermittelte, inkorporierte Habitus eine Praxis generierende Disposition ist. Der Habitus hinterlässt wie eine »Handschrift« Spuren in allen Äußerungen und Handlungen der Menschen. Um den Habitus zu entschlüsseln, reichen eine quantitative Erfassung der zur Verfügung stehenden Kapitale und eine dementsprechende Verortung im sozialen Raum nicht aus. Anhand dieser Indikatoren kann eine Struktur der Gesellschaft auf Makroebene dargestellt werden, die mikrosozialen Regeln und Praxisformen der Felder sind damit nicht zu explorieren. Der Habitus kann nur aus den Praxisformen des alltäglichen Lebens und Arbeitens selbst »herausgelesen« werden.[942] Bourdieu gelang es, mit quantitativen Verfahren umfangreiche Daten zu erheben, mit denen gesellschaftliche Klassen erfasst und ihre Korrelationen zu spezifischen Lebensstilen belegt werden konnten. Gleichzeitig hat er wissenschaftstheoretische Überlegungen vorgelegt, die den Weg zur empirischen Habitusanalyse weisen, diese jedoch nicht konkretisiert oder erprobt. So resümiert Bourdieu 1988 über sein 1968 erschienenes Buch »Soziologie als Beruf«[943]: »Es sagt dauernd, man müsse

---

942 Vgl. Bremer & Teiwes-Kügler 2013, S. 94–95.
943 Bourdieu, Chamboredon & Passeron 1991.

konstruieren, aber es zeigt nie, wie man das praktisch macht. Es hat die Leute wach gemacht, aber es ist sofort für den Theoretizismus vereinnahmt worden.«[944]

Ausgehend von den Arbeiten der Forschungsgruppe Interdisziplinäre Sozialstrukturforschung der Forschungseinrichtung der Universität Hannover (agis) in den 1980er Jahren (vgl. 4.1), gelang es vor allem Bremer in einer langjährigen theoretischen und empirischen Arbeit, eine mikrosoziale Perspektive einzunehmen, um den Wandel sozialer Felder und die damit verbundenen Veränderungen sozialer Praxis empirisch zu untersuchen. Mit dem Ziel, Habitus wahrzunehmen und zu verstehen, entstanden im Forschungsprozess die Theorie und Praxis der Habitus-Hermeneutik, die inzwischen auf mehr als 900 bearbeiteten Interviews, Gruppendiskussionen und -werkstätten beruhen.[945] Der methodologische Entwicklungsprozess der Habitus-Hermeneutik knüpft an Bourdieu an und wurde durch unterschiedliche Positionen und Annahmen geleitet, die an dieser Stelle kurz skizziert werden:[946]

– Es ist davon auszugehen, dass sich in allen Äußerungen eines Akteurs Spuren des Habitus finden lassen. Dieser Sachverhalt verweist zunächst darauf, dass methodisch grundsätzlich auf Äußerungen der Akteure zurückgegriffen werden muss. Erzählungen und Beschreibungen der sozialen Welt, aber auch Positionierungen, Handlungen oder nonverbale Ausdrucksformen geben Aufschluss über den Habitus. Zum anderen verweist die Theorie darauf, dass die Äußerungen nicht für sich sprechen, sondern ausgelegt werden müssen. Die Schemata des Habitus sind zu entschlüsseln, bevor sie als Prinzipien oder zusammenhängende Konstrukte erkannt werden können. Für eine hermeneutische Auslegung sprechen die verschiedenen Sinnschichten sozialer Praxis. Zunächst ergibt sich ein manifester, offenkundiger Sinn, von Bourdieu als »primäre Sinnschicht« bezeichnet, der den direkten Zugang zu Erfahrungen und Themenbereichen erlaubt (das, *was* gesagt wird). Darunter liegt eine »sekundäre Sinnschicht«, ein latenter Sinn, in dem sich die gesellschaftlichen Strukturen verbergen, die den Habitus ausprägen.[947] Da die Prinzipien, die den Habitus prägen, nicht durchgängig bewusst sind, sondern »vergessene Geschichte«[948], werden sie auch nicht permanent reflektiert. Für den Handelnden gilt, dass die Schemata, mit denen er seine Welt konstruiert,

---

944 Das 1988 von Beate Krais und Pierre Bourdieu geführte Gespräch wurde 1991 in dem von Bourdieu, Chamboredon & Passeron verfassten Buch »Soziologie als Beruf« veröffentlich und in Brake, Bremer & Lange-Vester 2013 erneut aufgelegt.
945 Vgl. Bremer & Teiwes-Kügler 2013, S. 93.
946 Vgl. hierzu im Detail Bremer 2004, Bremer & Lange-Vester 2006, Bremer 2007 oder Bremer & Teiwes-Kügler 2013.
947 Vgl. Bremer & Teiwes-Kügler 2013, S. 97–98.
948 Bourdieu 1987, S. 105.

selbst von der Welt konstruiert worden sind und er in der Regel nicht hinter die Prinzipien seiner Handlungsweisen schaut. Damit hat das Tun der Handelnden »mehr Sinn als sie selber wissen«[949]. Die hermeneutische Analyse der latenten Ebene soll dazu beitragen, dieses »mehr an Sinn«, die verinnerlichten und oftmals unreflektierten Prinzipien, herauszuarbeiten.

– Analyse und Interpretation der Habitusmuster zielen darauf, die Lebensäußerungen der Akteure auf grundlegende »Teilungs- und Gliederungsprinzipien«[950] zurückzuführen, durch die ihre soziale Welt strukturiert wird. Trennungen und Teilungen verweisen auf Funktions- und Herrschaftsgefüge (Mann – Frau, alt – jung, arm – reich etc.), sie durchziehen die Gesellschaft und drücken den Individuen gleichzeitig »Stempel« auf. Die Individuen bilden einen sozialen Sinn, der sie ihre soziale Welt entlang der gesellschaftlichen Teilungen erkennen lässt. In individuellen Äußerungen sind kollektive Klassifikationsschemata enthalten, die es zu entschlüsseln und semantisch zu fassen gilt. Damit das gelingen kann, sind in unterschiedlichen Forschungsprozessen klassifizierende Gegensatzpaare von Adjektiven zur Beschreibung genutzt worden, die zu einem heuristischen Kategoriensystem weiterentwickelt wurden. Bremer u. a. nennen die entwickelten Gegensatzpaare »Analytische Elementarkategorien zur Habitus-Hermeneutik«.[951] Diese dienen als Hilfsmittel, um die aus den Fällen herausgearbeitete Logik an diesen für jedes Untersuchungsfeld neu anzupassenden Kategorien zu »messen«.[952] An jedem begrifflichen Gegensatzpaar kann ein Muster (ein »Zug«) des Habitus deutlich werden, verschiedene Kombinationen dieser Muster ergeben Habitussyndrome, die schließlich zum Erkennen von Prinzipien und Typologien führen können.[953]

– Wie Bremer und Teiwes-Kügler 2013 mit dem Rückgriff auf Bourdieu 1987 (und andere wie Bohnsack et al. 2010) herausarbeiten, muss zwischen dem Verstehen der Alltagswelt und dem wissenschaftlichen Deuten und Verstehen der Alltagwelt ein Unterschied bestehen, der durch einen »doppelten Bruch«[954] herbeizuführen ist. Menschen deuten ihre Alltagswelt, um sich in ihr zu orientieren. Dieses unmittelbare Verstehen geht auf praktische Erfahrungen und inkorporierte Wahrnehmungs- und Denkschemata zurück. Die Akteure sind Teil der sozialen Welt und ihr Handeln richtet sich auf die Bewältigung des Lebens in der vertrauten Welt. Wissenschaftliche Erkenntnis erfolgt unter anderen Zeitprämissen und ist zudem losgelöst von den

---

949 Bourdieu 1987, S. 127.
950 Bourdieu 1982, S. 730.
951 Vgl. Bremer 2004, S. 184–185.
952 Die in dieser Untersuchung verwendeten Elementarkategorien sind in Tabelle 2 zu finden.
953 Vgl. Bremer & Teiwes-Kügler 2013, S. 113–116.
954 Bourdieu 1987, S. 49.

Handlungserfordernissen und Zielen der Akteure. »Aufgabe wissenschaftlichen Verstehens ist es, die Bedingungen und Möglichkeiten des »unmittelbaren Verstehens« aufzudecken.«[955] Dabei ist zu reflektieren, dass die Forscherin selbst vor dem Hintergrund ihrer inkorporierten Wahrnehmungs-, Denk- und Handlungsschemata Alltagswelten deutet und interpretiert, dass es sich mit anderen Worten in jedem Forschungsprozess um Konstruktionen von Objekten handelt, die eingebunden sind in die Möglichkeiten und Grenzen des Habitus. Reflexion und Bewusstwerdung sind notwendig, damit sich die Forscherin von der eigenen sozialen Bedingtheit lösen und andere soziale Sichtweisen interpretieren und verstehen kann. Mit dem »ersten Bruch« stellt sie deshalb eine notwendige Distanz zu den Begriffen und Routinen der Akteurswelt her und betrachtet diese als Untersuchungsgegenstand; Vorbegriffe sind weitestgehend bewusst zu machen und möglichst auszuschalten. Mit dem »zweiten Bruch« bricht sie mit der Illusion oder dem Anspruch, »objektives« Wissen über die soziale Welt erlangen zu können. Anstatt den sozialen Sinn der Forscherin auf den Untersuchungsgegenstand zu übertragen, ist die Perspektive der Akteure auf ihre soziale Welt zu rekonstruieren und insofern begreifbar zu machen.[956]

Um den skizzierten Vorüberlegungen zu folgen, waren Methoden zu entwickeln, die geeignet sind, um unterschiedliche Sinnschichten zu durchdringen und sowohl den sozialen Sinn einzelner Akteure als auch – heuristisch darauf aufbauend – den Habitus einer Gruppe aufzudecken. Es ergeben sich vier Dimensionen, auf deren Entschlüsselung sich die Methoden richten:

**Tab. 1:** Vier Zieldimensionen der Untersuchung

| Teilnehmerinnen | Ebene | |
| --- | --- | --- |
| | manifeste Ebene | latente Ebene |
| Einzelperson | – individuelle Äußerungen zum Thema | – sozialer Sinn/ individueller Habitus (Habituszüge/ -syndrom)<br>– individuelle Praxisform/ Position im Feld |
| Gruppe | – kollektive Positionen zum Thema | – kollektiver Habitus (Habituszüge/ -syndrom)<br>– kollektive Praxisformen/ Spielregeln im Feld |

Die Wechselbeziehungen zwischen den vier Feldern machen es erforderlich, Verknüpfungen zwischen den Ebenen in der Auswertung immer wieder neu

---

955 Bremer & Teiwes-Kügler 2013, S. 98.
956 Vgl. Bremer & Teiwes-Kügler 2013, S. 98–99.

herstellen zu können, gleichzeitig aber auch regelgeleitet und strukturiert vorgehen zu können, um den Prinzipien der Nachvollziehbarkeit und Plausibilität zu folgen.

Die von Bremer entwickelte Methode der mehrstufigen Gruppenwerkstatt lässt den einzelnen Teilnehmerinnen Raum, um ihre Erfahrungen und Werthaltungen zu äußern. Darüber hinaus ist sie geeignet, um Regeln und Gesetzmäßigkeiten des Feldes aufzudecken und dabei auch implizite, nicht bewusste Habituszüge zu explorieren. Bremer kombinierte die Gruppendiskussion mit weiteren Methoden, die dazu führen, dass die Teilnehmerinnen sich zunehmend vertieft mit einem Thema auseinandersetzen und dabei auch die Möglichkeit erhalten, nicht kognitiv-reflektierte Äußerungen zum Ausdruck zu bringen. Quantitative Erhebungen werden ebenfalls kombiniert, um die Äußerungen zu ergänzen und zu rahmen.[957]

Die Gruppenwerkstätten beruhen auf der Vorstellung, dass Meinungen und Einstellungen sich im Alltag nicht individuell und isoliert bilden, sondern in permanenter Wechselbeziehung zwischen Individuum und Umwelt. Pollock folgte 1955 dieser Vorstellung erstmals mit der Methode der Gruppendiskussion in der Soziologie, in dem so genannten Gruppenexperiment am Frankfurter Institut für Sozialforschung, weil die Gruppendiskussion dem Prozess der Meinungsbildung näher sei als Einzelinterviews.[958] Nach Bourdieu durchdringt der Habitus alle Formen der Praxis und drückt ihnen gewissermaßen einen Stempel auf, er ist »das einheitsstiftende Erzeugungsprinzip aller Formen von Praxis«[959]. Im Verhalten und in den Äußerungen von Diskussionsteilnehmerinnen lassen sich demzufolge die impliziten Hinweise auf deren Habitus finden. Darüber hinaus ist davon auszugehen, dass zwischen Akteuren, die in ähnlichen sozialen Verhältnissen leben oder Schicksale teilen, Gruppenmeinungen gebildet werden.[960] Die Gruppen bilden klassen- oder milieuspezifische »diskursive Formationen«[961], das heißt, sie repräsentieren gemeinsame Merkmale einer Teilklasse, die dieselben Kodes gebraucht. In der vorliegenden Arbeit wird in der Tradition von Mangold 1960 oder Bohnsack et al. 2010 davon ausgegangen, dass derartige Kodes sich in den Gruppendiskussionen nicht erstmalig ausbilden, sondern im Diskus aktualisiert und reproduziert werden. Die eingesetzten Methoden unterstützen den Prozess der Reflexion mit dem Ziel, den einheitsstiftenden Prinzipien der Praxisformen auf die Spur zu kommen.

---

957 Vgl. Bremer 2004, S. 134–175.
958 Vgl. Pollock 1955, S. 32.
959 Bourdieu 1982, S. 283.
960 Vgl. Mangold 1960.
961 Morley 1996, S. 112.

## 7.2    Konzeption und Praxis der Gruppenwerkstätten

Zur Exploration der Forschungsfragen (vgl. 1.2) wurden vier mehrstufige Gruppenwerkstätten durchgeführt, zwei Werkstätten mit Schülerinnen aus dem ersten Ausbildungsjahr der Altenpflegeausbildung und zwei Werkstätten mit examinierten, berufserfahrenen Altenpflegerinnen, die in der stationären Altenpflege, zum überwiegenden Teil in Leitungsfunktionen, arbeiten. Die Schülerinnen besuchten ein Altenpflegefachseminar in diakonischer Trägerschaft der evangelischen Kirche in NRW, die berufserfahrenen Altenpflegekräfte in Leitungsfunktionen arbeiteten in einem Altenpflegeheim der Caritas in NRW und weitere examinierte Altenpflegerinnen arbeiteten in einem Altenpflegeheim in Niedersachsen, das von einem privaten Anbieter von Gesundheitsdienstleistungen geführt wird.

Die Gruppenwerkstätten wurden in Anlehnung an Bremer und Teiwes-Kügler gestaltet[962] und durch den Einsatz eines entwickelten Leitfadens in jeder Untersuchungsgruppe in gleicher Weise angelegt. Lediglich die Fragebögen wurden an wenigen Stellen für Schülerinnen und examinierte Pflegekräfte unterschiedlich gestaltet (s. u.). Alle Teilnehmerinnen konnten uneingeschränkt über ihre Teilnahme entscheiden und haben freiwillig teilgenommen. Die mehrstufigen Gruppenwerkstätten umfassten zwischen drei und viereinhalb Zeitstunden, in denen die Teilnehmerinnen sich mit Hilfe der eingesetzten Methoden unterschiedliche Zugänge zum Thema »Gewalt in der stationären Altenpflege« eröffneten. Die Forscherin moderierte den Gruppenprozess und wurde von einer weiteren Person unterstützt, die vordringlich für das reibungslose Funktionieren der Technik sorgte. Mit dem Einverständnis der Teilnehmerinnen wurden von dem gesamten Prozess sowohl eine Video- als auch eine Audioaufnahme aufgezeichnet. Erarbeitete Metaplankarten und Collagen wurden zur Dokumentation fotografiert.

### 7.2.1    Leitfaden zur mehrstufigen Gruppenwerkstatt

Mit dem Leitfaden wird die geplante Vorgehensweise für jede Gruppenwerkstatt beschrieben:

Nachdem die Moderatorin und die Assistentin sich vorgestellt und die Teilnehmerinnen begrüßt haben, werden das Projekt und die Intention der Gruppenwerkstatt kurz erläutert. Der geplante Ablauf der Werkstatt sowie die Art der Dokumentation werden erläutert und die Anonymisierung der Daten versichert. Die Teilnehmerinnen unterschreiben dazu eine Einverständniserklärung, in der

---

962  Vgl. Bremer 2004 und Bremer & Teiwes-Kügler 2003.

sie erklären, dass sie freiwillig an der Untersuchung teilnehmen und mit der dargelegten Verwendung der Daten einverstanden sind. Im Anschluss werden die Teilnehmerinnen gebeten, sich Sticker mit Nummerncodes aufzukleben, danach wird die Technik zur Aufzeichnung eingeschaltet.

## I. Vorstellungsrunde anhand vorgefasster, visualisierter Fragen

Die Gruppenwerkstatt beginnt mit einer Vorstellungsrunde, in der die Teilnehmerinnen gebeten werden, sich mit Hilfe von drei für alle sichtbar aufgeschriebenen Fragen vorzustellen:
a. Wer bin ich und wie lebe ich?
b. Ich habe mich zur Ausbildung in der Altenpflege entschieden, weil... (Version Schülerinnen)/ Ich habe mich für die Altenpflege entschieden, weil... (Version Examinierte)
c. Meine Erfahrungen in der Altenpflege sind...

Die Fragen sollen zum Erzählen anregen und einen möglichst großen Spielraum zur offenen Ausgestaltung lassen. Moderatorin und Assistentin beginnen die Vorstellungsrunde und demonstrieren mit ihren Erzählungen, dass sowohl das Berufsleben als auch die Reproduktionssphäre von Interesse ist. Es sollten eine möglichst vertrauensvolle Arbeitsatmosphäre angebahnt und Unsicherheiten abgebaut werden. Die Teilnehmerinnen werden gebeten, ihre Vorstellungen anzuschließen, eine Reihenfolge wird nicht vorgegeben.

## II. Diskussionsteil

Nachdem die Moderatorin kurz zum Thema »Gewalt in der stationären Altenpflege« übergeleitet hat, wird für etwa acht Minuten eine Filmsequenz vorgeführt. Die Sequenz wurde von einem norddeutschen Lokalsender gedreht und dokumentiert die Misshandlung einer demenziell erkrankten Bewohnerin in einem Altenheim durch eine Altenpflegerin. Die gewaltsamen Übergriffe konnten nur durch die Intervention der Angehörigen aufgedeckt werden. Die Filmsequenz dient als Stimulus zur Initiierung einer Diskussion, die zurückhaltend anhand des Leitfadens moderiert wird. Zum Einstieg in die Diskussion wird nach der Filmsequenz die Leitfrage »Was denken oder fühlen Sie jetzt?« gestellt. Die Gruppe soll einerseits selbst die für sie wichtigen, interessanten oder konfliktreichen Aspekte finden und in ihrer Weise diskutieren können, andererseits soll die Moderation es ermöglichen, alle Teilnehmerinnen zu Wort kommen zu lassen und bestimmte Aspekte aufzugreifen oder zu vertiefen. Grundsätzlich sollen das berufliche Selbstverständnis der Teilnehmerinnen, ihre ethischen Maßstäbe, implizite Regeln des Feldes und subjektiv wahrgenommene

Grenzen bei der Bewältigung von Anforderungen im Berufsalltag im Vordergrund stehen. Folgende Sondierungsfragen sind situativ auszuwählen/ zu modifizieren und zu stellen, wenn die Diskussion stockt:

- Im Film geht es um Gewalt gegen Pflegebedürftige, was verstehen Sie unter Gewalt?
- Was für ein Verhältnis haben Sie zu älteren Menschen?
- Was sind Ihrer Meinung nach die Ursachen von Gewalt?
- Was für eine Beziehung haben Sie zu Ihren Kolleginnen?
- Was für eine Beziehung hat die Altenpflege zu anderen Berufsgruppen?
- Welche Reaktion ist »richtig«, wenn Gewalt in Pflegesituationen wahrgenommen wird?
- Wie hätten die Teammitglieder im Film reagieren sollen?
- Warum greifen die Teammitglieder nicht ein?
- Was müsste geschehen, damit Gewalt in Pflegesituationen gar nicht erst entstehen kann?
- Wie sollten Pflegekräfte Ihrer Meinung nach sein?

Nach etwa 50 bis 80 Minuten, wenn die Diskussion erschöpft ist, weil die Argumente sich wiederholen, die wichtigsten Aspekte genannt wurden oder keine der Teilnehmerinnen noch etwas äußern möchte, wird die Diskussion durch die Moderatorin beendet, es folgt eine Pause.

### III.   Kartenabfrage

Nach der Pause erhält jede Teilnehmerin drei Metaplankarten und wird zunächst gebeten, den Diskussionsprozess zu reflektieren. Danach soll jede Teilnehmerin ihre drei wichtigsten Aussagen zur Frage:»Worauf kommt es mir in meiner Arbeit besonders an?« auf den Karten verschriftlichen. Die Frage wurde in der Pause bereits deutlich sichtbar an einer vorbereiteten Metaplantafel visualisiert. Im Anschluss sollen möglichst alle Teilnehmerinnen ihre Karten an die vorbereitete Metaplantafel heften und erläutern, eine Reihenfolge wird nicht vorgegeben. Insbesondere diejenigen, die sich während der Diskussion nicht zu Wort meldeten, erhalten nun die Möglichkeit ihren Standpunkt darzulegen. Nach jedem Kurzvortrag können die Teilnehmerinnen Anmerkungen anbringen oder Fragen stellen. Zum Abschluss der Kartenabfrage können einzelne Aspekte vertieft, diskutiert oder zusammengefasst werden, bis die Moderatorin ein Resümee zieht und die Phase deutlich abschließt.

## IV.  Gestaltung von Collagen

Die Teilnehmerinnen werden im Anschluss an die Kartenabfrage gebeten Gruppen zu bilden, die je nach Teilnehmerinnenzahl aus zwei oder mehr Personen bestehen. Die Gruppen sollen sich selbst finden, um Widerstände zu vermeiden. Jede Gruppe erhält etwa 30 illustrierte Zeitschriften, die je dieselbe Bandbreite möglichst unterschiedlicher Kundenmilieus ansprechen, Kleber, Stifte, Plakatpapier und den gedruckten Schriftzug: »Meine Wünsche und Ziele für die Zukunft«. Die Teilnehmerinnen werden aufgefordert, in ihren Gruppen eine Collage zu erstellen, indem sie ihre Wünschen und Ziele für die Zukunft bildlich darstellen. Dabei wählen sie selbst aus, ob sie den Berufsbereich oder die Reproduktionssphäre fokussieren. Das Verfahren kann zu den projektiven Techniken gerechnet werden[963], die es den Teilnehmerinnen erlauben, emotionale, komplexe Sachverhalte, die schwieriger zu verbalisieren sind, gestalterisch auszudrücken. Unter Umgehung von Rationalisierungen können innere Haltungen, Einstellungen oder Wünsche auf ein Bild projiziert werden. Sowohl Teilnehmerinnen, die bereits mit der Collagetechnik vertraut sind, als auch jene, die diese Technik nicht kennen, können ihr ablehnend gegenüberstehen. Daher werden nicht nur der Arbeitsauftrag kurz erläutert, sondern auch die mit der Technik verbundenen Ziele. Nach einer Gruppenarbeitsphase von etwa 45 Minuten, in denen die Gruppen nicht gefilmt werden und die Forscherin sich zurückzieht, werden die Collagen für alle gut sichtbar aufgehängt. Die Gruppenmitglieder werden gebeten, ihre Collage vorzustellen und zu interpretieren. Die Bilder sollen bewusst nicht »für sich sprechen«, um nicht zuerst die subjektiven Wahrnehmungs- und Denkschemata der Forscherin anzusprechen. Wie auch die reflektiert dargestellten Metaplankarten sollen die Collagen dazu beitragen, die Erkenntnisse der Gruppendiskussion zu ergänzen. Neben den zusätzlichen inhaltlichen Aspekten zur Habitusanalyse ist davon auszugehen, dass die Collagen habitusspezifische Ästhetiken ausdrücken, die eventuell zur Typenbildung beitragen. Nach der Vorstellung der Collagen durch die Gruppenmitglieder wird genug Zeit eingeräumt, damit Nachfragen der anderen Teilnehmerinnen beantwortet werden können. Auch der Austausch von Meinungen über die dargelegten Inhalte oder kurze Dispute werden zugelassen. Nach etwa 60–80 Minuten wird die Collagenarbeit durch die Moderatorin beendet.

---

963  Vgl. Keppler 1996, S. 108.

## V.　Fragebogen mit geschlossenen und halb-offenen Fragen

Zum Abschluss der Gruppenwerkstatt werden die Teilnehmerinnen gebeten, einen im Vorfeld entwickelten und getesteten Fragebogen[964] auszufüllen. Ihre Codenummern sollen auf dem Fragebogen vermerkt werden. Mit dem Bogen werden zum einen Daten zur Sozialstruktur und zum Lebensstil erhoben, die geeignet sind, um eine Hypothese über die Verortung der Teilnehmerinnen im sozialen Raum zu entwickeln. Variablen sind unter anderen Schulabschlüsse, Berufsabschlüsse, Einkommen und Bildungsabschlüsse in den Herkunftsfamilien sowie Freizeitaktivitäten und Interessen. Darüber hinaus werden berufsspezifische Motive und Einstellungen abgefragt, die Vergleiche zu anderen Untersuchungen zulassen. Die Fragebögen für Schülerinnen und Examinierte unterscheiden sich hinsichtlich der Items:

- Seit wie vielen Jahren sind Sie in der Einrichtung beschäftigt? (nur für Examinierte)
- Welche Funktion haben Sie in der Einrichtung? (nur für Examinierte)
- Wie viele Wochenstunden umfasst Ihre Arbeitsstelle? (nur für Examinierte)
- Wie hoch ist ihr monatlicher Nettolohn? (nur für Examinierte, da die Schülerinnen ein festgelegtes Ausbildungsentgelt beziehen)

### 7.2.2　Auswertung der Daten

Als Datenmaterial zur Auswertung stehen pro Gruppenwerkstatt folgende Materialien zur Verfügung:

- ausgefüllte Fragebögen, die anhand der vermerkten Codenummern den Teilnehmerinnen zugeordnet werden können
- Transkription der gesamten Gruppenwerkstatt im Wortlaut[965] (Vorstellungsrunde, Gruppendiskussion, Präsentation und Diskussion der Metaplanabfrage sowie der Collagen). Die Transkription wurde in einem ersten Schritt nach der Audioaufzeichnung angefertigt. In einem zweiten Schritt wurde sie mit der Videoaufzeichnung verglichen und ergänzt/ korrigiert. Insbesondere wurden mit Hilfe der Codenummern die Redebeiträge den Teilnehmerinnen zugeordnet.
- Fotografien und Abschrift der Metaplankarten
- Fotografien der Collagen

---

964　Die Fragebögen wurden durch 10 Pflegekräfte im Vorfeld der Untersuchung getestet und entsprechend der Rückmeldungen überarbeitet.

965　Die Transkriptionen enthalten eine wortwörtliche Verschriftlichung der Redebeiträge mit leichter Sprachglättung an einigen schwer verständlichen Textstellen. Parasprachliche Ereignisse, auffällige Intonationen, Sprecherwechsel und Pausen sind kenntlich gemacht, Zeitmarken gesetzt.

## I.   Auswertung der Fragebögen

Die gewonnenen Daten wurden dazu genutzt, um die gesamte Stichprobe sowie die Gruppen der Schülerinnen und der examinierten Altenpflegerinnen zu beschreiben. Die Ergebnisse einzelner Skalen konnten mit den Ergebnissen anderer Studien verglichen werden, um Erkenntnisse über die kleine Gruppe der Teilnehmerinnen im Verhältnis zu größeren und/ oder repräsentativeren Stichproben zu erhalten. Für jede Probandin wurde darüber hinaus ein Steckbrief angelegt, indem die Daten zur Person zusammengetragen wurden. Anhand der gewonnenen Daten wurde eine erste Hypothese über die Verortung des überwiegenden Anteils der Teilnehmerinnen auf der Landkarte der Milieus formuliert. Eine differenzierte Verortung einzelner Teilnehmerinnen erfolgte nach der Auswertung des übrigen Materials (s. u.).

## II.   Auswertung des transkribierten Diskussionsprozesses

Die Auswertung begann mit der Bearbeitung der manifesten Ebene. Zunächst wurde das Material in einem ersten Durchgang bearbeitet, um Abschnitte inhaltlich zusammenzufassen und zu paraphrasieren. Die angelegten Steckbriefe wurden um die Angaben aus den Vorstellungsrunden ergänzt. Die manifeste Textebene wurde in weiteren Durchgängen verdichtet und kategorisiert sowie Hinweise auf die Beziehung zwischen den Teilnehmerinnen analysiert.[966] Schließlich wurden die Ergebnisse zum Verlauf und zur inhaltlichen Strukturierung der Diskussion sowie zur wahrgenommenen Gruppenkonstellation im inhaltsanalytischen Protokoll dargestellt. Zur Analyse der Positionen in der Gruppe wurde zum einen der Umfang der einzelnen Redebeiträge berücksichtigt und zum anderen die Reaktionen der Teilnehmerinnen auf Redebeiträge. Beispielsweise wurden Reaktionen wie Zustimmung, Wiederspruch, Provokation, Irritation, bewusstes Ignorieren oder humoriges Benehmen einbezogen. Ebenso wurde die Bedeutung nachvollzogen, die die Beiträge für die Diskussion hatten. Dazu gehörte die Analyse, inwieweit sie von der Gruppe anerkannte Aussagen enthielten und zur Manifestierung oder Ausgestaltung der Spielregeln beitrugen. Wenn die Beiträge einer Teilnehmerin eine besondere Bedeutung hatten, sie zudem einen vergleichsweise hohen Anteil der Redezeit beansprucht hat und die anderen Teilnehmerinnen ihr überwiegend ernsthaft zugestimmt, beziehungsweise nicht widersprochen haben, wurde davon ausgegangen, dass die Position der Rednerin in der Gruppe besonders geachtet wird. Auf diesem Weg sind Graphiken entstanden, die die Positionen der Teilnehmerinnen in den Gruppen verdeutlichen.

---

966 Vgl. Bremer & Teiwes-Kügler 2013, S. 101–116.

Die latente Textebene wurde mit der hermeneutischen Sequenzanalyse unter Verwendung von Elementarkategorien, jeweils bei den letzten Interpretationsdurchgängen, bearbeitet. Sukzessive wurde jede inhaltliche Sequenz hermeneutisch gedeutet, indem die subjektiven und kollektiven Ausdruckformen über mögliche Lesarten erschlossen wurden. Allen Elementen des Textes wurde eine (latente) Bedeutung zuerkannt und jede Lesart am Text belegt. Zunächst wurde Kontextwissen und wissenschaftliches Wissen möglichst zurückgestellt und vordringlich die Perspektive der Teilnehmerinnen nachvollzogen. Erste Erkenntnisse oder Hypothesen wurden anhand der weiteren Interpretationsarbeit weiter verfolgt, erhärtet oder korrigiert. Durch das mehrfache vertiefende Analysieren und späterer »Pendelbewegungen« zwischen unterschiedlichen Sequenzen wurde die Praxis der Teilnehmerinnen Schritt für Schritt in einen größeren Kontext gestellt, Strukturen und Muster wurden gesucht und offengelegt. Diese Interpretation erfolgte nach Möglichkeit aus der Distanz, das heißt nach dem »ersten und zweiten Bruch« mit der rekonstruierten Alltagswahrnehmung der Befragten.[967] Allein aus der Analyse des Materials ergaben sich die Themenbereiche, die Habitus und Feld explizieren und schließlich auch zur Strukturierung der nachfolgenden Ergebnisdarstellungen genutzt wurden. Eine Forschungsgruppe, die unterschiedliche Lesarten in einem gemeinsamen Diskussionsprozess gegeneinander verteidigt, um möglichst einen Konsens herzustellen, stand zu ausgewählten Textpassagen zur Verfügung.[968] Schließlich wurden die alltäglich klassifizierenden Aussagen der Probandinnen mit Hilfe der Elementarkategorien wissenschaftlich klassifiziert und als typisch geordnet, sodass individuelle Habituszüge gesammelt und weiter angewendet werden konnten. Die Ähnlichkeiten der Fallmuster, also die Habitusprinzipien, die die Handlungsmuster der Gruppen konstruieren, wurden herausgearbeitet.

**Tab. 2:** Genutzte analytische Elementarkategorien zur Habitus-Hermeneutik[969]

| 1 | selbstzentriert | selbstlos |
|---|---|---|
| | – Vorrang des Selbst vor der Gemeinschaft | – Vorrang anderer Menschen vor dem Selbst |
| | – Anspruch auf Verwirklichung eigener Bedürfnisse und Wünsche | – Zurückstellen/ Ausblenden eigener Bedürfnisse und Wünsche |
| | – Betonung von Verantwortlichkeit für das eigene Leben/ die eigene Person | – Betonung der Verantwortung für andere Personen |

---

967 Vgl. Bremer 2004, S. 76 f.

968 Die Auswertung erfolgte nach »Regeln der hermeneutischen Textinterpretation«, entwickelt und modifiziert im Verlauf der Forschungsarbeiten von Bremer et al.

969 Entwickelt in enger Anlehnung an die heuristische Synopse aus Projekten von Bremer, Teiwes-Kügler & Lange-Vester: »Soziale Milieus im gesellschaftlichen Strukturwandel«, »Kirche und Milieu«, »Studierendenmilieu in den Sozialwissenschaften«.

*((Fortsetzung))*

| 2 | individuell | gemeinschaftlich |
|---|---|---|
| | – Betonung der eigenen Einzigartigkeit | – Betonung von Gemeinschaft |
| | – Abgrenzung von der Masse | – Betonung von Gemeinsamkeiten |
| | – Streben nach Verwirklichung eigener Ideen | – Streben nach Geselligkeit, Sicherheit, Geborgenheit in der Gruppe |
| | – Unkonventionalität | – Anlehnung, Anpassung bis zum Konformismus |
| | – Erleben von Stärke durch Unabhängigkeit | – Erleben von Entlastung durch die Gruppe |
| 3 | zukunftsoptimistisch | resigniert |
| | – Zuversicht/ Überzeugung, dass in der Zukunft angestrebte Ziele und Wünsche erreicht werden | – Überzeugung, dass die angestrebten Ziele mit den zur Verfügung stehenden Mitteln nicht erreicht werden |
| | – Einsatz für die erwartete positive Entwicklung | – sich fügen in die Aussichtslosigkeit |
| | – Aktivität | – Inaktivität |
| 4 | selbstsicher | unsicher |
| | – Vertrauen in die eigenen Fähigkeiten | – kein Vertrauen/ Selbstzweifel im Hinblick auf die eigenen Fähigkeiten |
| | – Selbstgewissheit und Kontrollüberzeugung im Hinblick auf Anforderungen | – wenig Zuversicht, Anforderungen bewältigen zu können |
| | – sicher im Hinblick auf eigene Ansprüche | – Unsicherheit im Hinblick auf eigene Ansprüche |
| | – Überzeugung von Makellosigkeit, Schuldlosigkeit, Unangreifbarkeit | – Überzeugung von (möglicher) Unvollkommenheit, Schuld, Strafe |
| 5 | herrschend | ohnmächtig |
| | – Dominanz und Machtanspruch | – Betonung eines dichotomen Weltbildes |
| | – sozialer Blick von oben nach unten (zum Beispiel karitativ oder offen ausgrenzend und elitär) | – sozialer Blick von unten nach oben |
| | – Einsatz symbolischer Formen der Herrschaft | – sich den Bedingungen ausgeliefert fühlen, den zugewiesenen Platz annehmen |
| 6 | aufstiegsorientiert | sicherheitsorientiert |
| | – Karriere- und Statusorientierung/ Streben nach Höherem | – Festhalten an Vertrautem und Gewohntem |
| | – konkurrenzorientiert, kalkuliertes Verhalten,»Ellenbogenmentalität« | – Sicherheitsdenken, geringe Risikobereitschaft (»lieber den Spatz in der Hand als die Taube auf dem Dach«, »Schuster bleib bei deinen Leisten«) |
| | – z. T. Auf- beziehungsweise Abstiegsängste | – realistischer Sinn für eigenen Grenzen |
| 7 | hierarchisch | egalitär |
| | – autoritätsorientiert bis autoritär | – orientiert an Partnerschaft, Gleichberechtigung, Demokratie |
| | – positive Bewertung von Ordnung und Unterordnung (auch Ressentiments) | – positive Bewertung von Partizipation und Toleranz |

*((Fortsetzung))*

| 8 | ideell<br>– Orientierung an Vorstellungen/ Utopien von sozialen Ordnungen<br>– Abstraktion der dinglichen Realität und Betonung von Authentizität<br>– idealistisch, ethisch, vergeistigt | materiell<br>– Orientierung am konkret Fassbaren, an Machbarkeit und Notwendigkeit<br>– Betonung von Realismus und Effektivität<br>– körperbetont, weltlich, praktisch |
|---|---|---|
| 9 | asketisch<br>– Verzicht steht vor Genuss und Lust<br>– Disziplin und Selbstbeherrschung<br>– methodisches, geplantes Vorgehen | hedonistisch<br>– Spaß, Lust und Genuss statt Pflicht und Verzicht<br>– Erlebnis- und Konsumorientierung<br>– spontanes, ungeplantes Vorgehen |
| 10 | ästhetisch<br>– Vorrang der Ästhetik vor Funktionalität<br>– Stilisierung von Praktiken, Distanzierung von unmittelbaren Ausdrucksformen<br>– Betonung von Schönheit gegenüber Nützlichkeit<br>– Feingeschmack | funktional<br>– Orientierung an Funktionalität<br>– unmittelbare, pragmatische Ausdrucksformen<br>– Betonung von Zweckmäßigkeit und Nützlichkeit<br>– Geschmack der Notwendigkeit/ Grobgeschmack |

## III.   Auswertung der Kartenabfrage und der Collagen

Die Metaplankarten und die Transkriptionen der dazugehörigen Erklärungen wurden personenbezogen dargestellt, die zentralen Aussagen paraphrasiert und als Ergänzung der Steckbriefe genutzt. Darüber hinaus wurden die Textpassagen ebenso sequenzhermeneutisch interpretiert wie die Gruppendiskussion.

Die narrativen, transkribierten Präsentationen der Collagen lagen, neben den gestalteten Bildern selbst, als Datenmaterial vor. Während die Transkriptionen, ebenso wie das übrige Material, in Sequenzen habitushermeneutisch interpretiert wurde, lag zur Bearbeitung für die bildhaften Darstellungen ein eigener Interpretationsleitfaden vor, den Teiwes-Kügler und Bremer in unterschiedlichen Forschungszusammenhängen entwickelten.[970] In der vorliegenden Arbeit wurde in Anlehnung daran zunächst der erste Eindruck des Bildes sowie die formale Gestaltung beschrieben und nach Möglichkeit interpretiert. Es folgte die Zuordnung der einzelnen aufgeklebten/ geschriebenen Elemente zu den Gestalterinnen und zu identifizierbaren Themenkomplexen. Weiter wurde die symbolische Bedeutung der Bildelemente und ihre Beziehungen untereinander interpretiert, wobei die transkribierten Erklärungen der Probanden erst in einem zweiten Schritt hinzugezogen wurden. Schließlich wurden Bezüge zu den

---

970  Zum Beispiel Teiwes-Kügler 2001 oder Bremer & Teiwes-Kügler 2007.

Ergebnissen der vorangegangenen Analysen hergestellt und ein abschließendes Fazit formuliert. Ausgewählte Collagen wurden in einer Forschungsgruppe interpretiert, die die o. g. Schritte mit dem Ziel eingehalten hat, übereinstimmende Deutungen herbeizuführen.

## IV. Verortung der Teilnehmerinnen auf der Landkarte der Milieus

Zur Verortung der Teilnehmerinnen wurden die Steckbriefe mit den Ergebnissen der Fragebogenerhebung und den Ergebnissen der Sequenzanalyse ergänzt. Es sollten möglichst umfassende Darstellungen entstehen, die Rückschlüsse auf Dispositionen ermöglichen. Bei der Zuordnung wurden vor allem die explizierten Habitusmuster zugrunde gelegt und damit die gedeutete Sicht auf die Welt. Wichtig waren Orientierungen und Überzeugungen, zum Beispiel hinsichtlich Status, Leistung, Zukunftschancen, Handlungsprinzipien, Werthaltungen oder Hierarchien. Auch der Vergleich der Teilnehmerinnen hat zur Positionierung beigetragen. Zu berücksichtigen ist, dass die gewonnen Informationen in keiner Weise vollständig sind, sondern immer nur Fragmente darstellen. Abhängig von ihren Beiträgen lagen unterschiedlich viele Informationen zu den einzelnen Teilnehmerinnen vor, zudem bilden die Zuordnungen einen Status quo ab. Es ist mit Bourdieu davon auszugehen, dass der Habitus, als Inkorporation materieller und kultureller Bedingungen, sich Veränderungen nicht augenblicklich anpasst, sondern der Hysteresis unterliegt (vgl. 2.1). Sollten sich dennoch im Lebenslauf Veränderungen individueller Habitusmuster ergeben haben, würden diese mit den vorliegenden Zuordnungen nicht deutlich werden. Zur Verortung wurden die Angaben der Teilnehmerinnen vor dem Hintergrund der Milieubeschreibungen Vesters et al. 2001 interpretiert. Exemplarisch wurden die Begründungen für eine Verortung jeweils für zwei Teilnehmerinnen dargestellt, die sich hinsichtlich kennzeichnender Merkmale besonders unterschieden.

## V. Integration der Ergebnisse

Nachdem jede der vier Werkstätten in der beschriebenen Weise ausgewertet worden war, konnten die Ergebnisse miteinander verglichen und aufeinander bezogen werden, um sie abschließend zu betrachten. Dabei wurden die Habituszüge nach Möglichkeit weiter verdichtet, um Syndrome zu beschreiben. Kollektive Spielregeln im Feld wurden herausgearbeitet und die Gesamtgruppe hinsichtlich der Muster der Verortungen analysiert.

# 8 Ergebnisse der empirischen Untersuchung

## 8.1 Beschreibung der Stichprobe

An der Untersuchung nahmen insgesamt 33 Personen teil, davon 21 Schülerinnen und 12 examinierte Altenpflegerinnen. 10 der 12 Altenpflegerinnen übten Leitungsfunktionen aus, dazu zählen Pflegedienstleitungen, Wohnbereichsleitungen, stellvertretende Leitungen sowie eine Nachtwachenleitung. Die Schülerinnen wiesen einen Altersdurchschnitt von 24 Jahren auf (einzelne Personen waren im Alter bis zu 40 Jahren) und entsprachen damit in etwa der 2006 bundesweit gemessenen Altersstruktur.[971] Die examinierten Altenpflegerinnen waren im Durchschnitt 40 Jahre alt und hatten zum Zeitpunkt der Befragung ihr Altenpflegeexamen durchschnittlich vor 15 Jahren abgeschlossen. Insgesamt nahmen 24 Frauen und neun Männer an der Untersuchung teil, in der Gruppe der Schülerinnen waren fünf von 16 Probandinnen männlich, von acht Leitungskräften waren es vier. Damit war der Anteil der Männer deutlich höher als der in den einschlägigen repräsentativen Studien erhobene.[972] Mit einer Ausnahme besaßen alle Teilnehmerinnen die deutsche Staatsangehörigkeit.

Etwa die Hälfte der Schülerinnen lebte zum Untersuchungszeitpunkt in einer Partnerschaft, drei waren geschieden und fünf Schülerinnen haben bereits je bis zu drei Kinder. Von den 12 examinierten Altenpflegerinnen lebten neun in Partnerschaften, eine Teilnehmerin ist geschieden und sieben von ihnen haben je bis zu vier Kinder. Das Durchschnittsalter der Kinder der examinierten Altenpflegerinnen ist erwartungsgemäß höher als das der Kinder der Schülerinnen. Während die examinierten Teilnehmerinnen alle mit ihrem Partner in einem Haushalt zusammen lebten, waren noch nicht alle Schülerinnen mit ihren Partnern zusammengezogen (vier von sechs Paaren lebten nicht zusammen).

---

971  Vgl. Görres, Panter & Mittnacht 2006, S. 55: Rund 55 % der Schülerinnen im ersten Ausbildungsjahr waren 25 Jahre und jünger.
972  Vgl. Simon et al. 2005, S. 10: 85,7 % Frauen oder Görres 2006, S. 6: 80 % der befragten Auszubildenden waren Frauen.

Nahezu alle Partner befürworteten, dass ihre Frau/ Freundin berufstätig ist und in der Altenpflege arbeitet. Von den insgesamt 15 Partnern, die in den Haushalten der Probandinnen lebten, verdienten acht zwischen 0,00 € und 1.499 € (netto), drei zwischen 1.500 € und 1.999 € (netto), zwei zwischen 2.500 € und 2.999 € (netto). (Hinzu kommen 1x kein Einkommen und 1x mehr als 3.500 €). Die Partner der Schülerinnen brachten geringere Einkommen in das gemeinsame Haushaltsnettoeinkommen ein als die Partner der examinierten Altenpflegerinnen. Vier verdienten bis zu 1.499 € (netto) und zwei bis zu 2.999 € (netto), einer war ohne Einkommen. Von den acht Partnern der Examinierten verdienten vier bis zu 1.499 € (netto), drei zwischen 2.500 und 2.999 € (netto) und eine Person zwischen 3.500 und 3.999 € (netto). Fünf der Partner aller Teilnehmerinnen arbeiteten ebenfalls im Pflege-/ Gesundheitsbereich als angelernte oder examinierte Arbeitskräfte, zehn weitere waren als ungelernte Arbeiter, Verkäufer oder Handwerker beschäftigt und zwei Personen waren zudem selbstständig.

Die Nettolöhne der examinierten Altenpflegerinnen wurden angegeben mit 3 x 1.000–1.499 €, 3 x 1.500–1.999 €, 4 x 2.000–2.499 €, 1 x 3.000–3.499 €, (1 x keine Angabe) und stellen sich damit als sehr heterogen dar. Das kann in den unterschiedlichen Stellenanteilen, unterschiedlichen Funktionen oder Zulagen begründet sein. Zudem ist davon auszugehen, dass soziale Erwünschtheit oder Statusanzeigen bei der Beantwortung der Frage eine Rolle spielten. Die Schülerinnen bekamen (entsprechend dem AVR-Tarif) im ersten Ausbildungsjahr ein Ausbildungsentgelt von monatlich 889,66 €, im zweiten Ausbildungsjahr werden sie voraussichtlich 952,64 € und im dritten Ausbildungsjahr 1.057,60 € erhalten. Zwischen Krankenpflegerinnen und Altenpflegerinnen wird im Tarifvertrag nicht unterschieden, allerdings waren die Schülerinnen als Auszubildende bei den Trägern der ausbildenden Einrichtungen angestellt, die nicht zwingend den Tariflohn ausbezahlen. Diese Schülerinnen können ein um bis zu 20 % geringeres Ausbildungsentgelt erhalten als tariflich vorgesehen. Während die examinierten Altenpflegerinnen bis auf zwei Ausnahmen keine zusätzlichen Einkünfte hatten, erhielt etwa die Hälfte der Schülerinnen zusätzliche finanzielle Unterstützung. Sieben Schülerinnen bezogen Unterhalt (auch ergänzende finanzielle Unterstützung durch die Jobcenter; »Aufstocker«), Renten, Kindergeld oder wurden von Angehörigen unterstützt, zwei haben einen Nebenjob und eine Person bezieht Gelder aus Vermietungen. Nach ihrem Examen steigen Altenpflegerinnen, die bei einem diakonischen Träger arbeiten, aktuell mit einem Nettoentgelt von rund 1.600 € (Tarif AVR-K, EG 7) in ihr Berufsleben ein.[973] Mit dem DGB-Index wurde ermittelt, dass 2007/ 08 48 % der befragten Altenpflegerinnen in Vollzeit ein Bruttoarbeitseinkommen von unter 1.500 € und 24 % ein Einkommen zwischen

---

973  Vgl. Arbeitsvertragsrichtlinien (AVR) für Einrichtungen der Diakonie 2014.

1.500 € und 2.000 € bezogen. Lediglich 24 % erhielten demnach Gehälter zwischen 2.000 € und 3.000 € und 5 % mehr als 3.000 €.[974] Von einem Bruttogehalt in Höhe von 2.000 € bleibt ein Nettogehalt von 1.280 €, wenn ein Abzug von 36 % für Sozialabgaben und Steuern zu Grunde gelegt wird.[975] Die Schülerinnen, die an den Gruppenwerkstätten teilnahmen, schätzten das Einkommen, das sie in den kommenden fünf Berufsjahren erwarten, insofern realistisch ein. Sieben von ihnen erwarteten einen monatlichen Nettolohn zwischen 1.000 € und 1.499 €, neun Schülerinnen erwarteten ein Gehalt zwischen 1.500 € und 1.999 €. Entsprechend war die Mehrheit der Schülerinnen der Meinung, dass sich ihr Lebensstandard verbessern wird.

Die examinierten Altenpflegekräfte waren zu zwei Dritteln der Meinung, dass sich an ihrem Einkommen und an ihrem Lebensstandard nichts mehr verändern wird. So verfügten sechs der elf Personen, die eine Leitungsfunktion in der Pflege bekleideten, über ein Gehalt unter dem durchschnittlichen Haushaltsnettoeinkommen. (Für einen Einpersonenhaushalt wurde dieses für das Jahr 2011 mit 1.843 € berechnet, geht man von einer Fortschreibung der durchschnittlichen Steigerung seit 2006 aus, wäre das durchschnittliche Haushaltsnettoeinkommen für einen Einpersonenhaushalt im Jahr 2013 1.955 €.)[976] Alle Schülerinnen (und Berufsanfänger) lagen mit ihrem Verdienst deutlich unter dem durchschnittlichen Nettoverdienst in Deutschland und ebenso gehörten 12 von 14 ihrer Lebenspartner dieser Gruppe der so genannten Geringverdiener oder prekär Beschäftigten an. Auch fünf von den acht Partnern der examinierten Altenpflegerinnen hatten demnach im Monat rund 500 € weniger zur Verfügung als ein Durchschnittsverdiener in Deutschland.

Die Teilnehmerinnen haben zum überwiegenden Anteil niedrige und mittlere allgemeine Bildungsabschlüsse erreicht. Insgesamt haben 20 von 33 die Mittlere Reife/ Fachoberschulreife, sechs Teilnehmerinnen einen Hauptschulabschluss und sechs weitere ein Abitur oder Fachabitur, von denen drei eine Leitungsfunktion ausübten. Der weitaus größte Anteil der Altenpflegeschülerinnen verfügt auch nach repräsentativen Studien über mittlere Bildungsabschlüsse. Im Rahmen der Landesberichterstattung Gesundheitsberufe NRW 2010 wurde ein Anteil von 14,5 % Hauptschulabsolventinnen, von 14 % (Fach-) Hochschulabsolventinnen und rund 70 % Inhaberinnen mittlerer Bildungsabschlüsse bei den Ausbildungsanfängerinnen in der Altenpflege erhoben. In der Entwicklung während der vergangenen 10 Jahre lässt sich ein leichter Trend zu höheren Einstiegsqualifizierungen erkennen.[977]

---

974 Vgl. Fuchs 2008, S. 10.
975 Vgl. Fuchs 2008, S. 10.
976 Vgl. Statistisches Bundesamt 2011a, S. 13 und S. 37.
977 Vgl. Deutsches Institut für angewandte Pflegeforschung & Ministerium für Arbeit, Gesundheit und Soziales des Landes NRW 2010, S. 105.

## Höchster Schulabschluss [Gesamt]

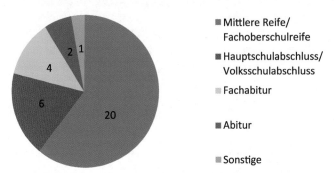

- Mittlere Reife/
  Fachoberschulreife
- Hauptschulabschluss/
  Volksschulabschluss
- Fachabitur
- Abitur
- Sonstige

Abb. 3: Allgemeine Schulabschlüsse aller Teilnehmerinnen (n=33)

Im Vergleich zu den 21 Schülerinnen haben die 12 examinierten Altenpflegerinnen (von denen 10 eine Leitungsfunktion ausübten) höhere allgemeinbildende Schulabschlüsse. Wie in den Vorstellungsrunden der Gruppenwerkstätten deutlich wurde, waren fünf der Leitungskräfte Gesundheits- und (Kinder-) Krankenpflegerinnen. Borutta und Giesler ermittelten 2006, dass etwa 60 % der Leitungskräfte in stationären Altenpflegeeinrichtungen Nordrhein-Westfalens Männer sind, obwohl insgesamt in allen gesichteten Untersuchungen ein Frauenanteil von 80–90 % in der Altenpflege gemessen wurde.[978] Wenngleich aktuelle repräsentative Untersuchungen für Deutschland hierzu nicht vorliegen, ist vor diesem Hintergrund zu vermuten, dass Leitungskräfte nicht nur zu einem höheren Anteil männlich sind, sondern auch häufiger über höhere Schul- und/ oder Berufsabschlüsse verfügen als Altenpflegerinnen ohne Leitungsfunktionen.

Die höchsten Berufsabschlüsse der Eltern der Schülerinnen und der Eltern der examinierten Altenpflegerinnen unterschieden sich nicht. Von 33 Müttern haben 23 eine dreijährige Lehre absolviert, fünf Probandinnen haben dazu keine Angaben gemacht. Von den 33 Vätern haben 21 eine dreijährige Lehre abgeschlossen sowie zwei Personen eine Lehre und Meisterprüfung. Fünf Probandinnen haben auch hierzu keine Angaben gemacht.

Die Bildungswege der Großeltern waren häufig nicht bekannt. Zu 23 von 66 Großmüttern und zu 21 von 66 Großvätern konnten oder wollten die Probandinnen keine Angaben machen. 12 Großmütter waren/ sind un- oder angelernt und 11 haben eine dreijährige Lehrzeit absolviert, hinzu kommen eine Meisterin und eine Großmutter mit einem Universitätsabschluss. Von den Großvätern waren/ sind vier angelernt, 12 haben eine dreijährige Lehre absolviert und sechs

---

978  Vgl. Borutta & Giesler 2006, S. 167.

## Höchster Schulabschluss [Schülerinnen]

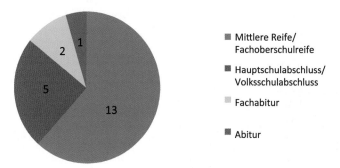

Abb. 4: Allgemeine Schulabschlüsse der 21 Schülerinnen

## Höchster Schulabschluss [Altenpflegerinnen]

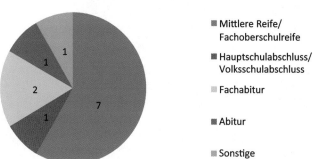

Abb. 5: Allgemeine Schulabschlüsse der 12 examinierten Altenpflegerinnen

eine Lehre mit einer Meisterprüfung, ein Großvater hat einen Fachhochschulabschluss erreicht.

Sowohl die Elterngeneration als auch die Großväter haben bis auf sehr wenige Ausnahmen Volksschulabschlüsse oder Realschulabschlüsse erworben und Lehrzeiten in Handwerksberufen, im Einzelhandel, in hauswirtschaftlichen oder sozialen Berufen abgeschlossen, wenige verdien(t)en ihr Geld als kleine Selbstständige. Nur sehr wenige Personen haben einen akademischen Abschluss erreicht (von 55 Müttern und Vätern sieben Personen, in der Großelterngeneration zwei Personen), auf der anderen Seite haben einige Personen keinen berufsbildenden Abschluss.

## Höchster Abschluss der Väter

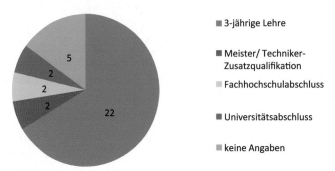

Abb. 6: Höchste Berufsabschlüsse der Väter aller Teilnehmerinnen (n=33)

## Höchster Abschluss der Mütter

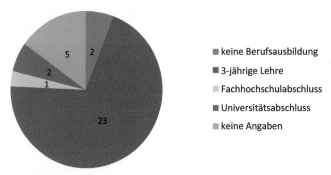

Abb. 7: Höchste Berufsabschlüsse der Mütter aller Teilnehmerinnen (n=33)

Von den 33 Teilnehmerinnen haben nur fünf keine Geschwister, 22 haben ein oder zwei und fünf Personen haben zwischen drei und fünf Geschwisterkinder. Von den 46 angegebenen Geschwisterkindern haben fünf ein Studium absolviert, sechs arbeiten in Gesundheitsfachberufen, fünf sind noch Schüler und 30 Personen sind als angelernte oder dreijährig ausgebildete Arbeitskräfte tätig. Die Teilnehmerinnen haben zum überwiegenden Anteil dieselben Qualifikationsniveaus erreicht wie ihre Eltern und Geschwister. Auch ihre Partner haben zum größten Anteil mittlere Schulabschlüsse, sechs von 17 Partnern arbeiteten selbst im Bereich der Altenpflege. Die geringe Anzahl der Personen mit einem akademischen Abschluss steigt von der Generation der Großeltern bis zur Generation der Teilnehmerinnen und ihrer Geschwister leicht an.

Nur neun von 33 Teilnehmerinnen sind nach der Schulzeit direkt in die Altenpflegeausbildung gewechselt. 15 Personen haben vorher ein soziales/ diakonisches Jahr absolviert, sechs Personen ein Berufsvorbereitungsjahr und vier

Personen eine einjährige Altenpflegehilfeausbildung. Diese Personen haben vermutlich nach einem Hauptschulabschluss die Altenpflegehilfeausbildung absolviert, um damit, wie es das AltPflG von 2003 vorsieht, zur dreijährigen Altenpflegeausbildung zugelassen zu werden. 11 Personen waren in Gelegenheitsjobs oder in anderen Berufen tätig, vier im Erziehungsurlaub, eine Person war arbeitslos. Das Ergebnis spiegelt in etwa die für die Altenpflege typische Zusammensetzung der Auszubildenden aus Erstauszubildenden und Umschülerinnen, die 2004 im Bundesdurchschnitt 2,7 Erstauszubildende zu einer Umschülerin (2,7:1) entsprach.[979] Es ist festzuhalten, dass die Teilnehmerinnen sich hinsichtlich der Merkmale Altersstruktur, Schulbildung und Anteil an Umschülerinnen nicht wesentlich von den Ergebnissen repräsentativ oder umfassender angelegter Studien unterscheiden.

### 8.1.1 Einstellungen zur Altenpflege

Nahezu alle Teilnehmerinnen gaben an (trifft vollständig zu), dass sie sich für eine Altenpflegeausbildung entschieden haben, weil sie es als sinnvoll erachteten alten Menschen zu helfen, womit dieses Motiv die höchste Zustimmung von neun Antwortalternativen erhalten hat. Das Item mit der nächsthöheren Zustimmung beinhaltete, dass die Teilnehmer es sich besonders schön vorstellten, im Altenpflegeberuf mit den alten Menschen in Kontakt zu sein. Niemand hat auf der anderen Seite den Beruf gewählt, um die Zeit zu einem Studium zu überbrücken, kaum jemand hat angegeben, dass sie keinen anderen Ausbildungsplatz bekommen hätte oder vom Arbeitsamt vermittelt wurde. Die Befunde stimmen mit den bereits 1997 von Becker und Meifort erhobenen Berufswahlmotivation überein. In ihrer repräsentativen Befragung nannten zwischen 80 % und 95 % aller Befragten als wichtigste Gründe für ihre Berufswahl, dass sie alten Menschen helfen wollen und Kontakt zu Menschen haben möchten.[980]

Die höchste Zustimmung zu der Frage, was ihnen im Berufsalltag Freude bereitete, erreichte das Item: »Ich freue mich wenn ich eine positive Beziehung zu den älteren Menschen aufbauen kann« (trifft vollständig zu: 33 von 33 Personen), gefolgt von dem Item: »Ich freue mich über das gemeinsame Arbeiten im Team« (trifft vollständig zu: 29 von 33 Personen). Am wenigsten Freude lösten laut den Angaben der Verdienst und die Arbeitszeiten aus. Auch die Untersuchung zum DGB-Index »Gute Arbeit« belegt, dass der zugemessene Sinngehalt der Arbeit und das Vorhandensein von Kollegialität am Arbeitsplatz von Altenpflegerinnen in sehr hohem oder hohem Maß als positiv erlebt wird (die höchste

---

979 Vgl. Görres, Panter & Mittnacht 2006, S. 6.
980 Vgl. Ministerium für Arbeit, Gesundheit und Soziales des Landes NRW 1992, S. 59–60.

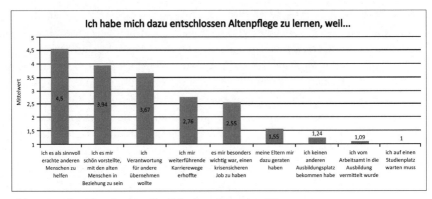

Abb. 8: Berufswahlmotivation aller Teilnehmerinnen (n=33)

Zustimmung von 15 Items), während unterschiedliche Arbeitsbelastungen und das niedrige Einkommen am negativsten bewertet wurden.[981]

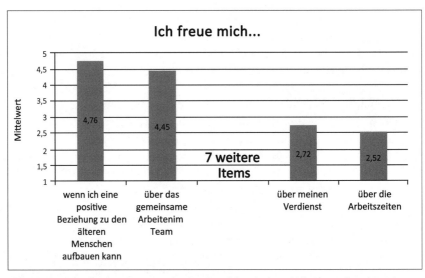

Abb. 9: Einschätzungen zum Item: »Was bereitet Ihnen im Berufsalltag Freude?« (n=33)

Der Verdienst oder die körperliche Anstrengung gehörten jedoch nicht zu den Hauptbelastungsfaktoren der Teilnehmerinnen. Am häufigsten fühlten sie sich durch Über- und Unterforderung im Berufsalltag belastet, gefolgt von dem Ansehen der Altenpflege in der Öffentlichkeit und den Arbeitszeiten. Konflikte mit Angehörigen anderer Berufsgruppen oder mit Vorgesetzten belasteten die

---

981  Vgl. Fuchs 2008, S. 6–7.

Teilnehmer eher selten oder nie, was, wie oben bereits angedeutet, wohl darin begründet ist, dass die Schülerinnen nur begrenzte Zeiten in den Einrichtungen und insofern wenig Berührungspunkte zu Leitungskräften haben. Die andere Gruppe der Teilnehmer hingegen war selbst in der Position von Vorgesetzten. Damit folgen die Angaben der Teilnehmerinnen im Grundsatz repräsentativ angelegten Studien. Beispielsweise konnte durch die Next-Studie ermittelt werden, dass die emotionalen Anforderungen in Alten-/ Pflegeheimen im Vergleich zu anderen Pflegeeinrichtungen am stärksten ausgeprägt war. 45 % der Befragten sahen sich *immer* mit Leiden, Krankheit und Sterben konfrontiert und 26 % *immer* mit aggressiven und unfreundlichen Bewohnern.[982] In einer Follow-up-Untersuchung der Next-Studie wurden psychische und physische Arbeitsbelastungen durch Über- und Unterforderung als häufigstes Motiv für das Verlassen des Arbeitsplatzes in der Altenpflege ermittelt.[983] Die Berufsgenossenschaft für Gesundheits- und Wohlfahrtspflege stellte 2006 (neben Personal- und Zeitmangel) die mangelnde gesellschaftliche Anerkennung als stärksten Belastungsfaktor für Altenpflegerinnen fest, gefolgt von unterschiedlichen Leiden und dem Sterben der älteren Menschen.[984] Auf die gesellschaftliche Anerkennung des Berufs wies das Institut für Demoskopie Allensbach mit einer repräsentativen Bevölkerungsbefragung in Deutschland 2009 hin. Während gut ausgebildetes (zu 83 %) und ausreichendes Personal (zu 79 %) als unverzichtbar für eine gute Pflege angesehen wurde und ein Pflegeheim zu 91 % nach diesem Kriterium ausgewählt wurde, sind nur 21 % der Bevölkerung davon überzeugt, dass insgesamt ausreichend Personal vorhanden ist.[985] Stationär beschäftigte Altenpflegerinnen schätzten 2009 zu 86,9 % das Image des Pflegeberufs als schlecht bis sehr schlecht ein.[986]

Konflikte mit anderen Akteuren im Berufsalltag ergeben sich nach Einschätzung der Teilnehmerinnen im Durschnitt selten oder nie, Konflikte mit Ärzten oder Angehörigen ergeben sich gelegentlich. Auch im Rahmen der Next-Studie wurde das Verhältnis zwischen Altenpflegekräften und anderen Akteursgruppen im Feld untersucht, auch hier wurden geringe Mittelwerte erreicht (18 % der Altenpflegerinnen gaben ein feindseliges/ gespanntes Verhältnis zu den Pflegedienstleitungen an, geringere Anteile wurden im Hinblick auf andere Akteursgruppen gemessen).[987] Die Schülerinnen und Leitungskräfte schätzten diese Verhältnisse unterschiedlich ein. Grundsätzlich sind alle Probandinnen der Meinung, dass Ärzte,

---

982 Vgl. Simon et al. 2005, S. 19.
983 Vgl. Borchert et al. 2011.
984 Vgl. Brandenburg & Berufsgenossenschaft für Gesundheitsberufe (BGW) 2006, S. 12–13.
985 Vgl. Institut für Demoskopie Allensbach 2009, S. 21–23.
986 Vgl. DBfK 2008/ 09.
987 Vgl. Simon et al. 2005, S. 24–25.

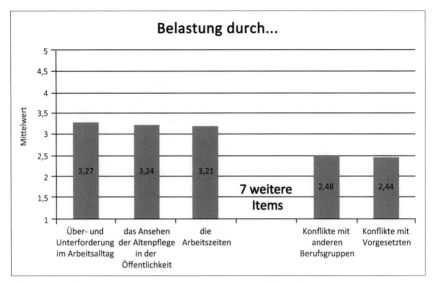

Abb. 10: Einschätzungen von Belastungsfaktoren im Berufsalltag (n=33)

Versicherungen, die alten Menschen selbst, Altenpflegerinnen und Berufsverbände am ehesten Einfluss auf die Gestaltung der Altenpflege haben. Sowohl Schülerinnen als auch Leitungskräfte maßen allen Akteuren einen ähnlichen Einfluss zu. Auffällig ist, dass die Schülerinnen den Einfluss aller Gruppen grundsätzlich höher (»großer Einfluss«) einschätzten als die examinierten Leitungskräfte (»mittelmäßiger Einfluss«).

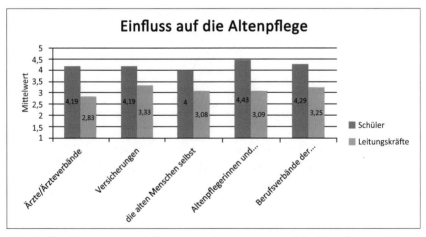

Abb. 11: Einschätzungen zum Einfluss anderer Berufsgruppen auf die Altenpflege (n=33)

Die Skala, mit der das Altersbild beleuchtet werden sollte, enthielt sechs positiv und sechs negativ formulierte Items, die sich auf die Eigenschaften älterer Menschen bezogen. Kein Item wurde mit den Einschätzungen besonders akzentuiert, sodass keine durchgängigen negativen oder positiven Altersstereotypen festzustellen sind. Höhere Zustimmung (trifft eher zu) erhielt das Item: »Im Alter ab 75 Jahren beschäftigen sich Menschen überwiegend mit Beeinträchtigungen und Krankheiten«. Insbesondere die Schülerinnen stimmten darüber hinaus dem Item zu: »Im Alter ab 75 Jahren sind Menschen besonders wichtig, weil sie Lebensweisheit an die Kinder weitergeben«. Es ist davon auszugehen, dass Altersbilder soziale Konstruktionen darstellen, die in der Familie, in Bildungsinstitutionen oder in der Berufswelt sozialisiert werden. Stereotypische Vorstellungen vom Altwerden und Altsein beeinflussen die Interaktionen von beruflich Pflegenden und alten Menschen, sie werden die Gestaltung der Pflegeprozesse leiten. Wie Remmers und Renneke feststellten, hat sich die Pflegeforschung dieser Thematik bislang kaum zugewendet. Die Studien, die sie hinsichtlich der Altersbilder von Pflegekräften in der Altenpflege analysierten verweisen darauf, dass Arbeitsbedingungen, erlebte Interaktionen, Berufserfahrung oder Pflegeverständnisse die Entstehung von Altersbildern ebenso beeinflussen, wie gesellschaftliche Diskurse.[988] Remmers und Renneke konstatierten einen erheblichen Forschungsbedarf, dem sie mit einer Befragung von 969 Studierenden der Pflege entsprachen. Zum überwiegenden Anteil befanden sich die Teilnehmerinnen im 3. Semester, 64,1 % von ihnen verfügten über eine Krankenpflegeausbildung und knapp 10 % über eine Altenpflegeausbildung. Als Ergebnis konnten Altersbilder ermittelt werden, die sehr einheitlich Verluste im körperlichen Bereich und positive persönliche Entwicklungen in Richtung Selbsterkenntnis beinhalten. So verbanden die Studierenden mit dem Alter einen schlechten Gesundheitszustand (80 %), nachlassende Belastbarkeit (75 %) oder Schwierigkeiten bei der Kompensation gesundheitlicher Beeinträchtigungen (73 %). Auf der anderen Seite nahmen sie an, dass alte Menschen sich selbst genauer kennen und einschätzen können als jüngere (92 %) und vielen Dingen gegenüber gelassener werden (86 %). Auch die Befragten dieser Untersuchung legten Wert auf die Erfahrungen älterer Menschen und stimmten zu, dass der Rat älterer Menschen angenommen werden sollte (zu rund 77 %).[989] Weil diese Teilnehmerinnen sich hinsichtlich der oben genannten Merkmale (insbesondere der Bildungswege) von den Teilnehmerinnen der Gruppenwerkstätten unterscheiden, können die Ergebnisse ohne weitere Kontrolle dieser Variablen nicht unmittelbar miteinander verglichen werden. Dennoch ergeben sich Hinweise auf Altersbilder, die zumindest tendenziell in beiden

---

988 Vgl. Remmers & Renneke 2012, S. 255–262.
989 Vgl. Remmers & Renneke 2012, S. 272–274.

Gruppen mit gesundheitlichen Verlusten und entsprechender Hilfebedürftigkeit einerseits sowie mit persönlicher »innerer« Reife andererseits einhergehen. Darüber hinaus ist zusammenfassend festzustellen, dass die Teilnehmerinnen an den Gruppenwerkstätten sich hinsichtlich ihrer Berufsmotivation und Belastung nicht wesentlich von den Ergebnissen repräsentativ oder umfassender angelegter Studien unterscheiden.

### 8.1.2   Freizeit und Interessen

Die Frage: »Wie viel Zeit haben Sie in einer Woche etwa zur Verfügung, um ihren persönlichen Interessen nachzugehen?« wurde mit einer Bandbreite von 2–65 Stunden beantwortet, sodass davon auszugehen ist, dass die Fragestellung einen zu großen Interpretationsspielraum ließ. Aus Studien wie jener der Berufsgenossenschaft für Gesundheitsberufe oder der Next-Studie ist bekannt, dass die Belastung der Altenpflegerinnen im Vergleich zu anderen Berufsgruppen extrem hoch ist[990] und in die Reproduktionssphäre hineinreicht. Aktivitäten und Verpflichtungen der Familie gegenüber werden behindert und eingeschränkt, persönliche Interessen vernachlässigt.[991]

Die verbleibende Freizeit verbringen die Teilnehmerinnen durchschnittlich am häufigsten damit Freunde zu treffen oder im Haus im Garten zu arbeiten, gefolgt von Fernsehen, Lesen oder dem Spiel mit digitalen Medien. Während die Schülerinnen häufiger am Computer/ am Smartphone spielen, geben die examinierten Leitungskräfte eher an zu lesen. Mit »selten« oder »nie« wurden die Antwortmöglichkeiten »Theater oder Konzerte besuchen«, »musizieren«, »kirchliches Engagement« und »politisches/ gesellschaftliches Engagement« angegeben, wobei letzteres auf dem letzten Platz rangiert.

Dem entsprechen die Angaben der Teilnehmerinnen zu ihren Mitgliedschaften. Von allen Teilnehmerinnen sind nur zwei Mitglieder in einer Gewerkschaft, ein Teilnehmer ist Mitglied einer Partei (und ein Teilnehmer hat die Frage nicht beantwortet). Sieben Teilnehmerinnen sind Mitglieder in einem Sportverein, vier weitere in einem Schützenverein, bei der freiwilligen Feuerwehr oder im Förderverein eines Altenheims, 19 Teilnehmer haben keine Vereinsmitgliedschaft (1x keine Angabe). Während 16 Probandinnen angaben, keiner Kirche anzugehören, gehören 12 einer Kirche an (8x evangelische Kirche, 2x katholische Kirche, 1x Freikirche). 22 Teilnehmerinnen haben insgesamt 40 Angaben zu ihren letzten Urlaubsorten gemacht. Sie verreisen in den letzten drei Jahren zum überwiegenden Anteil unregelmäßig und innerhalb Deutsch-

---

990  Vgl. Brandenburg & Berufsgenossenschaft für Gesundheitsberufe (BGW) 2006, S. 12–13.
991  Vgl. Simon et al. 2005, S. 49–50.

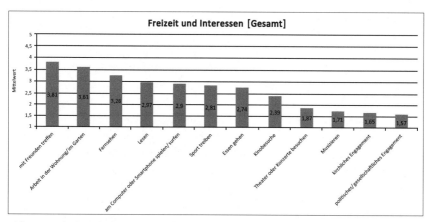

Abb. 12: Freizeit und Interessen (n=33)

lands und Europas. Lediglich vier Teilnehmerinnen gaben auch Reiseziele außerhalb Europas an. Drei Teilnehmerinnen haben keine Urlaubsreise unternommen und acht Teilnehmerinnen haben die Frage nicht beantwortet.

### 8.1.3 Hypothese über die Verortung der Teilnehmerinnen im sozialen Raum

Auf Grundlage der mit dem Fragebogen erhobenen Daten (Herkunft, Einkommen berufsbezogene Einstellungen und Lebensstil) lässt sich eine erste Hypothese über die Milieuzugehörigkeit der Teilnehmerinnen auf der Landkarte der
Milieus (vgl. 4.1) stellen.

Sowohl in der Generation der Großeltern als auch der Eltern überwiegen
dreijährige Berufsausbildungen und angelernte Qualifikationen, wobei die
Frauen häufig geringere Qualifikationen erreicht haben als Männer. Nur zwei
Teilnehmerinnen haben einen akademischen Abschluss (Bachelor Pflegemanagement sowie ein holländischer Studienabschluss) und drei Schülerinnen ein
(Fach-) Abitur erreicht. Mit einem mittleren Bildungsabschluss und einer
dreijährigen Ausbildung haben die Teilnehmerinnen überwiegend einen Qua-
lifizierungsweg eingeschlagen, der homogen zu den Qualifizierungen in ihren
Herkunftsfamilien ist, bedeutende Tendenzen in Richtung Höherqualifizierung
sind aufgrund der vorliegenden Daten kaum festzustellen (vgl. 4.1). Die Leitungskräfte haben nach ihrer Berufsausbildung und einer Phase der Berufstätigkeit insofern einen sozialen Aufstieg vollzogen, als dass sie eine Weitungs-
bildung absolviert und eine Leitungsfunktion übernommen haben. In der
Untersuchung schätzen sie ein, dass sie damit das Ende ihres Karriereweges
erreicht haben. Ebenso wie die Qualifizierungswege der Teilnehmerinnen hohe

Ähnlichkeiten zu denen ihrer Familienangehörigen aufweisen, stimmen häufig auch die gewählten Berufsbereiche überein (zum Beispiel sind 12 von 46 Geschwistern in Gesundheitsberufen beschäftigt). Werden allein die Bildungswege und die geringen Nettoverdienste zu Grunde gelegt, befinden sich die meisten Teilnehmerinnen auf der Landkarte der Milieus vermutlich näher an der Grenze zur Respektabilität als im Bereich der leistungsorientierten, modernen Arbeitnehmer – wiederum mit wenigen Ausnahmen aus der Gruppe der Leitungskräfte. Vester et al. zufolge haben moderne Arbeitnehmer sich seit den 80er Jahren im Rahmen der Bildungsexpansionen höhere Bildungsabschlüsse aneignen können und sind durch Bestrebungen in Richtung Leistung, Aufstieg, Selbstverwirklichung und Autonomie gekennzeichnet, die sich von der traditionellen Linie der Facharbeit unterscheiden.[992]

Die Teilnehmerinnen haben in der Regel Partner, die ähnliche Bildungsabschlüsse erreicht haben wie sie selbst und teilweise ebenfalls Pflegeberufe ausüben. Dieses Ergebnis verweist auf überwiegend milieuhomogene Partnerwahlen (vgl. 4.3). Die Frauen der Großelterngeneration waren häufiger im Reproduktionsbereich (Berufsangabe: »Hausfrau«) beschäftigt, als in den Generationen ihrer Kinder und Enkelkinder. Die traditionelle geschlechtsspezifische Arbeitsteilung ist in den Ergebnissen der Fragebogenerhebung nicht mehr festzustellen. Männer und Frauen haben ähnliche Bildungswege und erhalten (mit Ausnahmen in der Gruppe der Leitungskräfte) annähernd gleiche Einkommen, die Berufstätigkeit der Frauen wird von ihren Partnern befürwortet und unterstützt. Auch diese Aspekte verweisen auf die Mitte der Arbeitnehmermilieus (vgl. 4.3).

Die berufsbezogenen Angaben der Teilnehmerinnen enthalten Hinweise auf besondere Belastungen und geringe Anerkennung der Arbeitsleistungen. Die Arbeit wird nicht allein als Mittel zum Lohnerwerb verstanden, sondern sie wird mit einer besonderen Verantwortlichkeit für andere Menschen assoziiert, während Auseinandersetzungen mit anderen Akteuren im Beschäftigungsbereich eine geringe Relevanz haben. Die Einschätzungen in dem Bereich »Freizeitaktivitäten und Interessen« lässt vermuten, dass Geselligkeit und Häuslichkeit eine besondere Bedeutung haben, während kulturelle Angebote (Theater oder Konzerte) und gesellschaftliches/ politisches Engagement einen geringen Stellenwert haben. Vor dem Hintergrund der Milieubeschreibungen Versters et al. kann vermutet werden, dass die Teilnehmerinnen einen Raum in der Mitte der Landkarte einnehmen. Für respektable Arbeitnehmermilieus dienen die Familie und die Wohnumgebung als Rückzugsort, denen größte Verantwortung und

---

992  Vgl. Vester et al. 2001, S. 40–41.

Aufmerksamkeit entgegen gebracht wird. Gemeinschaftssinn und Geselligkeit haben einen hohen Stellenwert.[993]

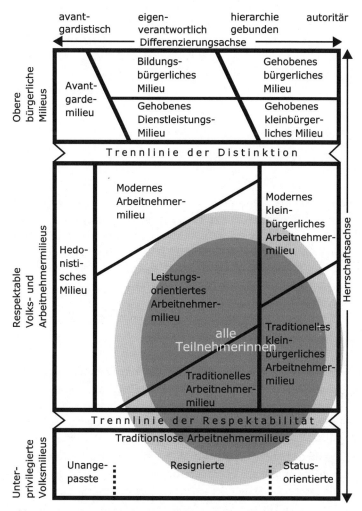

Abb. 13: Erste Hypothese über die Verortung der Teilnehmerinnen

Die Ergebnisse der schriftlichen Befragung führen zu der Vermutung, dass der überwiegende Anteil der Teilnehmerinnen respektablen Arbeitnehmermilieus angehört und entweder aus der ständisch-kleinbürgerlichen Tradition oder der Tradition der Facharbeit stammt. Die berufstätigen Altenpflegerinnen, mit

---

993 Vgl. Vester et al. 2001, S. 511–513.

einer dreijährigen Berufsausbildung, verfügen über unterdurchschnittliche bis durchschnittliche Einkommen, befinden sich jedoch gleichzeitig in sicheren, unbefristeten Beschäftigungsverhältnissen, ohne den Zumutungen drohender Arbeitslosigkeit ausgesetzt zu sein. Im Verlauf der weiteren Analyse ist über die Betrachtung der Habitusmuster eine differenzierte Verortung der einzelnen Teilnehmerinnen zu erarbeiten. Dabei ist zu klären, inwieweit zum Beispiel Leistungs-, Bildungs-, Status- und Werteorientierungen, Zukunftsüberzeugungen oder das Einordnen in Hierarchien eine Verortung begründen.

## 8.2    Gruppenwerkstatt 1: Leitungskräfte

Die Gruppenwerkstatt 1 fand im Februar 2012 statt, es nahmen insgesamt acht Leitungskräfte aus einer stationären Altenpflegeeinrichtung teil, darunter waren vier Frauen und vier Männer. Träger der Altenpflegeeinrichtung ist der katholische Wohlfahrtsverband Caritas. Die Einrichtung bietet 154 Einzelzimmer für alte Menschen und Arbeit für mehr als 150 Mitarbeiterinnen. Die Bewohner zahlten für die Unterbringung und Versorgung einen monatlichen Eigenanteil zwischen 1.751 € (bei Pflegestufe 1) und 2.417 € Euro (bei Pflegestufe 3) und damit bewegte sich die Einrichtung im üblichen Preissegment.[994]

### 8.2.1   Inhaltsanalytisches Protokoll

Die auf einem Flipchart visualisierten Fragen wurden von allen Teilnehmern in der Vorstellungsrunde mit unterschiedlich langen Redebeiträgen beantwortet. Drei der acht Teilnehmer sind demnach examinierte Gesundheits- und Krankenpfleger, fünf sind Altenpfleger und ein Proband hat eine allgemeine Pflegeausbildung in den Niederlanden absolviert. Ein Teilnehmer (42)[995] ist in der Funktion der Pflegedienstleitung verantwortlich für die pflegerische Versorgung in der Einrichtung und nur einer Heimleiterin unterstellt. Ein weiterer Teilnehmer (31) ist als stellvertretende Pflegedienstleitung beschäftigt und besetzt gleichzeitig die Stabsstelle für das Qualitätsmanagement in der Einrichtung. Diese beiden sind formell die Vorgesetzten aller übrigen Teilnehmerinnen, die als Wohnbereichsleitungen (WBL) und im Fall einer Frau als Nachtwachenleitung angestellt sind. Für sechs Teilnehmer war die Pflegeausbildung ihre Erstausbildung nach der Schulzeit, obwohl auch alternative Überlegungen zur Be-

---

994  Eigene Recherche der Kosten für 20 Einrichtungen in 14 Bundesländern.
995  Die Codenummern der Probandinnen werden nachfolgend unkommentiert genutzt. Der Begriff Teilnehmer/ Teilnehmerin wird mit auch mit TN abgekürzt.

rufswahl eine Rolle spielten. Eine Teilnehmerin hatte zum Beispiel überlegt ein Fachabitur zu erwerben, sich dann aber sicherheitshalber für die Pflegeausbildung entschieden. Ein Proband hatte zunächst eine andere Berufsausbildung begonnen und wechselte nach einem halben Jahr in die Altenpflegeausbildung, eine Frau, die 18-jährig schwanger geworden war, begann erst im Alter von 28 Jahren ihre Berufsausausbildung. Zwei der teilnehmenden Männer schlossen nach ihrer Pflegeausbildung ein weiterführendes Studium an. Nur für zwei Teilnehmer ist die Altenpflege ein Zweitberuf, sie haben zuvor Ausbildungen zur Hauswirtschafterin und zum Elektriker absolviert. Sieben der acht Teilnehmer haben nach eigenen Angaben durch »Zufall« Kontakt zur Pflege bekommen, sie haben Praktika, Zivildienste in der Altenpflege absolviert oder sich an der Pflege von Angehörigen beteiligt. Bereits in der Vorstellungsrunde äußerte die Hälfte der Teilnehmer, dass die Anforderungen an Pflegende in den vergangenen Jahren stark gestiegen seien und die Belastung dadurch zugenommen habe. Es wurde mehrfach die Sorge darüber formuliert, dass nicht absehbar sei, wie die hohe Arbeitsbelastung von der Berufsgruppe insgesamt oder auch von Einzelnen zukünftig bewältigt werden könne.

Der Diskussionsteil wurde entsprechend dem Leitfaden durch eine Filmsequenz eingeleitet (vgl. 7.2). Zunächst äußerten die Teilnehmer, dass unerkannte Gewalt ein schreckliches Phänomen sei, von der sie sich deutlich distanzieren wollten. Sehr schnell wurde übereinstimmend angemerkt, dass Gewalt in der stationären Altenpflege überbetont wird und dass öffentliche Medien sehr viel häufiger einzelne Gewaltdelikte darstellen, als die alltägliche »gute« Arbeit, die geleistet werde. Dabei sei Gewalt ein allgemeines Phänomen, sie komme überall vor, auch in der häuslichen Pflege oder in anderen Bereichen im Gesundheitssystem, der Fokus richte sich jedoch immer auf die stationäre Altenpflege. Deshalb entstehe ein negatives Bild von der Pflege in der Öffentlichkeit, das alle Pflegekräfte diskreditiere und dazu führe, dass die Personalnot nicht behoben werden kann. Erst nach dieser Diskussion bemerkte eine Teilnehmerin, dass Gewalt ein tabuisiertes Thema ist und ein weiterer Teilnehmer lenkte den Blick auf die Verantwortung, die Leitungen in der eigenen Einrichtung dafür haben: Sie selbst müssten eine Sensibilität für das Thema entwickeln, um Gewalt verhindern zu können. Es wurde vorsichtig konstatiert, dass Gewalt auch in der eigenen Einrichtung vorkommen könnte. Im Anschluss diskutierte die Gruppe, welche Situationen als gewalttätige Übergriffe deklariert werden sollten und in welchen Formen Gewalt erscheinen kann. Die Ausübung von Macht in der Kommunikation, die Nichtbeachtung von Bedürfnissen, Unterlassung von Hilfeleistung oder Institutionalisierung wurden als Erscheinungsformen von Gewalt thematisiert. Die Formen der Gewalt nahmen einen großen Raum ein und wurden mit einigen Erfahrungsberichten unterlegt. Gewaltsame Handlungen, die sich gegen Bewohner richten, wurden ebenso thematisiert wie Situationen, in denen Pflegende Gewalt ausgesetzt sind. Die Schilderungen und Diskussionen schlossen die Reaktionen der Probanden auf gewaltsame Pflegehandlungen ein, vor allem ihre Reaktionen auf die Täter und zum geringeren Anteil Reaktionen auf die Opfer. Auch das Erleben und Verarbeiten der Situationen wurden geschildert und kommentiert. Immer wieder wurden Strategien zur Verhinderung von gewaltsamen Übergriffen eingebracht und zum Teil auch weiterführend diskutiert. Neben Äußerungen zu Strategien zur Gewaltprävention und zum Umgang mit akuten Gewaltsituationen wurde mehrfach die Schuldfrage gestellt und Ursachen von Gewalt diskutiert. Diese Themen nahmen jedoch einen geringeren Raum ein als die Schilderungen der erlebten Situationen. Als Ursachen wurden vor allem asymmetrische Machtverteilungen und die Belastung der Mitarbeiter angesprochen. Zum Ende der Diskussion fokussierte die Moderatorin die Frage, welche Strategien zur Gewaltprävention in der Einrichtung etabliert werden könnten. Dazu wurden unterschiedliche Maßnahmen, zum Beispiel zur Beendigung akuter Gewaltsituationen, wie rechtliche und organisatorische Möglichkeiten oder Maßnahmen zur Teamentwicklung erörtert.

Der Teilnehmer in der formellen Funktion des Vorgesetzten (42) hat den größten Anteil der Redezeit beansprucht, gefolgt von zwei Wohnbereichsleiterinnen (50 und 84). Alle anderen Teilnehmer haben sich weniger geäußert, am seltensten hat sich Teilnehmerin 44 zu Wort gemeldet. 44 ist im Nachdienst beschäftigt und hat daher wohl wenig Kontakt zu den Kollegen, sie steht vermutlich etwas außerhalb der Teamdynamik. Die Redebeiträge von Teilnehmer 42 trafen fast durchgehend auf Zustimmung, sie wurden bekräftigt, über seine humorigen Einlassungen wurde viel gelacht und an einigen Stellen hat er die Diskussion moderiert oder gelenkt. Lediglich Teilnehmer 15, der ein ähnliches (akademisches) Bildungsniveau erreicht hat wie 42, nahm zweimal eine Gegenposition ein. Der Teilnehmer in der Funktion des Stellvertreters von 42 hat sich nur zu bestimmten Themen geäußert, allerdings hatten seine Beiträge, ähnlich wie die von Teilnehmer 15, hohe normative Bedeutungen und haben die Diskussion an den betreffenden Stellen gelenkt. Um vor dem Hintergrund der Analyse der Gruppenkonstellation einen Eindruck von der Situation zu vermitteln ist die nachfolgende Graphik entstanden. Jeder Teilnehmer wurde durch einen Kreis mit seiner Codenummer dargestellt. Der Durchmesser der Kreise symbolisiert den quantitativen Umfang der jeweiligen Redebeiträge. Die Anerkennung der Beiträge durch die Gruppe wird durch die Nähe der Kreise zum Mittelpunkt verdeutlicht. Je näher die Kreise am Mittelpunkt angeordnet sind, desto höher ist die eingeschätzte Relevanz der Beiträge (und in der Regel auch die Anerkennung des Teilnehmers). Die Kreise der Teilnehmer, die während der Gruppendiskussion offensichtlich ein spannungsfreies, partnerschaftliches Verhältnis zueinander hatten, wurden nebeneinander platziert.

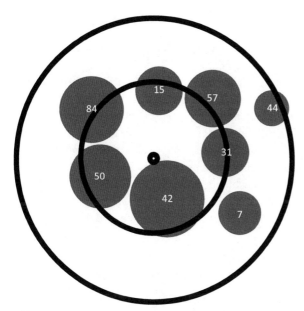

Abb. 14: Einschätzung der Positionen der Teilnehmer der Gruppenwerkstatt 1

## 8.2.2 Ergebnisse der hermeneutischen Sequenzanalyse

Als Ergebnis der Sequenzanalyse lassen sich Bereiche identifizieren, für die feldspezifische Spielregeln und Dispositionen zu beschreiben sind. Diese Bereiche wurden durch das hermeneutische Vorgehen sukzessive aus dem Material »herausgelesen« und im Verlauf der Interpretation weiter verdichtet (vgl. 7.2.2). Als Resultat ergaben sich die nachfolgenden Titel. Sie dienen auch zur Strukturierung der Ergebnisse der Sequenzanalyse:
- Motivation und Selbstbild
- Meinungen und Dispositionen im Hinblick auf die berufliche Altenpflege (hierzu zählen Arbeitsethos[996], Anforderungen/ Belastungen, Machtverhältnisse/Hierarchien sowie Abwertung/ Anerkennung)
- Meinungen und Dispositionen zur Teamarbeit
- Bilder von Bewohnern und Angehören
- explizierte Grenzen des Habitus

---

996 Der Begriff Ethos (/ Arbeitsethos) wird nachfolgend verwendet, um verinnerlichte Werthaltungen und Meinungen der Teilnehmerinnen und Gruppen/ ihre Ethik im Hinblick auf die Altenpflege zu bezeichnen. Der Begriff Kodex (/ Teamkodex) wird genutzt, um Regeln, Selbstverpflichtungen und Einstellungen der Teamarbeit gegenüber semantisch abzugrenzen.

Motivation und Selbstbild: »und ich kann auch nichts anderes tun«

Sechs der acht Teilnehmer beschreiben ihren Zugang zum Feld der Altenpflege als Zufall oder als zweite Wahl. Die Hälfte der Teilnehmerinnen hatte bereits einen anderen Weg favorisiert, bevor sie sich doch noch für die Altenpflege entschieden. Der Zugang zum Feld eröffnete sich durch die Pflege der Großeltern, durch Praktika oder Zivildienste, bei einer Frau gab die Beratung beim Arbeitsamt den Ausschlag. Eine Teilnehmerin bemerkt, dass sie aufgrund ihrer Jugend nicht wusste, worauf sie sich einließ, als sie sich zur Altenpflegeausbildung entschloss, eine weitere stellt fest, Altenpflege sei nicht ihr Traumberuf gewesen. Inzwischen haben sich scheinbar alle in ihrem Berufsalltag und der damit verbundenen Leitungsfunktion eingerichtet und sprechen davon, in der Einrichtung, in der sie aktuell beschäftigt sind, »hängen« oder »kleben« geblieben zu sein.

> »Und bin dann seit 2001 im XXXHeim hängen geblieben. (…). Zur Altenpflege bin ich durch einen Zufall gekommen, weil ich wollte eigentlich nen ganz anderen Beruf machen, habe dort aber keine Ausbildungsstelle bekommen und sollte dann, ja, wie heutzutage dieses Bufti da, (…), sollte so ein Praktikum machen.« (31: S. 2, Z. 7–10)

Eine Teilnehmerin resümierte dazu, sie könne ja auch nichts anderes als pflegen: »Aber nach wie vor macht es mir Spaß und ich kann auch nichts anderes tun, glaube ich.« (84: S. 2, Z. 55–56) Akzentuiert erscheint die Berufswahl als nicht zielgerichtet, sondern zufällig, vermittelt über Erfahrungen im Pflegebereich oder eine Zuweisung zum Beispiel des Arbeitsamtes. Darüber hinaus erscheint sie als zweite Wahl oder als Wahl, bei der zukünftige Anforderungen nicht ausreichend antizipiert wurden.

Die Teilnehmer beschreiben sich selbst als offen, aufgeschlossen anderen Menschen gegenüber, anpassungsfähig und beziehungsorientiert. Sie sehen sich in der Position von Menschen, die »schon immer« beziehungsaffin waren und sich deshalb nur Berufe vorstellen können, die sie in Beziehung zu anderen Menschen treten lassen. Helfende Berufe erfordern besondere Beziehungen zu anderen Menschen und diejenigen, die Hilfe benötigen, sind entweder krank, alt oder es sind Kinder. Wenn ein »beziehungsorientierter« Beruf in Betracht kommt und die Krankenpflege keine Option ist, ist deshalb zu entscheiden, ob die Pflege von Kindern oder von alten Menschen favorisiert wird. »Also ich hatte die Wahl zwischen Kindergarten und Altenheim, habe ich gesagt, nee, Kinder will ich nicht, gehst du mal in ein Altenheim und machst da ein Praktikum.« (84: S. 2, Z. 44–46) Die Aussagen erscheinen, als würden die Menschen eingeteilt in solche, die grundsätzlich, quasi naturgegeben »dafür gemacht« sind, mit Menschen zu arbeiten, und »schon immer« so waren, und in solche, die »dafür gemacht« sind, mit Dingen zu arbeiten. Dass sich die Teilnehmerinnen selbst auf der »beziehungsorientierten« Seite verorten, lässt implizit Schlüsse auf die Begründung der Berufswahl zu, denn Menschen, die »dafür gemacht sind«, mit Dingen zu arbeiten, wenden sich technischen, handwerklichen Berufen zu: Inhärent scheint sich das »Teilungsprinzip der Welt« (vgl. 2.5) in männlich, technisch, hart, oben einerseits und weiblich, beziehungsorientiert, weich, anpassungsfähig, unten andererseits, zu reproduzieren. Diese Teilung wird nicht in Frage gestellt, sie erscheint derart natürlich, dass sie als angeboren angesehen wird, und hat die Berufswahl der Teilnehmer stark gelenkt. Diese schildern dementsprechend, dass sie sehr früh oder »schon immer« wussten, dass sie auf die »beziehungsorientierte« Seite gehören und keinen Bezug zur »technikorientierten« Seite haben oder potenziell haben könnten. Gleichzeitig wirken die die Herkunftsfamilien und die Bildungserfahrungen in den Berufsfindungsprozessen. Besonders in Transitionen stecken die Teilnehmer einen Raum ab, der für sie in Frage kommt, und es scheint fast unmöglich zu sein, die Grenzen dieses Raums zu überschreiten. So kam es für niemanden aus der Gruppe nach der Schule in Betracht, Medizin, Psychologie oder ein anders »beziehungsorientiertes« Fach zu studieren, ein Haupt- oder Realschulabschluss wird hingegen als »normal« bezeichnet:

> »Ja, ich bin XXX, bin 39 Jahre, ja ich habe also einen normalen Hauptschulabschluss gemacht.« (7: S. 5, Z. 8)

> »Weil, mir macht es einfach Spaß mit Menschen. Das war schon immer ein Beruf/ also für mich war es nicht der Traumberuf. Ich wollte eigentlich Diätassistentin machen. Aber ich wollte immer irgendwas entweder mit Heim oder mit Krankenhäusern oder Reha/ einfach zwischen Patient oder Bewohnern, Küche und Arzt. Also das war schon immer mein Ding.« (57: S. 4, Z. 29–33)

> »Wieso habe ich mich für die Krankenpflege entschieden? Ja, weiß ich nicht, ich war immer so ein eher beziehungsorientierter Typ. Und ich dachte, naja, blöd rumfeilen oder so/ das ist nicht so/ habe von Anfang an gedacht, dass es nichts ist. Das passte irgendwie nicht, das passte nicht zu mir.« (42: S. 5, Z. 35–41)

Auch hier erscheint – neben der Unterscheidung in Beziehungs- und Technikorientierung – ein gestuftes Weltbild. Unterschieden wird zwischen dem sozialen Status der Tätigkeitsbereiche im Feld, wobei die eigene Position als bewohnernah (menschenorientiert), neben oder oberhalb der Tätigkeiten in der Küche und unterhalb medizinischer Tätigkeit verortet wird. Im Hinblick auf neue Anforderungen, die potenziell zu bewältigen sind und die dazu notwendigen eigenen Fähigkeiten, besteht dabei eine starke Verunsicherung.

> »Das ist mit dem, was damals gewesen ist, überhaupt kein Vergleich mehr. (…). Weil es ist schon eine ziemliche Schlagzahl, muss ich ganz ehrlich sagen. (…) Ja. Und man wird nicht jünger und von daher, im Moment/ also wenn ich da bin, mache ich alles so gut, wie ich es kann, aber für wie lange, weiß ich nicht.« (50: S. 3, Z. 42–48)

Gleichzeitig erscheint den Probanden die Möglichkeit, an ihrem Berufsleben noch etwas zu verändern, sich neu zu orientieren und eine andere Richtung einzuschlagen, zwar möglich aber auch extrem schwierig. Eher werden die antizipierten Herausforderungen ausgehalten, ohne Alternativen zur Altenpflege zu entwickeln.

> »Oder andere Frage, wie soll der Beruf eigentlich weitergehen? Und das macht mir sehr große Sorgen, wie das tatsächlich in Zukunft mit steigenden Anforderungen, ja, wie wir das noch bewältigen können. Trotzdem macht es auch Spaß, aber die Frage ist, ist vielleicht irgendwann die Spaßgrenze erreicht.« (42: S. 7, Z. 37–40)

Interessant ist, dass in unterschiedlichen Zusammenhängen fast alle Teilnehmer wiederkehrend behaupten, dass ihnen ihr Beruf Spaß gemacht habe, oder immer noch mache, beziehungsweise dass es Spaß mache, mit Menschen zu arbeiten. Der Begriff »Spaß« wird in der Bedeutung von »Freude« oder »Vergnügen« gebraucht und bezieht sich scheinbar abstrakt auf »die« Arbeitssituationen. Vermutlich steht der Begriff für alle positiven Dinge, die sich für die Einzelnen aus der Arbeit ergeben: Dazu gehört es, Pflege leisten zu können, die der eigenen Überzeugung von »richtiger« Pflege entspricht, und dafür Gegengaben der Pflegebedürftigen in Form von Dankbarkeit, entgegengebrachtem Vertrauen oder Freundlichkeit zu erhalten. Zum häufiger assoziierten Anteil bezieht sich der Spaß jedoch auf die Zusammengehörigkeit und das Gemeinschaftsgefühl im Team der Kollegen. Spaß an der Arbeit entsteht durch das Gefühl, sich auf die anderen verlassen zu können, durch die Sicherheit der gemeinsam geteilten Spielregeln und dadurch, im Altenheim ein Zuhause gefunden zu haben.

Vor dem Hintergrund der genutzten Elementarkategorien zur Habitus-Hermeneutik (vgl. Tab. 2) lässt sich zusammenfassen, dass die Teilnehmer ein dichotomes Weltbild teilen, sich den Bedingungen häufig ohnmächtig ausgeliefert fühlen und wenig Zuversicht haben, zukünftige Anforderungen bewältigen zu können (»unsicher«). Das Streben nach Gemeinschaft und Geborgenheit überwiegt das Streben nach Selbstverwirklichung und Unkonventionalität.

### Arbeitsethos: »man gibt alles dafür«

Die Teilnehmer vertreten einen Arbeitsethos, der zunächst überzeugend selbstlos dargestellt wird. Für diejenigen, die gepflegt werden, ist »alles« zu geben und hart zu arbeiten. »Alles« bezieht sich nicht allein auf die Arbeitskraft, sondern ebenso auf die eigene Persönlichkeit.

> »Die Leute haben wirklich ein schönes Zuhause oder man versucht es, so gut, wie es, ne, man gibt alles dafür.« (84: S.8, Z.49–50)

»Und ich wollte das so gerne. dass sie das so machte wie sie es vorher auch hatte, und habe mit ihr gesprochen und ihr das angeboten und alles Mögliche getan.« (50: S.10, Z. 47–48)

Die Bewohner im Altenheim sollen ein möglichst familiäres Zuhause haben, wie sie es vermeintlich aus der Zeit vor dem Umzug gewohnt waren, ihre Wünsche und Bedürfnisse werden als Mittelpunkt aller Bemühungen beschrieben. Das positive Erleben und Wohlbefinden der Bewohner gilt als absolute Messlatte für die eigene Arbeit. Als kollektiver Anspruch an die Arbeitshaltung wird in unterschiedlichen Kontexten immer wieder formuliert, dass die eigene Person mit allen Bedürfnissen so lange zurückzustellen sei, bis die die anvertrauten Pflegebedürftigen gut versorgt sind. »Da kann ich doch nicht meine Bedürfnisse als Maßstab nehmen; sage ich jetzt mal, sondern ich muss doch von dem Blickwinkel ausgehen, was dieser Mensch jetzt einfach möchte.« (50: S. 11, Z. 35–36) Als weiteres Beispiel hierfür kann eine Frau gelten, die 14 Jahre lang als Hauswirtschafterin in einem Privathaushalt arbeitete. Schon währenddessen liebäugelte sie mit einem anderen Beruf und besuchte abends nach der Arbeit eine Weiterbildung zur »Fachhauswirtschafterin für ältere Menschen«. Aber erst als die Kinder der Arbeitgeberfamilie so alt waren, dass sie nicht mehr gebraucht wurde, entschied sie sich dazu, die neue Ausbildung zu beginnen.

»Ja, und habe aber noch ein paar Jahre als Hauswirtschafterin gearbeitet. Erst, wie die Kinder dann erwachsen waren, was macht man? Okay, und dann habe ich mich entschieden, ok ich mache die Altenpflegeschule.« (57: S. 4, Z. 7–9)

Das gezielte Einbringen von sozialen Befähigungen und Emotionen wie Mitgefühl, Sensibilität oder Offenheit gehört für die Probanden unverzichtbar zur Arbeitsleistung. Es gilt, mit den Bewohnern permanent in Beziehung zu sein, die Kommunikation zu gestalten, ehrlich miteinander umzugehen, Grenzen offenzulegen und auch Widersprüche zu thematisieren. Das Arbeitsethos erscheint als Tugendpraxis (vgl. 2.4), bei der die Pflegenden sich und ihre Bedürfnisse solange verleugnen, bis alle anderen »bedient« wurden. Im Gegenzug ist es für die Gruppe grundsätzlich nicht richtig, gegen das Ethos zu verstoßen und die Bedürfnisse der Bewohner nicht zu respektieren, sie zu missachten, zu täuschen oder zu hintergehen. Besonders in Konfliktsituationen sind Klärungen herbeizuführen, treten Probleme auf, sollen alle mit anpacken, um diese zu lösen. Es wird als richtig erachtet, in schwierigen Situationen immer wieder neu das Gespräch zu suchen und auch dabei die Wünsche der Bewohner zu respektieren:

»Weil, wenn die [eine Bewohnerin, A. d. V.] in die Dusche geht, dann ist es aus; Ende. Die schreit. Die würde schreien. Die würde weglaufen. Und das zu tun [sie zu Duschen A. d. V.], finde ich dann schon Gewalt. Und wenn dann jemand sagt: »okay, dann machen wir es aus Versehen, dann schütten wir ein Glas über ihre Kleidung«, und dann überredet man sie, in dem Sinne, dass sie sich umzieht, und auch gleich duschen. Das ist für mich auch Gewalt. Und so was – da bin ich eigentlich dagegen. (…). Genau, sie ist dement. Sie sieht's aber noch net so. Und deswegen versuchen wir's zwar immer wieder, dass ma mit ihr spricht. Und wenn sie es nicht machen lässt, dann lassen wir es, dann wird sie halt alle vierzehn Tage mal geduscht.« (57: S. 12, Z. 14–28)

Missachtung und andere Gewaltmaßnahmen Menschen gegenüber, für die eine Fürsorgeverpflichtung besteht, werden spontan kategorisch abgelehnt und als grundsätzlich falsch angesehen, die Teilnehmerinnen gehen davon aus, dass kein Mensch Gewalt erleben möchte. Erst nach einiger Diskussionszeit wird ein damit verknüpftes ethisches Dilemma thematisiert, mit dem Pflegende sich häufig konfrontiert sehen. Situationen, in denen antizipiert wird, dass es dem Wohlbefinden des Bewohners längerfristig dienen kann, wenn Vorstellungen von »richtiger« Pflege gegen seinen Willen durchgesetzt werden, werden als Spannungsfeld erlebt. Pflegende fühlen sich in diesen Spannungsfeldern mit der Verantwortung allein gelassen und nicht selten hilflos (s. u.).

Verstößt jemand massiv gegen das Arbeitsethos, sind die anderen angesichts dessen, was nicht sein darf, derartig entsetzt, dass es für sie schwierig ist, sofort zu handeln.

»Aber letztendlich, wenn man da direkt in so eine Situation da reinkommt, ich sage mal, dann ist man, aus eigener Erfahrung, vor dem Kopf geschlagen. Man weiß wirklich nicht: Wie soll ich da jetzt mit umgehen? Also ich hatte – das ist schon ein paar Tage her – ganz woanders in dem Bereich, also da stehe/ Ich stand dann da und konnte mich quasi gar nicht bewegen, und gar nicht denken, in dem Augenblick, sofort einzuschreiten.« (31: S. 18, Z. 12–16)

Ein massiver Verstoß gegen die Regel stellt hier die Grenze dessen dar, was erklärbar oder nachvollziehbar ist, es entsteht ein Unverständnis, das auch unter Kollegen nicht aufgeklärt werden kann:

»42: Eine Pflegekraft kommt in ein Zimmer. Der Bewohner guckt Fernsehen, möchte Fernsehen gucken. Und die Pflegekraft sagt: Jetzt ist aber Schluss, mach den Fernseher aus. i: Ja?. 50: Ja, das haben wir auch schon auf dem Wohnbereich gehabt. 42: Ja? Also das ist, wo ich frage: warum? Ich verstehe es nicht. 50: Ich auch nicht. 42: Ich verstehe es nicht. 84: Aber das ist nicht bei allen so. 50: Ja natürlich. Ja das habe ich im Beschwerdebogen ausgefüllt. Weil das bei uns passiert ist, in unserem Bereich ist das passiert. Unglaublich. 42: Also da muss ich sagen: Das ist Gewalt. Ich kann es nicht nachvollziehen. 50: Warum man das überhaupt macht? 42: Warum man das macht. Ich verstehe es nicht.« (S. 11, Z. 15–27)

Weil aus dem Unverständnis heraus situativ nicht ableitbar ist, welches Ziel anzusteuern ist, und dementsprechend auch nicht, welche Handlungsoption zielführend sein könnte, wird in der Hilflosigkeit zunächst mit »Pflichterfüllung« reagiert. Schon vorher festgelegte, eingeübte und eingeforderte Schritte werden »abgearbeitet«. So berichtet die Teilnehmerin im Beispiel oben, sie habe einen Beschwerdebogen ausgefüllt; in einem anderen Beispiel kam es in ähnlicher Situation zu einer pflichtgemäßen Meldung an den Vorgesetzten: »Also meine Pflicht habe ich versucht, jetzt erst mal zu erfüllen, indem ich das natürlich an meine Leitung weitergegeben habe.« (50, S. 16, Z. 40–41)

Vor dem Hintergrund der genutzten Elementarkategorien zur Habitus-Hermeneutik (vgl. Tab. 2) lässt sich zusammenfassen, dass die Verantwortlichkeit für andere Personen überwiegt und eigene Wünsche und Bedürfnisse selbstlos hinter denen der Bewohner zurückgestellt werden. »Sicher« sind die Teilnehmer im Hinblick auf ihre eigenen Überzeugungen und Ansprüche von »richtigem« Pflegehandeln, wobei sie sich an ideellen Vorstellungen von sozialen/ ethischen Ordnungen orientieren. In Grenzsituationen, in denen Hilflosigkeit, Ohnmacht oder Unverständnis vorherrschen, orientieren sie sich am Notwendigen, an den Dingen, die konkret fassbar, praktisch oder körperlich sind und erledigt werden müssen (»materiell«). In schwierigen Situationen verlassen sie sich auf die Stärke des Teams (»gemeinschaftlich«).

## Anforderungen und Belastung: »hält man das auf Dauer aus?«

Die Teilnehmer teilen die Ansicht, dass Altenpflege früher vielleicht eine »Jedermann-Qualifikation« war, inzwischen jedoch höhere Anforderungen gestellt werden, die zusätzliche Fähigkeiten erfordern. Diese Fähigkeiten werden nicht detaillierter beschrieben, dennoch sind die Teilnehmer der Meinung, dass längst nicht alle Menschen pflegen können und die Pflege »professioneller« werde. Höhere Anforderungen werden vor allem mit einer kollektiv konstatierten Arbeitsverdichtung begründet. Heute – so die Wahrnehmung – stünde deutlich weniger Personal und entsprechend weniger Zeit für einzelne Bewohner zur Verfügung als früher. Der Aufwand zur Dokumentation der Arbeit und die Rekrutierung neuer Mitarbeiter werden als besonders problematisch erlebt.

> »Also wo ich da angefangen habe, als ich 17 war, bis jetzt, haben sich viele Sachen getan, viele Dinge, wo man früher vielleicht noch nie daran gedacht hat, dass es so ist. (…). Dokumentationen, zum Beispiel. Früher viel mehr Zeit halt auch hatte, mehr Personal. Das ist jetzt halt anders und das sind so Sachen, die vermisse ich.« (84: S. 2, Z. 51–55)

> »7: Und meine Erfahrungen sind, dass die Altenpflege doch immer professioneller wird. Damals war es halt nur Waschen und so weiter, aber jetzt kommt immer mehr dazu. Grundversorgung und so weiter. i: Die Anforderungen steigen? 7: Die Anforderungen steigen. Pflegeplanungen steigen.« (S. 5, Z. 25–29)

Obwohl die Teilnehmer sich als Gruppe beschreiben, die viel Arbeit gewohnt ist und auch hart arbeiten kann, wird immer wieder thematisiert, dass der Arbeitsalltag als sehr belastend erlebt wird und die Grenzen der Belastbarkeit nicht selten erreicht werden.

»Und das macht mir sehr große Sorgen, wie das tatsächlich in Zukunft mit steigenden Anforderungen, ja, wie wir das noch bewältigen können. (…). Also das ist wirklich ne sehr hohe Belastung, wo man sich manchmal schon wirklich Sorgen macht. Also wenn man so manche Situationen erlebt, dann fragt man sich schon, hält man das auf Dauer aus?« (42: S. 7, Z. 38–42)

Die in der Eröffnungsrunde geschilderten veränderten Anforderungen durch eine vermeintliche Professionalisierung spielten bei der Konkretisierung von Belastungsfaktoren in der Diskussion jedoch keine Rolle mehr. Hier wurden die geschilderten Belastungen vielmehr durch die Verhaltensweisen und Einschränkungen der Bewohner sowie durch Abwertungserfahrungen verursacht. Etliche Beispiele sollten die Intensität und das Ausmaß der Belastung durch die Bewohner verdeutlichen, die oft als so extrem und unerträglich erlebt wird, dass es »zum Verrücktwerden« sei:

»Das gibt es doch gar nicht. Ich konnte nicht zuordnen: Wo kommt das Geschrei her? bis ich dann mal irgendwann herausfand, dass das eine Bewohnerin auf dem Wohnbereich ist. Oh, Gott, wenn ich mir den, den Ganzen/ Also herzzerreißend, und dann geht man da rein, ja, das ist schon lange so ein Geschrei, und die schreit, und dann hört sie wieder auf, und dann schreit sie wieder. Und wenn man rein kommt, dann ist sie kurzfristig still. Man geht raus, und sie schreit wieder. Und ich denke: Kann man da nicht was machen? Ich werde verrückt werden; ja, das macht ja auch was mit mir!« (42: S. 16, Z. 12–17)

Obwohl die Belastung, die von Pflegebedürftigen und ihren Angehörigen ausgeht, »an die Substanz« (50: S. 15, Z. 31) geht, wird sie als etwas begriffen, das zu einem normalen pflegerischen Alltag dazugehört, weil sie im Pflegebedarf der Bewohner begründet ist. Die Bewohner können nichts dafür, sie trifft keine Schuld. Herausforderndes Verhalten, mächtige Angehörige und versteckte/ symbolische Gewalt werden als inhärenter, unabänderlicher Bestandteil des Berufslebens angesehen, als eine Art selbstverständliche Routine, der Pflegende allerdings schutzlos ausgeliefert sind. Jeder Berufsangehörige ist dieser Logik folgend auch selbst dafür verantwortlich die Belastung permanent zu kontrollieren und zu bewältigen, dazu gehört es, Belastungssituationen zu reflektieren und Bewältigungsstrategien zu entwickeln. Offenheit, Ehrlichkeit und Gemeinschaftlichkeit haben hierbei eine existenzielle Funktion. Wenn es nicht gelingt, die Belastung zu kontrollieren, kann es zur Verletzung der Spielregeln im Feld kommen, zum Beispiel, indem die Bedürfnisse der Bewohner nicht in angemessener, »richtiger« Weise erfüllt werden. Der resultierende Verstoß gegen die Regeln und der damit verbundene Kontrollverlust liegt in der Verantwortung jedes Einzelnen, scheitert er an den Bedingungen, trägt er dementsprechend auch die Schuld. Unsicherheit, Angst davor, Belastungsgrenzen zu erreichen und die Kontrolle zur verlieren, werden in etlichen Äußerungen deutlich. Zwischen privater und beruflicher Sphäre wird dabei nicht unterschieden. Weil private Belastungen in die berufliche Arbeit getragen werden und ebenso berufliche Belastungen sich im privaten Raum auswirken, erstreckt sich die Verantwortung für die Bewältigung auf beide Bereiche gleichermaßen.

>»Und auch, ja, sich selbst zu reflektieren, ja, so: Was stresst mich gerade? Wie geht es mir gerade auch in meiner Funktion, in meiner Rolle? Und zu gucken: Bin ich nicht vielleicht auch ein bisschen gefährdet, möglicherweise wenn, ich sage mal, das Fass zum Überlaufen kommt, durch Stress, vielleicht habe ich auch familiäre Geschichten, die mich gerade sehr stark stressen und kann es mir nicht auch mal passieren, oder stehe ich nicht in der Gefahr, dass mich jemand im falschen Thema falsch anpiekst, dass ich dann explodiere? Wie auch immer sich das äußert. Das sind natürlich auch sehr existenzielle Fragen: Ich muss mich auch wirklich selbst oder mit mir selbst auseinandersetzen, um dann zu gucken: Was kann ich tun, damit es eben nicht passiert?« (42: S. 9, Z. 46–54)

Ein weiterer wesentlicher Belastungsfaktor besteht in der erlebten mangelnden Anerkennung (vgl. Anerkennung). Das schlechte Image der Altenpflege in der Öffentlichkeit einerseits, aber auch das subjektive Erleben von politischem und juristischem Desinteresse belasten die Teilnehmer. Es entsteht der Eindruck, mit der Verantwortung für schwierige Situationen und Belastungen allein gelassen zu werden. Besonders die Leitungskräfte sehen sich als richtungsweisende Instanz in einem scheinbar rechtslosen Raum (vgl. Macht und Verantwortung). Als Beispiel schildert eine Teilnehmerin, dass sie eine Mitarbeiterin verdächtigt, eine Bewohnerin misshandelt zu haben. Da sie keine Beweise dafür hat, sich aber auch außerstande sieht, die Mitarbeiterin durchgehend zu kontrollieren, befindet sie sich in einer extrem belastenden Situation. Sie hat die Wahl, mit ihren Handlungen zur Lösung der Situation entweder gegen die Regel zu verstoßen, dass Bewohner unbedingt zu schützen sind, oder sich selbst gegen die Teamlogik zu stellen, wenn sie die Mitarbeiterin ungerechtfertigt maßregelt (vgl. 50: S. 16–18).

Vor dem Hintergrund der genutzten Elementarkategorien zur Habitus-Hermeneutik (vgl. Tab. 2) lässt sich zusammenfassen, dass die Pflegenden es als Bestandteil des Berufs begreifen, dass sie den Belastungsfaktoren, die von Bewohnern ausgehen, schutzlos ausgeliefert sind (»ohnmächtig«) und sich damit arrangieren müssen, dass sich die Belastung nicht abstellen lässt (»resigniert«). Sie sind sich unsicher, ob ihre Fähigkeiten ausreichen, um den Belastungen dauerhaft gewachsen zu sein, haben Angst vor dem Kontrollverlust und der damit verbundenen Schuld. Die Orientierung an Vorstellungen von sozialen Ordnungen und »richtigem« Pflegehandeln (»ideell«) und die gleichzeitige Betonung von Realismus und Effektivität bekommen deshalb eine besondere Bedeutung. Ideelles Pflegehandeln reproduziert die Regeln des Teams, führt zum Rückhalt durch die Gruppe und zu der Sicherheit, »richtig« im Sinne des Ethos gehandelt zu haben. Mit der Betonung von Machbarkeit und Effektivität wird es möglich, den Bedingungen im Feld zu begegnen und die erwartete Selbstlosigkeit derart zu realisieren, dass die damit verbundene Belastung erträglich bleibt.

### Verantwortung und Macht: »das kann ich auch so ein bisschen steuern«

Die Teilnehmer sind sich darüber einig, dass sie als Pflegekräfte eine große Verantwortung für das Leben anderer Menschen tragen. Werden sie ihrer Verantwortung nicht gerecht, kann das Leben der von Pflege abhängigen Bewohner gefährdet sein. In Pflegesituationen haben die Pflegekräfte die absolute Macht (vgl. Bewohnerbild). Sie sind in der Position, die Handlungen vorzugeben, sie bestimmen was, wann, von wem und in welcher Weise getan wird oder nicht getan wird. Sie kontrollieren die Situation selbst, aber auch die Planung und Nachbereitung der Situation. Die Position der Pflegenden erscheint in den geschilderten Beispielen oder Erfahrungen omnipotent und zum Teil radikal autoritär. Es liegt allein im Ermessen der Pflegekraft, ob sie ihr Verhalten begründet oder erklärt, ob sie zugewandt, emphatisch, wertschätzend ist oder abwertend, grob und desinteressiert. Insbesondere in den in der Regel vorkommenden dyadischen Pflegesituationen, die hinter geschlossenen Türen stattfinden, hat die Macht der Pflegekräfte ein großes Ausmaß, das sich jeder Kontrolle entzieht.

> »Man weiß man ist stärker, man ist die Handelnde, der andere muss irgendwelche Sachen erdulden, wohlmöglich über was weiß ich. Einschränken auch in persönlichen Dingen; oder so. Ich meine, das ist ja auch irgendwo so eine Art von Gewalt, wenn ich das bestimmen kann und der andere das nicht mehr für sich bestimmen kann, und ich weiß auch: Eigentlich möchte der was ganz anderes; zum Beispiel.« (50: S. 10, Z. 12–16)

> »Wenn er [der Pflegende, A. d. V.] im Zimmer ist, alleine, dann hat er immer die Macht, in jedem Teil, was er macht.« (57: S. 14, Z. 9)

Die Macht der Pflegekräfte über die Bewohner im Altenheim reicht über die Gestaltung individueller Pflegesituationen hinaus und erstreckt sich auf nahezu alle Lebensbereiche, selbst das Patienten-Arzt-Verhältnis ist davon betroffen:

> »Ich habe die Macht zum Beispiel auch mit einem Arzt Rücksprache zu halten, wenn ich zum Beispiel jemanden ruhigstelle mit Medikamenten oder so, ich meine: Die Macht habe ich natürlich; ne. Oder wenn ich irgendwelche Sachen dann schildere, das kann ich auch so ein bisschen steuern, zum Beispiel. Wenn mir danach der Sinn steht, habe ich die Macht darüber.« (50: S. 13, Z. 44–47)

Es herrscht ein Konsens darüber, dass Machtmissbrauch grundsätzlich falsch ist, weil dann dem Arbeitsethos nicht entsprochen werden kann. Die Teilnehmer gehen davon aus, dass Menschen sich in von anderen beherrschten Situationen entmündigt, abgewertet und infantilisiert fühlen und unterstellen, dass niemand sich so fühlen möchte. Gleichzeitig konstatieren alle Teilnehmer, dass Macht-missbrauch in ihrem Bereich immer wieder/ häufig vorkommt. Es handelt sich um symbolische Formen der Herrschaft, die dort angewandt werden, wo ideelle Gabe und Gegengabe nicht funktionieren (vgl. 2.5). Besonders subtil kann sich symbolische Gewalt in der Kommunikation äußern, aber auch in schambe-setzten Situationen, in denen Pflegebedürftige besonders verletzlich sind, wie im Bereich der Ausscheidung oder bei der Nahrungsaufnahme. Bewohner, die »nerven«, warten beispielsweise länger darauf, zur Toilette begleitet zu werden, oder ihr Schellen wird ignoriert. »50: Also das, finde ich, ist eine Art von Gewalt, auch. 84: Nichtbeachtung von Bedürfnissen? 50: Ja. 84: Ja. i: Und wo fängt das an? 84:Wenn jemand zur Toilette muss, und ich sage: nö, es geht jetzt nicht.« (S. 10, Z. 18–23) Grundsätzlich sind sich die Teilnehmerinnen der Macht be-wusst, die sie für sich in Anspruch nehmen und wähnen sich darüber hinaus in einem rechtlosen Raum, einem »völligen Graubereich« (vgl. S. 8, Z. 29). In der Perspektive der Probanden ist der Bereich der Altenpflege dadurch gekenn-zeichnet, dass es für schwierige – oft ethische – Pflegeprobleme keine detail-lierten, rechtsverbindlichen Reglungen gibt, etwa für den Umgang mit ster-benden oder aggressiven Menschen, dass der Bereich sich der Kontrolle entzieht und übergeordnete Instanzen auch kein Interesse an einer Kontrolle des Be-reichs haben.

> »So. Dann ist es/ Ja Mensch, ich würde mal sagen: Ja, wenn der nichts mehr trinkt, dann weiß ich physiologisch: Das geht nicht mehr lange gut. Ja? Aber vielleicht ist das der Wille desjenigen. Weiß ich das jetzt? Wir befinden uns ja auch im Rechtlichen (…) absolut rechtlichen, ja, Wischiwaschi.« (42: S. 13, Z: 18–22)

Die Teilnehmer nehmen an, dass weder Trägervertreter noch Strafverfol-gungsbehörden sich für das Recht älterer Menschen einsetzen und selbst Straftaten in der Altenpflege nicht verfolgt werden. In einem Erfahrungsbericht entrüstet sich ein Teilnehmer darüber, dass die Ermittlungen gegen eine Mit-arbeiterin, die Bewohner bestohlen hat, eingestellt wurden. Er unterstellt der Staatsanwaltschaft mangelndes Interesse und Verharmlosung, obwohl die Mit-arbeiterin seiner Meinung nach ihre Machtposition ausgenutzt und einen schwerwiegenden Vertrauensbruch begangen hat (vgl. 42: S. 19, Z. 1 f.). Weil Altenpflege als rechtloser Raum erlebt wird, sehen sich die Teilnehmer, speziell in ihrer Funktion als Leitungskräfte, in besonderer Weise herausgefordert, in Situationen Entscheidungen zu fällen, für die die Gesellschaft keine »fertigen«, allgemein anerkannten Lösungen bereitstellt. Mit diesen Entscheidungen fühlen sie sich allein gelassen, häufig überfordert und hilflos. Andererseits kann die zugemessene Macht auch mit einer Position im Feld einhergehen, die Gestal-tungsspielräume eröffnet. Die unterschiedliche Bewertung und Nutzung der Macht durch die Leitungskräfte stellt ein Kriterium zur Verortung der Teilnehmer dar (vgl. 8.2.5). Eine positive Bewertung der Möglichkeit individuell und gestaltend wirken zu können und ein entsprechender Einsatz, um Veränderungen herbeizuführen, verweist auf ein leistungsorientiertes Arbeitsethos. Eine negative Bewertung der zugemessenen Gestaltungsmacht, die mit Unsicherheit oder einem Unwillen einhergeht sich exponiert verhalten zu müssen, weist eher auf eine Verortung im kleinbürgerlichen Milieu hin. Handlungsorientierung bieten die kollektiven Regeln des Feldes, vor allem das Arbeitsethos und Prinzipien »richtiger« Pflege. Diese übernehmen im Feld die Aufgaben der fehlenden Gesetze. Wenn im Sinn der Feldregeln alle »vernünftig« mit Macht und Verantwortung umgehen, so die inhärente Annahme, funktioniert das Feld und die Bewohner leiden nicht.

Die Leitungskräfte sehen sich in der Verantwortung für die Versorgung der Bewohner des Bereiches, für den sie zuständig sind. Sie müssen besonders aufmerksam sein, Bedingungen reflektieren und unter Umständen Veränderungen einleiten, wenn die Regeln nicht eingehalten werden. Gleichzeitig sind sie verantwortlich für die Leitung eines Mitarbeiterteams. Die Teamleitung wird durch eine schwierige Doppelfunktion, die die Leitungskräfte einnehmen, besonders erschwert. Denn einerseits fühlen sie sich als Mitglied des Teams, sie kennen und akzeptieren den Teamkodex, denn ohne die Unterstützung und das Vertrauen der Teammitglieder wären auch sie nicht arbeitsfähig. Auf der anderen Seite fühlen sich die Leitungskräfte verantwortlich, dafür zu sorgen, dass die Teamlogik funktioniert. Alle Teammitglieder sollen sich gut verstehen und füreinander da sein, Disharmonien sind zu verhindern. Grundsätzlich verlangen die Teamleitungen von ihren Mitarbeitern die Belastungen, die durch das Verhalten der Bewohner entstehen, zu kompensieren, weil sie als integraler Bestandteil des Arbeitsalltags angesehen werden. Die Leitungen sehen sich aber auch in der Pflicht, dafür zu sorgen, dass die Mitarbeiter nicht überfordert werden, in schwierigen Situationen springen sie sogar selbst ein, um »ihre« Mitarbeiter vor Belastungsspitzen zu schützen. Sie möchten darüber hinaus möglichst gemeinsam mit dem Team herausfinden, worin Probleme oder Belastungen begründet sind, um diese zu klären und Lösungen finden zu können. Diese Anforderung ist hoch und belastet die Leitungskräfte.

> »Wir haben ja diesen Druck: Schaffen wir das auch als Leitung diesen Raum zu schaffen, auch mal über Schwierigkeiten ernsthaft zu reden und nicht nur nett zu zuhören, sondern zu gucken: Mensch, was können wir möglicherweise tun?« (42: S. 20, Z. 7–9)

Bricht jemand den Teamkodex, sind die Leitungskräfte dafür verantwortlich, den Verstoß »richtig« im Sinne der impliziten Regeln zu ahnden und den Konflikt zu lösen. Damit kommen die Teilnehmer zwangsläufig in Situationen, in denen sie in ihrer Funktion als Leitungskraft gegen die Teamlogik verstoßen müssen. Immer dann, wenn sie Entscheidungen entgegen der Gruppenmeinung treffen, wenn sie gegen den Kodex von Gabe und Gegengabe verstoßen, werden sie zum Verräter an der Teamlogik und stellen sich außerhalb des Teams. Dies kann durch die Teammitglieder nur angenommen werden, wenn die Notwendigkeit der Leitungsfunktion respektiert und ihre Entscheidungen als grundsätzlich »richtig« anerkannt werden. Ein partizipativer Führungsstil wird von den Teilnehmern bevorzugt vertreten. Sie hoffen, dass es gelingt, sich zu verständigen oder zu arrangieren, und wissen implizit, dass ein Führungsstil, der den Regeln des Teams entspricht, am ehesten akzeptiert wird.

> »Und ich denke: Darüber müssen wir ja auch als Leitung drüber sprechen, also über dieses Problem. Denn weshalb ist das so. Weshalb ekelt man sich für dieses Benehmen, oder wieso möchte man da nicht gerne rein, oder. Und wie können wir das miteinander klären?« (15: S. 19, Z. 46–49)

Die Gabe der Leitungen besteht darin, dass sie sich hinter »ihre« Mitarbeiter stellen und versuchen, es allen recht zu machen. Die stille Berechnung besteht in der Erwartung einer Gegengabe, die in Respekt vor der Leitungsposition sowie in der Loyalität und Unterstützung der Mitarbeiter besteht. Dennoch sind sich die Teilnehmer auch der Macht bewusst, die mit ihrer Leitungsfunktion einhergeht. Sie haben die Macht dazu, das Team zu führen, ohne auf die Wünsche der Mitarbeiter einzugehen, würden diese Macht aber nur ausspielen, wenn es keine Alternativen dazu gibt.

> »Also klar. Ich sage mal: Negativ betrachtet habe ich natürlich als Leitung auch immer bestimmte Machtmöglichkeiten, sage ich jetzt mal, über, ich sage jetzt mal, nicht eine Macht gegenüber Bewohnern, sage ich mal, zu steuern, sondern auch gegenüber Mitarbeitern, sozusagen: »ich mache den Dienstplan«, also ich jetzt nicht, aber: »Hier habt ihr den Dienstplan«, das ist eine Form von Macht. Ja? Also (Alle lachen) »Du willst was von mir und ich will was von dir«, das ist zwar Geben und Nehmen, also das hofft man ja immer, aber, ja, ich kann meine Dienstpläne so gestalten, wie die Mitarbeiter möglicherweise nicht unbedingt so gerne hätten. Also ich unterstelle das keinem, aber man versucht ja immer alles, aber ich habe natürlich Machtbefugnisse, die ich entweder bewusst oder unbewusst gleich viel einsetze.« (42: S. 14, Z. 45–55)

Zusammenfassend (vgl. Tab. 2) sehen sich die Teilnehmer den Bewohnern gegenüber in einer mächtigen Position und sind dazu in der Lage, symbolische Formen der Herrschaft einzusetzen (»herrschend«). Sie orientieren sich am ideellen, scheinbar selbstlosen Ethos des Feldes, um Machtmissbrauch zu verhindern. Von politischen oder juristischen Instanzen fühlen sie sich allein gelassen, abgewertet und sehen sich den Bedingungen insofern ohnmächtig ausgeliefert, als sie selbst für die Einhaltungen der Regeln verantwortlich gemacht werden. Das erfordert ein selbstloses, ideelles und asketisches Handeln in der Leitungsposition.

## Abwertung und Anerkennung: »wir sind da so die Arbeitstiere«

Die Teilnehmerinnen sind sich darüber einig, dass ihr Beruf »keine Lobby« und ein »schlechtes Image« hat. Öffentliche und politische Abwertung des Berufs werden besonders sensibel und aufmerksam wahrgenommen. Die öffentliche Berichterstattung diskreditiere die Altenpflege, weil die Berichterstattung häufiger negativ und nur selten positiv ausfällt. Als Beispiel für das negative Ansehen der Altenpflege wurde von einer Teilnehmerin bemerkt, dass die Arbeit im Altenheim sogar eine Strafe für kriminelle Jugendliche darstelle, die in Form von Sozialstunden abzuleisten sei (vgl. 57: S. 19, Z. 39). Auch das vermutete Desinteresse der Strafverfolgungsbehörden (s. o.) wird mit dem schlechten Image des Berufes begründet. Die Pflege sei denen »da oben« (zum Beispiel der Staatanwaltschaft) so wenig wert, dass sie nicht nach dem Rechten sehen. So durfte die Kollegin, von der alle wussten, dass sie stiehlt, weiterarbeiten und niemanden hat es interessiert.

> »Aber es ist ja so: Altenpflege hat keine Lobby, und da ist ja auch die Tragweite dann nicht mehr bewusst. Seitens der Staatsanwaltschaft, die vielleicht denken: Mensch, die hat ja in so einer Einrichtung gearbeitet, die bestiehlt da. Die arbeitet eventuell weiter, da ist ja gar nicht drüber nachgedacht worden. Ich krieg heute noch Bauchschmerzen!« (84: S. 19, Z. 34–37)

Aus der Perspektive der Teilnehmer versagt auch die Politik und ändert nichts an der Abwertung der Altenpflege. Die Folgen, die zukünftig aus der Abwertung resultieren, sind nicht von Interesse und werden ignoriert. Alte Menschen und Pflegekräfte kompensieren die fehlenden und falschen politischen Entscheidungen, die dazu führen, dass die Altenpflege unattraktiv bleibt. Erst zu einem Zeitpunkt, zu dem die Situation nicht mehr zu kompensieren ist, so die Vermutung, werden die Entscheidungsträger merken, was sie angerichtet haben:

> »Auf einer Seite – wir haben Pflegenotstand. Jeder Politiker schreibt: Wir haben zigtausende von Pflegestellen frei, wo der Pflegenotstand, wir kriegen kein Personal. Aber auf der anderen Seite wird unser Beruf negativ gemacht. Und wer will dann noch in die Altenpflege? Wer will die Leut' noch pflegen? Die brechen sich selber das Bein.« (57: S. 9, Z. 26–29)

Die Teilnehmer sehen Politiker sowie Vertreter von Strafverfolgung und Rechtsprechung aus einer Perspektive »von unten« als übergeordnete Mächte an, die die Altenpflege im Stich lassen. Darüber hinaus erleben die Teilnehmer Abwertung im persönlichen und öffentlichen Umfeld.

> »Wo ist denn bitteschön mal die positive Seite? Wenn ich sage, oder wenn mich jemand fragt: »Was ist dein Beruf«, und ich sage: »Mensch, ich bin Altenpflegerin«, dann kommt dann erst mal so »jaaaa«, so nach dem Motto: Ihr seid doch die, die die Leute misshandeln.« (84: S. 8, Z. 43–46)

Die mangelnde gesellschaftliche Anerkennung der Altenpflege wird zum Teil mit Unwissenheit erklärt. Weil die mediale Berichterstattung kein positives Bild der Altenpflege entwirft, herrsche in der Öffentlichkeit die Meinung vor, dass für die Pflege älterer Menschen keine besonderen Fähigkeiten notwendig wären. Wenn die erbrachten Leistungen transparent wären, so die Annahme, würden sie eventuell auch von der Gesellschaft anerkannt werden.

»Ach ich glaub, wenn man die (...) Pflege generell als Profession/, also ich glaube, die Menschheit denkt allgemein, Pflegen kann jeder und weiß im Prinzip nicht was dahintersteckt. Ich glaube, wenn man das nach außen bringt, wie professionell das eigentlich hergeht, hat man auch eine größere Lobby, weil es halt wirklich nicht jeder kann, wie es halt die Meinung vieler Menschen halt ist.« (84: S. 23, Z. 17–20)

Ein Teilnehmer gibt den Angehörigen der Altenpflege selbst die Schuld daran, dass sie wenig Wertschätzung erfahren und ihnen wenig Professionalität zugestanden wird. Als Beispiel beschreibt er eine Protestaktion, an der keiner seiner Kollegen, sondern nur er allein teilgenommen habe. Er resümiert, dass Pflegende sich nicht ausreichend für ihre Rechte oder eine Verbesserung ihrer Situation einsetzen. Wenn sie sich nicht um Verbesserung bemühen, sollten sich die Kollegen auch nicht über mangelnde Anerkennung wundern, sie seien selber schuld daran (vgl. S. 23, Z. 35–45). Diese provokante Position wurde kontrovers diskutiert. Die anderen Teilnehmer sind zusammenfassend der Meinung, dass der fehlende Protest drei Ursachen hat:
- Die Belastung im Berufsalltag sei so groß, dass ein Engagement außerhalb der Arbeit nicht zu leisten sei.
- Es gebe niemanden, der die Gruppe der Altenpflegerinnen anführe und es ihr ermöglicht, dass sie sich organisiert.
- Schließlich seien Altenpflegekräfte nicht »dafür gemacht« aufzubegehren.

Verbunden mit dem oben beschriebenen Arbeitsethos, hat die Versorgung der Bewohner Vorrang vor anderen kräftezehrenden Aktivitäten. Die Arbeit wird geschafft, ohne zu murren und ohne aufzubegehren. Die Teilnehmer berichten, dass sie buchstäblich bis zur Belastungsgrenze arbeiten und das Ausmaß der Erschöpfung entsprechend groß sei. Aufgrund dieser Belastung sei es nicht möglich, weiteres Engagement aufzubringen, einfach weil die Kräfte dazu nicht ausreichen. Für berufspolitische Aktivität kann, so die Gruppenmeinung, keine Kraft mehr aufgewendet werden, denn die verbleibende Zeit sei notwendig für die Reproduktion.

»Aber ich glaube, das steckt einfach in uns. Ich glaube, wir sind da so die Arbeitstiere und irgendwie schaffen wir es schon, egal wie und wenn ich frei habe, dann bin ich halt tot. So. Dann kann ich auch nicht mehr.« (84: S. 24, Z. 44–46)

Weil es aufgrund dieser Situation schwierig sei, sich öffentlich zu positionieren, wird eine Führung gewünscht, die die Gruppe vertritt und stellvertretend für eine Verbesserung der Situation eintritt. Eine Vertretung soll die Gruppe stärken, dafür sorgen, dass diese sich organsiert, sie soll Öffentlichkeitsarbeit übernehmen und sagen, »was zu tun ist«. Interessanterweise wird nicht einmal in Erwägung gezogen, dass die Gruppe aus sich selbst heraus agieren könnte, dass sie selbst stark genug sein könnte, um sich zusammenzuschließen und zu organisieren. Dieses Szenario scheint unvorstellbar, ebenso wie die gleichzeitige Ausübung von berufspolitischem Engagement und Altenpflege.

> »dass wir jedes zweite Wochenende sowieso arbeiten müssen, dass wir, wenn wir Pech haben, jedes da stehen, weil dann musst du auch noch einspringen und dass du irgendwann auch ausgepowert bist und einfach auch mal deinen Freiraum für dich brauchst und dich einfach auch noch mal ausruhen möchtest. Und schön wäre es dann natürlich, wenn man jemanden hätte, der das [berufspolitischen Engagement A. d. V.] dann für einen erledigen könnte.« (50: S. 23, Z. 52–56)

> »und dann habe ich kein Bock mehr mich noch um berufspolitische Dinge, ja, zu kümmern, weil ich einfach, ähhh geht nicht. Ja? So. Aber sind wir auch bereit, möglicherweise einen gewissen Beitrag zu leisten, damit wir eine professionelle Vertretung endlich bekommen, die das auch verdient haben und die eine gute Arbeit macht.« (42: S. 24, Z. 49–52)

Das von den Teilnehmern konstruierte Selbstbild der Berufsgruppe wird gleichfalls als Begründung für die Notwendigkeit einer berufspolitischen Führung herangezogen. Sie beschreiben sich als »sehr leidensfähige Profession«, als »Arbeitstiere«, die per se nicht protestieren, sondern die Situationen still ertragen, ohne Veränderungen oder Gegenwehr einzuleiten. Diese Haltung, so wird vermutet, »steckt in uns drin«, sei quasi naturgegeben und damit vermeintlich unveränderbar. Diese Äußerungen verweisen auf einen »weiblichen« Habitus, der Dispositionen des Selbstausschlusses und der Berufung derart inkorporiert hat, dass sie als naturgegeben wahrgenommen werden (vgl. 2.5). Sie bilden gleichsam Grenzen der eigenen sozialen Welt, die schwerlich zu überschreiten sind.

Zum Bild der Berufsgruppe kommt hinzu, dass Pflegende ihren Beruf nicht vertreten können, weil sie selbst nicht wissen, was Pflege eigentlich ist. Obwohl Pflegende die größte Berufsgruppe im Gesundheitssystem bilden, sind die Berufsverbände nach Einschätzung der Teilnehmer untereinander zerstritten und verfolgen unterschiedlich Interessen, sodass sie schließlich ohne nennenswerten Einfluss bleiben. Im Gegensatz dazu wird die Berufsgruppe der Ärzte beschrieben. Die Ärzteschaft erscheint als mächtiger Block, der von wenigen schlagkräftigen Führungskräften vertreten wird und ein gewaltiges Machtmonopol bildet. Ihre Macht sei so groß, dass sie keine Schwierigkeiten habe, ansehnliche Lohnforderungen durchzusetzen. Gegenüber dieser Stärke sehen sich die Altenpflegenden selbst als klein und unscheinbar.

>»Wenn ich mir dagegen die Ärzteschaft angucke, denn da gibt es zwei, drei große, ich sage jetzt mal, mächtige Verbände. Ja? Die husten einmal, die sagen, ja, wir streiken, ja und schwupp kriegen die eine Gehaltserhöhung von sechs, sieben, acht, neun, zehn Prozent. Und das jedes Jahr.« (42: S. 24, Z. 22–25)

Auch an dieser Stelle wird mitnichten gefordert, dass die Pflegeden sich ebenso wehren sollten wie die Ärzteschaft, dass sie aktiv in der Öffentlichkeit für Lohnerhöhungen eintreten oder streiken sollten. »Die Schande« der Pflege bestehe stattdessen darin, dass sie sich keine Vertretung leiste, die für sie eintritt (vgl. 42: S. 24, Z. 32–33). Politischer Protest »von unten« erscheint gar nicht erst als Option, gefordert wird, dass die Gruppe jemanden bezahlt, der sie vertritt. Erschöpfung, verbunden mit einem hohen Bedürfnis nach Ruhe und Erholung in der Reproduktionssphäre, führt dazu, dass nur bedingt Kraft zur Verfügung steht, um gegen die Bedingungen aktiv zu werden. Wesentlicher für den mangelnden Protest scheint jedoch das beschriebene Selbstbild zu sein, das mit Selbstausschuss, dem Zurückstellen eigener Bedürfnisse und einer Akzeptanz bestehender sozialer Ordnungen einhergeht. Auch das Arbeitsethos geht mit einer impliziten Grenze einher, die eine aktive, öffentliche, selbstzentrierte Auflehnung gegen Hierarchien oder Bedingungen erschwert.

Vor dem Hintergrund der genutzten Elementarkategorien zur Habitus-Hermeneutik (vgl. Tab. 2) lässt sich zusammenfassen, dass die Teilnehmer sich gegenüber »der« Politik, »der« Staatsanwaltschaft oder »der« Ärzteschaft in einer untergeordneten, ohnmächtigen sozialen Position sehen, in der sie den Bedingungen ausgeliefert sind. Abwertung erfahren sie zudem sowohl im persönlichen Umfeld als auch durch die von den Medien beeinflusste öffentliche Meinung. Auch dieser Art von Abwertung fühlen sie sich ohnmächtig ausgeliefert. Der soziale Blick ist von unten nach oben gerichtet, es besteht kein Zweifel an der Dominanz der als übergeordnet angesehenen Gruppen und einem als realistisch angesehenen Sinn für die eigenen Grenzen (»sicherheitsorientiert«). Deshalb und weil die Gruppe der Pflegenden als zerstritten und funktionalisiert erlebt wird, wünschen sich die Teilnehmer eine berufspolitische Vertretung, die sie adäquat vertritt (»hierarchisch«). Insofern bewerten sie Ordnung und Unterordnung eher positiv und orientieren sich an Zweckmäßigkeit und Notwendigkeit (»funktional«).

## Teamarbeit: »ich habe Kolleginnen und Kollegen, die das hören«

Die Regeln des Teams stellen unter den identifizierten Spielregeln des Feldes die bedeutendsten Regeln dar, sodass an dieser Stelle auch von Teamgeist, Korpsgeist oder Kodex gesprochen werden kann. Mit den Kollegen verbringen viele Mitarbeiter mehr Zeit als mit ihrer Familie, das Altenheim soll nicht nur zu einem Zuhause für die Bewohner werden, die dort leben und für die »alles« (s. o.) getan wird, auch die Mitarbeiter übertragen Dynamiken eines familiären Alltags auf ihre Teamarbeit. Das Team hält zusammen, alle sollen sich vertrauen und füreinander einstehen. Kollegen sollten sich untereinander gut kennen; individuelle Handlungsmuster, Vorlieben, Meinungen, Schwächen und auch Details der Reproduktionssphäre werden als notwendiges Wissen hierzu angesehen. Während der Arbeit springen Kollegen füreinander ein, kompensieren gegenseitig ihre Abwesenheiten, Belastungen oder Wissensbestände. Die Kollegialität folgt einer Dynamik von Gabe und Gegengabe: Jemand, für den ein Mitarbeiter heute einspringt, wird, wenn es notwendig ist, im Gegenzug für diesen Kollegen einspringen. Auf diese Weise stellt die Teamlogik die wesentliche Strategie im Umgang mit den Zumutungen des Berufsalltags dar. Die Kollegen fangen sich gegenseitig auf, schaffen Freiräume für den Einzelnen und die Sicherheit, dass die Arbeit bewältigt wird, auch wenn einer allein überfordert ist.

> »Ich weiß, ich treffe auf Kolleginnen und Kollegen, die mir auch die Möglichkeit geben, mich, wenn ich es notwendig habe oder wenn ich es nötig habe, mich auch mal ein Stück weit zurückzuziehen. Ja? Also, nicht immer, aber, also einfach Möglichkeit einen Raum zu geben, wo ich ehrlich zu mir selbst sein kann und sagen, ich habe hier eine Grenze erreicht und ich muss jetzt mal aus dieser Situation raus und ich habe auch die Freiheit, das äußern zu dürfen und ich habe Kolleginnen und Kollegen, die das hören.« (42: S. 21, Z. 30–34).

Befragt nach der ersten Regung, nachdem in der Gruppenwerkstatt die Filmsequenz von einem gewalttätigen Übergriff gegen eine Bewohnerin gezeigt worden war, äußerte ein Teilnehmer, dass es schrecklich sei, dass die Kollegen untereinander so wenig voneinander wussten, dass die Ausübung von Gewalt möglich wurde. »Was ich einfach schrecklich finde ist, dass so etwas nicht erkannt wird, auch von den Kollegen nicht.« (31: S. 8, Z. 12–13) Weder die Gewalttat als solche, noch das Leid des Opfers standen im Vordergrund, sondern die Verletzung des Teamkodex.

Damit die Strategie aufgeht und Einzelne Entlastung sowie Sicherheit in der Gemeinschaft erfahren, ist es also notwendig, dass die Kollegen sich gegenseitig kennen und die jeweiligen Befindlichkeiten der anderen wahrnehmen. Darüber hinaus ist es wichtig, dass sich der Einzelne seinen Kollegen gegenüber öffnet und artikuliert. Denn erst, wenn er seine Probleme, Schwächen, Belastungsgrenzen offenbart, kann es zur Entlastung durch die Kollegen kommen. »Wenn mir jetzt wirklich einer sagt: »Du ich kann nicht mehr«, ja, dann springt meinereiner oder ein anderer ein; klar!« (31: S, 18, Z. 11–12). Ehrlichkeit, Offenheit und Vertrauen haben deshalb eine besondere Bedeutung, weil sie die Arbeit erträglich machen und helfen, Belastungsgrenzen abzufedern. Die Gabe des Helfens erfolgt mit der stillen Berechnung der Gegengabe. Sie schafft die unausgesprochene Verpflichtung zur Gegengabe, die darin besteht, dass der Helfende im Spiel bleibt und er im Bedarfsfall auf seine Kollegen zählen kann. Funktioniert das Prinzip von Gabe und Gegengabe nicht, zum Beispiel, weil Einzelne die Regeln missachten, gerät das System aus der Balance. Das Team kann die Arbeitsleistung nicht erbringen, es drohen Kontrollverlust und der Ausschluss aus dem Spiel.

»Also ich kann von meinem Bereich sprechen: Wir machen das so. Wenn man sagt: »Ach weißt du was, ich kann da jetzt aber echt nicht mehr reingehen, weil ich merke schon: Wenn ich da das nächste Mal reingehe, dann…«, dass man sich halt einfach abspricht, und das ist echt besser, man wechselt. (…). Und ich finde, das auch zu merken, und einfach zu sagen: »Du, das klappt heute nicht. Das schaffe ich nicht«, das ist auch wichtig, weil: ich kann ja/ keinem Mitarbeiter steht da auf dem Kopf geschrieben, so, weißt du, ich kann das heute nicht, sagt es doch einfach. So, und man kann ja wechseln und tauschen.« (84: S. 15, Z. 40–54)

Der Kodex beinhaltet, dass die Kollegen auch in besonders schwierigen Situationen füreinander da sind, für alle Teilnehmer steht aber fest, dass es von Zeit zu Zeit Kollegen gibt, die gegen den Kodex verstoßen und sich außerhalb der Regeln stellen. Diese Pflegekräfte lassen ihre Kollegen im Stich, missbrauchen deren Vertrauen, sind unehrlich oder verstoßen gegen kollektive Kodes. Als Beispiel kann die Schilderung eines Teilnehmers gelten, der zufolge ein Qualitätsmanager kurz vor einer Zertifizierung, einer besonders schwierigen Situation, einfach »abgehauen« ist. Der Teilnehmer ist selbstverständlich als »Notnagel« eingesprungen und hat geholfen, die Situation zu bewältigen (vgl. 42: S. 6, Z. 8–53).

Die Teilnehmer werden gelegentlich damit konfrontiert, zwischen Arbeitsethos und Teamkodex Entscheidungen treffen zu müssen. Als Beispiel kann noch einmal der Bericht über die Mitarbeiterin dienen, die im Verdacht stand, eine Bewohnerin misshandelt zu haben. Die teilnehmende Leitungskraft vermutet, dass die Mitarbeiterin schon vorher aus der Teamdynamik ausgebrochen sein könnte, denn sie arbeite besser, unabhängiger oder pragmatischer als die Kollegen im Team, sie entziehe sich vielleicht dem Spiel von Gabe und Gegengabe und werde deshalb ausgegrenzt. Die Teilnehmerin vermutet, dass der Verdacht, Gewalt anwendet zu haben, auch aus diesem Grund von den Kollegen auf die Mitarbeiterin gelenkt worden sein könnte. Entspricht also ein Teammitglied nicht vollständig den kollektiven Regeln und Kodes, kann es zur Ausgrenzung oder zum Mobbing kommen.

»Nur diese Kollegin – das ist so eine Geschichte – die ist bei so manchem irgendwo nicht so ganz, ja, bei Allen so beliebt, weil: ihre Arbeit strukturiert zieht sie durch, macht ihre

Sachen. Also was ich nachher sehe, ist in Ordnung. Und, ja, andere möchten das vielleicht irgendwie nicht so unbedingt so sehen, so die auf einem Level sind irgendwo und haben da Schwierigkeiten. Und dann kann so was natürlich auch schnell irgendwie, ja, dass man was sucht als Mitkollege, wenn die nicht so beliebt ist; sage ich jetzt mal zum Beispiel.« (50: S. 16, Z. 2–7)

Die Leitungskraft steht nun in einem Konflikt zwischen Teamkodex und Arbeitsethos: Beschuldigt sie die Mitarbeiterin zu Unrecht der Gewalttätigkeit, verstößt sie gegen die Teamlogik der Gemeinschaftlichkeit, sie selbst würde zur Verräterin an den Teammitgliedern und müsste befürchten, aus dem Spiel ausgegrenzt zu werden. Deshalb möchte die Leitungskraft ganz sicher sein, dass die Mitarbeiterin schuldig ist, bevor sie die Teamlogik durchbricht; Kosten und Nutzen müssen abgewogen werden.

> »Man muss sich auch relativ sicher sein, überhaupt erst mal, wenn man so einen Verdacht hat, weil sonst wird es nachher ausführlich/ noch womöglich irgendwie als Mobbing/ oder man beeinflusst da Leute negativ, mit dem Blickwinkel oder so was. Ich meine: das ist auch echt schwierig.« (50: S. 16, Z. 20–22)

Erst, wenn sie sicher ist, dass eine nicht haltbare Situation eingetreten ist, wird sie gegen eine Teamkollegin vorgehen, erst dann ist es »richtig«, die Bewohnerin zu schützen. Die Teamlogik bildet einen starken Gegenpol zur Regel: Die Bedürfnisse der Bewohner stehen im Mittelpunkt. Nachdem die Teilnehmerin in der Situation ihre »Pflicht erfüllt« und den Verdacht »gemeldet« hat, (s. o.) agiert sie im Verborgenen, sie beobachtet, kontrolliert, schlichtet, vermittelt, um beiden Regeln zu entsprechen und sowohl die Bewohnerin zu schützen als auch das Team weiter funktionieren zu lassen.

Auf die Frage, warum Regelverstöße gegen das Arbeitsethos (hier: Gewalttätigkeit gegenüber Bewohnern) verschwiegen werden, wird als Erklärung die Angst genannt, die davor herrscht, zur Verräterin an einer Kollegin zu werden:

> »84: Vielleicht die Angst, das zu sagen, wenn man es an einer Kollegin feststellen würde, weil: Daraus würde sich ja eine Konsequenz ergeben. i: Mhm (bejahend). 84: Ich könnte ja nicht zum, in dem Fall, zu dir gehen, und sagen: »Hör mal, mir ist es aufgefallen, dass,...« du würdest ja irgendwas tun, und vielleicht gibt es dann Angst vor der Konsequenz. Derjenige verliert den Arbeitsplatz. Ich möchte aber nicht schuld sein, dass das so ist.« (S. 16, Z. 12–17)

Der Kodex des Zueinanderhaltens im Team ist so stark ausgeprägt, dass er das Berufsethos überlagern kann. Wird die Logik »Jeder steht für jeden ein«, »man verrät Kollegen nicht«, durchbrochen, dann sind die Arbeitsfähigkeit und damit auch die eigene existenzielle und soziale Sicherheit gefährdet. Es ist zwar nicht bewusst, aber implizit verankert, dass das Spiel dann beendet sein könnte.

Denn jemand, der die Regeln massiv durchbricht und zum Täter wird, »vernichtet« die Arbeit der anderen im Team und »zieht sie in den Dreck«. Er bestätigt die Abwertung, mit der Altenpflegerinnen sich ohnehin konfrontiert sehen (vgl. Abwertung und Anerkennung), schürt die Unsicherheit über die Fähigkeiten der Gruppe und nährt die Bedrohung durch Unvollkommenheit und Schuld. »Und das Schlimme ist ja: Da können hundert Leute ihre Arbeit supergut machen, hat man so eine Person dazwischen, die die macht alles zunichte!« (84: S. 18, Z. 34–36)

Verstößt jemand offensichtlich gegen Arbeitsethos und Teamkodex, herrscht ein Konsens darüber, dass die Tat offenzulegen ist und der Täter das Spielfeld verlassen muss. Arbeitsethos und Teamkodex überschneiden sich, wie an dem Beispiel der stehlenden Mitarbeiterin deutlich wird. Das Team gewinnt seinen Kodex durch die kollektiven Regeln und Kodes. Sicherheit und Gemeinschaftsgefühl können nur dadurch entstehen, dass sich die einzelnen Teammitglieder auf die Einhaltung der Spielregeln verlassen können. Verletzt ein Kollege das Arbeitsethos, indem er beispielsweise die Bedürfnisse der Bewohner nicht achtet, sind das Vertrauen und die darin gegründete Sicherheit erschüttert. Ein Teamkollege, auf den man sich verlassen hat und den man zu kennen glaubte, fällt einem gewissenmaßen »in den Rücken«. Er missbraucht das in ihn gesetzte Vertrauen darauf, dass er die Regeln einhalten wird. Sein Verhalten wird als persönliche Kränkung und Verrat erlebt. Die Teamlogik überwiegt an dieser Stelle die Bewohnerzentrierung, weil der Verrat durch Kollegen als Kränkung der eigenen Person und damit als einschneidender erlebt wird als die Verletzung eines Bewohners.

> »31: Da hat ein Kollege den Bewohner ausgeräumt gegen seinen Willen; sozusagen. Und das war nicht gerade ne, und also von mir aus – also aus dieser Situation und dann im Nachhinein, da denkt man: ja, man hätte das, das, und das, machen können. Aber in dem Augenblick? Also dass man wirklich auch jemanden hat, dem man so was gar nicht zuzutrauen würde, so was zu machen. i: Ja. Das verletzt auch, ne? 31: Ja. i: Auch ein Vertrauensbruch unter Kollegen? 31: Mhm (bejahend).« (S. 18 Z. 18–26)

Ein Mitarbeiter, der seine Kollegen auf diese Weise kränkt, weil er zum Täter/ Verräter geworden ist, gehört nicht mehr ins Feld, sondern er muss ausgegrenzt werden. An dieser Stelle wird die Diskussion emotional, solche Kollegen, so die Haltung der Gruppe, haben sich selbst disqualifiziert und das Feld solle ihnen für immer verschlossen bleiben. Im konkreten Fall solle sichergestellt werden, dass jemand, der eine Bewohnerin misshandelt hat, nie mehr in der Altenpflege arbeitet. Die Tat solle sogar öffentlich angeprangert werden, damit der Schuldige nicht unerkannt ins Feld zurückkehren kann. »Aber in so einem Fall XXX, muss man so was nicht. Das müsste man fast ins Internet stellen würde ich fast sagen, ja.« (50: S. 18, Z. 47–48) Die Suche nach Mitteln, um Täter selbst zu reglementieren, ist einerseits darin begründet, dass dem Rechtssystem nicht zugetraut wird, adäquat zu handeln (s. o.), andererseits kann wohl auch die persönliche

Betroffenheit dazu führen, dass eigenmächtig nach Sanktionsmöglichkeiten gesucht wird.

Die Leitungskräfte verstehen sich zunächst als Teil der Mitarbeiterteams, die sie leiten, und gleichzeitig als Leitungsteam: »Darüber müssen wir ja auch als Leitung drüber sprechen« (15: S. 19, Z. 46–47), »Schaffen wir das auch als Leitung« (42: S. 20, Z. 7). Auch im Team der Leitungskräfte herrscht der Teamkodex. Es besteht ein Konsens darüber, dass es nicht richtig ist, Probleme auf Kollegen abzuwälzen, die dadurch zusätzlich belastet würden, sondern dass die Probleme des eigenen Zuständigkeitsbereichs möglichst selbst zu lösen sind. Die Probleme löst man, indem man miteinander kommuniziert, nicht wegzuschaut, das Team stärkt und sich vertraut. Dabei kann sich jeder auf die Hilfe der Kollegen im Leitungsteam verlassen, solange er offen und ehrlich Unterstützung einfordert.

Zusammenfassend sind die Spielregeln im Team mit den Elementarkategorien (vgl. Tab. 2) »gemeinschaftlich«, »egalitär« und »sicherheitsorientiert« zu beschreiben. Gemeinschaft und Gemeinsamkeiten werden betont, die Mitglieder des Teams streben nach Geborgenheit und Rückhalt im Team und erleben, wenn das Team funktioniert, Entlastung durch die Kollegen. Offenheit, Ehrlichkeit und Vertrauen und insofern Partnerschaftlichkeit und Gleichberechtigung (»egalitär«) im Spiel von Gabe und Gegengabe haben einen hohen Stellwert, es sind die Spielregeln, auf deren Fundament das Spiel gespielt wird. An vertrauten und gewohnten Haltungen und Regeln wird festgehalten, da sie Sicherheit bieten, Belastungen abfedern und die Gruppe nach außen abgrenzen (»sicherheitsorientiert«). Im Verborgenen herrscht ein Sinn für individuelle und kollektive Grenzen, der im sozialen Blick verankert ist. Vertrauen in die eigene Stärke, aus der die Risikobereitschaft entsteht, die notwendig ist, um Veränderungen einzuleiten, liegt häufiger jenseits als diesseits der habituellen Grenze.

### Bewohner im Altenheim: »alles nur Menschen«

Den Teilnehmern erscheinen Bewohner in Pflegesituationen hilflos, ausgeliefert und unmündig (vgl. Verantwortung und Macht). »Das ist ja wie bei minderjährigen Kindern. Die werden ja unmündig gemacht die Leut'.« (57: S. 11, Z. 28) Dabei erleben sie deren Verhalten oft als unwillkürlich, ungehörig, grenzverletzend und aggressiv.

> »i: Aber Gewalt kann natürlich auch von Bewohnern ausgehen; geht es auf jeden Fall. 50: Da können wir bei uns auf dem Bereich ein Wiegenlied singen, sage ich jetzt mal. Das ist nicht nur der Krückstock, der draufgezimmert wird, sondern auch, ja, boxen, blaue Flecken. 57: Beißen, Spucken. Von allem was dabei.« (S. 14, Z. 18–21)

Rational wissen Altenpflegerinnen, dass dieses Verhalten im Alter und in den Erkrankungen der Bewohner begründet ist und deshalb der Logik einer höheren Gewalt folgt. Sie reflektieren, dass das Verhalten der Bewohner, abhängig von der Situation, in der diese sich befinden, »normal« ist, dass die Bewohner an ihren Beeinträchtigungen leiden und belastet sind. »Man darf nicht vergessen: alles nur Menschen.« (84: S. 14, Z. 24) Deshalb erscheinen die Bewohner auch anrührend und hilflos, obwohl sie so »nervig« sind, dass sie Pflegende an äußerste Belastungsgrenzen bringen (vgl. Belastung). Die Teilnehmerinnen reflektieren, dass Bewohner keine Verantwortung für ihr Verhalten übernehmen können, unzurechnungsfähig sind und das Verhalten deshalb weder sanktioniert noch abgestellt werden kann. »Das ist halt auch eine Art Dauerstress, den die Dame selbst hat, aber auch, also ich kriege vielleicht auch mal Dauerstress; ne. Ich habe das dann ständig im Ohr. Und das. Ja, wie geht man damit um?« (42: S. 15, Z. 26–28) Dennoch »macht« das Verhalten »etwas« mit Pflegekräften auf einer nicht rationalen Ebene, etwas, das niemand will (»wer möchte das?« 50: S. 14, Z. 23). Zusätzlich zu der mit dem Bewohnerverhalten einhergehenden Belastung fühlen sich Pflegekräfte auf einer emotionalen, nur teilweise bewussten Ebene angegriffen, verletzt, beschmutzt oder beschämt. Es können Wut und Reaktanz resultieren oder latent vorhandene Gefühle von Resignation und Abwertung verstärkt werden. In der Diskussion wird auf der manifesten Ebene deutlich, dass es diese Gefühle sind, die Gewalt auslösen können.

Angehörige von Bewohnern im Altenheim nehmen in der Diskussion nur einen geringen Raum ein. In dem geschilderten Beispiel mischen die Angehörigen sich mit ihren Vorstellungen in die Pflegesituation ein und wirken damit störend und übergriffig. Einerseits beachten sie die Bedürfnisse ihres pflegebedürftigen Angehörigen nicht, die ihrer Meinung von »richtiger« Körperpflege entgegenstehen, und respektieren andererseits auch die fachliche Expertise der Pflegekräfte nicht. Die Pflegekräfte können den Angehörigen in der direkten Auseinandersetzung wenig entgegensetzen, denn sie sehen sich in der Funktion von Dienstleistern gegenüber Kunden, zudem können sie ihre Expertise offensichtlich nicht argumentativ vertreten. Sie handeln stattdessen im Verborgenen, indem sie ihre Vorstellung von »richtiger« Pflege applizieren, wenn die Angehörigen sich zurückziehen (vgl. S. 12, Z. 12–24).

Zudem gehen die Teilnehmer davon aus, dass Menschen im Allgemeinen und Bewohner im Besonderen sich gerne anpassen, dass sie »im Strom« der Masse mitschwimmen möchten, dass sie Teil einer Gemeinschaft und keine Außenseiter sein wollen. Diese Annahme wird als Begründung dafür angeführt, dass sich Bewohner selbst an die Abläufe und Regeln des Heims anpassen. Beispielsweise haben die Essenzeiten eine große Bedeutung; die Bewohner sind darauf fixiert und erwarten die Mahlzeiten. Werden die regelmäßig wiederkehrenden Abläufe nicht eingehalten, sind Irritationen und Unruhe die Folge.

»50: Aber die kommen automatisch irgendwie, wollen die mitfließen, in diesem Strom oder so ich weiß nicht was das ist. Das ist ganz schlimm. i: Mhm; ja. 84: Das ist wie zu den Mahlzeiten, wenn die Rollatoren da alle stehen, und die Tür geht auf, alle ab in die Küche.« (S. 10, Z. 48–53)

Auf der anderen Seite konstatiert eine Teilnehmerin, dass die Institution selbst eine Wirkung entfalte, der sich niemand entziehen könne.

»Ja, das ist diese Institution. Das macht irgendwas auch mit allen, das ist einfach so. Da sind so Strukturen drinnen, die kann man, glaube ich, auch wenn man will, nicht aufbrechen. Das ist total schwierig, solche Geschichten.« (50: S. 10, Z. 43–45)

Die Institution bringt ihre eigenen Notwendigkeiten hervor, die Arbeit muss in einer Weise organisiert werden, die dazu führt, dass die Bedürfnisse der Bewohner nicht immer berücksichtigt werden können. Es entstehen Regeln und Abläufe, die sich schnell manifestieren. Die Strukturen erscheinen, als wären sie mit der Institution selbst verwoben und würden eine lebendige Eigendynamik entwickeln. Diese Dynamik ist so stark, dass sie nicht in Frage gestellt wird, sie ist vermeintlich nicht zu verändern.

Das Bild der Pflegekräfte von den Bewohnern ist mit ohnmächtig zu beschreiben, denn Bewohner sind den Bedingungen ausgeliefert und nehmen den Platz ein, der ihnen zugewiesen wird. Gleichzeitig sind sie in einer nicht berechenbaren Weise auch selbstzentriert, denn sie erheben mit ihrem Verhalten Anspruch auf die Verwirklichung ihrer eigenen, unmittelbaren Bedürfnisse und Wünsche. Die Angehörigen werden als dominant erlebt, sie erheben einen Machtanspruch im Hinblick auf die Versorgung (»herrschend«) und sind sich ihrer Ansprüche sicher. Der Institution wird Macht zugesprochen, in ihr walten symbolische Herrschaftsformen (»herrschend«). Diese Formen sind an Notwendigkeiten ausgerichtet (»materiell«) und lassen Ordnung und Unterordnung unabdingbar erscheinen (»hierarchisch«).

### 8.2.3 Kriterien mit besonderer Relevanz in der Altenpflege

Zur Beantwortung der Frage: »Worauf kommt es mir in meiner Arbeit besonders an?« schrieben die Teilnehmer jeweils drei Karten, die sie in der aufgeführten Reihenfolge präsentierten.

**Tab. 3:** Kartenabfrage Gruppenwerkstatt 1

| Codierung der TN | Karte 1 | Karte 2 | Karte 3 |
|---|---|---|---|
| 15 | Offenheit | Wohlbefinden | Kunst zum Mitbewegen |

*((Fortsetzung))*

| Codierung der TN | Karte 1 | Karte 2 | Karte 3 |
|---|---|---|---|
| 50 | Erfüllte Zeit | alte Menschen gut zu begleiten | mögl. Anforderungen zu erfüllen, Zufriedenheit |
| 42 | Wertschätzung | Ehrlichkeit | Professionalität |
| 84 | Menschlichkeit | Professionalität | Zufriedenheit |
| 57 | Menschlichkeit | Persönlichkeit | auf Wünsche eingehen können |
| 7 | (gutes) Betriebsklima | Ehrlicher Umgang | — |
| 44 | Menschlichkeit | Zufriedenheit | Guter Umgang |
| 31 | Offener Umgang | Menschliches Verhalten | Gleichmäßige Arbeitsverteilung |

Die Karten »Wohlbefinden«, »Kunst zum Mitbewegen«, »alte Menschen gut zu begleiten«, »mögl. Anforderungen zu erfüllen, Zufriedenheit« beziehen sich inhaltlich auf die Interaktion mit Bewohnern. Das Wohlbefinden der Bewohner ist abhängig von der Haltung der Pflegenden. Um Wohlbefinden zu erzeugen, ist es wichtig, sich selbst permanent in Frage zu stellen, die Handlungen zu reflektieren, Fehler bei sich selbst zu suchen und sich den Bedürfnissen des Gegenübers radikal anzupassen. Absolute Selbstaufgabe korreliert mit großer Macht über das Wohlbefinden der Bewohner.

> »dass man versucht, immer zu gucken, auch ob sich jemand (…) wohlfühlt, dass man auch das Richtige macht, dass man das Gefühl hat, ich bin (…) da auch richtig darauf eingegangen, wenn jemand zum Beispiel aggressiv ist oder aggressiv zu mir ist. Wie kommt das? Hat, ist das etwas, was ich gemacht habe oder durch eine Bewegung, die ich gemacht habe oder mein Erscheinen oder was, ja, das und nachher auch mal guckt, ja mache ich dann, handele das Richtige, gehe ich vielleicht etwas zurück oder (ähm) versuche ich, zu gucken, woher das kommt. Also, ja, das sind so Sachen, die für mich dann wichtig sind in meiner Arbeit.« (15: S. 20, Z. 47–53)

In diesem Zusammenhang steht auch die »Kunst zum Mitbewegen«. Nur wenn die »Mitbewegung«, die Anpassung an die Bewegung des Bewohners gelingt, können dessen Bedürfnisse ergründet werden und die Interaktion gelingen. Dies gilt besonders im Kontakt mit demenziell erkrankten Menschen. Die Gestaltung der Interaktion wird als »Kunst« beschrieben. Eine Kunst ist nicht in aller Vollständigkeit lernbar, sie beinhaltet ein ästhetisches, kreatives, einzigartiges und subjektives Element. Unabhängig von Fähigkeiten des Künstlers kann das Ergebnis außergewöhnlich sein oder ein Flop. »Alte Menschen gut zu begleiten«

ist das »große Ziel« der Künstler und der Maßstab, an dem die Kunst gemessen wird, ist die Erfüllung der Bedürfnisse: Die Pflegenden übernehmen Verantwortung dafür, die Begleitung so zu gestalten, wie die Bewohner sie sich vorstellen. Ihre Ansprüche sollen möglichst umfänglich erfüllt werden.

> »Wichtig ist auch noch für mich, dass die Alten, alte Menschen gut zu begleiten, weil ich meine, dass ist einfach ja auch das große Ziel, finde ich, dass die jetzt, die alten Menschen, die sich uns an/, also (…) für die wir ja die Verantwortung übernehmen oder mit Verantwortung übernehmen, dass das, wir sicherstellen, dass sie so begleitet werden, wie sie sich das vielleicht auch vorstellen, also möglichst ihren Ansprüchen genügen. (…) Das finde ich wichtig.« (50: S. 21, Z. 14–18)

Die Karten »auf Wünsche eingehen können«, »(gutes) Betriebsklima« und »Gleichmäßige Arbeitsverteilung« beziehen sich inhaltlich auf die Zusammenarbeit im Team. Als Leitungskraft ist es wichtig, auf die Wünsche der Mitarbeiter einzugehen und beispielsweise den Dienstplan entsprechend zu gestalten. »man versucht, so viel wie möglich für sie zu tun, geht man drauf ein, wenn sie frei haben oder Termine, dass man das dann auch beachten sollte.« (57: S. 22, Z. 2–7) Das Betriebsklima wird hier gleichgesetzt mit dem Klima im Team. Die Arbeit ist nur zu schaffen und auszuhalten, wenn alle bereit sind, füreinander einzuspringen. Ausfälle müssen untereinander kompensiert werden, sonst funktioniert der Betrieb nicht.

> »Also mir ist wichtig, einmal ein gutes Betriebsklima, weil nur mit einem guten Betriebsklima, kann ich auch Einiges schaffen. Also ich habe das jetzt erst, ja, letzte Woche gemerkt, wo fünf Leute krank waren und man musste sehen, wie man die Dienste (…) plant und, ja, die, wenn, mit einem schlechten Betriebsklima, hätten wir das nicht geschafft.« (7: S. 22, Z. 11–14)

Die Karte »Gleichmäßige Arbeitsverteilung« beschreibt eine gerechte Arbeitsverteilung, der eine besondere Wichtigkeit beigemessen wird, und unterstreicht die vorangegangenen Aussagen. Sowohl die Kollegen untereinander als auch die Leitungskraft müssen darauf achten, dass die Belastung gerecht auf alle Schultern verteilt wird, sonst laufen diejenigen, denen die größte Belastung auferlegt wird, Gefahr, die Belastungsgrenze zu überschreiten und die Kontrolle zu verlieren, metaphorisch ausgedrückt, hängt ihnen »die Krawatte aus dem Mund«/ (die Zunge aus dem Hals): »Es, noch mal das Beispiel, es sind mehrere Klingeln an und einer sitzt im Dienstzimmer und ist am Schreiben oder so und der Zweite, der auf dem Bereich tätig ist, der hat dann eben eine Krawatte aus dem Mund hängen.« (31: S. 22, Z. 54–56)

Deutlich mehr Ausführungen beziehen sich sowohl auf das Arbeitsethos als auch auf die Teamarbeit. Hier wird noch einmal besonders deutlich, an welchen Stellen die beiden Bereiche sich hinsichtlich Einstellungen und Dispositionen überschneiden. Es handelt sich um die Karten, »Menschlichkeit« (1),

»Menschlichkeit« (2), »Menschlichkeit« (3), »Menschliches Verhalten«, »Zufriedenheit« (1), »Zufriedenheit« (2), »Ehrlichkeit«, »Ehrlicher Umgang«, »Guter Umgang«, »Offener Umgang«, »Offenheit«, »Persönlichkeit« und »Wertschätzung«. Menschliches Verhalten ist den Äußerungen zufolge das Verhalten, das Menschen zeigen, es ist »normales« Verhalten, abhängig davon, wie sie sind, gezeichnet etwa von ihren »Macken« oder ihrem Mut. Menschen sind keine Maschinen, sie sind nicht berechenbar und nicht immer zuverlässig, spontanes unkonventionelles Verhalten gehört zum Menschsein. Zur Menschlichkeit gehört es, dieses unkonventionelle menschliche Verhalten der anderen auszuhalten und »richtig« damit umzugehen. »Also ich habe als Erstes auch die Menschlichkeit. Und wir arbeiten mit Menschen, es sind keine Maschinen, jeder hat seine Macken, ob es jetzt der Bewohner ist oder der Mitarbeiter und ich finde, wir sollten dann immer noch Mensch bleiben.« (57: S. 22, Z. 1–3) Zuwendung und Kommunikation in der dazu verfügbaren Zeit sind notwendig, damit die Menschlichkeit nicht zu kurz kommt, in eskalierten Situationen (zum Beispiel wenn gegen eine Bewohnerin Gewalt ausgeübt wird) ist Mut aufzubringen, um adäquat einzugreifen, damit man »Mensch bleibt«.

> »Menschlichkeit ist mir eigentlich wichtig, gerade so in Zeiten von Pflegenotstand, viel zu tun haben, dass der Mensch oder die Menschlichkeit nicht zu kurz kommt. Dass vielleicht, dass Zeit für Gespräche bleibt, vielleicht mal eine Umarmung, das ist mir halt wichtig.« (84: S. 21, Z. 45–47)

Die Zufriedenheit der Mitarbeiter und die Zufriedenheit der Bewohner bedingen sich. Die Teilnehmer berichten, dass zufriedene Bewohner auch bei ihnen Zufriedenheit erzeugen. »So. Jetzt Zufriedenheit, ist ja auch wenn die Bewohner zufrieden sind mit unserer Arbeit, sind wir es auch (…).« (44: S. 22, Z. 32–33) Wenn die Gabe der Altenpflegerinnen in Form von Selbstlosigkeit, Zuwendung und Pflege angenommen wird und die Bewohner als Gegengabe Zufriedenheit, Anerkennung und Dankbarkeit zeigen, sind die Pflegenden zufrieden mit der Austauschbeziehung und können erneut geben.

Die Karten »Ehrlichkeit«, »offener Umgang« und »Offenheit« werden teilweise synonym verwendet. Ehrlichkeit ist wichtig im Team sowie gegenüber Bewohnern und deren Angehörigen. Es ist wichtig, den Kollegen gegenüber ehrlich zu sein und andererseits Kollegen den Raum dafür zu schaffen, dass diese ehrlich sein können, erst dann können Grenzen offenbart und Unterstützungssysteme aktiviert werden. Angehörigen und Bewohnern soll ehrlich vermittelt werden, welche Leistungen sie erwarten können, gleichzeitig sollen auch Grenzen der Leistbarkeit aufgezeigt werden. Ehrlichkeit wie Menschlichkeit bedeuten darüber hinaus, Verantwortung für begangenes Unrecht zu übernehmen und

»zu sagen, hier, wir können auch nicht immer alles leisten und auch hier passieren Dinge, die wir uns nicht so vorstellen, aber die wir nicht immer unter Kontrolle haben.« (42: S. 21, Z. 36–38)

»dass man eben auch, wenn man Dinge macht, die nicht so toll sind, halt auch Mensch bleibt, vielleicht darüber reden kann.« (44: S. 22, Z. 31–32)

Selbst in existenziell gefährdenden Lebenssituationen ist es wichtig, Bewohnern gegenüber ehrlich zu bleiben, um Glaubwürdigkeit und Vertrauen in der Interaktion nicht zu gefährden. Ehrlichkeit sich selbst gegenüber ist ebenso wichtig, denn bevor sie im Team oder Bewohnern gegenüber geäußert werden können, sind die Schwächen und Grenzen sich selbst gegenüber einzugestehen.

»Dann habe ich ehrlicher Umgang mit sich selber oder auch mit den Bewohnern (…) weil ich kann da auch sehr viel Glaubwürdigkeit verlieren. Wenn ich/ zum Beispiel ein Bewohner, der ist bei uns sehr schwer krank, der hat Krebs, wird wahrscheinlich auch nicht mehr lange leben, wenn ich zu dem natürlich sage, du das wird schon wieder, Kopf hoch, dann wird der sagen, du, ich, du spinnst ein bisschen.« (7: S. 22, Z. 17–21)

Ehrlich miteinander umzugehen bedeutet, einen offenen Umgang miteinander zu pflegen und eine offene Atmosphäre zu etablieren. Dazu gehört es zum Beispiel, nicht über jemanden zu sprechen, der nicht anwesend ist, oder keine Dinge zu verheimlichen, die ausgesprochen werden sollten. Diese Art, offen miteinander umzugehen, ist wichtig für alle, die auf einem Wohnbereich im Alltag zusammenkommen. Sie sollen sich so begegnen, dass es möglich wird, immer alles miteinander zu besprechen.

»Ich habe (…) in meiner Arbeit besonders halt, an ist Offenheit. Das ist Offenheit nach Bewohner, nach Kollegen, dass man das versucht, zu erreichen, dass man immer Sachen besprechen kann. Dass es nicht unter den Tisch oder hinter dem Rücken (…) gemacht wird, aber dass das eine offene Atmosphäre ist.« (15: S. 20, Z. 36–39)

Schließlich sollten Pflegende auf jede einzelne Persönlichkeit eingehen und möglichst alle Wünsche berücksichtigen. Die Funktion einer Leitung unterscheidet sich dabei nicht von der einer Mitarbeiterin. »Jeder ist eine Person für sich und auch dass man wirklich drauf eingehen kann.« (57: S. 22, Z. 3–4)

Nur drei der 24 Karten bezogen sich auf andere als auf die dargestellten Inhalte. Einer Teilnehmerin war es wichtig, eine »erfüllte Zeit« zu haben. Weil sie sehr viel Zeit und Engagement ihres Lebens in die Arbeit investiert, möchte sie im Gegenzug das Gefühl haben, dass sie diese Zeit sinnvoll verbringt. Ihr ist es wichtig, das Gefühl zu haben, »etwas Gutes« zu tun. Zwei weitere Teilnehmerinnen ist darüber hinaus »Professionalität« wichtig. Dieser Begriff wird je völlig unterschiedlich genutzt. Für einen Teilnehmer ist es wichtig, die Arbeit an gesicherten Erkenntnissen auszurichten. Er ist der einzige in der Gruppe, der ein pflegebezogenes Studium absolviert hat, und verweist an dieser Stelle auf die

Forderung nach evidenzbasiertem Pflegehandeln. Eine andere Teilnehmerin hat die Karte geschrieben, weil sie es wichtig findet, sich hinter »Professionalität« verstecken zu können. Für sie ist es wesentlich, dass sie sich auf Professionalität berufen kann, um ihre Vorstellungen von »richtiger« Pflege durchzusetzen. Zudem hat Professionalität für sie eine Schutzfunktion, weil es durch sie möglich ist, Angriffe auf die professionelle Funktion einer Altenpflegerin zurückzuführen und sich nicht in der persönlichen Integrität verletzen zu lassen. Werden Angriffe nicht »persönlich« genommen, sind sie einfacher zu bewältigen.

> »Professionalität. Ich habe mir so gedacht, vielleicht hilft es, wenn man sich dahinter vielleicht so ein bisschen auch verstecken kann, wenn es zu Situationen kommt, die einen überfordern, dass man nicht persönlich gemeint ist, sondern sich so ein bisschen so hinter seiner Profession halt versteckt, dass man nicht sich als Mensch als persönlich angegriffen fühlt, sondern das ist mein Beruf und macht es vielleicht einfacher dacht ich mir.« (84: S. 21, Z. 47–52)

Professionalität, so ist zu folgern, erfüllt im Feld verschiedene Funktionen. Nur zu einem Anteil verhilft sie zur Erfüllung des Arbeitsethos, indem sie dazu beiträgt, die Bedürfnisse der Bewohner durch evidenzbasiertes Handeln besser als zuvor zu erfüllen. Ein mindestens genauso bedeutsamer Anteil besteht jedoch darin, sich im Feld zu positionieren und Vorstellungen von »richtiger« Pflege durchzusetzen.

Zusammenfassend kann festgehalten werden, dass die Ergebnisse der Kartenabfrage die Ergebnisse der Sequenzanalyse stützen und explizieren. Die Dispositionen und Spielregeln in den Bereichen Arbeitsethos und Teamarbeit nehmen erneut den größten Raum ein. Die Spielregeln, die das Funktionieren der Bereiche sichern, und die Schnittflächen zwischen den Bereichen werden verdeutlicht, auffällige Unterschiede zum Diskussionsteil lassen sich nicht finden. Weitere Antworten auf die Frage: »Was ist mir in meiner Arbeit besonders wichtig?« wurden nicht gegeben. Bereiche wie Entlohnung, Weiterqualifizierung oder Karrierechancen wurden überhaupt nicht genannt. Ein Grund hierfür könnte die vorangegangene Diskussion sein, die die Aufmerksamkeit auf die Interaktionen gelenkt hat. Aus diesem Grund stellte die Moderatorin nach Beendigung der Kartenabfrage explizit noch einmal die Frage, welchen Stellenwert die finanzielle Anerkennung der Arbeit für die Teilnehmerinnen habe. Trotz dreifacher Nachfrage wurde der Gratifikation keine wichtige Funktion zuerkannt. Stattdessen begann die Gruppe eine Debatte darüber, wer die Schuld an der mangelnden Anerkennung trägt und warum Pflegende sich nicht wehren.

### 8.2.4 Wünsche und Ziele für die Zukunft

Nach der Gruppendiskussion wurden die Teilnehmer aufgefordert, jeweils zu zweit Collagen zum Thema »Meine Wünsche und Ziele für die Zukunft« anzufertigen. Die Collagen wurden im Anschluss von den jeweiligen Teilnehmern selbst präsentiert.

#### Ergebnisse zur Vorstellung der Collage von den Probandinnen 50 und 84

Die Bilder der Collage erscheinen auf den ersten Blick zusammenhangslos, aber gleichmäßig über das Plakat verteilt zu sein. Auffällig ist ein gefalteter Papierflieger, der in der Mitte des oberen Drittels aufgeklebt wurde. Das Thema der Collage wurde nicht aufgeführt, stattdessen ist das Plakat mit »Orakel« überschrieben. Die einzelnen Bilder wurden flüchtig und zumeist rechteckig ausgeschnitten, es sind darüber hinaus deutlich zwei Handschriften zu erkennen, die miteinander kommunizieren. Bei näherer Betrachtung erscheinen die oberen drei Bilder auf einem übergeordneten Abstraktionsniveau. Eine skelettierte Hand greift nach dem Schriftzug »Orakel«, das die Zukunft vorhersagt, »wovon wir träumen« wird in Zusammenhang gebracht mit den Worten »sich selbst finden« und dem Schriftzug: »Selbst wenn wir unter Wasser sprechen könnten, gäbe es immer noch Momente, die uns sprachlos machen.« Darunter scheinen konkretere Wünsche und Ziele verdeutlicht zu werden, Luxusreisekoffer der Marke Luis Vuitton, Bilder vom Segeln und vom Skifahren, ein Globus und der Papierflieger verweisen auf das Thema Reisen. Ebenfalls in der Mitte erscheinen Bilder von einer Uhr, einem Haus mit Garten, ein Zimmer mit Büchern und Sofa, ein altes Paar und ein Bett. Auf den ersten Blick kann lediglich ein Bild am unteren Rand der Collage explizit dem Berufsfeld Altenpflege zugeordnet werden: Ein Roboter in einem Garten ist überschrieben mit »examinierter Pflegeroboter« und »Rettet die Pflege«.

Die beiden Probandinnen beginnen ihre Darstellung mit der Feststellung, dass sie annähernd dieselben Ziele für die Zukunft haben. Der erste Wunsch, den beide übereinstimmend zur Erklärung ihrer Collage artikulieren, ist der, mehr Zeit für sich selbst zur Verfügung zu haben. Die freie Zeit würden sie gerne dazu nutzen, auf Reisen zu gehen, symbolisiert durch die Koffer, das Bild vom Segeln, den Papierflieger und das Bild zum Skifahren. Sie wissen, dass die Koffer von Luis Vuitton ein Statussymbol darstellen, und geben an, dass sie einfach kein anderes Bild gefunden hätten, sie auch mit anderen Koffern reisen würden und sich die abgebildeten Koffer auch nicht leisten würden/ könnten (vgl. S. 25, Z. 32–42). Segeln und Skifahren sind ebenfalls exklusive Hobbys, die eher von sozial privilegierten Milieus ausgeübt werden. Teilnehmerin 84, die als Single lebt und keine Kinder hat, bezeichnet Skifahren als »ganz großes Hobby« und berichtet halb scherzend, dass sie von einer »Skilehrerkarriere« träume, bevor sie alt wird (vgl. 84: S. 25, Z. 43–44). Mit der Darstellung des Wunsches, freie Zeit zum Reisen zur Verfügung zu haben, wird die Orientierung an einem privilegierten Lebensstil oberer Milieus verdeutlicht. Im engen Zusammenhang mit dem Wunsch nach frei zu gestaltender Zeit steht die Zukunftsvision, nicht mehr für andere da sein zu müssen, sondern sich selbst finden zu können und »irgendwie dann mehr für uns [zu] machen« (50: S. 26, Z. 31). Das darunter angeordnete Bett symbolisiert »die Ruhe« und wird mit dem Wunsch nach Selbstfindung verbunden.

Weitere Zukunftswünsche beziehen die Teilnehmerinneninnen auf ihr eigenes Altwerden. Sie wünschen sich, niemals krank zu werden (verdeutlicht durch den Schriftzug: »Nein, ich brauche keine Hilfe im Bett«), sie möchten in Würde altern (verdeutlicht durch ein älteres Paar, dass »so harmonisch« zusammen aussehe) und keinesfalls in ein Altersheim umziehen müssen. Das Altersheim wird im Gegensatz zur eigenen Wohnung als eine »fremde Umgebung« angesehen, in der man »mit -zig Leuten irgendwie zusammengepfercht« wird (vgl. 50: S. 25, Z. 51). Für ihr eigenes Leben wünschen sie sich ausdrücklich ein anderes Schicksal als jenes, das die Bewohner, für die sie verantwortlich sind, erleben. Es wird an dieser Stelle noch einmal deutlich, dass die Teilnehmerinnen implizit davon überzeugt sind, dass sie das in der Diskussion formulierte Arbeitsethos, nachdem den Bewohnern mit allen zu mobilisierenden Mitteln ein neues Zuhause zu geben ist, nicht einlösen. Denn sie selber können sich nicht vorstellen, im Heim alt zu werden, weil sie sich das Leben dort furchtbar vorstellen. Als Gegenpol zum Altern im Heim beschreibt 50 das Bild mit Bücherwand und Sofa. Sie möchte Zuhause in ihrer Bibliothek sitzen und auch im Alter mit ihrem Partner zusammen sein. Ebenso wie Segeln und Skifahren verweist die Bibliothek auf die Orientierung an einem gehobenen/ gebildeten Lebensstil.

Das Bild mit dem Schriftzug »Selbst wenn wir unter Wasser sprechen könnten, gäbe es immer noch Momente, die uns sprachlos machen« wird unterstrichen von einem mächtigen Wal, neben dem ein Taucher winzig klein aussieht. Dieses Bild beziehen die Teilnehmerinnen auf Situationen im Berufsalltag, wie sie in der vorangegangenen Diskussion thematisiert wurden. Angesichts der Anforderungen und der Machtverhältnisse im Berufsalltag fühlen sie sich sprachlos und derart klein wie der Taucher gegenüber einem Wal. Das Bild mit dem Roboter wird als »spezieller« Wunsch in sarkastischer Manier präsentiert:

> »Gucke mal, der ist ja programmiert, den schickst Du erst mal dahin zu den Leuten, das ist ein Pflegeroboter. Ein examinierter Pflegehelfer ist das. Und das ist das Ziel für die Zukunft in der Pflege, dass wir dann irgendwie so unangenehme Sachen vielleicht, die wir nicht mehr so gerne machen wollen oder wenn es überhaupt gar keine Examinierten mehr gibt, dann setzt du diese Männerchens hier ein und die machen alles

schön und da drückst du den richtigen Knopf und dann ist alles wunderbar. Alle sind zufrieden. Also ich finde das genial.« (50: S. 26, Z. 3–8)

Der Pflegeroboter springt ein, wenn es keine Fachkräfte in der Pflege mehr gibt, er übernimmt auch die Arbeiten, die niemand machen möchte, in der Altenpflege aber zum Alltag gehören. In dem dargestellten Szenario übernimmt einer die Arbeit, dem sie nichts ausmacht, der immun ist gegen alle Belastungen und trotzdem dem Bewohnerethos optimal entsprechen kann. Examinierte Pflegehelfer, die arbeiten können wie Maschinen und damit immer alle zufrieden stellen, sind aus dieser Perspektive notwendig, um die Pflege zu retten.

*Fazit*
In der Collage der beiden Frauen spielen Kinder, Freunde, Ausgelassenheit oder Sexualität keine Rolle. Im Vordergrund stehen die Wünsche, Ausruhen zu können, nicht mehr für andere da sein zu müssen sowie mit den eigenen Bedürfnissen und Interessen vordringlich beschäftigt sein zu dürfen. Diese Wünsche beinhalten in ihrer logischen Konsequenz den Abschied von der Altenpflege, zumindest aber eine deutliche Ausdehnung der Reproduktionssphäre. Abseits der Altenpflege wünschen sie sich einen Lebensstil, der an dem der oberen Mittelschicht orientiert ist. Auch die idealisierten Wünsche für ihr eigenes Altwerden haben mit der Altenpflege, wie die Teilnehmerinnen sie im Berufsalltag erleben, wenig gemeinsam. Gesund, ehrwürdig, im eigenen Heim und in harmonischer Partnerschaft möchten sie altern. Die Zukunftserwartung hinsichtlich der Altenpflege ist erschreckend negativ und kann nur sarkastisch formuliert werden. Pflegende sind demnach sprachlos und klein, müssten aber funktionieren wie Roboter, um die Pflege zu retten.

## Ergebnisse zur Vorstellung der Collage von den Probanden 15 und 57

Die Collage ist mittig überschrieben mit den Schriftzügen »200 Inspirationen: Erlesene Ziele, weniger aber besser«. Es wurden etliche ausgeschnittene Schriftzüge aufgeklebt, jedoch keine selbstverfassten Kommentare geschrieben und alle Exponate wurden gleichmäßig auf dem Plakat verteilt. Zwei sonnige grüne Naturaufnahmen mit Gräsern und Bäumen in der Mitte der Collage und links daneben dominieren das Bild. Auf der rechten Seite finden sich weitere kleine Bilder, die Berge, eine Kirche in Bayern oder eine Enzianblüte zeigen. Dem ersten Eindruck nach scheint sich kein Anteil der Collage auf die Berufstätigkeit der Probanden zu beziehen. Offensichtlich hat Teilnehmer 15 eher die linke Seite und Teilnehmerin 57 vordringlich die rechte Seite der Collage gestaltet (sie kommt aus Bayern).

Teilnehmer 15 beginnt die Vorstellung seiner Wünsche und Ziele mit der

Schilderung, dass er sich gerne in der Natur aufhalte, gerne im Garten arbeite und diese Aktivitäten zukünftig ausweiten möchte. Ein wichtiger Wunsch ist es für ihn, abzuschalten, dabei besteht das übergeordnete Ziel darin, dass es »etwas weniger wird, aber besser« wird, verdeutlicht durch die Schriftzüge »einfach mal abschalten« und »in der Hängematte die Seele baumeln lassen« (vgl. 15: S. 26, Z. 52). Weiter wünscht er sich, auch zukünftig viel mit Menschen zu tun zu haben, er möchte neue Menschen kennenlernen, was der Beziehungsaffinität der Altenpflegenden entspricht. Aus diesem Grund möchte er später gerne Reisen (verdeutlicht durch die Schriftzüge: »Auf einer Enfield durch Indien«, »Tapetenwechsel«, »Land & Leute«). Andere Menschen, mit denen er zusammen Wohnen und Leben kann wie in einer Familie, seien ihm besonders wichtig. Mit diesen Freunden möchte er gemeinsam alt werden können. Weil er im Altenheim arbeitet, ist ihm zudem Gesundheit besonders wichtig. Er kann reflektieren, dass er eine fokussierte Wahrnehmung entwickelt hat und Alter ungerechtfertigt mit Krankheit assoziiert, obwohl die meisten alten Menschen nicht im Heim leben. Er möchte im Alter so leben wie seine Mutter, die mit 87 Jahren noch Auto fahren kann (Schriftzug: »gut durchblutet«). Zum Abschluss resümiert er als Ziel für die verbleibende Arbeitszeit in der Altenpflege (er ist 57 Jahre alt), dass die Bewohner sich besser fühlen, wenn er da ist (als wenn er nicht da ist). Dem Arbeitsethos noch eine Zeit lang zu entsprechen und Wohlbefinden herzustellen ist sein persönliches Ziel im Beruf: »das Leben etwas schöner zu machen für Leute, dass sie so haben. Und das ist eigentlich mein Ziel, das Wohlbefinden und dass die Leuten sich doch etwas besser fühlen, wenn ich da bin (…).« (15: S. 27, Z. 10–12)

Für Teilnehmerin 57 stehen Wünsche und Ziele, die sich auf ihre Familie beziehen, im Vordergrund. Ihr Sohn und ihre Eltern in Bayern seien ihr besonders wichtig. Sie wünscht sich, dass ihre Familie ihr weiterhin emotional nahe sei, dass ihre Eltern gesund bleiben und sich freuen, wenn sie sie in der bayrischen Heimat besuchen komme (verdeutlicht durch die Bilder aus Bayern, Schriftzüge »gesund« und »Die Familienfarm«). Sie wünscht sich, im Alltag nicht engstirnig oder verbissen zu werden und sich stattdessen »Leichtigkeit« zu bewahren. Wenn der Sohn etwas älter ist, möchte sie »Abenteuer« erleben, verdeutlicht durch ein Bild mit Kängurus in Australien. Um diese Abenteuer zu erleben, möchte sie reisen, sie berichtet, ihr Mann träume von einem Urlaub auf Hawaii. Sie selbst hat bescheidenere Wünsche und relativiert den Wunsch ihres Mannes pragmatisch. Für sie wäre es ein Traum, einen Multivan zu besitzen: »einfach, dass man damit fahren kann«. Campen, Fahrrad fahren, in der Natur sein und Gesundheit reichen ihr aus (vgl. 57: S. 27, Z. 26).

*Fazit*

Die Wünsche und Ziele der beiden Teilnehmerinnen beziehen sich vor allem auf immaterielle Werte und auf ihre Reproduktionssphäre. Sie wünschen sich eine Familie oder familienähnliche Strukturen, die ihnen Rückhalt und Wärme entgegenbringen. Sie wünschen sich Gesundheit und einen einfach zu bewältigenden Alltag. Bescheidener Wohlstand, der ein sorgenfreies Leben und die Erfüllung kleiner Wünsche ermöglicht, sind Ziele, Statussymbole spielen keine Rolle. Die exklusivsten Wünsche der beiden Teilnehmerinnen bestehen darin, sich Reisen leisten zu können. Reisen versprechen neue Beziehungen und »Abenteuer«, damit verbunden ist die Möglichkeit, partiell aus dem Alltag auszubrechen. Im Hinblick auf die Arbeit werden keine besonderen Wünsche und Ziele formuliert. Es gilt, dem Arbeitsethos auch weiterhin bestmöglich zu entsprechen.

### Ergebnisse zur Vorstellung der Collage von den Probanden 44 und 31

Diese Collage wurde horizontal in zwei Bereiche eingeteilt. In den oberen Bereich wurde handschriftlich »Wunsch« eingetragen, der untere Bereich ist mit »Realität?« überschrieben. Beide Teile erwecken den Eindruck, als seien sie von beiden Teilnehmerinnen gemeinsam gestaltet worden. Bilder, mit unterschiedlicher Präzision ausgeschnitten, überwiegen in beiden Bereichen. Der obere Bereich, auch betitelt mit dem Schriftzug »alle meine Wünsche«, zeigt einen exklusiv gestalteten Garten, ein exklusives Wellnessbad, ein Urlaubsbild mit Hängematte in der Karibik, ein älteres Paar, Hinweise auf einen Lottogewinn und den Schriftzug: »Ich muss mir nichts mehr beweisen« neben einem Grill. Die Bilder im unteren Bereich erschließen sich auf den ersten Blick nicht, sie wirken jedoch bedrückend und werfen Fragen auf. Zu sehen sind eine Rutsche, auf der ein Mensch in die Tiefe rast, während andere zuschauen, ein Soldat, unkenntlich durch Helm, Atemschutzmaske und Brille, der in einem Schlammloch versinkt, überschrieben mit dem Schriftzug »Gleich geht das Licht aus«, ein Schiffswrack auf dem Meeresboden sowie eine Menschenmenge, der Geld entgegengestreckt wird, überschrieben mit »Falsche Freude«.

Teilnehmerin 44 stellt die in der oberen Hälfte des Bildes visualisierten Wünsche vor und beginnt halb scherzhaft damit, sie wünsche sich einen Lottogewinn in Milliardenhöhe, der dazu führen würde, dass sich die übrigen Wünsche erfüllen. Ihre Wünsche sind vor allem materiell, sie hätte gern einen ansehnlichen Garten und möchte ihr Haus verschönern, indem sie einen Wellnessbereich einbaut. Aus den Reaktionen der anderen Teilnehmerinnen ist zu schließen, dass sie in der Vergangenheit tatsächlich schon daran gearbeitet hat. Das ältere Paar stehe symbolisch für eine in das Lebensalter reichende glückliche Partnerschaft, ansonsten wünscht sie sich ebenso wie die Teilnehmerinnen 84 und 50 Gesundheit und Zufriedenheit. Teilnehmer 31 erklärt die Wünsche und Ziele für das Berufsleben. Er wünscht sich mehr Zeit und weniger starre Strukturen, nicht etwa um die Arbeit leichter bewältigen zu können, sondern um mit den Bewohnern »die Füße hoch legen zu können« (vgl. 31: S. 27, Z. 53). Er wünscht sich die Reproduktion im Heim zusammen mit den alten Menschen, was als weiterer Hinweis darauf gewertet werden kann, dass familiäre Strukturen im Altenheim gewünscht und gefördert werden sollten. Die Überschrift auf der unteren Seite des Bildes trägt den Titel »Realität?«. Es wurde die »Realität« dargestellt, die eintreten kann, wenn sich die Entwicklung in der Altenpflege fortsetzt wie bisher. Dann gehe die Pflege – wie der Mann auf dem Bild mit der Rutsche – den »Bach runter« und alle anderen Akteure schauen zu, ohne einzugreifen. Viele Menschen im Feld der Pflege streiten sich um das wenige Geld, das noch zur Verfügung steht und schließlich bekommen die Pflegenden am wenigsten ab, weil sie sich hinten anstellen müssen und als letzte an der Reihe sind, wenn es darum geht Ressourcen zu verteilen. Auch das Bild mit dem Soldaten wird mit der Pflege verglichen: Wie er steckt auch die Altenpflege »bis zum Hals im Dreck« und droht darin zu versinken. Dann, so führt 31 weiter aus, gehe irgendwann das Licht aus und nur der von den Kolleginnen dargestellte fiktive Pflegeroboter, der pflegt wie eine Maschine am Fließband ohne eigene Bedürfnisse zu haben, übernähme die Arbeit. Teilnehmerin 15 wirft ein: »Oder man sagt zu den Kindern, Ihr könnt Eure Mutter wieder abholen, wir schließen die Bude.« (15: S. 28, Z. 32) Die anderen Teilnehmer mutmaßen, dass die Kinder der Bewohner dann nicht mehr zur Pflege zur Verfügung stünden und auch »alle anderen dankend ablehnen« würden. Schließlich geht die Pflege unter wie das alte Wrack auf der Collage, das auf dem Meeresboden liegt (vgl. S. 28, Z. 35–37).

## Fazit

In der Darstellung der Wünsche und Ziele für die Zukunft beziehen sich die Probanden teilweise auf die Darstellungen der Vorgänger. Teilnehmerin 44 äußert überwiegend materielle Wünsche, die am Lebensstil der oberen Mittelschicht orientiert und auf die Reproduktion der Arbeitskraft ausgerichtet sind. Die auf die Berufstätigkeit gerichteten Darstellungen von 31 erscheinen dagegen zugleich besonders drastisch und kreativ. Seiner Meinung nach können die Altenpflegerinnen noch einigermaßen zufrieden sein, gemessen an dem, was sie zukünftig erwartet. 31 äußert keine Wünsche und Ziele für die Zukunft, sondern prognostiziert der Altenpflege ein katastrophales Ende. Sollten keine Veränderungen eingeleitet werden und sich Ansehen und Finanzierung der Pflege nicht verbessern, könne bald keine pflegerische Versorgung mehr stattfinden. Die Versorgung alter Menschen durch beruflich Pflegende wird als alternativlos angesehen, weil andere Akteure sie nicht übernehmen wollen.

Ergebnisse zur Vorstellung der Collage von den Probanden 42 und 7

Diese Collage wurde als einzige von zwei Männern erstellt. Sie haben eine Kette von zusammenhängenden Schriftzügen aufgeklebt, die sich von links oben bis links unten über das Bild schlängelt, in die Schriftzüge wurde nur ein Bild integriert. Ergänzt wird das Konstrukt durch Pfeile und handschriftliche Ergänzungen, die Zusammenhänge herstellen und erklären. Die Stücke wirken hastig ausgeschnitten, das einzige Bild stellt einen Elefantenkopf dar. Die Collage wirkt strukturiert, stark versprachlicht und wenig bildlich-assoziativ.

Teilnehmer 42 beginnt die Vorstellung, ebenso wie die Vorredner, mit dem Wunsch viel Geld zu gewinnen (1. Teil der Kette aus Schriftzügen: »Ein Mordscomeback«, »mit13 Millionen auf dem Konto«). Für die Berufssphäre wünscht er sich das Geld auf dem Konto des Altenheimträgers, damit mehr Personal eingestellt und das vorhandene Personal besser bezahlt werden könne. Ausdrücklich betont er, dass er damit nicht den Eindruck erwecken möchte, er wolle sich persönlich bereichern oder Pflegenden gehe es vordringlich um Geld. Er fordere nur deshalb das viele Geld ein, um wieder in Beziehung mit den Bewohnern treten zu können. Das Geld sei wichtig, um Zeit für Interaktionen, für Gelassenheit und »menschliche« Pflege erkaufen zu können, damit ein familiärer Alltag im Heim möglich werden kann.

> »dass man mit Gelassenheit auch Dinge tun kann, sich mal mit den Bewohnern in Ruhe hinsetzen kann, mit denen mal ein Bierchen trinken kann oder einfach, ich sage mal, Interaktion, in Beziehung mit denen treten. Und nicht so hier in so eine Mühle hinein und immer schnell schnell, dann hat man zwar alles irgendwie geschafft, aber es war doch alles sehr mechanisch und man hat es sehr schnell gemacht und denkt hinterher, ja aber, für wirklich Menschlichkeit ist vielleicht doch ein bisschen wenig Zeit geblieben.« (42: S. 28–29, Z. 54–3)

Das Leben soll Spaß machen, und damit das gelingt, ist stressfreie Zeit notwendig, in der man ausruhen und genießen kann, und diese Zeiträume haben ihren Platz in der Reproduktionssphäre. 42 wünscht sich, Zeit mit seiner Familie verbringen oder verreisen zu können. Auch für Teilnehmer 7 ist sein Sohn besonders wichtig, der gerade ein Jahr alt ist. Er wünscht sich, Zeit mit ihm verbringen zu können und ihn aufwachsen zu sehen. Auf der anderen Seite träumt er davon, einmal nach Afrika zu fliegen, symbolisiert durch den aufgeklebten Elefanten (sowie Schriftzug »stranden sie doch mal in Afrika«). Der Wunsch beinhaltet ein Bedürfnis nach Unabhängigkeit, danach, Neues zu entdecken und das Alltagsgeschehen abzuschütteln, er erscheint in der Lebenssituation des jungen Vaters, der mit dem Einkommen eines Wohnbereichsleiters seine Familie unterhält, wenig realisierbar. Deshalb trägt er den Wunsch scherzend und flapsig vor, begleitet von Gelächter. Ebenso wie der Lottogewinn ist auch der Elefant doppeldeutig, dieser stehe auch für die »dicke Haut« die in der Pflege nötig sei. Pflegende haben viel zu tragen und seien oft fassungslos angesichts der Situationen, die sie erleben. Dennoch verlässt diese Teilnehmer nicht der Mut, sie wollen aktiv sein, anpacken und zur Verbesserung beitragen, damit eine »Pflege mit Herz« entstehen könne (Schriftzüge: »Kommt wir machen die Pflege schöner«, »Nie wieder fassungslos«, »nie wieder sprachlos«, »der Redebedarf ist riesig«).

Die Wünsche der beiden Probanden beziehen sich auf den Berufs- und den Reproduktionsbereich gleichermaßen. Im Vordergrund steht der Wunsch nach mehr Zeit, auch nach ausgedehnteren Auszeiten und weniger Stress, um sich zwischendurch zu erholen und der Familie gerecht werden zu können. Abstrakt erscheint daneben auch der Wunsch nach Unabhängigkeit und Abenteuern, nach einem Leben, das nicht berechenbar und langweilig ist (Schriftzüge: »das Leben ist ein Experiment«, »Lieben wir das Risiko«). Der Pflegealltag scheint grundsätzlich nur mit einem Lottogewinn verändert werden zu können, eine »menschliche« Pflege müsste erkauft werden. Dennoch haben die beiden nicht völlig resigniert. Sie arbeiten auch dafür, die »Pflegewelt« schöner zu machen und wollen »nie wieder sprachlos« sein.

## Zusammenfassung

Während die Kartenabfrage die Befunde der Sequenzanalyse stützen, werden durch die Collagen auch Wünsche deutlich, die Ambivalenzen zum Arbeitsethos darstellen. Alle Collagen beinhalten den Wunsch sich ausruhen zu können, weniger Stress zu haben und eigene Bedürfnisse zu fokussieren. Bewohner und ihre Bedürfnisse kommen in den Wünschen und Zielen der Teilnehmer für ihre Zukunft nicht vor. Sie möchten vielmehr ihre Reproduktionssphäre ausweiten, einige Aspekte verweisen auf den Wunsch das Feld der Altenpflege zu verlassen. Der Rückhalt und die Gemeinschaft in der Familie oder unter Freunden außerhalb der Berufssphäre sind wichtig und haben eine höhere Bedeutung als materielle Wünsche. Die Teilnehmer orientieren ihren Lebensstil und Geschmack an den privilegierten oberen Milieus und äußern teilweise auch entsprechende Wünsche, zum Beispiel für die Wohnung, den Garten oder Urlaubreisen. Diese Wünsche erscheinen aber kaum realisierbar, sie werden mit einem Lotteriegewinn verknüpft oder scherzhaft präsentiert. Realistische Ziele umfassen einen bescheidenen Wohlstand, der eine sichere, sorgenfreie Existenz ermöglicht und Wünsche, wie ein neues Auto, erfüllt. Die Belastung des Berufsalltags ist gerade noch zu ertragen, dass Arbeitsethos ist jedoch mit Zielen verbunden, die nicht erreicht werden können. Die Zukunftsaussichten der pflegerischen Versorgung alter Menschen werden als katastrophal eingeschätzt. Die Teilnehmer erwarten, dass Altenpflege, die ihren Ansprüchen an Versorgungsqualität entspricht, zukünftig nicht möglich sein wird. Deshalb können sie sich nicht vorstellen selbst in ein Altenheim zu ziehen. Sie möchten die Würde im Alter nicht verlieren, gesund und sozial integriert leben, es sind Wünsche, die ihrer Einschätzung nach aktuell in Altenheimen nicht realisiert werden.

### 8.2.5 Verortung der Teilnehmerinnen im sozialen Raum

Auf Grundlage der Informationen, die durch die Sequenzanalyse zu jedem einzelnen Teilnehmer der Gruppenwerkstatt 1 gewonnen werden konnten, ergibt sich die in Abb. 15 dargestellte Verortung auf der Landkarte der Milieus.

An Teilnehmerin 50 und Teilnehmer 42 soll für Gruppenwerkstatt 1 nachfolgend exemplarisch verdeutlicht werden, welche Überlegungen zu ihrer Platzierung führten (vgl. 7.2.2).

### Teilnehmer mit der Codenummer 42

Der Teilnehmer mit der Codenummer 42 ist 42 Jahre alt und in der Funktion eines Pflegedienstleiters der Vorgesetzte aller anderen Teilnehmer. Seine Mutter hat eine dreijährige Ausbildung zur Derictrise im Holtelgewerbe absolviert, der Vater war dreijährig ausgebildeter Bilanzbuchhalter, inzwischen sind die Beiden jedoch berentet. TN 42 hat zwei Geschwister, deren Berufe er mit Baubetreuer und Projektleiterin beschreibt. Er besuchte eine Hauptschule und schloss seine Schullaufbahn mit einem Fachabitur ab. Auf welchem Weg er nach dem Hauptschulabschluss das Fachabitur erwerben konnte, ist nicht bekannt. Schon während der Schulzeit absolvierte er ein Schulpraktikum in der Krankenpflege, das ihm sehr gut gefallen hat. Er berichtet, dass er dort schon Tabletten verteilen durfte und einem Patienten versehentlich ein Diuretikum verabreicht hat. Durch diese Erfahrung wurde ihm deutlich, dass Krankenpflege ein sehr verantwortungsvoller Beruf ist, eine Erkenntnis, die die Attraktivität des Berufs für ihn erhöhte (vgl. S. 5, Z. 48–50). Direkt nach seinem allgemeinbildenden Abschluss begann er eine Ausbildung zum Krankenpfleger, die er 1991 abschloss. Die Berufswahl begründet er damit dass er: »immer so ein eher beziehungsorientierter Typ [war].« Er hält sich selbst für einen Menschen, der grundsätzlich stärker an Interaktionen mit anderen Menschen interessiert ist als andere, deshalb hat er »von Anfang an« gedacht, dass technische Berufe (»blöd rumfeilen oder so«) nicht zu ihm passen, sie standen für ihn zu keinem Zeitpunkt zur Disposition (vgl. S. 5, Z. 36–42). Im Fragebogen gibt er an, dass er sich für die Pflegeausbildung entschieden hat, weil er es als sinnvoll erachtet mit anderen Menschen in Beziehung zu sein, weil er Verantwortung für andere übernehmen wollte und als einziger in der Teilnehmergruppe gibt er zudem an, dass er sich weiterführende Karrierewege erhoffte. Im Anschluss an die Krankenpflegeausbildung leistete er Zivildienst in einem Krankenhaus, indem er als examinierte Fachkraft in unterschiedlichen Abteilungen und in der Nachtwache eingesetzt werden konnte. Ihm ist bewusst, dass er als Fachkraft auf der Stelle eines Zivildienstleistenden für das Krankenhaus besonders »günstig« war. Das findet er in Ordnung, weil ihm die Arbeit, obwohl sie anstrengend war, Spaß gemacht hat. Ihm war es recht, dass er die »volle Verantwortung« übernehmen konnte. »Ich habe geknechtet. Nein, es hat mir auch Spaß gemacht. Klar, man hat natürlich auch Spaß, ist ja nicht nur anstrengend. Aber hatte natürlich eigentlich schon die volle Verantwortung. Das war auch okay.« (S. 6, Z. 9–11) Nach der Beendigung des Zivildienstes hat TN 42 für ein halbes Jahr in einem Kinderhilfeprojekt in Asien mitgearbeitet. Die Erfahrung, die er dort gemacht hat fasst er damit zusammen, er habe gesehen, wie gut es »uns« im Verhältnis zu 90 % der Weltbevölkerung gehe. Sein Resümee ist, dass wir dankbarer sein müssen für das, was wir haben. Bis heute fliegt er immer wieder nach Südostasien und »begleitet« solche Projekte (vgl. S. 6, Z. 16–17). Nach der Zeit in Asien nahm er eine Stelle in einem Unternehmen an, das Produkte zur enteralen Ernährung verkauft. Seine Aufgabe bestand darin, die Produkte in Pflegeeinrichtungen zu präsentieren und hinsichtlich ihrer Auswahl und Anwendung Beratungen oder Schulungen durchzuführen. Weil ihm die Arbeit nicht besonders gut gefiel, hat er sich an einer Fachhochschule in Berlin beworben und dort Pflegemanagement studiert. Er ist immer noch überrascht, dass er einen Studienplatz bekommen konnte:

> »ja, was machst du weiter, willst du jetzt immer in der Industrie bleiben? Und dann dachte ich, naja okay, ich bewerbe mich mal so an der Fachhochschule, habe ich dann tatsächlich einen Platz gekriegt. Bin ich nach Berlin gezogen, habe dann dort Pflegemanagement studiert.« (S. 6, Z. 21–23)

Noch während des Studiums begann er ein Arbeitsverhältnis in einem privaten ambulanten Pflegedienst in Berlin. Dort sammelte er erste Erfahrungen in der Altenpflege. Im ambulanten Pflegedienst wurde ihm angetragen sich um das Qualitätsmanagement zu kümmern, als 1994 die Pflegeversicherung eingeführt wurde. Er übernahm diese Funktion und absolvierte dazu eine Weiterbildung zum EFQM-Assessor[997]. Direkt nach Abschluss des Studiums übernahm er in diesem Pflegedienst die Position des Pflegedienstleiters (er betont, dass er angefragt wurde). Nach einem Jahr wechselte er in den größten ambulanten Pflegedienst Berlins, kehrte jedoch nach einem weiteren Jahr aus »Gewissensgründen« wieder zurück, die Arbeitsverhältnisse des kleineren Betriebes beschreibt er als »humaner«. Während dieser Zeit in Berlin lernte er seine Frau kennen, heiratete und zog mit ihr zurück in seine Heimatregion. Dort arbeitete

---

997  Es handelt sich hierbei um von der European Foundation for Quality Management (EFQM) entwickeltes System zum Qualitätsmanagement.

er in unterschiedlichen Bereichen: Zunächst begann er, im Rahmen eines Vereins, ambulant betreute Wohngruppen aufzubauen, bis sich die beteiligten Leitungskräfte zerstritten. Er verließ den Arbeitsplatz und machte sich 2002 mit einer Beratungsstelle für Pflegeeinrichtungen selbstständig. Zu dem Zeitpunkt beschäftigte sich Teilnehmer 42 mit der Einführung der Diagnosis Related Groups (DRGs) und beriet ambulante Pflegedienste hinsichtlich dieses Themas sowie zum Qualitätsmanagement. Zurückblickend sagt er, dass er hinsichtlich seiner Prognosen zu den Auswirkungen der DRGs »natürlich« Recht behalten hat. Warum er seine Selbstständigkeit aufgegeben hat, erklärt er nicht, »irgendwie« ist er wieder im Krankenhaus gelandet. Denn kurz bevor dieses Krankenhaus nach DIN ISO zertifiziert werden solle, hat der zuständige Qualitätsmanager gekündigt und 42 ist (wieder) angefragt worden, ob er nicht spontan dafür einspringen wolle. Er hat diese Aufgabe »als Notnagel« sofort übernommen. Schließlich bekam er eine Festanstellung in diesem Haus mit einem Stellenanteil von 60 %, gleichzeitig arbeitete er freiberuflich weiter. Als die Pflegedienstleitung des Krankenhauses auch die Leitung des Altenheims übernahm, fragte sie ihn, ob er nicht mit ihr zusammen dort arbeiten wolle, was er zunächst ablehnte, weil er sich nicht vorstellen konnte als (studierter) Krankenpfleger in der Altenpflege zu arbeiten. Freiberuflich baute er nach eigenen Angaben in diesem Altenheim jedoch das Qualitätsmanagement auf, er ist regelmäßig vor Ort gewesen und blieb in Kontakt. Als die Stelle der Pflegedienstleitung vakant wurde, fragte die Leiterin ihn erneut an. Er betont, dass er sich erst für die Stelle entschieden hat, nachdem die Träger auf seine Bedingungen eingegangen waren. Teilnehmer 42 arbeitet seit nunmehr 2,5 Jahren in dem Altenheim in der Funktion einer Pflegedienstleitung. Er erklärt vor der Gruppe, dass sein Stundenumfang »in der Theorie« 39 Stunden pro Woche umfasse und demonstriert damit, dass er diese Stundenzahl deutlich überschreitet. TN 42 bemerkt, dass sich die Anforderungen bereits in dieser Zeit verändert haben. So ist es für ihn sehr schwierig geworden ausreichend qualifiziertes Personal einzustellen und auch das Zeitmanagement ist anspruchsvoller geworden. Er macht sich Sorgen, wie lange diese Anforderungen noch bewältigt werden können. (Vgl. S. 6–7).

TN 42 ist verheiratet und lebt mit seiner Frau im eigenen Haus, wozu er anmerkt, dass das Haus der Bank und nicht ihm gehöre. Er ist Vater von 4 Kindern im Alter von 11, 12, 25, und 26 Jahren, die älteren Kinder leben nicht mehr im gemeinsamen Haushalt. Seine Frau ist Alltagsbegleiterin in der Altenpflege und bringt zwischen 500 und 999 Euro in das gemeinsame Haushaltseinkommen ein. Während TN 42 in der Vergangenheit wenigstens 40 Stunden in der Woche beschäftigt war und sich in der verbleibenden Freizeit in der Gemeinde oder Partei engagierte (s. u.), hat seine Frau in Teilzeit gearbeitet, die Kinder und das Haus versorgt. TN 42 beziffert sein monatliches Nettoeinkommen auf einen Betrag zwischen 3.000 und 3.599 €, wobei er zusätzlich zu seinem Gehalt weitere Einkünfte aus frei-/ beziehungsweise nebenberuflichen Tätigkeiten bezieht. Er würde sein Einkommen und seinen Lebensstandard sehr gerne weiter steigern. Seine letzten Urlaube hat er 2011 in England und Schleswig-Holstein sowie 2012 in den Niederlanden und Portugal verbracht. Teilnehmer 42 gibt die Zeit, die ihm in einer Woche für seine persönlichen Interessen zur Verfügung steht mit 10 Stunden an. Dann engagiert er sich sehr oft in der Gemeinde, einer evangelischen Freikirche, indem er dort seelsorgerlich tätig ist, außerdem wirkt er an Musikgottesdiensten mit. Entsprechend gibt er an, sehr oft zu musizieren, ebenfalls arbeitet auch (»sehr oft«) im Haus oder im Garten. Oft engagiert er sich auch politisch, als Mitglied einer Partei mit dem Namen »Aufrichtig«, diese Partei ist ein Ableger der »Bibeltreuen Christen«. Außerdem ist er Mitglied im Förderverein des Altenheims indem er arbeitet. Selten besucht er Konzerte oder ein Theater, wenn er gelegentlich Sport treibt, dann geht er zum Tauchen.

In der Diskussion nimmt Teilnehmer 42 eine dominante Position ein. Er steuert und moderiert an verschiedenen Stellen die Diskussion, sein Redeanteil ist besonders hoch und die anderen Teilnehmer stimmen ihm in der Regel zu. TN 42 stellt immer wieder dar, dass er Bedingungen stellt, gefragt wird, dass er führt, entscheidet, verantwortet, regelt:

> »Ich sagte, wenn Ihr die mir als Träger nicht erfüllen könnt, dann mache ich das nicht« (S: 7, Z. 24–25)

> »als Einrichtungsverantwortlicher hat man schlichtweg auch die Verantwortung« (S. 9, Z. 40)

> »Was kann ich tun, damit es eben nicht passiert?« (S. 9, Z. 54)

> »ich habe Gestaltungsspielräume, die andere vielleicht so in der Form gar nicht haben.« (S. 14, Z. 39)

Er berichtet, dass er aus Leidenschaft arbeitet, dass er Spaß an der Gestaltung hat, aber auch eine starke Belastung spürt. Die Pflege sieht er als einen äußerst problematischen Bereich an, an dem niemand Interesse hat, der rechtlich nicht geregelt ist und indem Menschen für sehr schwierige Arbeit viel zu wenig Geld verdienen (im Gegensatz zu den Ärzten, denen er eine machtvolle gesellschaftliche Position zuschreibt). Auch die Zukunft des Beschäftigungsbereichs beurteilt er negativ. Wenn die Bedingungen nicht verändert werden, kann es seiner Meinung nach dazu kommen, dass die gewohnte Versorgung der Menschen nicht länger stattfinden kann. Dennoch sucht er nach Möglichkeiten die Situation zu verbessern. Er selbst kann seinen Gestaltungsspielraum nutzen und den »rechtlosen Raum« im Altenheim ausgestalten. Diese Möglichkeiten, die ihm aufgrund der zugeschriebenen Macht zur Verfügung stehen, bewertet er positiv. Er favorisiert einen partizipativen Führungsstil, lässt aber durchblicken, dass er durchaus auch offensive Machtmittel einsetzen kann, um seine Vorstellungen durchzusetzen. (Vgl. S. 14, Z. 51–55).

Teilnehmer 42 wünscht sich eine Veränderung der Bedingungen in der Pflege, damit sie »menschlicher« wird. Materieller Besitz ist ihm nicht besonders wichtig, außer um die Reproduktion zu gewährleisten (zum Beispiel um mal »abzuschalten« und Dinge in Ruhe zu genießen), dagegen hat seine soziale Stellung am Arbeitsplatz für ihn eine hohe Bedeutung. Die Position, die ihn mit größerer Macht, mit Entscheidungs-, Gestaltungsspielräumen und mit besonderer Anerkennung im Feld ausstattet, wird von ihm auch symbolisch demonstriert. Dabei handelt er auf der Grundlage einer festgefügten ethisch-moralischen Haltung, einer Überzeugung von »richtig« und »falsch«, die einen »herrschenden«, karitativ getragenen, sozialen Blick beinhaltet (vgl. Tab. 2). Obwohl Teilnehmer 42 durchaus karriere- und statusorientiert ist, sind seine Ziele überwiegend ideell. Er wünscht sich mehr Geld und mehr Personal zur Versorgung Hilfebedürftiger, damit Wertschätzung, Ehrlichkeit und Menschheit angebahnt werden können.

Vertikal hat Teilnehmer 42 seine Herkunft im traditionellen (kleinbürgerlichen) Arbeitnehmermilieu verlassen und ist in der oberen Hälfte der respektablen Milieus angekommen. Dabei finden sich Merkmale des leistungsorientierten Arbeitnehmermilieus der Typologie nach Vester et al.[998] TN 42 hat eine Tätigkeit gewählt, die ihm vermeintlich persönlich entspricht und Aufstiegschancen bietet. Er stützt sich auf seine fachliches Können, sein Selbstbewusstsein und seine Bereitschaft zur Leistung und Konkurrenz. Wichtig sind ihm Selbstständigkeit und Anerkennung, wofür er erhebliche Belastungen akzeptiert und grundsätzlich zur Weiterbildung bereit ist. Andererseits finden sich Hinweise auf ein festgefügtes Weltbild, dass eine moderne, unkonventionelle, kosmopolitische Sicht auf das Leben verhindert. Eher ist eine ethisch/ religiös getragene Anschauung anzutreffen, die mit einigen unflexiblen Positionen assoziiert ist. Aus diesem Grund wurde die horizontale Verortung im leistungsorientierten Milieu sehr nahe der Grenze zum Modernen kleinbürgerlichen Milieu vorgenommen.[999]

## Teilnehmerin 57

Teilnehmerin 57 ist eine 42 Jahre alte Frau aus Süddeutschland. Ihre Eltern haben auf dem eigenen bäuerlichen Kleinbetrieb gearbeitet, die Mutter war zudem Hausfrau. Der Vater war zuletzt bei einem Automobilkonzern angestellt,

---

998 Vgl. Vester et al. 2001, S. 516–518.
999 Vgl. Vester et al. 2001, S. 518–521.

inzwischen sind beide jedoch berentet. Der Großvater väterlicherseits war ebenfalls Landwirt, und hat zusätzlich in einem Steinbruch gearbeitet, den Beruf des anderen Großvaters hat TN 57 mit »Straßenarbeiter« angegeben. Eine der Großmütter war Hausfrau, zu der anderen kann sie keine Angaben machen. TN 57 hat zwei Schwestern, eine ist Metzgereifachverkäuferin, inzwischen jedoch Hausfrau, und die zweite Schwester arbeitet als Bürokauffrau. TN 57 hat die Hauptschule besucht und mit einer Mittleren Reife abgeschlossen. Im Anschluss hat sie eine dreijährige Ausbildung zur »Staatlich geprüften Hauswirtschafterin im städtischen Bereich« abgeschlossen und danach für etwa 13–14 Jahre (Angaben divergieren) als Hauswirtschafterin in einem Privathaushalt gearbeitet. In diesem Haushalt hat sie die drei Kinder der Familie versorgt. Als ihr Großvater pflegebedürftig wurde, hat sie ihn zudem gepflegt, wodurch sie einen Zugang zur Altenpflege bekam. Neben ihrer Anstellung und der Versorgung des Großvaters begann sie eine Fortbildung zur »Fachhauswirtschafterin für ältere Menschen« in einer Abendschule, die zu der Zeit als regionales Pilotprojekt angeboten wurde. Vielleicht hat sich TN 57 deshalb mit einer Alternative zu ihrer Anstellung beschäftigt, weil sie ahnte, dass sie entlassen werden würde. Im Rahmen der Fortbildung absolvierte sie Praktika in ambulanten und stationären Altenpflegeeinrichtungen. Die Stellung im Privathaushalt wurde erst beendet, als die drei Kinder der Arbeitgeberfamilie so alt waren, dass sie keine Betreuung mehr benötigten. Weil sie im Anschluss nicht sofort wusste, was sie anfangen sollte, hat TN 57 sich entschieden eine Altenpflegeausbildung zu beginnen (vgl. S. 4, Z. 6–9).

Nach Abschluss der Ausbildung 2004 arbeitete sie sechs Jahre lang in einem privaten Altenheim. 2009 – im Alter von 39 Jahren – lernte sie ihren Partner kennen und zog zu ihm in ein anderes Bundesland. Zum ersten Mal verließ sie ihre Heimat und gab die Nähe zu ihren Eltern auf, was für sie nicht einfach war. Allerdings beschreibt sie sich als offen und anpassungsfähig, weshalb sie sich in der neuen Umgebung eingelebt hat. »Das war auch ein Kulturschock. Ja. Es ist anders als in XXX. Das stimmt. Aber man ist ja aufgeschlossen, offen und man ist ja auch anpassungsfähig.« (S. 4, Z. 18–19) Nach dem Umzug arbeitete sie in einem weiteren Altenheim, bevor 2010 ihr Sohn geboren wurde. Nach einer kurzen Erziehungszeit wechselte sie 2011 in die aktuelle Einrichtung und übernahm dort die Funktion einer Wohnbereichsleitung, mit einem Stundenumfang von 31 Wochenstunden. Während sie in der Vorstellungsrunde ihre Berufswahl zur Altenpflege als Zufall beschreibt, als etwas, in das sie hineingerutscht sei und das nicht ihr Traumberuf ist, gibt sie im Fragebogen an, dass sie gerne auch Verantwortung für andere übernimmt. Ursprünglich wollte sie jedoch Diätassistentin werden. Schon immer wollte sie irgendetwas »zwischen Patient oder Bewohnern, Küche und Arzt« (S. 4, Z. 32) sein. Bereut hat sie ihre Entscheidung für die Altenpflege jedoch nicht. Für TN 57 steht es außer Frage, dass sie arbeitet, für sie ist es keine Option als Hausfrau und Mutter zu Hause zu bleiben. Zum einem hat sie ihr Leben lang hart (für andere) gearbeitet, zum anderen könnte die Familie vom Einkommen ihres Mannes, der auf einer vollen Stelle nicht mehr verdient als sie, finanziell wenig wirtschaften.

TN 57 lebt mit ihrem Partner und ihrem inzwischen dreijährigen Sohn in einem gemieteten Haus. Ihr Mann ist Kraftfahrer und befürwortet, dass sie arbeitet. Auch der Arbeit in der Altenpflege steht er, aus pragmatischen Gründen, befürwortend gegenüber. Offensichtlich passen die Arbeitszeiten gut in das gemeinsame Alltagskonzept. TN 57 hat ihren Verdienst zwischen 2.000 €–2.499 € angegeben, wobei sie sehr wahrscheinlich (im Vergleich zu ihren Kolleginnen) den Bruttolohn angab. Ihr Mann verdient zwischen 1000 € und 1499 € im Monat, so dass sie über ein geschätztes gemeinsames Haushaltseinkommen von rund 3.000 € (netto) im Monat verfügen. Abgesehen von der Vergütung als Altenpflegerin erhält TN 57 kein weiteres Einkommen. Sie erwartet keine finanziellen Veränderungen in den nächsten fünf Jahren und geht davon aus, dass ihr Lebensstandard gleichbleibt.

In ihrer Freizeit arbeitet TN 57 sehr oft in im Haus oder im Garten, oft liest sie auch. Sie engagiert sich selten politisch oder gesellschaftlich und nie in der Kirche, sie geht nie ins Kino, spielt nie am PC und geht sehr selten ins Theater. Gelegentlich trifft sie sich mit Freunden, besucht ein Restaurant oder treibt Sport. Wenn sie Sport treibt, geht sie schwimmen oder zum Nordic Walking. Sie ist Mitglied im Schützenverein und Mitglied der katholischen Kirche, ihren letzten Urlaub hat sie 2012 in Bayern verbracht.

Grundsätzlich möchte TN 57 es allen recht machen, den Mitarbeitern, für die zuständig ist, den Bewohnern ihres Bereichs und den Angehörigen.

>»die Wünsche, ob es jetzt für den Bewohner ist oder den Mitarbeiter, Dienstplangestaltung, man versucht, so viel wie möglich für sie zu tun, geht man drauf ein, wenn sie frei haben oder Termine, dass man das dann auch beachten sollte.« (S. 22, Z. 4–7)

Sie beklagt andererseits die Ansprüche der Mitarbeiter, der Angehörigen oder Bewohner und weiß, dass sie nicht immer allen Anforderungen gerecht werden kann. Anders als TN 42 empfindet sie die mit Macht verbundene Position der Wohnbereichsleitung auch als Bürde und setzt ihre Machtmittel, um Vorstellungen gegen den Willen der Mitarbeiter durchzusetzen, ungern ein. In solchen Situationen ist es ihr wichtig »Mensch« zu bleiben und die Persönlichkeit der Einzelnen zu achten, auch wenn jeder seine »Macken« hat. Den Bewohnern gegenüber ist sie dabei tolerant, (wer beispielsweise nicht duschen möchte, der lässt es halt bleiben). Auch TN 57 belastet das Ansehen der Pflege in der Öffentlichkeit, sie findet es schlimm, dass nur negativ über die Pflege berichtet wird, weil der Beruf ihrer Meinung nach dadurch den letzten Rest an Attrakti-

vität verliert und sich kein Nachwuchs findet. Sie unternimmt jedoch nichts, um
diesen Zustand zu verändern.

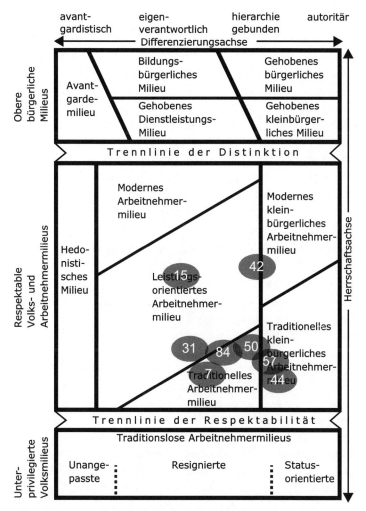

Abb. 15: Verortung der Teilnehmer der Gruppenwerkstatt 1

Im Leben von TN 57 hat ihre Familie einen zentralen Stellenwert. Sie wünscht
sich, dass ihr Sohn problemlos aufwachsen kann und sie den engen Kontakt zu
ihrem Elternhaus (und ihrer »Heimat«) aufrechterhalten kann. Die Gesundheit
ist ihr wichtig und eine »Leichtigkeit«. »Und auch für mich ist wichtig, dass ich
die Leichtigkeit nicht verliere, dass man nicht alles zu eng sieht, alles zu streng.«
(S. 27, Z. 19–20) Später einmal, wenn ihr Sohn erwachsen ist, möchte sie noch

»Abenteuer« erleben, vielleicht möchte sie mit ihrem Mann nach Australien oder Hawaii reisen. Bis dahin hat sie bescheidenere Wünsche. »Also campen und solche Sachen. Man muss nicht immer/ und auch Fahrrad, Natur einfach erleben.« (S. 27, Z. 26–27)

Die Teilnehmerin hat sich von ihrer Herkunft der ständisch-kleinbürgerlichen Traditionslinie, nicht weit entfernt und zeigt hierfür »typische« Handlungsmuster. Vermutlich waren die finanziellen Ressourcen im Elternhaus eher eng und die Familie zeitweise vom einem sozialen Abstieg bedroht. Traditionell und heimatverbunden, als Frau ausgebildet in einem (typisch weiblichen) Dienstleistungsberuf, arbeitete TN 57 lange Jahre als Hausangestellte unter der Direktive eines übergeordneten privaten Arbeitgebers. Pflichtbewusst blieb sie in dem Dienstverhältnis bis ihre Dienstleistung nicht länger benötigt wurde. Die soziale Ungleichheit wird nicht in Frage gestellt, es gilt »das Beste aus den Dingen zu machen«.[1000] TN 57 passt sich den Gegebenheiten an und arbeitet, um ihre Position zu sichern.

## 8.3 Gruppenwerkstatt 2: Examinierte Altenpflegerinnen

Gruppenwerkstatt 2 fand im Mai 2013 mit fünf examinierten Teilnehmerinnen (unter ihnen kein Mann) in dem Besprechungsraum einer »Seniorenresidenz« in Niedersachsen statt. Träger der Einrichtung ist eine privatwirtschaftliche Aktiengesellschaft, die 34 Klinikbetriebe, sieben Pflegeeinrichtungen und 11 Medizinische Versorgungszentren in 11 Bundesländern betreibt. Die »Seniorenresidenz« ist direkt neben einer neurologischen Klinik angesiedelt und bietet 62 Einzelzimmer an, davon entfallen 28 Betten auf zwei Wohnbereiche zur Versorgung demenziell erkrankter Menschen. Die Einrichtung liegt ländlich am Rand einer Kleinstadt mit rund 17.000 Einwohnern und verfügt über wenig Infrastruktur. Mit einem Eigenanteil zwischen 1.256 € (bei Pflegestufe 1) und 1.529 € (bei Pflegestufe 3) im Monat zahlen die Bewohner einen vergleichsweise niedrigen Preis.[1001] Die Einrichtung wurde 2011 eröffnet, sodass die Probandinnen zum Zeitpunkt der Gruppenwerkstatt seit maximal zwei Jahren in der Einrichtung beschäftigt waren. Sie arbeiten noch nicht lange in der »Seniorenresidenz« zusammen, hatten aber nach ihrem Examen und bevor sie ihre Stellen in der Einrichtung antraten, bereits in ein bis drei anderen Altenpflegeeinrichtungen gearbeitet. Die Frauen verfügten über Berufserfahrungen zwischen vier und neun Jahren. Alle Teilnehmerinnen haben freiwillig und aus Interesse am Thema an der Gruppenwerkstatt teilgenommen, die Moderatorin hat im di-

---

1000 Vgl. Vester et al. 2001, S. 518.
1001 Eigene Recherche der Kosten für 20 Einrichtungen in 14 Bundesländern.

rekten Anschluss daran eine weiterführende Fortbildung zum Thema Gewalt in der stationären Altenpflege angeboten.

Die Gruppenwerkstatt begann mit vier Teilnehmerinnen, eine fünfte kam nach der Vorstellungsrunde hinzu. Sie musste vorzeitig wieder gehen, um ihre beiden Kinder zu versorgen, und konnte daher keinen Fragebogen ausfüllen. Zwei Teilnehmerinnen, unter ihnen die Pflegedienstleiterin der Einrichtung, nahmen während ihrer Dienstzeit teil, die übrigen drei Frauen begannen ihren Dienst im Anschluss an die Fortbildung. Die Pflegedienstleiterin war während der Gruppenwerkstatt in Bereitschaft und führte zwischendurch einige Telefonate. In der Mittagspause unterbrach eine Teilnehmerin die Werkstatt, um auf den Wohnbereichen Medikamente vorzubereiten. Die Bedingungen für die Untersuchung im Feld spiegelten, wie der Einrichtungsleiter im Vorfeld erklärte, die Bedingungen der Pflege. Demnach sind personelle Ressourcen, um Mitarbeiter im Rahmen der Dienstzeit für empirische Untersuchungen freizustellen, nicht vorhanden, abgesehen von Ausnahmen, die mit einem wesentlichen Nutzen für die Einrichtung verbunden sind. Die Beschäftigten sind zudem derart belastet, dass sie es sich nicht vorstellen können, außerhalb ihrer Dienstzeit an einer zeitaufwendigen Untersuchung teilzunehmen. Da in einer kleineren/ mittleren Einrichtung nur wenige examinierte Fachkräfte arbeiten, können auch nicht mehrere von ihnen gleichzeitig eine Veranstaltung außer Haus besuchen, ohne die Versorgung der Bewohner zu gefährden. Aufgrund der Rahmenbedingungen war der Feldzugang problematisch. Nach einigen Anfragen konnten die examinierten Mitarbeiterinnen dieser Einrichtung dennoch für eine Gruppenwerkstatt in der Einrichtung gewonnen werden.

### 8.3.1 Inhaltsanalytisches Protokoll

Die Teilnehmerinnen waren 30, 31, 37 und 47 Jahre alt, drei von ihnen haben eine Altpflegeausbildung absolviert, die Pflegedienstleiterin eine Ausbildung zur Kinderkrankenschwester, eine weitere Teilnehmerin ist Gesundheits- und Krankenschwester. Zwei der Frauen sind Single und kinderlos, eine Frau ist geschieden und lebt mit ihrem neuen Lebensgefährten zusammen, sie hat zwei Kinder, die das Elternhaus bereits verlassen haben. Die Pflegedienstleiterin lebt in einer Partnerschaft und hat ein fünfjähriges Kind. Die später hinzugekommene Frau hat zwei Kinder und als einzige eine Teilzeitstelle.

Die Gruppenwerkstatt wurde entsprechend des Leitfadens durchgeführt. Bereits während der Vorstellungsrunde thematisierten die Teilnehmerinnen die Rahmenbedingungen der Arbeit. Sie seien restriktiver als noch vor wenigen Jahren und würden eine Realisierung des Pflegeanspruches eher verhindern. Die Dokumentation der Arbeit beanspruche einen zu großen Anteil der Zeit, die in der Folge den Bewohnern nicht zur Verfügung stehen könne. Die Restriktionen würden bewohnerorientiertes Arbeiten einschränken, die Belastung erhöhen und zu notwendigen Kompromissen im Pflegehandeln führen, die die Mitarbeiterinnen nicht zufrieden stellen.

Als Reaktionen auf die Filmsequenz wurden Unverständnis, Entsetzen und Abwehr verbalisiert. Die Teilnehmerinnen distanzierten sich massiv von den gezeigten gewalttätigen Übergriffen und bezeichneten den dargestellten Fall als besonders »extrem« (vgl. 79: S. 5, Z. 4 oder 67: S. 5, Z. 12–13). In der anschließenden Diskussion wurden vordringlich Erscheinungsformen und Ursachen von Gewalt im Arbeitsalltag thematisiert. Die Teilnehmerinnen bemerkten, dass Kränkungen durch die Art der Kommunikation vermittelt werden und körperliche Verletzungen eine besonders drastische Form der Gewaltanwendung darstellt. Gewalttätigkeiten werden subjektiv bewertet und bewältigt, die wahrgenommenen Übergänge zwischen Missverständnissen und massiven Übergriffen sind fließend. Als Beispiel für die Erscheinungsformen von Gewalt gegen Bewohner wurde die Missachtung von Wünschen, Bedürfnissen oder Ressourcen genannt (Missachtung der Zeitbedürfnisse, zum Beispiel beim Aufstehen, oder die Missachtung der Intimsphäre, zum Beispiel wenn Badezimmertüren während der Körperpflege offen gelassen werden). Ebenso wie in der ersten Gruppenwerkstatt wurden die Nahrungsaufnahme und die Ausscheidung als besonders sensible Situationen charakterisiert.

Die Frauen stellten darüber hinaus fest, dass auch von den Bewohnern Gewalt ausgeht, wobei sie die Grenze zwischen unabsichtlich und willentlich ausgeübten Handlungen thematisierten. Als Beispiele wurden permanentes Schreien oder Klingeln sowie provozierendes Ausscheiden (zum Beispiel vor die Toilette) diskutiert. Die Teilnehmerinnen stellten fest, dass Situationen zwischen Bewohnern oder zwischen Bewohnern und Pflegenden in einer Gewaltspirale eskalieren können.

Als Ursache für Gewalt wurde die hohe Arbeitsbelastung diskutiert, die aus veränderten Rahmenbedingungen und -strukturen des Gesundheitssystems resultieren. Teilzeitstellen mit hohen Arbeitsanforderungen und weitreichenden Aufgaben bringen die Mitarbeiterinnen ebenso an ihre Belastungsgrenzen wie Vollzeitstellen, Überstunden und fehlende Möglichkeiten zur Reproduktion. Besonders ältere Mitarbeiterinnen würden nach Meinung der Teilnehmerinnen unter den sich schnell verändernde Anforderungen leiden, die ein hohes Maß an Flexibilität und Kompetenzerwerb einfordern. Ein Risikofaktor für Gewalttätigkeiten wird in privaten Problemen gesehen, die mit den Problemen des Berufsalltags kumulieren. Die mangelnde Akzeptanz des Lebensendes wurde als weitere, bislang nicht explizit aufgezählte Ursache genannt.

Weitere manifeste Themen der Diskussion waren die Tabuisierung von Gewalttätigkeit in der stationären Pflege und sinnvolle Strategien zur Gewaltprävention. Dazu zählten Strategien zur Kompensation von Belastungen, das »richtige« Verhalten in eskalierten Situationen oder die Notwendigkeit von Appellen an das Berufs- und Pflegeverständnis der Mitarbeiter. Das Verhalten der Kolleginnen im Team und der Umgang mit Täterinnen wurden vor diesem Hintergrund beleuchtet.

Alle Teilnehmerinnen beteiligten sich aktiv an der Diskussion, die Beiträge blieben jedoch lange distanziert und abstrakt. Es dauerte rund 45 Minuten, bis die Frauen sich persönlich mit dem Thema auseinandersetzten und einige Beispiele zur Verdeutlichung des eigenen Handelns in der Einrichtung einbrachten. Die Teilnehmerin, die in der Position der Pflegedienstleitung die Vorgesetzte der anderen Teilnehmerinnen ist (79), hat den größten Anteil der Redezeit ausgefüllt. Die anderen Teilnehmerinnen unterschieden sich nicht wesentlich im Umfang ihrer Beiträge. Die Beiträge von 79 wurden nicht infrage gestellt, sie haben die Diskussion maßgeblich gestaltet und Standpunkte gesetzt. 79 hat die anderen Teilnehmerinnen an einigen Stellen unterbrochen, sie hat die Beiträge der anderen (insbesondere von 67) weiter ausdifferenziert oder auch Gegenpositionen eingenommen. 88 hat bereits in der Einrichtung im Schwarzwald mit 79 zusammengearbeitet, die beiden kennen und verstehen sich gut, sie scheinen eine besondere Verbindung zu haben. »Ja es wird ja immer gesagt, wir sind wie ein altes Ehepaar (lachend). Genau.« (88: S. 4, Z. 24) Die Teilnahme der Vorgesetzten an der Gruppenwerkstatt hat die Äußerungen der anderen Teilnehmerinnen beeinflusst. Diese haben sich teils verhalten geäußert und wenige persönliche Anmerkungen/ Beispiele eingebracht.

Wie auch in den anderen Gruppenwerkstätten wurde vor dem Hintergrund der Analyse der Gruppenkonstellation eine Graphik erstellt, die einen Eindruck von der Situation vermitteln soll. Jede Teilnehmerin wurde durch einen Kreis mit ihrer Codenummer dargestellt. Der Durchmesser der Kreise symbolisiert den quantitativen Umfang der jeweiligen Redebeiträge. Prestige und Anerkennung der Beiträge (und der Teilnehmerin) durch die Gruppe werden durch die Nähe der Kreise zum Mittelpunkt verdeutlicht. Je näher die Kreise am Mittelpunkt angeordnet wurden, desto höher wurde die Relevanz der Beiträge (und in der Regel auch die Anerkennung der Teilnehmerin) eingeschätzt. Die Kreise der Teilnehmerinnen, die während der Gruppendiskussion offensichtlich ein spannungsfreies, partnerschaftliches Verhältnis zueinander hatten, wurden nebeneinander platziert.

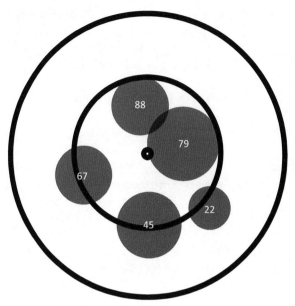

Abb. 16: Einschätzung der Positionen der Teilnehmerinnen in Gruppenwerkstatt 2

## 8.3.2 Ergebnisse der hermeneutischen Sequenzanalyse

Als Ergebnis der Sequenzanalyse lassen sich Bereiche identifizieren, für die feldspezifische Spielregeln und Dispositionen zu beschreiben sind. Diese Bereiche wurden durch das hermeneutische Vorgehen sukzessive aus dem Material »herausgelesen« und im Verlauf der Interpretation weiter verdichtet. Als Resultat ergaben sich Themenkomplexe, die geeignet sind, um die Ergebnisse der Sequenzanalyse zu strukturieren. Für Gruppenwerkstatt 2 ergaben sie folgende Bereiche:

- Biographie, Selbstbild und Motivation der Probandinnen
- Meinungen und Dispositionen im Hinblick auf die berufliche Altenpflege (inkl. Arbeitsethos, Belastungen, Machtverhältnisse/ Hierarchien und Anerkennung)
- Dispositionen zur Teamarbeit
- Bilder von Bewohnern

### Biographie, Selbstbild und Motivation: »wirklich mit Menschen«

Vermutlich weil die Gruppe klein war und die Teilnehmerinnen längst ein von ihrem Elternhaus unabhängiges Leben führen, sind sie in der Vorstellungsrunde nur beiläufig auf ihre Herkunftsfamilien eingegangen. Stattdessen haben die Frauen ausführlich von ihren Berufsbiographien berichtet, die auch Aufschluss über die Berufswahlmotivationen geben. Aus diesem Grund konnten die Äußerungen der vier Teilnehmerinnen, die an der Vorstellungsrunde teilgenommen haben, ausführlicher untersucht und dargestellt werden als in der ersten Gruppenwerkstatt.

Die Frau mit der Codenummer 67 ist 1976 geboren worden (37 Jahre alt), hat 1994 die Realschule mit der Mittleren Reife verlassen und im Anschluss eine Lehre zur Tischlerin absolviert. Danach ist sie als Soldatin zur Bundeswehr gewechselt, wo sie 8 Jahre lang gedient hat, bevor sie sich dazu entschloss die Bundeswehr wieder zu verlassen. Sie hat sich dort wohl gefühlt, konnte sich aber nicht vorstellen einer Einberufung zu einem Kampfeinsatz in Afghanistan 2003 zu folgen.[1002] Aus moralischen Bedenken, aber auch aus Angst und Unsicherheit hat sie diesen Arbeitsplatz aufgegeben. 67 hat sich, anderes als alle anderen Teilnehmerinnen, nach dem Realschulabschluss für einen handwerklichen, männerdominierten Beruf entschieden und wechselte danach in eine weitere Männerdomäne. Nach ihrer Bundeswehrzeit entschloss sie sich zu einer (zweijährigen) Ausbildung als Chemisch-Technische Assistentin (CTA), obwohl sie bereits ausgebildete Tischlerin war. Entweder wollte sie zu dem Zeitpunkt generell nicht mehr als Tischlerin arbeiten – der Grund dafür bleibt offen – oder sie bekam keinen Arbeitsplatz, der ihr zusagte. Nachdem sie die Ausbildung zur CTA 2005 oder 2006 beendet hatte, stellte sie fest, dass sie auf Dauer auch nicht als CTA arbeiten wollte, weil es ihr nicht gefiel, nur »mit Reagenzgläsern zu sprechen« (vgl. S. 2, Z. 14–15). Der Kontakt und die Beziehung zu anderen Menschen reichten ihr in dem Beschäftigungsbereich nicht aus. Sie wünschte sich einen Beruf, in dem sie Beziehungen zu Menschen hat: »Das ist es dann doch nicht! Jetzt suchst du dir einen Job, wo du wirklich mit Menschen arbeitest.« (67: S. 2, Z. 15–16) Der Entschluss dazu, einen Beruf zu wählen, der sie in Beziehung mit anderen Menschen treten lässt, stellte auch sie vor die Entscheidung, welcher Gruppe von (hilfebedürftigen) Menschen sich zukünftig widmen wollte. Als wählbare Alternativen benennt sie die Pflege von Kindern und die Pflege alter Menschen. Mit Kindern wollte sie keinesfalls arbeiten, die Gründe dafür bleiben offen, also blieb ihr nur eine mögliche Wahl: »Und dann war halt die Frage: Kinder oder Senioren. Kinder ist gar nicht mein Fall, also waren es die Senioren.« (67: S. 2, Z. 16–17) Auf Nachfrage gibt 67 ein weiteres Motiv an, das zu ihrer Entscheidung für eine Altenpflegeausbildung führte,

---

1002 Das Mandat der Bundesregierung zur Beteiligung der Bundeswehr am ISAF-Einsatz in Afghanistan wurde am 22. 12. 2001 erteilt, vgl. Die Bundeswehr im Einsatz, S. 97. Internetauftritt der Bundeswehr: http://www.bundeswehr.de/resource /die_bundeswehr_im_einsatz_final_Internet.pdf (Abruf: 09. 02. 2015).

obwohl sie zuvor noch keine Berührungspunkte mit dem Feld hatte. Nach zwei Ausbildungen und einer längeren Dienstverpflichtung bei der Bundeswehr hatte sie den Eindruck, dass ihr nicht mehr viele Berufsausbildungen offen stehen. Sie musste überlegen, wo sie sich als Frau, im mittleren Alter, mit einer fragmentierten Berufsbiographie, einfach »eingliedern« kann. Der für solche Biographien typische Beruf war für sie jedenfalls die Altenpflege:

> »Ja, man muss ja dann auch ab einem gewissen Alter überlegen: Was kann man noch anfangen? Und dann kann man diese typischen Berufe, (…) sind dann einfach nicht mehr offen für einen und dann guckt man: Wo gliedern sich halt Leute in meiner Altersklasse ein und das war typisch die Altenpflege.« ( 67: S. 2, Z. 27–30)

Etwa 2007 schloss sie ihre Ausbildung zur Altenpflegerin ab. Nachdem sie zunächst noch in einem anderen Altenheim gearbeitet hatte, wechselte sie zwei Jahre vor der Gruppenwerkstatt in das aktuelle Arbeitsverhältnis.

Die Teilnehmerin ist kinderlos und alleinlebend, wobei sie betont, dass sie mit vielen Haustieren zusammen lebe. Ihre Tiere scheinen eine hohe Bedeutung für sie zu haben, sie bezeichnet sich sogar als Tierfanatikerin: »Ich bin 37 Jahre alt, ich bin Single, wohne mit ganz vielen Tieren in einem Haus. Ja, also ich bin Tierfanatiker.« (67: S. 2, Z. 10–11) Insgesamt macht 67 ihre Arbeit »total gerne«, sie hat das Gefühl, die richtige Entscheidung getroffen zu haben und nun am richtigen Ort zu sein. Sie erlebt das schon mehrfach geschilderte Gefühl der Passung, offenbar geht ihr Habitus mit den Strukturen im Feld ein konvergentes Verhältnis ein.

Die Teilnehmerin mit der Codenummer 45 ist eine 47-jährige Frau. Sie beginnt ihre Vorstellung damit, dass sie über ihre beiden Kinder berichtet, die inzwischen 28 und 21 Jahre alt sind und unabhängig von ihr leben. Es ist ihr wichtig zu betonen, dass ihre Kinder sie nicht mehr brauchen und gut versorgt sind, denn sie hat sich vor etwa einem Jahr von ihrem Mann scheiden lassen und ein »neues« Leben begonnen. Sie deutet damit an, dass sie zum einen die Trennung gut verkraftet und zum anderen gegenüber ihren Kindern deshalb kein schlechtes Gewissen hat. 1982, im Alter von 16 Jahren, hat 45 mit einem Hauptschulabschluss die Schulzeit beendet und direkt im Anschluss eine dreijährige Lehre zur Chemikantin absolviert. Schon während der Ausbildung ist sie schwanger geworden, mit 19 Jahren bekam sie ihr erstes Kind. Sie heiratete und bekam ihr zweites Kind, als sie 26 Jahre alt war. Ihr Mann war der Hauptverdiener der Familie, sie selbst hat während der Familienzeit insgesamt etwa 7 Jahre lang in Gelegenheitsjobs gearbeitet und weitere 7 Jahre war sie, vermutlich in ihrem erlernten Beruf, in der Chemieindustrie beschäftigt. Zudem pflegte sie daheim ihre bettlägerige Schwiegermutter bis zu deren Tod und bekam auf diese Weise einen ersten Eindruck von pflegerischer Arbeit. Sie berichtet: »dann war so ein Knick in der Chemie gewesen« (45: S. 2, Z. 39), der dazu führte, dass sie begann sich Gedanken darüber zu machen, welche Arbeit sie weiter ausüben könnte. Vermutlich ist sie arbeitslos geworden und hatte darüber hinaus wenige Chancen, eine andere Stelle in der Chemieindustrie zu bekommen. In dieser Situation, als ihre Kinder und die Schwiegermutter sie nicht mehr brauchten und sie arbeitslos war, entschloss sie sich noch einmal »durchzustarten«. Vielleicht lag der Impuls auch darin begründet, dass sie in ihrer Ehe unglücklich war, sich nutzlos fühlte und sich wünschte, unabhängiger zu sein:

> »dann, ja, habe ich einfach mal so für mich gedacht, weil, die Kinder waren groß und/ ob ich da noch mal durchstarten kann in einen anderen Beruf. Ja, und das hat mich dadrauf gebracht, weil meine Schwiegermutter, die war auch bettlägerig und die habe ich zum Teil mit gepflegt, ja, und dann habe ich mir einfach überlegt: Jetzt versuchst du/ gehst du mal den Schritt und machst ein Praktikum in der Altenpflege.« (45: S. 2, Z. 39–43)

Nach 8 Monaten Praktikumszeit bekam sie einen Ausbildungsplatz und begann ihre Altenpflegeausbildung. Für 45 war es ein bedeutsamer Schritt, noch einmal eine Ausbildung zu beginnen, der eng mit ihrem Plan verbunden war noch einmal »durchzustarten«. Sie bezeichnet sich als »Kursmama«, weil sie die älteste Schülerin in ihrem Altenpflegekurs war. Der Altersunterschied zu den anderen Schülerinnen hat sie jedoch nicht gestört, die Ausbildung machte ihr Freude und eröffnete ihr tatsächlich einen neuen, familienunabhängigen Weg, der ihr Selbstbewusstsein gab. Sie betont, dass sie das Examen mit Erfolg abschließen konnte, so als ob sie sich dessen zunächst nicht sicher gewesen sei. Da sie nicht in dem Altenheim bleiben wollte, in dem sie als Schülerin gearbeitet hatte, »weil, man sagt ja immer: Da wo man die Ausbildung gemacht hat, ist man immer Schüler, ja?« (45: S. 2, Z. 48–49), bewarb sie sich nach der Ausbildung in einem »guten« katholischen Altersheim und bekam die Stelle, was sie als weiteren Erfolg für sich verbuchte.

45 berichtet, dass sie 2012, nach 31 Jahren, den Mann wieder getroffen habe, in den sie im Alter von 16 Jahren, bevor sie schwanger wurde und heiratete, verliebt gewesen sei. Sie trennte sich daraufhin von ihrem Ehemann, kündigte ihre »gute« Stelle und zog zu ihrer Jugendliebe in ein anderes Bundesland. Ihr neuer Partner arbeitet als Tischler, sie leben in seiner kleinen Singlewohnung zusammen und wollen, sobald es möglich ist, in eine größere Wohnung umziehen. 45 hat ihre Wohnung, ihre Freunde, Hobbys (Kegeln) und ihre Arbeitsstelle aufgegeben, um ein neues Leben zu beginnen. Die Trennung von ihren Kolleginnen im Altenheim fiel ihr dabei besonders schwer. Seit sie vor einem Jahr bei ihrem neuen Partner eingezogen ist, ist sie in der »Seniorenresidenz« beschäftigt, in der die Gruppenwerkstatt stattfindet. Obwohl sie einräumt, dass ihr die Freunde und Kollegen fehlen, hat sie ihren Schritt bislang noch nicht bereut.

In der neuen »Seniorenresidenz« wurde 45 zunächst als WBL eingesetzt. Diese Position scheint sie an Grenzen geführt zu haben; etwas fehlte, um die Arbeit richtig oder gut zu machen, etwas, das sie ihrer Einschätzung nach noch lernen müsste – »gewisse Ansätze«:

> »Ja, und ich war vor kurzem ein halbes Jahr als Wohnbereichsleitung und da habe ich jetzt die Erfahrung gemacht, dass das nicht so mein Teil ist, weil, da fehlen noch gewisse Ansätze bei mir wo halt noch Schulungsbedarf ist – wie gesagt.« (45: S. 3, Z. 7–9)

Seit dieser Erfahrung arbeitet 45 im üblichen Schichtdienst und hat die Position als WBL aufgegeben. Sie rechtfertigt diesen Umstand damit, dass die Leitungsposition ohnehin nicht ihr favorisierter Weg gewesen sei. Statt einer Leitungsweiterbildung, die mit der neuen Position verbunden gewesen wäre, würde sie lieber eine gerontopsychiatrische Weiterbildung absolvieren, die auf Beziehungsarbeit ausgerichtet ist. Ihr Ziel ist es, mit einer Weiterbildung noch einen weiteren Karriereschritt zu gehen. Sie kompensiert den Misserfolg mit alternativen Strategien zur Weiterentwicklung und lässt sich nicht entmutigen. Ihr Berufsverständnis bringt sie zum Abschluss ihrer Vorstellung als Motto ein. Sie möchte andere so pflegen wie sie selbst einmal gepflegt werden möchte. (Vgl. 8.3.5: Verortung von TN 45).

Die Teilnehmerin mit der Codenummer 79 ist 31 Jahre alt, wurde im Raum Berlin geboren und hat dort ein Gymnasium besucht. Während ihrer Abiturzeit, also etwa im Alter zwischen 16 und 19 Jahren, hat sie mitgeholfen ihre Urgroßmutter, die in ihrem Elternhaus lebte, zu pflegen. Die damit verbundenen Erfahrungen haben zu ihrer Entscheidung geführt, eine Ausbildung in einem Pflegeberuf zu beginnen. Offensichtlich stand auch 79 vor der Frage, ob sie bei der Pflege alter Menschen bleiben oder sich für die Pflege von Kindern entscheiden sollte. Anders als ihre Kolleginnen hat sie sich für die Ausbildung zur Kinderkrankenschwester entschieden.

> »ja, wie bin ich zu dem Beruf gekommen? Während meiner Abiturzeit ist meine Uroma bei uns zuhause zur Pflege/ also sie hat bei uns gewohnt, ist ein Pflegefall geworden, ich habe die mit versorgt und das hat so ein bisschen meine Richtung, wohin meine Ausbildung geht, beeinflusst.« (79: S. 3, Z. 17–20)

In der Kinderkrankenpflege wurde mindestens ein mittlerer Berufsabschluss als Einstiegsvoraussetzung verlangt, zudem ist Anzahl der angebotenen Ausbildungsplätze überdauernd deutlich geringer als in den anderen Pflegeberufen. Zu vermuten ist, dass das Verhältnis der Bewerberinnen zu den angebotenen Ausbildungsplätzen ungünstiger ausfiel als in der Kranken- und Altenpflege.[1003]

---

1003 Im Schuljahr 2011/ 12 waren deutschlandweit 53.298 Schülerinnen in der Gesundheits- und Krankenpflegeausbildung und 6.051 Schülerinnen in der Gesundheits- und Kinderkrankenpflegeausbildung zu verzeichnen, vgl. Statistisches Bundesamt 2012f. Entspre-

79 hatte, im Gegensatz zu den anderen Teilnehmerinnen, mit ihrem höheren Schulabschluss gute Voraussetzungen, um einen Ausbildungsplatz in der Kinderkrankenpflege zu bekommen. Ihre Ausbildung zur Kinderkrankenschwester absolvierte sie in der Zeit von 2002 bis 2004 an einer Klinik in Frankfurt am Main. Sie berichtet, sie sei sie dort geblieben und hätte keine Stelle als Kinderkrankenschwester bekommen können. Sie bewarb sich auf Stellenangebote in der Kinderkrankenpflege und bekam zufällig (weil ihre Bewerbung weiteregereicht wurde) eine Stelle in einer neurologischen Klinik in Frankfurt. Die Klink befand sich in der Trägerschaft der Gesellschaft, die auch für die Seniorenresidenzen zuständig ist. Nach kurzer Zeit bekam sie das Angebot der Gesellschaft als Wohnbereichsleitung eine Station für alte Menschen in Kurzzeitpflege zu übernehmen. Sie entschied sich nicht explizit für die Altenpflege, sondern eher für die angebotene Leitungsposition. In dieser Zeit wurde sie mit ihrem Sohn schwanger. Ohne die Gründe dafür näher zu beschreiben, gibt sie an, dass sie nach der Geburt in einer »Seniorenresidenz« des Trägerverbandes im Schwarzwald eine Pflegedienstleitung übernahm. Drei Jahre lang arbeitete sie dort, bis sie aus privaten Gründen 2011 mit ihrer Familie nach Niedersachsen umzog und eine weitere Vollzeitstelle als Pflegedienstleitung in dem neu errichteten Heim desselben Trägers übernahm. Vermutlich lebt die Familie dort in räumlicher Nähe zu Angehörigen. 79 und ihr Mann, der als Einzelhandelskaufmann arbeitet, haben ein Haus erworben/ erbaut, ihr Sohn ist inzwischen fünf Jahre alt.

Die Teilnehmerin mit der Codenummer 88 ist 30 Jahre alt und in Mannheim geboren. Ebenso wie 67 charakterisiert sie sich selbst zuerst dadurch, dass sie als Single mit einem Hund und Katzen zusammenlebt. Nachdem sie eine Realschule mit der Mittleren Reife, ein Jahrespraktikum und ein Berufsvorbereitungsjahr abgeschlossen hatte, entschied sie sich für eine Krankenpflegeausbildung in der Zeit von 2001 bis 2004. Sie berichtet, dass sie »schon immer« pflegen wollte und bereits während der Schulzeit Praktika im Pflegebereich gewählt hat: »(...) habe schon eigentlich in der Schule immer Praktika gemacht – im Krankenhaus und wollte eigentlich schon immer Krankenschwester werden, so.« (88: S. 4, Z. 7–8) Nach ihrem Examen 2004 war ihre erste Präferenz die Arbeit im Akutkrankenhaus, dort hat sie jedoch keine Stelle bekommen. Deshalb entschloss sie sich für eine Anstellung bei einem ambulanten Pflegedienst. Die Arbeit dort hat ihr nicht gefallen. Weil sie ihre Patientinnen turnusmäßig allein versorgte, fehlten ihr die Unterstützung und der Austausch mit Kolleginnen in einem Team. Zudem scheint sie danach bezahlt worden zu sein, wie viele Patienten sie vormittags nacheinander vorsorgte, die Höhe ihres Einkommens schwankte des-

---

chende Untersuchungen über die Anzahl der Bewerbungen liegen aktuell in Deutschland nicht vor.

halb und war insgesamt gering. Nach etwa drei Jahren wechselte sie in ein Altenheim des privaten Trägers, für den sie immer noch beschäftigt ist. In dieser Zeit lernte sie einen Mann kennen, kündigte ihre Stelle, ihre Wohnung, ihre Freizeitaktivitäten und zog zu diesem Mann in den Schwarzwald. Dort übernahm sie der Träger als Wohnbereichsleitung in der »Seniorenresidenz«, in der Teilnehmerin 79 als Pflegedienstleitung arbeitete. 88 war nur zwei Jahre lang in dieser Einrichtung beschäftigt, ihre Beziehung zerbrach vermutlich nach kurzer Zeit. Sie kehrte nach Niedersachsen zurück, in die Nähe ihrer Familie, die sie »mit offenen Armen« empfing.

> »und bin letztes Jahr wieder hergezogen, nach Hause, zur Familie. Wurde hier mit offenen Armen empfangen, es war sehr schön, es war gleich, also abgesehen davon, dass es ein neues Haus war, war es für mich schön, wieder hier zu sein.« (88: S. 4, Z. 25–27)

Der Arbeitgeber übernahm sie 2012 direkt in die neu eröffnete Einrichtung, in der inzwischen auch die Kollegin 79 arbeitete, die sie im Schwarzwald kennengelernt hatte.

Die Wege der Teilnehmerinnen in die Altenpflege sind unterschiedlich motiviert. Für 67 ist die Altenpflege der Beruf, in den typischerweise diejenigen einmünden, die zu alt für eine Erstausbildung sind und fragmentierte Berufsbiographien aufweisen. Zudem scheint ihr zuvor ausgeübter Beruf als Soldatin bei der Bundeswehr nur vordergründig einen Widerspruch zur Altenpflege darzustellen. So ermittelte Buhlmann für das Sozialwissenschaftliche Institut der Bundeswehr 2012, dass sich junge Menschen für die Bundeswehr entscheiden, die besonders hohe Erwartungen und Bedürfnisse hinsichtlich der folgende Aspekte haben: Sie möchten viel mit Menschen zu tun haben, sie sind interessiert an Teamarbeit und Kameradschaft, sie bevorzugen klare Strukturen sowie Hierarchien und sie wünschen sich eine sichere Existenzgrundlage. Neben diesen Bedürfnissen, die sich wenig von den in der Stichprobe ermittelten Berufswahlmotiven unterscheiden, haben für die Wahl der Bundeswehr – anders als für die der Altenpflege – Erwartungen an Karrierechancen eine höhere Relevanz.[1004] Für Teilnehmerin 45 ist die Altenpflege ein Beruf, in dem sie als Umschülerin nach der Familienphase einmünden kann. Durch die Pflege einer Angehörigen bekam sie Zugang zum Feld, der für sie eine emanzipatorische Chance eröffnete. Ausgestattet mit wenig kulturellem Kapital, gelang es ihr nach 25 Jahren, in denen sie überwiegend finanziell abhängig von ihrem Mann in der Reproduktionssphäre arbeitete, durch die Altenpflegeausbildung ein finanziell unabhängiges Leben zu führen, das ihr die Trennung von ihrem Mann vermutlich erst ermöglichte. 79 hat sich ebenfalls aufgrund der Erfahrung in der

---

1004 Vgl. Buhlmann 2012, S. 14–15.

Laienpflege für einen Pflegeberuf entschieden. Ausgestattet mit einem Abitur, absolvierte sie eine Kinderkrankenpflegeausbildung. Sie gelangte in die Altenpflege, weil sie in der Kinderkrankenpflege keine Stelle bekam, in der Altenpflege jedoch eine Leitungsposition übernehmen konnte. 88 wollte »immer schon« pflegen und bekam bereits während ihrer Schulzeit Zugang zum Feld. Auch sie entschied sich erst für ein Arbeitsverhältnis in der Altenpflege, nachdem sie keinen Arbeitsplatz in der Akutklinik bekommen konnte, ihr die Stelle in der ambulanten Pflege nicht mehr gefiel und sie in der Altenpflege eine Wohnbereichsleitung übernehmen konnte. Obwohl die Altenpflege als zweite Wahl erscheint, haben alle Frauen grundsätzlich ein ausgeprägtes Interesse daran, mit Menschen in Beziehung zu sein, implizit beschreiben sie sich, wie die Teilnehmer der ersten Gruppenwerkstatt, als »menschenorientiert«. Auch die Beziehungen zu Kolleginnen haben eine hohe Bedeutung, sie tragen wesentlich dazu bei, dass die Arbeit gerne ausgeübt wird. Die Altenpflege stellt für sie eine Möglichkeit dar, ihren Lebensunterhalt zu erwirtschaften und gleichzeitig trotz geschlechtsspezifischer Benachteiligungen finanziell unabhängig zu sein.

Das Selbstbild der Teilnehmerinnen beruht wiederum auf einem dichotomen Weltbild, sie beschreiben sich als Menschen, die etwas »mit Menschen machen« wollen und deshalb an Beziehungsarbeit interessiert sind. Vor dem Hintergrund der Elementarkategorien (vgl. Tab. 2) erscheinen die Motive, als ältere Umschülerin irgendwo einmünden zu müssen oder in die Altenpflege zu wechseln, weil in der Krankenpflege keine Stelle zu finden ist, sicherheitsorientiert und funktional. 79 nimmt als Kinderkrankenschwester die Altenpflege in Kauf, weil sie dort eine Leitungsposition erhalten kann, ihr Motiv beinhaltet eine Karriereorientierung und ist insofern »aufstiegsorientiert«. Für 45 hat die Berufswahl zunächst einen funktionalen und materiellen Hintergrund. Für sie ist die Altenpflegeausbildung jedoch auch ein emanzipatorischer Schritt, der mit Unabhängigkeit, Selbstsicherheit und Zukunftsoptimismus einhergeht.

Zum Abschluss der Vorstellungsrunde geben alle Frauen ein kurzes Statement zu ihren Berufserfahrungen ab. Sie sind sich darüber einig, dass die Rahmenbedingungen eine Bewohnerorientierung verhindern und sie deshalb nicht so arbeiten können, wie sie es gerne möchten und für richtig halten. Die Rahmenbedingungen zwingen sie zu Handlungen, deren Sinn sie in Frage stellen (wie die Dokumentation/ der »Schreibkram«), und belasten sie.

> »Die Rahmenbedingungen, das ist das was einem das Leben manchmal oder die Arbeit manchmal echt schwer macht. Man möchte so gerne was anderes machen, kann es aber nicht, weil man sich einfach nicht so ausfalten kann, wie man das vielleicht möchte.« (88: S. 4, Z. 34–36)

Für 79 entsteht der Eindruck, dass nichts mehr so ist, wie es zu der Zeit war, als sie ihre Berufswahl getroffen hat. Die Vorstellungen von Pflege, die zu ihrer

Entscheidung für die Ausbildung geführt haben, finden sich in ihrer Berufsrealität nicht länger bestätigt, sodass die Gründe für die Berufswahl ihre Gültigkeit verloren haben. Deshalb ist sie desillusioniert und bezweifelt die Sinnhaftigkeit ihrer Entscheidung.

> »Also ich bin jetzt zehn Jahre in der Pflege, und die Pflege hat sich eigentlich komplett einmal umgekrempelt, das ist nicht mehr das, wo ich angefangen habe zu arbeiten und ich weiß auch nicht mehr, warum ich diese Sparte mal gewählt habe, ja? Und ich glaube, das ist der Punkt.« (79: S. 7, Z. 22–25)

Die Rahmenbedingungen sind fest gefügt, Leitungen können sie zwar abmildern, indem sie beispielsweise eine optimale Personalplanung durchführen, grundsätzlich können sie diese Bedingungen jedoch nicht verändern. Rahmenbedingungen werden als Zumutungen wahrgenommen, denen Pflegende ohnmächtig ausgeliefert sind.

## Arbeitsethos: »wie ich das für mich auch haben wollte«

Wie für die Teilnehmer der Gruppenwerkstatt 1 lässt sich für die examinierten Fachkräfte der Gruppenwerkstatt 2 ein Arbeitsethos beschreiben, der das ideelle Ziel aller ihrer Bemühungen darstellt. Die Bedürfnisse und Wünsche der alten Menschen, die einen Hilfebedarf haben und für die sie zuständig sind, sind in einer »richtigen« Weise zu erfüllen. Zwei Teilnehmerinnen formulieren als Maßstab für die »richtige« Erfüllung des Pflegeanspruchs zum einen die Zufriedenheit der Bewohner. Die möglichst umfängliche Erfüllung der Bedürfnisse und das dadurch erzeugte Wohlbefinden sind ein Kriterium für »gute« Arbeit. Ein weiteres Kriterium sind subjektiv konstruierte Vorstellungen davon, wie die Versorgung bestenfalls stattfinden sollte, wenn die Teilnehmerinnen selbst alt und hilfebedürftig sind.

> »Also ich für mich, arbeite immer nach dem Satz, das ich angesprochen, im Gespräch, angefasst oder Abläufe oder wie auch immer, dass ich da letztendlich den Pflegeprozess so handhabe, wie ich das für mich auch haben wollte. Der Bewohner hat einen Wunsch geäußert und dann versuche ich dem nachzukommen.« (79: S. 9, Z. 5–8)

Als Maßstab für »richtiges« Handeln, das zur Erfüllung des Arbeitsethos führt, wird die eigene, antizipierte Wahrnehmung dessen, was zur Zufriedenheit führt, genutzt; »und ich sage mir immer, so wie ich pflege, möchte ich auch später mal gepflegt werden« (45: S. 2–3, Z. 55–1). Dem Ethos entsprechende Pflege bemisst sich am eigenen Empfinden, andere Kriterien haben entweder eine geringe Relevanz oder sie stehen nicht zur Verfügung. Diese Begründung der Arbeitshaltung wird auch an Schülerinnen weitervermittelt. »Also wenn ich manchmal/ ich versuche ja meinen Schülern zu übermitteln, so wie ich spreche mit meinen Bewohnern, möchtest du ja auch angesprochen werden, ja?« (45: S. 12, Z. 8–10)

Ein weiteres Kriterium, das eine gelungene, dem Ethos entsprechende Pflegearbeit kennzeichnet, ist die Erfüllung dessen, »was sich gehört«, dazu gehören kulturell verankerte Umgangsformen und gesellschaftlich anerkanntes Benehmen, wie Höflichkeit und Achtung anderer gegenüber.

> »Es gehört sich, an der Zimmertür anzuklopfen und reinzugehen, guten Morgen zu sagen und nicht demjenigen die Bettdecke zu klauen oder wie auch immer, ja? Also das ist für mich ein Grundsatz, wonach ich arbeite. Und da weiche ich auch nicht von ab!« (79: S. 9, Z. 8–10)

Mit dieser Aussage postuliert 79 in ihrer Position als Vorgesetzte gegenüber ihren Mitarbeiterinnen eine Grenze, die nicht überschritten werden darf. Mitarbeiterinnen, die den Kriterien des Arbeitsethos nicht nachkommen (dem »Gedanken«), müssen das Feld verlassen, denn sie sind grundsätzlich nicht dazu geeignet in der Altenpflege zu arbeiten und erhalten keine weitere Chance sich erneut zu positionieren. Neben diesen Grenzen, deren Überschreitung zum Ausschluss aus dem Feld führt, bestehen weitere Grenzen und Kodes, die jedoch anders gewichtet werden. Diese Regeln werden permanent kollektiv entwickelt und abgewogen, ebenso wie die Angemessenheit der Sanktionierungen im Fall ihrer Überschreitung. Während beispielsweise eine massive körperliche Gewaltanwendung, wie sie im Film gezeigt wurde, eine Verletzung des Ethos darstellt, die nicht tolerierbar ist und starke emotionale Abscheu hervorruft, wird verbale Aggression als Regelverletzung gewertet, die vorkommen kann/ darf.

> »Also Handgreiflichkeiten selber habe ich noch nicht beobachtet, Gewalt fängt ja auch schon an, wie ich den Bewohner anspreche, kann ich ja auch schon nicht gut ansprechen (…) Extrem ist dann halt, wenn man ihn anfasst, das finde ich, ist einfach extrem. Reden ist auch schon nicht in Ordnung, gewaltmäßig reden, aber anfassen ist eine Grenze, das geht einfach gar nicht!« (67: S. 5, Z. 10–14)

Zusammenfassend kann das Arbeitsethos damit beschrieben werden, alle Wünsche und Bedürfnisse der Bewohner zu erfüllen. Als Kriterien für eine gelungene Umsetzung des Ethos gelten die Zufriedenheit der Bewohner, die Vorstellung von der Pflege, wie man sie selbst gerne hätte, die Einhaltung von Konventionen und Ritualen sowie die Einhaltung der impliziten Regeln im Team. Pflege zu geben, wie man sie für sich selbst am liebsten in Anspruch nehmen würde (»ideell«), entspricht dem biblischen Grundsatz, andere Menschen zu lieben wie sich selbst und ist historisch in der christlichen (Pflege-) Tradition begründet (vgl. 6.1). Anderen zu geben, was man selbst gerne hätte, beinhaltet einen Anspruch, der mit dem situativen Verzicht auf eigene Bedürfniserfüllung verknüpft ist. Zumindest während der Pflegearbeit zählen allein das Wohlergehen und die Bedürfnisbefriedigung der Bewohner (»selbstlos«). Wer das Ethos in einer Weise verletzt, die eine fundamentale Grenzüberschreitung darstellt, muss das Feld ohne Aussicht auf Rückkehr verlassen.

Das Arbeitsethos mit seinem inhärenten Helfermotiv stellt gleichzeitig ein System von Grenzen dar. Eine wesentliche, massive Grenze wird an einem von 67 eingebrachten Beitrag deutlich. Ihrem Arbeitsethos entsprechend möchte sie alles dafür tun, damit es den alten Menschen gut geht. Damit das gelingt, müssen alte Menschen ihre Ressourcen nutzen und leben. Unabdingbar hierfür ist, dass sie Nahrung zu sich nehmen, wer »was im Bauch hat«, dem geht es gut (»Essen hält Leib und Seele zusammen«). Der Wunsch eines Menschen, nicht mehr zu essen, weil er stirbt/ sterben möchte, kann nicht akzeptiert werden, denn er wiederspricht dem Arbeitsethos.

> »Ja, das ist ja mit dem Essen. Man möchte eigentlich, dass er was isst, weil es ihm dann auch gut geht, weil er was im Bauch hat und auf der anderen Seite weiß man aber auch, in seinem tiefsten Inneren, eigentlich macht er den Mund nicht auf, weil er einfach gar nicht mehr will und man akzeptiert das einfach nicht.« (67: S. 6, Z. 25–28)

Das Ethos steht in einem Spannungsverhältnis zum Leiden und Sterben im Alter, es kann die Akzeptanz des Todes und damit eine verständnisvolle Sterbebegleitung verhindern. Zum Ende wiedersetzt sich das Alter selbst den Bemühungen der Pflegekräfte und hinterlässt sie aufgrund ihres Ethos ohnmächtig und resigniert.

### Belastung: »die meisten haben Burnout«

Erlebte Belastungen sind für die Teilnehmerinnen ein alltägliches Phänomen. In der ersten Phase der Gruppendiskussion, in der die Teilnehmerinnen eine Distanz zum (manifesten) Diskussionsgegenstand aufgebaut hatten, um sich von der im Film visualisierten Gewalt gegen Bewohner zu distanzieren, wurden Veränderungen im Beschäftigungsbereich, Qualität und Quantität der Anforderungen sowie die Kumulation von privaten und beruflichen Problemen als Belastungsfaktoren angesehen. Altenpflegerinnen mit hohen Stellenanteilen sind belasteter als solche mit niedrigen, gleichzeitig spielen Überforderungen durch die übernommenen Aufgabenbereiche eine Rolle. Wenn Probleme aus dem Reproduktionsbereich die Altenpflegerinnen zusätzlich belasten, kann es schnell zu Belastungsspitzen kommen, die nicht mehr zu bewältigen sind und zu einem Kontrollverlust führen. »Aber es spielen auch gewisse Dinge/ privat, gewisse Dinge spielen da eine Rolle, wie ist das Umfeld, wie gehe ich mit meiner Familie um? Wie bin ich dann auf der Arbeit, ja? Das ist ja alles so eine Belastung.« (67: S. 7, Z. 6–8)

Die jüngsten Entwicklungen der Pflege, insbesondere angestoßen durch die Akademisierung und durch sozialpolitische Rahmungen, sind mit guten und schlechten Folgen für die Altenpflegerinnen einhergegangen. Zum einen sind

Richtlinien wie die Expertenstandards[1005] entstanden, die »richtige« Pflege definieren und damit Orientierung bieten. Zum anderen haben die Entwicklungen Anpassungsleistungen erforderlich gemacht und damit oft zusätzliche Arbeit verursacht. Deutlich wird an den Äußerungen, dass die Entwicklungen als etwas wahrgenommen werden, das von außen in den Bereich getragen wird ohne, dass es Möglichkeiten zur Partizipation oder Ablehnung für die Teilnehmerinnen gibt. Sie erfahren Entwicklungen als auferlegte Notwendigkeiten, die unhinterfragt zu bewältigen sind, an denen Kolleginnen aber auch scheitern.

> »Die Pflege entwickelt sich weiter in positiven Sachen, Stichwort: Expertenstandard. Haben uns aber auch viel Arbeit gemacht. (...). Das hat positive und negative Seiten und ich denke dann stoßen alte Schwestern auch mal an ihre Grenzen, weil die das nicht kennen. Die haben zwar den Prozess mitgemacht, dass sich das alles gewandelt hat, aber angenommen haben sie es dann noch lange nicht. Also ich glaube nicht, dass es an den Berufsjahren an sich liegt, sondern einfach am Wandel vom Gesundheitssystem.« (79: S. 7, Z. 38–44)

Älteren Kolleginnen gelingt die Anpassung an veränderte Anforderungen, die durch die Weiterentwicklungen des Beschäftigungsbereichs induziert werden, häufig nicht, obwohl sie den Prozess als aktiv Pflegende miterlebt haben. Teilnehmerin 79 findet die älteren Kolleginnen zu unflexibel, um die Veränderungen in ihren Berufsalltag zu integrieren, sie verharren in gewohnten Praxisformen. Ihr Habitus hält mit den schnellen materiellen und kulturellen Veränderungen nicht Schritt, er unterliegt dem Hystereseeffekt (vgl. 2.1). Die Notwendigkeit, Neuerungen übernehmen zu müssen, auch solche, die sie als nicht richtig oder sinnvoll erachten, löst Stress aus.

In diesem Zusammenhang verweist Teilnehmerin 45 darauf, dass die Kolleginnen häufig ein Burnout erleben, sie arbeiten so lange, bis sie arbeitsunfähig sind. 45 begründet diesen Umstand mit einem »Helfersyndrom«, an dem Kolleginnen leiden und das sie dazu zwingt, bis zur Erschöpfung für andere Menschen zu arbeiten, ohne ihre eigenen Bedürfnisse wahrnehmen zu können. Obwohl sie nicht mit dem Begriff Habitus operiert, weiß 45, dass eine Disposition – eine verinnerlichte Haltung – die Ursache hierfür ist. »45: Die meisten haben dann Burnout! Das ist ja so. Oder die haben so ein gewisses/ ja, das ist ja das Helfersyndrom. Also die arbeiten, die arbeiten, die arbeiten und dann/ 79: Das habe ich auch, bin auch nicht alt (lachen).« (S. 7, Z. 49–51) Der Begriff »Helfersyndrom« ist den andern Teilnehmerinnen bekannt, er gehört zu den gängigen Erklärungsmustern für übermäßiges vermeintlich selbstloses Verhalten. 79 identifiziert sich mit diesem Verhalten, sie hat es jedoch bereits reflektiert

---

1005 Vgl. Deutsches Netzwerk für Qualitätsentwicklung in der Pflege (DNQP), Aktuelle Veröffentlichungen, Expertenstandards und Auditinstrumente. Download unter: http://www.dnqp.de/38029.html (Abruf: 12.03.2015).

und sich so weit distanziert, dass sie darüber scherzen kann. Die massiven Verletzungen von impliziten Grenzen im Feld, die Einzelne begehen, obwohl sie implizit wissen, dass die Sanktion hierfür in einem Ausschluss aus dem Feld besteht, können die Taten nicht rechtfertigen, sie werden jedoch als Ventile für die diskutierten Belastungen und Zumutungen angesehen.

Vor dem Hintergrund der genutzten Elementarkategorien (vgl. Tab. 2) sind die Teilnehmerinnen ohnmächtig gegenüber den Belastungen, die durch Entwicklungen des Beschäftigungsbereichs entstehen. Ihre selbst diagnostizierte »altruistische« innere Haltung wird als Ursache für das häufige mit Resignation verbundene »Ausbrennen« der Pflegenden angesehen. Besonders ältere Kolleginnen, die schon lange berufstätig sind, werden als unsicher und resigniert beschrieben, sie fügen sich in eine aussichtslose Situation, weil sie mit ihren Mitteln nicht an den Entwicklungen teilhaben können. Stattdessen werden sie von den Entwicklungen abgehängt und von den Teilnehmerinnen eher als Verliererinnen in dem pflegerischen Modernisierungsprozess angesehen.

## Macht, Hierarchie und Anerkennung: »es weiß jeder, wie er den anderen pricken kann«

Für die Teilnehmerinnen finden die Interaktionen zwischen Pflegenden und Bewohnern in der Institution »Seniorenresidenz« statt. Die Institution ist ein sozialer Raum, der von der restlichen Welt abgegrenzt ist; für diejenigen, die »draußen« sind, ist nicht vollständig sichtbar, was »drinnen« geschieht. Jene, die der Institution angehören, sind in familienähnlichen Strukturen miteinander verbunden und grenzen sich nach außen hin ab. Sie sind beispielsweise in eine gemeinsame Intimsphäre einbezogen, in der Scham geringer ausgeprägt ist, als es zwischen Menschen im Leben »draußen« üblich ist. Während die Institutionsangehörigen sich einen gemeinsamen intimen Bereich teilen, ist diese Intimsphäre vor den »Laien«, die »draußen« sind, zu schützen.

> »Ja, was man auch viel beobachten kann, dass eben halt an den Bädern die Türen aufgelassen werden, ja? Also das kann man auch oft beobachten, wenn dann so ein Laie reinkommt und man hat den Bewohner am Waschbecken sitzen, das ist seine Intimsphäre, hat eigentlich keiner was zu suchen, außer wir Pflegekräfte, ja? Aber sonst, wenn dann eben ein Laie reinkommt und der sieht den da...« (45: S. 5, Z. 43–46)

Den Strukturen in der Institution können diejenigen, die in ihr leben und arbeiten, nichts entgegensetzen. Zum Beispiel sind Zeiten zum Schlafen und Aufstehen abhängig von den Bedingungen und Routinen des Heims; Bewohner haben ihre autonome Entscheidungsfreiheit darüber eingebüßt.

> »wenn man nicht gut bestückt ist im Frühdienst und ich meine, wir haben es mit hochbetagten Menschen zu tun, wenn ich selber überlege ich brauche ungefähr fünf

Minuten, bis ich aus dem Bett komm, die Zeit haben unsere Bewohner zum Teil nicht. Da muss ein 90-Jähriger schon ein bisschen schneller sein. Und wenn er das nicht ist, dann hilft man ihm beim Aufsitzen, dass das halt alles ein bisschen schneller geht.« (67: S. 6, Z. 34–38)

Die Institution entwickelt ein Eigenleben, dessen Macht sich weder Bewohner noch Pflegekräfte entziehen können. Die Welt des »Drinnenseins« geht mit eigenen Regeln, Kodes und Notwendigkeiten einher. Eine der Institution übergeordnete Macht, die die Abläufe uneingeschränkt bestimmen kann, sehen die Teilnehmerinnen in »der« Politik oder »der« Gesellschaft. Zum Beispiel fordert »die« Politik ein, dass jeder durchgeführte Handgriff schriftlich fixiert wird, andernfalls glaubt »sie« nicht, dass er tatsächlich geschehen ist.

> »Doch, der Schreibkram ist deswegen anstrengend, weil es eine dicke Mappe jeden Tag zu bearbeiten gibt, letztendlich sind wir aufgrund von unserer Gesellschaft, Politik, wie auch immer man das nennen möchte, gezwungen wirklich alles, was man getan hat, auch niederzuschreiben, weil mir sonst irgendwer sagen könnte: Du kannst ja viel erzählen, das hast du ja nie gemacht! Wo steht das denn? Ja?« (79: S. 7, Z. 31–35)

Die Pflegenden sehen sich in einem Rechtfertigungszwang gegenüber denjenigen, die auf einer politischen Ebene die Macht haben, über ihre Arbeitsabläufe zu bestimmen. Weil man ihnen nicht glauben kann, was sie tatsächlich getan haben, werden sie gezwungen ihre Handlungen niederzuschreiben. In diesem Fall ist die durch eine abstrakte, nicht greifbare Politik ausgeübte Macht für die Teilnehmerinnen mit einer Abwertung ihrer Arbeit verbunden. Diese aufgezwungenen Veränderungen geschehen wie Schicksalsschläge, ohne dass jene einen Anteil an der Gestaltung haben. Sie können sich nicht wehren, sie sind in einer untergeordneten Position und müssen ausführen, was von ihnen verlangt wird.

Was hinter geschlossenen Türen in dyadischen Pflegebeziehungen geschieht, bleibt nicht nur für die Menschen außerhalb der Institution verborgen, sondern auch für nahestehende Kollegen und Bewohner, es ist ein rechtsfreier Raum. »Ja, Sie haben ja gesagt, die Tür ist zu, dann kriegt es keiner mit, derjenige ist alleine am Waschen.« (22: S. 11, Z. 14–15) Ob Praxisformen »richtig« sind, zumutbar oder nicht mehr tolerierbar, ist in den impliziten Spielregeln verankert, die im Team kollektiviert werden. So ist es stillschweigend akzeptiert, dass Bewohner eine »gewisse« Zeit warten müssen, bis sie Hilfe erhalten. Ab welcher Wartezeit ein zumutbares Maß überschritten ist, wissen die Teammitglieder, sie kennen die implizite Grenze, die eigentlich nicht überschritten werden darf. »Nicht auf eine Klingel gehen/ das ist eine Form der Gewalt auch oft, ab einem gewissen Zeitpunkt, ne? Kann mal länger dauern, ja, aber wenn ich da mit Absicht nicht hingehe oder ich mache die Tür auf, mach die Klingel aus und geh wieder raus…« (79: S. 5, Z. 33–35).

Das Machtmittel der Pflegenden liegt in der Entscheidungsgewalt über Zeitpunkt und Art der Hilfeleistung. Weil sie hilfebedürftig sind, sind die alten Menschen den Pflegenden zumeist ausgeliefert. Die Pflegenden entwickeln Strategien, um ihre Vorstellungen von »richtiger« Pflege durchzusetzen, sie bestimmen dabei auch, welche Bedürfnisse und Verhaltensweisen legitim sind und welche nicht. Es liegt in ihrem Ermessen, Autonomie zu gewähren, Verhalten zu tolerieren, zu belohnen oder zu sanktionieren. Die Verwendung der Sprache, die häufig unbewusst/ unreflektiert erfolgt, ist dabei ebenfalls ein Machtmittel und kann zur Abwertung der Bewohner benutzt werden. Teilnehmerin 45 verdeutlicht dieses an einem Beispiel, indem das Schreien einer Bewohnerin nachgeäfft wird.

> »So ein gewisser Sprachjargon spielt doch auch eine Rolle mit, ja? (…). Auch wenn so nachgeäfft wird, wie das Beispiel jetzt: »Schwester, Schwester!« (…). Das macht man im Unterbewusstsein, man ist sich dessen nicht bewusst, aber das hat auch irgendwie mit, ja, mit Gewalt zu tun, finde ich.« (45: S. 12, Z. 8–15)

Die verbale Abwertung der Bewohnerin muss in diesem Beispiel nicht besonders erlernt werden, sie wird nicht bewusst kognitiv gesteuert und eingesetzt. Sie erfolgt intuitiv und bedient sich der Dispositionen, sie wird selten reflektiert und allenfalls durch die impliziten Regeln im Feld begrenzt.

Die Bewohner haben jedoch eine Gegenmacht, die sie bewusst oder unbewusst einsetzen können. Die Pflegekräfte unterscheiden, ob die Bewohner absichtsvoll handeln oder ob ihr Verhalten in ihren (demenziellen) Erkrankungen bergründet ist. Abhängig von ihrer Einschätzung wird die Schuld für das Verhalten bewertet und mutmaßlich entsprechende Handlungsstrategien verfolgt. Zum einen gibt es das bewusste, willentlich ausgeführte Handeln der Bewohner, das bis zu einer »gewissen« Grenze toleriert, jenseits dieser Grenze jedoch sanktioniert wird.

> »Also immer, wenn man so offensichtlich sehen kann, dass da bewusst son Wille auch hinter ist, ne? Wir haben auch ganz viele Bewohner – was weiß ich – ich glaube, da vergeht kein Tag, wo man nicht mal gekniept, oder mal auf den Hintern gehauen wird oder/ das gehört zu unserem Job mit dazu, da kennt man seine Bewohner lange genug, dass man das einschätzen kann, aber es gibt Bewohner die bestimmte Sachen so mutwillig machen. Ich denke da auch an so Situationen, wenn man auf der Toilette ist und vor die Toilette gemacht wird, anstatt darauf. So ganz bewusst gibt es das manchmal.« (79: S. 10, Z. 14–19)

In dem exemplarischen Beitrag von 79 werden unterschiedliche Machmittel differenziert. Zum einem benennt die Teilnehmerin Kneifen oder auf den Po schlagen, dem die Pflegekräfte regelmäßig ausgesetzt sind. Offenbar ist dieses vermutlich sexuell assoziierte Verhalten alter Männer den Altenpflegerinnen gegenüber derart alltäglich, dass es für sie zur Normalität in der Pflege gehört.

Dabei verlassen die Bewohner in diesem Beispiel die zwischen (hilflosem) Bewohner und (professionell) Pflegendem üblichen Interaktionsmuster und verkehren sie in eine Mann-Frau-Interaktion. Die belästigten Frauen sehen in den Männern jedoch weiterhin die hilfebedürftigen alten Menschen und folgen ihrem Ethos. Sie setzen sich nicht zur Wehr, sondern verbuchen die Übergriffe als normalen Bestandteil der alltäglichen Arbeit. Die willentlich ausgeführte Macht der Bewohner folgt in diesem Fall sozial konstruierten männlichen Strategien gegenüber Frauen. Jene verhalten sich anzüglich, respektlos und ignorieren den Willen der Altenpflegerinnen.

Weitere Machtmittel der Bewohner sind vor allem körpergebunden. Die Macht über den eigenen Körper ist häufig die einzige Macht, über die Bewohner verfügen. Sie kann gegen die Zumutungen eingesetzt werden, denen sie durch Pflegende ausgesetzt werden und äußert sich zum Beispiel, indem Ausscheidungen nicht auf der Toilette verrichtet werden. Pflegekräfte werden damit (nach Einschätzung der Teilnehmerinnen mutwillig) gezwungen, »Dreck wegzuputzen«, und auf diese Weise erniedrigt und beschämt. Ein weiteres Machtmittel der Bewohner besteht für die Teilnehmerinnen darin, dass jene sich auf ihren Status als zahlende Kunden in dem (privaten) Heim berufen. Als Kunden verlangen sie die ihrer Meinung nach bezahlte Leistung, während diese eingeforderte Leistung jedoch häufig nicht dem Verständnis der Teilnehmerinnen von »richtiger« Pflege entspricht. Sie differenzieren zwischen Pflege und Service oder Hauswirtschaft.

> »Also wir oben auch auf dem Bereich, wir haben auch oft das Problem. Also die wissen ganz genau, dass die Macht haben. Die sagen, die bezahlen hierfür, dass sie hier wohnen, und dann müssen wir das auch alles machen, so ist das oft schon, die Einstellung.« (22: S. 10, Z. 49–51)

Durch das Verhalten der Bewohner fühlt sich in diesem Fall Teilnehmerin 22 als Servicekraft behandelt und abgewertet; hauswirtschaftliche Tätigkeiten oder Serviceleistungen (auch Hol- und Bringdienste) werden im Vergleich zu Pflegehandlungen als sozial untergeordnet angesehen.

Das Verhältnis zwischen Bewohnern und Pflegenden fasst 67 wie folgt zusammen:

> »Es weiß jeder, wie er den anderen pricken kann. Die Bewohner wissen, wie sie uns zu pricken haben und wenn wir jemanden pricken wollen, wissen wir auch, wo wir da ansetzen, also es ist halt gegenseitig. Und wenn man mal überlegt, dass wir teilweise mehr Zeit mit den Bewohnern hier verbringen als mit unseren eigenen Familien oder wir die Bewohner jetzt auch die letzten Jahre besser kennen, als ihre eigenen Familien, ja, da überschreitet man auch mal Grenzen. Weil es einfach sehr, sehr eng ist.« (67: S. 10, Z. 43–48)

An diesem Beitrag wird noch einmal deutlich, dass familienähnliche Strukturen in der Institution herrschen. Pflegende und alte Menschen leben im Alltag des Heims sehr eng zusammen und kennen wechselseitig ihre Vorlieben, Schwächen oder Empfindlichkeiten. Wollen diejenigen, die »drinnen« sind, sich gegenseitig verletzten, kann dieses Wissen ausgenutzt werden. Weil die Beziehungen sehr eng sind, sind sie auch besonders verletzlich.

Andere Verhaltensweisen der Bewohner, wie permanentes Schreien oder Aggressivität (zum Beispiel Gegenstände werfen), entfalten ebenfalls eine mächtige Dynamik, die Pflegekräfte schätzen sie jedoch als absichtslos und ungewollt ein, wenn sie durch Erkrankungen oder besondere Lebenssituationen hervorgerufen werden. Sie werden als unbewusster Versuch interpretiert, die Aufmerksamkeit der Pflegekräfte auf sich zu lenken und Hilfeleistungen einzufordern. Dieses Verhalten appelliert an das Arbeitsethos der Pflegenden und erzeugt eine Handlungsverpflichtung. Weil die Ursachen für die Verhaltensweisen jedoch oft nicht behoben werden können, bleiben die Interventionen ohne sichtbaren Erfolg und die belastenden Verhaltensweisen müssen ausgehalten werden. Daraus resultiert ein Gefühl von Dauerstress verbunden mit Hilflosigkeit.

Die Leitungsposition geht mit einer besonderen Macht einher, aber auch mit Zuständigkeiten, die sich von dem Verantwortungsbereich examinierter Altenpflegerinnen im Pflegedienst unterscheiden. Als Pflegedienstleitung ist 79 dafür zuständig auf die Einhaltung der impliziten und öffentlich festgeschriebenen Regeln zu achten und bei Grenzverletzungen einzugreifen.

»79: Also ich glaube, wenn man auf so eine Situation direkt drauf zuläuft, würde jeder was sagen. Wenn ich sehe, dass mein Kollege dort zuhaut, würde ich da erstens mal zwischengehen und zweitens mal würde ich den sofort ins Büro zitieren. i: Aber Sie haben die PDL-Brille da so ein bisschen auf. 79: Natürlich, ist ja auch mein Job!« (S. 11–12, Z. 53–1)

Die Ausübung der Kontrolle gelingt ihr besonders gut, wenn die kollektiven Spielregeln einvernehmlich gedeutet werden. Als Beispiel für eine eindeutige Situation erzählt 79, dass ein Bewohner eine »Schwester« »massiv angegrapscht« hat. Offenbar hat er das kollektiv tolerierte »normale« Maß dabei überschritten. Diese Grenzüberschreitung war eindeutig und musste entsprechend unmissverständlich von der Pflegedienstleitung beendet werden. Als Vorgesetzte stellte sie sich vehement hinter die angegriffene Kollegin und setzte einen »Schlussstrich«. Sie sorgte dafür, dass die Übergriffe unterbleiben, in ihrer Erzählung bleibt offen, welche Mittel sie dazu eingesetzt hat. Eine Grenze ist überschritten worden und sie musste in ihrer Funktion exekutiv handeln, dabei hat sie die Position der Mitarbeiterin gestärkt und geschützt.

»Da bin ich rein und habe das auch von dieser Seite beendet, ja? Ich habe da ganz klar einen Schlussstrich hingesetzt und ich finde, das gehört sich einfach. Wenn ich sehe, eine entsprechende Schwester von der Station, die hat Angst, die ist verunsichert, hat in der Situation vielleicht auch irgendwas gemacht – weiß ich nicht – wenn mich jemand so angrabscht, dann würde ich mich wehren, ne? Aber ich finde, da muss man dann einfach mal zwischen gehen, ganz einfach.« (79: S. 12, Z. 35–40)

Grundsätzlich ist 79 als Pflegedienstleitung dafür zuständig Grenzüberschreitungen zu beenden, die Opfer zu schützen und die Täter mit Sanktionen zu belegen. »Also Situation beenden, da ist mein Fokus auf dem Opfer und danach würde ich mit dem Täter mich unterhalten« (79: S. 12, Z. 48–49), undurchschaubare Situationen erschweren diese Aufgabe jedoch erheblich. Dann ist ihre Handlungsweise von den Bedingungen der Situation abhängig. Es ist ihr offenbar auch als Pflegedienstleitung nicht einfach möglich, die Betreuung eines Bewohners aufzukündigen, denn sie würde ähnliche Maßstäbe in anderen Situationen anlegen müssen und sie weiß, dass das Heim dann in finanzielle Schwierigkeiten geraten würde. In Situationen, in denen sie sich überfordert fühlt, kann sie den Hausarzt hinzuziehen. Er stellt eine übergeordnete Macht dar, die ihr dazu verhelfen kann, die Situation zu lösen, wobei sie seine Machtmittel nicht näher beschreibt.

»Na ja gut, in dem Fall war es letztendlich ein Bewohner, der Täter war. Ja, da muss man einfach gucken, wie das Drumherum auch einfach gestrickt ist. Es kann ja nicht angehen, wenn ich ihm sage, ja, ist da eine Betreuung noch drin, dann wird der Kreis größer. Der Hausarzt könnte irgendwann eine Rolle spielen, wenn das öfter passiert, ja?« (79: S. 12, Z. 53–56)

Grundsätzlich geht TN 79 jedoch davon aus, dass sie ihre exekutive Funktion erfüllt und ihre Mitarbeiterinnen die Spielregeln kennen und einhalten. »Ich möchte sagen, dass es hier im Haus/ ist dünnes Eis wo ich mich jetzt drauf stelle, aber eigentlich möchte ich da die Hand für ins Feuer legen, dass das jeder macht, wenn er so eine Situation hat. Weil, da hört es einfach auf!« (79: S. 12, Z. 1–3)
Durch die Analyse der Machtverhältnisse wird eine Hierarchie deutlich. Bewohner und Pflegekräfte verfügen über Machtmittel, die sie gegeneinander einsetzen können. Die Macht der Pflegekräfte ist abhängig von der Hilfebedürftigkeit und von dem ökonomischen Kapital der Bewohner. Je hilfebedürftiger die alten Menschen sind und je weniger sie einen Kundenstatus beanspruchen, desto größer wird die Macht der Pflegekräfte und desto eher können sie in Pflegesituationen als »herrschend« beschrieben werden (vgl. Tab. 2). Die Teilnehmerin in der Leitungsposition ist mit spezifischer Macht ausgestattet, die es ihr ermöglicht in Konfliktsituationen abschließende Entscheidungen zu treffen. In unklaren Situationen, die sie nicht allein löst, kann sie auf den Arzt zurückgreifen, der über Machtmittel verfügt, um auch diese Situationen zu

klären (sozialer Blick von unten nach oben). Die Institution, in der die Interaktionen stattfinden, unterliegt einerseits mächtigen Determinanten, die durch Politik und Gesellschaft vermittelt werden, andererseits entwickelt sie davon unabhängige eigene Spielregeln und Kodes. Sowohl den politisch-gesellschaftlichen Steuerungen als auch den institutionellen Bedingungen sind Leitungskräfte, Mitarbeiterinnen und Bewohner ohnmächtig ausgeliefert.

## Team und Kollegen: »das ergänzt sich auch alles«

Auch für die Teilnehmerinnen dieser Gruppenwerkstatt hat das Team der Kollegen eine herausragende Bedeutung. Die Zusammenarbeit ist durch einen Kodex geregelt, der es ermöglicht, Schwächen, Belastungen, Antipathien oder Abwesenheiten zu kompensieren. Erst wenn die Teamlogik, »einer ist für den anderen da sobald er gebraucht wird«, reibungslos funktioniert, kann die Arbeit ohne Verletzung der Spielregeln bewältigt werden.

> »Ich denke aber, dass wir in der stationären Einrichtung in der glücklichen Lage sind, was man im ambulanten Dienst nicht hat, zu sagen: Hör mal zu, ich kann da grad nicht reingehen, geh du doch bitte. Ja? Und davon darf man auch gerne Gebrauch machen. Also da reden wir auch bei uns im Team ganz offen drüber. Es gibt Bewohner – das passiert mir auch in meinem privaten Leben – dass ich jemanden kennenlerne, wo ich einfach denke: Mit dem kann ich nicht, ja? Und dann darf ich auch sagen: Hier, hör zu, ich schaffe das jetzt nicht, mach du mal bitte.« (79: S. 8, Z. 14–19)

Die Gemeinschaft des Teams bietet Sicherheit und Orientierung, löst Konflikte und schützt vor Zumutungen. Vom Funktionieren der Teamlogik ist der Erreichungsgrad des Ethos und damit der Wert der Arbeit abhängig. Die Teilnehmerinnen betonen folgerichtig die Bedeutsamkeit ihres Kodex, es ist für sie unvorstellbar, dass ein Teammitglied sich entzieht und unabhängig oder nach anderen Regeln arbeitet. Denn die Mitglieder des Teams lernen die Schwächen und Stärken der Kolleginnen, ebenso wie ihre besonderen Freundschaften, Antipathien oder Konflikte, sehr gut kennen. Durch die Nähe und Vertrautheit wird es möglich, dass die Kollegen sich ergänzen und eine gemeinsame Arbeitsroutine entwickeln. Indem sie entscheiden wer, wann, woran, mit wem arbeitet, können sie die Befindlichkeiten und Wünsche der Kolleginnen berücksichtigen und damit gewährleisten, dass Interaktionen positiv verlaufen. »Aber das ergänzt sich auch alles. Weil, der eine kann mit dem einen besser, der andere kann mit dem anderen besser, je nachdem mit welchen Kollegen, da weiß man schon: Mensch, der mag den gerne und so, das pendelt sich einfach ein.« (67: S. 8, Z. 28–30)

Die Kollegen im Team unterschieden sich zum Beispiel hinsichtlich ihrer Belastungsgrenzen und Flexibilität. Die Teilnehmerinnen berichten, dass einige

Kolleginnen auf Zumutungen und Belastungen schneller gereizt reagieren als andere. Sie vermuten, dass die Mitarbeiterinnen mit unterschiedlichen »Hemmschwellen/ Reizschwellen« ausgestattet sind, die von der Belastung und dem Alter der Kolleginnen beeinflusst werden. »Na ja, manche Leute sind – glaube ich–vielleicht schneller reizbar und werden dann vielleicht eher gewalttätig oder so, da ist diese – wie nennt man das – diese Schwelle, Hemmschwelle oder Reizschwelle – glaube ich – niedriger als bei anderen Leuten.« (88: S. 6, Z. 52–54)

Ältere Kolleginnen werden als besonders unflexibel und »betriebsblind« eingeschätzt. Das bedeutet, dass sie kein Interesse an Veränderungen oder Innovationen haben, sondern ihr Arbeitspensum mit möglichst wenig Aufwand bewältigen wollen. Sie werden gleichgültiger gegenüber den Bedürfnissen der Bewohner und ihre Toleranz gegenüber Störungen nimmt ab.

> »Man merkt das ja immer wieder, wenn viel, also Ältere und lange schon in der Altenpflege sind, die sind langsam so betriebsblind, habe ich auch schon oft beobachtet. Die machen ihre Aufgaben, sind auch nicht für gewisse neue Dinge offen. Die sagen dann: Das haben wir schon immer so gemacht, das machen wir weiter so, ja? Und dann passiert so was! Ja? Dann/ auch verbal und auch nonverbal, habe ich das auch schon beobachtet, ja?« (45: S. 6–7, Z. 55–3)

Grundsätzlich verlassen sich die Teilnehmerinnen ebenso wie die Pflegedienstleitung (vgl. Macht und Hierarchie) darauf, dass die Spielregeln im Team und in Pflegesituationen eingehalten werden. Obwohl sie sich nicht vorstellen können, dass jemand, den sie zu kennen glauben wie einen nahen Angehörigen, sie täuscht und gegen die Regeln verstößt, wissen sie, dass es keine Garantie dafür gibt, dass der unwahrscheinliche Fall nicht eintritt. 79 schildert ein Erlebnis mit einem Kollegen, der eine Grenze überschritten hat, obwohl sie diese Tat zuvor für ausgeschlossen hielt.

> »Wir haben da leider Berührungspunkte auch in der XXX schon gehabt, mit so Sachen und wenn es dann tatsächlich rauskommt und man hört Namen, ist man schockiert, wer zu so was in der Lage ist. Also ich glaube man kann niemals sagen: Ich kann mir das in meinem Team nicht vorstellen oder in meinem Haus oder in meinem Freundeskreis. Ich glaube nicht, dass es möglich ist zu sagen: Der macht das niemals. Aber ich war schockiert, als ich denjenigen Namen in der XXX gehört habe, der so was gemacht hat.« (79: S. 5, Z. 22–27)

Teilnehmerin 79 überträgt den Kodex in ihrem Beitrag nicht nur auf die gesamte Institution sondern auch auf ihren Freundeskreis und sieht sich selbst in den Kodex eingeschlossen. Berufsbereich und Reproduktionssphäre sind an dieser Stelle entgrenzt. Der Kodex kann nicht nach Belieben an- oder abgelegt werden, er erweist sich vielmehr als Disposition, die 79 in sich trägt. Obwohl sie ihrem Team vertraut, hat 79 schon eine schlechte Erfahrung gemacht und weiß seitdem, dass Täter unbemerkt im Verborgenen handeln können. Die Erkenntnis ist für sie schockierend. Zum einen verrät der Täter das in ihn gesetzte Vertrauen (im Hinblick auf Ethos und Kodex), zum anderen erschüttert er die Sicherheit, die die unhinterfragte Einhaltung der Regeln erzeugt. Dabei erscheint der Täter den Teilnehmerinnen, als hätte er zwei unterschiedliche Persönlichkeiten, mit denen er sie täuschen kann. Den Kollegen zeigt er eine Fassade, mit der er vermittelt, dass er das Ethos teilt und dem Kodex folgt. Hinter der Fassade, unsichtbar für die Kolleginnen, bricht er jedoch die Regeln und verrät das Ethos (in diesem Fall schlägt er eine Bewohnerin).

> »Und er war so, immer – hatte ich das Gefühl – immer ein lieber Mensch, ein sehr fürsorglicher Mensch, mit dem man toll arbeiten konnte und der toll mit den Bewohnern umgegangen ist. Deswegen war es auch so schwer, das zu begreifen, dass das wirklich so gewesen sein muss.« (88: S. 11, Z. 38–40)

Die Teilnehmerinnen suchen nach Gründen dafür, dass die Taten von Kolleginnen, mit denen sie wie in einer Familie zusammen leben und arbeiten, verborgen bleiben können. Weil ein Verrat so unvorstellbar ist, konstruieren sie ein Täterprofil mit einer »bösen« Seite, die nicht gesehen werden kann, weil der Täter sich verstellt, um sie zu täuschen. Sie bestätigen, dass sie besondere Belastungen oder niedrige Hemmschwellen an ihren Kollegen wahrnehmen können, massive Grenzverletzungen jedoch nicht, weil Täter ihre Befindlichkeiten auch gezielt überspielen.

> »Also ich denke mal, wenn ein Arbeitskollege schwer belastet ist, dann merkt man das auch oft im Verhalten jetzt so zu Bewohnern, wenn man im Speiseraum ist oder sonst was, dass der Schwellenwert wirklich unten ist, wo dann die Aggressionen teilweise/ das würde man schon mitkriegen an der Stimmlage und alles, aber ich denke mal, das können manche bestimmt auch sehr gut überspielen, ja.« (22: S. 11, Z. 41–45)

Weil die Täter sie täuschen und weil Pflegehandlungen meistens in Dyaden stattfinden, die sich sozialen Kontrollen entziehen, entstehen häufiger Verdachtsmomente als augenscheinliche Grenzverletzungen. »Ich könnte mir vorstellen, dass vielleicht ein Verdacht da ist, man aber denkt: Macht der im Leben nicht!« (79: S. 11, Z. 48–49) Der Umgang mit Kollegen, die einer Grenzverletzung verdächtigt werden, wird länger diskutiert. Zunächst geben die Teilnehmerinnen an, sie würden die betreffende Person zur Rede stellen und den Vorgang »melden«, um die erforderliche Reaktion auf einen Verdacht in die Verantwortlichkeit der Vorgesetzten zu übertragen. Nach einiger Diskussionszeit räumt eine Teilnehmerin ein, dass sie es sich nicht trauen würde, jede Kollegin auf einen Verdacht anzusprechen. Ein »Vier-Augen-Gespräch« sei immer von der Beziehung zwischen zwei Kolleginnen abhängig. Gemeinsam stellen die Teilnehmerinnen fest, dass es einfacher ist einen Verdacht auszusprechen, je größer die Distanz zu der verdächtigen Kollegin ist. Je enger die

Beziehung, desto einschneidender werden ein möglicher Verrat, die damit verbundene Kränkung und die eigene Schuld erlebt.

> »67: Das fällt mir jetzt gerade wegen dem Verdacht ein, ne? Wie man damit umgeht. Man spricht das nicht bei jedem an. Weiß ich nicht, den einen würde ich vielleicht locker drauf ansprechen und würde sagen: Hey du, kann das sein? Oder so und bei dem anderen... i: Und warum nicht, bei dem einen nicht? 67: Ich weiß es nicht. i: Aber wie Ihnen jetzt, geht es ja den meisten. 67: Weil es vielleicht schon zu nah ist, dass das nicht nur vielleicht Kollegen, dass sich vielleicht schon eine Freundschaft entwickelt hat und/ 88: Dann will man denjenigen nicht verletzen, mit dem Verdacht, den man äußert.« (S. 14, Z. 11–19)

Die engen Beziehungen zwischen Teamkollegen sind über einen Verdacht erhaben. Nach längerer Reflektion sind sich die Teilnehmerinnen sicher, dass sie die Freundschaft zu einer Kollegin durch die direkte Konfrontation mit einem Verdacht nicht zur Disposition stellen würden. Sie möchten die Freundschaft nicht zerbrechen lassen, ohne sicher zu sein, dass dieser hohe Preis gerechtfertigt ist. Im Verdachtsfall wird deshalb symbolisch gehandelt, indem heimlich konferiert, abgewogen, beobachtet wird. Es werden Allianzen gebildet, um den Verdacht in eine eindeutige Situation zu überführen. »79: Aber gibt es da nicht andere Gespräche mit Vertrauten vielleicht? Dass man sich dann/ also ich glaube nicht, dass/ 67: Ja, doch. Ich glaube, man kommt da schon auf einen Nenner, aber man spricht die Person nicht direkt an. Habe ich gerade so überlegt.« (S. 14, Z. 6–9)

In eindeutig grenzverletzenden Situationen ist das Verhalten des Täters zu sanktionieren, die Vorgehensweise ist jedoch abhängig von der Art des Regelverstoßes. Bis zu einer »bestimmten Grenze« kann das Team das Problem lösen, indem der Verstoß offen angesprochen und geklärt wird. Die Beteiligten geben der Täterin damit zu verstehen, dass sie den Regelverstoß bemerkt haben, dass sie wachsam sind und keinen weiteren Verstoß dulden werden. Die Täterin erhält die Gelegenheit, sich zu rechtfertigen und zukünftig zu bessern. Das Reglement und die Kontrolle verbleiben im Team. Ist die Grenze überschritten worden, verlässt die Information das Team, es erfolgt eine Übertragung der Verantwortlichkeit an eine Vorgesetzte. Ziel der Sanktion ist es in diesem Fall, dafür Sorge zu tragen, dass die Täterin das Feld verlässt und nicht zurückkehrt. Den Verlauf der Grenze handelt das Kollektiv aus, es ist darüber hinaus in jeder Situation dazu in der Lage, zu entscheiden, ob ein Verdacht vorliegt oder eine eindeutige Situation und welche Handlungsstrategien jeweils angemessen sind.

> »Also ich denke das auch. Bis zu einer bestimmten Grenze spricht man mit dem Kollegen/ also ich sage das jetzt als Schwester gerade und nicht als Pflegedienstleitung, man spricht mit seinem Kollegen, versucht dann irgendwie unter vier Augen oder unter sechs Augen, je nachdem wie viele da mit involviert sind, aber wenn ich explizit in so einer Situation reinlaufe, denke ich da ist einfach Schluss! Da gibt es auch keinen

einzigen Satz mehr zu sprechen. Da ist eine Grenze überschritten, die man nicht überschreiten darf.« (79: S. 12, S. 25–30)

Mit einem eindeutigen, massiven Tabubruch verliert der Teamkodex seine Relevanz, denn die Täterin stellt sich bereits mit der Tat gegen das Team. Allein die Vorstellung, mit einem Tabubruch im eigenen Kollegenkreis konfrontiert zu werden, löst bei den Teilnehmerinnen Emotionen wie Abscheu und Wut aus. Sie halten es für richtig, dass der Betreffenden »offiziell« die Berufszulassung entzogen wird und sie nie wieder in der Altenpflege arbeitet:

»Nee, da ist aber eine Grenze da. Also irgendwann ist auch Schluss mit Freundschaft, absolut.« (67: S. 12, Z. 23)

»Wo man einfach merkt, dass die Luft kocht…« (79: S. 13, Z. 11–12)

»Ja, aber so was hat doch in der Altenpflege nichts zu suchen!« (45: S. 11, Z. 25)

»Ja, aber da müsste es so was auch in der Pflege geben wie so einen Schufa-Eintrag.« (88: S. 13, Z. 47)

Zusammenfassend lassen sich auch für diese Gruppenwerkstatt Einstellungen und Strukturen der Teamarbeit beschreiben, die einem Kodex gleichen. Familienmodelle werden nicht nur auf die Arbeit mit alten Menschen übertragen, sondern auch auf die Beziehungen zwischen Kollegen. Sie kennen einander ebenso gut wie nahe Angehörige und möchten immer füreinander da sein, um sich gegenseitig zu unterstützen. Das Gemeinschaftsgefühl erscheint nicht so tiefgründig und ausdifferenziert wie in der Gruppenwerkstatt 1, vermutlich, weil die Einrichtung noch nicht so lange besteht, als dass die Teilnehmerinnen sich besonders gut kennen lernen konnten. Dennoch lassen auch ihre Beiträge darauf schließen, dass unter den Kolleginnen egalitäre, gemeinschaftliche Muster überwiegen. Das Kollektiv entscheidet bis zu einer implizit verankerten Grenze über die Ausgestaltung der Spielregeln und etabliert im selben Zug ein System zur Sanktionierung von Verstößen. Enttäuscht ein Teammitglied das Vertrauen des Teams, indem es sich über die Einhaltung der Grundregeln hinwegsetzt, kränkt und verunsichert es damit besonders die Kolleginnen, zu denen enge persönliche Beziehungen bestehen. Ist der Fall für alle Mitglieder eindeutig, wird die Verantwortlichkeit an eine höhere Instanz weitergegeben, die den Ausschluss des Täters aus dem Feld veranlassen kann (»herrschend«). Ein Verdacht reicht in der Regel nicht aus, um das Funktionieren des Teams zu gefährden. Verdachtsmomente werden deshalb nicht offen geäußert, stattdessen agieren die Teammitglieder symbolisch.

Bewohner: »aber dem kann man viel mehr verzeihen«

Die Teilnehmerinnen unterscheiden die Bewohner anhand ihrer kognitiven Fähigkeiten. Alte Menschen, die nicht dazu in der Lage sind, geplant und zielgerichtet zu handeln, weil sie beispielsweise an einer demenziellen Erkrankung leiden, werden anders wahrgenommen als solche, die bewusst und absichtsvoll handeln. Grundsätzlich kann sich das Verhalten der Bewohner in allen Pflegesituationen plötzlich verändern, es ist nur zum Teil berechenbar. Die Bewohner können kooperativ oder dankbar sein und zeigen, dass sie sich wohlfühlen, sie können aber auch unverhofft ungehalten oder aggressiv werden, sich verweigern oder schreien. Die Bewohner verhalten sich wie Menschen zu Hause, in einem geschützten Raum, in dem die Scham vor anderen geringer ist. Deshalb werden Konflikte offener ausgetragen oder sogar ritualisiert.

> »Ja, wir haben auch eine Bewohnerin, die tritt den einen oder anderen Bewohner mal ganz gerne oder stichelt und er wirft dann mit Gläsern. Da versuchen wir auch immer so ein bisschen zu vermitteln, dass wir einen dann immer aus dem Raum mit raus nehmen.« (22: S. 9, Z. 51–53)

Kognitiv beeinträchtigte Bewohner erscheinen besonders hilflos und aggressiv, aber auch »nervig« und fordernd. Teilnehmerin 88 berichtet von einer Bewohnerin, die sich nicht im Intimbereich waschen lassen möchte. Sie geht davon aus, dass die Frau keine anderen Ausdrucksformen findet, als in der Situation zu schlagen und zu schreien. Die Teilnehmerin weiß, dass die Reaktion der Bewohnerin eine Form der Hilflosigkeit ist. Sie weist der Frau keine Schuld an ihrer Biographie, ihrem Alter oder ihrer kognitiven Erkrankung zu.

> »Sei es zum Beispiel/ eine Bewohnerin, die sich hier zwischen nicht waschen sondern nur duschen lassen möchte und dann einfach um sich haut und schreit und schimpft und mit Schimpfwörtern um sich schmeißt oder so was. Weil sie sich wahrscheinlich nicht anders zu helfen weiß und reagiert deswegen dann einfach so. (...) weil sie – glaube ich – nicht weiß, wie sie sich sonst anders ausdrücken soll, vielleicht.« (88: S. 10, Z. 4–10)

Solche Bewohner sind unschuldig und deshalb ist ihr Verhalten auszuhalten. Es gehört zur Altenpflege dazu und ist dennoch permanent belastend und nötigend. »Noch schlimmer« wird es hingegen, wenn die Teilnehmerinnen davon ausgehen, dass die Bewohner mit Absicht aggressives, anstrengendes oder forderndes Verhalten zeigen.

> »Ich glaube noch schlimmer wirds, wenn man dem Bewohner – was heißt unterstellen – aber wenn man darüber nachdenkt, dass er es vielleicht mit Absicht macht. Man spricht ihn an, möchte seine Wünsche erfüllen: Was möchten Sie denn? Und man kriegt keine Antwort.« (67: S. 9, Z. 37–39)

Bewohner sind dazu in der Lage, die Erfüllung des Arbeitsethos bewusst zu verhindern. Die Teilnehmerinnen sehen ihre Arbeit dadurch abgewertet, sie fühlen sich gekränkt und wissen, dass die Bewohner mit ihrem Verhalten gezielt eine Gegenmacht aufbauen. Dieses Vorgehen, um sich willentlich zur Wehr zu setzten, obwohl die Teilnehmerinnen »alles geben«, um die Bewohner zufrieden zu stellen, ist *noch* schlimmer, als die hilflosen Kompensationsversuche der Demenzerkrankten. Während das ungesteuerte Verhalten zu »verzeihen« ist (»aber dem kann mal viel mehr verzeihen«, 67: S. 10, Z. 34), müssen den Bewohnern, die absichtsvoll handeln, gelegentlich Grenzen aufgezeigt werden.

> »Ja, wie gesagt, bei den Dementen kann man das alles gut entschuldigen. Wir haben ja diese beiden unterschiedlichen Bereiche, wenn es jemand oben machen würde, wäre das eine ganz andere Situation, aber da könnte man mit demjenigen auch mal ins Gespräch gehen.« (67: 10, Z. 28–30)

Die Unterscheidungen zwischen bewusst und unbewusst, unabsichtlich und intendiert, schuldig und unschuldig sind fließend, sie sind nicht immer mit Sicherheit zu treffen. Die Teilnehmerinnen machen sich ein Bild von jeder Situation und entscheiden über Schuld und Unschuld und das jeweils angemessene Verhalten.

Vor dem Hintergrundgrund der Elementarkategorien (vgl. Tab. 2) können die Bewohner als selbstzentriert und individuell beschrieben werden. Mit unterschiedlichen Mitteln erheben sie Anspruch auf die Verwirklichung ihrer Bedürfnisse, verhalten sich einzigartig und manchmal unkonventionell. Dabei sind jene Bewohner den Pflegekräften ohnmächtig ausgeliefert, deren Hilfsbedürftigkeit besonders groß ist. Ihnen gegenüber richten Altenpflegerinnen einen vom Ethos getragenen sozialen Blick nach unten. Bewohner und Angehörige, die selbstsicher/ autoritär im Hinblick auf ihre Ansprüche auftreten, hinterlassen Pflegende hingegen oftmals unsicher hinsichtlich ihrer Rechte und Ansprüche.

### 8.3.3   Kriterien mit besonderer Relevanz in der Altenpflege

Zur Beantwortung der Frage: »Worauf kommt es mir in meiner Arbeit besonders an?« schrieben die Teilnehmer jeweils drei Karten, die sie in der aufgeführten Reihenfolge präsentierten.

**Tab. 4:** Kartenabfrage Gruppenwerkstatt 2

| Codierung der TN | Karte 1 | Karte 2 | Karte 3 |
|---|---|---|---|
| 22 | Dem Bewohner gerecht werden | Nettes Team (guter Zusammenhalt) | Dass ich mit Freude zur Arbeit gehe |

*((Fortsetzung))*

| Codierung der TN | Karte 1 | Karte 2 | Karte 3 |
|---|---|---|---|
| 88 | Respekt/ Wert-schätzung | Gemeinschaft/ Zu-sammenhalt | Wohlbefinden |
| 79 | Ehrlichkeit | Miteinander | Zufriedenheit |
| 45 | Ehrlichkeit | Offenheit | Anerkennung |
| 67 | Friedliches Miteinander | Harmonisch/ Spaß | Dass die Bewohner gut versorgt sind (pflegerisch/ ärztlich) |

Die Karten »Dem Bewohner gerecht werden« und »Dass die Bewohner gut versorgt sind (pflegerisch/ ärztlich)« beziehen sich allein auf die Versorgung der alten Menschen. Mit Ausnahme der Karte von Teilnehmerin 45 beziehen sich alle Karten, die als erste angebracht wurden, auf die Bewohner (und auf das Team, s. u.). Die Erfüllung des Ethos und mithin die Beziehung zu den alten Menschen haben eine besondere Wichtigkeit, die die Aussagen der anderen Karten übertrifft. »Also das was mir am wichtigsten war, fiel mir gleich ein, also dem Bewohner natürlich gerecht werden, das ist mir am wichtigsten.« (22: S. 14, Z. 53–54) »Dem Bewohner gerecht werden« bedeutet, dessen Bedürfnisse derart zu erfüllen, dass keine Wünsche mehr offen bleiben. Die zweite Karte, die sich ausschließlich auf die Bewohner bezieht, beinhaltet einen weiteren Aspekt. Es ist wichtig, dass diejenigen, die für das gesundheitliche Wohlergehen der Hilfebedürftigen verantwortlich sind (Pflegende und Ärzte) erkennen, wenn sich der Gesundheitszustand der Bewohner verschlechtert und entsprechend handeln.

> »dass unsere Bewohner gut versorgt sind, sowohl von unserer Seite als auch von der ärztlichen Seite, also dass wir das sehen, wenn es dem Bewohner nicht gut geht, dass wir es weitergeben und da entsprechend gehandelt werden kann. Das ist wichtig.« (67: S. 15, Z. 44–46)

Zum einen gibt 67 durch die Erwähnung des Arztes einen Hinweis darauf, dass sie nicht allein zuständig und verantwortlich für den Gesundheitszustand der Bewohner ist. Die Aufgabe der Pflegenden besteht darin, einen Handlungsbedarf zu erkennen und den behandelnden Arzt zu informieren, damit dieser intervenieren kann. Der Wunsch, Veränderungen des Gesundheitszustandes rechtzeitig zu erkennen, sodass mögliche Gefährdungen behandelt werden können, bevor etwas Verhängnisvolles passiert, ist mit Angst verbunden. Es ist wichtig, dafür Sorge zu tragen, dass nichts passiert, was hätte verhindert werden können. Implizit vermittelt 67 mit der Präsentation ihrer Karte auch die Belastung durch die übernommene Verantwortung sowie die Angst davor, zu versagen und Bewohner zu gefährden.

Mit den Karten »Respekt/ Wertschätzung«, »Ehrlichkeit«, »Offenheit«, »Wohlbefinden«, »Zufriedenheit« und »Friedliches Miteinander« beschreiben die Teilnehmerinnen die Aspekte, die ihnen in der Arbeit mit den alten Menschen und im Team gleichermaßen besonders wichtig sind. Sie möchten, dass sich alle, die zur Institution gehören, mit Respekt begegnen, dass sie ehrlich, offen und wertschätzend miteinander umgehen. Offenheit und Ehrlichkeit sind notwendig, damit die Befindlichkeiten gedeutet und Probleme gelöst werden können. »Also Offenheit ist so ein großer Begriff, dass wir offen miteinander umgehen, wir Mitarbeiter mit Bewohnern und wenn wir jetzt Probleme haben, dass wir die auch offen ansprechen, ja? Das wir Lösungen miteinander finden.« (45: S. 15, Z. 37–39) Ehrlichkeit ist nicht nur zwischen Kolleginnen sowie Kolleginnen und Bewohnern besonders wichtig, sondern auch Angehörigen gegenüber. Alle sollen friedlich und harmonisch miteinander leben, sich wohlfühlen, zufrieden sein und Spaß haben.

Die Karten »Nettes Team (guter Zusammenhalt)«, »Gemeinschaft/ Zusammenhalt«, »Miteinander«, »Ehrlichkeit«, »Harmonisch/ Spaß« beziehen sich allein auf die Teamarbeit. Das Team ist ein »gutes Team«, wenn alle Mitglieder zusammenhalten und gemeinschaftlich handeln. (»Dass das Team, also das es ein gutes Team ist, guter Zusammenhalt« 22: S. 15, Z. 1). Der oben beschriebene Teamkodex wird noch einmal deutlich betont: Nur, wenn alle sich gegenseitig ergänzen, die Stärken und Schwächen der einzelnen Mitglieder berücksichtigt oder kompensiert werden, kann »alles«, also die Versorgung der Menschen im Heim, funktionieren. »dann habe ich Gemeinschaft, Zusammenhalt, ich denke nur wenn man in einer Gemeinschaft arbeitet und zusammen hält und Hand in Hand arbeitet, dann kann das alles funktionieren.« (79: S. 15, Z. 8–10) Zwei Karten beziehen sich auf die eigene Befindlichkeit. Teilnehmerin 22 ist es wichtig, dass sie mit Freude zur Arbeit geht und Teilnehmerin 45 findet es wichtig, dass der Arbeit Anerkennung entgegen gebracht wird. Sie wünscht sich, von anderen gelobt zu werden und insofern Wertschätzung und Bestätigung zu erfahren. »Und dass unsere Arbeit anerkannt wird, das ist sehr wichtig. Dass öfter auch mal ein Lob ausgesprochen wird.« (45: S. 15, S. 39–40)

Das Ergebnis der Kartenabfrage betont und validiert die in der Sequenzanalyse herausgearbeiteten Charakteristika des Arbeitsethos und des Teamkodex. Es wird darüber hinaus noch einmal deutlich, dass idealisierte Familienmodelle auf die Arbeit im Altenheim übertragen werden und sowohl finanzielle Aspekte als auch Fachqualifikationen eine untergeordnete Rolle spielen.

## 8.3.4 Wünsche und Ziele für die Zukunft

Entsprechend dem Leitfaden fertigten die Teilnehmerinnen der Gruppenwerkstatt 2 zwei Collagen zum Thema »Meine Wünsche und Ziele für die Zukunft« an. Die Teilnehmerinnen 79, 45 und 67 haben eine Collage erstellt, die im Wesentlichen von 79 präsentiert wurde. 45 und 67 haben die Erklärungen zu den Bildern an einigen Stellen ergänzt. Die zweite Collage wurde von den Teilnehmerinnen 88 und 22 gestaltet. Da 22 die Gruppenwerkstatt nach der Erarbeitungsphase verlassen hat, präsentierte 88 die Bilder.

### Ergebnisse zur Vorstellung der Collage von den Probandinnen 79, 45 und 67

Die Teilnehmerinnen haben den Schriftzug »Meine Wünsche und Ziele für die Zukunft« in die Mitte des Plakates (Querformat) geklebt. Sie haben etliche ausgeschnittene Schriftzüge zur Illustration von teils großen Bildern genutzt. In der Mitte der oberen Bildhälfte dominiert ein Löwenkopf, der auf einen stark muskulösen Männertorso gesetzt wurde. Es fällt auf, dass mehrere Tierbilder benutzt und Bilder miteinander verschränkt wurden, sodass symbolistische Arrangements entstanden.

Die Collage ist in unterschiedliche Themenbereiche eingeteilt worden, zunächst sind die Bilder den Teilnehmerinnen jedoch nicht zuordenbar. Zu identifizieren sind die Themen Gemeinschaft und Zusammenhalt, Ideenreichtum und Vielfalt, Ruhe und Entspannung, Leistung sowie häusliche Gemütlichkeit. Die Frauen geben an, dass die Collage sich sowohl auf ihre Arbeit im Altenheim als auch auf die Privatsphäre bezieht und einvernehmlich gestaltet wurde.

Der Themenkomplex zur Gemeinschaft wird durch den Löwenkopf auf dem muskulösen Männeroberkörper, die Schriftzüge »gemeinsam sind wir stark«, »offen für Gemeinsamkeit« und das Bild einer liegenden Frau, an der ein Hund zerrt, illustriert mit dem Schriftzug »Schluss mit schlapp«, dargestellt. Das Arrangement hat eine besondere Bedeutung, denn es nimmt einen prominenten Platz in der Mitte der oberen Bildhälfte ein und wird von TN 79 als erstes vorgestellt. Der Bildkomplex symbolisiert die Kraft, die die Teilnehmerinnen jeden Tag aufwenden müssen, um ihr Arbeitsleben und ihr Leben außerhalb der Arbeit zu bewältigen. Es vermittelt, dass äußerst viel Anstrengungen und Mühen notwendig sind, um das Tagwerk abzuarbeiten. Die Arbeit scheint das Leben zu dominieren, die Energie dafür muss permanent aufgebracht werden. »Die Kraft, die wir für alles so mitbringen müssen, das ist nicht nur die Arbeit, aber hauptsächlich auch die Arbeit. Die Kraft, die Energie die da drin steckt, dass man die erst mal aufbringt.« (79: S. 15, Z. 54–56)

Gleichzeitig werden Gemeinschaft und Zusammenhalt im Team thematisiert.

Die Kraft, die aus der Gemeinschaft gezogen wird, ist bedeutend, sie macht es möglich, dass die Anstrengungen kontrollierbar bleiben. TN 79 erklärt, dass es notwendig ist, einander zuzuhören, sensibel für die Belange der anderen zu sein und »mitzulaufen«. Wie ein Rädchen im Getriebe läuft das einzelne Teammitglied demnach im Kollektiv mit, damit es seine Funktion erfüllt. Im Gegenzug zieht es Stärke und Energie aus dem Kollektiv. »Hier ist die Gemeinsamkeit, weil nur gemeinsam sind wir stark. (…). Das man einander zuhört und nicht einander abwendet oder sich die Ohren zuhält, sondern einfach mitläuft.« (79: S. 16, Z. 7–9)

Das zweite Thema ist in der oberen rechten Bildecke angeordnet und wird durch einen Papageienkopf, ein abstraktes buntes Bild, eine fremde Flusslandschaft aus der Vogelperspektive und die Schriftzüge »offen für Vielfalt« sowie »offen für Ideen« symbolisiert. Die Farben wirken bunt und exotisch, das Arrangement steht für Ideenreichtum, Kreativität und Vielfalt, bleibt darüber hinaus jedoch unkonkret, abstrakt und beliebig. Mit den Bildern wird der Wunsch ausgedrückt, dass das Leben Überraschungen bereithält, die vom vorgezeichneten Alltag ablenken. Es soll weniger mühsam und stattdessen leichter werden. Konkrete Vorstellungen davon, wie die alternative Wege aussehen könnten oder wodurch das Leben leichter und »farbiger« werden könnte, werden nicht deutlich, sodass der Wunsch eher wie eine diffuse Sehnsucht wirkt. »Dann haben wir hier einen Wunsch letztendlich ausgedrückt, dass das ganze Leben nicht immer so geradlinig ist, sondern auch mal andere Wege findet und ein bisschen mehr Farbe kriegt. Das Arbeitsleben auch ein bisschen mehr Farbe kriegt.« (79: S. 16, Z. 1–3)

Das nächste Thema, das in der Präsentation angesprochen wird, ist in der linken unteren Bildecke dargestellt. Es handelt sich um etliche kleinere Bilder und Schriftzüge, etwa von Frauen bei einer Rückenschule/ Entspannungsübung, einem Strand, einer durchgestrichenen Uhr, einem durchgestrichenen Mobiltelefon oder die Schriftzüge »du bist mein ein, aber nicht alles«, »Gesundheit« und »Entrümpeln, aber richtig«. Das Arrangement wirkt fragmentiert und kleinteilig, es hat einen hohen Stellenwert, die Aussagen sind konkret und scheinen gleichzeitig nicht greifbar. Mit der Darstellung drücken die Teilnehmerinnen aus, was allein für sie selbst passieren soll. Sie wünschen sich Abstand zur Arbeit, in Ruhe gelassen zu werden und dass keine Anforderungen mehr an sie gestellt werden. Die durchgestrichene Uhr verweist auf belastende Zeitnot und Hektik, die vermieden werden sollen. Erst dann können sie zu den Personen werden, die sie wirklich sind, weil keiner etwas von ihnen fordert, das ihren eigenen Bedürfnissen keinen Raum lässt.

»79: Dann ist hier ein ganz großes Thema, weg von der Arbeit, abschalten, Handy aus, keine Uhr, kein Zeitdruck, kein gar nichts. Einfach nur X, X, X [die drei Namen der

Frauen, A. d. V.] sein. i: Also das ist das, was außerhalb der Arbeit passieren soll, oder passiert? 79: Für mich passieren soll. 45: Ja, für uns auch.« (S. 16, Z. 9–14)

Das nachfolgende vierte Thema wurde maßgeblich von 45 gestaltet, sie übernimmt an den entsprechenden Stellen die Präsentation. In der Mitte und der rechten Ecke der unteren Bildhälfte sind die Schriftzüge »kochen für Freunde«, »Zuhause ist wo dein Herz sich öffnet«, »cleveren Katzen fällt immer etwas ein«, »ich muss mir nichts mehr beweisen« sowie Bilder von einer Katze und einem Garten aufgeklebt. Einerseits wird ein Bild von Häuslichkeit und Gemütlichkeit entworfen, in dem Kochen, eine Katze und ein schöner Garten eine Rolle spielen. Andererseits ist die Katze clever, sie weiß sich zu helfen und findet immer einen Weg. Teilnehmerin 45 offenbart damit Selbstsicherheit, die sie durch (Lebens-) Erfahrung erworben hat, denn sie muss sich selbst nichts mehr beweisen. Außerdem ist sie clever wie eine Katze, sie kann sich den Gegebenheiten anpassen und auch symbolisch wirtschaften. In ihrer Präsentation, gegenüber ihrer Vorgesetzten, demonstriert TN 45 ihre Anpassungsleistung im Sinn des Teamkodex. Nachdem Sie selbstbewusst vorgetragen hat, dass sie sich nichts mehr beweisen muss, weil cleveren Katzen immer etwas einfällt, symbolisiert sie sicherheitshalber ihre Loyalität gegenüber des Teamkodexes. Sie teilt mit, dass sie sich Rat und Unterstützung einholt, wenn unsicher ist und nicht als Einzelgängerin handeln würde.

»45: ich kann mir den Rat von anderen Kollegen ja auch holen, ja und nicht alleine loslegen. (…). i: Also kein Einzelgängertum auch? 45: Nein, nein. Auch kein Einzelgänger. Also zusammen. Das spiegelt sich ja dann da oben wieder.« (S. 16, Z. 35–38)

Der Schriftzug »Zuhause ist wo dein Herz sich öffnet«, bezieht sich gleichermaßen auf den Arbeits- und Reproduktionsbereich. Alle Teilnehmerinnen bekräftigen, dass das Altenheim ebenso ihr Zuhause ist, wie ihr privates Umfeld, weil sie sehr viel Zeit im Heim verbringen und sie während dieser Zeit besonders einschneidende und nachhaltige Ereignisse erleben. Wenn sie die Arbeitsstelle verlassen, können sie das Erlebte nicht einfach abschütteln, es beschäftigt sie in der Privatsphäre weiter.

»i: Also kann auch hier [im Heim A. d. V.] zuhause sein? 67: Ja. 45: Kann auch. 67: Ist es ja eigentlich auch ein Stück weit. 79: Ja ist so. Dazu verbringen wir zu viel Zeit hier, als dass es nicht so ist. 67: Ja und auch zu intensive Zeit einfach, ne. Da kann man nicht einfach so ne Mauer machen und so; man ist halt einfach mitten drin.« (S. 16, Z. 41–47)

Der letzte Themenbereich befindet sich in der oberen linken Bildecke und ist, wie sich aus der Präsentation ergibt, von der Pflegedienstleiterin 79 aufgeklebt worden. Es handelt sich zum einen um ein modern designtes Schwarz-Weiß-Bild mit einem exklusiven Kaffeeautomaten, einem attraktiven Männerporträt und dem Schriftzug: »Wir beide wissen wer ganz oben stehen will muss doppelt so

viel leisten«. Mit diesem Statement positioniert sich 79 noch einmal als Leitungskraft. Sie ist die Vorgesetzte der anderen Teilnehmerinnen, weil sie sich
diese Stelle durch ihre Leistung angeeignet hat. Sie hat sich das Recht auf diese
soziale Position erworben, weil sie härter dafür gearbeitet hat, als die anderen.
Zudem hat TN 79 einen Tigerkopf aufgeklebt, der einmal von vorn und einmal
von hinten abgebildet ist, ebenso ein Paar, das sich einmal anschaut und einmal
voneinander abwendet. Diese Bilder hat sie mit Ehrlichkeit assoziiert. Tatsachen
sollen unmissverständlich ausgesprochen werden, dann wissen alle, woran sie
sind. Erst wenn die Fakten transparent sind, können Handlungsmöglichkeiten
oder Lösungswege gefunden und zielstrebig verfolgt werden. »So dann hier, das
steht für Ehrlichkeit letztendlich. Gemeinsamkeit, gemeinsame Wege finden und
nicht hintenherum. Einfach geradeaus sagen was Fakt ist und dann ist gut. Das
ist der einfachste Weg.« (79: S. 16, Z. 19–20) Als Vorgesetzte ist sie weniger
darauf angewiesen symbolisch zu handeln. Weil ihre soziale Position nur
schwerlich von den Mitarbeiterinnen erschüttert werden kann, kann sie »gerade
heraus sagen, was Fakt ist«, ohne sich selbst damit angreifbar zu machen. Die
Mitarbeiterinnen sollen wissen, was sie von ihnen hält, dann trifft sie mit ihnen
weitere Zielvereinbarungen.

*Fazit*

Der beschriebene Teamkodex wird bestätigt, ihm wird durch die Art der Vi-
sualisierung und Präsentation darüber hinaus eine besondere Bedeutung zugemessen. Neben den positiven Kennzeichen der Gemeinschaftlichkeit werden
in der Collage jedoch auch negative Aspekte und Ambivalenzen sichtbar. Denn
die durch die Gemeinschaft hervorgerufenen Stärke und Kraft, die dazu führen,
dass genug Energie mobilisiert werden kann, um das Leben zu bewältigen,
werden mit Anpassung und Mitläufertum bezahlt. Das Individuum wird zum
»Rädchen im Getriebe«, Individualismus und Kreativität gehen verloren. Die
Teilnehmerinnen beschreiben Arbeitsleben und Reproduktionssphäre als entgrenzt. In beiden Bereichen sind sie zu Hause, Eindrücke und Belastungen
werden von dem einen in den anderen Bereich getragen. Sie bewerten die Entgrenzung negativ und stellen ihre Sehnsucht dar, sich der Anstrengung, Mühe
und Monotonie zu entledigen. Sie wünschen sich ein leichteres Leben, das positive Abwechslungen für sie bereithält und sehen gleichzeitig keine Möglichkeit,
um diese Sehnsucht zu realisieren.

Durch die bildhafte Darstellung wird im Hinblick auf das in der Sequenzanalyse identifizierte Arbeitsethos eine Diskrepanz deutlich. Die Teilnehmerinnen stellen dar, dass sie für sich selbst wünschen, Abstand zur Arbeit zu
gewinnen und mit den Anforderungen in Ruhe gelassen zu werden. Die genutzten Bilder (Strand/ Entspannung/ Yoga) vermitteln eine Orientierung an
einem bürgerlichen Lebensstil, der alternative Aspekte beinhaltet. Die Alten-

heimbewohner kommen in der Collage nicht vor, der einzige Schriftzug, der einen Hinweis auf das Ethos hätte geben können (»Tatsache Aktion Mensch«), wurde überschrieben mit: »Richtig oder falsch?«, »keiner wird gewinnen«. Der Mensch, der dem Ethos entsprechend im Mittelpunkt stehen sollte, hat keinen Platz in den visualisierten Wünschen und Zielen der Frauen. Menschen, die etwas von ihnen einfordern könnten, wie Alte, Kinder oder Männer, werden nicht dargestellt. Häufig kommen hingegen Tiere vor, eventuell weil sie eine besondere Symbolkraft haben, vermutlich aber auch, weil zwei der Teilnehmerinnen ohnehin eine enge Beziehung zu Haustieren haben (vgl. Biographie und Selbstbild). Vielleicht besteht diese Nähe, weil Tiere sich Menschen bedingungslos zuwenden.

### Ergebnisse zur Vorstellung der Collage von den Probandinnen 88 und 22

In die Mitte der Collage im Hochformat wurde der Schriftzug »Meine Wünsche und Ziele für die Zukunft« geklebt. Rund um diesen Schriftzug sind viele Bilder positioniert worden und nur wenige Schriftzüge. Auffällig durch seine Größe und Verschachtelung ist ein Bildkomplex in der linken unteren Ecke. Die einzelnen Bilder sind den Teilnehmerinnen nicht zuzuordnen. Die Bilder in der oberen Bildhälfte verdeutlichen die Wünsche und Ziele im Hinblick auf die Reproduktionssphäre. Dargestellt sind Bilder von einer Familie, von glücklichen Paaren, einer Mutter mit Kind, einer Babywiege oder einem Einfamilienhaus. Die untere Bildhälfte ist mit dem Schriftzug »Vorsicht Falle« überschrieben worden. Dort befinden sich ein Bildkomplex, in dem eine gleichförmige Menschenmasse dominiert, sowie ein Raubfisch, der einem Schwarm kleinerer Fische gegenübersteht. In der rechten Bildecke fallen einige kleine Bilder auf, wie Gartenbilder, klatschende Hände, oder eine Menschengruppe, die ein Plakat mit der Aufschrift: »Kinder denkt an eure Zukunft« halten.

Teilnehmerin 88 beginnt mit der Vorstellung der oberen Bildhälfte, in der die privaten Wünsche und Ziele dargestellt wurden. Sie beginnt mit der Erklärung des Schriftzuges »Schlafgeflüster«, der an den oberen linken Bildrand geklebt wurde. Sie braucht ausreichenden, erholsamen Schlaf, damit sie ihr Arbeitspensum jeden Tag schaffen kann. Auch ein kleineres Löwenbild symbolisiert die notwendige Kraft, um den Alltagsanforderungen zu begegnen. Sie wünscht sich eine Familie, Kinder und einen perfekten Ehemann, der durch das Bild eines Mannes im Anzug mit Fliege symbolisiert wird, der ins Wasser gefallen ist. Das Bild wurde überschrieben mit: »Toller Hecht im Champagnerbad«. Der bürgerliche Kleidungsstil des Mannes wird durch den Schaum und die Nässe karikiert, er sieht aus wie nach einem Fauxpas im elitären Milieu und wirkt dadurch durchschnittlich. Den perfekten Mann sucht 88 in ihrem Milieu, er soll vielleicht nach Höherem streben, ohne zu sehr von gewohnten Dispositionen abzuweichen. Eine Hochzeit gehört ebenso zu den Zukunftswünschen wie ein eigenes Haus. 88 sieht eine Chance, diese Ziele zu erreichen, wenn sie sie nicht aus den Augen verliert und stetig darauf hinarbeitet.

> »Hier ist so ne Frau die über das Weite guckt. Das heißt man soll seine Ziele auch im privaten nicht aus den Augen verlieren. (…). Erlesene Ziele hatten wir noch uns rausgesucht. Im privaten so wie eigentlich auch im beruflichen. Dass man sich einfach Ziele stecken muss, damit man auf etwas hinaus arbeitet.« (88: S. 17, Z. 21–24)

In der rechten oberen Ecke der Collage hat 22 ein großes Bild von einem ungewöhnlichen Baumhaus in einem grünen Laubbaum platziert, daneben einen indianisch gekleideten Mann. Diese beiden Bilder wirken exotisch, sie stehen für unbekannte Länder oder Urlaub und beinhalten den Wunsch, dem Alltag zu entkommen und Ruhe zu finden. »So abschalten im Baumhaus, das man so ein bisschen von dem anderen getrennt ist kann ich mir vielleicht vorstellen, dass man da einfach abschaltet.« (88: S. 18, Z. 19–20) Die Teilnehmerinnen betonen, dass sie sich für das private Leben mehr Zeit nehmen und diesen Bereich stärker vom Berufsleben abgrenzen möchten, damit sie mehr Zeit zur Reproduktion finden. Das Bild einer Frau im Stil der 50er Jahre, die auf einem Muffin platziert wurde, im Kleid und mit einem Nudelholz in der Hand, symbolisiert einen Wunsch, der 88 sehr wichtig ist. Sie möchte gemeinsam mit ihrer Schwester nebenberuflich ein Geschäft für Cupcakes eröffnen. Auf Nachfrage erklärt sie, dass sie mit dem Gedanken nicht kokettiert, sondern sich bereits nach den nötigen Formalitäten erkundigt hat und mit unterschiedlichen Backprodukten experimentiert. Sie wünscht sich einen sukzessiven Rückzug aus der Altenpflege und einen Neubeginn als Selbstständige.

Links der Mitte steht ein kleines Bild der Bundeskanzlerin und weiterer Politiker dafür, dass sich politisch etwas verändern sollte, damit Altenpflegerinnen »besser durchstarten« können (vgl. 88: S. 17, Z. 43–44). Auch im beruflichen Bereich sollen die Ziele nicht aus dem Blick geraten, deshalb wurden ein Auge und eine Straße aufgeklebt. Sowohl die Menschenmasse als auch der Schwarm kleiner Fische symbolisieren das Personal in der Altenpflege. Der große Raubfisch und das gezeichnete Bild eines Mannes, der unter einer Glasglocke an einem Ballon über der Erde schwebt, verdeutlichen die »Chefs«. Diese bauen den Druck »von oben« auf, sie sind Einzelgänger, losgelöst von der Masse der arbeitenden Menschen und haben den Kontakt verloren. Der Fisch wirkt weniger abgehoben als übermächtig und gefährlich. Ein weiteres Bild zeigt eine Frau im Anzug, die hinter ihrem Rücken die Finger kreuzt unterzeichnet mit: »Warum das Lügen zum Leben gehört«. Es impliziert, dass diejenigen, die sozial höhere Positionen bekleiden, normalerweise lügen müssen. Weil ihre Chefin (79) neben ihr sitzt, nimmt 88 sie ausdrücklich aus ihrer Bilddeutung heraus.

»88: Die ganzen rothaarigen Menschen sollen für mehr Personal stehen. Das hier war so ein bisschen, also nicht, man soll nicht so/ 79: Das ist der Chef (lacht). 88: Das ist der Chef der uns triezt (lacht). Nein. Nicht so der/ also das steht so ein bisschen, der große Fisch, der Druck, der hinter den ganzen kleinen Fischen ist. i: Und wer sind die kleinen Fische? 88: Ja eigentlich so das Personal. Weiß ich nicht; Ich weiß nicht so richtig ob das jetzt – **unser** Chef ist das nicht. Von oben kommt halt immer der Druck und wir müssen das alles bewerkstelligt kriegen. Das soll so ein bisschen der Einzelgänger sein, der hier so rumschwebt.« (S. 17, Z. 45–53)

Der rechte untere Teil der Collage ist fragmentierter, es sind viele kleinere Bilder verwendet worden, die sich unmittelbar auf die Arbeit beziehen. Ein Stoppschild steht für die Verhinderung der Arbeitsverdichtung, die klatschenden Hände für den Wunsch nach mehr Anerkennung, Geld für eine bessere Bezahlung. Die Menschengruppe mit dem Plakat »Kinder denkt an eure Zukunft« versinnbildlicht die Angst, bald keinen Nachwuchs für die Altenpflege mehr gewinnen zu können. Die Teilnehmerinnen mahnen dazu, endlich mehr für den Beruf zu werben.

»Das ist ganz wichtig: »Kinder denkt an eure Zukunft«. Das einfach auch die Zukunft/ es bewirbt sich ja oder es kommt ja irgendwie gar nicht mehr die Leute hinterher die das gerne machen. Da muss man halt auch echt Werbung machen und zusehen wo halt das neue Personal herkommt.« (88: S. 18, Z. 3–6)

Weitere Bilder aus diesem Bereich beziehen sich auf die Teamarbeit. Ein verknotetes Seil steht für die Konflikte im Team, die Bauchschmerzen und Krämpfe verursachen. 88 wünscht sich, dass sich durch mehr Kommunikation die Knoten lösen und alle glücklich, zufrieden und harmonisch miteinander leben können.

»Mir persönlich macht das manchmal Bauchschmerzen und Krämpfe, diese Konflikte untereinander, dass sich dieser Knoten löst hoffe ich irgendwann. Sich einfach löst und das halt alle dann zufrieden sind oder glücklich sind und wir in Harmonie zusammen leben können.« (88: S. 18, Z. 8–10)

Auch mit dieser Collage werden Diskrepanzen zwischen der Realität einerseits und dem Arbeitsethos und dem Teamkodex andererseits aufgezeigt. Alte Menschen, deren Dispositionen oder Bedürfnisse werden nicht thematisiert. Das Team wird als Masse dargestellt, in der kein Individualismus vorkommt, die jedoch von einzelnen, mächtigen, abgehobenen und auch unehrlichen Chefs unter Druck gesetzt wird. Im Team herrschen belastende Konflikte, die untereinander zu klären sind. Die Teilnehmerinnen wünschen sich ein familienähnliches, harmonisches Arbeitsleben, in dem Konflikte keine Rolle spielen. Obwohl sie bekräftigen, dass Arbeitsleben und Privatsphäre nicht klar voneinander abzugrenzen sind und Familienmodelle auf die Arbeit übertragen werden, wünschen sie sich ein Leben außerhalb der Altenpflege. Eine harmonische Partnerschaft, Kinder und ein eigenes, sicheres Zuhause erscheinen erreichbar, wenn man zielstrebig dafür arbeitet. 88 äußert den Wunsch, die Altenpflege schrittweise zu verlassen, um sich in einem völlig anderen Bereich selbstständig zu machen. Die Beschreibung des perfekten Partners oder das Familienbild geben Hinweise auf eine Orientierung an übergeordneten Milieus, wobei Teilhabe am Wohlstand, eine sichere Existenz, ein Zuwachs an Individualität sowie weniger Belastung im Berufsleben eine besondere Bedeutung haben; »und das hält alle dann zufrieden sind oder glücklich sind und wir in Harmonie zusammen leben können.« (88: S. 18, Z. 9–10). Wieder wird nicht zwischen Erwerbstätigkeit und Reproduktionssphäre getrennt. Es geht nicht darum, Konflikte am Arbeitsplatz zu lösen, um ein besseres Arbeitsverhältnis zu entwickeln, sondern die Mitglieder im Team sollen glücklich miteinander leben wie eine Familie. Die Gartenbilder und die lachende Frau in der Natur versinnbildlichen die angestrebte Harmonie.

## Finanzielle Anerkennung

Nach der Vorstellung der zweiten Collage fragt die Forscherin die Teilnehmerinnen nach dem Stellenwert der monetären Entlohnung. Sie bittet zum Abschluss um ein Statement zu der Bedeutung des Entgeltes im Vergleich zu der Dankbarkeit oder dem Wohlbefinden der Bewohner. Mit der Frage provoziert sie ad hoc eine Aktualisierung des Arbeitsethos, obwohl in den Präsentationen der Collagen kurz zuvor ambivalente Positionen vertreten wurden. Anerkennung und Bezahlung sind demnach längst nicht so wichtig wie das Wohlergehen der alten Menschen und ein harmonisches Leben im Altenheim.

> »Egal wie gut oder wie schlecht man verdient. Also das Geld ist völlig in den Hintergrund gerutscht, weil viele Sachen, (…), die Zeit für den Bewohner, die Zeit für das Team, dieser ganze Wohlfühlfaktor um den Job rum der ist in Mitleidenschaft gezogen und der ist wichtiger zum Leben als Geld.« (79: S. 18, Z. 50–54)

Die Bezahlung ist nahezu unwichtig, solange die Beziehungen harmonisch sind und alle zufriedenstellen. »Für mich ist das wichtigste, dass ich mich wohl fühle bei meiner Arbeit, dass ich mit meinen, mit den Kollegen gut zu Recht komme und mir die Bewohner am Herzen liegen.« (88: S. 18, Z. 37–39) Die Anerkennung, die ihnen durch die Dankbarkeit und die Zufriedenheit der Bewohner und deren Angehöriger entgegengebracht wird, wiegt alles andere auf.

> »79: Aber diese Anerkennung die man von den Bewohnern kriegt, das ist im dementen Bereich ganz enorm, das kann man mit Geld nicht bezahlen. 67: Und auch von den Angehörigen. Die einen loben, die einen zur Seite nehmen, die sagen wir ziehen den Hut vor euch, was ihr hier leistet.« (S. 19, Z. 4–7)

### 8.3.5 Verortung der Teilnehmerinnen im sozialen Raum

Auf der Grundlage der Informationen, die durch die Sequenzanalyse zu den Äußerungen jeder einzelnen Teilnehmerin der Gruppenwerkstatt 2 gewonnen werden konnten, ergibt sich die in Abbildung 17 dargestellte Verortung auf der Landkarte der Milieus.

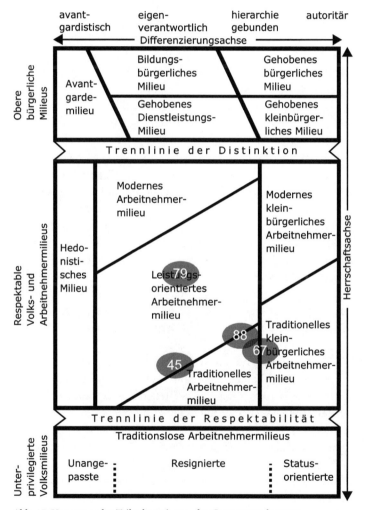

Abb. 17: Verortung der Teilnehmerinnen der Gruppenwerkstatt 2

Für die Gruppenwerkstatt 2 werden die Positionierungen auf der Landkarte der Milieus anhand der Teilnehmerinnen mit den Codenummern 79 und 45 exemplarisch verdeutlicht (vgl. 7.2.2).

## Teilnehmerin 79

TN 39 ist 31 Jahre alt, lebt mit ihrem Ehemann, der als Einzelhandelskaufmann arbeitet, und dem gemeinsamen fünfjährigen Sohn zusammen im neu erworbenen eigenen Haus. Nach ihren Angaben hat ihre Mutter einen Universitätsabschluss erreicht und der Vater eine dreijährige Lehre absolviert. Die Großeltern haben nach einer Anlernzeit gearbeitet, für den Vater der Mutter wird keine Berufsausbildung angegeben. In den 50er Jahren geboren, haben die Eltern vermutlich von der Bildungsoffensive in den 70er Jahren profitiert und konnten in die obere Hälfte der respektablen Volkmilieus aufsteigen. TN 79 wuchs ohne Geschwister auf, besuchte ein Gymnasium und schloss die schulische Ausbildung mit dem Abitur ab. Ihr Weg in die Altenpflege wurde bereits eingehend beschrieben (vgl. 8.3.2). Ihrer Selbstpräsentation ist nicht zu entnehmen, dass sie darüber nachgedacht hat, ein Studium aufzunehmen. Ohne weitere Verzögerung hat sie direkt nach der Schule ihre Ausbildung zur Kinderkrankenschwester begonnen. Weil sie in der Kinderkrankenpflege keinen Arbeitsplatz bekommen hat, durch zufällige Ereignisse, wie das Weiterreichen ihrer Bewerbung und schließlich durch die Aussicht auf eine Leitungsposition, ist sie in die Altenpflege gewechselt. Ihr beruflicher Werdegang war mit mehreren Wohnortwechseln innerhalb Deutschlands verbunden, die sie positiv bewertete. Sie konnte viele neue Eindrücke gewinnen und unterschiedliche Erfahrungen machen. »Ja. Das war auch ne sehr schöne Erfahrung, viele Häuser, viele Organisationen und viele Menschenschläge kennengelernt, so, ja die Gesellschaften in den verschiedenen Teilen Deutschlands sind ne Reise wert.« (S. 3, Z. 41–43)
Inzwischen ist 79 in der Funktion der Pflegedienstleistung der Einrichtung beschäftigt. Ihr Partner (Einzelhandelskaufmann) befürwortet, dass sie arbeitet, beide sind trotz ihrer Elternschaft auf Vollzeitstellen berufstätig. Sein Nettoeinkommen beziffert Teilnehmerin 79 mit 2.500 € bis 3.000 €, ihren eigenen Nettolohn gibt sie mit 2.000 € bis 2.500 € an, das gemeinsame Haushaltseinkommen liegt damit zwischen 4.500 € und 5.500 €. Zu ihrem Verdienst in fünf Jahren macht TN 79 keine Angaben, sie geht jedoch davon aus, dass sich ihr Lebensstandard nicht verändern wird. Im Fragebogen gibt sie an, dass ihr der Berufsalltag überwiegend Freude bereitet, allein über die Arbeitszeiten freut sie sich gar nicht. Durch die Arbeitszeiten, Über- und Unterforderung und einen geringen Entscheidungsspielraum fühlt sie sich oft belastet. Neben ihrer Berufstätigkeit, die ihr viel Zeit und Kraft abverlangt, widmet TN 79 sich in der verbleibende Zeit vorwiegend ihrem Kind. Die vorgeschlagenen Antwortmög-

lichkeiten zu ihren Freizeitaktivitäten kreuzt sie größtenteils mit »selten«, politisches Engagement, kirchliches Engagement und musizieren mit »nie« an. Sie ist Mitglied in einem Schwimmverein.

In der Diskussion wird deutlich, dass TN 79 von den anderen Teilnehmerinnen als Autorität anerkannt wird. Sie trägt ihre Meinung häufig in Form von Statements vor, mit denen sie implizite Erwartungen oder Regeln kommuniziert und dadurch ihre vorgesetzte Position demonstriert. »Und ich sage das eigentlich auch als Leitung in meinem Team: Wenn dieser Gedanke irgendwann mal verloren geht, nehmt eure Koffer und geht. Dann habt ihr hier nichts mehr zu suchen!« (S. 9, Z. 10–12) Sie hat sich von ihrer Herkunft nicht weit entfernt und trägt Kennzeichen, die Vester et al. mit dem leistungsorientierten Arbeitnehmermilieu verknüpfen.[1006] Auch wenn sie keine Ambitionen hatte, ein Studium aufzunehmen, ist sie in ihrem Berufsbereich schnell daran interessiert gewesen, eine Leitungsposition einzunehmen und an der Gestaltung der Pflege mitzuwirken. Ihr Entscheidungsspielraum ist ihr immer noch zu gering. In der Einrichtung nimmt sie mühelos eine führende Position ein, bewertet die damit verbundenen mächtigen Einflussmöglichkeiten positiv und gestaltet maßgeblich die herrschenden Spielregeln. Neuen Erfahrungen, Menschen oder Ideen steht sie aufgeschlossen und auch kritisch bewertend gegenüber: »Die Pflege entwickelt sich weiter in positiven Sachen, Stichwort: Expertenstandard. Haben uns aber auch viel Arbeit gemacht (…). Das hat positive und negative Seiten.« (S. 7, Z. 39–41) Von den Mitarbeitern erwartet TN 79, dass sie die Regeln einhalten und ebenso hart arbeiten wie sie selbst. Auf die Collage klebt sie den Slogan: »Wir beide wissen wer ganz oben stehen will muss doppelt so viel leisten«. Damit verdeutlicht sie eine Leistungsüberzeugung, der zufolge sie die Leitungsposition durch besonders harte Arbeit verdient hat. Wer im Umkehrschluss eine besondere Leistung erbringt, erarbeitet sich die Chance, eine sozial höhere Position zu bekommen (hocharbeiten und nicht hochdienen[1007]). Ihr Verhältnis zu höheren Instanzen ist durch Misstrauen geprägt. Sie unterstellt zum Beispiel, dass ihr nicht geglaubt wird und reagiert darauf selbst mit Argwohn.

»weil (…) letztendlich wir aufgrund von unserer Gesellschaft, Politik, wie auch immer man das nennen möchte, gezwungen ist wirklich alles, was man getan hat, auch niederzuschreiben, weil mir sonst irgendwer sagen könnte: Du kannst ja viel erzählen, das hast du ja nie gemacht! Wo steht das denn?« (S. 7, Z. 31–35)

Bedingungen, denen sie ohnmächtig ausgeliefert ist, gilt es zu zunächst zu ertragen, was ihr allerdings deutlich schwerfällt. »Ja, man muss verschiedene

---

1006 Vgl. Vester et al. 2001, S. 514–516.
1007 Vgl. Vester et al. 2001, S. 515.

Dinge einfach umsetzen, weil, sie müssen gemacht werden und man ist da nicht jeden Tag glücklich mit.« (S. 3, Z. 52–54)

### Teilnehmerin 45

Die Berufsbiographie von Teilnehmerin 45 wurde bereits umfassend vorgestellt (vgl. 8.3.2). Sie wurde 1966 in einer Industrie- und Bergbauregion der DDR geboren, ihre Mutter war Krankenschwester, ihr Vater Bergbauingenieur. Die Fraktion der technokratischen Facharbeiter der DDR gleicht in ihrer Mentalität den traditionellen Arbeitermilieus Westdeutschlands. Sie ist geprägt durch Bescheidenheitsethik, Gerechtigkeitssinn, Arbeits- und Gemeinschaftsethos sowie Misstrauen gegenüber Höherstehenden und den »Faulpelzen« unter ihnen.[1008] Nach der Beendigung der Hauptschule absolvierte TN 45 eine Lehre zur Chemiefacharbeiterin und arbeitete anschließend in ihrem Beruf. Ihr erstes Kind wurde noch vor der Wiedervereinigung 1989 geboren; als die Grenzen geöffnet wurden, war sie 23 Jahre alt. Vermutlich bedingt durch die Effekte der Wende verlor sie ihren Arbeitsplatz in der Chemieindustrie und arbeitete jahrelang in Gelegenheitsjobs, pflegte ihre Schwiegermutter und bekam ein weiteres Kind. Obwohl teilweise hochspezialisiert und modernisierungswillig, erhielt nach der Wiedervereinigung insbesondere die ältere Generation der Facharbeiter der ehemaligen DDR keine Chance auf dem Arbeitsmarkt. Bis zu 50 % von ihnen wurden aus dem Erwerbsleben ausgegliedert.[1009] Insofern deklassiert, suchten viele junge Facharbeiter nach Möglichkeiten, um sich auf Berufe und Positionen einzustellen, die Teilhabe und Respektabilität versprachen. Zusätzlich zu der familiären Situation (vgl. 8.3.2) haben bei Teilnehmerin 45 vermutlich auch diese Umbruchprozesse dazu geführt, dass sie sich einer neuen Berufsausbildung in den alten Bundesländern zugewendet hat. Die Pflegetätigkeit war ihr durch die Pflege der Schwiegermutter (eventuell auch durch den Beruf der Mutter) bekannt, zudem passten ihr Schulabschluss und die Voraussetzungen als Umsteigerin nach der Familienphase zur Altenpflege. Im Fragebogen gibt TN 47 als einziges vollständig zutreffendes Berufswahlmotiv an, dass sie sich weiterführende Karrierewege erhoffte. Sie verließ ihre Heimat und absolvierte Praktika und die Ausbildung mit einem hohen Einsatz. Das anschließende Arbeitsverhältnis ermöglichte ihr eine finanzielle Unabhängigkeit und begünstigte schließlich den Schritt, eine neue Partnerschaft einzugehen und damit die Lebenswelt erneut komplett zu wechseln. TN 45 beweist damit eine vermutlich aus der Not entwickelte Leistungs- und Durchsetzungsfähigkeit, Risikobereitschaft und den Willen unabhängig zu sein. Diese Ziele verfolgt sie mit Anstrengung

---

1008 Vgl. Vester et al. 2001, S. 534–535.
1009 Vgl, Vester et al. 2001, S. 532–535.

und Anspruchslosigkeit. Zudem hat sie die Fähigkeit, Misserfolge oder Hemmnisse positiv zu deuten und sich nicht entmutigen zu lassen.

Bedingt durch ihr Herkunftsmilieu, die selbstbewusste, traditionsverwurzelte Facharbeiterschaft der DDR, hat TN 45 einen Sinn für Gemeinschaftlichkeit, Bescheidenheit, Gerechtigkeit und Arbeit. Sie sieht sich (in der Präsentation der Collage) aber auch als jemand, der sich nichts mehr beweisen muss, und stellt sich als clevere Katze dar, der immer etwas einfällt. Sie erkennt die Macht des Teams und verhält sich entsprechend, weiß aber auch um ihre Lebenserfahrung und gewinnt daraus Sicherheit. Sie trägt einen Leistungsimpuls, der auf Selbstverwirklichung ausgerichtet ist, eher traditionell mutet hingegen der Stellenwert an, den sie der Familie und dem privaten Bereich zumisst. Mit Wünschen wie nach einem Garten oder einem gemütlichen Heim offenbart sie auch Statusorientierung. Im privaten Raum möchte sie Freunde treffen, dort kann »ihr Herz sich öffnen«. Deshalb wurde sie auf der Grenze zwischen traditionellem und leistungsorientiertem Arbeitnehmermilieu platziert.

## 8.4 Gruppenwerkstatt 3: Schülerinnen im ersten Ausbildungsjahr

Gruppenwerkstatt 3 fand im November 2012 mit neun Schülerinnen und zwei Schülern statt, die das erste Ausbildungsjahr ihrer Altenpflegeausbildung gerade absolviert hatten. Die 11 Schülerinnen lernten zusammen in einem Altenpflegefachseminar der Trägerschaft des Diakonischen Werkes der evangelischen Kirche in Deutschland, alle Teilnehmerinnen besuchen dort denselben Kurs. Im Altenpflegefachseminar findet die theoretische Ausbildung in Blockunterrichtszeiten (modularisiertes Ausbildungskonzept) statt. Zudem sind die Teilnehmerinnen als Auszubildende in Einrichtungen der Altenpflege angestellt, in denen sie überwiegend ihre praktische Ausbildung absolvieren. Dort erhalten sie ein gestaffeltes Ausbildungsentgelt.

### 8.4.1 Inhaltsanalytisches Protokoll

Entsprechend des Leitfadens begann die Gruppenwerkstatt auch diesmal mit den visualisierten Fragen. Die Schülerinnen antworteten, nachdem die Moderatorinnen sich vorgestellt hatten, der Sitzreihenfolge nach. Vier der neun Frauen sind recht jung (18, 19, 19 und 20 Jahre alt) und wohnen zusammen mit ihren Geschwistern noch bei ihren Eltern. Drei weitere Frauen im Alter von 21, 22 und 23 Jahren sind bereits aus ihrem Elternhaus ausgezogen und wohnen mit ihren Freunden zusammen. Hinzu kommen eine alleinerziehende Frau mit zwei jüngeren Kindern (28 Jahre alt) und eine alleinerziehende Frau (40 Jahre alt) mit drei älteren Kindern, die in ihrem Haushalt leben, während eine weitere Tochter bereits ausgezogen ist und eigene Kinder hat. Von den beiden Männern ist einer 23 Jahre alt und lebt im Elternhaus, der andere Teilnehmer ist 39 Jahre alt, hat eine längere Bildungsbiografie im Handwerk und als sozialpädagogischer Assistent, ist geschieden und Vater eines Kindes, das bei der Mutter lebt. Sieben der 11 Teilnehmerinnen haben ein Jahrespraktikum/ ein Freiwilliges Soziales Jahr in der Altenpflege absolviert, bevor sie die Altenpflegeausbildung begannen. Einige haben schon während ihrer Schulzeit im Rahmen von Schulpraktika oder Hospitationstagen Kontakt zur Altenpflege bekommen. Die anderen vier haben als Pflegehilfskraft/ Betreuungsassistentin im Altenheim gearbeitet und/ oder zuvor schon andere Berufe erlernt (Köchin, Kinderpflegerin, sozialpädagogischer Assistent/ Handwerker). Fünf Teilnehmerinnen erzählen in der Verstellungsrunde, dass enge Familienangehörige in der Altenpflege arbeiten und sie daher schon früh Kontakt zum Berufsfeld hatten, zwei weitere haben Familienangehörige gepflegt. Eine junge Frau gibt an, dass sie sich für die Ausbildung entschlossen hat, weil sie keinen anderen Ausbildungsplatz bekommen konnte, eine andere Frau war nach ihrem Freiwilligen Sozialen Jahr so abgeschreckt, dass sie zwei Jahre lang arbeitslos blieb. Weil ihre Mutter insistierte, die ebenfalls in der Altenpflege tätig ist, entschied sie sich schließlich für die Altenpflegeausbildung. Bereits in der Vorstellungsrunde deuten sechs Teilnehmerinnen an, mit welchen Schwierigkeiten sie sich konfrontiert sehen. Vier von ihnen beklagen, dass sich der erlebte Alltag in den Einrichtungen von den in der Schule erlernten Inhalten erheblich unterscheide. Die Altenpflege sei, anders als zuvor vermutet, ein »undankbarer Job«. Zudem herrsche Zeitmangel und die Kommunikation mit den alten Menschen sei »begrenzt«. Dennoch geben auch sechs der elf Teilnehmerinnen an, dass sie mit der Ausbildung bislang zufrieden sind, dass sie die Arbeit sinnvoll finden, dass es Spaß macht oder dass sie besondere Interessen (zum Beispiel Demenzerkrankungen) entwickelt haben.

Der Diskussionsteil wurde entsprechend dem Leitfaden durch eine Filmsequenz eingeleitet. Nach der Filmvorführung eröffnete die Moderatorin die Diskussion mit der Frage nach den Gedanken oder Gefühlen der Teilnehmerinnen. Die Teilnehmerinnen reagierten mit Ungläubigkeit und Erstaunen, sie fanden den Film schockierend und distanzierten sich deutlich von der gezeigten Gewaltsituation. Schnell wurde verbalisiert, dass es grundsätzlich falsch sei mit Gewalt gegen Bewohner vorzugehen und solche Altenpflegerinnen wie die gezeigte Täterin in ihrem Beruf nicht weiter arbeiten dürfen. Im weiteren Verlauf wurden, zunächst sehr abstrahiert, mögliche Ursachen von gewalttätigen Übergriffen in der Pflege diskutiert. Als Ursachen wurden Belastung und Überarbeitung vermutet, zunehmendes Alter der Pflegekräfte, Existenzangst oder auch die Arbeitszeiten. Als besonders problematisch wurde es angesehen, wenn Altenpflegerinnen nicht zwischen ihrem Berufsleben und ihrem privaten Leben unterscheiden können und Probleme aus dem einen in den anderen Bereich tragen. Als weitere Ursache wurden strukturelle Rahmenbedingungen diskutiert, die Zeitdruck auslösen. Weitere von einzelnen Teilnehmerinnen eingebrachte Ursachen für gewalttätige Handlungen waren eine »natürliche« Boshaftigkeit oder Machtmissbrauch der Pflegenden. Immer wieder wurde geschildert, wie Gewalt sich äußern kann. Im Verlauf der Diskussion wurde die Distanz zum Thema sukzessive aufgegeben, bis zur Illustration der vorgetragenen Meinungen Erlebnisse erzählt wurden. Zunächst stellten die Teilnehmerinnen Erlebnisse dar, in denen andere als Protagonistinnen auftraten, später erzählten sie von ihren eigenen Erlebnissen und näherten sich damit selbst dem Thema an. Mit den Erzählungen beschrieben sie unterschiedliche Erscheinungsformen von Gewalt. Gewalt äußert sich demnach in Ignoranz, Abwertung oder in der situativen Verweigerung notwendiger Hilfe. Das Anreichen von Nahrung wurde als besonders sensible Situation dargestellt, in der Übergriffe häufig vorkommen. Es wurde jedoch auch deutlich, dass das Thema »Nahrung anreichen« kurze Zeit zuvor Unterrichtsgegenstand im Altenpflegeseminar und den Schülerinnen deshalb noch besonders präsent war. Ohne dass speziell danach gefragt wurde, wandte sich die Gruppe dem Thema der Gewalt zu, die von Bewohnern ausgeht und sich gegen Pflegende richtet. Zu diesem Thema wurden persönliche und anschauliche Erlebnisse erzählt. Obwohl die Schülerinnen wiederholt betonten, dass die Bewohner schuldlos sind, standen sie doch deutlich unter dem Eindruck der gegen sie gerichteten Aggressionen.

Darüber hinaus thematisierten sie die Handlungsstrategien der Teams, in denen sie arbeiten, und betonten dabei ihren Sonderstatus als Schülerinnen. Während sich die Teamkolleginnen gegenseitig kaum korrigieren würden, könnten sie in der Position von Schülerinnen einfacher kritische Fragen stellen. Die meisten Teilnehmerinnen konnten sich nicht vorstellen, dass ein Teammitglied einen gewaltsamen Übergriff ignoriert oder verschweigt. Etliche Möglichkeiten, um Gewalt zu vermeiden, wurden im Diskussionsverlauf erörtert. Zunächst sollten sich Altenpflegerinnen aus Situationen, die zu eskalieren drohen, entfernen. Sie sollten zwischen privatem und beruflichem Lebensbereich unterscheiden und private Probleme nicht in den Berufsalltag tragen. Eine besondere Bedeutung wurde Fortbildungen beigemessen. Das Personal, sowohl Fachkräfte als auch Hauswirtschafts- oder Hilfskräfte, müssten zum Thema geschult werden und Praktika in Funktionsbereichen (Gerontopsychiatrie, Demenzstationen) absolvieren, damit sie erkennen, welche Zusammenhänge zwischen Erkrankung und Verhalten bestehen und adäquat reagieren können. Eine weitere Lösungsstrategie kann als »Kontrolle« zusammengefasst werden. Vor allem die Kontrollen des MDK sollten unangekündigt stattfinden. Werthaltungen und Mut der Pflegenden, die notwendig sind, um Missstände offen anzusprechen, spielten ebenfalls eine Rolle. Die anfängliche Distanziertheit der Teilnehmerinnen hatte sich zum Abschluss des Diskussionsteils vollständig aufgelöst. Dabei beteiligten sich einige Teilnehmerinnen engagiert an der Diskussion und unterstrichen ihre Beiträge mit teils sehr persönlichen Erfahrungsberichten. Auf der anderen Seite haben sich vier junge Frauen überhaupt nicht an der Diskussion beteiligt, obwohl die Moderatorin Versuche unternommen hat, sie einzubeziehen.

Eine der jungen Frauen, die noch im Elternhaus leben (77), die beiden alleinerziehenden Frauen (21 und 55) sowie der ältere der beiden Männer (14) dominierten mit ihren Beiträgen die Diskussion. Sie ergänzten ihre Darstellungen und stimmten sich häufig gegenseitig zu. Besonders die älteren Teilnehmerinnen (14, 55 und 21) stellten individuelle Standpunkte dar und diskutierten auch kontrovers. Zwei weitere junge Frauen (6 und 61) und der jüngere Mann (83) brachten sich zu unterschiedlichen Zeitpunkten mit einzelnen Beiträgen in die Diskussion ein, die den Verlauf der Diskussion zum Teil jedoch gelenkt haben. Die anderen jungen Frauen (89, 29, 32 und 35) beteiligten sich nicht an der Diskussion und meldeten sich erst zur Kartenabfrage wieder zu Wort. Wie auch in den anderen Gruppenwerkstätten wurde vor dem Hintergrund der Analyse der Gruppenkonstellation eine Grafik erstellt, die einen Eindruck von der Situation vermitteln soll. Jede Teilnehmerin wurde durch einen Kreis mit ihrer Codenummer dargestellt. Der Durchmesser der Kreise symbolisiert den quantitativen Umfang der jeweiligen Redebeiträge. Prestige und Anerkennung der Beiträge (und der Teilnehmerin) durch die Gruppe werden durch die Nähe der Kreise zum Mittelpunkt verdeutlicht. Je näher die Kreise am Mittelpunkt angeordnet wurden, desto größer ist die eingeschätzte Relevanz der Beiträge (und in der Regel auch die Anerkennung der jeweiligen Teilnehmerin). Die Kreise der Teilnehmerinnen, die während der Gruppendiskussion offensichtlich ein spannungsfreies, partnerschaftliches Verhältnis zueinander hatten, wurden nebeneinander platziert.

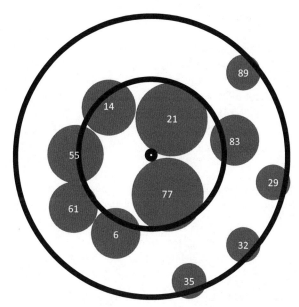

Abb. 18: Einschätzung der Positionen der Teilnehmerinnen in Gruppenwerkstatt 3

### 8.4.2   Ergebnisse der hermeneutischen Sequenzanalyse

Als Ergebnis der Sequenzanalyse lassen sich Bereiche identifizieren, für die feldspezifische Spielregeln und Dispositionen zu beschreiben sind. Diese Bereiche wurden durch das hermeneutische Vorgehen sukzessive aus dem Material »herausgelesen« und im Verlauf der Interpretation weiter verdichtet. Als Resultat ergaben sich Themenbereiche, die geeignet sind, um die Ergebnisse der Sequenzanalyse zu strukturieren. Die Themenbereiche, die für diese Teilnehmerinnen im Vordergrund standen, lassen sich folgendermaßen zusammenfassen:

– Zugang zum Feld
– Haltungen und Dispositionen zur Altenpflege: Arbeitsethos
– schülerspezifische Positionen und Perspektiven
– Bilder und Deutungen des Berufsalltags:
  – Belastungen,
  – Machtverhältnisse und Hierarchien
  – examinierte Kolleginnen
  – Teamarbeit
  – Bilder von Bewohnern

## Zugang zum Feld: »das war mir alles ein bisschen bekannt«

Der Weg in die Altenpflegeausbildung beginnt für die Teilnehmerinnen in der Regel schon sehr früh in ihren Herkunftsfamilien. Fünf Teilnehmerinnen haben enge Verwandte (überwiegend Mütter), die in der Altenpflege beschäftigt sind, sodass sie schon in ihrer Kindheit immer wieder von der Arbeit im Altenheim hörten. Zwei von ihnen haben außerdem dabei geholfen, ihre Großeltern, beziehungsweise eine Nachbarin, zu pflegen. Alle fünf Teilnehmerinnen betonen, dass ihre Verwandten einen großen Anteil an ihrer Entscheidung für die Altenpflegeausbildung hatten.

> »Ich habe den Beruf gewählt, weil meine Mutter arbeitet auch im Altenheim, da wo ich arbeite und ich habe ein Jahr Praktikum gemacht. Das hat mir eigentlich gut gefallen.« (61: S. 2, Z. 19–21)

> »Und meine ganze Familie ist in der Altenpflege. Und vom Hören halt und die Handhabung, das war mir alles ein bisschen bekannt. Und ja, deswegen habe ich mich dafür entschieden.« (29: S. 3, Z. 9–11)

Besonders die Mütter, die in der Altenpflege beschäftigt sind, haben ihre Töchter darin bestärkt, im Pflegebereich zu arbeiten oder ein Praktikum, beziehungsweise eine Ausbildung zu absolvieren. Insofern scheint es für die Töchter schon in der Schulzeit naheliegend, dass sie sich für Praktika oder Hospitationen in der Altenpflege entscheiden. Fünf von 11 Teilnehmerinnen bekamen bereits in dieser Zeit, im Alter zwischen 13 und 16 Jahren, das erste Mal Kontakt zu einem Altenheim, indem sie dort, im Rahmen von »sozialen Tagen« oder Schulpraktika, an der Pflege und Unterstützung von alten Menschen mitwirkten. Diese ersten Erfahrungen mit der Berufswelt hatten eine prägende Wirkung auf die Schülerinnen und ihre spätere Berufswahl:

> »ich wusste eigentlich schon relativ früh, dass ich in die Altenpflege will, seit der 7. Klasse, weil wir da eben ein Fach hatten, wo wir dann in die Heime gegangen sind und da aushelfen konnten oder mit denen einkaufen gegangen sind, mit den Bewohnern. Und ja, dadurch habe ich mich halt früh dafür entschieden.« (89: S. 2, Z. 4–8)

Nach Beendigung der Schulzeit haben sich immerhin sieben der 11 Teilnehmerinnen für ein Jahrespraktikum in einem Altenheim entschieden. Die ersten Erfahrungen, die sie in den Schulpraktika sammeln konnten, haben diese Entscheidung begünstigt. Die Jugendlichen, die in ihren Familien bereits eine Nähe zur Pflege erlebt hatten, suchten sich einen Praktikumsplatz in dem Bereich aus, der ihnen vertraut erschien. Zudem hatten einige Familienangehörige ihnen direkt dazu geraten, sich der Pflege zuzuwenden.

> »Ich habe nach der Schule ein Freiwilliges Soziales Jahr gemacht, auch in der Altenpflege, weil meine Mutter auch Altenpflege macht (…). Und ja, dann kam halt eben auch meine Mutter und sagte, ja probiere es doch noch einmal in der ambulanten

Pflege, wir suchen auch zurzeit jemanden. Und dann habe ich über eineinhalb Jahre in der ambulanten Altenpflege gearbeitet und habe mich dann doch entschieden, die Ausbildung zu machen.« (35: S. 3, Z. 23–31)

»Dann, weil in meiner Familie fast alle in der Altenpflege sind, auch Freunde, haben sie gesagt, gehe doch einmal, mache einmal ein Praktikum, gucke einmal da rein. Dann habe ich mir gedacht, ja mache ich das. Und das hat mir auf Anhieb so gut gefallen, habe ich gesagt, okay alles klar. Dann mache ich noch einmal eine Ausbildung.« (14: S. 2, Z: 41–44)

Den Berichten ist zu entnehmen, dass der überwiegende Anteil, insbesondere der jüngeren Teilnehmerinnen im Alter bis 25 Jahre, nahtlos in die Altenpflege »hineingerutscht« ist, als wäre es die zweifelsfreie Fortsetzung ihrer bisherigen Sozialisation. Sie scheinen über die nahen Verwandten, die Ausrichtung der Schulausbildung, die anschließenden Praktika und Tätigkeiten sukzessive immer näher in Richtung Altenpflegeausbildung zu driften, bis ihnen die Entscheidung für die Ausbildung wie eine logische Konsequenz erscheint.

Drei Probandinnen wandten sich nach ihrer Schulzeit jedoch nicht unmittelbar der Altenpflege zu. Eine Frau hat sich zum Beispiel zunächst für eine zweijährige Ausbildung zur Kinderpflegerin entschieden, obwohl ihre »ganze Familie« in der Altenpflege arbeitet. Damit grenzte sie sich ein wenig ab, blieb aber im personenbezogenen, frauendominierten Dienstleistungsbereich, in dem soziale Fähigkeiten eine besonders hohe Bedeutung haben. Schon während der Ausbildung begann sie, in einem Altenheim zu jobben und absolvierte nach der Ausbildung zur Kinderpflegerin eine Weiterbildung zur Betreuungsassistentin. Schließlich fragte sie »hinten rum«, also über persönliche Bekanntschaften, nach einem Ausbildungsplatz. Jetzt in der Ausbildung ist ihr alles ein »bisschen bekannt«, nun scheint sie den Ort gefunden zu haben, an dem sich das Gefühl der Passung einstellt (vgl. 29, S. 3, Z. 4–13). Eine weitere Teilnehmerin, deren Mutter ebenfalls in der Altenpflege beschäftigt ist, absolvierte nach ihrem Schulabschluss ein Freiwilliges Soziales Jahr in der Altenpflege und war danach derart abgeschreckt, dass sie nicht mehr in der Pflege arbeiten wollte. Sie war verunsichert und blieb schließlich zwei Jahre lang arbeitslos. Die Mutter insistierte und riet ihr dazu, eine Arbeitsstelle in der ambulanten Pflege anzunehmen. Nach weiteren eineinhalb Jahren entschloss sie sich dann doch zur Ausbildung (vgl. 35, S. 3, Z. 23–32). Die dritte Teilnehmerin berichtet, dass sie eigentlich einen anderen Beruf erlernen wollte, aber keinen Ausbildungsplatz bekommen hat. Daraufhin entschied sie sich erst einmal für ein Freiwilliges Soziales Jahr in der Pflege, um, dem eigenen Empfinden nach, schließlich in die Altenpflege »hineinzurutschen« (vgl. 32, S. 3, Z. 14–18). Zwei Teilnehmerinnen haben eine längere Berufsbiografie; ein Mann arbeitete als Hilfskraft in unterschiedlichen Berufsbereichen, eine Frau hat eine Ausbildung zur Köchin abgeschlossen und anschließend viele Jahre in ihrer Familie oder in der Hauswirtschaft gearbeitet. Auch sie begründen ihre späte Entscheidung für die Altenpflegeausbildung damit, dass sie Verwandte in Pflegeberufen haben, die ihnen den Weg eröffneten. Die Teilnehmerinnen erwecken den Eindruck, als sei ihr Weg ein vorgezeichneter Weg, in den sie – wie von selbst – »hineinrutschen«. Die oben beschriebenen drei Teilnehmerinnen haben sehr zaghaft und erfolglos versucht, einen anderen Weg als den in die Altenpflege einzuschlagen. Die einzige alternative Wahl (zur Kinderpflegerin) fiel ebenfalls auf einen frauendominierten Dienstleistungsberuf. Es lassen sich keine Hinweise darauf finden, dass die Teilnehmerinnen nach Beendigung ihrer Schulzeit das Gefühl einwickelten, die Welt stehe ihnen offen, sie könnten eigene, neue Wege gehen, Ideen entwickeln, sich informieren, die Initiative ergreifen und unabhängig werden. Eher haben sie pragmatisch angenommen, was sich ihnen geboten hat und sie haben dieselbe Richtung eingeschlagen, wie ihre Familienangehörigen.

Die meisten Teilnehmerinnen haben sich nicht erkennbar mit Alternativen zur Arbeit in der Altenpflege beschäftigt. An einigen Beiträgen wird dennoch deutlich, dass männlich konnotierte Berufsbereiche grundsätzlich nicht zur Disposition standen. TN 21 hat zunächst überlegt, ob sie nicht zur Bundeswehr gehen oder Automechanikerin werden könnte, schlussendlich war dieses für sie jedoch keine Option. Die Bundeswehr, Mechatronik oder andere Handwerksberufe werden mit körperlicher Arbeit oder technischem Verständnis assoziiert (»zupacken können und schmutzig werden«), soziale Befähigungen spielen hingegen eine untergeordnete Rolle. Hier erscheint implizit erneut das dichotome Bild, das die Berufswelt einteilt in männlich, technisch, hart, verdinglicht und auf der anderen Seite weiblich, emotional, weich, menschenbezogen. Der Zugang zum Feld wird zusätzlich von stereotypen Vorstellungen über geschlechtsspezifisches Arbeitsvermögen und Berufsanforderungen geleitet (vgl. 4.2.2), sodass die Mädchen schon in der Schule nicht allein durch ihre berufsaffinen Familienmitglieder, sondern zusätzlich durch ihr Geschlecht eher zur Pflege tendierten als Mitschüler. Ihre Vorstellung von einer sozial anerkannten weiblichen Identität korrespondiert nicht nur mit dem Vorbild der pflegenden, erziehenden, sozialen Mutter, sondern auch mit assoziierten »weiblichen« Merkmalen des Berufs selbst.

> »Früher wollte ich halt immer etwas ganz Anderes machen, so mehr so diese männlichen Berufe wie bei der Bundeswehr oder im Kfz-Bereich, aber beim Kfz kam halt wieder das Klischee da wieder hoch, so Frauen und Autos (lacht). Ja, und dann habe ich meine Großeltern gepflegt. Dann hatte ich angefangen, als Pflegehilfskraft zu arbeiten.« (21: S. 2, Z. 49–53)

Bevor sie sich entschlossen, die Altenpflegeausbildung zu beginnen, arbeiteten drei Teilnehmerinnen als Hilfskräfte in einem Altenheim. Vor allem für sie ist der

Beginn der Ausbildung mit dem Wunsch verbunden, ihre soziale Position zu verbessern. Eine Frau hat subjektiv den Eindruck, über Fähigkeiten zu verfügen, die ihr als Hilfskraft nicht abverlangt werden, deshalb hat sie nach einer neuen Herausforderung gesucht und sich für die dreijährige Ausbildung entschieden. »Und da habe ich dann gemerkt, ich brauche eine Herausforderung, ich will mehr.« (21: S. 2, Z. 53–54) Alleinerziehend mit zwei kleinen Kindern, werden die Investition von Zeit und finanziellen Einbußen sie in den drei Ausbildungsjahren belasten. Die Hoffnung auf einen besseren Verdienst und einen größeren Entscheidungsspielraum als examinierte Fachkraft führen vermutlich dazu, dass sie diese Einschränkungen für sich und ihre Kinder in Kauf nimmt (vgl. 8.3.5).

Grundsätzlich hat keine der Teilnehmerinnen sich nach der Schulzeit für eine Ausbildung in der Altenpflege entschieden, ohne dass sie auf vorhandene Kontakte oder Erfahrungen im Feld zurückgreifen konnte. Dispositionen zur Wahl des Berufs sind unverkennbar schon während der Sozialisation habitualisiert worden, flankiert von einer milieu- und geschlechtsspezifischen Sicht auf die Welt, die überwiegend geprägt ist durch einen gewissen Pragmatismus und Sicherheitsorientierung.

Nachdem die Teilnehmerinnen gerade das erste Ausbildungsjahr abgeschlossen haben, bewerten sie die Ausbildung rückblickend – wenn auch nicht enthusiastisch – mehrheitlich positiv. Sie berichten, dass es »ganz schön« war, »schnell vorbei ging«, eigentlich alles »ganz gut« war, sie insgesamt »zufrieden« sind. Die Bewertungen unterstreichen den Eindruck von Pragmatismus und Inaktivität; es scheint alles normal zu sein, seinen Gang zu gehen, es ist gut, so wie es ist, aber auch gut, wenn es irgendwann wieder vorbei ist. Bei einigen hat sich das Gefühl der Passung eingestellt, sie haben den Eindruck, dass sie am richtigen Ort angekommen sind. Als Beispiel kann ein Mann gelten, der schon einige unterschiedliche Berufserfahrungen u. a. im Handwerk gemacht hat, von denen er sagt, sie seien nicht »sein Ding« gewesen. In der Altenpflege hat es ihm auf Anhieb gefallen, alle Erwartungen wurden erfüllt, er freut sich darauf, endlich »richtig« zu arbeiten (vgl. 14: S. 2, Z. 40–44). Die Teilnehmerinnen haben subjektiv den Eindruck in der Theorie schon einiges gelernt zu haben, einige haben besondere Interessen entdeckt, dazu zählen gesetzliche Grundlagen der Pflege oder Demenzerkrankungen.

> »Und ja, meine ersten Erfahrungen sind eigentlich, (...), dass ich das auch endlich einmal theoretisch kennenlerne und nicht nur praktisch und auch viel gründlicher alles kennenlerne. Und dass man einfach ein anderes Hintergrundwissen hat.« (6: S. 2, Z. 15–18)

Für zwei Teilnehmerinnen stellt die Ausbildung eine Herausforderung dar, sie hoffen dennoch, sie erfolgreich abschließen zu können.

»Im schulischen Bereich ist das für mich nicht so einfach. Es ist schwierig. Ich hoffe, dass ich das schaffe, das auch abzuschließen. Ich finde das sinnvoll. Da denk ich mal das Erfahrung das bringt man mit, Lebenserfahrung. Aber das, was theoretisch ist und das schriftlich umzusetzen, das ist ein bisschen etwas Anderes. Das ist ein bisschen schwieriger.« (55: S. 21, Z. 4–7)

Besonders diejenigen, die vor der Ausbildung schon pflegerisch tätig waren, finden es gut, endlich alles »richtig« zu lernen und erkennen, dass sie vorher für einige übernommene Aufgaben nicht ausreichend qualifiziert waren.

»Und als meine Oma ein Pflegefall war, wollte ich ein bisschen helfen und da habe ich gemerkt, ich habe die Erfahrung nicht und da hatte ich Angst bekommen, dass ich dem Menschen wehtun kann, nicht nur mir selber, weil es ist ja gefährlich was da ich versucht habe zu machen und habe gefragt, was kann man da machen?« (55: S. 3, Z. 40–44)

An einigen Äußerungen lässt sich erkennen, dass die Berufsbilder, die die Teilnehmerinnen zu Beginn der Ausbildung hatten, teilweise bereits revidiert wurden und eine Ernüchterung eingetreten ist. Die meisten Teilnehmerinnen deuten schon in der Eröffnungsrunde an, dass sie zwischen den Inhalten, die in der Altenpflegeschule vermittelt werden und der erlebten Realität in den Einrichtungen eine große Diskrepanz feststellen.

»Also Theorie und Praxis ist auf jeden Fall ein großer Unterschied. Das habe ich jetzt nach diesem Jahr festgestellt (lacht). Ja.« (89: S. 2, Z. 10–11)

»Und ich finde auch, das theoretische Wissen ist halt wichtig, aber ich finde, vieles, was man in der Theorie lernt, das kann man halt nicht wirklich in der Praxis einbringen.« (77: S. 2, Z. 34–36)

Vor allem die Beziehungen, die die Schülerinnen mit den älteren Menschen eingehen, gestalten sich anderes, als sie es sich vorgestellt haben oder wünschen. Es gelingt ihnen im Berufsalltag nicht, engere Beziehungen aufzubauen oder Gespräche zu führen, die über alltägliche Notwendigkeiten hinausgehen.

»Was ich aber gemerkt habe innerhalb dieser Zeit, dass gerade so Kommunikation mit alten Menschen doch sehr begrenzt ist. Ich meine, vielleicht bei der Grundpflege, aber so darum herum, man hat doch wenig Zeit, sich so auf einen zu konzentrieren. Wenn man mal ein Gespräch hat, dann muss man immer auf die Zeit gucken und das fehlt so ein bisschen.« (35: S. 3, Z. 18–22)

Die häufige Thematisierung lässt vermuten, dass der »Theorie-Praxis-Konflikt« aktuell ein wichtiges Thema in der Gruppe ist. Die Probandinnen erleben, dass sie die in der Schule erlernten Inhalte, die ihrem Verständnis von »richtiger« Pflege entsprechen, in der Berufspraxis der Einrichtungen nicht umsetzten können, und begründen dies zunächst mit fehlender Zeit (»Die Zeit hat man echt nicht dafür«, 83: S. 2, Z. 25).

In den Äußerungen wird eine erste Desillusionierung deutlich, die sich aus einem Konflikt zwischen ideellen und materiellen Sichtweisen ergibt. Die Vorstellungen von älteren Menschen oder von der Berufstätigkeit waren, obwohl die meisten Teilnehmerinnen auf Erfahrungen im Feld zurückblicken konnten, offensichtlich idealistisch und entsprachen nicht der Realität. Die Realität präsentiert sich insofern materiell, als sie sich am konkret Machbaren oder Notwendigen orientiert.

### Arbeitsethos: »um Menschen zu helfen«

In der Gruppe ist ein Konsens tief verankert und wird von keiner Teilnehmerin in Frage gestellt: Ihre Arbeit in der Altenpflege besteht darin, hilfebedürftige Menschen unter Aufbietung aller Kraft zu unterstützen und zu pflegen; wie ein Fundament trägt das Ethos des Helfens die Arbeit, es hat höchste Priorität für die Ausrichtung des Handelns. Das Lernen, die Zusammenarbeit mit Kolleginnen oder die Kompensation der Belastungen dienen dem einen Zweck, der Versorgung der Menschen, die ihnen anvertraut sind.

> »Man geht zur Arbeit, um Menschen zu helfen...« (55: S. 10, Z. 3)

> »Weil ich kann das so persönlich gar nicht, wenn jetzt einer 20 Mal klingelt, gut. Ist mein Job, dann gehe ich halt 20 Mal und dann lasse ich auch einfach die Pause ausfallen oder bleibe halt ein bisschen länger. Weil ich könnte das jetzt nicht. Weil das ist ja mein Job. Und wenn die halt klingeln, dann muss ich da halt hingehen. Dafür bin ich ja da.« (61: S. 6, Z. 42–27)

Das Motiv des Helfens erscheint als Grundvoraussetzung zur Berufsausübung, es ist derart selbstverständlich, dass es nicht in Frage gestellt wird. Dieses Arbeitsethos beinhaltet das Zurückstellen eigener Bedürfnisse und Gefühle, solange bis die Versorgung der Hilfebedürftigen beendet ist. Erklärungen wie »ich kann nicht anders«, »wir müssen das tun« oder »dafür bin ich da« verweisen auf einen Habitus, den die Schülerinnen bereits in die Ausbildung tragen. Das Ethos des Helfens ist habituell verankert und beinhaltet Fähigkeiten, die als Grundvoraussetzung zur Berufsausübung mitgebracht werden. Wer sie nicht hat, kann nicht zum Feld gehören. Eine dieser Fähigkeiten ist beispielsweise »emotionale Stabilität«. Gemeint ist die Fähigkeit, jederzeit freundlich und ausgeglichen helfen zu können, ohne sich von Stimmungen, Zumutungen oder Herausforderungen beeinträchtigen zu lassen. »Ich finde, das spielt gar keine große Rolle, ob wir jetzt lange oder kurz dabei sind. Wenn du nicht emotional stabil bist, dann hast du in dem Beruf eigentlich nicht viel zu suchen.« (14: S. 5, Z. 43–45) Unabhängig davon wie belastend die Arbeit ist, gilt es, das Leiden der Bewohner zu lindern und dafür »etwas von sich selbst« zu geben. Vor diesem Hintergrund gehen die Schülerinnen selbstverständlich davon aus, dass alle, die im Feld arbeiten, das Ethos teilen. Umgekehrt ist es besonders schlimm, wenn Menschen in Not die notwendige Hilfe nicht erhalten.

>»Aber wenn die Hilfe rufen und man da nicht hingeht, und noch nicht einmal irgendwie fragt oder die ablenkt oder sonst etwas, ich finde, das ist auch so ein Stück weit Gewalt, weil ich stelle mir das vor, wenn ich jetzt in meiner eigener Welt leben würde, richtig Angst vor irgendetwas hätte, Hilfe rufen würde, und keiner kommt. Das ist ganz schlimm, finde ich.« (77: S. 6, Z. 16–19)

Handlungen, die dem Ethos entgegenstehen, weil sie statt der Hilfeleistung Verletzungen, Aggression oder Gewalt beinhalten, stellen einen Tabubruch dar, von dem sich alle Teilnehmerinnen sofort massiv distanzieren. Verletzungen, Aggression oder Gewalt gegen Hilfebedürftige sind »schrecklich«, »traurig«, ein »absolutes No-Go« und durch nichts zu rechtfertigen. Selbst wenn die Arbeitsbelastung überhandnimmt, kann sie nicht als Rechtfertigung des Tabubruchs gelten.

>»21: Weil wir hatten das natürlich jetzt auch, dass wir teilweise 13, 14 Tage am Stück arbeiten müssen und dann immer dieser Wechsel früh-spät, früh-spät. Und das natürlich bei Leuten, die schon wirklich Jahre in diesem Beruf sind. i: Das ist belastend. 21: Ja das ist krass. 14: Ich kann trotzdem nicht meine Aggressionen an anderen Menschen auslassen. Das geht gar nicht. 21: Natürlich, klar.« (S. 5, Z. 16–23)

Die Teilnehmerinnen sind sich einig, dass jemand, der das Ethos bricht, das Feld verlassen muss. Die Tat ist nicht zu rechtfertigen und deshalb auch nicht wieder gutzumachen. Solche Altenpflegerinnen sollten »nie wieder in der Pflege arbeiten« und »das Examen abgeben« (vgl. 77: S. 4, Z. 6–7). Weil von einer Disposition zum Helfen ausgegangen wird (es ist etwas, das man hat oder nicht hat), ist für die Teilnehmer zunächst nicht nachvollziehbar, wie es zu einem Tabubruch kommen kann: »Also so etwas dürfte überhaupt gar nicht vorkommen.« (14: S. 4, Z. 17). Es wird sogar vermutet, dass die Fähigkeit, »Böses« zu tun, genauso inkorporiert ist wie die Fähigkeit dazu, Menschen zu helfen; sie scheint naturgegeben: »Das wird wahrscheinlich ihre Natur sein, dass sie [die Täterin im Film A. d. V.] so ist.« (14: S. 4, Z. 34) Wenn die Disposition zum Tabubruch inkorporiert ist, dann ist das »Böse« ein Teil der Täterinnen, diese können sich nicht verändern und werden ihre Tat wiederholen. Deshalb gibt es keine Alternative dazu, dass sie das Feld verlassen. »14: Ja, aber wem willst du denn jetzt, zum Beispiel wie wir im Film gesehen haben, die Aggressivität, die die Pflegefachkraft da an den Tag gelegt hat, wie willst du/ mit welchen effektiven Maßnahmen willst du das verhindern? (…). 77: Kündigen.« (S. 12, Z. 27–30)

Bleiben Altenpflegerinnen, die das Ethos nicht teilen oder dagegen verstoßen im Feld, kommt dieses einem weiteren, nicht nachvollziehbaren Tabubruch gleich. »Aber wenn sie doch sowieso schon eine Anzeige hat und das jetzt nicht nur für einen Moment war, dann noch einmal in einem anderen Heim anfangen?

Das finde ich irgendwie unterste Schublade, weil dann sollte sie lieber einen anderen Beruf wählen.« (77: S. 4, Z. 35–37) Weil das Ethos stark im Vordergrund steht, reflektieren die Teilnehmerinnen nicht, dass das habitualisierte Helfermotiv eine realistische Einschätzung von Pflegesituationen, einen verstehenden Zugang zu Bewohnern und damit die Bewältigung von Pflegesituationen verhindern kann. Als Beispiel kann noch einmal der Bericht von TN 77 dienen, die schildert, wie sie von einem Bewohner angegriffen wurde. Der Bewohner wird als großer, starker, aggressiver Mann dargestellt, der sie auf ein Bett drückte. Das Helfermotiv überwog ihren Impuls sich zu wehren und weil ihr professionelle Handlungsstrategien nicht zur Verfügung standen, griff 77, die Angst hatte und sich hilflos fühlte, auf inkorporierte Handlungsweisen zurück. In ihrer rückblickenden Reflexion überwiegt jedoch das Bild vom pflegebedürftigen Bewohner, dem unter allen Umständen zu helfen ist. Seine Perspektive ist emphatisch nachzuvollziehen und steht im Vordergrund. TN 77 »fühlt sich ein« und erkennt, dass der Bewohner ein Opfer war und sie die Schuldige. Denn sie hat in der Situation nicht verstanden, dass der Bewohner hilflos und dement war. Sie hat ihm keine geeigneten Strategien zur Hilfestellung anbieten können. Deshalb hat der Bewohner sich angegriffen gefühlt und »musste« sich wehren:

> »Ich habe halt mit ihm geredet, aber der hat das mit Sicherheit nicht verstanden, was ich von ihm wollte. Und er hat sich bestimmt in der Situation angegriffen gefühlt. Also kann ich mir vorstellen, dass er sich irgendwie wehren musste oder so, dass er gedacht hat, was will die denn von mir? Die will mir helfen? Nee, will ich nicht. Also der hat das, glaube ich, gar nicht verstanden. Und deswegen. Wenn mir jemand pflegerisch helfen müsste und ich es nicht verstehen würde, dann würde ich auch sagen, »was willst du denn hier«? Ja, da hätte ich reagieren müssen, aber das konnte ich ja noch nicht.« (77: S. 11, Z. 11–17)

Das Arbeitsethos überlagert die Deutung der Situation, sie hemmt die Wahrnehmung und Einschätzung der Gewalttätigkeit des Bewohners. Die Positionen werden ins Gegenteil verkehrt: Der Täter wird zum Opfer, das Opfer zur (hilflosen und ohnmächtigen) Täterin.

Als weiteres Beispiel für ein Arbeitsethos, das die Sicht auf die Berufswelt überlagert, kann die Schilderung einer Teilnehmerin gelten, in der sie die Beziehung zwischen einem Bewohner und einer demenziell erkrankten Bewohnerin dargestellt. Sie beginnt ihren Bericht damit, zu erklären, wie schrecklich der Bewohner ist, um danach zu schildern, wie er eine Frau »geschnappt« hat, um mit ihr intim zu sein. Weil die Frau demenziell erkrankt war, erschien sie der Schülerin selbstverständlich hilfe- und schutzbedürftig. Die Schülerin bemerkt, dass die Bewohnerin nicht abgeneigt war, die Beziehung einzugehen (»sie dachte immer, das ist schön«), der Impuls die Frau zu schützen, verhinderte jedoch, dass sie die Beziehung tolerieren konnte. Die Pflegekräfte intervenierten und

trennten die Frau von dem Mann in der Absicht ihr zu helfen. Daraufhin es-
kalierte die Situation:

> »Und der [der Bewohner, A. d. V.] hat immer gesagt, dachte, das ist meine Frau und die
> bleibt meine Frau. Und die Frau wusste gar nicht/ die hat immer mitgespielt, weil sie
> wusste nicht, wer das ist, keine Ahnung. Und sie dachte immer, das ist schön. Be-
> schützerinstinkt, vielleicht. Nein und dann wollte er sie halt auch mit in das Bett ziehen
> und alles. Der war halt auch ein bisschen wuschig (lacht). Und wir mussten diese Frau
> halt irgendwo beschützen. Ist ja klar. Sie wusste ja überhaupt nicht, was sie tut, worauf
> sie sich einlässt und alles. Da hatten wir versucht, die Frau von ihm wegzuholen und
> dann hat der um sich geschlagen.« (21: S. 10–11, Z. 55–5)

Für die Schülerin erscheint die Bewohnerin als Pflegebedürftige, der unbedingt
geholfen werden muss. Das Helfermotiv wird nicht in Frage gestellt, sodass es
auch in der Reflexion nicht möglich wird, über das Recht der Bewohner auf eine
selbstbestimmte Beziehungsgestaltung nachzudenken. Das Ethos (Hilfebedürftige sind zu schützen) verhindert in diesem Fall einen verstehenden Zugang
zu den alten Menschen.

Das Arbeitsethos erscheint zusammenfassend als habituell verankerte Voraussetzung zur Berufsausübung. Es stellt ein ideelles Fundament der Arbeit dar,
das Orientierung und Sicherheit bietet in Pflegesituationen, die grundsätzlich
nicht vorhersehbar sind. Die durch das Ethos gewonnene Sicherheit geht mit der
Überzeugung einer eigenen Makellosigkeit, der Gewissheit einer moralischen
Überlegenheit einher. Das Fundament ist idealistisch, ethisch, von der dinglichen Realität abstrahiert. Um es zu erreichen sind Selbstlosigkeit und Gemeinschaftlichkeit unabdingbar. Während den Schülerinnen Gemeinschaftlichkeit nur begrenzt zugestanden wird, erhalten das Zurückstellen eigener
Wünsche und Bedürfnisse sowie die Betonung der Verantwortungsübernahme
für andere eine hohe Bedeutung. Weil eine Distanzierung vom Arbeitsethos
kaum möglich ist, können kritisch-analytische Reflexionen, die einen verstehenden Zugang zu alten Menschen eröffnen, gehemmt werden. Die Disposition
(»alten Menschen ist zu helfen, sie sind zu schützen«) ist an dieser Stelle mit
Grenzen verknüpft, die meistens nicht bewusst sind und nicht in Frage gestellt
werden.

## Schülerspezifische Positionen und Perspektiven: »ich kann ja fragen«

In den ausbildenden Altenpflegeeinrichtungen nehmen die Schülerinnen eine
Sonderstellung ein. Sie sind in der Position von Mitarbeiterinnen, die nicht
umfassend einsetzbar sind, weil sie einen Anteil der Arbeitszeit in anderen
Einrichtungen oder in der Schule verbringen. Ihr Werdegang nach der Ausbildung ist ungewiss. Die Schülerinnen sehen sich selbst nicht als vollwertige

Mitglieder der Teams und werden auch von den Teammitgliedern nicht als solche anerkannt. Dieser Sonderstatus erlaubt es ihnen, anderes zu handeln, als es üblich ist, und Fragen zu stellen, mit denen examinierte Fachkräfte sich diskreditieren würden.

> »Ich bin ja noch auf der Seite des Schülers, ich habe ja noch/ ich kann ja fragen. Ich kann ja fragen dann, höre mal, ist das so richtig? Wir haben das anders gelernt, stimmt das so?« (14: S. 8, Z. 34–36)

> »Ich bin ja Auszubildender, ich habe Zeit, ich kann mich da eine halbe Stunde hinsetzen und das Essen anreichen.« (14: S: 8, Z. 13–15)

Die Schülerinnen kommen mit anderen Perspektiven in die Einrichtung als die langjährig Beschäftigten. Ihre Perspektive ist geprägt von den Vorerfahrungen, den ideellen Pflegebildern und den aktuell in der Altenpflegeschule erworbenen Lerninhalten. In der Einrichtung stehen sie etwas abseits, sie beobachten und reflektieren das Pflegehandeln der Beschäftigten aus größerer Distanz. Aus der Distanz bewerten sie das Geschehen und stellen fest, dass sie bisweilen anderes handeln würden, also über Fähigkeiten und Einfühlungsvermögen verfügen, die den Examinierten fehlen. Andererseits erleben sie, dass sie nicht anerkannt und nicht ernst genommen werden, weil ihnen in etlichen Situationen Fachwissen fehlt. »Ja, da hätte ich reagieren müssen, aber das konnte ich ja noch nicht.« (77: S. 11, Z. 16–17) Dennoch identifizieren sich die Schülerinnen bereits mit den Einrichtungen, sie nutzen Wortkombinationen wie »meine Einrichtung«, »bei uns« oder »wir machen immer« und sie wünschen sich, in die Gemeinschaft der Teams integriert zu werden. Sowohl die Schülerinnen als auch die examinierten Kolleginnen antizipieren, dass die Ausbildungszeit beendet und die Position der Schülerinnen sich damit sofort verändern wird. Die Schülerinnen werden keinen Sonderstatus und keinen geschützten Raum mehr haben, ihre Perspektive wird der Perspektive der Examinierten gleichen. Jetzt, in der »Schonzeit« der Ausbildung und im Examen können die Dinge anders gemacht werden, als es später möglich und notwendig ist, nach dem Examen werden die Schülerinnen sich ausschließlich an der materiellen Berufsrealität orientieren. Die Schülerinnen erfahren, dass es einen Unterschied zwischen »richtiger«, aber nicht realisierbarer und »falscher«, aber faktischer Pflege gibt. »Aber als Erklärung kriege ich auch immer ganz oft, das hast du jetzt nicht gesehen, das machst du später im Examen nicht so (lacht).« (77: S. 8, Z. 39–40)

Die Position der Schülerinnen in den Einrichtungen ist durch Ambivalenz zwischen individuellen und gemeinschaftlichen sowie zwischen ohnmächtigen und selbstsicheren Aspekten geprägt. Einerseits möchten die Schülerinnen das erworbene Wissen und eigene Ideen verwirklichen und sich damit von der Gruppe der Examinierten abgrenzen, andererseits wünschen sie sich die Geborgenheit, Entlastung und Anerkennung durch das Team. Einerseits sind sie den Bedingungen ausgeliefert und müssen alternativlos die zugewiesene Position annehmen, andererseits sind sie sich ihrer Vorstellung von »richtiger« Pflege, die den Praxisformen teilweise widerspricht, oft schon sicher. Um dem Spannungsverhältnis zu entgehen, beginnen sie symbolische Handlungsformen zu nutzen. Der nachfolgende Beitrag kann als Beispiel hierfür dienen. Der Schüler hat die Handlung einer examinierten Kollegin beobachtet und als unpassende/ falsche Handlung bewertet. Er überlegt sich, wie er der Kollegin seine Bewertung mitteilen kann, ohne sie zu brüskieren und ohne die zugewiesene Schülerposition zu verlassen. Er fragt nach und vermittelt dabei, dass er als Schüler Unrecht haben könnte. Damit möchte er der examinierten Kollegin die Möglichkeit eröffnen, selbst zu erklären, was nicht richtig war, ohne dass sie ihren sozialen Status verliert. Weil sie sich das nächste Mal nicht mehr rechtfertigen möchte, so die heimliche Berechnung, handelt sie dann »richtiger«:

> »Ich kann ja fragen dann, höre mal, ist das so richtig? Wir haben das anders gelernt, stimmt das so? Das ist ja etwas anderes, als wenn ich sage, höre mal, du hast etwas falsch gemacht. Das ist nicht richtig. Auf fragender Basis, dann kommen die sich schon manchmal vor/ oh das ist jetzt blöd gelaufen, jetzt muss ich mich erklären und dann unterlassen die das auch.« (14: S. 8, Z. 35–38)

Das Lernen hat für die Entwicklung und Positionierung der Schülerinnen in den Einrichtungen eine zentrale Bedeutung. Ihre gewohnten Lernformen scheinen überwiegend erfahrungsbezogen und praxisnah zu sein, geprägt von Modellen. Beobachten, Nachahmen, Erfahrungen sammeln und reflektieren stehen im Vordergrund, während über theoretisch-analytisches Lernen (oder hiermit verbundene positive Lernerfahrungen) weniger berichtet wurde.

> »manche schalten ja auch ab, sobald es um Theorie geht oder so. (…). Ich finde ich selber habe auch viele Erfahrungen durch irgendwelche Praktika gesammelt oder einfach nur durch das, was ich gesehen habe, was man wirklich erlebt. Und **dadurch** kann man viel umsetzen.« (21: S. 11, Z. 36–41)

In der Schule erlerntes Wissen bekommt einen exklusiven, vom Berufsalltag abgehobenen Status. Es wird zum Maßstab für Pflegehandlungen und repräsentiert die Pflege, wie sie in idealer Weise sein sollte. Das mit Anstrengung in der Schule erlernte Wissen wird in den Einrichtungen nicht oder nur in veränderter Form abgerufen, es wird nicht anerkannt und teils als nicht praktikable Idealvorstellung abgewertet. »Soll« und »Ist« werden von den Schülerinnen in den Praxiseinsätzen wahrgenommen und es bleibt ihnen selbst überlassen, die unterschiedlichen Pflegeverständnisse situativ zu synchronisieren. Fehlen professionelle Handlungsstrategien, weil sie noch nicht erlernt oder in der Praxis nicht adaptiert werden konnten, kompensieren die Schülerinnen dieses in herausfordernden Pflegesituationen, indem sie auf habituell verankerte Strategien und Muster zurückgreifen. Der Bericht einer Teilnehmerin verdeutlicht diese unbewusste Kompensation. Sie wird von einem demenziell erkrankten Bewohner gestoßen, auf ein Bett gedrückt und festgehalten, während der Mann »über« ihr ist. Plötzlich sind die Rollen vertauscht. Der vermeintlich hilflose Pflegebedürftige wird zu einem starken, aggressiven Mann, der die Schülerin hilflos und ängstlich macht. Dennoch kann sie sich nicht wehren wie »auf der Straße«, denn sie kann das Ethos des Helfens nicht ablegen. Selbst in dieser Situation versucht sie, sich in den Bewohner hineinzuversetzen und kann nicht vergessen, dass sie ihm eigentlich helfen möchte. Sie weiß nicht, wie sie reagieren soll und greift deshalb auf Dispositionen zurück, die sie als sorgende Frau inkorporiert hat. Sie agiert wie in einer Mann-Frau-Begegnung und verhält sich »lieb«. Damit verstärkt sie ihre schwache (weibliche) Seite und gleichzeitig seine (männliche) Überlegenheit. Auch als die Situation weiter eskaliert, verharrt sie in dieser Position, weil ihr professionelle Deeskalationsstrategien fehlen.

> »Ich habs erstmal/ ich hab mir gesagt, ich kann mich jetzt nicht so wehren, als wenn das jetzt, was weiß ich, einer auf der Straße, da würde man sich als Frau ja schon wehren. Und dann habe ich in dem Moment auch gedacht, Mensch der ist krank. Was machst du denn jetzt? Ich kann doch jetzt nicht so liegen bleiben (…). Ich hätt ja auch nicht treten können oder so. Das hätte ich gar nicht gekonnt. Dann habe ich zuerst versucht, ganz lieb mit dem zu reden und das hat ihn noch aggressiver gemacht.« (77: S. 10, Z. 32–37)

In den Altenpflegeeinrichtungen erleben die Schülerinnen einen Berufsalltag, der häufig nicht mit den Vorstellungen übereinstimmt, die sie vor der Ausbildung entwickelt haben, er korrespondiert nicht mit den in der Schule erlernten Inhalten und stellt ihr Arbeitsethos immer wieder zur Disposition. Sie werden herausgefordert, die erlebten Berufssituationen zu bewerten und Praxisformen zu entwickeln, von denen sie annehmen, dass sie sich für die zukünftige Berufsausübung als tragfähig erweisen. Dabei orientieren sie sich vor allem an den impliziten Regeln des Feldes und an den Kolleginnen, die diese Regeln leben. Um den »Theorie-Praxis-Konflikt« zu bewältigen, diskutieren sie Handlungsstrategien, die zwischen den Polen Ethos und erlebtem Berufsalltag pendeln. Der eine Pol ist dadurch gekennzeichnet, dass Menschen geholfen wird und Pflegekräfte stets freundlich und zugewandt sind.

> »Man geht zur Arbeit, um Menschen zu helfen und nicht, um Macht zu haben, diese noch mehr zu verletzen!« (55: S. 10, Z. 3–4)

> »Also gerade in solchen Berufen finde ich das ganz wichtig (…), wenn ich in das Zimmer hereinkomme, dann bin ich freundlich, nett und hilfsbereit. Und wenn ich herausgehe, kann ich wieder meine miese Laune schieben. Aber nicht bei dem Patienten selber.« (14: S. 4, Z. 18–21)

Der andere Pol ist durch die Barrieren gekennzeichnet, die die Realisierung des Ethos verhindern. Der Anspruch der Schülerinnen kann nicht eingelöst werden:

»Aber es ist nun einmal so, wenn man gerade so morgens in der Grundpflege ist, die einen wollen schon etwas zu essen haben, die anderen wollen hier/ da muss man übernehmen. Das ist teilweise einfach nicht gegeben, dass man sofort irgendwo sein kann. Gerade, wenn jetzt zum Beispiel morgens ein Kollege anruft, und meldet sich krank und wir haben keinen Ersatz dafür. Das ist teilweise also es einfach nicht machbar. Bei uns ist es echt so. Man kann nicht sagen, man geht sofort zu jedem Klingeln hin. Wo ich Nachtdienst gemacht habe, da haben 10 Leute gleichzeitig geklingelt und wir waren nur zu zweit. Da kann man nicht sofort, das geht nicht.« (21: S. 6-7, Z. 53-3)

Die Handlungsstrategien, die die Schülerinnen vorschlagen, um das Spannungsfeld zu bewältigen, sind vielfältig und reproduzieren die Diskrepanzen. Zum einen kann es angemessen sein, bestimmend aufzutreten, Grenzen aufzuzeigen und Bewohner mit einem »härteren Ton« anzusprechen: »Es gibt ja auch Bewohner oder Patienten, wie auch immer, die alle zwei, drei Minuten zur Toilette müssen und einfach die nicht mehr beachtet werden oder/ es gibt natürlich aber auch so welche, die brauchen halt einen härten Ton.« (21: S. 6, Z. 22-24) Auf der anderen Seite kann es richtig sein, Nähe herzustellen und die Perspektive der Bewohner nachzuvollziehen.

> »Auch wenn man einmal da hingeht und die Hand hält oder was weiß ich. Dann wissen die wenigstens, es ist jemand bei mir...« (77: S. 6, Z. 19-20)

> »erst einmal zu trinken geben und alle solchen Sachen, erst einmal da bleiben, ein bisschen beruhigen.« (21: S. 7, Z. 24)

Es kann auch richtig sein, die Situation zu verlassen, »dann gehe ich kurz aus dieser Situation raus, komme wieder und die lieben mich wieder« (77: S. 7, Z.47-48), oder sofort Hilfe einzufordern:

> »Der eine kam zum Beispiel zur Schicht, also da war ich total schockiert, der hatte sich erst einmal eine Pulle Sekt reingehauen. Und so hat der dann gearbeitet. Da habe ich gesagt, Moment mal, das geht nicht (lacht). Habe ich mit der Wohnbereichsleitung gesprochen.« (21: S. 9, Z. 38-41)

Zusammenfassend beobachten die Schülerinnen aus ihrer Sonderposition heraus das Geschehen in den Einrichtungen und stellen fest, dass erlerntes Wissen und ihr bisheriges Berufs- und Pflegeverständnis von der erlebten Berufsrealität abweichen. Sie erleben eine Diskrepanz zwischen Arbeitsethos und Alltagsgeschäft und sind damit beschäftigt herauszufinden, was sie als »richtig« oder »falsch« bewerten. Dieser Bewertungsprozess führt zu ambivalenten Situationen. Einerseits fühlen sie sich (moralisch) überlegen, wenn sie Pflegehandlungen als »falsch« beurteilen, andererseits fehlen ihnen (fachliche) Kenntnisse und Fähigkeiten. In herausfordernden Situationen können sie nur auf inkorporierte Strategien zurückgreifen, die nicht immer zur Bewältigung der Situation führen. Sukzessive antizipieren die Schülerinnen, wie ihr Berufsleben nach der Ausbildung aussehen wird, damit stellt sich eine Ernüchterung oder Desillusionierung ein.

## Anforderungen und Belastungen: »wirklich jeden Tag ackern, ackern, ackern«

Die Schülerinnen übernehmen die Perspektive der berufserfahrenen Kolleginnen, wenn sie über die Belastungen im Berufsalltag berichten. Sie erleben, dass sehr häufig Überstunden geleistet werden und die Fachkräfte spontan füreinander einspringen müssen, sodass der Eindruck entsteht, Überstunden und Personalnot gehörten zur Normalität des Berufsalltags. Die Teilnehmerinnen versuchen zu verstehen, wie die Belastungen sich auswirken, wenn sie über viele Jahre bewältigt werden müssen:

> »Wo wir halt auch zwischendurch irgendwo bei den Kollegen merken, dass, wenn man wirklich jahrelang in dem Beruf arbeitet, jeden Tag, man muss natürlich Überstunden schieben, dann kommt es dazu, dass man ständig irgendwie einspringen muss für irgendwen. Es gibt dann schon so Leute, wo sie dann so genervt werden.« (21: S. 4, Z. 9–12)

Auch die Schülerinnen selbst sind den belastenden Arbeitszeiten ausgesetzt und antizipieren, dass es schwieriger wird die Belastungen auszuhalten, je länger die Berufstätigkeit andauert.

> »Weil wir hatten das natürlich jetzt auch, dass wir teilweise 13, 14 Tage am Stück arbeiten müssen und dann immer dieser Wechsel früh-spät, früh-spät. Und das natürlich bei Leuten, die schon wirklich Jahre in diesem Beruf sind. i: Das ist belastend. 21: Ja, das ist krass.« (S. 5, Z. 16–20)

Die Belastung, die die Schülerinnen an den examinierten Kolleginnen beobachten, ist so groß, dass sie »auf die Knochen geht« und »alles zu viel wird«, sie wirkt sich auf den Körper und die psychische Verfassung aus. Die Situation spitzt sich in der Wahrnehmung der Schülerinnen zu, wenn die Altenpflegerinnen nicht in der Lage sind »Berufliches« und »Privates« voneinander zu trennen, wenn sie die Probleme aus ihrer Reproduktionssphäre in die ohnehin harte Arbeitswelt tragen und dort an den »unschuldigen« alten Menschen auslassen.

> »Das finde ich auch schlimm genug, dass man Berufliches und Privates überhaupt nicht trennen kann. Das können einige nämlich nicht. Und weil die Bewohner können da nichts für, wenn ich jetzt zum Beispiel eine Ehekrise habe oder was weiß ich. Da kann der Patient ja nichts für.« (77: S. 5, Z. 3–6)

Gleichzeitig erleben sie, dass sich vor allem die älteren Berufsangehörigen in einer Zwangslage befinden. Ältere Altenpflegerinnen fürchten sich vor finanziellen Einbußen, wie sie durch Arbeitslosigkeit oder geringe Renten entstehen, deshalb geben sie ihre Berufstätigkeit in der Pflege nicht auf, selbst wenn sie die Belastungen nicht mehr kompensieren können.

> »Also ich habe jetzt zum Beispiel auch eine Kollegin, die ist jetzt schon seit 30 Jahren in dem Beruf und man merkt es halt immer ganz schnell, dass ist bei ihr definitiv eine Überforderung. Sie wird immer ganz schnell/ und es ist alles dann zu viel, ihre Knochen machen nicht mehr so mit. Dann kommt immer einer und will etwas von einem und im Grunde frage ich mich auch, warum sie eigentlich noch nicht gekündigt hat oder so. Aber bei ihr ist es so, sie hat irgendwie so diese Existenzangst. Und dass sie dann irgendwo sagt, ich finde sowieso nichts mehr, in meinem Alter und ich muss das jetzt noch irgendwie durchziehen bis zu meiner Rente.« (21: S. 5, Z. 7–13)

Die Arbeit erscheint wie eine »Tretmühle«, in der die Kolleginnen jeden Tag gegen etwas ankämpfen, sie müssen sich jeden Tag anstrengen »wie auf dem Acker«. Dabei wird die Arbeit nicht gewürdigt und die Berufsangehörigen erhalten keine Hilfe.

> »Es ist natürlich auch hart für Leute, die wirklich jeden Tag ackern, ackern, ackern und das ist wirklich teilweise Akkordarbeit, was wir leisten müssen. Und dann wird einem noch gesagt, du hast jetzt den Mist gemacht und dann kommen die Angehörigen, haben das wieder anders aufgefasst und jeder bringt so sein Bild und es kommt dann so ein extremer Druck auf einen zu.« (21: S. 5, Z. 30–33)

Die Schülerinnen bemerken, dass die Anforderungen im Berufsalltag dazu führen, dass Altenpflegerinnen ihr Pflegehandeln verändern. Sie entwickeln beispielsweise eine »grobe Aussprache« (21: S. 5 Z. 13–14), oder sie »pampen die Bewohner öfters an« (77: S. 5, Z. 2). Durch die Belastung verlieren sie sukzessive ihre Sensibilität und ihre Feinfühligkeit, sie werden laut, grob und unempfindlich; die lange, harte Arbeitszeit hinterlässt Spuren. Sich selbst sehen die Schülerinnen noch außerhalb der Spirale aus Zumutungen und Sachzwängen. Sie sind noch jung, sie sind dem Feld erst seit einem Jahr ausgesetzt und bekleiden zudem eine Sonderposition abseits des dinglichen Berufsalltags, deshalb fühlen sie sich nicht zu stark belastet. Noch sind sie nicht in der »Akkordarbeit« gefangen, sie beginnen aber zu begreifen, dass sie längerfristig das Schicksal ihrer Kolleginnen teilen werden. Den Teilnehmerinnen erscheinen die Bedingungen der Arbeitswelt als etwas Mächtiges, gegen das sie zukünftig ankämpfen müssen und sie werden unsicher, ob sie die Anforderungen längerfristig bewältigen können.

## Examinierte Kolleginnen: »viele können einfach nicht damit umgehen«

Die Teilnehmerinnen beobachten die examinierten Altenpflegerinnen in den Einrichtungen sehr genau, sie dienen als Modelle, anhand derer sie lernen und die Spielregeln des Feldes erfassen. Die Schülerinnen sozialisieren Bilder und

Erfahrungen, deuten sie und messen sie immer wieder an ihren Erlebnissen im Feld.[1010]

Sie erleben die Fachkräfte häufig als belastet, gestresst und genervt, teilweise auch als »abgestumpft«, sie stellen fest, dass ihre Kolleginnen »schlechte Tage« haben, an denen sie Bewohner anschreien, ausschimpfen oder unsensibel und grob behandeln.

»Ich habe das auch schon beobachtet, dass die meisten Examinierten, die schon über Jahre in dem Beruf sind, dass sie teilweise total abgestumpft sind. Was jetzt auch die Pflege angeht. Wenn ich jetzt irgendwie sage, du hast das und das noch nicht gemacht, ach ist doch scheißegal. So nach dem Motto. Dass sie die Bewohner auch manchmal richtig anbrüllen und einfach sagen, komm halte die Schnauze jetzt und so.« (6: S. 5, Z: 48–52)

»aber ich habe schon erlebt, dass, wenn jemand einmal einen schlechten Tag hat oder keine Ahnung, dass sie die Bewohner anpampen, sage ich jetzt einmal. Das kommt schon öfters vor.« (77: S. 5, Z. 1–3)

In der täglichen Arbeit kommt es vor, dass die Fachkräfte ungeduldig arbeiten, die Ressourcen und Bedürfnisse der alten Menschen nicht wahrnehmen oder missachten und häufig nur die dringendsten Aufgaben erledigen. Probleme werden verharmlost, nicht ernst genommen oder beiseite geschoben, damit sie nicht bearbeitet werden müssen. Als besonderes eindrückliches Beispiel hierfür schildern die Teilnehmerinnen die Situation beim Anreichen der Nahrung, das häufig zeitaufwendig ist. Die Altenpflegerinnen gestehen den Bewohnern nicht ausreichend Zeit zu, damit sie in dem von ihnen gewünschten Tempo essen und trinken können. Es werden keine Alternativen zum üblichen Essensplan angeboten, die berufserfahrenen Altenpflegerinnen verhalten sich den Berichten der Schülerinnen zufolge unsensibel, unreflektiert und unflexibel, die Befindlichkeit der Bewohner in dieser Situation werden nicht wahrgenommen, verdrängt oder missachtet. Gefühle wie Hunger, Durst, Ekel oder Scham werden nicht wahrgenommen oder unkommentiert ausgehalten, die Situationen werden möglichst schnell beendet, wobei die alten Menschen den Zumutungen hilflos ausgesetzt sind »wie Hunde«. Ihnen bleibt nur das »Ausspucken«, die absolute Verweigerung dessen, was von ihnen verlangt wird.

»Und dann sitzen da Leute, nur weil die halt nicht schnell essen oder so, zack hier essen und Löffel, wie ein Hund, so – ne? Dann denke ich, das. kann. nicht. sein! Und dann

---

1010 Weil auf der manifesten Ebene das Thema »Gewalt in der Altenpflege« diskutiert wurde, häufen sich Berichte, die negative Erlebnisse beinhalten, während nur wenige positive Eindrücke in die Diskussion eingebracht wurden. Bei der Lektüre des folgenden Absatzes ist also zu berücksichtigen, dass negative Bilder unter anderem auch deshalb überwiegen, weil sie manifester Gegenstand der Diskussion sein sollten und nach den positiven Eindrücken nicht explizit gefragt wurde.

sagen die, nein ich möchte nicht mehr, nein ich mag das heute nicht, darf ich nicht etwas anderes? Nein, es gibt jetzt das, zack. Und dann wundern die sich, warum spucken sie das aus, warum werden die komisch? Und dann wird gleich eingetragen, Bewohner wird aggressiv, solche Sachen.« (21: S. 7, Z. 29–34)

Die Schülerinnen berichten, dass die verantwortlichen Pflegekräfte Situationen zu ihren Gunsten umdeuten und »falsch« interpretieren, damit weniger Arbeit anfällt und sie sich mit den entstehenden Problemen nicht belasten müssen. Als ein Bewohner die gereichte passierte Kost zum Beispiel nicht essen mag, nimmt die examinierte Kollegin an, dass er keinen Hunger hat. Sie räumt das Tablett ab, ohne ihn nach seinen Beweggründen zu fragen und ohne eine Alternative anzubieten (vgl. 77: S. 7, Z. 40–43). Einer Frau, die somnolent und mit Kontrakturen aus dem Krankenhaus in das Altenheim zurückkommt, wird das Anreichen das Nahrung in der Annahme verweigert, sie sei zu faul um selbstständig zu essen (vgl. 21: S. 7–8, Z. 51–3). Einem Bewohner, der besonders langsam trinkt, wird unterstellt, er habe keinen Durst mehr:

> »Das ist aber auch ganz oft, wenn man diese Schnabelbecher hat. Mit der kleinen Tülle. Das dauert ja bei manchen wirklich stundenlang, bis diese 200 Milliliter weg sind. Und dann geben sie, das habe ich schon erlebt, dem Bewohner diesen Schnabelbecher, er hat einen Schluck getrunken und das dauert halt. Und es dauerte und dauerte, das Essen war schon leer und dieser Becher war noch voll. Dann wurde einfach gesagt, der Bewohner hat keinen Durst mehr, der trinkt nicht und das wurde in der Doku auch eingetragen. Der trinkt nicht und dann kriegt er abends eine Infusion, weil er zu wenig getrunken hat.« (77: S. 8, Z. 4–10)

Bei den Schülerinnen entsteht das Bild von Altenpflegerinnen, die durch die langjährige Belastung nicht länger in der Lage sind, sich auf die spezifischen Bedürfnisse der alten Menschen einzulassen. Ihrem Eindruck nach nehmen sich die Altenpflegerinnen nicht immer die Zeit, die notwendig ist, um den grundlegenden Bedarf zum Beispiel an Flüssigkeit oder Nahrung zu erfüllen, und suchen nach Strategien, um einem Zuwachs an Arbeit zu entgehen. Zu diesen Strategien zählt das Auslegen und Deuten von Verhaltensweisen zu ihrem Vorteil (geringere Investition von Arbeitszeit und -kraft). Diese Deutungen bekommen ein besonderes Gewicht, wenn sie kollektiviert werden, indem sie zum Beispiel in der Dokumentationsmappe für alle Kolleginnen sichtbar aufgeschrieben werden. Arbeiten, die Zeit und Zuwendung einfordern, wie das Anreichen des Essens, werden gerne an Schülerinnen delegiert, die in ihrer Sonderposition außerhalb der Alltagsroutinen mehr Zeit zur Verfügung haben.

> »Wo ich angefangen habe, da hatte ich eine Bewohnerin, da musste ich immer das Essen anreichen. Und in der Dokumentation stand drin, dass sie sehr wenig isst und auch schon Mangelerscheinungen hat. Seitdem ich sie gepflegt habe, ich bin ja Auszubildender, ich habe Zeit, ich kann mich da eine halbe Stunde hinsetzen und das Essen

anreichen. (…). Dann habe ich gewartet und gesagt, sollen wir noch einmal probieren? Ja. Dann haben wir weiter gegessen. Und die hat alles aufgegessen, jedes Mal. Da war nicht einmal, wo sie nicht mochte.« (14: S. 8, Z. 11–17)

Gleichzeitig erleben die Schülerinnen, dass die belastenden Situationen, die sie erleben und verarbeiten, selten von den examinierten Kolleginnen aufgegriffen und thematisiert werden. Auch in schwierigen Pflegesituationen arbeiten Schülerinnen unvorbereitet und allein. Als Beispiel kann der Bericht von TN 77 dienen, die unvorbereitet zu einen demenziell erkrankten Mann geschickt wird, von dem »bekannt war, dass der aggressiv war«. Sie agiert ängstlich und verhalten, es kommt zu einem tätlichen Übergriff (vgl. 77: S. 10, Z. 25–27).

Das Handeln der examinierten Kolleginnen widerspricht nicht selten dem Arbeitsethos und dem in der Schule entwickelten Pflegeverständnis der Schülerinnen. Wenn sie ihre Vorstellungen oder Fragen anbringen, fühlen sie sich nicht immer ernst genommen. Ihnen wird die Schülerposition zugestanden, die mit einem gewissen Maß an Freiraum einhergeht, gleichzeitig sollen die Schülerinnen aber auch begreifen, dass diese Freiheit eine Extravaganz darstellt, die in der Pflegerealität eigentlich keinen Platz hat.

Einerseits erleben die Teilnehmerinnen ihre examinierten Kolleginnen als ohnmächtig und resigniert im Hinblick auf die institutionellen Bedingungen. Sie beobachten, dass Altenpflegerinnen die Überzeugung verloren haben, mit ihren zur Verfügung stehenden Mitteln ihre ursprünglichen (Pflege-) Ziele zu erreichen. Die Altenpflegerinnen betonen Realismus und Funktionalität und orientieren sich daran, was situativ machbar und verständlich ist. Auf der anderen Seite erleben die Schülerinnen ihre Kolleginnen als herrschend und selbstzentriert. Sie sind nicht nur in der Lage, situativ zu entscheiden, wer welche Leistungen erhält, sie haben darüber hinaus die Deutungshoheit über die Wünsche und Bedürfnisse der alten Menschen (vgl. Machtverhältnisse).

## Teamarbeit: »für den Bewohner oder für meinen Kollegen?«

Nach dem ersten Ausbildungsjahr in den Einrichtungen der Altenpflege wissen die Schülerinnen bereits, welche Bedeutung das Team der Kolleginnen für sie haben wird. Sie antizipieren, dass sie den größten Anteil ihrer Zeit im Berufsalltag mit den Kolleginnen verbringen werden und das Team zu einem Lebensmittelpunkt wird. »Es ist auch schwierig. Mit dem Team verbringt man ja eigentlich 50 Prozent des Lebens. Also: Wenn man wirklich eine volle Stelle hat, dann ist man wirklich eigentlich immer da.« (77: S. 9, Z. 11–12) Die Ansprüche, welche die Schülerinnen an das Team stellen, unterscheiden sich kaum von denen der examinierten Kolleginnen. Das Team soll zusammenhalten, einer sollte für den anderen da sein. Wie in einer Familie sollen die Teammitglieder sich kennen, sie sollen wahrnehmen, wenn es jemandem nicht gut geht, und ihn davor schützen, in einer solchen Situation die Regeln zu verletzten. Die Kolleginnen greifen zum Beispiel ein, wenn ein Teammitglied im Begriff ist, die Beherrschung zu verlieren und jemanden »grob« (unsensibel/ ungehörig) anspricht, sie passen auf, dass das Handeln im Rahmen eines kollektiv tolerierten Maßes bleibt. »Und wenn sie schon eine grobe Aussprache hat oder so, dann sagen wir aber auch schon, jetzt aber einmal piano, nicht? Dann wird sie auch wieder ruhig.« (21: S. 5, Z. 13–15) Es gilt zudem, offen und ehrlich miteinander umzugehen und eigene Grenzen aufzuzeigen. Weil die Teammitglieder so eng zusammenarbeiten wie Angehörige einer Familie, kennen sie sich gut, es ist schwer, sich vor den Kolleginnen zu verstellen und schwer vorstellbar, dass Dinge verborgen bleiben. »Und du weißt, wie die Leute sind, wenn du lang genug in deinem Beruf bist. Und wenn du die Leute kennengelernt hast, du weißt, wie die reagieren. Und du siehst aber auch den Menschen.« (55: S. 13, Z. 6–8) Vor diesem Hintergrund wird das Team zur Einheit, es entwickelt ein Gemeinschaftsgefühl und eine eigene Dynamik. Über die Einhaltung der Regeln etabliert es darüber hinaus eine kollektive Ehre, die es verlieren kann und die dann zur Schande für alle wird. »Wir sind ja ein Team und müssen hier zusammenhalten. Aber was du verbockst, das geht auf das ganze Team. Und das nicht nur fürs Team, das geht um das ganze Haus. Das spricht sich herum!« (21: S. 13, Z. 20–21) Wenn nur ein Teammitglied die Regeln verletzt, wertet es dadurch das ganze Team ab, sogar das Haus, in dem das Team arbeitet, verliert sein Image. Durch die Beschreibungen der Schülerinnen wird deutlich, dass sie den gemeinschaftlichen, ideellen Kodex »wer nicht für uns ist, ist gegen uns« bereits verinnerlicht haben.

Ein Tabubruch verletzt den gemeinsam entwickelten und getragenen Teamkodex oder das Arbeitsethos in einer Weise, die das kollektiv tolerierte Maß überschreitet. Eine solche Tat ist durch nichts zu rechtfertigen. Als Grund dafür, dass Teammitglieder den Kodex brechen und zur Schande für das ganze Team werden, führen die Schülerinnen die Arbeitsbelastung an, die für manche Kolleginnen nicht zu bewältigen ist (vgl. Belastung). Eine weitere Ursache wird in der »Natur« der betreffenden Person vermutet. Der Grund für die böse Tat liegt in dem Fall in der Täterin selbst, sie hat das Böse inkorporiert, es ist ein Teil von ihr. Diese Täterin wird sich verstellen, wenn sie sich beobachtet wähnt, und sie ist nicht in der Lage ihr Verhalten grundsätzlich zu verändern. Selbst wenn die Täterin Weiterbildungen besucht oder das Team ihre Taten kompensiert, wird sie weiter Böses tun (vgl. Arbeitsethos). Weiter wird die Demonstration von Macht und Überlegenheit in Anbetracht der Hilflosigkeit der alten Menschen im Heim als Ursache angesehen. In diesem Fall zeigt die Tabubrecherin ihre Überlegenheit und spielt ihre Stärke aus, um die Kontrolle zu behalten, angesichts der Bedingungen, denen sie ausgeliefert ist.

»Das geht von der Frau aus: »ich habe das Sagen hier. Ich helfe dir, damit du klarkommst und dann mache ich, was ich will, weil du verstehst das sowieso nicht. Du vergisst das.« Das denke ich mir so. Die hat einfach die Macht. Den Patienten wird sowieso nicht geglaubt, weil die sind dement, die vergessen das. Und das ist so ein Machtspiel und das ist einfach unmöglich.« (55: S. 4, Z. 49–52)

Für die Schülerinnen ist es kaum vorstellbar, dass Regelverstöße im Team und bei Leitungskräften unbemerkt bleiben, vor allem, wenn sie Bewohnern und Angehörigen eine aufmerksame, mündige Position einräumen.

»Die Mitarbeiter, die Kollegen, die höhere Etage, die haben bestimmt/ das kann ich nicht glauben, dass es nicht rumgesprochen worden ist (…). Und die älteren Leute beschweren sich doch. Die sprechen das doch/ Andeutungen gibt es immer und so, das nicht zu sehen zwischen Kollegen/ ich versteh das einfach nicht.« (55: S. 12, Z. 38–44)

Obwohl es nicht vorstellbar ist, dass Tabubrüche in einem Team, in dem sich die Mitglieder so gut kennen wie Familienangehörige, nicht bemerkt werden, beobachten die Teilnehmerinnen, dass sich die Kolleginnen im Team nicht offen gegenseitig kritisieren. »Also dazu muss ich ja sagen, in unserem Team, in meinem Team jetzt; da wird so etwas überhaupt nicht gesagt. Da wird nicht einmal gesagt, was hast du denn jetzt da gemacht, das macht man ja gar nicht.« (77: S. 8, Z. 29–31)

Der Kodex, demzufolge die Teammitglieder sich gegenseitig unterstützen und schützen, kann dazu führen, dass Kritik schnell als Preisgabe der Gemeinschaftlichkeit gewertet wird und deshalb unterbleibt. Die Angst davor, aus der Gemeinschaft des Teams ausgeschlossen zu werden, weil der Verdacht besteht, die eingeforderte Loyalität verletzt zu haben, hemmt die sachbezogene Reflexion. Handlungen einzelner Teammitglieder werden nicht offen analysiert und können deshalb nur schwer verändert werden. Gleichzeitig führt die Angst vor der kollektiven Ehrverletzung (»was einer verbockt, geht auf das ganze Team«) dazu, Unregelmäßigkeiten weitestgehend intern im Team zu lösen. Externe Hilfe wird erst eingefordert, wenn im Team die Meinung überwiegt, dass die Situation intern unlösbar ist. Auch den Leitungskräften (aus der Perspektive des Teams die »höheren Etage«) bleiben Tabubrüche nach Meinung der Schülerinnen nicht verborgen. Ihnen werden pragmatische Gründe für das Verschweigen unterstellt, zum Beispiel das Verhindern einer negativen öffentlichen Berichterstattung oder der Erhalt von notwendiger Arbeitskraft. »Und dass nichts unternommen wurde, nur wegen Geld oder was weiß ich, damit sie da jemanden haben, damit die Arbeit erledigt wird.« (55: S. 12, Z. 39–40)

Die Schülerinnen erleben das Spannungsverhältnis zwischen Teamkodex und Arbeitsethos, auch wenn ihnen die Regeln, nach denen gespielt wird, nicht immer bewusst sind. Sie wünschen sich, dass das ideelle Ethos höher bewertet wird als Ignoranz, Ökonomie und Pragmatismus. Die Handlungsstrategien, die dazu führen können, beschreiben sie folgendermaßen: Es ist »richtig« sich situativ und offensiv gegen Tabubrüche zu positionieren, »da werde ich auf 180 sofort gehen. Weil das kann nicht gehen (...).« (55: S. 4, Z. 55–56), Verantwortung für Fehler zu übernehmen, »wenn man Bockmist baut, dann muss man dafür geradestehen, ganz einfach« (21: S. 9. Z. 45–46) und Probleme direkt und unmittelbar anzusprechen.

> »Es ist besser, direkt eine Ansprache zu machen und darauf hinzuweisen, was nicht in Ordnung so ist, was sie da treibt. Ich finde, das ist schon wichtig. Und dann wenn dann keine Besserung da eintritt oder die sich die Frau bei der Bewohnerin nicht entschuldigt oder so was Ähnliches, dann muss man schon im Team besprechen. Es geht so nicht.« (55: S. 9, Z. 53–56)

Die Schülerinnen beschreiben emanzipatorische Aspekte, die notwendig sind, um das Spanungsfeld aufzulösen. Es wäre notwendig, sich von dem Team abzugrenzen und mutig gegen »falsche« Pflege zu positionieren, auf die eigenen Fähigkeiten zu vertrauen und Verantwortung für das Handeln zu übernehmen. In der Realität können sie die ideellen Vorstellungen jedoch kaum umsetzen. Zunächst ist es nicht immer möglich, die Grenzen zuverlässig zu erkennen. »Ja, aber auf jeden Fall müsste man seine Grenzen auch selbst erkennen. Wann ist genug? Auch die Mitarbeiter und vor allem die Leitung müsste das dann auch erkennen.« (83: S. 11, Z. 51–52) Ist tatsächlich eine Regel verletzt worden? Welche Regel ist verletzt worden, wie ist der Tabubruch zu bewerten, wie bewertet das Team ihn? Ist der Verstoß derart massiv, dass er kollektiv geächtet wird? Im Verdachtsfall ist eine erhöhte Aufmerksamkeit gefordert, es sind Belege dafür zu erbringen, dass tatsächlich ein Regelverstoß vorliegt. Dazu sind Allianzen zu bilden, die Bewertung des Geschehens ist zu kollektivieren. Dies geschieht im Verborgenen, mit Hilfe symbolischer Gaben und Gegengaben. Die eigene Position wird vorsorglich gestärkt, um das Risiko des Ausgeschlossen-Werdens zu reduzieren.

> »14: Praktisch klug wäre es ja eigentlich, wenn man sich dann in einem Team Leute heraussucht, mit denen man besser klarkommt, mit denen man reden kann, sich darüber erst einmal austauscht und dann zusammen das anspricht und nicht als einzelne Person. 77: Ich finde aber so eine Teambesprechung ist dafür nicht angebracht.« (S. 9, Z. 13–16)

Die Schülerinnen sind sich unsicher im Hinblick auf die impliziten Feldregeln, zudem sind sie noch keine vollwertigen Teammitglieder, sie haben eine größere Distanz und eine geringere Loyalität, daher können sie die Regeln des symbolischen Wirtschaftens nicht uneingeschränkt anwenden. Durch das Spannungsverhältnis zwischen Teamkodex und Ethos werden sie stärker verunsichert als die examinierten Kolleginnen und sie fühlen sich hilfloser in schwierigen Situationen. Ein Schüler erfährt zum Beispiel von einer Bewohnerin, dass eine Regelverletzung stattgefunden hat. Weil er nicht weiß, wie er reagieren soll, verweist er auf die Wohnbereichsleitung in der Hoffnung, dass ihm weitere Handlungsverpflichtungen abgenommen werden. »Ich wusste halt nicht, was ich machen sollte. Soll ich jetzt für den Bewohner oder für meinen Kollegen sein? Deswegen habe ich ihr gesagt, sie soll zur Wohnbereichsleitung gehen.« (83: S. 9, Z. 24–25) Für den Schüler ist der Gang zur Wohnbereichsleitung die Wahl des kleineren Übels, denn es erspart ihm eine Entscheidung darüber, ob er sich besser loyal gegenüber dem Kollegen oder schützend gegenüber der Bewohnerin verhält. Die Gefahr, als »Verräter« dazustehen, der Kollegen bei Vorgesetzten anschwärzt und sich deshalb im Team diskreditiert, ist in der Schülerposition allerdings geringer als für etablierte Teammitglieder. Für die examinierten Kolleginnen ist es eher verständlich, dass er als Schüler den Konflikt noch nicht alleine lösen kann.

Schwierig ist die distanzierte Schülerposition im Hinblick auf die (notwendige) Allianz mit den Leitungskräften, weil sich die Schülerinnen der Unterstützung nicht sicher sein können. Sie können nicht einschätzen, wie die Leitungskräfte ihnen gegenüber reagieren, weil sie noch keine Erfahrungen mit dem Austausch von Gaben und Gegengaben sammeln konnten. Werden die Leitungen ihnen glauben oder den langjährig Beschäftigten? Begreifen sich die Leitungen als Teil des Teams oder fühlen sie sich dem Arbeitsethos verpflichtet? Haben sie ein vordringliches Interesse daran, den Ruf der Einrichtung zu schützen oder daran, Tabubrüche zu verhindern? Werden sie die eingeforderte Unterstützung leisten?

> »Ich finde aber auch, solche Kritik oder so/ So kommt es mir manchmal vor, es wird immer alles so schnell schön geredet. Auch von der Leitung, allgemein (…). Man weiß es ja nicht, man kann das ja nie ausschalten oder so. Ich finde, das ist immer so eine Sache, wenn man/ ist halt echt schwierig so etwas…« (21: S. 9, Z. 32–35)

Die Reaktionen der Leitungskräfte sind für die Schülerinnen unkalkulierbar. Weil sie noch keine ausreichenden Erfahrungen mit ihnen machen konnten, wissen die Schülerinnen nicht, ob sie sich auf sie verlassen können.

Die Teamarbeit erscheint einigen Schülerinnen wie ein Gang auf dünnem Eis, bei dem sie jederzeit einbrechen können. Sie sind Unsicherheiten ausgesetzt, bewegen sich in Spanungsfeldern, kennen die Regeln nicht gänzlich und ihre Position ist häufig ungeklärt. Sie erleben das Team als starke Gemeinschaft, in der sie Entlastung, Sicherheit und Geborgenheit finden können, wenn sie sich den Regeln unterwerfen. Sie verstehen jedoch auch, dass es notwendig sein kann, das Ethos zu vertreten und für die eigenen (ideellen) Vorstellungen einzutreten. Dann ist es notwendig, sich von Team abzugrenzen, selbstsicher auf die eigenen Fähigkeiten zu vertrauen und herrschend statt ohnmächtig (vgl. Elementarkategorien Tab. 2) aufzutreten. In der Sonderposition einer Lernenden ist ein solches Verhalten vielleicht noch einfacher zu realisieren als in der Position eines Teammitglieds. Die Schülerinnen lernen in der Berufsrealität, dass Altenpflegerinnen auf das Team angewiesen sind und dass individuelle Bestrebungen, die der Gemeinschaftlichkeit entgegenstehen, sanktioniert werden können. Um sich zu positionieren, die Kolleginnen einzuschätzen, Allianzen zu bilden, Loyalität zu bekunden oder sich abzugrenzen, ist es notwendig, symbolisch zu handeln.

## Machtverhältnisse: »man geht zur Heimleitung«

Aus den zuvor dargestellten Zusammenhängen ergeben sich bereits Hinweise auf bestehende, fest gefügte Hierarchien, die Schülerinnen erleben. Die examinierten Kolleginnen sind gegenüber den Bewohnern in einer machtvollen, übergeordneten Position, denn sie verfügen über Informationen, interpretieren die Bedürfnisse und Wünsche und bestimmen über die Art der Hilfeleistung. In Interaktionen mit alten Menschen arbeiten sie überwiegend allein in einem Raum, der sich Kontrollen entzieht.

> »Ja, ich weiß nicht, ob die das dann auch wirklich wussten, dass das so passiert. Weil die ist ja meistens alleine, um die Bewohner zu pflegen und nicht mit anderen Kollegen.« (14: S. 8, Z. 52–53)

> »Die Aggressivität, die die Pflegefachkraft da an den Tag gelegt hat, wie willst du/ mit welchen effektiven Maßnahmen willst du das verhindern? Wenn die alleine in einem Zimmer ist?« (14: S. 12, Z. 27–29)

Menschen gegenüber, die wehrlos sind, zum Beispiel weil sie sich nicht erinnern oder mitteilen können, ist die Macht besonders groß, weil diese sich zusätzlich der Kontrolle durch die Betroffenen selbst entzieht. Die Schülerinnen erkennen, dass es im Ermessen der Kolleginnen liegt, ob sie ihre Macht missbrauchen oder nicht, diese entscheiden in der Situation autonom über ihr Vorgehen. Altenpflegerinnen haben die Möglichkeit, im Team Unterstützung einzufordern und herausfordernde Situationen zu verlassen. Das Team fungiert für das einzelne Mitglied als Kompensations- und Kontrollinstanz, es sorgt in der Regel dafür, dass ein implizit bestimmter Rahmen nicht verlassen wird.

In den Teams bekleiden die examinierten Mitglieder unterschiedliche soziale Positionen, zum Beispiel in Abhängigkeit davon, wie lange sie schon zum Team gehören. Diejenigen, die eine starke Position besetzen, müssen weniger auf andere hören. Sie erkennen nur das Kollektiv oder eine übergeordnete Leitungskraft als Autorität an.

> »Es gibt auch wirklich welche, die sagen, Moment einmal, da bist du wirklich zu weit gegangen. Und dann sagt sie [die langjährig Beschäftigte A. d. V.] so, »weißt du, was willst du von mir? Ich bin jetzt schon so und so lange hier und was willst du von mir? Ich mache das jetzt so weiter.« Gut, dann wäre natürlich der nächste Schritt, das

irgendwo in der Teambesprechung anzusprechen oder halt gleich zur Heimleitung, also höher, wenn es nichts hilft.« (21: S. 8–9, Z. 54–2)

Die examinierten Altenpflegerinnen sind aus Schülerinnenperspektive den Mechanismen der Institution selbst ausgeliefert und können zum Beispiel mangelnden Ressourcen wenig entgegensetzen.

»Oftmals haben wir keine andere Möglichkeit. Bei dem Personal, bei den Bewohnern. Wenn jeder jetzt alle 2, 3 Minuten zur Toilette müsste oder so. Man hat ja noch andere Sachen/ also wir haben diese Zeit definitiv nicht. Und das finde ich, dann wird ja schon diese Gewalt quasi vorgegeben.« (21: S. 6, Z. 37–39)

Darüber hinaus sind die examinierten Altenpflegerinnen »höheren Instanzen« untergeordnet, dazu zählen Leitungskräfte oder (unspezifischer) die überge-ordnete Regierung. Diese werden als grundsätzlich mächtiger angesehen, ihnen wird zugestanden, dass sie an den Bedingungen etwas verändern können, und es bleibt unverständlich, warum dennoch nichts geschieht. Obwohl sie vermutlich keine eigenen Erfahrungen dazu sammeln konnten, sondern die Situation le-diglich beobachten, sind einige Schülerinnen schon jetzt der Überzeugung, dass »höhere Instanzen« kein Interesse daran haben, der Altenpflege Hilfe zukom-men zu lassen:

»Man geht zur Heimleitung, man schreibt Überlastungsanzeigen oder so etwas. Aber das wird permanent abgelehnt, weil die Regierung ja irgendetwas vorlegt. Und das ist halt immer/ man kämpft gegen irgendetwas an und es gibt keine Besserung.« (21: S. 5, Z. 37–40)

Weil die übergeordnete Regierung »irgendetwas« vorlegt, sind alle anderen machtlos, egal wie sehr sie dagegen ankämpfen. »Die da oben« legen etwas vor und »die unten« haben keine Chance, daran etwas zu verändern. Was oder wer die Regierung ist, welche Aufgaben sie hat und wie sie vorgeht, bleibt nebulös.

Die Leitungskräfte sind den Teams übergeordnet und haben eine kontrol-lierende, klärende oder edukative Funktion. Diese Position ist ambivalent, denn Wohnbereichsleitungen sind häufig gleichzeitig Mitglieder der Teams und übernehmen pflegerische Aufgaben. Deshalb erfolgen die Kontrollen der Arbeit nicht offen, sondern im Verborgenen (unter einem Vorwand). Wie eine Fami-lienvorsitzende schaut die Teamleitung loyal und konsequent zugleich nach dem Rechten. »Also bei uns ist das mittlerweile so, die PDL kommt zwischendurch mal an, unter einem anderen Vorwand natürlich, und achtet schon so drauf, wie der Umgang und so ist.« (21: S. 11, Z. 55–56)

Der Medizinische Dienst der Krankenkassen (MDK) ist als externes Kon-trollgremium den Leitungskräften übergeordnet, ihm werden von den Teil-nehmerinnen eine mächtige Position und eine wichtige Funktion zuerkannt. Der MDK steht außerhalb des Teamkodex und kann die erbrachte Pflegeleistung objektiver und funktionaler bewerten. Die Schülerinnen wünschen sich häufigere und strengere Kontrolle durch den MDK, weil sie aus ihrer Perspektive Fragen an die beobachteten Pflegesituationen haben und sich auf der Suche nach dem »richtigen« Pflegehandeln befinden. Sie hoffen, dass die Begutachtungen zur Klärung beitragen.

> »Was ich auch finde, ich finde der MDK, der kündigt sich ja nicht vorher an. Aber man kriegt ja irgendwie 1 oder 2 Stunden vorher eine E-Mail oder so etwas, dass die gleich kommen. Ich finde, die sollten sich gar nicht ankündigen. Die sollten einfach mal, und nicht nur einmal im Jahr oder was weiß ich, wann die kommen, sondern einfach einmal alle paar Monate auf der Matte stehen.« (77: S. 12, Z. 1–4)

Die Teilnehmerinnen sind noch nicht so stark in die Teamdynamik eingebunden, dass sie die Kontrollen als Indiskretion werten, mit der die gemeinsam geleistete Teamarbeit in Frage gestellt werden kann. Sie erleben, dass die Altenpflegerinnen in den Einrichtungen nicht davon überzeugt sind, im Sinne der Qualitätskriterien zu pflegen, eher entsteht der Eindruck, als würden viele Dinge geschehen, die besser verborgen blieben. Die examinierten Altenpflegerinnen hören, dass sie kontrolliert werden, und denken sofort, dass sie alles »falsch« machen:

> »da war der MDK halt da und ich glaube 2, 3 Stunden vorher hat die PDL eine E-Mail gekriegt, dass der gleich kommt und in diesen 3 Stunden war die Hölle los. Also so etwas habe ich noch nicht erlebt. Also die sind rumgelaufen wie angeschossene Hühner (lacht). Da wurde alles verändert. Also da wurde schnell der Dienstplan neu geschrieben, da wurde das und das gemacht. Oder aufgeräumt. Und das war richtig/ 55: Das ist ja schrecklich, wenn man das hört. 77: Weil die hören MDK und denken, wir machen alles falsch, wir müssen alles ändern.« (S. 12, Z. 7–15)

Die Schülerinnen haben eine Sonderposition als Lernende, gleichzeitig sind sie den examinierten Fachkräften im Rahmen dieser Position fachlich und sozial unterstellt. Wenn Schülerinnen oder Bewohner Wünsche oder Fragen an die Fachkräfte richten, müssen diese nicht reagieren. Werden Aufgaben jedoch von den Leitungskräften an sie delegiert, können sie sich dem Auftrag schlecht entziehen.

> »Und ich glaube, wenn man jetzt die Kollegin auch angesprochen hätte, hätte sie vielleicht gesagt, ach die spinnt doch. Das kann ich mir vorstellen, dass das gekommen wäre. Und wenn die Wohnbereichsleitung sie darauf anspricht oder die Heimleitung, ist das, glaube ich, ein ganz anderes Verhältnis, als wenn die Bewohnerin da jetzt hingeht.« (77: S. 8, Z. 27–31)

Hilfskräften gegenüber fühlen Schülerinnen sich in einer übergeordneten Position, da sie dem Team der Fachkräfte näher stehen. Sie werden von den examinierten Fachkräften unterwiesen und potenziell zu ihnen gehören. Nach dem ersten Ausbildungsjahr bemerken Teilnehmerinnen, die zuvor selbst als Jah-

respraktikantinnen oder Hilfskräfte im Feld gearbeitet haben, dass die Hilfs-
oder Hauswirtschaftskräfte in den ausbildenden Heimen »keine Ahnung«
haben. Als Altenpflegeschülerinnen haben sie vermutlich das Bestreben, sich
deutlich von den Hilfskräften abzugrenzen und sich in ihrer neuen, vermeintlich
gehobenen Position zu repräsentieren.

> »Und dann sind da halt Hauswirtschaftskräfte. Und ich sehe das halt, dass diese
> Hauswirtschaftskräfte, die haben weder von Pflege eine Ahnung, noch von Demenz,
> noch von irgendwelchen anderen Krankheiten. Also die wissen nur, wie man Butter-
> brote schmiert, im Grunde.« (77: 11, Z. 43–45)

Das Verhältnis zwischen Schülerinnen und Bewohnern scheint ambivalent. Ei-
nerseits besteht dieselbe Asymmetrie wie zwischen anderen professionellen
Helfern und alten Menschen, die auf Pflege und Unterstützung angewiesen sind.
Andererseits erkennen einige Bewohner die Schülerinnen nicht als vollwertige
Pflegende an und stellen deren Kompetenzen in Frage.

> »dass ich halt mit denen [den Bewohnern, A. d. V.] respektvoll umgehe, aber die auch
> mit mir, weil es bei mir halt immer heißt, dass ich so jung bin und eh keine Ahnung
> habe, und denen dann halt auch nichts vom Pferd erzählen soll oder so.« (6: S. 15, Z.
> 22–24)

Zusammenfassend finden die Schülerinnen sich in fest gefügten Hierarchien
wieder, in denen sie aufsteigen können und die sie nicht grundsätzlich in Frage
stellen. Ihnen begegnen Herrschaftsformen zwischen den unterschiedlichen
Gruppen, wobei die alten Menschen, abhängig von dem Ausmaß ihrer Pflegebedürftigkeit, den Gruppen überwiegend ausgeliefert sind. Altenpflegerinnen
erleben sie als herrschend gegenüber Bewohnern und Hilfskräften und nahezu
ohnmächtig gegenüber »höheren Instanzen«. Konfrontiert mit externen Bewertungen wie dem MDK, offenbaren sie Unsicherheit, das heißt die Überzeugung von möglicher Unvollkommenheit. Während übergeordnete pflegerische
Leitungskräfte in ihrem Führungsstil gemeinschaftliche, egalitäre oder selbstlose Aspekte betonen, ist die übermächtige »Regierung« undurchschaubar und
an der Altenpflege eher desinteressiert. Der soziale Blick der Schülerinnen
richtet sich nach oben auf die examinierten Fachkräfte und nach unten auf
Hilfskräfte. Als Auszubildende sind sie aufstiegsorientiert und grenzen sich von
einjährig ausgebildeten, an- oder ungelernten Helferinnen ab.

## Bewohner: »eine Minute so, eine Minute wieder so«

Einige Teilnehmerinnen haben während ihrer Ausbildung ihr Bild von alten
Menschen bereits revidiert. Es ist vielfältiger geworden, gleichzeitiger werden
ihnen alte Menschen vertrauter und alltäglicher. »Also ich dachte immer so
früher, wir müssen Abstand halten, oh ältere Leute, man muss immer vorsichtig

sein, mit der Wortwahl oder allgemein. Und im Grunde genommen ist das gar nicht so. Die sind total locker drauf.« (21: S. 3, Z. 1–3) Sie sind mit dem Wunsch in die Ausbildung gegangen, alten Menschen zu helfen, und stellten es sich besonders schön vor, in Beziehung mit diesen zu sein (vgl. 8.1.1). In den Einrichtungen haben sie erlebt, dass die Bewohner anders sind als gedacht. Die Schülerinnen haben Bewohner inzwischen auch als aggressiv, berechnend, belastend oder beschämend erlebt. Es überwiegt der Eindruck von Unberechenbarkeit und Komplexität, die alltäglich ist und deshalb zum Beruf gehört. »Und ich meine, es gibt genug Leute, in der Altenpflege auch, die schwierig sind. Das ist ganz klar. Da braucht man gar nicht drüber reden. Und die einen vielleicht auch nerven. Klar.« (14: S. 5, Z. 24–25) Besonders demenziell erkrankte Bewohner stellen die Schülerinnen vor Herausforderungen.

> »14: Gerade bei dementen Personen, die dann sagen »nee ich will nicht mehr« und eine Minute später möchten sie aber wieder was zu Essen haben. 77: Oder zum Beispiel, wenn du denen Essen reichst und teilweise schlagen die dir dann ja den Löffel aus der Hand, (…). 14: Eine Minute so, eine Minute wieder so.« (S. 7, Z. 44–49)

Bewohner sind mächtig in ihren spontanen Ausdrucksformen und hinterlassen die Schülerinnen nicht selten hilflos:

> »Hatte ich auch schon, dass ich so über den Flur gegangen bin und dann hinter mir eine Bewohnerin stand mit dem Stock, dass sie mir das Bein gestellt hat mit dem Stock. Ich bin dann voll auf die Fresse geflogen und die dann mit dem Stock ankam und auf mich einprügelte, obwohl ich nichts gemacht habe. Einfach so.« (6: S. 10, Z. 44–47)

Dennoch sind sich die Teilnehmerinnen darüber einig, dass das Verhalten der Bewohner zumeist in deren Erkrankungen begründet ist und diese diesen Erkrankungen hilflos ausgeliefert sind. Deshalb trifft die alten Menschen keine Schuld, wenn sie nicht situationsangemessen reagieren, stattdessen sehen sie als Pflegekräfte sich aufgefordert, die Situationen zu bewältigen.

Die Bewohner erscheinen den Schülerinnen zusammenfassend überwiegend ohnmächtig der Krankheit, dem Alter oder den Bedingungen ausgeliefert. Sie sind ungewollt selbstzentriert und mit Blick auf ihr spontanes Vorgehen als individuell zu beschreiben. Die fehlende Kontrolle wird in manchen Situationen zum Herrschaftsmittel, dem die Schülerinnen ohnmächtig gegenüber stehen.

### 8.4.3 Kriterien mit besonderer Relevanz in der Altenpflege

Zur Beantwortung der Frage: »Worauf kommt es mir in meiner Arbeit besonders an?« schrieben die Teilnehmer jeweils drei Karten, die sie in der aufgeführten Reihenfolge präsentierten.

Tab. 5: Kartenabfrage Gruppenwerkstatt 3

| Codierung der TN | Karte 1 | Karte 2 | Karte 3 |
|---|---|---|---|
| 14 | Toleranz | Verständnis | Hilfsbereitschaft |
| 77 | Dem Bewohner den schönsten Lebensabschnitt zu gestalten | Den Menschen in allem was er braucht unterstützen und begleiten | Ressourcenorientiert arbeiten |
| 35 | Zeit | Guter Umgang | Offenheit |
| 55 | Man hat Respekt vor dem Alter | Wohlbefinden | Geduld und Zeit |
| 29 | ausgeglichen | Respekt | Kommunikation |
| 21 | Teamarbeit Nur Mut das tut gut! | Entspannt | Vertrauen |
| 89 | Zeit | Kommunikation | Vertrauen |
| 6 | Geduld und Zeit | Respektvoller und liebevoller Umgang | Spaß und Freude am Arbeiten zu haben |
| 61 | Wohlbefinden des Bewohners | Dass die Bewohner sich wie zu Hause fühlen nicht wie im Altenheim | Pflegekräfte und Bewohner Spaß haben sich wohlfühlen sich verstanden und geborgen fühlen |
| 83 | Keiner wird vernachlässigt (BW) | Ressourcen nutzen | Wohlbefinden des Bewohners |
| 32 | Wohlbefinden | Respektvoller Umgang | Arbeit/ Privat |

| Während der nachfolgenden Diskussion hinzugefügt: | |
|---|---|
| 21 | Leidenschaft |
| 29 | Gefühle zulassen |
| 77 | Fachwissen |
| 55 | Es reicht ein Lächeln als Dankeschön |
| 21 | Würde |
| 6 | Sich gegenseitig ernst nehmen |

Als Antwort auf die Frage, worauf es ihnen in der Arbeit besonders ankomme, stellen die Schülerinnen die Bewohner mit ihren Bedürfnissen in den Vordergrund und reproduzieren das ideelle Ethos der Arbeit. Von den 33 Karten, die geschrieben wurden, beziehen sich 22 auf die Interaktion mit alten Menschen und sechs sowohl auf die alten Menschen als auch auf die Teamarbeit. Die Karten: »Wohlbefinden des Bewohners« (1), »Wohlbefinden des Bewohners« (2) und »Wohlbefinden, sich wohlfühlen« (3), beziehen sich auf das angestrebte Befinden der Bewohner im Altenheim, das im Mittelpunkt aller Bemühungen steht. Den alten Menschen soll es trotz aller Zumutungen gut gehen, weil die Pflegekräfte dafür sorgen. Denn in der Sorge für das Wohlergehen der anvertrauten Menschen besteht der Sinn der geleisteten Arbeit, fühlen die Bewohner sich nicht wohl, war die Arbeit umsonst. »Also ich hab Wohlbefinden des Bewohners. Also dass die sich auch im Altenheim wohlfühlen und halt das man alles macht, damit die sich wohlfühlen.« (61, S. 15, Z. 28–29) Die Teilnehmerinnen begründen die hohe Bedeutung der Karten damit, dass es für die Menschen schrecklich ist, in ein Heim zu kommen. Sie müssen ihr gewohntes Leben aufgeben und sich in einer fremden Umgebung mit einem kleinen Zimmer begnügen, wobei ihre Ressourcen schwinden. Das Leid und die Hilflosigkeit, die zu einem Heimeinzug geführt haben, sollen aufgehoben werden, trotz allem sollen sich die alten Menschen »wie zu Hause« fühlen.

> »Ich habe jetzt auch noch einmal Wohlbefinden. Alleine deswegen schon, weil wenn die Leute aus dem Haus kommen, die müssen ja ganz viel aufgeben und ich finde, wenn die dann in so ein kleines Zimmer sozusagen gepfercht werden, wo sie nur ein, zwei Sachen mitnehmen können, finde ich schon wichtig, dass sie sich dann in ihrem neuen Zuhause wohlfühlen.« (32: S. 15, Z. 45–48).

Um das Wohlbefinden zu erreichen, sind Geduld und Zeit notwendig. Die Karten »Geduld und Zeit« (1), »Geduld und Zeit« (2), »Zeit« (1) und »Zeit« (2) verdeutlichen, dass es den Schülerinnen wichtig ist, im Berufsalltag so viel Zeit zur Verfügung zu haben, dass sie sich dem Tempo und den Wünschen der alten Menschen anpassen können, besonders in der Kommunikation oder bei der Durchführung von Pflegemaßnahmen. In allem, was die Menschen brauchen, sollen diese unterstützt und begleitet werden, kein Bereich ist davon ausgeschlossen. Sie sollen vergessen, dass sie sich in einem Heim befinden und nach Möglichkeit ihren »schönsten Lebensabschnitt« erleben:

> »Als Erstes habe ich, dem Bewohner den schönsten Lebensabschnitt zu gestalten. Also es lässt sich ja eigentlich selbst erklären, das heißt halt, dem Bewohner alles geben, was er braucht zum Leben, was er gerne hätte, das alles halt schön gestalten. Dass das nicht so eine Krankenhausatmosphäre hat, dass er sich halt zu Hause fühlt, ja. (…). Dann habe ich, den Menschen in allem, was er braucht zu unterstützen und zu begleiten. Das tun wofür ich eigentlich da bin ihm helfen, egal in welcher Situation.« (77: S. 14, Z. 15–20)

Alte Menschen haben eine Lebensleistung erbracht, die es zu respektieren gilt, sie haben einen »gerechten« Lohn dafür zu bekommen, was sie im Leben geleistet haben. Der »gerechte« Lohn besteht darin, dass sie sich wohlfühlen und geduldig umsorgt werden. »Das muss eigentlich, ich glaub, in Gesellschaft noch mehr zu Vorschein zu geben, dass man älteren Leuten einfach Respekt zeigt, was die geschafft haben und dann auch unterstützt.« (55: S. 14, Z. 38–40)

Das Wohlbefinden, die Zeit und Geduld sind jedoch nicht nur für die Bewohner wichtig, sondern auch für die Schülerinnen. Wenn die alten Menschen sich wohlfühlen, sind auch sie zufrieden, sie kommen mit Freude zur Arbeit und haben Spaß. Wenn sie wiederum mit Spaß und Freude und ohne Stress zur Arbeit kommen, »überträgt« sich die gute Stimmung direkt auf die Bewohner und alle fühlen sich wohler. Deshalb ist auch eine entspannte Atmosphäre wichtig.

> »Ja, und Spaß und Freude am Arbeiten zu haben, dass ich dann nicht mit soner Fleppe auf die Arbeit gehe, sondern mich auch darauf freue und dass das auch ganz einfach anders rüberkommt zu den Bewohnern, dass sie dann auch mehr Spaß haben.« (6: S. 15, Z. 25–27)

> »Weil ich sage immer, man kann, wenn man Stress hat oder so, das überträgt sich immer grundsätzlich auf den Bewohner.« (21: S. 15, Z. 2–3)

Die Erklärungen zu den Karten: »Pflegekräfte und Bewohner Spaß haben sich wohlfühlen sich verstanden und geborgen fühlen«, »Respektvoller und liebevoller Umgang«, »Verständnis«, »Kommunikation« und »Toleranz« stellen eine ideale Interaktion zwischen Bewohnern und Pflegekräften dar. Sie trägt die Züge einer heilen Familienwelt, wie sie beispielsweise in der Werbung konstruiert wird. Alle sollen sich gegenseitig vertrauen und tolerieren, man soll über alles reden können und offen miteinander umgehen, auf jeden soll individuell eingegangen werden, alle sollen über ihre Probleme reden können, »liebevoll« miteinander umgehen und sich »geborgen« fühlen.

> »dass man sich für jeden lang genug Zeit nehmen kann, um dann irgendwie über seine [sic!] Probleme zu reden.« (6: S. 15, Z. 21–22)

> »dass man offen über alles redet.« (89: S. 15, Z. 13–14)

> »und dass die Pflegekräfte und die Bewohner zusammen Spaß haben können, dass die Bewohner sich verstanden und geborgen fühlen.« (61: S. 15, Z. 32–33)

> »dass man sich [selbst, als Pflegekraft, A. d. V.] wohlfühlt, dass man nicht ja, das Gefühl hat, dass man da nicht hingehört.« (32: S. 15, 50–51)

Auch die sichtbaren Zeichen einer Institution sollen möglichst abgeschafft werden, damit das Bild eines Zuhauses für alle realisiert werden kann.

»Dann habe ich noch, dass die Bewohner sich halt wie zu Hause fühlen und halt nicht wie im Altenheim, weil immer das mit den weißen Klamotten und so, am besten noch weiße Wände und so. Weil das ist ja auch ein Zuhause, und dann soll das auch nicht aussehen wie so ein Pflegeheim.« (61: S. 15, Z. 29–32)

Die Karten »Vertrauen« (1), »Vertrauen« (2), »Hilfsbereitschaft«, »Guter Umgang«, »Kommunikation« und »Wohlbefinden«, beziehen sich sowohl auf die Interaktion mit den Bewohnern als auch auf das gemeinsame Arbeiten im Team und markieren die Überschneidungen der Einschätzungen. Es ist wichtig, dass zwischen Bewohnern und Pflegekräften ein Vertrauensverhältnis besteht, ebenso wie unter den Kollegen. Hilfsbereitschaft ist im Team besonders wichtig, aber auch den alten Menschen gegenüber. In den Interaktionen ist es wichtig, über »alles« offen und ehrlich reden zu können. Es ist wichtig, dass sich alle verstehen und »gut« miteinander umgehen, gewünscht ist ein harmonischer, familiärer Arbeitsalltag.

»Die Hilfsbereitschaft, meine ich damit, zum Beispiel im Team zu arbeiten. Die Hilfsbereitschaft von den Mitarbeitern untereinander, zueinander und natürlich auch wieder für die Bewohner da zu sein.« (14: S. 13, Z. 10–12)

»Ja, dann Vertrauen, Vertrauen natürlich im Team und natürlich auch, dass die Bewohner einem vertrauen, dass sie sich wohlfühlen.« (89: S. 15, Z. 17–18)

»Dann habe ich Kommunikation. Natürlich zwischen Bewohner und im Team, dass man offen über alles redet und eben auch mit den Bewohnern redet.« (89: S. 15, Z. 13–14)

Nur drei Karten beziehen sich ausschließlich auf die Teamarbeit: »Offenheit«, »Teamarbeit Nur Mut das tut gut!« und »Entspannt«. Für die Teamarbeit sind Akzeptanz und Offenheit besonders wichtig. Es sollte möglich sein, angstfrei Probleme anzusprechen und dabei auf die Bereitschaft zur Problemlösung vertrauen zu können. »Dass man halt mit den Kollegen über alles sprechen kann, wenn man halt vielleicht auch einmal irgendetwas hat, was einem auf dem Herzen liegt oder was einen halt stört, dass man das dann halt auch sagen kann.« (35: S. 14, Z. 33–35)

Die letzten drei Karten, »Spaß und Freude am Arbeiten zu haben«, »Respektvoller Umgang« und »Arbeit/ Privat«, beschreiben wichtige Eigenschaften der Personen, die im Feld arbeiten. Freude an der Arbeit ist wichtig, damit positive Gefühle auf die Bewohner übergehen können und keine schlechte Laune »verbreitet« wird (vgl. 6: S. 15, Z. 24–27). Es ist wichtig, einen »guten Ton« zu haben sowie »Privates« und »Berufliches« strikt zu trennen (vgl. 32: S. 15, Z. 51–54). »Weil ich erlebe das immer wieder bei mir auf der Arbeit, dass ganz viele ihre privaten Sachen mitbringen und das so bei einem abladen, als ob man so dieser, wie soll ich sagen, persönliche Sandsack ist, der dann alles abbekommen soll.« (32: S. 15, Z. 51–54) Als einzige ist dieser Teilnehmerin (32) das familiäre Miteinander, das sie im Berufsalltag erlebt, zu viel. Sie fühlt sich durch die Sorgen, die nicht in der Arbeit mit den Bewohnen entstehen, zusätzlich belastet und wünscht sich, dass die Probleme aus der Reproduktionssphäre der einzelnen Kolleginnen nicht am Arbeitsplatz erzählt werden.

### Finanzielle Anerkennung

In der Gesprächsrunde im Anschluss an die Präsentation der Karten fragen beide Moderatorinnen explizit nach der Wichtigkeit eines »gerechten Entgeltes« in Form einer »guten Bezahlung«. Beide Anfragen werden entschieden zurückgewiesen. Eine Teilnehmerin konstatiert, dass es für sie sowieso keine Lohnveränderungen geben würde, während eine andere Teilnehmerin insistiert, dass das Geben im Mittelpunkt stehe und die Gegengabe nicht ökonomischer Art sein kann. »Man möchte ja geben, man möchte. Aber Ich finde, dass wenn ich einem Menschen Hilfestellung gebe, ein Lächeln bekomme, dass sie zufrieden sind oder einfach so durch Umarmung, ich bin schon voll damit zufrieden.« (55: S. 16, Z. 16–18) Im weiteren kurzen Gesprächsverlauf wurden Karten zur Präsentation hinzugefügt, ohne die genannten Inhalte wesentlich zu ergänzen (vgl. Tab. 5).

Zusammenfassend steht für die Schülerinnen das Verhältnis zu den alten Menschen deutlich im Vordergrund, wenn sie darüber nachdenken, was ihnen in ihrem Berufsalltag besonders wichtig ist. Die Teilnehmerinnen scheinen die Hoffnung darauf, dass sich ihre Idealvorstellungen erfüllen, noch nicht gänzlich aufgegeben zu haben. Den Bewohnern gegenüber möchten sie ihr Arbeitsethos umsetzen, darüber hinaus wünschen sie sich jedoch auch eine Art Ersatzfamilie, die ihre eigenen Bedürfnisse nach Akzeptanz, Verständnis, Geborgenheit und Problemlösung erfüllen kann. Das Team ist insofern ebenfalls von Bedeutung, insgesamt ist die Teamarbeit für die Schülerinnen jedoch weniger wichtig als die Interaktionen mit den Bewohnern. Die Ergebnisse der Kartenabfrage explizieren und stützen damit die Ergebnisse der Sequenzanalyse. Die Schülerinnen sind damit beschäftigt, sich im Feld zurechtzufinden, zu lernen und die Diskrepanzen zu bewältigen. Über eine gerechte Entlohnung, mangelnde gesellschaftliche Anerkennung oder berufspolitische Belange machen sie sich gegenwärtig keine Gedanken, zumal die Teilnehmerinnen diese nicht mit ihrem ideellen Arbeitsethos in Übereinstimmung bringen können.

### 8.4.4   Wünsche und Ziele für die Zukunft

Nach der Gruppendiskussion wurden die Teilnehmerinnen aufgefordert, jeweils in Gruppen Collagen zum Thema »Meine Wünsche und Ziele für die Zukunft« anzufertigen. Die Collagen wurden im Anschluss von den jeweiligen Teilnehmerinnen präsentiert.

#### Ergebnisse zur Vorstellung der Collage von den Probandinnen 6, 35 und 89

Die Collage ist mit dem Schriftzug »Meine Wünsche und Ziele für die Zukunft« überschrieben. Zwei Drittel der Fläche, die mit dem Schriftzug »Privat« gekennzeichnet ist, wurden mit eckig ausgeschnittenen Bildern beklebt. Das verbleibende untere Drittel wurde mit »Beruflich« überschrieben und sowohl mit Bildern als auch mit handschriftlichen Zusätzen gestaltet. Die unter »Privat« gefassten Bilder zeigen idyllische Landschaften, Sehenswürdigkeiten, einen Eisbären und romantische (oder je nach Geschmack kitschige) Sonnenuntergänge, ebenso wie ein Auto der Oberklasse und sportliche, modische, schöne, junge Menschen. Hinzu kommen eine durchgestrichene Medikamententabelle, das schwarz-weiße Bild eines Hochzeitspaares, ein herkömmliches Eigenheim und ein gedeckter Tisch im Landhausstil, überschrieben mit: »Einmal im Leben«. Der mit »Beruflich« gekennzeichnete untere Teil der Collage enthält mehrere Schriftzüge wie »Beschütz mich«, »höchste Qualität, die man sieht und spürt« oder »gaaaaaanz ruhig«. Der Schriftzug »am Ziel« ist mit einem großen Fragezeichen versehen. Bildanteile und Teilnehmerinnen können einander nicht zugeordnet werden.

Die Teilnehmerinnen beginnen mit der Vorstellung der »privaten« Zukunftswünsche und Ziele. Schülerin 6 geht als erstes auf zwei kleine von ihr gemalte Darstellungen am oberen Bildrand ein, die auf den ersten Blick nicht auffallen. Ein Pilz mit der Bezeichnung »2002« und einem Pfeil nach oben, beschrieben mit »Level-up«, stellt wohl eine Zeit in ihrem Leben dar, in der sie besondere Probleme oder eine Lebenskrise hatte. Die Zeichnung steht symbolisch dafür, dass es immer wieder möglich sein soll, neu anzufangen und Fehler wieder gutzumachen. Offensichtlich verfolgt sie diese Ziele auch mit der Ausbildung. »Dass man halt immer die Chance hat, seine Fehler auszubügeln, dass man, wenn man irgendwie mal Scheiße gemacht hat, das man dann einen Neuanfang halt starten kann.« (6: S. 16, Z. 46–48) Sie wünscht sich darüber hinaus, immer weiter an ihrer Spielekonsole spielen zu können, sinnbildlich dafür, dass es immer etwas Neues geben soll, für das Einsätze sich lohnen, weil sie etwas gewinnen kann: »dass es nicht ausstirbt, dass man zocken kann« (vgl. 6: S. 16, Z. 48). Sie möchte gesund sein, deshalb hat sie durchgestrichene Tabletten aufgeklebt und möglichst frei sein. Sie wünscht sich dazu, dass sie immer genügend Geld hat, um ihre Existenz zu sichern (symbolisiert durch die ausgeschnittenen Schriftzüge »Kekse, Kekse, Kekse«). Diese Schülerin ist 18 Jahre alt und das zweite von drei Kindern. Sie wohnt in ihrem Elternhaus, die Mutter arbeitet als Altenpflegehelferin, der Vater als Hausmeister. Nach ihrem Hauptschulabschluss hat sie bereits eineinhalb Jahre in der Altenpflege gearbeitet, ihr Freund ist auch Altenpfleger. Es ist anzunehmen, dass ihre Familie in bescheidenen finanziellen Verhältnissen lebt und wenig Geld für Konsumgüter zur Verfügung hat. Ihre Zukunftswünsche sind vordringlich darauf gerichtet, sich durch Statussicherheit auf der Seite der respektablen Volksmilieus zu behaupten.

Zusammen stellen die Teilnehmerinnen 6, 35 und 89 dar, dass sie sich für ihr Privatleben vor allem eine intakte Familie wünschen, die sicher versorgt leben kann. Dazu gehören die Hochzeit mit dem Mann, mit dem sie alt werden möchten, ein respektables Eigenheim, ein entsprechendes Auto und die Möglichkeit im Urlaub zu verreisen. Für ihre Ausbildung und Berufstätigkeit wünschen die drei sich neben der Realisierung von Arbeitsethos und Teamkodex, dass sich »Theorie und Praxis« annähern und sie die Belastungen zukünftig aushalten können. Sie möchten in Ruhe, ohne Zeitnot arbeiten können und sich »nicht kaputt arbeiten« (vgl. 6: S. 17, Z. 29). Sie wünschen sich Schutz (Schriftzug: »Beschütz mich«) und die Kraft dazu, sich selbst und die ihnen anvertrauten Menschen schützen zu können. Teilnehmerin 35 gibt zu bedenken, dass der Anspruch, es allen Recht zu machen, nicht eingelöst werden könne, selbst wenn sie dafür »alles« geben würde. »Es allen Recht zu machen, ist eine Kunst. Also man schafft es ja eigentlich nie. Man möchte es gerne, aber man schafft es halt nie.« (35: S. 17, Z. 23–24) Ihr berufliches Ziel ist es, einen Weg zu finden, mit dem sie zufrieden ist und der dahin führt, irgendwann einmal »anzukommen«.

Alle drei Teilnehmerinnen äußern den (abstrakten) Wunsch, sich von dem vorgezeichneten Weg zu lösen. 89 erklärt, dass sie mindestens einmal im Leben auch tatsächlich das machen möchte, was sie sich wünscht und vorstellt, sie umschreibt diese Dinge mit »viele neue Sachen ausprobieren« (vgl. 89: S. 17, Z. 6–7). Das unter »Beruflich« aufgemalte Fragezeichen steht Teilnehmerin 6 zufolge dafür, dass sie immer noch nicht sicher ist, in welche Richtung sie sich beruflich entwickeln soll. Sie spielt mit dem Gedanken, etwas ganz anderes zu machen oder »sogar« zu studieren. Teilnehmerin 35 träumt davon, einmal um die Welt zu reisen.

## Fazit

Die Collage lässt einige Strukturierungen erkennen, die Themenbereichen zugeordnet werden können. Sie hinterlässt einen konventionellen Eindruck, wobei nur durch das Transkript der Präsentation deutlich wird, welche Teilnehmerinnen die unterschiedlichen Collagenanteile gestaltet haben. Für ihr »privates« Leben, womit das Leben in der Reproduktionssphäre, außerhalb der Altenpflege gemeint ist, entwickeln die Schülerinnen materielle Wünsche, die sich stark an dem Lebensstil privilegierter bürgerlicher Milieus orientieren, aber mit einem Pflegeberuf vermutlich unerreichbar bleiben. Trotz der Konsumorientierung lassen sich keine Hinweise auf Jugend- oder Subkulturen finden, die gegen die traditionellen Werte und Orientierungen der Eltern rebellieren. Eher wird der Wunsch geäußert, wenigstens einmal im Leben die Chance zu bekommen, auszuscheren und etwas zu erleben, um dem geordneten vorgezeichneten Weg zu entfliehen. Dabei bleiben die Teilnehmerinnen passiv, sie formulieren keine Ideen oder Initiativen zur Konkretisierung der Träume, sondern sie wünschen sich diesen anderen Weg wie einen Gewinn, der zufällig über sie hereinbricht. Eine besondere Bedeutung haben Gemeinschaftserlebnisse und die eigene Familie, die in sicheren Verhältnissen und nach Möglichkeit in bescheidenem Wohlstand (Auto, Urlaubsreisen) leben soll.

Die Wünsche und Ziele für die berufliche Zukunft wirken unspezifisch (Begriffe wie »Zufriedenheit«, »Freude«, »Spaß« etc.) und geprägt durch Unsicherheit (symbolisiert durch Schriftzüge wie »Beschütz mich«). Die Schülerinnen wollen den Anforderungen gerecht werden und gute Arbeit leisten (»höchste Qualität«), sie möchten sich zukünftig in ihrem Berufsalltag wohlfühlen. Sie fürchten sich jedoch vor den Zumutungen und wissen schon jetzt, dass sie dem Arbeitsethos nicht gerecht werden können (»Es allen recht zu machen ist eine Kunst«). Während die Schülerinnen 35 und 89 ihre beruflichen Ziele auf die Ausbildung und Berufstätigkeit in der Altenpflege richten und hoffen, dass sie ihren Weg ohne größere Barrieren gehen können, stellt Schülerin 6 den eingeschlagenen Weg in die Ausbildung bereits nach dem ersten Ausbildungsjahr in Frage.

### Ergebnisse zur Vorstellung der Collage von den Probandinnen 77, 61, 83 und 55

Auch diese Collage ist mit dem Schriftzug »Meine Wünsche und Ziele für die Zukunft« überschrieben. Die aufgeklebten Bilder wurden exakt ausgeschnitten und sorgsam in kleinen Einheiten arrangiert, wobei jede Anordnung einen Themenbereich darstellt, der handschriftlich kommentiert wurde. Besonders auffällig ist ein Bild, das fast genauso breit ist wie das Plakat und etwa ein Drittel so lang. Es wurde an den unteren Rand der Collage geklebt, sodass es wie ein Sockel oder Fundament wirkt, auf dem die Collage ruht. Auf dem Bild ist ein roter Ferrari abgebildet, überschrieben mit: »Mein Traumauto«. Die dargestellten Themenbereiche umfassen das Essen, die Kleidung, die Wohn- und Arbeitsbedingungen im Altenheim sowie Familie, Wohnung und Geld im Leben außerhalb der Erwerbsarbeit.

Die Wünsche, die die Teilnehmerinnen 77 und 61 auf die Arbeit im Altenheim beziehen, sind sehr konkret. Sie möchten keine weiße, sondern bunte Alltagskleidung tragen, sie möchten, dass das angebotene Essen appetitlicher und abwechslungsreicher wird und dass die alten Menschen durch den Einsatz von moderneren Hilfsmitteln wie etwa Elektrorollstühlen mobiler sein können.

> »Also unser erster Wunsch für die Zukunft ist halt, dass wir keine weiße Kleidung mehr in der Pflege tragen müssen. Also da ist jetzt so bunte Kleidung aufgeklebt. Dass wir weniger Stress haben, dass das Essen in den Heimen halt ein bisschen besser wird (lacht). Dass die passierte Kost ein bisschen schöner aussieht, dass es mehr Auswahl gibt.« (77: S. 17, Z. 40–43)

Das Bild eines unpersönlichen, kahlen Zimmers mit einem Pflegebett und einem Nachtschrank wurde durchgestrichen; so soll es im Heim nicht aussehen. Diese materialen Wünsche sind darauf ausgerichtet, die Umgebung in Altenheimen möglichst familiär (wie ein Zuhause) zu gestalten. Ein Ohr, eine moderne junge Frau, die ihren Kaffee »to go« verschüttet und ein Mensch, der in einem Wassergraben schnorchelt, versinnbildlichen weitere auf die Pflege gerichtete Wünsche. Die Schülerinnen wünschen sich, immer ein offenes Ohr für die Bewohner haben zu können, gleichzeitig möchten sie manchmal einfach »abtauchen« und das Berufsleben vergessen können. Die moderne junge Frau ist laut Erklärung von 77 in Zeitnot, sie muss rennen und verschüttet deshalb den Kaffee. So möchten die Schülerinnen nicht arbeiten. Sie wünschen sich »weniger Stress« und möchten retrospektiv das Gefühl entwickeln können, dass sich ihre Arbeit gelohnt hat.

Gut sichtbar in der Mitte der unteren Collagenhälfte sind ein Eigenheim, ein Swimmingpool, ein modern und gemütlich anmutendes Sofa und ein modisches Schlafzimmer abgebildet, kommentiert mit: »Die eigenen vier Wände«. Die Schülerinnen 61 und 77 wohnen noch im Elternhaus; sie stellen nicht nur dar, wie sie sich ihre Wohnumgebung wünschen, sondern ebenso, dass sie gerne ausziehen und einen eigenen Hausstand gründen möchten. Haus und Swimmingpool wirken exquisit und verkörpern den Lebensstil bürgerlicher Milieus. Auf die Spitze getrieben, sodass es fast persiflierend wirkt, symbolisiert der überdimensionierte rote Ferrari die Orientierung an oberen bürgerlichen Milieus. Ein Auto im Wert von 270.000 Euro ist derart unerreichbar, dass die Schülerinnen mit dem Bild spaßen können und – wie bei einem Lottogewinn – nicht von einer realistischen Erfüllung des Wunsches ausgehen. Dennoch wünschen sie sich Geld und Teilhabe am Konsum (Bild: Goldschmuck überschrieben mit »Viel Geld!!!«). »Eine eigene Wohnung, ein eigenes Haus. Also auch wieder schön viel Geld. Nen richtig schickes Auto mit schön viel PS (alle lachen). Ja. Das wäre es dann.« (61: S. 18, Z. 2–3)

Die Teilnehmerinnen möchten sich darüber hinaus verloben und anschließend heiraten; auf dem dazugehörigen Bild kniet ein Mann mit einem Strauß roter Blumen vor einer Frau und unterbreitet ihr einen traditionellen Hochzeitsantrag. Eine weitere Ansammlung von Bildern, die ein schwarz-weißes Bild einer Familie der 60er oder 70er Jahre (Vater, Mutter im Kleid, zwei Kinder) sowie das Bild eines Mannes, der Blumen gießt, beinhaltet, soll den Wunsch nach einer eigenen Familie verdeutlichen. Die Bilder wirken restaurativ, orientiert an dem Konstrukt einer »Normalfamilie« aus verheirateten Eltern in traditionellen Rollen und leiblichen Kindern. Dazu wird der Wunsch geäußert, einen Mann zu heiraten, der im Haushalt mithilft und kein »Macho« ist. Dieser Teil der Collage wurde von den Teilnehmerinnen 77 und 61 präsentiert, die 19 und 20 Jahre alt sind. Teilnehmerin 55 ist 40 Jahre alt, geschieden und Mutter von drei Kindern, beteiligt sich an dieser Darstellung nicht, weil sie die ideellen Vorstellungen vermutlich nicht teilt.

TN 55 bringt sich in die Präsentation ein, als das Bild eines Blumenstraußes angesprochen wird, das, nur zu Hälfte ausgeschnitten, am äußeren Rand der Collage klebt. Die Blumen hätten eine Bedeutung, sie würden Aufmerksamkeit symbolisieren. Blumen, ebenso wie Aufmerksamkeit oder ein Lächeln, sollten ohne heimliche Berechnung, ohne Erwartung einer Gegengabe geschenkt werden. Diese Art von Aufmerksamkeit wünscht sie sich für sich selbst.

> »55: Nein, es ist nicht so, dass die Blumen einfach dar stehen. Und kommt Aufmerksamkeit, ja? Man muss ja nicht viel sagen. Man muss ohne Gründe Blumen schenken, Lächeln schenken, so in diese Richtung. Das muss nicht einen Grund geben. Und das möchte man haben, einfach. i: Ihr Wunsch wäre also, die Aufmerksamkeit, als wenn man Blumen geschenkt kriegt, auch einmal selber zu haben? 55: Ja.« (S. 18, Z. 13–18)

Dieser Einwand von 55 ist deshalb interessant, weil sie bei der Präsentation ihrer Karten erklärt hat, dass sie keine besondere Gratifikation für ihre Arbeit erwartet, sondern mit einem Lächeln der alten Menschen oder einer Umarmung »voll zufrieden« sei (vgl. 55: S. 16, Z. 16–18). Während sie in der Gruppendiskussion besonders deutlich das Arbeitsethos vertreten hat, demzufolge Selbstlosigkeit und Hilfsbereitschaft hohe Stellenwerte haben, teilt sie nun mit, dass sie selbst sich Aufmerksamkeit und Zuwendung wünscht, ohne etwas dafür tun zu müssen.

Ein einziges kleines Bild bleibt unkommentiert und erscheint zusammenhangslos am unteren rechten Bildrand. Es zeigt einen sinnlichen, geschminkten Mund voller bunter Zuckerkugeln und zwei Finger mit tiefrot lackierten Nägeln. Dieses Bild scheint nicht mit den anderen Themen und Bildern im Zusammenhang zu stehen, es wirkt lustbetont, verführerisch, sinnlich, selbstbezogen. Auf Nachfrage antworten die beiden jungen Frauen, dass das Bild einfach schön aussähe und die Schönheit nicht verloren gehen soll. Teilnehmer 83, der einzige Mann der Runde, äußert sich nicht zur Collage und es bleibt offen, welchen Anteil er an der Gestaltung hatte.

*Fazit*

Die Collage ist übersichtlich und engagiert gestaltet worden, wobei das große Bild eines roten Ferraris am unteren Collagenrand besonders auffällt. Die Teilnehmerinnen stellen den eingeschlagenen Weg in die Ausbildung nicht in Frage und haben konkrete Wünsche bezüglich der Gestaltung der Einrichtungen, in denen sie Arbeiten. Das Arbeitsethos, am ehesten symbolisiert durch das offene Ohr, das in der Plakatmitte aufgeklebt ist, nimmt aber einen geringen Raum ein. »Weniger Stress« oder »abtauchen können« sind Wünsche, die die eigene Befindlichkeit in den Mittelpunkt stellen. Die Ziele für die Zukunft außerhalb der Erwerbsarbeit sind als traditionell und sicherheitsorientiert zu beschreiben. Die jungen Frauen wünschen sich ein gemütliches eigenes Heim, einen Mann, der romantisch um sie wirbt, eine Verlobung und anschließende Hochzeit sowie die Gründung einer eigenen »Normalfamilie«. Die Aufgabe der Partner in der Familienarbeit wird in der Mithilfe gesehen, nicht in einer gleichberechtigten Übernahme von Verantwortung und Aufgaben in der Reproduktionsarbeit. Die materiellen Wünsche beziehen sich auf eine gesicherte Existenz und Teilhabe am Konsum, wobei der Geschmack sich am gehobenen Lebensstil orientiert. Luxus, wie er in den obersten Milieus anzutreffen ist, symbolisiert durch einen roten Luxussportwagen, ist derart unrealistisch zu erreichen wie ein Lottogewinn und wird entsprechend präsentiert. Dennoch sind keine Befürchtungen oder Unsicherheiten thematisiert worden. Die jüngeren Schülerinnen sind zuversichtlich, dass sie auf dem richtigen Weg sind und die beruflichen und privaten Ziele, die mit diesem Weg verbunden sind, auch erreichen können. Die ältere Frau äußert fast verlegen ihren Wunsch nach Aufmerksamkeit, Zuwendung und Wertschätzung.

## Ergebnisse zur Vorstellung der Collage von den Probandinnen 14, 21, 32 und 29

Die Collage wirkt unübersichtlich und stark ausgefüllt, einzelne Themenbereiche oder die Arbeiten einzelner Teilnehmer sind nicht offenkundig. Am oberen Bildrand dieser Collage wurde die Karte mit dem Schriftzug »Meine Wünsche und Ziele für die Zukunft« platziert. Die gesamte Fläche wurde mit Bildern und ausgeschnittenen Texten beklebt, sodass kaum freie Flächen sichtbar sind, handschriftliche Kommentare wurden nicht angebracht. Die Collage erscheint unstrukturiert, Themenbereiche wurden nicht verortet, sodass die einzelnen Bilder stärker für sich sprechen. In der Bildmitte wurde ein Sonnenuntergang am Meer platziert, daneben sind zwei weitere kleine Urlaubsbilder zu sehen. Die Bilder einer Braut, eines Mannes, der eine Frau in ein Haus trägt, betitelt mit: »Liebling ich will ein Haus mit dir«, eines Schlosses, eines Bauernhauses, eines sich küssendes Paars, eines Sofas, überschrieben mit: »Zur Ruhe kommen« und einer Geldbörse verweisen auf den Bereich der Reproduktionssphäre. Andere

Bilder wie das eines Schweins, Titel: »Endlich mal Schwein sein«, Frauenporträts, Titel: »Jetzt komm ich« oder »Jetzt was Süßes unbedingt« verweisen auf Wünsche, die die eigene Befindlichkeit betreffen. Darüber hinaus beziehen sich einige Bilder offensichtlich auf ältere Menschen, etwa ein älterer Rollstuhlfahrer in einem Garten oder zwei alte Menschen auf einem Trike. Auffällig, weil alleinstehend direkt neben der aufgeklebten Bildüberschrift platziert, ist der Schriftzug: »Nie wieder sprachlos«.

Die Collage wird überwiegend von Teilnehmer 14 (39 Jahre alt) und Teilnehmerin 21 (28 Jahre alt) präsentiert, die beiden jüngeren Frauen (Code 35 und 29, 23 und 22 Jahre alt) äußern sich deutlich weniger. Die Wünsche für ihre Zukunft außerhalb der Erwerbsarbeit beschreiben die Schülerinnen damit, einen Traumpartner zu finden, sich traditionell zu verloben und zu heiraten, eine eigene intakte Familie zu haben oder zu gründen, ein eigenes Haus und einen Garten zu bewohnen und im Urlaub zu verreisen. Wichtig ist es, ohne finanzielle Sorgen leben zu können.

> »Dann haben wir halt noch die Frau mit dem Hochzeitskleid, dass man halt später, wenn man seinen Traumpartner gefunden hat, halt auch verlobt und heiratet.« (32: S. 19, Z. 16–17)

> »14: Ja, auch wieder mit der Zukunft. Familie, heiraten, Haus, eine sichere Zukunft ohne finanzielle Sorgen. i: Sichere Existenz? 14: Ja.« (S. 19, Z. 33–36)

Die Teilnehmer möchten im Alter weiter ihren Hobbys nachgehen, aktiv sein und mit ihrem Partner etwas unternehmen, versinnbildlicht durch das ältere Paar auf dem Trike. Das Ziel ist es jung, gesund und selbstbestimmt zu bleiben und nicht gebrechlich und hilfebedürftig zu werden, wie die alten Menschen, die sie im Altenheim erleben. Insgesamt ist es wichtig, im Leben eine Chance zu bekommen, finanziell unabhängig zu sein und nur »einmal das [zu] machen, was man gerne möchte« (14: S. 19, Z. 12–13). Die Chancen, diese Ziele zu erreichen, werden insbesondere von Teilnehmer 14, der schon in anderen Bereichen gearbeitet hat und geschieden ist, als sehr gering eingeschätzt (»Da sind die Chancen ja nicht so groß halt«, S. 19, Z. 15). Um den Sachverhalt zu erläutern, verweist er auf das Bild eines Kaktus und einer Seifenblase. Die Träume und Wünsche sind wie die Seifenblasen, die an Schwierigkeiten wie an einem Kaktus zerplatzen.

> »Das heißt auch zum Beispiel, dass man Träume und Vorstellungen hat von der Zukunft, dass immer irgendjemand da ist, der diese Seifenblase sozusagen zerstört, beziehungsweise platzen lässt. Weil es immer irgendwelche Schwierigkeiten gibt, die dabei auftreten, wenn man seine Träume verwirklichen möchte.« (14: S. 19. Z. 39–42)

Die Wünsche, die die Schülerinnen direkt auf ihre Arbeit im Altenheim beziehen, sind erneut überwiegend konkret. Sie möchten ein Gemüsebeet anlegen

(Bild: Gemüsebeet), Haustiere im Heim halten, das kulturelle Angebot vielfältiger gestalten (Bilder: Katze und Noten) oder mit den Bewohnern in den Urlaub fahren, beziehungsweise Tagesausflüge unternehmen. In der Einrichtung soll es stressfreier zugehen, niemand soll »träge vereinsamen«, alle sollen glücklich sein und sich »auch mal geborgen fühlen«. »Ganz wichtig ist bei uns auch immer Schokolade, die Glückshormone habe ich gehört. Und dass man sich auch mal geborgen fühlt oder. Ja, genau. Das finde ich ganz, ganz wichtig, irgendwo. Weil es wird total vernachlässigt...« (21: S. 18–19, Z. 54–1)

Auch der Spruch »Lustiger, lockerer, lauter: Ach könnte ich nur aus meiner Haut« wird auf die Bewohner bezogen. Die alten Menschen sind an das Alter gebunden, sie sind durch die Gesellschaft auf bestimmte Handlungen festgelegt und können den sozialen Konstruktionen nicht entkommen, beispielsweise ist Sexualität im Alter tabuisiert. Die Teilnehmer wünschen sich für ihre Berufstätigkeit Kraft (Bild: ein voller Akku) und Mut, um sich zu behaupten, gleichzeitig zweifeln sie an diesen Fähigkeiten, sie sind resigniert und wenig zuversichtlich, dass sie in ihrer machtlosen Position die Ziele verwirklichen können. Sie wünschen sich »Nie wieder sprachlos zu sein« oder »Endlich mal Schwein« zu sein und fühlen sich wie der kleine Hund auf einem Bild, der einer großen Bulldogge gegenüber steht.

> »14: Man hat ja heutzutage nicht viel zu/ als kleiner Mann sag ich mal – nicht viel Mitspracherecht. Und dass man dann sich auch wirklich mal so äußern kann, wie man es gerne möchte. i: Mhm 21: Ja, jetzt zum Beispiel auch, wenn man sich jetzt einmal krankmeldet oder so, man muss echt schon Angst haben irgendwie, dass wenn es zu lange ist oder so, dass man irgendwo schon etwas riskiert, dass man den Job verliert oder allgemein. Und da sagt man lieber nix oder so und nimmt das einfach manchmal so hin.« (S. 20, Z. 23–30)

Nur zwei Abbildungen vermitteln einen jugendlichen, lustbetonten Eindruck, der Schriftzug: »I'm sexy and I know it« sowie die Darstellung eines Frauenkopfs, umringt von bunten Lifestyle-Symbolen (zum Beispiel eine Siegermedaille) und dem Schriftzug »Jetzt komm ich«.

### Fazit

Besonders anhand der ausgeschnittenen Texte verdeutlichen die Teilnehmerinnen Diskrepanzen und Befindlichkeiten. Die Wünsche und Ziele für die Arbeitswelt sind einerseits sehr konkret und beziehen sich auf die Gestaltung der Einrichtung selbst oder der Tagesabläufe im Heim. Andererseits werden Wünsche und Befürchtungen für die eigene Position im Feld dargestellt. Die Teilnehmerinnen wünschen sich Geborgenheit, Glück und Anerkennung, sie wünschen sich darüber hinaus eine Position, die es ihnen ermöglicht, ihre Meinung auszudrücken. Dabei fühlen sie sich in der Position eines »kleinen Mannes«, die geprägt ist von (finanziellen) Abhängigkeiten und Zumutungen. Die Chance, eine machtvolle Position zu erreichen, die über Gestaltungs- und Entscheidungsspielräume der Bewohnerinteraktionen hinausgeht, schätzen die Teilnehmerinnen als gering ein.

Für ihr persönliches Leben außerhalb der Erwerbsarbeit wünschen die Schülerinnen sich vor allem ein existenziell gesichertes Leben, das an traditionellen, restaurativen sozialen Konstruktionen ausgerichtet ist. Auch sie möchten nicht nur heiraten, sondern sich vorher verloben, sie wünschen sich einen »Traummann«, eine »normale« Familie, ein eigenes Häuschen und einen schönen Garten. Dort möchten sie zur Ruhe kommen und alt werden. Eine Orientierung an bürgerlichen Milieus wird an wenigen Stellen deutlich, an den Bildern der »Traumhäuser« (Villa und Bauernhaus) oder an der Auswahl des zentralen Urlaubsbildes, das ein exotisches Reiseziel zeigt. Auch das Erreichen der anspruchslosen Wünsche ist für die Teilnehmer keinesfalls sicher; so wie Seifenblasen zerplatzen, kann bereits Erreichtes jederzeit wieder verloren gehen.

Die Teilnehmerinnen wünschen sich, den von ihnen eingeschlagenen Weg in die Berufstätigkeit bis zum Ende gehen zu können. Ihre Zukunftswünsche sind auf ein statussicheres Leben in der respektablen Arbeitnehmermitte gerichtet. Sie fühlen sich davon bedroht, dass jederzeit die Gefahr besteht, die Trennlinie der Respektabilität zu durchbrechen und sozialen Status zu verlieren. Ihren Einfluss auf den bedrohlichen sozialen Abstieg schätzen sie dabei als gering ein, er unterliegt nicht ihrer Kontrolle. Hinweise auf Spontanität, Lust und Genuss, wie sie im hedonistischen Jugendmilieu charakteristisch sind, finden sich nur selten, Eigeninitiative, kreative Subkultur oder Rebellion gegen die Eltern gar nicht.

## Zusammenfassung

Die Collagen explizieren die Ergebnisse der Sequenzanalyse und fokussieren dabei einige Hinweise auf Feld und Habitus. Mit allen Collagen wird ausgedrückt, dass der eingeschlagene Weg in die Altenpflegeausbildung als zunächst alternativlos und realisierbar angesehen wird. Die Schülerinnen nehmen damit den Platz an, der für sie vorgesehen ist, und passen sich den Gegebenheiten an. Wie schon bei der Darstellung der Berufswahl entsteht der Eindruck von Pragmatismus, Inaktivität und Sicherheitsorientierung. Alternative Wege werden nicht thematisiert, anklingende Wünsche, »einmal das zu machen, was man gerne möchte«, bleiben hypothetisch und unkonkret. Mit ihnen wird gedanklich gespielt wie mit einem Lottogewinn. Bei der Darstellung der Wünsche und Ziele für das Privatleben überwiegt bei allen Teilnehmerinnen eine finanziell gesicherte Lebenssituation ohne existenzielle Sorgen. Ein solches Leben in Teilhabe erscheint nicht selbstverständlich, es steht beständig zur Disposition. Für die

Teilnehmerinnen besteht insofern eine Statusunsicherheit, die mit der Angst verbunden ist, vertikal unter die Grenze der Respektabilität abzusteigen. Als Ziele für ihr Privatleben benennen sie deutlich traditionelle, die jungen Frauen zudem idealisierte und romantische Familien- und Partnerschafsvorstellungen. Auch die transportierten Geschlechterbilder sind eher als traditionell denn als modern zu beschreiben. Die Frauen warten auf einen »Traummann«, der sie umwirbt und ihnen einen Heiratsantrag macht. Im Anschluss wollen sie sich verloben, eine klassische Hochzeit halten, um danach eine eigene Familie zu gründen. Der Wunschpartner soll kein »Macho« sein, was bedeutet, dass er seiner Frau bei der Reproduktionsarbeit hilft. Vielleicht wird mit einer Hochzeit auch der Wunsch nach sozialem Aufstieg verknüpft. Die Familie soll als Rückzugsort dienen, in der ihre Mitglieder zur Ruhe kommen, Gemeinschaft und Geborgenheit erfahren. Ein eigenes Haus, ein Garten, ein Auto, im Urlaub verreisen zu können sind die materiellen Ziele der Schülerinnen. Die Art der Besitztümer ist an bürgerlichen Vorbildern orientiert, Luxusgüter wie ein teurer Sportwagen sind allerdings derart unerreichbar wie ein Lottogewinn.

Für ihr Berufsleben, das in ihrem Leben aktuell eine hohe Bedeutung einnimmt, haben die Schülerinnen schon sehr konkrete Ziele entwickelt. Sie formulieren Vorschläge zur Gestaltung der Räumlichkeiten oder des Alltags in den Einrichtungen. Das Ziel dabei ist es, stärker als zuvor ein familiäres Zuhause für die Bewohner und das Pflegepersonal zu schaffen. Sie haben jedoch bereits antizipiert, dass sie das Arbeitsethos trotz allen Anstrengungen nicht erreichen können. Die Schülerinnen wünschen sich eine Position, die es ihnen erlaubt ihre Befindlichkeiten zu äußern und zu sagen, wenn ihnen etwas nicht passt. Gleichzeitig wünschen sie sich Anerkennung, Wertschätzung und Zuwendung. Ihre Chancen für einen sozialen Aufstieg schätzen sie als gering ein, sie fühlen sich in der Position eines »kleinen Mannes«, der wenige Rechte hat und den Bedingungen eher ausgeliefert ist. Hinweise auf Wünsche nach Spontanität, Unkonventionalität oder Rebellion gegen die »Spießigkeit« der Eltern finden sich nicht. Sehr verhalten werden wenige Aspekte eingebracht, die auf Lust, Spaß und Sinnlichkeit hinweisen.

## 8.4.5 Verortung der Teilnehmerinnen im sozialen Raum

Auf der Grundlage aller gewonnenen, zusammengeführten und interpretierten Informationen über den Habitus der einzelnen Teilnehmerinnen (vgl. 7.2.2) ergibt sich folgende Verortung, die exemplarisch anhand von Teilnehmerin 21 und Teilnehmer 14 weiter dargelegt werden.

Teilnehmerin 21

TN 21 ist eine 28-jährige Frau mit zwei Kindern im Alter von 4 und 5 Jahren. Nach der Trennung von ihrem Ehemann leben die Kinder mit ihr zusammen in einer Mietwohnung. Abgesehen von Unterhaltszahlungen verfügt 21 nur über das Ausbildungsentgelt, deshalb erhält sie zur Grundsicherung ergänzende Leistungen nach SGB II. Die finanzielle Situation belastet sie sehr, zumal sie für die Betreuung ihrer Kinder einen Anteil der Unterhaltszahlungen aufwenden muss. Während der Ausbildungszeit arbeitet sie 40 Stunden in der Woche und lernt darüber hinaus zu Hause, um die theoretischen Anteile der Ausbildung zu bewältigen. Auch wenn die Kinder während ihrer Arbeitszeiten betreut werden, ist sie für die weitere Begleitung, Erziehung und Versorgung verantwortlich, sodass ihr kaum Zeit zur eigenen Reproduktion zur Verfügung steht. Würden ihre Eltern sie in nicht unterstützen, könnte sie nach eigenen Angaben die Ausbildung nicht bewältigen. TN 21 ist zusammen mit drei Geschwistern aufgewachsen, deren Berufe sie mit Kinderkrankenschwester, Chefprogrammierer und Sonderschullehrerin angibt. Sie selbst hat an einer Realschule einen mittleren Schulabschluss erworben und danach als Pflegehilfskraft gearbeitet. Nach der Schule spielte sie mit dem Gedanken, einen »männlichen Beruf« zu ergreifen. Als Grund dafür, dass sie diesen Berufswunsch nicht weiter verfolgt, gibt sie an, sie habe auf »Klischees« abgestellt. Mädchen und Autos passten eben nicht zusammen. Möglicherweise wurde ihr abgeraten, vielleicht wollte sie sich der männlichen Arbeitswelt auch selbst nicht stellen. Frauentypisch half sie stattdessen ihrer Mutter bei der Versorgung einer Nachbarin und pflegte ihre Großeltern. Diese frühen Eindrücke haben schließlich dazu geführt, dass TN 21 sich der Pflege zuwandte und eine Arbeit als Pflegehilfskraft annahm. Im Alter von 23 Jahren bekam sie ihr erstes, ein Jahr später bereits ihr zweites Kind. Vermutlich hat sie danach auch einige Zeit lang ausschließlich Familienarbeit geleistet. Zum Zeitpunkt der Gruppenwerkstatt hatte TN 21 sich von ihrem Partner getrennt und das Scheidungsverfahren war eröffnet. Vermutlich spielte die finanzielle Not, der sie sich als alleinerziehende Pflegehilfskraft mit zwei kleinen Kindern ausgesetzt sah, eine Rolle bei ihrer Entscheidung, eine Altenpflegeausbildung zu beginnen. Die Aufstiegsorientierung ist jedoch nicht nur durch Abstiegsängste motiviert worden, sondern ebenso durch den Wunsch, sich selbst weiterzuentwickeln. Die Arbeit als Hilfskraft reichte ihr nicht länger aus, sie wollte sich gerne einer neuen Herausforderung stellen. »Dann hatte ich angefangen, als Pflegehilfskraft zu arbeiten. Und da habe ich dann gemerkt, ich brauche eine Herausforderung, ich will mehr.« (S. 2, Z. 52–54). Deshalb entschloss sie sich, obwohl ihre beiden Kinder sie beanspruchen, zu einer Altenpflegeausbildung in Vollzeit und mit einem geringen Ausbildungsentgelt. In ihren Diskussionsbeiträgen misst TN 21 der Pflege ein besonders hohes Belastungspotenzial zu. Sie schildert am Beispiel der Kolleginnen die täglichen Anstrengungen und Mühen und es wird deutlich, dass sie in ihrer Situation stark belastet ist. »Es ist natürlich auch hart für Leute, die wirklich jeden Tag ackern, ackern, ackern und das ist wirklich teilweise Akkordarbeit, was wir leisten müssen. Und dann wird einem noch gesagt, du hast jetzt den Mist gemacht.« (S. 5, Z. 30–32) Sie arbeitet hart und wünscht sich zwischendurch Ruhe und Sicherheit. »Und dass man sich auch mal geborgen fühlt oder. Ja, genau. Das finde ich ganz, ganz wichtig, irgendwo.« (S. 18, Z. 55–56). Bei TN 21 lassen sich verschiedene Dispositionen beschreiben, die dem traditionellen Arbeitermilieu der Landkarte der Milieus entsprechen.[1011] Obwohl materielle Einschränkungen Angst vor Deklassierung erzeugen und Anpassungsleistungen erfordern, bestehen eine traditionell selbstbewusste Haltung und ein Sinn für Gerechtigkeit. Identität und Würde ohne Opportunismus sind auch unter schwierigen Bedingungen zu sichern. Sozial Höherstehenden wird mit Misstrauen begegnet, moralische Kompromisse oder das Anbiedern gegen Vergünstigungen abgelehnt. TN 21 vertritt vehement die Haltung »arm aber ehrlich« und plädiert mehrfach dafür, mutig die eigene Position zu vertreten und offen zu sagen, was nicht passt. Der Zusammenhalt und die Gemeinschaft des Teams sind wichtig. Obwohl sie sich dafür einsetzt, dass sich ihre Situation in Zukunft verbessert, verfolgt sie keine Konkurrenz- oder Karrierestrategien.

> »Ich finde aber auch, solche Kritik oder so/ So kommt es mir manchmal vor, es wird immer alles so schnell schön geredet. Auch von der Leitung, allgemein. (…). Bei mir ist das halt auch, ich habe/ lasse mir da so auch grundsätzlich nichts gefallen. Wenn ich Bockmist baue, stehe ich dafür gerade. Man soll mir das auch sagen, das habe ich gleich im Team gesagt.« (S. 9, Z. 32–37)

## Teilnehmer 14

TN 14 ist ein 39-jähriger Mann. Er ist Vater einer 14-jährigen Tochter aus einer geschiedenen Ehe, die im Haushalt der Mutter lebt. Gegenwärtig lebt er mit seiner neuen Partnerin, einer examinierten Altenpflegerin, in einem gemeinsamen Haushalt. Die Eltern von TN 14 haben dreijährige Ausbildungen zur Arzthelferin und zum Schweißer absolviert, seine drei Geschwister arbeiten als Altenpflegerin, Automechatroniker und Lagerist. TN 14 hat eine Realschule besucht und mit der mittleren Reife abgeschlossen. Im Anschluss hat er mit geringen Qualifikationen unter anderem als Fahrzeugaufbereiter, Sicherheitsfachkraft oder sozialpädagogischer Assistent gearbeitet. Zuletzt distanzierte er sich von der Arbeit mit Dingen, von der Hilfsarbeit, von der Arbeit mit Kindern und machte ein Praktikum in der Altenpflege, weil »fast alle« in seiner Familie

---

1011 Vgl. Vester et al. 2001, S. 513–514.

dort arbeiten. Er hat sich für die dreijährige Ausbildung entschieden, weil er einerseits mit Menschen arbeiten möchte, andererseits gibt er an, dass er einen krisensicheren Job wichtig findet und sich Karrierewege erhofft. Er freut sich darauf, endlich »richtig« zu arbeiten und den Hilfsarbeiterstatus zu überwinden. Aktuell bringt seine Partnerin zwischen 1.500 € und 2.000 € in das gemeinsame Haushaltsnettoeinkommen ein. Da sein Ausbildungsentgelt den Selbstbehalt nicht übersteigt[1012], ist TN 14 nicht unterhaltspflichtig. Er schätzt, dass er für seine Freizeit etwa 40 Stunden in der Woche zur Verfügung hat. Sehr oft arbeitet er dann im Haus oder im Garten, oft sieht er fern oder trifft sich mit Freunden. Politisch/ gesellschaftlich, kirchlich oder kulturell beschäftigt er sich selten oder nie.

TN 14 vertritt in der Diskussion mehrfach die Ansicht, dass Menschen unveränderliche Charakteristika besitzen. Qua Geburt sind sie mit bestimmten Merkmalen ausgestattet. Deshalb sind soziale Ordnungen oder Handlungen für ihn fest gefügt, er glaubt nicht, dass sie grundsätzlich veränderbar sind. Daher geht er davon aus, dass Menschen sich verstellen, um Ziele zu erreichen, und setzt selbst Techniken der Verschleierung oder des symbolischen Handelns ein. Vordergründig nimmt er seine Position in der Hierarchie ein und erfüllt zuverlässig und pflichtbewusst seine Aufgaben. »Weil wir dafür angestellt sind. Wir müssen das tun und wir machen das auch. Wir kriegen das gar nicht anders beigebracht.« (S. 6, Z. 49–51) Sich selbst sieht er als »kleinen Mann«, der wenige Entscheidungsspielräume und Chancen im Leben hat. Es gibt immer Menschen, die dafür sorgen, dass seine Wünsche nicht erfüllt werden. »dass man Träume und Vorstellungen hat von der Zukunft, dass immer irgendjemand da ist, der diese Seifenblase sozusagen zerstört, beziehungsweise platzen lässt« (S. 19, Z. 39–41). Er nimmt einen Platz ein, an dem er den Bedingungen ohnmächtig ausgeliefert ist, und hofft, ebenso wie TN 21, mit der Ausbildung der Angst vor der Deklassierung zu entkommen. Seine Wünsche richten sich hingegen auf eine geachtete Stellung für sich selbst und seiner Familie sowie materielle Sicherheit, die Respektabilität repräsentiert: »Familie, heiraten, Haus, eine sichere Zukunft ohne finanzielle Sorgen.« (S. 19, Z. 33–34) Mit dieser Disposition entspricht TN 14 dem kleinbürgerlichen Arbeitnehmermilieu, er äußert jedoch auch den Wunsch, unabhängiger zu sein und einmal machen zu können, was er möchte. Dabei bleibt offen, ob dieser Wunsch auf eine selbstbewusste, emanzipatorische Haltung hinweist oder sich auf den Aufstieg in der akzeptierten Hierarchie bezieht.

---

1012 Selbstbehalt nach Düsseldorfer Tabelle 2013 für Kinder unter 21 Jahren mit erwerbstätigem Elternteil: 1.000,00 €. Download unter: http://www.oeffentlichen-dienst.de/fami lienrecht/duesseldorfer-tabelle.html (Abruf: 25.01.2014).

»das zu tun, was man will. Oder was man gerne möchte, ohne irgendwie am finanziellen, oder finanziell abhängig zu sein oder dass man irgendwelche anderen Sachen dafür braucht. Einfach einmal das machen, was man gerne möchte. Da sind die Chancen ja nicht so groß halt.« (S. 19, Z. 12–15)

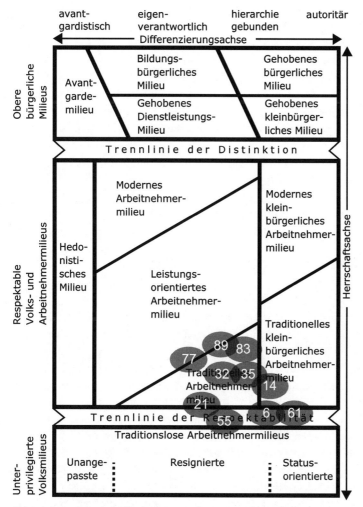

Abb. 19: Verortung der Teilnehmerinnen der Gruppenwerkstatt 3

## Anmerkung

Am Beispiel der TN 21 und 14 werden geschlechtsspezifische Ungleichheiten besonders deutlich. Nach Trennungen bleiben die Kinder in der Regel bei ihren

Müttern (vgl. 4.2.1). TN 21 leistet die Erziehungs- und Sorgearbeit allein, die Betreuung, Förderung und Freizeitgestaltung der Kinder liegen in ihrer Verantwortung. Gleichzeitig trägt sie die aus der Trennung entstandenen finanziellen Einschränkungen, da sie dafür verantwortlich gemacht wird, den Kindern zu einem respektablen Aufwachsen zu verhelfen, und dazu Entscheidungen über die geringen Ressourcen trifft. Neben der Erziehungsarbeit eine Ausbildung zu absolvieren, die zumindest zukünftig das Einkommen der Familie sichern kann, geht trotz der Unterstützung durch die Eltern fast über ihre Kraft, da die Zeit zur eigenen Reproduktion fehlt. TN 14 hat hingegen die Verantwortung für seine Tochter seiner ehemaligen Ehefrau übertragen. Die alltäglichen Aufgaben zur Gestaltung der Beziehung, der Freizeit, der Gesundheit oder zur Sicherstellung der Versorgung werden (zumindest überwiegend) nicht von ihm erbracht. Während seiner Ausbildung ist er auch finanziell nicht für seine Tochter zuständig und kann sich insofern unter anderen Bedingungen seiner Ausbildung widmen als TN 21. Diese Effekte, die sich aus der Segregation der Reproduktionsarbeit ergeben, werden in der vorgenommen Verortung, der die Milieutypologie Vesters et al. zugrunde liegt, nicht explizit berücksichtigt, sie münden implizit, über die Fokussierung des Habitus in die Verortung ein.

## 8.5 Gruppenwerkstatt 4: Schülerinnen im ersten Ausbildungsjahr

Die vierte Gruppenwerkstatt fand im Februar 2013 statt. An dieser Werkstatt nahmen sieben Schülerinnen und vier Schüler eines Altenpflegefachseminars des Diakonischen Werkes teil, dem auch die Schülerinnen der Gruppenwerkstatt 3 angehörten. Sie befanden sich ebenfalls im ersten Ausbildungsjahr und besuchten alle denselben Kurs. Das Alter der Teilnehmerinnen bewegte sich zwischen 20 und 31 Jahren, drei von ihnen haben eine Hauptschule besucht, zwei eine Gesamtschule und sechs eine Realschule. Zwei der Realschülerinnen haben im Anschluss an ihren mittleren Schulabschluss das Fachabitur für Soziales und Gesundheit an einem Berufskolleg erworben (TN 74 und 92), eine weitere Frau hat nach der Realschule ein Gymnasium besucht und dort ihr Abitur erworben (TN 46). Diese Teilnehmerin studiert als einzige in ihrem Kurs ausbildungsbegleitend in einem dualen Studiengang Pflegewissenschaft. Alle Teilnehmerinnen haben bis zu fünf Geschwister, drei von ihnen leben noch im Elternhaus. Vier Frauen und ein Mann geben an, dass sie in einer Partnerschaft leben, sie sind bereits aus ihrem Elternhaus ausgezogen. Eine Teilnehmerin (TN 47, 31 Jahre alt,) ist Mutter von zwei Kindern im Alter von drei und sechs Jahren. Alle

Schülerinnen haben vor dem Beginn ihrer Ausbildung im Rahmen von Praktika, Sozialen Jahren oder als Hilfskräfte bereits in der Altenpflege gearbeitet.

### 8.5.1 Inhaltsanalytisches Protokoll

In der Vorstellungsrunde berichteten die Schülerinnen der Sitzreihenfolge nach von ihren unterschiedlichen Lebenswegen und Erfahrungen bis zu ihrem Eintritt in die Altenpflegeausbildung. Wie in den Gruppenwerkstätten zuvor wurde, dem Leitfaden entsprechend, im Anschluss eine Filmsequenz zum Thema »Gewalt in der stationären Altenpflege« eingespielt, um eine Diskussion zu initiieren. Auch diese Gruppe reagierte zunächst mit Abscheu, Wut und Betroffenheit auf die gezeigte Gewaltsituation. Die Gruppe forderte, dass die Täterin nicht länger in der Pflege arbeiten darf. Die Vorstellung, die eigenen Angehörigen könnten ähnlicher Gewalt ausgesetzt werden, wurde als schlimm beschrieben. In der Folge diskutierte auch diese Gruppe, in welchen Formen Gewalt sich äußern kann. Um unterschiedliche Übergriffe zu verdeutlichen, wurden etliche Erfahrungsberichte eingebracht. Gewalttätig ist demnach, wer Menschen daran hindert, sich zu bewegen, sich verbal zu äußern, wer Pflegehandlungen gegen den Willen von Pflegebedürftigen durchführt, wer Pflegebedürftige nicht ausreichend über Pflegehandlungen informiert, wer sie beleidigt oder die notwendige Sorgfalt und Hygiene unterlässt. Als Beispiel wurde etwa von einer agitierten, an Demenz erkrankten Frau berichtet, die in Rückenlage auf dem Fußboden gelagert wurde, um sie daran zu hindern herumzulaufen, oder von einer Pflegerin, die den Waschlappen zur Intimpflege auch für das Gesicht einer Bewohnerin benutzte. Als Ursachen für derartige Übergriffe vermuten die Schülerinnen eine Haltung alten Menschen gegenüber, die von Ablehnung geprägt ist und deshalb zu Abwertungen und Beleidigungen führt. Unbewältigte persönliche und private Probleme können leicht an Bewohnern abreagiert werden, wobei demenziell erkrankte Menschen als besonders verletzlich angesehen werden. Die Beschreibung und Diskussion der institutionellen Rahmenbedingungen, die mit Zeit- und Personalnot einhergehen, nahmen einen besonders großen Raum ein. Nicht alle Anliegen der Bewohner könnten wie gewünscht berücksichtigt werden, wenn – wie in dem Bericht einer Schülerin – morgens nur drei Personen für rund dreißig pflegebedürftige alte Menschen zuständig sind. Vor allem während der morgendlichen Grundpflege sind Pflegekräfte für längere Zeit mit jeweils einem Bewohner beschäftigt, den sie nicht allein lassen können. Alle anderen Bewohner müssen dann so lange warten, bis sie an der Reihe sind. Die Schülerinnen berichteten in der Diskussion der Ursachen auch über Leiharbeiterinnen oder Praktikantinnen, die Bewohner aus Unkenntnis gefährden. Immer wieder beschäftigten die Schülerinnen sich während der Diskussion damit, welches Verhalten in Pflegesituationen als »richtig« oder »falsch« anzusehen ist. Zur Illustration wurden Beobachtungen aus dem Berufsalltag geschildert, anhand derer die Teilnehmerinnen überlegten, wie sie selbst besser hätten handeln können. Die Reaktionen von examinierten Kolleginnen und, im Hinblick auf den Diskussionsgegenstand, das Phänomen des Wegschauens bei Übergriffen wurden immer wieder thematisiert. Die Schülerinnen konnten sich nicht vorstellen, dass Gewalttätigkeiten für eine längere Zeit verborgen bleiben können. Sie vermuteten unterschiedliche Motive, die dazu führen, dass Mitarbeiterinnen wegschauen, obwohl sie Übergriffe bemerkt haben. Die Angst vor dem Verlust des Arbeitsplatzes oder Angst vor den Reaktionen der Kolleginnen wurden als Ursachen vermutet, ebenso wie eine »Stumpfheit« durch langjährige Berufstätigkeit. Anhand der eingebrachten Beispiele diskutierten die Schülerinnen Handlungsstrategien zur Bewältigung von Gewaltsituationen. Dazu zählte das Beenden akuter Vorfälle, die Meldung an Vorgesetzte, die Thematisierung einer Tat im Kreis der Kolleginnen oder das »richtige« Verhalten gegenüber aggressiven Bewohnern.

Mit Ausnahme von zwei Männern, die sich nicht zu Wort meldeten, beteiligten sich alle Teilnehmerinnen an der Diskussion. Die mit 31 Jahren älteste Teilnehmerin, die bereits eine Ausbildung zur Hauswirtschafterin absolviert hat, engagierte sich in der Diskussion besonders (TN 47), ebenso wie die Frau, die parallel zur Ausbildung Pflegewissenschaft studiert (TN 46). Auch eine der beiden Frauen, die mit einem Fachabitur in die Ausbildung gekommen ist (27 Jahre alt), hat sich häufig an der Diskussion beteiligt (TN 74). Besondere Allianzen, Abgrenzungen oder Konflikte zwischen den Teilnehmerinnen wurden nicht sichtbar, niemand hat eine deutlich exponierte Position eingenommen. Die Schülerinnen äußerten sich offen und begegneten einander wertschätzend. Wie schon zu den anderen Gruppenwerkstätten wurde vor dem Hintergrund der Analyse der Gruppenkonstellation eine Graphik erstellt, die einen Eindruck von der Situation vermitteln soll. Jede Teilnehmerin wurde durch einen Kreis mit ihrer Codenummer dargestellt. Der Durchmesser der Kreise symbolisiert den quantitativen Anteil der jeweiligen Redebeiträge. Prestige und Anerkennung der Beiträge (und der jeweiligen Teilnehmerin) durch die Gruppe werden durch die Nähe der Kreise zum Mittelpunkt verdeutlicht. Je näher also die Kreise am Mittelpunkt angeordnet wurden, desto größer ist die eingeschätzte Relevanz der Beiträge (und in der Regel auch die Anerkennung der Teilnehmerin). Die Kreise der Teilnehmerinnen, die während der Gruppendiskussion offensichtlich ein spannungsfreies, partnerschaftliches Verhältnis zueinander hatten, wurden nebeneinander platziert.

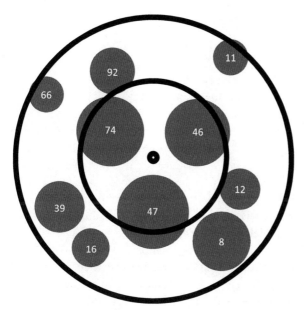

Abb. 20: Einschätzung der Positionen der Teilnehmerinnen in Gruppenwerkstatt 4

## 8.5.2 Ergebnisse der hermeneutischen Sequenzanalyse

Als Ergebnis der Sequenzanalyse lassen sich Bereiche identifizieren, für die feldspezifische Spielregeln und Dispositionen zu beschreiben sind. Diese Bereiche wurden durch das hermeneutische Vorgehen sukzessive aus dem Material »herausgelesen« und im Verlauf der Interpretation weiter verdichtet (vgl. 7.2.2). Als Resultat ergaben sich Themenbereiche, die geeignet sind, um die Ergebnisse der Sequenzanalyse zu strukturieren. Für Gruppenwerksatt 4 ergaben sich die Themenbereiche:

- Zugang zum Feld
- Haltungen und Dispositionen zur Altenpflege: Arbeitsethos
- Schülerspezifische Positionen und Perspektiven
- Bilder und Deutungen des Berufsalltags:
  - examinierte Kolleginnen
  - Teamarbeit
  - Bilder von Bewohnern
  - Machtverhältnisse und Hierarchien

Zugang zum Feld: »irgendwie so reingeschliddert«

Die Teilnehmerinnen an dieser Gruppenwerkstatt beschreiben unterschiedliche Wege in die Altenpflegeausbildung. Den letzten Impuls zur Entscheidung gaben Freunde oder Angehörige, die den Kontakt zur Pflege vermittelten, die Pflege von Angehörigen oder positive Erfahrungen in Praktika. Für drei Frauen ist der Weg in die Altenpflege als zweite Wahl zu beschreiben. Zwei von ihnen (TN 74 und 92) haben nach ihrem Realschulabschluss ein Fachabitur für Soziales und Gesundheit abgeschlossen. Teilnehmerin 74 begann danach eine Physiotherapieausbildung, die sie jedoch abbrach.[1013] In dieser Situation hat sie sich für ein Jahrespraktikum in der Altenpflege entschieden, das sie positiv bewertet. Nach dem Misserfolg, der Enttäuschung und der damit verbundenen Unsicherheit hat sie im Praktikum vermutlich Anerkennung erfahren. Im Anschluss arbeitete sie eine Zeitlang als Hilfskraft in der Pflegeeinrichtung weiter, bevor sie sich dazu entschloss, die Altenpflegeausbildung zu beginnen. Teilnehmerin 74 hat sich immer erst nach einem Schritt für den nächsten Schritt entschieden und insofern ihre Karriere nicht längerfristig geplant. Dadurch entsteht der Eindruck, sie sei zufällig in Richtung Altenpflege gedriftet.

> »(…) habe da auch ein Jahrespraktikum in der Kurzzeitpflege gemacht und das hat mir sehr, sehr gut gefallen und dann bin ich da auch irgendwie so reingeschliddert, habe halt erst ein bisschen als 400,00 Euro Kraft im Altenheim gearbeitet und habe mich dann auch für die Ausbildung entschlossen.« (74: S. 3, Z. 7–9)

Auch Teilnehmerin 92 hat nach ihrer Mittleren Reife ein Fachabitur abgeschlossen, sie bekam im Anschluss keinen Ausbildungsplatz und absolvierte, vermutlich vermittelt über die Agentur für Arbeit, ein Berufsvorbereitungsjahr.[1014] Danach hat sie sich – nicht besonders enthusiastisch – für ein Jahrespraktikum in der Behindertenhilfe entschieden. »Habe aber keinen Ausbildungsplatz bekommen und bin dann halt in die Behindertenhilfe als Soziales Jahr gegangen.« (92: S. 3, Z. 19–21) Nach dem Jahrespraktikum arbeitete sie 14 Monate als Hilfskraft in der Einrichtung für Menschen mit Behinderung weiter, bevor sie sich zur Altenpflegeausbildung entschloss. Vermutlich fühlte sie sich dort wohl, sie wurde gebraucht, bekam Anerkennung und verdiente ihr erstes eigenes Geld, sodass es einfach und sicher war, zu bleiben. Teilnehmerin 16 hat nach ihrem Realschulabschluss zwei Jahre lang eine Höhere Handelsschule besucht. Diese Schulform führt üblicherweise nach zwei Jahren zu einer Fachhochschulreife und bereitet die Schülerinnen auf eine Ausbildung im kauf-

---

1013 Diese Angabe ist nur dem Fragebogen zu entnehmen, in der Gruppenwerkstatt erwähnt Teilnehmerin 74 die abgebrochene Berufsausbildung nicht.
1014 Diese Angabe ist nur dem Fragebogen zu entnehmen, vor der Gruppe erwähnt Teilnehmerin 92 die Maßnahme zur Berufsvorbereitung nicht.

männischen Bereich vor. Nach zwei Jahren verließ Teilnehmerin 16 diese Schule ohne Abschluss und entschied sich für ein Jahrespraktikum in der Altenpflege. Im Anschluss daran begann sie ihre Ausbildung zur Altenpflegerin. Die Versuche der drei Frauen, sich nach der Realschule weiterzubilden und sozial aufzusteigen, sind gescheitert. In Situationen, in denen zunächst keine Alternativen greifbar sind und Lebensphasen überbrückt werden müssen, weil Bildung und Arbeit nicht möglich sind, »wählten« sie Jahrespraktika, die ihnen den Zugang zum Feld eröffneten. In den Pflegeeinrichtungen erlebten sie nach ihren Enttäuschungen Gemeinschaft und Anerkennung im Team und »entschieden« sich schließlich für die Altenpflegeausbildung.

Drei Teilnehmerinnen (8, 47, 11) sind nach längeren, fragmentierten Berufsbiographien in die Ausbildung eingemündet. Alle drei haben die Schule mit der Mittleren Reife beendet. Für Teilnehmer 11 liegt der Schulabschluss schon 10 Jahre zurück. Zunächst wollte er einen Beruf in der Informationstechnologie erlernen, er hat sich also dazu entschieden, sich mit Technik, PCs und Netzwerken zu beschäftigen. Nach kurzer Zeit stellte er fest, dass dieser Bereich »nicht sein Ding« war und brach die Ausbildung ab. Danach begann er eine Ausbildung zur Ergotherapie, die er jedoch ebenfalls abbrach. In dieser Situation, ohne greifbare Alternative, entschied auch er sich für ein Soziales Jahr in einer Rettungswache, in der er Krankentransporte begleitete. Vermittelt über das Arbeitsamt und auf Drängen der Eltern, bei denen TN 11 immer noch wohnt,[1015] absolvierte er im Anschluss an das Jahrespraktikum ein vierwöchiges Praktikum in einem Altenheim.

> »aber habe dann schnell gemerkt, dass es auch dann nicht so mein Ding ist, dann habe ich es versucht hier in XXX als Ergotherapeut, habe dann auch abgebrochen und dann habe ich ein freiwilliges Soziales Jahr (…) gemacht (…) und habe danach dann ein Praktikum gemacht (…) beim XXX Seniorenzentrum.« (11: S. 4, Z. 40-43)

Im Anschluss an das Praktikum begann TN 11 eine einjährige Altenpflegehilfeausbildung, die er erfolgreich beendete. Nach einem weiteren halben Jahr, in dem er als Helfer beschäftigt war, hat er sich für die dreijährige Altenpflegeausbildung beworben. Für Teilnehmerin 8 liegt der Schulabschluss sechs Jahre zurück. Bis zu ihrem 18. Lebensjahr arbeitete sie in Gelegenheitsjobs, um dann ein Berufsvorbereitungsjahr anzuschließen. Den Zugang zum Feld vermittelte ihre Schwester, die in einem ambulanten Pflegedienst arbeitete und ihr einen Praktikumsplatz organisierte. Mit 21 Jahren bekam Teilnehmerin 8 einen Ausbildungsplatz in dieser Einrichtung und begann die Altenpflegeausbildung. Die Angaben von Teilnehmerin 47 sind unvollständig. Sie hat eine Ausbildung zur Hauswirtschafterin abgeschlossen, mit 25 ihr erstes und mit 28 Jahren ihr

---

1015 Diese Angaben sind nur dem Fragebogen zu entnehmen.

zweites Kind bekommen und insgesamt zwei Jahre im Erziehungsurlaub verbracht. Nachdem sie als Hauswirtschafterin schon zuvor im Pflegebereich gearbeitet hatte, stieg sie nach der Familienzeit mit einem Praktikum in der Altenpflege wieder in das Berufsleben ein. Es bleibt offen, warum sie nicht als Hauswirtschafterin weiterarbeitete. Nach dem Praktikum, das ihr sehr gut gefallen hat, begann sie die Ausbildung, zu dem Zeitpunkt war ihr jüngeres Kind zwei Jahre alt. Teilnehmerin 47 ist inzwischen geschieden und lebt mit einem neuen Partner zusammen, der als Arbeiter zwischen 1.500 und 2.000 € (netto) im Monat verdient. TN 47 gibt an, dass sie zusätzlich zu ihrem Ausbildungsentgelt von Familienangehörigen unterstützt wird, Unterhalt bekommt sie hingegen nicht. Ihr neuer Lebenspartner möchte nicht, dass sie arbeitet, er steht auch ihrer Ausbildung ablehnend gegenüber, weil er findet, dass sie zu wenig Zeit für ihn und für die Kinder hat. Im Alter von 30 Jahren hat sich Teilnehmerin 47 gegen etliche Wiederstände für die Altenpflegeausbildung entschieden und nimmt seitdem Einbußen für sich und ihre Kinder dafür in Kauf. Ihre Motivation ist vor dem Hintergrund ihrer Angaben nur zu vermuten: Sie möchte zukünftig einen sicheren Arbeitsplatz und ein sicheres Einkommen erhalten, die ihren finanziellen Spielraum erweitern und ihre Unabhängigkeit ermöglichen. Für diese drei Teilnehmerinnen stellt die Altenpflegeausbildung eine Chance dar, nach längeren unsicheren und inkonsistenten Lebensphasen in ein respektables Arbeitsverhältnis einzumünden, welches ihre Existenz nachhaltig sichert.

Drei weitere Teilnehmerinnen kamen mit einem Hauptschulabschluss in die Altenpflegeausbildung. Ein 23-jähriger Mann (TN 12) hat, vermittelt durch seinen Onkel, der als Altenpfleger in einer Wohngruppe beschäftigt ist, ein Jahrespraktikum in der Altenpflege absolviert. Er gibt an, dass er ein weiteres Jahr dort »ganz normal« arbeitete, bevor er ebenfalls in dieser Einrichtung seine Ausbildung zum Altenpfleger begonnen hat. Für ihn ist der Onkel maßgeblicher Auslöser seiner Berufswahl gewesen. Über die drei Jahre vom Schulabschluss bis zum Beginn der Altenpflegeausbildung ist nur bekannt, dass er keine weiteren Bildungsgänge abgeschlossen hat.[1016] Teilnehmer 12 hat die Altenpflegeausbildung jedoch »angestrebt«, er hat sich angestrengt und darauf hingearbeitet.

> »wie ich mich da zur Ausbildung entschieden habe, ist ganz einfach: Mein Onkel, der also hat auch Altenpfleger gelernt und der hat mich da mal einblicken lassen, ich durfte mal mit, also der hat auch in so einer Wohngemeinschaft gearbeitet und – ja, so kam ich dazu, dass ich dann diese Ausbildung halt angestrebt habe.« (12: S. 2, Z. 21–24)

Teilnehmer 66 ist mit 19 Jahren der jüngste in der Gruppe. Er hat direkt nach der Schule begonnen, in einer Landschaftsgärtnerei zu arbeiten, was ihm nicht lange gut gefallen hat. Durch eine Freundin bekam er in dieser Situation die Mög-

---

1016 Angaben aus dem Fragebogen.

lichkeit, ein Praktikum in einem Altenpflegeheim zu absolvieren. Auch er bekam nach dem Praktikum dort einen Ausbildungsplatz. »Ich bin in den Beruf gerutscht, ich habe vorher Landschaftsgärtner gearbeitet, auch keine Ausbildung gemacht und hat mir aber nicht so gefallen und dann durch eine Freundin, die bei uns arbeitet, die hat mich dann in diesen Beruf so reingebracht.« (66: S. 4, Z. 4–6) Seine ersten Erfahrungen in der Pflege beschreibt er damit, dass es ihm wohl gut gefallen hat, er aber besonders schüchtern war, was offenbar ein Problem für ihn darstellte. Vermutlich hat er in Situationen mit alten Menschen unsicher, verlegen oder verhalten agiert. Teilnehmerin 39 hat sich nach ihrem Hauptabschluss für den sozialen Dienstleitungsbereich entschieden, allerdings hat sie, ebenso wie andere Teilnehmerinnen, zunächst die Kinderpflege gewählt. Nachdem sie die zweijährige Ausbildung zur Kinderpflegerin abgeschlossen hatte, begann sie ein Jahrespraktikum in der Altenpflege, die Gründe hierfür nennt sie nicht. Auch sie berichtet von einer anfänglichen Unsicherheit im Feld, die sie jedoch schnell überwinden konnte. Die Arbeit machte ihr Spaß und sie begann die dreijähre Altenpflegeausbildung.

Teilnehmerin 46 hat nach ihrem Realschulabschluss ein Gymnasium besucht und ihr Abitur erworben. Als einzige Teilnehmerin hat sie akademisch gebildete Eltern, ihre Mutter ist Lehrerin, ihr Vater Betriebswirt. Nach dem Abitur wusste sie nicht, welchen Weg sie weiter einschlagen sollte und hat sich erst einmal für ein Praktikum in einem ambulanten Pflegedienst entschieden. Sie beschreibt sich selbst als einen Menschen, der schon immer sozial engagiert war; »und ich war sowieso immer eher mehr so in dem sozialen Bereich engagiert.« (46: S. 3, Z. 1–2) Zudem ist sie in die Pflege »reingerutscht«, weil sowohl ihr Vater als auch ihre Großmutter plötzlich pflegebedürftig wurden und sie schon als Jugendliche in deren Unterstützung eingebunden war. Zufällig hat sie von der Möglichkeit erfahren, eine Pflegeausbildung mit einem Studium zu verbinden und sich für einen ausbildungsbegleitenden Studiengang der Pflegewissenschaft entschieden. Als einzige in ihrem Kurs studiert sie parallel zur staatlich anerkannten Altenpflegeausbildung Pflegewissenschaft. Ebenso wie die drei Teilnehmerinnen zuvor beschreibt auch sie sich als besonders unsicher zu Beginn der Ausbildung (vgl. 8.5.5: Verortung TN 46).

Die Teilnehmerinnen sind zusammenfassend überwiegend der Ansicht, zufällig in die Ausbildung »reingerutscht« oder »reingeschliddert« zu sein. Der Zugang zum Feld wurde durch Freunde, Angehörige oder das Arbeitsamt angebahnt. Alle Teilnehmerinnen haben Praktika im Feld absolviert, einige nachdem sie Ausbildungsgänge abgebrochen hatten, andere weil sie den Beruf wechseln wollten und wieder andere, um nach Gelegenheitsjobs oder Hilfstätigkeiten ein sicheres Arbeitsverhältnis aufzunehmen. Keine der Teilnehmerinnen hat ihre Berufskarriere geplant oder längerfristig angelegt. Ihnen fehlt ein Anlage-Sinn, der sie schon wissen lässt, wie sie ihr kulturelles Kapital am einträglichsten verwenden können, bevor sie eine Entscheidung treffen; sie antizipieren nicht, wo in Kürze die größten Gewinne für sie anfallen. Nur an wenigen Stellen ist gezielte Aktivität oder Aufstiegsorientierung festzustellen, es überwiegen Inaktivität und Unsicherheit auf dem Weg in die Berufsausbildung. Etwa die Hälfte der Teilnehmerinnen beschreibt sich selbst als unsicher, schüchtern oder vorsichtig zu Beginn der Ausbildung, im Verlauf des ersten Ausbildungsjahres seien sie aber »aufgetaut« und »sicherer« geworden. Dieser Prozess der Integration hängt entscheidend von den Beziehungen und der Position ab, die die Schülerinnen im Team aufbauen können. Wenn sie freundlich aufgenommen und begleitet wurden, wenn sie einen Beitrag zur Arbeitsbewältigung leisten, Anerkennung und Gemeinschaft erfahren können, dann berichten sie von Spaß und Zufriedenheit.

> »Ja, und meine ersten Erfahrungen in der Alten/ waren eigentlich recht gut. Die Mitarbeiter waren alle freundlich, haben einen direkt aufgenommen.« (16: S. 3–4, Z. 49–2)

> »(…) und ich war sofort in einem guten Team gelandet, die haben mich sofort super unterstützt, und ich habe mich also entschieden für Pflege, dass das richtig mein Fall ist.« (47: S. 4, Z. 17–18)

Ein weiteres Kriterium für eine positive Bewertung der Ausbildung ist erlebte Dankbarkeit und Anerkennung durch die Bewohner. »Und ich kann nur positive Erfahrungen sagen, also mit den Bewohnern zu arbeiten und zu beschäftigen, das finde ich so klasse, und wie sie sich über Kleinigkeiten dann freuen.« (66: S. 4, Z. 8–10) Besonders Schülerinnen, die nach Misserfolgen und Enttäuschungen in die Ausbildung kommen, scheinen in besonderer Weise von der Anerkennung ihrer Arbeit zu profitieren und gewinnen Selbstsicherheit. Dieser Prozess wird als besonders positiv erlebt, wenn die Berufswahl als Chance zum sozialen Aufstieg angesehen wird und nicht als zweite Wahl, nachdem Aufstiegsbestrebungen bereits einmal gescheitert sind.

## Arbeitsethos: »ein soziales Empfinden«

Die Teilnehmerinnen gehen davon aus, dass Menschen, die in der Altenpflege arbeiten möchten, bestimmte Dispositionen mitbringen müssen. In der Diskussion werden ein »soziales Empfinden« und »Feingefühl« thematisiert, im Fragebogen wurde Geduld als wesentliche Eigenschaft einer Altenpflegerin genannt.[1017] Wer diese Dispositionen nicht hat, ist grundsätzlich nicht dazu geeignet, den Beruf auszuüben. Die Eigenschaften werden implizit als weibliche

---

1017 Im Fragebogen nannten die Teilnehmerinnen auf die Frage, welche Eigenschaften eine »gute« Altenpflegerin ausmacht, Geduld (8 Nennungen), Empathie (4 Nennungen), Freundlichkeit (3 Nennungen), aber auch Fachwissen (6 Nennungen).

Dispositionen angesehen, die Frauen in bestimmten Lebenssituationen entwickeln.

»Ich weiß nicht, wie man Altenpflegerin oder Pflegehelferin werden kann, wenn man irgendwie nicht so ein soziales Empfinden hat. Also ich kann mir das gar nicht vorstellen, dass die da [die Täterin in der Filmsequenz, A. d. V.] einfach so die Frau schlägt, weil vielleicht hat sie ja selber Kinder oder pflegt vielleicht selber ihre eigene Mutter, da weiß man ja eigentlich, dass man da empathisch vorgehen muss.« (46: S. 5, Z. 34–36)

Auch Rabe-Kleberg identifizierte Geduld als Kern des weiblichen Arbeitsvermögens, die notwendig ist, um zwischen den ökonomischen Zeitanforderungen und den Zeitanforderungen, die sich der Ökonomisierung und Beschleunigung entziehen, zu vermitteln. Frauen, die reproduzieren, brauchen demnach Geduld, um zwischen den divergenten Zeitanforderungen der Familienmitglieder und der linearen, beschleunigten Arbeitswelt zu vermitteln. Insbesondere Kinder, die scheinbar selbstzentriert, unberechenbar und losgelöst von Zeitanforderungen agieren, fordern ihre Mütter zur Geduld heraus. Wenn Menschen geduldig sind, gestehen sie anderen Zeit zu und sind aufmerksam, in diesen Situationen müssen sie eigene Bedürfnisse zurückstellen (vgl. 4.2).[1018] Diese Charakterisierung der Kinder entspricht in mancher Hinsicht dem Bild der Teilnehmerinnen von alten Menschen. Um dem Ethos zu entsprechen, müssen Altenpflegerinnen daher geduldig, empathisch und feinfühlig/ sensibel sein. Die Erfüllung der Bedürfnisse im Alter erfordert Sensibilität und Geduld. Diese Befähigungen entsprechen dem vermeintlich weiblichen Arbeitsvermögen, von dem offenbar auch Schülerinnen implizit glauben, dass es grundlegend zur Berufsbefähigung gehört. »Also irgendwie muss man da schon so ein Feingefühl entwickeln, und wenn man das nicht hat, also dann ist man glaube ich echt falsch in dem Beruf.« (8: S. 13, Z. 6–7) Dispositionen und Wissen sind zur Realisierung des Arbeitsethos einzusetzen. Das heißt auch für diese Teilnehmerinnen, dass dem Pflegebedarf zu entsprechen ist und die Wünsche und Bedürfnisse der Bewohner zu erfüllen sind. Auch gegen Widerstände oder Belastungen sind Bewohner zu schützen, damit diese zufrieden sein können und keine Angst haben[1019]:

»Ich habe auch eine Bewohnerin, die den ganzen Nachmittag im Bett liegt und dann auch wirklich immer ruft »Hallo, hallo« und/ oder eine andere, die »Mama, Mama« ruft und klar, irgendwann geht das natürlich einem auf die Nerven, aber ich meine, man hat sich das ja so ausgesucht und von daher, ich würde da jetzt auch nie sagen »Ja, lass sie mal rufen, ich geh da jetzt zwei Stunden nicht hin«.« (39: S. 9, Z. 13–17)

---

1018  Vgl. Rabe-Kleberg 1993, S. 79–83.
1019  Weitere Hinweise auf das Arbeitsethos haben die Teilnehmerinnen im Rahmen der Kartenabfrage gegeben.

Schülerspezifische Positionen und Perspektiven: »du bist nur eine Schülerin«

Ebenso wie die Teilnehmerinnen der Gruppenwerkstatt 3 nehmen auch diese Teilnehmerinnen eine Position zwischen Schule und Altenpflegeeinrichtung ein. Während sie in der Schule die »richtige«, ideelle Pflege lernen, die losgelöst ist von den materiellen Bedingungen der Berufspraxis, haben sie den Eindruck, dass ihre Ausbildung, die sie tatsächlich auf das Berufsleben vorbereitet, in den Einrichtungen stattfindet. »Ja gut, ich bin XXX, komme aus XXX und – ja, lebe da auch und komme hier nur zur Aus/ also zur Schule hierhin. (...) Davor habe ich halt noch so ein Praktikum gemacht, da wo ich jetzt meine Ausbildung mache.« (12: S. 2, Z. 20–25). Die Teilnehmerinnen sind damit beschäftigt, die erlebte Diskrepanz zwischen den in der Schule erlernten Inhalten und den Anforderungen der Berufsrealität zu bewältigen und diskutieren deshalb immer wieder anhand ihrer Erlebnisse, was »richtig« und »falsch« in der Pflege ist. Häufig orientieren sie sich dabei an ideellen Wertvorstellungen und Haltungen, die sie bereits dazu bewogen haben, die Ausbildung zu beginnen, manchmal bringen sie in der Schule erlerntes Wissen argumentativ in die Diskussion ein; »aber bei dem Essen anreichen, kann ja auch viel passieren. Zum Beispiel, wenn man nicht weiß, Schluckstörungen/ oder dass man immer fast 90 Grad Position ändern muss und so weiter.« (46: S. 8, Z. 15–17) »Richtig« ist es, die Zeit zu investieren, die Bewohner für Pflegemaßnahmen benötigen, handlungsbegleitend zu informieren, Hygienerichtlinien einzuhalten oder Routinen und Abläufe bewohnerorientiert zu gestalten. »Richtige« Pflege bemisst sich demnach an der Erfüllung des Ethos und einer gleichmäßigen Verteilung von Ressourcen sowie an einer fachgerechten Umsetzung einzelner Pflegemaßnahmen. Im Berufsalltag der Einrichtungen erleben die Schülerinnen jedoch, dass ihr Wissen und ihre Haltung wenig Wert haben, die Kolleginnen bewältigen ihre Arbeit unter großen Anstrengungen und begehen dabei aus der Perspektive der Schülerinnen nicht selten schwerwiegende Fehler. Die Schülerinnen bemerken die Fehler, weil sie zumindest partiell eine distanzierte Beobachterposition einnehmen können und nicht vollständig in die Pflegeteams integriert sind. Anhand der in die Diskussion eingebrachten Beispiele verdeutlichen sie, was sie unter »falscher« Pflege verstehen. Es ist demnach falsch, auf Klingeln nicht zu reagieren, Bewohner unter Zeitdruck zu waschen oder nicht qualifiziertes Personal zum Essenanreichen zu schicken.

Teilnehmerin 46 bemerkt die Personalnot in ihrer Einrichtung. Sie erlebt, dass die Mitarbeiter sich über Praktikantinnen freuen, weil diese mitarbeiten und das Team entlasten können. Jede Praktikantin (47 berichtet dasselbe von einer Leiharbeiterin) wird ihrer Beobachtung nach sofort umfänglich eingesetzt, ohne dass sich jemand davon überzeugt, ob sie den Aufgaben gewachsen ist. Besonders zeitintensive und unbeliebte Aufgaben, wie das Essenanreichen, werden an Praktikantinnen, Schülerinnen oder Leiharbeiterinnen delegiert. TN 46 findet das falsch. Sie hat gelernt, dass beim Essenanreichen viele Dinge zu beachten sind und die Nichtbeachtung zu einer Gefährdung der Bewohner führen kann.

> »Man merkt einfach, dass Personal fehlt. Zum Beispiel man ist einfach froh, wenn jetzt irgendwie ein Praktikant da ist, auch wenn er jetzt noch keine Erfahrung hat, man ist einfach nur froh, dass noch jemand da ist, der mithelfen kann, und da habe ich so manchmal den Eindruck, dass die dann einfach viel zu schnell alleine in die Zimmer geschickt werden, von wegen »ach ja, Essen anreichen kannst du übernehmen«, aber bei dem Essen anreichen, kann ja auch viel passieren.« (46: S. 8, Z. 11–16)

Die wahrgenommene Diskrepanz zwischen der »richtiger« Pflege und der »falschen« Pflege der Kolleginnen in den Einrichtungen bewältigen die Schülerinnen situativ und allein. Wenn sie die Kolleginnen darauf hinweisen, riskieren sie im besten Fall, dass ihr Einwand nicht ernst genommen, sondern belächelt wird. »Nur wird man als Auszubildende wird man halt immer so [angesprochen]: »Ja, ja, ja, hattest du wieder in der Schule so was« – ne?« (74: S. 15, Z. 22–24) Im für sie ungünstigeren Fall wird das Verhalten als nicht konform zu den Regeln des Teams gewertet und entsprechend sanktioniert. Die Schülerinnen haben schnell gelernt, dass »Spaß« und »Zufriedenheit« in der Arbeit davon abhängen, inwieweit sie sich selbst und ihre Arbeit in das Team integrieren und anerkannt werden. Sie müssen und wollen zum Team gehören, die Anpassungsleistung erfordert jedoch oft eine Abkehr von der »richtigen« Pflege, die vom Ethos getragen wird. An deren Stelle treten die Codes und Regeln des Teams, die hingegen dazu führen, dass die Arbeit bewältigt wird.

> »Aber ich denke, manchmal ist das auch einfach, wenn man in der Pflege ist, zum Beispiel morgens, da ist es nun mal, man ist zu Dritt für – was weiß ich – 27 Leute und da ist es ja mal möglich, dass jemand klingelt, da kann ich nicht während der Grundpflege, wenn – weiß ich nicht – da kann ich nicht sofort rausrennen und zur nächsten Bewohnerin hingehen.« (92: S. 6–7, Z. 47–1)

Als weiteres Beispiel kann der Bericht von Teilnehmerin 8 gelten. Sie erlebt, dass die Kolleginnen während ihrer Pausen nicht gestört werden wollen und deshalb nicht auf das Klingeln der Bewohner reagieren.[1020] Teilnehmerin 8 findet dieses Verhalten falsch, weil niemand ausschließen kann, dass in dieser Zeit ein Notfall eintritt, der unbemerkt bleibt. Sie möchte helfen und »richtig« Handeln, deshalb würde sie gerne schauen, warum die Bewohner klingeln. Sie bewegt sich in einem Spannungsfeld. Wenn sie als einzige aus dem Team nach den Bewohnern

---

1020 In der Altenpflegeeinrichtung werden keine Räume zur Verfügung gestellt, die Pausen außerhalb der Wohnbereiche ermöglichen. Gemeinsame Arbeitspausen in den Wohnbereichen werden daher in der Regel im Bereitschaftsdienst genommen und bei anfallenden Aufgaben unterbrochen.

schaut, hat sie keine Pause und stellt sich offen gegen die kollektive Meinung, geht sie nicht, verstößt sie gegen ihr Ethos.

>>Manchmal ist es ja auch so, wenn du dann halt eben die Pause hast oder so und dann im Team irgendwie dann sitzt und sie sagen dir halt >>Ach, lass sie mal ruhig klingeln oder so, der kann das ja ab<<, manchmal ist/ läuft das ja so ab – ne? Aber irgendwie kann ich das auch nie – ne, dann möchte ich da halt trotzdem rausgehen und fragen, was da los ist – ne?<< (8: S. 7, Z. 18–21)

Die Schülerinnen ringen um einen Weg zwischen Teamkodex und Ethos, der es ihnen erlaubt, zukünftig relativ reibungslos im Feld zu arbeiten. Die Berufsrealität messen sie häufiger am Arbeitsethos und fokussieren damit die Bedürfnisse der Bewohner. Andererseits verstehen sie zunehmend die Anforderungen an die Kolleginnen und die dazu erforderlichen Anpassungsleistungen im Feld, sukzessive erhalten die Regeln des Teams ein stärkeres Gewicht. Die examinierten Kolleginnen kennen diesen Prozess und wissen, dass spätestens nach dem Examen das Team eine wichtigere Rolle spielen wird. Sie gestehen den Schülerinnen diesen Entwicklungsprozess zu, sind jedoch der Arbeit in höherem Maß verpflichtet. Deshalb greifen sie ein, wenn Schülerinnen das Funktionieren der Abläufe gefährden und zeigen ihnen den realisierbaren kollektiven Weg.

>>Ja. Wir hatten/ ich finde auch – ne, >>du bist nur eine Schülerin, du bist nur eine Praktikantin<< – ne, ganz oft hatte ich eine Bewohnerin da, ich saß da ganz bestimmt über eine Stunde und habe sie gebettelt, aufzustehen von diesem Stuhl vor dem Waschbecken, damit ich sie waschen kann – ne. Aber ich wende da keine Gewalt an und dann kommt eine [examinierte Kollegin, A. d. V.] und sagt >>Ja, so viel Zeit hast du auch nicht für einen Bewohner<< Ich sage >>Ja, was soll ich mit der Frau machen? Ne? Sie muss gewaschen werden, sie muss saubergemacht werden – ne<<, und dann nimmt sie sie so: >>Stehen Sie jetzt auf!!<< (demonstriert das Hochziehen der Bewohnerin).<< (47: S. 15, Z. 26–33).

In den als tatsächliche Ausbildung wahrgenommenen Praxiseinsätzen werden die Schülerinnen durch die Auseinandersetzung mit der vorgefundenen Berufsrealität und den Spielregeln des Teams sozialisiert. Sie erkennen Praxisformen, die sie >>falsch<< finden, und behaupten in manchen Situationen ihr Ethos vor den Kolleginnen. Die Kolleginnen gestehen ihnen in der Position als Schüler einen implizit verankerten Spielraum zu, der jedoch nicht überschritten werden darf, ohne sanktioniert zu werden. Der Prozess der Berufsintegration enthält jedoch auch resignative Aspekte. Denn das Ethos wird zu einem Ideal, von dem Teilnehmerinnen zunehmend wissen, dass es nicht erreichbar ist. Der materielle, funktionale Berufsalltag gerät in den Fokus und damit die Orientierung an den Strukturen und Regeln, die das Team hervor bringt.

### Examinierte Kolleginnen: »mit so einer Art Scheuklappen«

Die Teilnehmerinnen sprechen den examinierten Pflegekräften eine große Verantwortung für die Versorgung der Bewohner zu und sie erleben, dass Altenpflegerinnen auch für die Arbeit von Praktikanten, Hilfskräften oder für ihre Arbeit als Schülerinnen Verantwortung tragen. »die Pflegefachkräfte, die also, die haben eine so große Verantwortung – finde ich.« (47: S. 8, Z. 31–32) Examinierte Kolleginnen sind dafür zuständig, dass die anfallenden Arbeiten zur Zufriedenheit aller erledigt werden. Deshalb haben sie – anderes als die Schülerinnen – alle Arbeitsanforderungen und den gesamten Tagesablauf im Blick. Aus der Perspektive der Schülerinnen sind die examinierten Kolleginnen aber auch oft belastet und handeln nicht im Sinne »richtiger« Pflege. Sie kommunizieren nicht wertschätzend, führen die Pflegemaßnahmen oberflächlich durch und sind darauf bedacht, dass keine zusätzliche Arbeit anfällt. Vor allem bemerken die Schülerinnen jedoch, dass sich mit den Berufsjahren die Haltung älteren Menschen gegenüber verändert. Sie ist zunehmend durch Abwehr und Anstrengung geprägt, die Bewohner werden als lästig oder störend empfunden und in der Folge kann es zu abwertendem Verhalten kommen.

> »Also was ich höre ganz oft auch bei uns bei der Arbeit, dass Mitarbeiter sitzen und sagen »Meine Güte, was für ein Leben, oh Gott, die Bewohnerin mag ich nicht und jetzt muss ich die wieder machen« und so und man fühlt dann auch, wenn man reinkommt und man **fühlt** so, wie man/ also wie dieser Pfleger dann mit dieser Bewohnerin redet, diese Redensart.« (47: S. 6, Z. 34–37)

Ältere Kolleginnen erscheinen den Schülerinnen besonders belastet, sie arbeiten pragmatisch und fokussieren die Abläufe, die notwendig und machbar sind. Sie sind häufig nicht mehr dazu bereit, sich über das notwendige Maß hinaus zu engagieren, um die Belastung möglichst gering zu halten. Störungen oder Veränderungen, die neue oder alternative Handlungen erfordern, werden ignoriert oder abgelehnt.

> »Wenn man vielleicht nach 20 Jahren Berufserfahrung – sage ich mal – so ein bisschen abstumpft und da gar nicht mehr so offen ist für neue Sachen und dann irgendwie so mit so einer Art Scheuklappen zur Arbeit geht, also dass man da gar nicht so über den Tellerrand hinausguckt. Weil man einfach schon seit 20 Jahren in seinem Trott drin ist und da einfach – ja, die Augen auch nicht öffnen will.« (46: S. 10, Z. 35–39)

Obwohl sie »falsch« pflegen, haben die langjährig beschäftigten Kolleginnen eine bedeutende Position im Team und werden von ihren Kolleginnen geschützt, damit sie problemlos in den »verdienten« Ruhestand gehen können. Die Solidarität, die denjenigen entgegen gebracht wird, die lange Jahre hart gearbeitet haben, um das Arbeitsethos zu erfüllen, und nun am Ende ihrer Kräfte sind, scheint die Bedeutung der Versorgung der Bewohner zu übertreffen. Für die

Schülerinnen steht jedoch das Arbeitsethos im Vordergrund, zudem sind sie keine vollwertigen Teammitglieder. Sie können die »Immunität« der älteren Kolleginnen deshalb nur schwer nachvollziehen.

> »Und wenn ich da jeden Morgen reinkomme und das ist auch noch eine examinierte Kraft – sage ich mal, wo ich sehe, er wäscht die Bewohnerin nicht, sondern nimmt ein bisschen Zellstoff, nimmt ein bisschen Creme, einmal ein bisschen untendurch und fertig, wo ich dann immer denke »Aoh« (wütend) und das weiß jeder bei uns, man sagt es immer, aber es passiert halt nichts, weil »der ist ja schon so lange da, Mensch, der ist doch schon 60, der ist doch sowieso bald weg, lass ihm doch noch die paar Jahre«.« (74: S. 10-11, Z. 47-3)

Obwohl sie bereits erlebt haben, dass manche Belastungen unabänderlich zum Beruf gehören, können die Teilnehmerinnen die Zusammenhänge zwischen Belastung und »falscher« Pflege nur bedingt verstehen. Weil das Ethos im Vordergrund steht, kann die Belastung nicht als Rechtfertigung für Abwertungen und Misshandlungen gelten.

> »Und wie die das begründet hat »Ja, ich habe so viel zu tun, ich habe meine Familie, ich habe Probleme mit meinem Mann, mit meinen Kindern und dann habe ich nicht genug Geld und jetzt mache ich noch Nachtschicht dazu, und ich kann nicht, ich komme von Nachtschicht zu Frühdienst und ich schlaf nicht aus«- ja, und irgendwann war sie so fertig, dass sie **so** mit den Bewohnern umgegangen ist.« (47: S. 12, Z. 40-44)

Teilnehmerin 46 kann sich vorstellen, dass sich Belastungen auf die Durchführung der Pflegemaßnahmen auswirken und Bewohner dadurch beeinträchtigt werden.

> »man muss ja morgens früh raus, und wenn man dann irgendwie vorher noch Streit mit seinem Lebenspartner hatte oder die Kinder wollen nicht aufstehen, also ich glaube, so was beeinflusst einen auch, und das macht man dann halt – vielleicht auch nicht so absichtlich, dass man das vielleicht so dem Bewohner ein bisschen spüren lässt.« (46: S. 7, Z. 11-15)

Unabänderliche Belastungen werden durch institutionelle Bedingungen ausgelöst, hierzu wurde die Situation diskutiert, die jeden Morgen vor dem Frühstück zu bewältigen ist. Wenige Mitarbeiterinnen müssen den Bewohnern eines Wohnbereiches beim Aufstehen, Waschen und Ankleiden helfen, damit das Frühstück gereicht werden kann. Während der Versorgung kann ein Bewohner (ausgekleidet, am Waschbecken, während der Mobilisation etc.) nicht allein gelassen werden ohne seine Sicherheit zu gefährden. Deshalb ist es für die Pflegenden in dieser Zeit nahezu unmöglich, auf das Klingeln und Rufen der anderen Bewohner zu reagieren, diese sind sich während dieser Zeit selbst überlassen. Diese Situation wird als besonders hektisch und belastend erlebt, ohne Möglichkeit zur grundsätzlichen Veränderung.

»Wenn man im Plan stehen hat, vier, fünf Leute zu versorgen, und die werden um gleiche Zeit anfangen alle zu schellen und schreien und also da hat man/ man kann nicht einen Menschen da liegen lassen und über alle Zimmer laufen und sagen »Ich komme gleich, ich komme«, das geht einfach nicht.« (47: S. 8, Z. 3–5)

Andere unabänderliche Belastungen, denen Altenpflegerinnen täglich ausgesetzt sind, sehen die Teilnehmerinnen in den Verhaltensweisen der alten Menschen, für die nicht immer adäquate Pflegestrategien zur Verfügung stehen. Teilnehmerin 46 fürchtet, dass der Druck, der sich dadurch bei den examinierten Kolleginnen aufbaut, so groß sein kann, dass ein Tabubruch zu einem vollständigen Kontrollverlust führt. Abwehr und Frustration bauen sich demnach langsam auf und müssen mühsam kontrolliert werden, wenn allerdings die Kontrolle einmal aufgegeben wird, kann sich alles Angestaute unkontrollierter entladen. »Ich wollte nur sagen, ich glaube, wenn einem einmal die Hand ausrutscht, dann wird irgendwie so ein Ball ins Rollen gebracht, ich glaube, dann wird es beim zweiten Mal viel schneller passieren.« (46: S. 11, Z. 45–46) Für die Kontrolle der Emotionen ist jede Mitarbeiterin selbst verantwortlich. Die Schülerinnen sind der Meinung, dass jede, die in der Altenpflege arbeitet, ein »Feingefühl« mitbringen sollte (vgl. Arbeitsethos). Das Feingefühl beinhaltet eine Achtsamkeit sich selbst gegenüber, die es ermöglicht, Belastungsspitzen frühzeitig zu erkennen und abzuwehren. Die Teilnehmerinnen kennen auch schon die Kompensationsmöglichkeiten, die das Team bietet (vgl. Team). Zieht eine Person diese »Notbremsen« nicht, trägt sie selbst die Verantwortung dafür. »Wenn ich schon irgendwie so verbal irgendwie mit einer Bewohnerin irgendwie schon so kommuniziere, dass ich dann denke »Oh, irgendwie klappt das nicht«, dann höre ich doch irgendwo dann/ irgendwie ziehe ich doch dann selber eine Notbremse.« (8: S. 13, Z. 3–5)

Die Schülerinnen erkennen zusammenfassend einerseits den großen Verantwortungsbereich, den examinierte Pflegekräfte übernehmen, andererseits beobachten sie, dass insbesondere ältere Kolleginnen den Belastungen ohnmächtig ausgeliefert sind und oft nicht standhalten. Diese Kolleginnen sind insofern resigniert, als sie versuchen, mit möglichst geringem Engagement die Zeit bis zur Rente durchzustehen. Sie haben sich durch ihre Position im Team eine Art Immunität erwirtschaftet, die ihnen einen größeren Handlungsspielraum verschafft. An ihrer Arbeit und an ihrer Haltung den Bewohnern gegenüber wird für die Teilnehmerinnen deutlich, dass langjährig Beschäftigte dem Ethos keine herausragende Wichtigkeit mehr zumessen, der Anspruch auf die Verwirklichung der eigenen Bedürfnisse nimmt hingegen zu. Für Grenzverletzungen trägt nach Meinung der Schülerinnen jedoch auch jede einzelne Pflegende Verantwortung. Examinierte Pflegende müssen ihre Frustrationen kontrollieren und dazu die bereitstehenden Teamressourcen nutzen können.

Teamarbeit: »lieber sag ich nichts«

Obwohl die Schülerinnen nicht als vollwertige Teammitglieder angesehen werden und ein distanzierteres Verhältnis zu den Teammitgliedern haben als diese untereinander, haben sie den Kodex in seinen Grundzügen schon erlernt. Ein gutes Team zeichnet sich durch gute Spielregeln aus, die die Schülerinnen umso besser bewerten, je eher sie dem (ideellen) Arbeitsethos entsprechen. Wenn das Team gut funktioniert, werden die Aufgaben entsprechend den Stärken, Schwächen und Beziehungen der Mitglieder organisiert. Jede nimmt ihren Platz ein, damit die Abläufe reibungslos funktionieren, erst dann können die Bewohner zufrieden gestellt werden und niemand verliert die Kontrolle. »Ich denke, als Team kann man auch so ein bisschen, sagen wir mal, um so eine Situation zu verhindern, indem man weiß zum Beispiel, der Kollege kommt jetzt nicht unbedingt mit dieser Bewohnerin so gut aus, dann geh du doch lieber in das andere Zimmer.« (46: S. 13, Z. 25–27) Die feinen Unterschiede in den Spielregeln lernen die Schülerinnen gerade kennen und distanzieren sich manchmal von ihnen. Aus ihrer Perspektive sind auch kollektive Praxisformen nicht immer »richtig«, es ist jedoch sehr schwierig, aus ihrer Schülerposition eine oppositionelle Meinung zu vertreten, ohne die Grenzen des zugestandenen Spielraums zu überschreiten. Am Beispiel des Teams, das in der gemeinsamen Arbeitspause das Klingeln der Bewohner kollektiv ignoriert, wird deutlich, dass die Mitarbeiterinnen die Bedürfnisse der Bewohner gemeinsam deuten und über deren Erfüllung entscheiden. Dadurch entwickelt sich eine kollektive Praxisform, die von allen mitgetragen wird. Aber auch die Grenzen solcher implizit verankerten Praxisformen sind allen bekannt. (Vermutlich wird das Klingeln nur bis zu einer »gewissen Grenze« ignoriert, vgl. Gruppenwerksatt 3). Für die Schülerinnen, die die Regeln und Grenzen nicht im Detail kennen und an deren Entwicklung keinen Anteil hatten, ist es schwer, Gegenpositionen einzunehmen, denn dann müssen sie eingestehen, dass sie Aufgaben nicht bewältigen können oder wollen. Dann nehmen sie den zugewiesenen Platz nicht ein und stören den reibungslosen Ablauf. Um zu verhindern, dass die Gegenposition als Arbeitsverweigerung oder als Inkompetenz angesehen wird, können die Schülerinnen sich entweder auf ihren Status als Lernende berufen oder auf das Arbeitsethos.

> »Also wenn dann halt irgendwie ein Praktikant irgendwo hingeschickt wird und der sich aber trotzdem nach zweitem oder drittem Tag unsicher fühlt, dann muss er schon Mut haben, eben zu sagen »Hey, ich bin noch nicht so sicher, könnt ihr mir das noch mal zeigen« oder irgendwie so. Also so ein Problem hatte ich auch einmal, und deswegen weiß ich, von was ich hier spreche.« (8: S. 8, Z. 23–27)

Wenn die Schülerinnen »falsche« Pflege im Team thematisieren, können sie nicht einschätzen, wie die Kolleginnen reagieren werden, weil sie die Regeln noch nicht ausreichend kennen. Sprechen sie zum Beispiel das Pflegehandeln einer (älteren) Kollegin an, kann es sein, dass die angesprochene Kollegin ihre (ältere) Kollegin schützt. Wendet sich die Schülerin zufällig an eine Kollegin, die eine besonders enge Beziehung zu derjenigen unterhält, über deren »falsche« Pflege sie berichtet, wird ihr eventuell nicht geglaubt. Vielleicht mahnt die Schülerin aber auch Praxisformen an, die innerhalb der für sie unbekannten »gewissen« Grenzen liegen, die noch kollektiv geduldet werden, dann wird keine für sie adäquate Reaktion erfolgen.

> »und als ich das dann einer anderen Kollegin gesagt habe, da haben sie gesagt »Ach ...
> ja?«.« (47: S. 13, Z. 43–44)

> »12: Und was sagt er dazu? Also oder die, die das so macht? [der ex. Kollege, der einen
> »Fehler« gemacht hat, A. d. V.] 74: Er? (Lacht). Der lächelt dich dann an und »Ja ja« –
> ne?« (S. 11, Z. 10–11)

Findet eine massive Regelverletzung statt, sind erst einmal alle bestürzt. Aussagen der Bewohner reichen unter Umständen nicht aus, um die Tat zu belegen; die Kolleginnen müssen sie mit eigenen Augen sehen, damit sie an sie glauben. Dass ein Tabubruch vor Kolleginnen unbemerkt bleiben kann, ist für die Schülerinnen völlig unverständlich. Auch sie erleben (vermutlich aus der »Außenperspektive« besonders deutlich), dass die Teammitglieder täglich sehr eng zusammenarbeiten und sich nahestehen. Verhaltensveränderungen oder besondere Belastungen müssten ihrer Meinung nach im Team auffallen. Die naheliegende plausible Erklärung dafür, dass Tabubrüche nicht thematisiert werden, sehen die Schülerinnen (wie auch die Teilnehmerinnen der anderen Gruppenwerkstätten) im »Jekyll-und-Hyde-Phänomen«. Demnach täuscht die Täterin die Kolleginnen und mimt eine freundliche, zugewandte Altenpflegerin. Wenn sie sich unbeobachtet wähnt, zeigt sie jedoch ihr wahres, böses Gesicht und wendet sich gegen die Bewohner. Sie hat eine böse Seite, die sie vor den Kolleginnen geschickt verbirgt, deshalb nehmen diese ihre Taten nicht wahr. »Vielleicht hat sie auch geschauspielert und war jetzt, wenn sie mit irgendjemand anders zusammengearbeitet hat, dann immer der liebste Mensch zu den Bewohnern, und sobald sie mit den Bewohnern alleine war, war sie dann ganz anders.« (16: S. 9, Z. 31–33)

Dennoch bleibt es für die Teilnehmerinnen fraglich, ob eine Regelverletzung unbemerkt bleiben kann, da die Kolleginnen auch durch Bewohner oder Angehörige Hinweise bekommen könnten. Einige vermuten, dass die Kolleginnen Grenzverletzungen bagatellisieren, weil sie nicht glauben können, dass Grenzen überschritten werden. Sie vermuten auch, dass Angst dazu führt, dass »falsche« Pflege verschwiegen wird. Die Angst besteht davor, ein »schlechtes« Verhältnis zu den Kolleginnen im Team zu bekommen, was, wie die Schülerinnen schon längst wissen, nur zu Problemen führt.

»Oder die Konfrontation mit den Mitarbeitern halt, die dann entsteht, wenn man ein schlechtes Verhältnis hat und das will man vielleicht nicht – ja, also zulassen, vielleicht, dass man das jetzt einfach so ignoriert und sagt »Lieber sag ich nichts, und dann habe da ein gutes Verhältnis zum Beispiel mit der Pflegekraft oder mit dem Mitarbeiter«, dass dann halt nicht was entsteht, dass man nur noch Probleme hat und so.« (12: S. 10, Z. 30–34)

Ist eine Verletzung der Regeln offenkundig geworden, würden die Schülerinnen sich an examinierte Kolleginnen wenden, um eine Klärung herbeizuführen. Sie sind sich nicht sicher, welche Situationen unter den beteiligten Kolleginnen, welche im gesamten Team und welche mit der Heimleitung thematisiert werden müssten.

Die Teilnehmerinnen sind sich hinsichtlich ihres Arbeitsethos sicherer als im Hinblick auf die Strukturen und Regeln im Team. Sie wissen, dass die Kolleginnen sich gegenseitig schützen und füreinander einstehen, und bemerken die Gewinne, die aus der Gemeinschaftlichkeit entstehen. »Ist ja auch kein Problem, wenn man mit einem Bewohner mal nicht zurechtkommt, dass man sagt »könntest du den vielleicht übernehmen, das ist einfach nicht so, mit dem komme ich nicht klar«.« (74: S. 10, Z. 11–13) Darüber hinaus lernen sie die Positionen der einzelnen Mitglieder und die impliziten Codes und Grenzen erst kennen. Für die Schülerinnen räumen die Teams Experimentierfelder ein, die durch fest verankerte implizite Grenzen gerahmt sind. Außerhalb dieser Grenzen ist es für die Teilnehmerinnen sehr schwierig, sich zu positionieren. Der Teamkodex hat für die examinierten Kolleginnen eine größere Bedeutung als für die Schülerinnen. Diese beginnen erst, den Kodex zu verstehen.

## Bewohner: »Teller abgeleckt«

Die alten Menschen, denen die Schülerinnen in ihrem Arbeitsalltag begegnen, werden hinsichtlich ihrer Bedürfnisse, ihrer kognitiven Fähigkeiten und ihres Verhaltens beobachtet. Aus den Wahrnehmungen und Deutungen entwickeln die Teilnehmerinnen ihre Denkschemata. Sie erleben die Bewohner als überwiegend hilflos gegenüber den Beeinträchtigungen, dem Alter, den Abläufen und Zeitregimes sowie gegenüber »falschen« Pflegehandlungen. Selbst wenn sie gefährdet werden, sind die Bewohner wehrlos. Teilnehmerin 47 berichtet zum Beispiel, wie eine Leiharbeiterin einer älteren Frau fälschlicherweise Medikamente über eine perkutane Magensonde verabreicht hat (vgl. 47, S. 8, Z. 31–40), die Bewohnerin hat den Fehler weder bemerkt, noch konnte sie sich dazu äußern. Besondere Anforderungen an die Schülerinnen stellen demenziell veränderte Menschen. Obwohl alle Teilnehmerinnen bereits Praktika in der Pflege absolviert haben, bevor sie ihre Ausbildung begannen, sind sie von Erlebnissen mit ungewöhnlichen Verhaltensweisen nachhaltig berührt worden. Sie erleben, dass kognitiv beeinträchtigte Menschen keinen Zugang mehr zu gesellschaftlichen Konventionen und Normen haben. Demente Bewohner missachten Intimsphären und Schamgrenzen, lecken Teller ab oder essen mit den Fingern. »Und irgendwann stand sie [die demente Frau, A. d. V.] auch nachts bei meiner Oma mal im Zimmer und hat meine Oma dann geschlagen oder auch von anderen Bewohnern Löffel, Teller abgeleckt und so weiter.« (46: S. 5, Z. 42–44). Einige Bewohner schreien, rufen und verlangen nach Aufmerksamkeit, aufgrund ihrer Erkrankung scheint es jedoch unmöglich dieses Bedürfnis zu befriedigen.

> »Ich habe auch eine Bewohnerin, die den ganzen Nachmittag im Bett liegt und dann auch wirklich immer ruft »Hallo, hallo« und/ oder eine andere, die »Mama, Mama« ruft und klar, irgendwann geht das natürlich einem auf die Nerven, (…). Die eine Bewohnerin, die immer Hallo ruft, die sagt dann »Ja, ich wollte nur mal einen Menschen sehen«, sagt sie dann (…). Das sagt sie dann aber auch wirklich den ganzen Nachmittag durchgängig, du kannst ja da drei- viermal reingehen »Ich wollte nur einen Menschen sehen«.« (39: S. 9, Z. 13–21)

Die Schülerinnen erleben alte, demenziell erkrankte Menschen manchmal auch als aggressiv und unberechenbar. Diese können ihr Verhalten plötzlich verändern oder zeigen Handlungen, die den Schülerinnen sinnlos erscheinen. Für einige Situationen haben sie bereits Handlungsstrategien entwickelt, die ihnen einen Zugang zu den Bewohnern eröffnen, die Orientierung bieten oder deeskalierend wirken können.

> »und bei mir klappt das dann halt immer gut, wenn ich dann irgendwie genauso das gleiche zu ihr sage, wenn ich dann sage »Ja, das ist halt doof, aber irgendwie müssen Sie das ja jetzt und, weil Sie müssen sich ja ausruhen«. Und dann sagt sie »Ja, was soll das denn? Immer hier dieser Ärger«. Dann sage ich »Ja, hier gibt es ständig Ärger, das verstehe ich auch nicht«. Und dann beruhigt sie sich auch, wenn man genau dasselbe dann halt signalisiert, dass man irgendwie ja auch so empfindet, dann also sind die ruhiger.« (8: S. 12, Z. 5–10)

Dabei wissen die Teilnehmerinnen, dass ungewöhnliche, manchmal schwer zu ertragende Verhaltensweisen in der Erkrankung der Bewohner begründet sind und diese deshalb ohne Schuld sind. »Also ich war schon mal in einer Situation, wo eine demenziell veränderte Frau mich geschlagen hat, (…) sie meint es ja eigentlich nicht so, sie versteht es jetzt nur nicht.« (46: S. 11, Z. 29–31) In manchen Situationen erleben die Schülerinnen jedoch auch die examinierten Pflegekräfte ratlos. Wenn alle zur Verfügung stehenden Strategien ausprobiert wurden und Lösungsansätze ohne Effekt bleiben, sind einige Pflegesituationen nicht zu bewältigen. Den Bewohnern ist dann mit den üblichen Mitteln trotz aller Hingabe nicht zu helfen, ein Zustand, den die Schülerinnen furchtbar finden und aushalten müssen. In diesen Situationen sehen sich Mitarbeiterinnen dazu gezwungen, unübliche Maßnahmen zu ergreifen, um sich selbst oder andere Bewohner zu schützen. Auch diese Entscheidungen sind kollektiviert, sie werden in stiller Übereinkunft von den Teams getragen. Als Beispiel kann der Bericht von 74 gelten, nach dem keine Pflegestrategie gefunden werden konnte, um einen Bewohner zu versorgen, ohne dass er sich massiv dagegen wehrt. Nun wird er immer von drei Mitarbeiterinnen gepflegt; zwei von ihnen halten ihn fest, um zu verhindern, dass er sie schlägt, während die dritte Person die Pflegemaßnahmen durchführt (vgl. 74, S. 14, Z. 16–22). Bewohner, die von den Schülerinnen als »fit« bezeichnet werden, weil sie nicht kognitiv beeinträchtigt sind, haben einen anderen Status. Sie werden zum Beispiel als zugängig und verständnisvoll beschrieben, leiden häufig jedoch auch unter dem Verhalten der demenziell Erkrankten. Zu ihnen können einfacher vertrauensvolle Beziehungen aufgebaut werden, sie sind rationalen Argumenten gegenüber aufgeschlossen. Die Teilnehmerinnen finden es »schlimm«, wenn diese Bewohner auf Versorgungsleistungen verzichten müssen, weil andere, pflegebedürftigere Menschen jegliche Aufmerksamkeit für sich beanspruchen.

> »man kann dann auch mit den Bewohnern reden. Also okay, jetzt bei Dementen nicht unbedingt, aber bei manchen, die sind noch ziemlich fit. Also ich habe zum Beispiel eine Bewohnerin, wenn es dann klingelt, dann sagt sie »Komm, geh da erst hin, das ist jetzt wichtig« – auch während ich bei der Grundpflege bin, da sagt sie »geh da jetzt erst hin«.« (92: S. 9, Z. 4–7)

Die Schülerinnen stehen unter dem Eindruck ihrer Erlebnisse. Besonders demenziell veränderte Menschen werden von ihnen als selbstzentriert erlebt, sie drängen auf die unmittelbare Erfüllung der eigenen Bedürfnisse und verstehen es nicht, wenn dem nicht entsprochen werden kann, sie sind zudem unabsichtlich unkonventionell und agieren spontan. Nicht für alle Verhaltensweisen der Bewohner stehen adäquate Pflegestrategien zur Verfügung, in manchen Situationen bleiben Pflegende ohnmächtig und unsicher. Dann versuchen sie möglichst, gemeinschaftlich anerkannte Lösungen zu finden, gelingt das nicht, ist der Status Quo zu ertragen. Mit Bewohnern, die nicht kognitiv beeinträchtigt sind, ist die Beziehung einfacher zu gestalten, diese Bewohner leiden jedoch teilweise darunter, dass demenziell Erkrankte viel Aufmerksamkeit benötigen. Angehörige werden nicht thematisiert.

### Machtverhältnisse und Hierarchien: »was ist hier los?«

In den von den Teilnehmerinnen wahrgenommenen Strukturen sind die Bewohner ohne Macht. Dabei besteht ein Unterschied zwischen demenziell erkrankten und kognitiv gesunden Menschen. Während unbeeinträchtigte Bewohner ihre Beschwerden potenziell äußern könnten, haben demenziell

Erkrankte diese Möglichkeit nicht und wenn sie sich äußern, wird ihnen unter Umständen nicht geglaubt. »Ja, (...), weil sie demenzkrank war, wo sie dann sagen von wegen »Ach, sie sagt das wieder nur so« und es nimmt aber keiner wirklich ernst.« (16: S. 9, Z. 39–40) Auch diese Teilnehmerinnen wissen, dass die dyadischen Pflegesituationen, die hinter geschlossenen Türen stattfinden, alle anderen Akteure ausschließen und deshalb einen rechtlosen Raum darstellen, den in der Regel die Mitarbeiterinnen beherrschen. Helferinnen, Praktikantinnen oder Leiharbeiterinnen sind in einer untergeordneten Position, sie übernehmen die delegierten Aufgaben, die ihnen von examinierten Altenpflegerinnen übertragen werden. Ihre Verantwortung besteht darin, mitzuteilen, wenn sie überfordert sind, und entsprechende Unterstützung einzufordern. Hierzu benötigen sie jedoch Mut, denn die Mitarbeiterinnen im Team rechnen mit ihrer Arbeit und der resultierenden Entlastung (vgl. Teamarbeit). Wenn sie Unterstützung einfordern, gestehen sie ihr Unvermögen ein, den an sie gestellten Anforderungen zu entsprechen und bereiten zusätzliche Arbeit anstelle der erhofften Entlastung. Obwohl sie selbst als Hilfskräfte oder Praktikantinnen gearbeitet haben, grenzen sich die Schülerinnen schon nach einem Ausbildungsjahr von diesen ab. Sie demonstrieren mit ihren Darstellungen, dass sie bereits über umfangreichere Fähigkeiten verfügen. Im Berufsalltag werden ihnen von den Altenpflegerinnen und Teamleitungen in ähnlicher Weise Aufgaben übertragen wie Praktikantinnen oder Helferinnen, sodass es ihnen wichtig ist, ihre mit dem Ausbildungsbeginn verbesserte soziale Position zu verdeutlichen.

> »also morgens muss sie [die Hilfskraft, A. d. V.] halt zwei Leute versorgen und die eine ist halt sehr schwerhörig und die/ gut man muss lauter sprechen, aber ich muss sie ja nicht anschreien, und das war so laut, da bin ich dann irgendwann hingegangen, ich sage »Was ist hier los?« »Na ja, die steht immer auf vom Klo« und ich sage »Ja, sie versteht dich ja auch nicht, die ist halt auch demenziell verändert und hat überhaupt nicht verstanden, was sie jetzt machen sollte«.« (74: S. 10, Z. 5–9)

Das Verhältnis der Teilnehmerinnen zu den examinierten Altenpflegerinnen beinhaltet mehrere Aspekte. Sie sind den Examinierten grundsätzlich untergeordnet und an deren Weisungen gebunden, gleichzeitig bekleiden sie jedoch auch eine Schülerposition, die mit einem Sonderstatus einhergeht (vgl. examinierte Kolleginnen). Um sich in ihrer Position zu behaupten, entwickeln die TN gelegentlich Strategien, die sie stärken. Zum Beispiel haben sich mehrere Schülerinnen zusammengeschlossen, um eine Regelverletzung bei der Vorgesetzten zu melden; »ja, und dann haben wir/ also und wir haben/ andere Schüler haben das mitgekriegt, dann sind wir alle zusammen zu unserer Chefin gegangen und haben diese Situation angesprochen.« (47: S. 12, Z. 32–34) Potenziell nähern sich die Teilnehmerinnen dem sozialen Status von ausgebildeten Altenpflegerinnen an, in diesem Prozess haben kollektive Praxisformen ein höheres Gewicht als individuelle. Die Regeln und Codes, die das Team gemeinsam entwickelt und trägt, sind von einzelnen Personen nur schwer zu verändern, insbesondere die soziale Position von Schülerinnen reicht dazu in der Regel nicht aus. Leitungskräfte haben aus der Perspektive der Schülerinnen die Funktion einer höheren Instanz, sie kontrollieren die Einhaltung der Regeln und werden in den Fällen als verantwortliche Vorgesetzte hinzugezogen, in denen das Team Unterstützung braucht. »Da müssen wir alles dokumentieren und unsere Heimleitung, die guckt jede Woche die Mappen durch, und dann kommt die zur Dienstbesprechung (...).« (47: S. 11, Z. 19–20) Die Heimleitung entscheidet in letzter Instanz über die Art der Sanktionen bei Regelverletzungen, bis zur Kündigung. Damit hat sie unter denjenigen, die zur Institution gehören, die mächtigste Position.

Den Schülerinnen erscheinen die Hierarchien als festgefügt und notwendig (»hierarchisch«). In der Regel ordnen sie sich dem Reglement unter und grenzen sich besonders zu den Helferinnen deutlich ab, die ihrer Position besonders nahe stehen. Sie nutzen symbolische Formen, um in Begegnungen mit sozial höher stehenden Akteuren ihre Position zu stärken.

### 8.5.3 Kriterien mit besonderer Relevanz in der Altenpflege

Zur Beantwortung der Frage: »Worauf kommt es mir in meiner Arbeit besonders an?« schrieben die Teilnehmerinnen jeweils drei Karten, die sie in der aufgeführten Reihenfolge präsentieren.

**Tab. 6:** Kartenabfrage Gruppenwerkstatt 4

| Codierung TN | Karte 1 | Karte 2 | Karte 3 |
|---|---|---|---|
| 12 | Vertrauen | Umgang mit dem Bewohner | Zufriedenheit des Bewohners |
| 46 | Kommunikation | Verständnis | Geduld |
| 74 | Gutes Team | Einfühlungsvermögen | Geduld |
| 92 | Teamfähigkeit | Umgang (gut) | Einfühlungsvermögen |
| 39 | Vertrauen | Einfühlungsvermögen | Fachwissen |
| 16 | Freundlichkeit | Einfühlsamkeit | Verständnis |

*((Fortsetzung))*

| Codierung TN | Karte 1 | Karte 2 | Karte 3 |
|---|---|---|---|
| 66 | Vertrauen | freundlich | Zufriedenheit |
| 47 | Beziehung zu Bew. | Vertrauen | Team |
| 8 | Teamarbeit | Kommunikation | Einfühlsamkeit |
| 11 | Geduldig sein | Respektvoller Umgang (Kollegen und Bewohner) | Eine gute Zusammen-arbeit mit Kollegen |

Von den 30 Karten beziehen sich 14 auf die Arbeit mit den Bewohnern und explizieren das Arbeitsethos (»Geduld«, »Geduld« »Geduldig sein« (3), »Einfühlsamkeit«, »Einfühlungsvermögen«, »Einfühlungsvermögen« (3), »Vertrauen«, »Vertrauen« (2), »Verständnis«, »Verständnis« (2), »Freundlichkeit«, »freundlich« (2), »Beziehung zu Bew.«, »Umgang mit dem Bewohner«, »Zufriedenheit des Bewohners«). Besonders wichtig ist es demnach, geduldig zu sein und den Bewohnern die Zeit zuzugestehen, die sie in ihrem Alter und mit ihren Beeinträchtigungen benötigen, selbst wenn im hektischen Alltag Zeitfenster hierfür erst geschaffen werden müssen. Die Beziehungen zu alten Menschen sollen von Vertrauen geprägt sein, damit diese sich in schwierigen Situationen ohne Angst an die Pflegenden wenden. »Vertrauen natürlich (...), dass die Bewohner einem vertrauen können, sich dann halt auch an uns wenden können, keine Angst haben müssen.« (39: S. 17, Z. 22–23) Es ist wichtig, auf die Schwierigkeiten und Bedürfnisse der Bewohner mit Verständnis und Einfühlungsvermögen zu reagieren, damit diesen geholfen werden kann und sie zufrieden sind. Dieses gilt insbesondere für Demenzerkrankte, hierbei ist es wichtig, Verständnis für ihre Lebenssituation aufzubringen und die Verhaltensweisen zu akzeptieren. Auf Nachfrage wird Einfühlungsvermögen auch mit »Feingefühl« oder einer besonderen Sensibilität beschrieben. Es ist wichtig, zu »spüren«, ob jemand traurig oder fröhlich ist, und zu verstehen, durch welche Ursachen diese Emotionen hervorgerufen werden. Das Feingefühl ist notwendig, um im Verhalten der Menschen einen Sinn zu finden und entsprechend reagieren zu können. Mit dieser Aussage weisen die Schülerinnen sich selbst den Weg, der sie dahin führen soll, Scham und Bestürzung zu überwinden und zu einem alltäglichen Umgang mit den zunächst erschreckenden Ereignissen zu finden. »Verständnis, vielleicht für den Bewohner, wenn er jetzt zum Beispiel jetzt demenziell verändert ist, dass man halt jetzt akzeptiert, dass er zum Beispiel jetzt nicht mehr mit Löffel und Gabel isst, sondern mit seinen Fingern.« (46: S. 16, Z. 38–41) Unabhängig davon, was sie belastet oder stresst, gilt es, immer freundlich zu sein, damit die alten Menschen die Belastung nicht spüren müssen;»dass man dann halt nicht irgendwie genervt rüberkommt oder so, sondern trotzdem immer halt freundlich bleibt und das nicht das so an den Bewohnern rauslässt.« (16: S. 17, Z. 41–43)

Mit den Karten »Einfühlsamkeit«, »Einfühlungsvermögen«, »Einfühlungs-vermögen« (3), »Vertrauen«, »Vertrauen« (2), »Kommunikation«, »Kommuni-kation« (2), »Respektvoller Umgang (Kollegen und Bewohner)«, »Umgang (gut)« und »Zufriedenheit« beschreiben die Teilnehmerinnen, was ihnen sowohl im Hinblick auf die Bewohner als auch für die Teamarbeit besonders wichtig ist. Implizit stellen sie dar, wie sie sich das Zusammenleben von Bewohnern und Pflegenden in der Einrichtung wünschen. Einfühlungsvermögen wird für alle Akteure als wichtig erachtet, damit die aktuellen Befindlichkeiten wahrge-nommen werden und Missverständnisse ausgeräumt werden können. Die Kol-leginnen sollen sich gegenseitig unterstützen, besonders wenn es einer nicht gut geht. Dazu sind Vertrauen notwendig und eine offene, wertschätzende Kom-munikation. Den Schülerinnen, die noch um ihre Position im Team ringen, ist vor allem wichtig, dass das Team ihnen vertraut und entsprechende Signale sendet.

> »Und auch dem Team dann halt auch zeigen, dass man das kann und damit die auch sicher mit einem sind.« (8: S. 18, Z. 41–42)

> »aber auch das Vertrauen zum Team, dass das Team einem vertraut. (…) und dass mein Team auch zufrieden ist mit mir, mit der Zusammenarbeit.« (66: S. 18, Z. 8–9)

Erneut werden Familienmodelle auf die Arbeit übertragen, wenn die Teilneh-merinnen beschreiben, was sie für das Zusammenleben in der Einrichtung wichtig finden.

> »47: dass wir wie eine große Familie da leben, und auch/ also das ist für mich wichtig. i: Was heißt, wie eine Familie? 47: Ja, also das ist so: (…) also wir alle – ne, auch, wenn sagen wir so, ich Feierabend haben oder freien Tag haben – ne, dann kommen wir – und ein Geburtstag gefeiert [wird] – dann kommen trotzdem alle zur Geburtstagsfeier, alle Mitarbeiter/ das Essen zum Beispiel mittags zusammen – alle an einem Tisch.« (S. 18, Z. 11–19)

Das alltägliche Leben mit seinen Gewohnheiten und Bräuchen soll gemeinsam gestaltet werden, wobei alle respektvoll miteinander umgehen und Bewohner und Mitarbeiterinnen schließlich zufrieden leben sollen.

Fünf Karten werden genutzt, um noch einmal auf die Wichtigkeit eines funktionierenden Teams hinzuweisen, nur eine Karte thematisiert die Wich-tigkeit von Fachwissen. Teilnehmerin 39 ist der Meinung, dass Fachwissen notwendig ist, um alten Menschen helfen zu können, wobei sie deutlich macht, dass Wissen nicht nur für examinierte Mitarbeiterinnen, sondern insbesondere auch für Helferinnen wichtig ist (vgl. 39: S. 17, Z. 35–36).

Auch in dieser Werkstatt fragt die Moderation nach der Präsentation der Karten explizit danach, wie wichtig es für die Teilnehmerinnen ist, Geld zu verdienen. Teilnehmerin 46 bemerkt daraufhin, dass die vorangegangene Diskussion sie von dem Thema Entlohnung weggeführt habe und sie deshalb in der Kartenabfrage nicht daran gedacht hätte. Die Moderation gibt ihr Recht und begründet ihre Nachfrage damit, dass sie den Teilnehmerinnen deshalb noch einmal die Möglichkeit einräumen möchte, explizit Stellung zu nehmen. Auch nach der Klärung finden die Teilnehmerinnen die Entlohnung unwichtiger als die Inhalte, die sie mit ihren Karten transportiert haben. Geld zu verdienen ist ihnen nicht so wichtig, wie eine sinnvolle Arbeit ausüben zu können, die Spaß macht (vgl. 66, 16 und 39, S. 20). Teilnehmerin 46 gibt als einzige an, dass es für sie wichtig ist, gut zu verdienen. (Vgl. 8.5.5; Verortung TN 46).

Zusammenfassend explizieren die Teilnehmerinnen mit ihren Karten das Arbeitsethos, das in der Diskussion nur wenig thematisiert wurde. Sie wünschen sich, dass sie mit der Betonung des Ethos, dadurch, dass sie es zum Maßstab ihrer Bewertungen und Deutungen machen, die Erlebnisse im Berufsalltag bewältigen können. Auch ihre Vorstellung vom gemeinsamen Alltag im Altenheim ähnelt dem Idealbild einer großen, glücklichen Familie. Gleichzeitig wünschen sie sich die Integration in das Team und die Anerkennung ihrer Arbeitsleistung. Implizit wissen sie bereits, dass der Teamkodex eine maßgebliche Bedeutung dafür hat, dass sie motiviert und zufrieden arbeiten können. In der Praxis lernen sie, dass eine Annäherung an das Ideal des harmonischen Miteinanders nur dann realisierbar ist, wenn das Team reibungslos funktioniert. Erleben und Verarbeiten des Berufsalltags, Lernen und Positionieren stehen für die Schülerinnen im Vordergrund. Ihr Gehalt, die Lobby des Berufs oder mittelfristige Belastungen haben demgegenüber kaum Relevanz.

## 8.5.4 Wünsche und Ziele für die Zukunft

In der Gruppenwerkstatt 4 wurden drei Collagen zum Thema »Meine Wünsche und Ziele für die Zukunft« angefertigt. In zwei Gruppen arbeiteten drei und in einer Gruppe vier Teilnehmerinnen. Die Teilnehmerinnen präsentierten auch diesmal ihre Collagen in der Gruppenwerkstatt.

### Ergebnisse zur Vorstellung der Collage von den Probandinnen 16, 39 und 92

Das Plakat wurde im Querformat genutzt und der vorbereitete Titel »Meine Wünsche und Ziele für die Zukunft« in der Mitte fixiert. Ausgeschnittene Bilder wurden rund um den Titel aufgeklebt, wobei keines der Bilder besonders hervortritt und als Blickfang dient. Insgesamt wurden vergleichsweise wenige Bilder aufgeklebt, sie wurden relativ gleichmäßig verteilt und scheinen keine Verbindungen einzugehen. Es wurden nur wenige Schriftzüge verwendet, wobei zwei von ihnen und ein Symbol augenscheinlich »Glück« thematisieren. Insgesamt wirkt das Bild kleinteilig und schlicht, die einzelnen Exponate sind mit Sorgfalt ausgeschnitten worden.

Die bildlichen Darstellungen geben keinen Aufschluss darüber, von welchen Teilnehmerinnen sie gestaltet wurden. Obwohl sie nicht explizit voneinander abgegrenzt wurden, lassen sich Themenkomplexe identifizieren. Unter dem Schriftzug »Leben« sind in der linken oberen Bildecke Bilder einer schlafenden Frau, eines lachenden alten Manns, einer Inlineskaterin, eines Nudelgerichts sowie bunte Tabletten aufgeklebt worden. Auf der rechten Bildseite wurden die Themen Familie, Partnerschaft, oder Freundschaft dargestellt (Schriftzug: »Lebensglück«), während Bilder zu materiellen Wünschen, wie ein Auto und ein Eigenheim, sich über die untere Bildhälfte verteilen. Einzig in der rechten oberen Ecke wurden unter der Überschrift »Eine Karriere mit Aussicht« zwei Bilder angeordnet, die mit der Berufstätigkeit in Verbindung stehen; sie zeigen als Geschenk verpacktes Geld sowie zwei Uhren.

Mit dem ersten Themenkomplex unter dem Schriftzug »Leben« werden Wünsche transportiert, die sich auf existenzielle Bedürfnisse beziehen, wie Essen, Schlafen oder Bewegung. Den Teilnehmerinnen ist es wichtig, ausreichend schlafen zu können, damit sie ausgeruht sind, sie möchten sich gesund ernähren können und Sport treiben, damit sie »fit« bleiben. Das lachende Profil des alten Mannes wirkt dazu passend vital. Die Teilnehmerinnen verdeutlichen weiter, dass sie gesund alt werden möchten und keinesfalls in einem Altersheim leben wollen.

> »92: Ja, also haben wir halt hier noch einen alten Mann aufgeklebt, also dass wir auch alt werden möchten, jetzt vielleicht nicht unbedingt ins Altenheim möchten (lachen), aber halt alt werden möchten. i: Nein? Möchten Sie nicht ins Altenheim? 92: Nee, auf gar keinen Fall (lachen). Tut mir leid, aber ne, also wenn, dann lieber zu Hause und dann irgendwie Pflegedienst oder so. Also, wenn es gar nicht anders geht, dann muss man ja, aber so würde ich jetzt nicht ins Altersheim wollen.« (S. 21, Z. 31–37)

Unter dem Eindruck ihrer Erfahrungen würden sie nicht freiwillig in ein Altersheim einziehen, sondern nur, wenn es keine andere Alternative dazu mehr gibt. In diesem Zusammenhang ist auch das Bild mit den bunten Tabletten zu verstehen. Sie sind in einem Glas mit einem Paradiesapfel angerichtet und wirken sehr appetitlich. Die Teilnehmerinnen wünschen sich nicht – wie zunächst angenommen – dass sie zukünftig keine Medikamente benötigen. Sie wünschen sich stattdessen, dass immer genügend fortschrittliche Medikamente entwickelt werden und ihnen zur Verfügung stehen, damit sie im Krankheitsfall gesund werden können. Implizit scheint die Befürchtung, dass medizinische

Versorgung für sie nicht zur Verfügung stehen könnte, zu dieser Aussage geführt zu haben. Vielleicht verbirgt sich hinter dem Bild aber auch der Wunsch, nicht frühzeitig sterben zu müssen.

»das mit den Medikamenten wollten wir halt auf jeden Fall auch sagen, dass wir für unsere Gesundheit halt auch gesichert sind, wenn wir mal krank sind, dass es halt immer da was gibt, was uns – sage ich mal – dann halt weiterhilft.« (39: S. 21, Z. 27–29)

»dass es halt immer irgendwie Medikamente gibt oder irgendwas, was einem halt wieder hilft, vielleicht gesund zu werden und weiterzuleben.« (16: S. 21, Z. 44–46)

Der Schriftzug »Lebensglück« betitelt Bilder, die klein und farblos erscheinen: eine Frau mit einem Kind auf dem Arm, eine Frau, die einen Mann küsst, zwei lächelnde junge Frauen, die die Köpfe aneinander lehnen. Die Frauen auf den Bildern wirken konventionell und brav, sie haben lange Haare, tragen Kleider, sie benutzen keine auffälligen Farben, Make-ups oder Accessoires. Ein kleiner, wuscheliger Hund in Schwarz-Weiß-Optik und pastellfarbene Sektflaschen mit zwei Gläsern unterstützen den Eindruck. Auffällig ist ein buntes Bild, auf dem Schalen mit unterschiedlichen Gewürzen abgebildet sind, unterlegt mit dem Schriftzug »Eine Prise Glück, bitte!«. Das Glück kann demnach das Leben würzen, sodass dieses bunt und intensiv wird. Die Teilnehmerinnen wünschen sich eine »normale« Familie (Vater, Mutter, Kind), wichtig sind ihnen darüber hinaus Freundschaften und häusliche Gemütlichkeit. »(...) dass man halt wirklich gute Freunde hat auf die man sich verlassen kann, mit denen man Spaß haben kann, vielleicht auch mal ein Sektchen trinken kann abends, gemütlich...« (16: S. 20, Z. 47–49) Sie betonen, dass ihnen ein Haustier wichtig ist, mit dem sie sich in der Freizeit beschäftigen können, deshalb haben sie den Hund aufgeklebt.

Die materiellen Wünsche werden durch ein Bild von einer tropischen Insel dargestellt, die vor allem exotisch, abgeschieden und ruhig aussieht. Die Teilnehmerinnen wünschen sich, mit ihren Partnern im Urlaub reisen zu können, um sich zu erholen und abschalten zu können, außerdem möchten sie zwischendurch auch einmal etwas anderes erleben als den Alltag. Darüber hinaus träumen sie von einem eigenen Haus oder einer Eigentumswohnung sowie einem Auto, um mobil sein zu können. Die illustrierenden Bilder zeigen Häuser und ein Auto der gehobenen Mittelklasse, sie symbolisieren jedoch keinen außerordentlichen Luxus. Dieser Bildteil wurde mit dem Schriftzug: »Liebling ich will ein Haus mit dir« illustriert.

Der letzte Themenkomplex beinhaltet zwei Bilder, die die Wünsche, über Geld und Zeit verfügen zu können, symbolisieren. Das Geld ist als Geschenk verpackt, es wurde nicht verdient, sondern kommt wie das Glück oder ein Gewinn zufällig und unerwartet in das Leben. Die Teilnehmerinnen wünschen sich, dass sie sich eines Tages keine finanziell begründeten Sorgen mehr machen müssen.

>Zum Geld vielleicht auch noch, dass man vielleicht irgendwann mal auch an dem Punkt ist wo man halt auch mal sagen kann »das kann ich mir heute mal leisten« ohne vielleicht auch darüber nachzudenken und immer jeden Cent irgendwie umzudrehen.« (39: S. 21, Z. 22–24)

Zeit ist ihnen in jedem Lebensbereich wichtig, vermutlich, weil sie im Berufs-alltag häufig genug unter Zeitdruck arbeiten und sich für die Privatsphäre ausreichend freie Zeit für ihre Freunde und Familien wünschen.

Die Collage ist übersichtlich, gleichförmig und etwas farblos (schwarz-weiß/ pastellfarben) gestaltet. Auffällig ist die Betonung des Glücks, das die Teilneh-merinnen sich wünschen und mit dem sie Abwechslung, Farbe und Intensität verbinden. Sie sind offenbar nicht der Überzeugung, dass sie die angestrebten Wünsche und Ziele aus eigener Kraft erreichen können, sondern sie erhoffen sich, dass das Glück plötzlich in ihr Leben tritt und Träume wahr werden lässt. Darüber hinaus sind die Ziele auf ein konformes und sicheres Leben in der Mitte der Gesellschaft gerichtet. Die materiellen Wünsche sind auf einen respektablen, aber bescheidenen Wohlstand ausgerichtet, der Teilhabe und Sicherheit er-möglicht. Immaterielle Wünsche sind gemeinschafts- und sicherheitsorientiert, sie beinhalten ein traditionelles Familienbild sowie das Bild einer Mutter und Ehefrau, die selbstlose Züge trägt. Wünsche, die einen Bezug zur Altenpflege haben, spielen eine untergeordnete Rolle und werden mit der Privatsphäre verknüpft. Zum einen möchten die Schülerinnen über mehr Zeit und Geld verfügen, wobei ein hoher Verdienst jedoch derart unrealistisch erscheint, dass er als Geschenk dargestellt wird. Zum anderen wünschen sie sich Gesundheit, damit sie niemals in ein Altenheim einziehen müssen.

### Ergebnisse zur Vorstellung der Collage von den Probandinnen 74, 46 und 12

In der Mitte der Collage wurde der Schriftzug »Meine Wünsche und Ziele für die Zukunft«, als Wolke gestaltet, fixiert. Diese ist umgeben von ausgeschnittenen Schriftzügen, Bildern und handschriftlichen Erklärungen/ Überschriften. Die Darstellungen wurden geclustert und wirken dadurch strukturiert, rote Striche wurden zur Markierung/ Begrenzung der unterschiedlichen Bereiche verwen-det. Alle Bilder sind bunt und es sind auffällig viele lachende Gesichter aufge-klebt worden, wodurch das Bild einen heiteren Eindruck vermittelt. Die offen-sichtlichen Themenkomplexe umfassen Urlaub und Reisen, Mobilität, Haustiere, Gesundheit und Fitness, Beruf und Karriere, Haus und Garten sowie Familie und Freunde. Die Teilnehmerinnen 46 und 74 stellen den überwiegenden Anteil der Collage vor, Teilnehmer 12 beteiligt sich an der Darstellung der Themen Urlaub und Mobilität (Autos).

Die Gruppe beginnt ihre Vorstellung mit dem Thema Gesundheit und Fitness, das in der oberen rechten Bildhälfte verdeutlicht wurde. Eine Rad fahrende Frau in Freizeitkleidung im Grünen, eine schlanke Frau in weißer Fitnessbekleidung, die in der Natur Yoga betreibt, und eine ruhende Frau im Bett sind abgebildet, beschriftet mit »Gesundheit« und »Zeit für sich«. Auch diese Schülerinnen haben erkannt, dass es wichtig für sie ist, in der Reproduktionssphäre bewusst einen gesunderhaltenden Ausgleich zum Beruf zu schaffen. Vermutlich ist dieser Wunsch auch durch das Erleben der hoch belasteten älteren Kolleginnen motiviert, von denen sie sich gerne abgrenzen möchten. »Wir haben hier einmal Gesundheit, dass man auf jeden Fall sich fit hält mit Sport und dass man natürlich aber auch trotzdem Zeit für sich hat zum Ausruhen, einfach zum Relaxen.« (74: S. 22, Z. 9–10)

Darunter ist in der rechten unteren Bildhälfte ein Bilderkomplex zusammengestellt worden, der mit »Karriere« überschrieben ist. Abgebildet sind ein lächelndes, distinguiert wirkendes Ärztepaar in violetter Operationskleidung, ein junger Mann in einem Anzug, der sich die Krawatte bindet und unerschrocken schaut, eine Frau mit einem Glasbehältnis, in dem sich Geld befindet, sowie ein lernendes Mädchen. Der ausgeschnittene Schriftzug »Wohlfühlpflege« ist auf den Bilderkomplex geklebt. Die Bilder beinhalten Kennzeichen von Status und Erfolg, sie zeigen Lern- und Durchsetzungsbereitschaft als Strategien, um einen Aufstieg zu erreichen. Geld spielt eine Rolle, ebenso wie die »richtige« Pflege, die dazu führt, dass Menschen sich wohlfühlen.

> »Dann haben wir hier unten Karriere, dass wir uns natürlich auf jeden Fall auch wohlfühlen halt auch im Team, und dass wir natürlich auch finanziell sehr gut abgesichert sind, und dass man immer halt bereit ist zu lernen und immer sich weiter fortbildet.« (74: S. 22, Z. 10–13)

Weiter im Uhrzeigersinn verdeutlichen die Bilder eines Schlafzimmers und eines Gartens den Wunsch nach einem Eigenheim (Schriftzüge: »Home sweet home«, »dreams«). Der Garten ist üppig, wild wuchernd und wirkt ökologisch, das Schlafzimmer schlicht und eher aus einem mittleren Preissegment. »Ja, das soll jetzt Gemütlichkeit ausstrahlen, also – ja (lachen). Also, dass man sich das Haus so einrichtet, wie man sich das halt selber vorstellt, dass man seine Wünsche sich [erfüllt].« (46: S. 22, Z. 21–22) Den beiden Frauen (46 und 74), die diesen Bereich offenbar gestaltet haben, ist Gemütlichkeit wichtig, sie möchten mit der Gestaltung eines Wohnhauses aber auch ihre eigenen, individuellen Vorstellungen umsetzen. Der Familienwunsch wird in diesem Fall durch ein Bild der schwedischen Königsfamilie (König, Königin und Baby) symbolisiert sowie durch das Bild eines kleinen Mädchens in einem rosa Badeanzug, das mit einer Blume spielt, flankiert von den Schriftzügen »Happy«, »Liebe« und »meine Familie«. Das Familienbild erscheint traditionell, abgehoben und fast parodiert. Der Verweis auf eine Königsfamilie erinnert an eine Märchen- oder Traumwelt. Zu dem Bereich gehört ein Bild, auf dem vier fröhliche Frauen posieren, die mit extravaganter/ festlicher Kleidung ausgestattet, modisch geschminkt und frisiert sind. Das Bild ist mit »Lebensfreude« bezeichnet worden und beinhaltet unkonventionelle, leichte Elemente, in seiner Präsentation wird zudem Flexibilität deutlich. »Dass man jetzt zum Beispiel Freundschaften hält, auch jetzt zum Beispiel die jetzt ortsmäßig weit auseinanderliegen, und dass man halt einfach mit seinem Leben zufrieden ist, glücklich, Lebensfreude hat.« (46: S. 22, Z. 16–18)

Das Thema Urlaub und Reisen wurde in der linken oberen Bildhälfte dargestellt. Die Bilder zeigen ein lachendes Paar im Skiurlaub, eine exotische einsame Insel, eine Ferienanlage an einem See sowie eine Frau in einer Hängematte an einem tropischen Meer und den Schriftzug »Paradies«. Die Urlaubwünsche beinhalten sowohl sportlich-aktive als auch entspannende Aspekte. Sie umfassen Sommer- und Winterurlaube sowie exklusive Aktivitäten und Ziele. Das exotische, mit »Paradies« betitelte Meer (mit Frau und Hängematte) steht in einem Kontrast zur Ferienanlage der Mittelklasse an einem vermutlich europäischen See. Die Teilnehmerinnen stellen zunächst den Wunsch dar, den sie als wahrscheinlich erreichbar ansehen: »Das sind Erholung, also Urlaub, dass man sich da auch zwischendurch mal, auch, wenn mal viel arbeitet, auch mal sich erholen kann, dass man abschalten kann, dass man irgendwie was anderes mal macht.« (12: S. 22, Z. 26–28) Auf Nachfrage erklärt Teilnehmer 12, dass sein Traumurlaub jedoch auf der tropischen Insel stattfinden würde.

Er stellt den Bereich mit dem Schriftzug »mobil sein« vor, der durch einen Jeep Grand Cherokee und ein kleineres Audi-Modell dargestellt ist. Während der große Geländewagen für Teilnehmer 12 ein »Traumauto« ist, würde sich Teilnehmerin 74 mit dem Audi begnügen. In der Mitte der oberen Bildhälfte, überschrieben mit »treue Weggefährten«, sind zwei Hundebilder und ein Bild mit Reiterinnen am Meer aufgeklebt. Auch diese Teilnehmer betonen, dass sie sich Haustiere wünschen, die sie gerne immer bei sich haben würden. Teilnehmerin 74 berichtet, dass sie ein Pferd besitzt, das sie jedenfalls behalten möchte, obwohl es sehr viel Geld und Zeit kostet.

Anders als in der ersten Collage finden sich hier heitere, zukunftsoptimistische Darstellungen, in die sich nur an sehr wenigen Stellen Sorgen mischen (zum Beispiel ob das Pferd auch zukünftig behalten werden kann). Die beiden Frauen (TN 46 und 74) sind aufstiegsorientiert, sie möchten »Karriere machen« und sind der Meinung, dass dazu Leistungsbereitschaft, insbesondere beim Lernen, zielführend ist. Aktive Tendenzen zeigen sie auch in den Bereichen Urlaub, indem sie mit einem großen Bild Skifahren abbilden, oder Gesundheit. Dort dominiert die Meinung, dass mit einer aktiv hergestellten Reproduktion eine zu hohe Belastung im Beruf vermieden werden kann. Die gewünschten sozialen Beziehungen beinhalten auch eine eigene Familie, die jedoch noch in ferner Zukunft liegt und daher mit einem Märchen assoziiert wird. Denkbar ist, dass zukünftige räumliche Trennungen von Freunden notwendig werden, zu denen dann aktiv Kontakt herzustellen ist. Die materiellen Wünsche richten sich eher an bürgerlichen Lebensstilen aus, wobei Yoga oder ein naturnaher Garten auf bildungsbürgerliche/ linksliberale Orientierungen verweisen. Teilnehmer 12 kann sich vor allem mit den Wünschen nach einem Luxusauto und einem Luxusurlaub identifizieren.

## Ergebnisse zur Vorstellung der Collage von den Probandinnen 11, 66, 47 und 8

Anders als bei den vorangegangenen Collagen haben in dieser Gruppe vier Teilnehmerinnen mitgearbeitet. Auch diese Collage wurde im Querformat angelegt und der Schriftzug in die Mitte geklebt. Die Collage besteht aus wenigen, teils großflächigen, rechteckigen Bildern, die scheinbar unstrukturiert auf dem Papier verteilt wurden. Die Bilder stehen in keinem erkennbaren Zusammenhang, sie wurden offenbar hastig ausgeschnitten, Schriftzüge fehlen. Am oberen Bildrand ist die kleine Abbildung eines teuren Damenschuhs einer Teilnehmerin namentlich zuordnet worden, alle anderen Bilder sind nicht zuordenbar. Auch hier finden sich Bilder eines Hauses, eines karibischen Strandes, eines alten, vitalen Paares, oder von Geldscheinen. Naheliegende zu identifizierende Themenbereiche sind insofern Partnerschaft, Kinder, alt werden und gesund bleiben oder das Eigenheim. Die Collage wird hauptsächlich von den Teilnehmern 11, 66 und 8 präsentiert während Teilnehmerin 47 sich wenig beteiligt.

In der Mitte des oberen Bildrandes befindet sich das auffällige Bild eines Mannes, der zur Hälfte mit einem Anzug bekleidet ist und zur Hälfte mit einer Badehose. Auch der Hintergrund ist zweigeteilt, auf der einen Seite befindet sich ein Surfer, auf der anderen eine Berufswelt. In dem Bild verdeutlicht sich der Wunsch, in einer positiven Balance zwischen Berufs- und Reproduktionssphäre zu leben. »Wir haben uns für dieses Bild entschieden, dass man ausgeglichen lebt, also dass man glücklich im Beruf ist und gleichzeitig noch Urlaub macht und noch genügend Freizeit für sich hat.« (66: S. 23, Z. 8–9) Ein Bild, auf dem vier Männer in Freizeitkleidung ein Reisemobil mit einer Weltkarte bekleben, wird von Teilnehmer 66 als Symbol für Freundschaft vorgestellt. Die Männer reden nicht miteinander, sondern sie arbeiten in einem Freizeitbereich zusammen, es scheint als hätten sie ein gemeinsames Ziel. »Ja, (...) dass man Freunde – gute – hat, und die auch hält und fördert, dass die bleiben, dass man nicht nur komplett für seine Arbeit lebt, dass man auch Freundschaften hat.« (66: S. 23, Z. 18–19)

Zur Verdeutlichung der Wünsche nach Partnerschaft, Familie und einem Eigenheim werden ein Bild mit einem sich küssenden jungen Paar präsentiert (Überschrift: »Küssen kann man nicht alleine«), ein Bild, auf dem ein kleiner Junge ein verlegenes Mädchen küsst, und das Bild eines Jungen, der mit seinem Vater in einem idyllischen Garten Äpfel pflückt. Teilnehmer 11, der mit 26 Jahren noch im Elternhaus lebt und keine Freundin hat, formuliert anhand der Bilder seinen Wunsch, eine Beziehung zu einer Frau zu haben und eine Familie zu gründen. »Ja, auf jeden Fall, was auch uns wichtig ist, ist auf jeden Fall eine/ die Beziehung, und dass man die pflegt auch, und dass die sehr wichtig ist und/ (…). Ja, hier unten war noch mal der Wunsch nach Kindern auf jeden Fall noch mit dabei.« (11: S. 23, Z. 30–33)

In der unteren Bildmitte befindet sich das Bild einer Frauengruppe, die ein Schild mit der Aufschrift: »Kinder denkt an eure Zukunft« hält. Direkt darunter wurde ein Bild mit zwei Kinderporträts angeordnet. Dieses Bild soll laut Teilnehmer 11 für das Ziel stehen, die eigenen Kinder später gut begleiten können und sie von ihren Erfahrungen profitieren zu lassen. Weitere, in drei kleinen Bildern ausgedrückte Wünsche sind ein eigenes Haus, Gesundheit (Schlaf und Yoga), ein vitales Alter und Urlaubsreisen. Die Urlaubsreise wird explizit nicht mit Skifahren in Verbindung gebracht, sondern damit, sich auf einer Karibikinsel an den Strand zu legen. Schließlich erklärt Teilnehmerin 8 das von ihr platzierte Bild mit einem Luxusschuh. Die High Heels für 595 € symbolisieren ihre finanzielle Unabhängigkeit und Sicherheit.

> »Genau, und die Schuhe waren halt mein persönliches Highlight, weil ich bin sehr früh ausgezogen mit 18, und ich musste halt immer meinen Cent jeden/ jedes Mal zweimal umdrehen, und die Eltern gaben schon einem auch immer Geld, aber man möchte ja die Eltern nicht immer darum bitten, und deswegen stehen jetzt bei mir Schuhe, dass ich in Zukunft halt meinen Cent nicht jedes Mal zweimal umdrehen muss (lacht), das steht so im Hintergrund. Ja.« (8: S. 23–24, Z. 46–2)

Die Teilnehmerinnen formulieren mit der Collage die Wünsche nach Teilhabe, Respektabilität und existenzieller Sicherheit. Sie betonen Gemeinschaftlichkeit und die Bedeutung der Familie. Anders als in der ersten Gruppe fehlen jedoch Hinweise auf Resignation. Die Schülerinnen sind zuversichtlich, dass die angestrebten Ziele für sie erreichbar sind. Sie gehen davon aus, dass sie die Ausbildung abschließen und später ein sicherndes, ausreichendes Einkommen in der Altenpflege erwirtschaften. Wichtig ist es für sie, gesund beziehungsweise arbeitsfähig zu bleiben und dazu Berufs- und Privatleben in einem für sie positiven Verhältnis zu arrangieren.

## Zusammenfassung

Die Collagen verdeutlichen unterschiedliche Dispositionen im Hinblick auf die Wünsche und Ziele der Schülerinnen. Alle Collagen beziehen sich auf die Privatsphäre und nur in geringem Umfang auf die Berufstätigkeit. Speziell auf die Altenpflege gerichtete Wünsche werden nicht thematisiert. Der überwiegende Anteil der Teilnehmerinnen (in der ersten und dritten Arbeitsgruppe) wünscht sich, dass der eingeschlagene, vorgezeichnete Weg durch die Altenpflegeausbildung in das Berufsleben möglichst problemlos verläuft. Sie verbinden damit die Möglichkeit, finanziell unabhängig und existenziell abgesichert leben zu können. Eine solche Situation ermöglicht erst die Gründung einer respektablen Familie, in der Kinder ungefährdet aufwachsen können. Unter dem Eindruck der Erlebnisse in den Einrichtungen haben sie die Befürchtung, über Gebühr belastet zu werden und schließlich, ebenso wie die älteren Kolleginnen, nicht standhalten zu können. Deshalb haben Gesundheit und Strategien, um gesund zu bleiben, bereits im ersten Ausbildungsjahr eine besondere Bedeutung. Die Gesundheit soll möglichst lange erhalten bleiben, damit sie ein vitales Alter erreichen und nicht das Schicksal der Bewohner in den Pflegeeinrichtungen teilen müssen. Während das mit der ersten Collage transportierte Familienbild konventionell erscheint, mit einer inhärenten klassischen Frauenrolle, ist es bei der dritten Gruppe egalitärer. Zusammengehörigkeit und Gemeinschaft stehen hier im Vordergrund. Materielle Wünsche richten sich auf Teilhabe am Wohlstand der respektablen Mittelschicht, dazu zählen ein Haus, ein Auto und Urlaubsreisen. Sowohl die Mitglieder der ersten als auch der dritten Gruppe nennen keine besonderen Strategien, mit denen sie ihre Ziele erreichen wollen. Sie erscheinen wenig kreativ, spontan oder aktiv. Während die Teilnehmerinnen der dritten Gruppe jedoch durchaus davon ausgehen, dass sie mit der Ausbildung auf dem richtigen Weg sind, werden in der ersten Gruppe größere Unsicherheiten deutlich. Für sie ist das Glück im Leben notwendig, damit Sicherheit und Teilhabe erreicht werden. Die Teilnehmerinnen 46 und 74 unterschieden sich davon insofern, als sie optimistisch und aufstiegsorientiert in die Zukunft schauen. Sie sind davon überzeugt, dass sie ihre Wünsche und Ziele erreichen können, wenn sie sich genügend anstrengen. Mit ihren Bildern symbolisieren sie eine größere Leichtigkeit und Unkonventionalität. Sie können sich vorstellen, flexibel und mobil zu sein und erst später in ein Familienleben einzumünden. Teilnehmerin 74 hat bereits mit dem erreichten Fachabitur Hinweise auf eine Aufstiegsorientierung gegeben. Sie scheint aus einem Elternhaus zu kommen, das ihr einen wohlhabenderen Lebensstil ermöglichte (zum Beispiel ein eigenes Pferd). Teilnehmerin 46 ist die einzige Studentin im Kurs (s. o.).

## 8.5.5  Verortung der Teilnehmerinnen im sozialen Raum

Auf der Grundlage aller gewonnen, zusammengeführten und interpretierten Informationen über den Habitus der einzelnen Teilnehmerinnen (vgl. 7.2.2) ergeben sich folgende Verortungen, die anhand von Teilnehmerin 21 und Teilnehmer 14 exemplarisch weiter begründet werden.

### Teilnehmerin 8

Teilnehmerin 8 ist eine 22-jährige Frau, sie ist in Kirgisien geboren und deutsche Staatsbürgerin. Ihre Mutter hat eine dreijährige Lehre absolviert, der Vater hat eine Meister- beziehungsweise eine Techniker-Zusatzqualifikation abgeschlossen. Die Ausbildungen der Großeltern sind der Teilnehmerin mit Ausnahme der Großmutter mütterlicherseits, die einen Universitätsabschluss erworben hat, nicht bekannt. Schülerin 8 hat eine Schwester, die eine Ausbildung zur Arzthelferin abgeschlossen hat und in der ambulanten Altenpflege arbeitet. Zurzeit lebt sie mit ihrem Partner, einem Einzelhandelskaufmann, in einer Mietwohnung. Zusätzlich zu ihrem Ausbildungsentgelt bringt er zwischen 1.000 und 1500 € (netto) in das monatliche Haushaltseinkommen ein, weitere regelmäßige Einkünfte bezieht sie nicht. Die Schülerin hat die Realschule mit der Mittleren Reife abgeschlossen. Bis sie 18 Jahre alt wurde, hat sie in Gelegenheitsjobs gearbeitet und anschließend ein Jahr lang eine berufsvorbreitende Maßnahme an einer Fortbildungsakademie besucht. Sie beschreibt, dass sie mit 18 aus dem Elternhaus ausgezogen ist und sehr gut mit dem Geld haushalten muss, damit es zum Lebensunterhalt ausreicht. Ihre Eltern unterstützen sie manchmal, es ist ihr aber unangenehm, sie um Geld zu bitten: »Und die Eltern gaben schon einem auch mal Geld, aber man möchte ja die Eltern nicht immer darum bitten…« (S. 23–24, Z. 47–49). Teilnehmerin 8 ist es besonders wichtig, dass sie so viel Geld verdienen kann, dass ihre Existenz gesichert ist und sie ein respektables, sorgenfreies Leben führen kann. Im Fragebogen gibt sie an, dass sie ihre Freizeit damit verbringt, in der Wohnung zu arbeiten und gelegentlich fernsieht. Sie ist weder politisch, gewerkschaftlich, sportlich noch religiös engagiert, kulturelle Angebote nutzt sie nie. In den letzten Jahren ist sie nicht verreist.

Teilnehmerin 8 wurde der Zugang zum Feld durch ihre Schwester eröffnet, die ihr ein vierwöchiges Praktikum in der Altenpflegeeinrichtung vermittelte, in sie arbeitete. Erst nach einiger Zeit und nach einer Empfehlung der Teamleitung bekam TN 8 in dieser Einrichtung einen Ausbildungspatz. Seitdem hat sich für sie ein Gefühl der Passung eingestellt, sie hat »richtig gemerkt, dass das also irgendwas für mich ist«. Sie fühlt sich besonders gut aufgehoben, wenn die Bewohner ihr gewogen sind und sich über Kleinigkeiten freuen; »mit den Leuten zu arbeiten, also die zu versorgen, mit denen zu kommunizieren, also dass sie sich dann halt über Kleinigkeiten freuen und man kann sie unterstützen und/ also das hat mir sehr gut gefallen.« (S. 4, Z. 31–34)

In der Gruppendiskussion vertritt Teilnehmerin 8 vor allem ein uneigennütziges Arbeitsethos. Es ist ihr wichtig, Bewohnern mit Feingefühl zu begegnen, ihnen zu helfen, verständnisvoll zu sein, sie nicht allein zu lassen und sich Belastungen nicht anmerken zu lassen. Wenn etwas geschieht, das nicht »richtig« ist, sollten Pflegende den Fehler zuerst bei sich selbst suchen und nicht bei anderen. »Also, ich finde auch, bevor man irgendwie die Fehler beim Bewohner immer sucht, muss man erst mal auch auf sich erst mal gucken – ne?« (S. 15, Z. 2–3) Gleichzeitig nimmt sie ihren Platz in der Hierarchie ein, ohne ihn in Frage zu stellen. Sie möchte die Anforderungen zuverlässig und gewissenhaft erfüllen, dabei ist es ihr wichtig, dass das Team mit ihrer Arbeit zufrieden ist. »Wenn das Team auch mit einem zufrieden ist, das stärkt ja einem die Motivation schon mal hervor.« (S. 18, Z. 31–32) »Und auch dem Team dann halt auch zeigen, dass man das kann und damit die auch sicher mit einem sind.« (S. 18, Z. 41–42) Die entstehenden Diskrepanzen beschäftigen sie, Leitungskräften misst sie jedoch widerspruchslos Autorität zu.

Während Interessen, die in den öffentlichen Raum reichen, für Teilnehmerin 8 keine Rolle spielen, hat die eigene Familie eine besondere Bedeutung. Sie spricht mehrfach von ihren Familienangehörigen und stellt sich bei der im Film gezeigten, verletzten alten Frau vor, dass es sich um ihre Großmutter handeln könnte; »wenn man eigentlich so denkt, das würde deine Oma irgendwie dort sein, also das geht gar nicht.« (S. 5, Z. 31–32). Für ihre Zukunft sind eine Partnerschaft, die ihr Halt gibt und eigene Kinder besonders wichtig.

> »Hier haben wir jetzt so zwei Hände so Hand in Hand, einen Mann und eine Frau halt, dass jeder dann halt jemand anderen an seiner Seite hat, dass man nicht immer alleine ist, (…). Und dann haben wir hier auch die Kinder, also Kinderwunsch auch, ist uns auch wichtig, die ganze Familie.« (S. 23, Z. 39–43)

Die vertikale Verortung auf der Trennlinie der Respektabilität ist zusammenfassend darin begründet, dass die Teilnehmerin vor dem Hintergrund ihrer Herkunft und ihrer Bildungsbiographie finanzielle Notsituationen erlebt hat, die sie überwinden möchte. Ihr Wunsch ist es, den Status eines respektablen Lebens zu erreichen, das finanziell gesichert ist, das ihr Teilhabe ermöglicht und gesellschaftlich geachtet wird. Dabei entwickelt sie wenig Eigenaktivität oder Aufstiegsorientierung, stattdessen nimmt sie die Gegebenheiten und Erfordernisse an, die sich ihr bieten. Die horizontale Verortung erfolgte im traditionellen kleinbürgerlichen Milieu/ Statusorientierte. Die zuverlässige Erfüllung des Ethos steht im Vordergrund ihrer Berufsmotivation, dabei erkennt sie die Autorität des Teams oder der Leitungen an. Die Familien als Rückzugsort und Rückhalt sind ihr wichtig, während Engagement außerhalb der Familie keine

Bedeutung haben. Vester et al. verweisen darauf, dass die ständisch-kleinbürgerliche Traditionslinie dadurch geprägt ist, dass Arbeit einen hohen Stellenwert besitzt, allerdings nicht zur Selbstverwirklichung, sondern vor dem Hintergrund des Status und der sozialen Einordnung. Das Streben nach einer »guten« Arbeit, die materielle Sicherheit und Achtung verschaffen soll, steht im Vordergrund. Ebenso gilt die Verantwortung der Familie als »Hort der Geborgenheit«[1021] und nicht weiteren gesellschaftlichen Gruppen. Pflichterfüllung und Verlässlichkeit werden hochgehalten, Menschen mit höherem sozialem Status wird Ehrfurcht entgegen gebracht.[1022]

## Teilnehmerin 46

TN 46 ist eine 21-jährige Frau aus einer Kleinstadt. Ihre Mutter hat nach ihren Angaben einen Universitätsabschluss und arbeitet als Lehrerin, ihr Vater hat nach einer dreijährigen Ausbildung an einer Universität ein Studium der Betriebswirtschaftslehre abgeschlossen. Damit ist sie die einzige Teilnehmerin der gesamten Stichprobe, deren Eltern beide einen akademischen Bildungsgrad erreicht haben. Die Großeltern haben dreijährige Lehren absolviert, nur zur Mutter des Vaters ist ihr nichts bekannt. TN 46 hat zwei Geschwister, deren Berufe sie als Bankkauffrau und Wirtschaftsingenieur angibt. Sie hat eine Realschule besucht und ist nach der Mittleren Reife auf ein Gymnasium gewechselt, das sie mit dem Abitur abgeschlossen hat. Noch während ihrer Schulzeit ist der Vater plötzlich pflegebedürftig geworden und auch ihre Großmutter musste unterstützt werden, bevor sie in ein Altenheim einzog. Durch ihre Beteiligung an der Versorgung ihrer Angehörigen ist sie in die Pflege »reingerutscht«. Darüber hinaus gibt sie an, dass sie »schon immer« eher ein sozial ausgerichteter Mensch war (vgl. S. 3, Z. 1–2). Offenbar hat sich TN 46 schon während der Schulzeit sozial engagiert und bemerkte bei der Pflege ihrer Angehörigen, dass sie diese Art der Arbeit gern macht. Weil sie nach ihrem Abitur zunächst nicht wusste, was sie anfangen sollte, entschied sie sich für ein kurzes Praktikum bei einem ambulanten Pflegedienst. Zufällig erfuhr sie in dieser Zeit von dem Angebot eines dualen Studiengangs der Pflegewissenschaft. Ausbildungsbegleitend führt dieses Studium in vier Jahren sowohl zu einer staatlichen Anerkennung als Altenpflegerin als auch zu einem Bachelorabschluss. Von diesem Angebot fühlte sie sich angesprochen und begann als einzige in ihrem Kurs das ausbildungsbegleitende Studium. Neben Teilnehmer 42 (Studium Pflegemanagement, vgl. Gruppenwerkstatt 1) ist sie damit die einzige Teilnehmerin, die sich einem Studium zuwendet. Zum Ausbildungsbeginn ist sie aus ihrem Elternhaus in ein

---

1021 Vester et al. 2001, S. 520.
1022 Vgl. Vester et al. 2001, S. 518–520.

Wohnheim umgezogen. Zusätzlich zu ihrem Ausbildungsentgelt wird TN 46 von ihren Eltern finanziell unterstützt. Sie rechnet damit, dass sie in fünf Jahren zwischen 1.500 € und 2.000 € netto verdient, dadurch würde sich ihr Lebensstandard nicht verändern. Obwohl sie sich zu Beginn der Ausbildung unsicher fühlte, hat sie nun nach einem Jahr den Eindruck, dass sie schon viel gelernt hat und das Team inzwischen gut unterstützen kann. Im Fragbogen schreibt sie zu der Frage, was ihr im Berufsalltag Freude bereitet: »Ich versuche stets mein Bestes zu geben und meine Arbeit zu reflektieren«. Ebenso gibt sie an, dass sie sich durch den Zeitdruck und ihren persönlichen Ehrgeiz, alles richtig zu machen, herausgefordert fühlt. Für persönliche Interessen hat 46 etwa 24 Stunden pro Woche zur Verfügung. In ihrer Freizeit betreibt TN 46 sehr oft Sport in einem Fitnesscenter oder sie läuft. Außerdem liest sie gerne, sieht fern oder geht einkaufen. Politisch/ gesellschaftlich oder kirchlich engagiert sie sich hingegen nie. Ihren Urlaub verbringt sie meistens zu Hause, im Jahr 2000 hat sie ihren Urlaub in Bayern verbracht.

TN 46 beteiligt sich aktiv an der Diskussion und vertritt ein starkes Arbeitsethos. Sie ist der Meinung, dass Pflegende eine besondere Sensibilität oder ein soziales Empfinden mitbringen müssen, um zu fühlen, wie es anderen Menschen geht. »Ich weiß nicht, wie man Altenpflegerin oder Pflegehelferin werden kann, wenn man irgendwie nicht so ein soziales Empfinden hat.« (S. 5, Z. 34–36) Die Beziehung zu den alten Menschen und die Verantwortungsübername sind ihr besonders wichtig. Geduld, Fachwissen und Selbstsicherheit machen ihrer Meinung nach zudem eine gute Altenpflegerin aus. Sie benennt Praxisformen, die sie nicht »richtig« findet, und argumentiert teilweise mit dem Wissen, das sie bereits erworben hat. TN 46 merkt an, dass die Moderatorin sie auf eine Weise diskutieren ließ, die dazu führte, dass die Entlohnung nicht thematisiert wurde. Der Verdienst ist ihr zwar wichtig, das Interesse an der Gestaltung der Pflegesituationen hat jedoch eine größere Bedeutung. In der Diskussion überlegte sie anhand der Beispiele engagiert, wie die Situationen zu verbessern sind (vgl. S. 13, Z. 25–27). Auch sie möchte später eine eigene Familie gründen, Lebensfreude, Mobilität und Selbstverwirklichung stehen jedoch zunächst für sie im Vordergrund.

TN 46 ist im leistungsorientierten Arbeitnehmermilieu verortet worden, weil sie die Überzeugung teilt, dass sie viel erreichen kann, wenn sie sich entsprechend anstrengt und »stets ihr Bestes gibt«. Sie hat einen Berufsbereich gewählt, mit dem sie sich identifizieren kann, und gleichzeitig hat sie sich für ein duales Studium entschieden, das ihr Aufstiegschancen bietet. Dabei zielt sie nicht auf materiellen Wohlstand und eine zukünftige Demonstration von Status ab, auch eine Angst vor Deklassierung ist nicht festzustellen. Ihre Leistungsbereitschaft richtet sie auf die Möglichkeit, den Bereich zu gestalten und zu verbessern, ein weiteres Motiv ist Selbstverwirklichung. Dabei wird sie durch eine ethische

Haltung geleitet, die wohl Toleranz und Selbstlosigkeit beinhaltet, aber auch einige starre Vorstellungen von »gut« und »böse«, »richtig« und »falsch«. Obwohl sie Spaß am Konsum hat (»Shoppen«) und in der Präsentation der Collage eine kreative »Lebenslust« deutlich wird, möchte sie später einmal in ein (traditionelles) Familienleben einmünden. Diese Hinweise lassen sie abseits der unkonventionellen, kosmopolitischen und fluiden Lebensformen des modernen Arbeitnehmermilieus und der sich abgrenzenden selbstbezogenen Erlebnisorientierung des hedonistischen Milieus stehen.

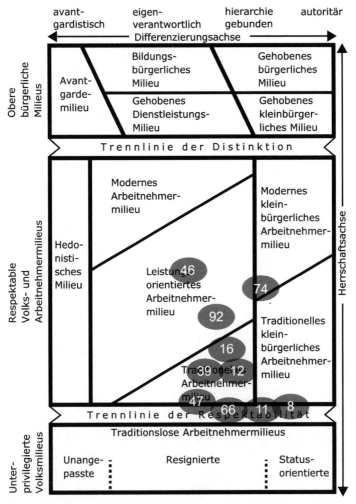

Abb. 21: Verortung der Teilnehmerinnen der Gruppenwerkstatt 4

## 8.6    Integration der empirischen Ergebnisse

In diesem Kapitel werden die Ergebnisse der Gruppenwerkstätten weiter ausgelegt, aufeinander bezogen und zusammen gefasst. Dadurch erreichen sie einen
höheren Abstraktionsgrad, der dazu führt, dass Habitussyndrome sichtbar
werden. Gleichzeitig treffen im Detail nicht immer alle Befunde auf alle Teilnehmerinnen zu.

### Zugang zum Feld

Alle Teilnehmerinnen teilen ein *dichotomes Weltbild*, das auf der einen Seiten mit
Attributen wie menschenbezogen, beziehungsorientiert, anpassungsfähig, insofern weiblich verknüpft wird und auf der anderen Seite mit verdinglicht,
technisch, handwerklich oder männlich. Der inkorporierte Habitus einer geschlechtsspezifisch geteilten Welt, die entsprechende kulturelle Muster hervorbringt, ist in den Teilnehmerinnen tief verankert. Diese Muster werden nicht
bewusst erlebt oder reflektiert, sondern eher als naturgegeben angesehen. Sich
selbst verorten die Teilnehmerinnen auf der menschen- und beziehungsorientierten Seite, die auch dadurch gekennzeichnet ist, dass technische, handwerk-
liche, männlich konnotierte Arbeit ausgeschlossen wird. Die kulturellen Ana-
logien dieser Dichotomie beinhalten Bilder von weiblicher Identität, weiblichem
Arbeitsvermögen einerseits und von weiblichen Berufsanforderungen andererseits. Die Identifikation mit der menschenorientierten oder beziehungsaffi-
nen Seite fördert den Zugang zum Feld.

Die *Herkunft* der Teilnehmerinnen spielt eine weitere wesentliche Rolle, die
den Zugang zum Feld beeinflusst hat. Ihre Sozialisation fand zu einem überwiegenden Anteil in Familien statt, die bereits eine Nähe zum Berufsbereich
aufweisen. Besonders durch Eltern (in der Regel Mütter) oder Geschwister (in
der Regel Schwestern), die in der Altenpflege arbeiten, entsteht für die Teilnehmerinnen eine Vertrautheit mit dem Bereich, die größer ist als zu anderen
Berufsbereichen. Verwandte oder Freundinnen waren häufig Impulsgeberinnen
und Vermittlerinnen auf ihrem Weg zur Altenpflege. Die inkorporierten, geschlechtsspezifischen kulturellen Dispositionen erleichtern zudem die Identifikation mit den bekannten/ verwandten Pflegerinnen und mit der Arbeit selbst,
sodass der Weg in die Altenpflege für die Teilnehmerinnen als »normaler« Weg
erscheint. In den Herkunftsfamilien sind mittlere Schulabschlüsse (oder
Hauptschulabschlüsse) und dreijährige Ausbildungszeiten ebenso »normal«,
andere Bildungswege werden hingegen als ungewöhnlicher angesehen. Um statt
bekannte ungewöhnliche Wege einzuschlagen, sind jedoch ein Anlage-Sinn
(vgl. 2.3) sowie höherer Aufwand an Kraft und Interesse nötig, Entscheidungen
für ungewöhnliche Wege erfordern daher einen Habitus, der eine besondere

Leistungsbereitschaft beinhaltet und nur bei wenigen Teilnehmerinnen erkennbar ist. In ihren Familien haben Teilnehmerinnen zudem häufiger miterlebt, das Angehöre oder Nachbarn pflegerisch versorgt wurden, was das Gefühl
der Vertrautheit und Normalität vertiefte. Die Geschichten der Familien und die
Erfahrungen, die die Teilnehmerinnen in ihrer Sozialisation gesammelt haben,
führen zu einem Habitus, in dem die Verbindung zum Feld schon angelegt ist. Es
ist ein Habitus, der das Motiv des Helfens und Schützens beinhaltet und
Selbstlosigkeit prädisponiert.

Bereits im *allgemeinbildenden Schulsystem* haben etliche Teilnehmerinnen
zum ersten Mal im Rahmen von Schulpraktika (zum Beispiel zur Berufsorientierung) oder »Sozialen Tagen« in der Altenpflege gearbeitet und einige berichten, sie hätten bereits während dieser Zeit den Entschluss gefasst, einen
Pflegeberuf zu ergreifen. Die Wahl eines Praktikumsplatzes in der Altenpflege
erscheint folgerichtig, weil der Bereich vertraut ist und deshalb mit größeren
Chancen verknüpft wird, erfolgreich zu sein. Nach dem Schulabschluss absolvierten die meisten Teilnehmerinnen weitere Praktika in der Altenpflege. Die
Praktika wurden durch Angehörige, Freunde oder die Agentur für Arbeit angeraten und vermittelt. Sie fanden in Übergangsphasen statt, in denen die
Teilnehmerinnen keine Entscheidungen treffen konnten oder in denen Anschlüsse im Bildungs- oder Beschäftigungssystem nicht realisierbar waren. Erfahrungen von Anerkennung, Wertschätzung und Gemeinschaft während der
Praktika haben die Wahl der Altenpflegeausbildung gefördert. Etliche Teilnehmerinnen sahen sich auf ihrem Weg mit der Entscheidung konfrontiert, ob sie
lieber Kinder oder alte Menschen pflegen möchten, einige haben sogar eine
Ausbildung zur Kinderpflegerin absolviert. Der Habitus führt die Teilnehmerinnen in diesem Fall zunächst in Richtung sozialer Dienstleistungsberufe.
Hilfebedürftige Menschen sind krank/ verletzt, alt oder noch nicht erwachsen
und es erscheint notwendig zu entscheiden, welcher Art von Hilfeleistung im
Beruf nachgegangen werden soll. Manchen Teilnehmerinnen fehlten Voraussetzungen, um sich für eine Kinderkranken- oder Krankenpflegeausbildung
bewerben zu können, aus welchen Gründen darüber hinaus sie sich jedoch für
die Pflege von Kindern oder für die der alten Menschen entscheiden, bleibt in
dieser Untersuchung offen.

Die Entscheidung zur Altenpflege ist häufig auch eine *Wahl der Notwendigkeit*
oder eine *zweite Wahl*. Nach gescheiterten Bildungsmaßnahmen, mit fragmentierten Berufsbiographien oder nach Phasen der Arbeitslosigkeit haben
Teilnehmerinnen die Altenpflegeausbildung begonnen. Auch Frauen, die nach
der Familienphase in ihrem ursprünglich erlernten Beruf kein Arbeitsverhältnis
eingehen konnten, entschieden sich für die Altenpflege. Zum einen wurden die
Wege in die Altenpflege durch die Arbeitsvermittlungen angestoßen, die die
Teilnehmerinnen aufgrund des Personalmangels ermuntern, in die Altenpflege

zu gehen; die »Wahl« wird damit eher zur Zuweisung. Zum anderen sehen die Betroffenen selbst die Altenpflege als einen Bereich an, für den typisch ist, dass sie vergleichsweise problemlos in ein sicheres Beschäftigungsverhältnis einmünden können. Für die Teilnehmerinnen mit Ausbildungen in der Krankenpflege/ Kinderkrankenpflege war die Altenpflege insofern eine zweite Wahl, als sie sich dafür entschieden, als sie in ihrem Beruf keinen Arbeitsplatz bekamen, in der Altenpflege jedoch eine Leitungsposition übernehmen konnten. In einem Fall hat erst die Erfüllung der Bedingungen, die ein Krankenpfleger und Pflegemanager stellte, zur Übernahme einer Leitungsposition in der Altenpflege geführt.

Der Weg in die Altenpflege ist für einige Teilnehmerinnen mit einem *sozialen Aufstieg und/ oder Selbstverwirklichung* verbunden. Teilnehmerinnen, deren Berufsbiographien mit Enttäuschungen, Verunsicherung oder Desillusionierung verbunden waren, entschieden sich für die Altenpflegeausbildung in der Hoffnung, erfolgreich eine Ausbildung zu beenden und einen sicheren Arbeitsplatz zu erwerben. Probandinnen mit einem Hauptschulabschluss oder diejenigen, die bereits als Hilfskräfte im Feld gearbeitet haben, verbinden mit ihrer Ausbildung die Chance, aus teils prekären Beschäftigungsverhältnissen in eine respektable, gesicherte Position aufzusteigen. Für sie stellt die Ausbildung oft auch eine Möglichkeit dar, sich persönlich weiterzuentwickeln und selbstbewusster in die Zukunft zu gehen. In der Untersuchung waren es mehrere alleinerziehende Frauen, die darüber hinaus nach Trennungen mit erheblichen Anstrengungen eine Altenpflegausbildung absolvieren. Sie verbinden damit die Aussicht, mit ihren Kindern zukünftig unabhängig und abgesichert leben zu können. Für weitere Frauen eröffneten der Weg in die Altenpflege und die damit verbundene finanzielle Unabhängigkeit erst die Chance, sich aus ihren Partnerschaften zu lösen und ein selbstbestimmteres Leben zu beginnen. Für die einzige Teilnehmerin, die einer neuen Entwicklung in der Pflege folgt, spielten Karriereorientierung und die Hoffnung auf Gestaltungsmöglichkeiten eine Rolle bei der Berufswahl. Durch ihre Herkunft aus dem (akademischen) leistungsorientierteren Arbeitnehmermilieu teilt sie einerseits einen »weiblichen« Habitus, der das Helfermotiv beinhaltet, andererseits kennzeichnet sie eine starke Leistungs- und Aufstiegsorientierung. Für sie ist das Pflegestudium besonders attraktiv.

Zusammenfassend sozialisieren die Teilnehmerinnen einen Habitus, der sie sukzessive immer weiter in Richtung Altenpflegeausbildung führt. Dieser »sucht« sich die Orte, Personen oder Ereignisse, die zu ihm passen. Gleichzeitig planen die Teilnehmerinnen ihre Karriere nicht längerfristig, ihnen fehlt der Anlage-Sinn, der sie erkennen lässt, wo potenziell die größten Erfolgsaussichten für sie bestehen, bevor sie eine Entscheidung treffen. Stattdessen planen sie immer nur einen Schritt, sie entscheiden situativ, in Abhängigkeit von Zuweisungen, Vermittlungen und Dispositionen. Es entsteht der Eindruck des »Reinrutschens« und »Hängenbleibens«, des zufälligen Driftens, ohne langfristige absichtsvolle Steuerung. Herkunft, Disposition und die Wahl des Altenpflegeberufs gehen ein redundantes Verhältnis miteinander ein. Die Teilnehmerinnen schildern häufig das Gefühl der Passung, das mit diesem Verhältnis verbunden ist, sie fühlen sich »am richtigen Ort«.

## Arbeitsethos

Alle Teilnehmerinnen sind der Ansicht, dass diejenigen, die in der Altenpflege arbeiten, eine bestimmte Disposition haben und mitbringen müssten. Ein inkorporierter Habitus der »Mitgefühl«, »Feingefühl«, »Sensibilität« oder »emotionale Stabilität« beinhaltet, ist demnach unabdingbar, um das Feld zu betreten. Wer »es« nicht hat sollte erst gar nicht im Feld arbeiten oder es wieder verlassen. Aus dem Habitus, der Selbstlosigkeit (vermeintliche Interessensfreiheit) prädisponiert, formt das Feld einen Arbeitsethos. Um Bourdieu zu folgen, ist der Sinn für das Spiel im Feld in Form des kulturellen Erbes bereits inkorporiert, sodass sich durch die Übereinstimmung der mentalen Strukturen und der objektiven Strukturen des Feldes die Illusio (in diesem Fall das Arbeitsethos) einstellen kann.[1023] Das Arbeitsethos ist der Glaube und die Motivation, dass den alten hilfebedürftigen Menschen mit aller Kraft und der eigenen Persönlichkeit (Emotionen, Haltungen) zu helfen ist. Ihre Wünsche und Bedürfnisse sind zu erfüllen, sie sollen zufrieden sein, sich wohlfühlen und ein Zuhause bekommen. Die Gabe besteht in der offerierten Arbeit, in der Fokussierung der Wünsche der Hilfebedürftigen und in dem Zurückstellen oder Verleugnen der eigenen Bedürfnisse. Sie besteht darüber hinaus in der sicheren Reproduktion kulturell verankerter, gesellschaftlich anerkannter Umgangsformen und Traditionen, dazu zählen Höflichkeit, Respekt oder kollektive Alltagspraktiken, die zur Erfüllung des Ethos besonders bedeutsam sind. Die Gabe wird im Feld erwartet und belohnt, der Austausch folgt jedoch nicht der ökonomischen Logik. Die Pflegenden werden belohnt durch Dankbarkeit, Anerkennung und Wohlergehen der alten Menschen sowie durch ein harmonisches, familienähnliches Leben innerhalb der Institution. Die Gegengabe geht einher mit einer symbolischen Legitimation pflegerischer Macht (vgl. Machtverhältnisse). Störungen der Austauschbeziehungen, die das Ethos verletzen, gehen hingegen mit Machtmissbrauch einher. Diese Tugendpraxis ist nicht ohne Interessen, sie zielt auf soziales und symbolisches Kapital, das die eigene Position im Feld stärkt. Vor dem Hintergrund ihres Arbeitsethos können die Teilnehmerinnen in den Gruppenwerkstätten den Wert ihrer Arbeit nicht mit einem ökonomischen Wert

---

1023 Vgl. Bourdieu 1998, S. 141.

in Verbindung bringen. Sie bewerten die Erfüllung des Ethos, die Gegengabe der Betroffenen und die damit verbundene Sinnhaftigkeit höher als ihren monetären Lohn. Die Maßstäbe, anhand derer die Erfüllung des Ethos gemessen wird, sind das Wohlbefinden und die Zufriedenheit der Bewohner sowie eine konstruierte Vorstellung davon, wie man selber gerne gepflegt werden würde. Die Deutungen der Befindlichkeit der Bewohner und die Vorstellung von »richtiger« Pflege entspringen dabei demselben Habitus, der auch das Arbeitsethos hervorgebracht hat. Die Tugendpraxis bildet einen geschlossenen Kreislauf, der sich externen Bewertungen entzieht, aus ihm resultieren Sicherheit, Orientierung und die Vorstellungen von »richtiger« Pflege.

Auf der anderen Seite beinhaltet der Habitus Grenzen, die nur schwer überwunden werden können, weil derselbe Habitus, der sie ausprägte, zu ihrer Überwindung wirksam werden müsste. Alle Teilnehmerinnen sind sich darüber einig, dass eine massive, eindeutige Verletzung des Arbeitsethos einen Tabubruch darstellt, der zum Ausschluss aus dem Feld führen muss. Dieser Tabubruch stellt eine Grenze dar, die nicht überschritten werden darf. Eine solche Grenzverletzung kann vor dem Hintergrund des Habitus nicht nachvollzogen oder verstanden werden, sie hinterlässt die Teilnehmerinnen in einer Hilflosigkeit, in der sie auf eingeübte, vorgegebene Handlungsmuster zurückgreifen (»Pflichterfüllung«). Im Feld werden darüber hinaus permanent Grenzen sowie angemessene Sanktionierungen bei deren Überschreitung entwickelt und kollektiviert. Das Arbeitsethos bildet den Maßstab für den Wert der Arbeit und ist notwendig, um ein kollektives Pflegeverständnis zu entwickeln, es kann aber auf der anderen Seite den Blick verengen und Situationsdeutungen überlagern. Das Motiv des Helfens kann die Einschätzung von Pflegesituationen verzerren und einen verstehenden Zugang zum Bewohner verhindern. Vor allem aber scheinen Diskrepanzen zwischen der Erfüllung des Ethos und dem Alter, dem Leiden und Sterben selbst zu bestehen. Das Festhalten am Arbeitsethos kann das Loslassen der alten Menschen verhindern, sodass die Akzeptanz des Todes und eine achtsame Sterbebegleitung erschwert/ unmöglich werden.

## Teamkodex

Die Regeln der Zusammenarbeit im Team haben im Feld eine mindestens ebenso hohe und manchmal höhere Bedeutung als das Arbeitsethos und werden daher als *Kodex* bezeichnet. Der Kodex beinhaltet, dass die Teamkollegen zusammenhalten und füreinander einstehen. In einer Austauschbeziehung von Gabe und Gegengabe kompensieren sie wechselseitig ihr Wissen, ihre Belastungen und Auszeiten. Dadurch werden Freiräume und Sicherheit für jedes einzelne Mitglied ermöglicht, Belastungen abgefedert und aufgefangen. Ohne den Teamkodex kann keine Kontrolle der Belastungen erfolgen, er ist die wesentliche

Strategie gegen die Zumutungen im Feld. Das reibungslose Funktionieren des Teamkodex gewährleistet erst die Erfüllung der Anforderungen und das Anvisieren des Arbeitsethos. Wie das Ethos ist auch der Teamkodex durch den Habitus prädisponiert. Gemeinschaftlichkeit, Egalität und Selbstlosigkeit sind durch die milieuspezifische Sozialisation inkorporiert und bringen entsprechende Praxisformen im Team hervor. Damit der Kodex funktioniert, ist es notwendig, dass die Kolleginnen sich untereinander sehr gut kennen. Familiäre Beziehungsmodelle sind für den Teamkodex besonders förderlich und werden auf den Berufsalltag übertragen. Zudem müssen die Kolleginnen ihre Befindlichkeiten artikulieren, dazu sind Offenheit und Vertrauen notwendig. Die Anforderungen im Berufsalltag werden kollektiv gedeutet und es wird über ihre Erfüllung entschieden. Auf diese Weise werden im Team permanent die Feinheiten der Regeln und Praxisformen entwickelt. Mit der entstehenden Ordnung gewinnen die Teilnehmerinnen Sicherheit, sie reproduzieren ihre Gemeinschaft und grenzen sich anderen gegenüber ab. Die Grundlage hierfür ist die verlässliche, verbindliche Einhaltung der kollektiven Ordnung. Die einzelnen Mitglieder identifizieren sich daher mit dem Kodex und es kann ein kollektives Ehrgefühl entstehen.[1024]

*Verletzungen des Kodex* haben weit reichende Folgen. Zunächst kommt es zu Dysfunktionen bei der Arbeitsbewältigung, das Pensum wird eventuell nicht geschafft und die Belastung der einzelnen Mitglieder steigt. Einzelne Kolleginnen werden persönlich gekränkt, die Ehre des ganzen Teams kann angegriffen und die Verletzung als kollektive Schande angesehen werden. Verunsicherungen und Abwertungserfahrungen sind die Folge und schließlich steht der Wert der kollektiven Arbeitsleistung zur Disposition. Massive offensichtliche Verletzungen des Kodex entsprechen den Tabubrüchen des Arbeitsethos und sollen mit dem Verlassen des Feldes sanktioniert werden. Weniger massive Regelverletzungen werden unterschiedlich sanktioniert. Die Einschätzung der Grenzverletzung und die Zuordnung der Angemessenheit von Reaktionen erfolgen im Team, mit Hilfe der Leitung oder sogar mit Hilfe externer Akteure. Unklare

---

1024  Zur Ehre und zum Ehrgefühl vgl. Bourdieu 1979, S. 11–46. Imperative einer speziellen
      Gruppe, die auf dem Ehrgefühl/ der Selbstachtung einzelner Gruppenmitglieder beruhen
      (wie dem Ethos der »richtigen« Pflege), dienen der kollektiven Abgrenzung/ Positionie-
      rung dieser Gruppe. Die Spielregeln der Ehre sind immer feldspezifisch, sie bilden Ei-
      genheiten, ansonsten könnten sie nicht als Grundlage zur Abgrenzung dienen. Damit
      widersetzen sie sich per se einer universellen Moral, die allen Menschen ein gleiches Maß
      an Würde zuspricht. Die kollektive Meinung der Gruppe gleicht einem Gesetz und ist
      gleichzeitig vollstreckende Instanz. Die gefürchtetste Strafe besteht in Verbannung und
      Ächtung, sie bedeutet den Verlust der Ehre und gleicht einem sozialen Tod. Auch der
      Austausch von Gaben geht mit einer Ehrverpflichtung einher. Wer die Gabe nicht im Sinn
      der sozialen Logik erwidert, verliert seine Ehre. Eine massive Verletzung des Kodex gerät
      zur Schande für die ganze Gruppe.

Situationen werden meistens nicht durch eine Offenlegung geklärt, um unnötige Gefährdungen des Kodex zu vermeiden. Stattdessen wird symbolisch, im Verborgenen versucht, diese Situationen aufzuklären.

Der Habitus ist den Teilnehmerinnen nicht bewusst und derart verinnerlicht, dass er als »normal« oder natürlich angesehen wird. Sie können sich nicht vorstellen, dass jemand anders ist oder anders handelt, als es ihrem Habitus entspricht. In allen Gruppenwerkstätten wird implizit die Vermutung geäußert, dass Menschen, die konträr zu ihrem Habitus handeln, eine andere Disposition als sie selbst verinnerlicht haben müssen. So wie ihre Disposition dazu führt, dass sie den Kodex verfolgen, lässt demnach ein anderer Habitus Menschen zu Täterinnen und Verräterinnen werden.

Wenn Entscheidungen zwischen Teamkodex und Arbeitsethos zu treffen sind (»für den Bewohner oder für das Team?«), entscheiden sich examinierte Teilnehmerinnen eher für den Teamkodex und Schülerinnen eher für das Arbeitsethos. Obwohl sie bereits wissen, dass der Teamkodex eine besondere Bedeutung hat, lernen die Schülerinnen die feinen Regeln im Feld erst kennen. Zudem sind sie keine gleichberechtigt anerkannten Mitglieder der Teams und profitieren nicht in gleicher Weise vom Kodex wie die examinierten Teammitglieder. Das Arbeitsethos ist ihnen (auch durch die Schule) noch näher, in zwiespältigen Situationen können sie sich außerhalb der zugebilligten Freiräume gegenüber dem mächtigen Team jedoch nicht nennenswert positionieren. Gleichzeitig ist der Blick der examinierten Altenpflegekräfte weniger vom Ethos verstellt und ermöglicht unvoreingenommenere Situationsdeutungen.

## Anforderungen und Belastungen

In allen Gruppenwerkstätten werden *Rahmenbedingungen der Arbeit*, deren Ursachen im Makro- und Mesobereich angenommen werden, als dynamische Belastungsfaktoren benannt. Sozialpolitische und demographische Rahmungen führen zu Arbeitsverdichtung, Personalnot und zu der Empfindung einer Beschleunigung der Prozesse. Die Entwicklungen der Pflege in Richtung Akademisierung werden als weitere Belastungsfaktoren angesehen, weil sie die Anforderungen durch erforderliche Anpassungsleistungen zusätzlich erhöhen. Andererseits werden sie positiv beurteilt, wenn sie neue Orientierungen auf der Suche nach »richtiger« Pflege bieten. Insgesamt werden diese Anforderungen im Feld wie ein Schicksal angesehen, denen die Teilnehmerinnen ohnmächtig ausgeliefert sind. Mächtigere Instanzen und Einflüsse, an denen sie nicht partizipieren, verlangen demnach Leistungen von ihnen, die sie zusätzlich belasten und nicht immer sinnvoll finden. In den Einrichtungen äußern sich die Entwicklungen in Form von Personal- und Zeitmangel, die der Umsetzung des Pflegeverständnisses der Teilnehmerinnen entgegenstehen. Diese beobachten,

dass insbesondere ältere Kolleginnen zu Verliererinnen der Modernisierungsprozesse werden, die die notwendigen Anpassungsleistungen nicht erbringen
können, ihr Habitus erliegt der Hysteresis. Die Angst davor, nicht Schritt zu
halten, abgehängt zu werden und sozial abzusteigen, potenziert ihre Belastung.
Obwohl die Rahmenbedingungen bereits in den Vorstellungsrunden thematisiert wurden, weisen die Analysen der Diskussionen darauf hin, dass die
*Belastung durch das Verhalten und die Beeinträchtigungen der Bewohner* die
wesentlichste Belastung darstellt und sich am schwerwiegendsten auswirkt. Die
Konfrontation mit dem Leiden, den Beeinträchtigungen und den ungewöhnlichen, unvorhersehbaren Verhaltensweisen der alten Menschen verursacht eine
Belastung, die für viele Teilnehmerinnen schwer erträglich ist. Die Pflegesituationen belasten, weil sie mit persönlicher Verletzung, Beschämung oder Abwertung einhergehen. Sie belasten auch, weil sie ursächlich nicht verhindert
werden können, denn diese Belastungen sind im Pflegebedarf begründet und
damit inhärente Bestandteile der Altenpflege. Deshalb sind diese Belastungen
permanent zu bewältigen und zu ertragen. In allen Gruppenwerkstätten werden
Pflegesituationen geschildert, für die keine Bewältigungsstrategien zur Verfügung standen. Diese Situationen sind besonders belastend, weil sie nicht nur
erduldet werden müssen, sondern darüber hinaus mit einem Gefühl des
Scheiterns verbunden sind. Der Habitus führt zu einem Arbeitsethos, der in
solchen Situationen die Kraftanstrengung zur Hilfeleistung erhöht und die
Teilnehmerinnen schnell in eine dynamische Belastungsspirale geraten lässt.
Als weiterer Belastungsfaktor wird die *Entgrenzung von Reproduktions- und
Privatsphäre* angesehen. Probleme oder Erlebnisse werden von dem einen in den
anderen Bereich getragen und können bei den betroffenen Personen selbst, aber
auch bei anderen Menschen (Familienmitglieder oder Teammitglieder) zu einer
Anhäufung von belastenden Problemen führen. Gründe hierfür sind in einem
beschleunigten Familienalltag und den Arbeitszeiten zu sehen, die die Organisation immer neuer Anschlussmöglichkeiten und Ausgleichshandlungen erfordern. Zudem herrschen familiäre Strukturen am Arbeitsplatz, die ähnliche
Handlungsmuster einfordern wie in der Familie und die Entgrenzung befördern.
Der Wechsel zwischen den Sphären ist besonders einfach, weil oft keine unterschiedlichen Praxisformen und damit wenig Anpassungsleistungen eingefordert werden. Die Kompensation emotionaler Anforderungen und der Umgang
mit der Zeit ist in beiden Bereichen »weibliche« Arbeit, sie wird Frauen zugeschrieben (vgl. 4.2.1). Die Teilnehmerinnen fühlen sich in beiden Bereichen für
diese »dritte Schicht« verantwortlich, ein Aspekt, der die Entgrenzung ebenfalls
weiter befördert und die Belastung erhöht.
Die *mangelnde Anerkennung* der Arbeitsleistung und das *geringe Ansehen*
des Berufs in der Öffentlichkeit und im privaten Umfeld belasten vor allem die
examinierten Teilnehmerinnen. Negative Berichterstattungen, fehlende öffent-

lichkeitswirksame Vertretung oder Unverständnis im Freundeskreis führen zu Abwertungserfahrungen und Rechtfertigungsdruck. Leitungskräfte können zudem durch ihre Funktionen in der Einrichtung belastet werden (größere Gestaltungsspielräume können jedoch auch entlasten, s. u.).

Die *Kontrolle der eigenen Belastung* liegt in der Verantwortung jeder einzelnen Mitarbeiterin. Sie ist dafür zuständig, ihre Belastungen zu kompensieren, das heißt wahrzunehmen, wenn Grenzen erreicht werden und Veränderungen einzuleiten. Unterstützung kann sie durch das Team erfahren, wenn sie ihre Grenzen offen thematisiert. Werden Grenzen überschritten, trägt die Mitarbeiterin jedoch die Schuld, weil sie weder in der Lage dazu war, die Belastung zu kontrollieren noch dazu, Hilfe einzufordern. Ihre Grenzverletzung wird zudem zur Schande für das Team (s. u.), die Angst davor, die Kontrolle zu verlieren, ist entsprechend groß.

## Leitungsfunktion, Schülerposition und Bewohner

*Die Bewohner* der Einrichtungen werden von allen Teilnehmerinnen relativ übereinstimmend beschrieben. Das vorherrschende Beschreibungsmerkmal ist die Unberechenbarkeit. Die alten Menschen können ihr Verhalten plötzlich verändern, sie reagieren unvorhersehbar und spontan. Darüber hinaus unterscheiden die Teilnehmerinnen die Bewohner hinsichtlich ihrer kognitiven Fähigkeiten. Kognitiv beeinträchtigte Menschen missachten Konventionen, Normen, Intimsphären und Schamgrenzen und können sich auch aggressiv verhalten. Sie sind gleichzeitig hilflos und anrührend und fordern dadurch Aufmerksamkeit und Zuwendung ein, die niemals ausreichend erscheinen. Bewohner, die nicht demenziell beeinträchtigt sind, werden sowohl als verständnisvoll und freundlich als auch als leidend und fordernd beschrieben. Weil Bewohner mit einem hohen Pflegebedarf sehr viel Aufmerksamkeit benötigen, leiden sie beispielsweise darunter, dass ihnen wenig Pflegezeit zur Verfügung steht. Einige Bewohner verstehen sich auch als zahlende Kunden, die Anrechte auf die gekaufte Leistung haben. Dieses Verständnis ist mit der Logik des Feldes nicht immer zu vereinbaren. Denn die Pflegemotivation ist in einem Austausch von Gaben und Gegengaben begründet, der eben nicht den ökonomischen Regeln folgt (vgl. Arbeitsethos). In Abhängigkeit von der diagnostizierten Zurechnungsfähigkeit wird den Bewohnern Schuld oder Unschuld für ihr Verhalten zugeschrieben. Demenziell Erkrankte sind unschuldig und gleichzeitig ist ihr Verhalten nicht veränderbar, es ist zu verzeihen und auszuhalten. Mutwillige unangepasste Reaktionen werden anders beurteilt, sie müssen unter Umständen begrenzt werden. Mit ihrem Verhalten können Bewohner die Erfüllung des Arbeitsethos bewusst oder unbewusst verhindern. Die Teilnehmerinnen verdeutlichen implizit, dass das Verhalten der Bewohner sie auf einer emotionalen, nicht immer bewussten Ebene auch angreift. Sie fühlen sich nicht nur verletzt, sondern oft auch beschmutzt oder beschämt. Diese Form der Abwertung führt zur Reaktanz, häufiger jedoch zur Resignation.

*Die Funktion der Leitung* umfasst die Verantwortung für die Versorgung der Bewohner, für die eine Zuständigkeit besteht. Besondere Probleme, Belastungen oder Fehler sind zu bearbeiten, damit sie keine langfristigen Schäden oder Grenzverletzungen verursachen. Die Teilnehmerinnen der Gruppenwerkstätten 1 und 2 sehen ihre Aufgabe darin, die anfallende Arbeit sowie die Bedingungen und Zustände in ihrem Bereich aufmerksam wahrzunehmen. Die vorhandenen Ressourcen zur Versorgung sind möglichst gerecht unter den Bewohnern aufzuteilen. Eine weitere Verantwortlichkeit besteht in der Leitung des Teams eines Wohnbereichs oder der Teams einer Einrichtung. Dabei haben insbesondere die Wohnbereichsleitungen eine belastende Doppelfunktion. Zum einen sehen sie sich als Mitglieder der Pflegeteams und unterliegen als solche der Logik des Kodex. Wie alle Teammitglieder sind sie darauf angewiesen, dass die Kolleginnen ihnen vertrauen, sie unterstützen und anerkennen, weil sie ansonsten nicht arbeitsfähig sind. Zudem arbeiten die Wohnbereichsleitungen im Pflegedienst mit und springen dann für Kolleginnen ein, wenn es keine organisatorischen Alternativen dazu gibt. Auf der anderen Seite sind sie dafür verantwortlich, dass die Organisation und die Logik der Teamarbeit reibungslos funktionieren. Die Arbeit ist so zu verteilen, dass niemand überfordert wird, dabei ist besonderes Augenmerk auf die Delegation der Aufgaben an Schülerinnen, Helferinnen oder Praktikantinnen zu richten.

Anhand der Diskussionen wird deutlich, dass die Leitungen auch dafür zuständig sind, dass die impliziten und die manifesten, offiziellen Regeln eingehalten werden. Sie haben die Verantwortung dafür, bei Regelverletzungen derart einzugreifen, dass es den kollektiven Spielregeln entspricht. In ihrer Doppelfunktion sind Leitungskräfte wie die anderen Teammitglieder an der Entwicklung und Reproduktion der kollektiven impliziten Spielregeln (und deren Grenzen) beteiligt. Dabei nehmen sie aufgrund ihrer Position in der Hierarchie eine prominente Position ein. Auf der anderen Seite richten sie die Grenze der Zuständigkeit des Teams ein und definieren damit ihren exklusiven Zuständigkeitsbereich. In diesen Bereich fallen zum Beispiel Tatbestände, die das Team nicht alleine lösen kann, massive offensichtliche Tabubrüche oder Klärungen zwischen einzelnen Mitarbeiterinnen, an denen das Team nicht beteiligt werden soll. Ebenso wie die Regeln selbst werden auch die Sanktionierungen bei Regelverletzungen entwickelt. In unklaren Situationen wirtschaften die Teilnehmerinnen überwiegend symbolisch, bis eine Klärung erfolgt ist.

Damit Leitungskräfte ihre Aufgaben wahrnehmen können, sind sie mit *spezifischer Macht* ausgestattet, die sie einsetzen können. Die Macht beinhaltet die Befugnis, in Aushandlungs- oder Problemlösungsprozessen abschließende

Entscheidungen zu treffen, zum Beispiel über Sanktionen bei Grenzüberschreitungen. Spannungen entstehen, wenn sich die Teilnehmerinnen auf ihre Leitungsfunktion zurückziehen und Entscheidungen in Opposition zum Team treffen. In solchen Situationen sind sie darauf angewiesen, dass das Team ihnen die Macht zuerkennt und die Leitungsfunktion respektiert.

Aufgrund ihres Habitus und ihrer Illusio haben die *Schülerinnen* die Altenpflegeausbildung begonnen und mussten im Verlauf des ersten Ausbildungsjahres feststellen, dass das Ethos im Berufsalltag wenig realisierbar ist. Als Lernende wird ihnen eine Sonderposition zugebilligt, indem sie versuchsweise die Umsetzung ihres Arbeitsethos ausprobieren dürfen. Obwohl die Berufswelt mit ihrem Habitus korrespondiert und sich ein Gefühl der Passung einstellt, finden sie sich in komplexen Ordnungen wieder, deren Einzelheiten ihnen unbekannt sind. Sie sind keine gleichberechtigten Teammitglieder und beobachten die Pflegesituationen aus einer größeren Distanz. Die Distanz der Schülerinnen gegenüber den Leitungen ist noch größer als die Distanz zum Team. Sie sehen die Verantwortung, die examinierte Kolleginnen tragen und erleben deren symbolisches Handeln. Gleichzeitig nehmen sie die Belastungen wahr und beobachten, dass Examinierte auch hilflos und ohnmächtig sind angesichts der Anforderungen und Zumutungen. Ständig erleben sie Diskrepanzen, zwischen denen sie, häufig auch situativ, vermitteln müssen. Sie versuchen, einen Weg zu finden zwischen in der Schule erlernten und in den Einrichtungen erlebten Praxisformen, zwischen Ethos und Realität, Abgrenzung und Anpassung. Auf der Suche nach »richtig« und »falsch« orientieren sie sich schließlich stärker an der Arbeit der Teams, während das in der Schule erlernte Wissen langsam zu einem exklusiven Wissen wird, das durchaus anzustreben ist, weil es in der Regel mit dem Ethos übereinstimmt. Nach einem Ausbildungsjahr nimmt bei den Schülerinnen jedoch bereits die Überzeugung zu, das dieses Wissen mit den zur Verfügung stehenden Mitteln nicht umsetzbar ist. Sie bekommen stattdessen vermittelt, dass ihnen die Sonderposition nach dem Examen nicht weiter eingeräumt und eine Berufsrealität, die an Machbarkeit, Notwendigkeit und Pragmatismus ausgerichtet ist, zu ihrem Arbeitsalltag werden wird. Dann werden die Teams, in denen die Schülerinnen so lange ihre Position nicht finden, wie sie eine Sonderposition bekleiden, und die Spielregeln des Feldes zum wichtigsten Schutz- und Kontrollsystem in ihrem Berufsalltag. Die Schülerinnen lernen bereits, dass die Integration in ein Team und die Erfüllung der Gesetzmäßigkeiten des Feldes über ihre erfolgreiche Bewältigung des Berufsalltags entscheiden wird und ihnen zukünftig zu einer tragfähigen Position im Feld verhilft.

## Macht und Hierarchien

Die in den vier Gruppenwerkstätten deutlich gewordenen Machtverhältnisse unterscheiden sich nicht voneinander. Am unteren Ende der Hierarchie stehen Hilfskräfte, Leiharbeiterinnen und Praktikantinnen sowie die Bewohner, die allerdings nicht ohne Machtmittel sind. Schülerinnen nehmen eine Sonderposition ein, zwischen examinierten und nicht examinierten Mitarbeiterinnen, Leitungskräfte sind dem übergeordnet und mit besonderer Macht ausgestattet. Die Macht verhilft ihnen dazu, Aufgaben zur Kontrolle, Organisation und Entwicklung zu übernehmen. Auf der Mesoebene entwickelt die Institution unabhängige, mächtige Dynamiken, denen sich alle, die sich in ihr befinden, unterordnen müssen. Ärzte, Politiker (»die« Politik), der MDK oder Vertreter des Rechts werden als übergeordnete Instanzen angesehen. Insbesondere politische Entscheidungsträger werden für die Verhältnisse verantwortlich gemacht, wobei ihre Wege und Absichten für die TN undurchsichtig sind.

Hilfskräfte übernehmen Aufgaben, die ihnen von examinierten Pflegekräften übertragen werden. Sie werden als Arbeitskräfte, die zur Entlastung beitragen, begrüßt. Die Schülerinnen grenzen sich deutlich von ihnen ab und zeigen auf, dass sie über größere Fähigkeiten verfügen und den examinierten Pflegekräften näher stehen. Hilfskräften werden Fähigkeiten abgesprochen, andererseits werden ihnen anspruchsvolle Tätigkeiten zugewiesen, wenn keine qualifizierten Mitarbeiterinnen zu Verfügung stehen. Das Verhältnis zwischen Pflegepersonal und Bewohnern ist durch die Macht der Pflegenden geprägt. Jene sind die aktiv Handelnden, während die Bewohner in ihrer Pflegebedürftigkeit die Handlungen erdulden. Pflegende deuten die Wünsche und Bedürfnisse und entscheiden über Zeitpunkt und Art der Pflegeleistung. Es ist ihnen möglich, sich über die Wünsche und Bedürfnisse der alten Menschen hinwegzusetzten und deren Selbstbestimmung zu verhindern. Diese Macht erscheint an manchen Stellen omnipotent, wie die Macht von Eltern ihren Kindern gegenüber. Je intimer die Pflegesituationen und je hilfloser die alten Menschen, desto größer ist die Macht der Pflegekräfte. Ethos und Kodex sind die Regularien, die einen Machtmissbrauch verhindern. Ähnlich wie Kinder reagieren Bewohner nicht immer regelgeleitet, sondern auch unkonventionell. Ihre spontanen, unwillkürlichen, teils aggressiven Ausdrucksformen beinhalten eine Macht, die sich mitunter der Kontrolle der Mitarbeiterinnen entzieht und diese ohnmächtig zurücklassen kann. Die Institution entwickelt objektive, von Willen und Bewusstsein der Akteure unabhängige Machtstrukturen, eine Eigendynamik, die den Akteuren in ihr Handlungsräume eröffnet und Grenzen auferlegt. Einerseits erscheint diese Macht den Teilnehmerinnen insofern total, als sie keine Chance sehen, diese zu verändern. Andererseits bietet auch diese Macht Orientierung und

Sicherheit, wobei die Teilnehmerinnen unterstellen, dass die Bewohner sie oft gerne annehmen und sogar brauchen.

Externen Akteuren im Beschäftigungsbereich räumen die Teilnehmerinnen eine übergeordnete Position ein. Obwohl die Position der Pflegeenden eine untergeordnete ist und mit dem »schlechten Image« der Altenpflege sowie Abwertungserfahrungen verbunden ist, können Altenpflegerinnen Macht entfalten, indem sie symbolisch, im Verborgenen wirtschaften. Dieser symbolischen Herrschaftsformen sind sie sich bewusst, sie kennen ihre Möglichkeiten, Situationen zu steuern, wenn sie beispielsweise mit Ärzten oder Angehörigen interagieren. Die Teilnehmerinnen sind sich darüber einig, dass übergeordnete, makrosoziale Instanzen wohl Macht, aber kein Interesse an der Altenpflege haben. So bestehen keine rechtsverbindlichen Regelungen für die Steuerung von Pflegesituationen, die bei der Lösung von Pflegeproblemen helfen; der mikrosoziale Raum wird als rechtsloser Raum wahrgenommen. »Die« Politik und »die« Gesellschaft haben, zugespitzt formuliert, kein Interesse an der Pflege der alten Menschen und setzen ihre Macht dazu ein, die Altenpflegekräfte weiter zu belasten und zu kontrollieren. Dieser Macht gegenüber, von der sie sich eher abgewertet als unterstützt fühlen, wähnen die Teilnehmerinnen sich schutzlos ausgeliefert.

## Verortung aller Teilnehmerinnen

Die Verortung aller Teilnehmerinnen auf der Landkarte der Milieus lässt drei Gruppen sichtbar werden, die hinsichtlich ihrer Gemeinsamkeiten und Unterschiede weiter betrachtet wurden.

### Gruppe 1: Streben nach »Höherem«

Die erste Gruppe umfasst den geringsten Anteil der Probandinnen. Die Gruppenmitglieder teilen einen Habitus, der eine meritokratische Leistungsüberzeugung beinhaltet. Demnach kann jede Einzelne »höhere« Ziele erreichen, wenn sie die dazu erforderliche Leistung erbringt. Diese Teilnehmerinnen teilen die Zuversicht, dass sie, wenn sie bereit dazu sind sich anzustrengen, sich Neuem zu öffnen und zu lernen, ihre zukünftigen Ziele und Wünsche erreichen. Zudem haben sie ein grundsätzliches Interesse daran, Verantwortung zu übernehmen, Prozesse zu steuern oder Bedingungen zu optimieren. Differenzierungen bestehen hinsichtlich dessen, was sie als höhere Ziele anstreben. Für die auf der linken Seite der Landkarte verorteten Teilnehmerinnen steht das Streben nach größerem Freiraum, Gestaltungsspielräumen und Verwirklichung von ideellen Vorstellungen im Vordergrund. Die Altenpflege soll einen Sinn haben und gleichzeitig professionell sein. Die Teilnehmerinnen fühlen sich durch wahrge-

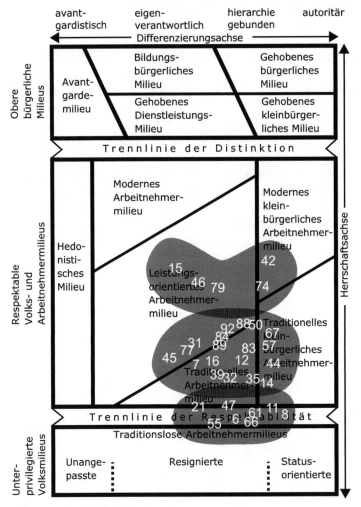

Abb. 22: Verortung aller Teilnehmerinnen

nommene Missstände zur Verbesserung der Pflegesituationen herausgefordert und sind dabei unkonventionellen Entwürfen gegenüber offen. Sie betonen Werte wie Partizipation, Solidarität oder Toleranz (Beispiel TN 15: »Humanismus«). Der Status, den sie anstreben, ist mit einer gewünschten Würdigung ihrer Leistung verbunden. Für die Teilnehmerinnen, die auf der rechten Seite der Landkarte verortet wurden, ist die eigene Karriere, verbunden mit einer Statusorientierung, besonders wichtig. Ihr Interesse an Verantwortungsübernahme ist mit einer positiven Haltung gegenüber der damit verbundenen Macht verknüpft. Auch sie haben ideelle Vorstellungen von sozialen Regelungen, diese sind jedoch fester gefügt und stärker auf Ordnung und Unterordnung ausgerichtet. Das »Höhere«, nach dem sie streben, ist ein Status, der mit der Zuerkennung von Machtmitteln, Respekt und materieller Anerkennung verbunden ist.

## Gruppe 2: Gemeinschaft und Teilhabe

In der zweiten Gruppe befindet sich der überwiegende Anteil der Teilnehmerinnen. Ihr Habitus ist dadurch gekennzeichnet, dass sie Gemeinschaft und Geselligkeit betonen. Sie sind der Überzeugung, dass Teilhabe und Sicherheit durch eine »ordentliche« Altenpflegeausbildung und Teamarbeit für sie erreichbar sind. Gleichzeitig haben sie einen realistischen Sinn für die eigenen Grenzen und eine heimliche Angst vor einem sozialen Abstieg. In den Paarbeziehungen überwiegen egalitäre Überzeugungen hinsichtlich der Arbeitsaufteilungen. Die Ziele und Strategien, die diese Teilnehmerinnen für sich beschreiben, lassen sich weiter ausdifferenzieren. Auf der linken Seite der Landkarte finden sich Teilnehmerinnen, die bereit sind, anspruchslos und hart zu arbeiten, um dafür eine größere Unabhängigkeit zu erreichen. Sie betonen am ehesten ihre Eigenverantwortlichkeit in der Gestaltung von Pflegeprozessen und kritisieren Ungerechtigkeiten, die ihnen durch »höhere Instanzen« zugemutet werden. Sie möchten eine Position erreichen, in der sie an der Gestaltung ihrer Arbeitsverhältnisse mitwirken können und wollen dabei ihre Meinung vertreten können. Der Gemeinschaftssinn, der sich sowohl auf die Teamarbeit als auch auf Gruppen im privaten Bereich richtet, ist mit Vorstellungen von Gerechtigkeit in den Austauschbeziehungen verbunden. Auf der rechten Seite der Landkarte sind Teilnehmerinnen verortet, deren Habitus einen Dienst- oder Lerneifer beinhaltet, der darauf gerichtet ist, es allen Recht zu machen, anderen dienlich zu sein und dabei die Spielregeln ordnungsgemäß einzuhalten. Autorität wird kaum hinterfragt, diese Teilnehmerinnen haben ein fest gefügtes (auch ethisches oder karitatives) Weltbild, in dem die Zuweisungen der Eigenschaften oben und unten oder mächtig und ohnmächtig wenig in Frage gestellt werden. Das Ziel ihrer Arbeit oder ihrer Ausbildung besteht darin, den Status einer respektablen Lebensweise zu erreichen oder zu erhalten. Ihr Gemeinschaftssinn ist besonders stark auf die eigene Familie gerichtet, Engagement in gemeinnützigen oder politischen Zusammenhängen kommt in dieser Gruppe nicht vor.

## Gruppe 3: Hoffnung auf Sicherheit

Die dritte Gruppe ist größer als Gruppe 1 und kleiner als Gruppe 2. Der Habitus ist hier geprägt durch Notwendigkeiten. Arbeit und Ausbildung sind verbunden mit dem Streben nach existenzieller Sicherheit, dazu zählen körperliche Ver-

sorgung, Gesundheit und Reproduktionsfähigkeit. Die Hoffnung richtet sich
darauf, ein gesellschaftlich anerkanntes Leben führen zu können, keine finanziellen Sorgen haben zu müssen und insofern am Konsum der Arbeitnehmermilieus teilhaben zu können. Die Freizeit nimmt einen bedeuteten Platz ein,
denn es ist wichtig, gesund und arbeitsfähig zu bleiben, insofern haben auch
Familien und Freundschaften außerhalb des Berufslebens eine hohe Bedeutung.
Die Angst vor Deklassierung ist spürbar, die Ausbildung oder Berufstätigkeit
wird jedoch nicht mit besonderem Ehrgeiz, Leistungsbereitschaft oder Karrie-
restreben vorangetrieben. Lernformen, die kognitive, abstrakte oder theoretische Bereiche betonen, werden eher abgelehnt, das Lernen durch begleitetes,
praktisches Handeln sowie erfahrungsorientierte Lernformen vorgezogen. In
der Gemeinschaft einer Gruppe sind Geborgenheit, Orientierung und Schutz
wichtig. Diese Funktionen des Teams machen die Arbeit erträglich und sorgen
auch für Spaß. Gegenüber »der« Politik sehen sich die Teilnehmerinnen in einer
machtlosen Position, in der sie den Bestimmungen ausgeliefert sind. Differenzierungen ergeben sich hinsichtlich einiger Dispositionen und Strategien. Auf
der linken Seite der Landkarte nehmen die Teilnehmerinnen die Gegebenheiten
eher, wie sie sich bieten, und versuchen, das Beste daraus zu machen. Sie hoffen
auf das Glück oder das Schicksal und sind unsicher hinsichtlich ihrer eigenen
Fähigkeiten. Weil sie sich nicht sicher sind, ob sie mit ihren Fähigkeiten (oder
mit Glück) die Ziele (Sicherheit und Respektabilität) zukünftig erreichen werden, entsteht der Eindruck des inaktiven Driftens. Um größere Sicherheit zu
bekommen, ist die Anerkennung ihrer Arbeit durch die Bewohner und durch
Kolleginnen besonders wichtig. Die Teilnehmerinnen auf der rechten Seite der
Landkarte verfolgen ihre Ziele mit zuverlässigem und gewissenhaftem Ar-
beitsverhalten. Für sie ist es von Bedeutung, dass Teamkolleginnen und Bewohner sich auf sie verlassen können. Sie sind sich sicher, dass sie, wenn sie
durchhalten und sich anpassen, materielle Sicherheit erreichen können.

**Tab. 7:** Überblick über kollektive Dispositionen der Teilnehmerinnen

| | Traditionslinie der Facharbeit | | Kleinbürgerliche Traditionslinie |
|---|---|---|---|
| | Autonomie | | festgefügte Ordnung |
| **Prestige** | | Gruppe 1:<br>Streben nach »Höherem«<br>↔ | |
| | – Sozialer Status<br>– Gestaltungsspielraum<br>– Selbstbestimmung | ↔ | – Materieller Status<br>– Entscheidungsmacht<br>– Orientierung an Regeln |
| ↔ | | Gruppe 2:<br>Gemeinschaft und Teilhabe | |
| | – Renovation<br>– Partizipation<br>– Befähigungen einbringen | ↔ | – Anpassung<br>– Geltung<br>– Dienen |
| | | *Trennlinie der Respektabilität* | |
| | | Gruppe 3:<br>Hoffnung auf Sicherheit | |
| **Sicherheit** | – Unsicherheit hinsichtlich eigener Fähigkeiten<br>– Driften (schauen was kommt)<br>– Sicherheit vor Abwertung | ↔ | – Zukunftsoptimismus<br>– Zuverlässigkeit und Gewissenhaftigkeit<br>– Sicherheit vor materieller Not |

# 9.    Resümee und Ausblick

Zum Abschluss werden die Ergebnisse der historischen Rekonstruktion und die empirischen Ergebnisse zusammengefasst und auf die Erkenntniswerkzeuge Bourdieus zurückgeführt. Schlussfolgerungen im Hinblick auf die pflegerische Versorgung älterer Menschen und die Gestaltung der Ausbildung schließen sich an.

## 9.1    Habitus und Milieu

Bourdieu zufolge bestimmen die kulturellen und materiellen Bedingungen, in denen Menschen von frühester Kindheit an leben, also die milieuspezifischen Lebensbedingungen, Wahrnehmen, Denken und Handeln sowie deren Grenzen. Der Habitus ist inkorporierte Geschichte, eine nicht »ausgewählte Grundlage für Auswahlentscheidungen«, er erzeugt Handlungen, die an die Logik eines Feldes angepasst sind, er »sucht« Ereignisse und Orte, die zu ihm passen und erzeugt auf diese Weise »Geschichte aus Geschichte« (vgl. 2.6).

In der Geschichte der Altenpflege wird deutlich, dass der soziale Sinn in der christlichen Ethik und in der Armenfürsorge wurzelt. Das Motiv des karitativen Helfens aus ideellen Gründen, scheinbar selbstlos oder auf einen immateriellen Lohn gerichtet, stellt eine überkommene Haltung dar, die den Habitus entscheidend prägt. War das Ethos in der Geschichte an den christlichen Glauben gebunden und durch die Erfüllung des Gebots der Nächstenliebe auf die Nachfolge Gottes gerichtet, stellt es sich in der empirischen Untersuchung als säkulare Tugendpraxis dar. Die teils unbewussten Ziele und Funktionen der Austauschbeziehungen von Gabe und Gegengabe haben sich verändert, sie folgen jedoch bis heute nicht einer ökonomischen Logik. Der Glaube und die Motivation bestehen überdauernd darin, dass pflegebedürftigen alten Menschen mit aller Kraft zu helfen ist, die Gabe der Pflegenden besteht in der Erfüllung der Wünsche und Bedürfnisse sowie in dem Zurückstellen eigener Bedürfnisse. Die Gegengabe besteht in Dankbarkeit, Wohlbefinden und der Anerkennung symbolischer Macht. Zielte die Gabe in der Geschichte darauf, Gott nahe zu sein und seinen Geboten zu folgen, ist sie heute auf ein sinnstiftendes, harmonisches und existenzsicherndes Arbeitsleben gerichtet. Der Wert der Arbeit wurde und wird an der Erfüllung des Ethos gemessen und nicht am materiellen Lohn. Sowohl die Deutung und Bewertung der Situationen als auch die Vorstellungen von »richtiger« Pflege entspringen derselben Tugendpraxis. Sie stellen gleichzeitig eine Grenze des Habitus dar, Praxisformen jenseits der Tugendpraxis erliegen der Hysteresis. Die Grenze des Habitus verhindert oder hemmt das Verstehen anderer Logiken und bringt entsprechendes Verhalten hervor. Auf Handlungen außerhalb der Regeln des Feldes oder des Ethos wird mit Hilflosigkeit oder Pflichterfüllung (auch mit Ablehnung, Scham, Reaktanz etc.) reagiert.

Im Habitus manifestiert sich auch das Geschlechterverhältnis als grundlegendstes Teilungsprinzip der Gesellschaft, das mit ungleichen Positionen verknüpft ist. Geschlechtsspezifische soziale Konstruktionen, die als »natürliche« Sicht auf die Welt erscheinen, werden zu Dispositionen, die Deutungs- und Handlungsmuster erzeugen. Qualifikationen und Anforderungen in der Altenpflege werden traditionell auf der weiblichen Seite der geteilten Welt verortet. Wer keinen Habitus »mitbringt«, in dem Mitgefühl, Sensibilität, Geduld oder emotionale Stabilität prädisponiert sind, kann demnach bis heute nicht im Feld arbeiten, im selben Zug wird angenommen, dass die Pflegetätigkeit diese (weiblichen) Fähigkeiten erfordert. Ein weiblicher Habitus ist zum Charakteristikum der Altenpflege selbst geworden. Während in den 60er Jahren diskutiert wurde, ob darüber hinaus überhaupt noch andere Fähigkeiten benötigt werden, wird Fachwissen heute ebenfalls für die Arbeit vorausgesetzt. Der verinnerlichte weibliche Habitus entspricht den Erfahrungen der beherrschten Position und der Reproduktionsarbeit, er geht mit Strategien des Selbstausschusses, der Berufung und des symbolischen Handelns einher.

Die materiellen und kulturellen Bedingungen, die den Habitus in der Altenpflege prägen, finden sich in Arbeitnehmermilieus mit einem Dienstleistungsbezug. Der größte Anteil der untersuchten Berufsangehörigen ist in den traditionellen und kleinbürgerlichen Arbeitnehmermilieus verortet, in denen Gemeinschaft, Zusammenhalt und eine respektables Leben eine große Bedeutung haben. Die Arbeit soll Sicherheit und gesellschaftliche Teilhabe ermöglichen. Der Habitus der zweitgrößten Gruppe der Berufsangehörigen stammt aus Milieus nahe der Trennlinie der Respektabilität, sowohl im Bereich der traditionslosen als auch der traditionellen Arbeitnehmer. Sie streben nach existenzieller Sicherheit, Geborgenheit; Unterstützung innerhalb der Familien und im Freundeskreis ist besonders wichtig. Nur wenige Altenpflegerinnen, die an der Untersuchung teilnahmen, haben eine meritokratische Leistungsüberzeugung und sind zuversichtlich, einen höheren Status und größere Handlungsspielräume für sich erwirtschaften zu können. Das kulturelle Kapital der Teilnehmerinnen entspricht größtenteils dem ihrer Herkunftsfamilien, wobei ihre Großeltern häufiger an- oder ungelernte Arbeiter waren als ihre Eltern. Die Pflegenden haben überwiegend mittlere Schulabschlüsse und zu einem geringeren Anteil Hauptschulabschlüsse erreicht. Dabei hat die Geschichte der Familien einen Habitus erzeugt, in dem die Verbindung zum Feld bereits angelegt ist, denn (helfende) Dienstleistungsberufe sind in den Herkunftsfamilien häufig zu finden. Seit den 60er Jahren finden sich Frauen in der Altenpflege, die mit Volksschulabschlüssen, alleinstehend oder nach Familienzeiten erwerbstätig sein mussten, nicht selten sind ihre Bildungs- und Berufsbiographien mit Abwertungserfahrungen verbunden. Hinweise auf proletarische Frauen, die in Armen- und Siechenhäusern arbeiteten, um ihre Existenz zu sichern, finden sich schon im 19. Jahrhundert. Als Ergebnis der Geschichte führt ihr Habitus die Frauen zur Altenpflege, er geht mit dem Feld ein redundantes Verhältnis ein, er »sucht« sich in diesem Fall die Altenpflege, weil sie unmittelbar sinnvoll und lohnenswert erscheint und die inhärente Logik den Dispositionen entspricht.

Dementsprechend weist die Berufswahl traditionell überdauernde Motive auf. Ein Berufswahlmotiv, das stets im Vordergrund steht, ist im Ethos begründet, es ist der oft unreflektierte Wunsch, anderen Menschen zu helfen und etwas Sinnvolles zu tun, etwas, das dem »weiblichen« Habitus entspricht. Das zweite überdauernde Motiv besteht in der Wahl der Notwendigkeit oder der »zweiten Wahl«. Nach Familienphasen, nach fragmentierten, teils problematischen Berufsbiographien, nach einer Arbeitslosigkeit und mangels Alternativen entscheiden sich Frauen für die Altenpflege. Sie selbst sehen die Altenpflege als einen Beruf an, der typisch dafür ist, dass sie relativ problemlos ein sicheres Arbeitsverhältnis eingehen können. Ebenso wie die materiellen und kulturellen Bedingungen haben auch die Berufswahlmotive eine lange Tradition, die bis in den Beschäftigungsbereich der Armen- und Siechenhäuser reicht. Zuletzt haben Becker und Meifort in den 90er Jahren die Altenpflege als »Restarbeitsmarkt«[1025] identifiziert. Das sozial vererbte kulturelle Kapital enthält meistens keinen Anlage-Sinn, der die Berufsangehörigen erkennen lässt, wo zukünftig ihre größten Erfolgsaussichten bestehen, damit verbundene Karriereorientierung, Selbstgewissheit und Dominanzansprüche kommen nicht häufig vor. Besonders wenn ihr Habitus der Hysteresis unterliegt, drohen die Altenpflegerinnen zu Modernisierungsverliererinnen zu werden. Der Habitus, der die Logik des Ethos und der Tugendpraxis beinhaltet, kann sich vor allem dann nicht schnell genug anpassen, wenn ökonomische Logik in das Feld der Altenpflege dringt.

Der aus der Geschichte gewonnene Habitus der Altenpflegrinnen erzeugt Verhaltensweisen, die der Logik des Feldes entsprechen und schließt gleichzeitig die Verhaltensweisen aus, die mit der Logik unvereinbar sind. Mit dem Habitus

---

1025 Becker & Meifort 1997, S. 88.

werden Geschichte und Tradition der Altenpflege deshalb reproduziert, die Chancen, die die Altenpflegerinnen für sich antizipieren, sind das Resultat der verinnerlichten Bedingungen. Weil der Habitus der Hysteresis unterliegt und die Bemühungen zur Veränderungen häufig von einer ökonomischen Logik getragen werden, verändern sich die Befunde in der Altenpflege bislang kaum.

## 9.2   Implizite Regeln im Feld

Im Feld der Altenpflege herrschen eigene Regeln und Gesetzmäßigkeiten, nach denen gespielt wird, sie sind aus historischen Auseinandersetzungen und Erfahrungen hervorgegangen. Nach den Regeln setzen die Pflegenden ihre Kapitale ein, um ihre soziale Position zu stärken, und gewährleisten damit das Funktionieren des Systems. Mit ihren Dispositionen agieren sie im Feld und glauben an den Sinn des Spiels, das in der Altenpflege eine permanente Tugendpraxis ausbildet. Denn Gabe und Gegengabe zielen nicht allein auf ökonomisches, kulturelles oder soziales Kapital, sondern vor allem auf symbolische Macht. Die Machtverhältnisse im Feld sind hierarchisch, Hilfskräfte, Bewohner und Schülerinnen verfügen über geringere Machtmittel als examinierte Pflegekräfte und Leitungen.

Wie in der historischen Rückschau deutlich wurde, werden alte Menschen überdauernd nach ihren Fähigkeiten beurteilt, wobei die Fähigkeit, sich selbst versorgen und zum gemeinschaftlichen Leben beitragen zu können, positiv assoziiert ist. Hilflosigkeit wird hingegen zu einer Last, die nicht nur individuell, sondern auch gemeinschaftlich zu tragen ist. Auch die mit der Last verbundene Schuld wird am Maßstab des Verhaltens alter Menschen eingeschätzt. Für bewusstes nicht konformes Verhalten kann Schuld zugewiesen werden, nicht bewusstes, ungerichtetes Verhalten ist zumeist unschuldig. Die Bewertungen des Alters sind Traditionen, die die Regeln im Feld mitbestimmen und ihrerseits kollektive Deutungen und Verhaltenserwartungen konstruieren. In den stationären Altenpflegeeinrichtungen befinden sich historisch überdauernd alte Menschen, die auf Hilfe angewiesen sind, sich aus sozialen/ wirtschaftlichen Gründen jedoch keine andere Versorgungsform leisten können. Die Versorgung in Alten-/ Pflegeheimen stellte stets den letzten Weg dar, der sich bot, und alte Menschen haben diesen Weg anhaltend abgewehrt. Ihr Verhalten in der Institution ist für die Altenpflegerinnen vor allem unvorhersehbar. Deuten sie das Verhalten als Resultat der Hilflosigkeit und bewerten es als unschuldig, reagieren sie mit Zuwendung, Geduld und Vergebung. Bewusst unangepasstes Verhalten und Abwehr können je nach Situationsdeutung das Ethos zur Disposition stellen, sie führen zur Reaktanz oder Resignation bei den Pflegenden. Auch wenn die Bewohner insofern nicht ohne Macht sind, sind die Pflegesituationen durch die

Machtposition der Pflegenden geprägt, sie deuten die Wünsche und Bedürfnisse der Bewohner und geben die von ihnen als »richtig« erachtete Pflege. Allein Feldregeln und Ethos sind Regularien, die Machtmissbrauch verhindern.

Schülerinnen bekleiden eine Sonderposition zwischen Hilfskräften und examinierten Pflegenden. Sie lernen die feinen Regeln und komplexen Ordnungen des Feldes erst kennen und betrachten die Praxisformen aus einer größeren Distanz. Zwischen dem exklusiven erlernten Wissen aus der Schule, Ethos und Berufsalltag sind sie auf der Suche nach »richtigen« und »falschen« Handlungen. Leitungskräfte sind für die Entwicklung und die Einhaltung der Regeln im Feld in besonderer Weise verantwortlich.

Das Spiel im Feld wird im Team gespielt und ist durch einen Kodex geregelt. Kollektiv werden die Berufssituationen gedeutet, Praxisformen ausgehandelt und legitimiert, die entstehende gemeinsame Ordnung gewährleistet Sicherheit, Identität/ Ehre und Abgrenzung gegenüber anderen Feldern. Die Einhaltung der Regeln führt zum reibungslosen Funktionieren des Teams, Anforderungen werden erfüllt und Belastungen kompensiert. Durch die inkorporierten materiellen und kulturellen Bedingungen sind die Ordnungen bereits prädisponiert, die Dispositionen der Herkunftsmilieus, die sich in Gemeinschaftlichkeit, Selbstlosigkeit oder Egalität äußern, bilden das Fundament der Feldregeln. Auch historisch waren Anstalten oder Heime relativ autonome Sphären, in denen Mitarbeiterinnen räumlich und sozial eingebunden waren, Reproduktionssphäre und Erwerbsleben befanden sich an demselben Ort. Bis heute werden familiäre Beziehungsmodelle auf die Pflegearbeit und den Teamkodex übertragen, dazu gehört es, sich gegenseitig zu unterstützen und zusammenzuhalten. Verletzungen des Kodex können zu Dysfunktionen im Berufsalltag, steigenden Belastungen, individuellen Kränkungen und zur Abwertung/ Schande des Teams führen. In Konfliktsituationen, für die keine eindeutige Regelung besteht, also in Situationen der Hilflosigkeit, agieren Pflegende symbolisch. Sie setzen symbolisches (und soziales) Kapital ein, ohne dass es für alle anderen Spieler im Feld sichtbar ist. Das symbolische Wirtschaften ist mit einer stillen Berechnung verbunden, es zielt auf soziale Macht sowie auf eine Legitimation und Klärung der Situationen.

Die Geschichte der Altenpflege beinhaltet permanente hohe Belastungen für die Pflegenden. In der historischen Rückschau wird deutlich, dass die hohe Arbeitsbelastung sich ebenso wie die auslösenden Faktoren zu keinem Zeitpunkt entscheidend verändert hat. Zum einen sind die Belastungen inhärenter Bestandteil der Arbeit selbst, weil das Altwerden und das Sterben als Last und Leid gedeutet werden. Das Leiden der Menschen führt zu Verhaltensweisen, die anhaltende Belastungen für die Altenpflegerinnen darstellen und nicht veränderbar sind. Altwerden, Sterben und Leiden bilden häufig so lange eine Diskrepanz zum Ethos, bis der Tod das Bemühen um Autonomie, Selbstständigkeit und Lebensqualität beendet. Die aufgewendete Kraft zur Erfüllung des Ethos wird im Sterbeprozess dabei unbewusst eher gesteigert und kann mit dem Tod der Bewohner zu einem Gefühl des Scheiterns führen, wenn es nicht gelingt, das Sterben selbst als letzte Situationsbewältigung zu begreifen.

Zum anderen sind Belastungsfaktoren in mangelnden Ressourcen und Modernisierungsprozessen begründet. Offenbar wurde – historisch überdauernd – durch sozialpolitische Steuerungen immer dann in die Versorgung älterer Menschen investiert, wenn die Situation nicht länger haltbar war und auch die Pflegeversicherung, die längst nicht alle Pflegeerfordernisse abdeckt, konnte daran nicht grundlegend etwas verändern. Die Steuerungen sind abhängig von anderen politischen Bereichen und Entwicklungen. Anders als in anderen Bereichen verspricht eine Investition in die Versorgung älterer Menschen jedoch keine Rendite und der Versorgungsbedarf nimmt zu, während die Versorgungsangebote Potenzial einbüßen. Die Investition in die Versorgung alter (und armer) Menschen und die Gewährleistung eines würdigen Sterbens ist allem Anschein nach in einer ethischen Selbstverpflichtung der Gesellschaft begründet, die sie sich wie ein Luxusgut leistet. Ethische Verpflichtung und Nutzen werden jedoch abgewogen: Wie viel Pflege ist nötig, wie viel möglich? Im Ringen um Ethik und Ökonomie blieben die Ressourcen in der Altenpflege immer mehr oder weniger knapp. Knappe Ressourcen, vor allem der Personalmangel, führen zu überdauernden Belastungen im Feld. Modernisierungsprozesse wie zunehmende Qualifikationsanforderungen, Beschleunigungsprozesse durch Technisierung oder veränderte Familienstrukturen führen zu notwendigen Anpassungsleistungen, Arbeitsverdichtung, (weiterer) Entgrenzung von Reproduktions- und Erwerbsleben und potenzieren die bestehenden Belastungen im Feld. Ein weiterer wesentlicher Belastungsfaktor besteht in dem geringen Ansehen des Berufs, aus dem Abwertungserfahrungen und Rechtfertigungsdruck entstehen. Der Teamkodex hat die Funktion, die Belastungen zu bewältigen. Altenpflegerinnen, die die Regeln einhalten, erfahren Entlastungen durch das Team, die Verantwortung für die Einhaltung der Regeln trägt jedoch jede für sich allein.

Die Spielregeln im Feld haben eine kollektive Geschichte, sie bilden ein komplexes implizites Ordnungssystem, in das die Erfahrungen und Dispositionen der Berufsangehörigen eingeflossen sind. Dabei sind die Spielregeln nicht statisch, sie werden permanent kollektiv ausgehandelt. Auch die Einhaltung der Regeln und die Reaktionen auf Regelverletzungen gehören zur Ordnung des Feldes. Die Regeln bestimmen über den Einsatz der Kapitale und die Ausführung der Praxisformen, sie haben damit existenzielle Funktionen. Beabsichtigte Veränderungen, die den Ordnungen und dem Kodex nicht folgen, müssen scheitern, weil sie das Funktionieren des gesamten Spiels gefährden.

Die Position der Altenpflege im Verhältnis zu anderen Feldern ist nachrangig. Zur Krankenpflege hat die Altenpflege seit ihrer Gründung ein ambivalentes

Verhältnis. Sie ist als eher unbedeutender Zweig der Krankenpflege abgespalten und verberuflicht worden. Im Ringen um Gleichstellung blieb sie einerseits eng mit der Krankenpflege verbunden, andererseits war das Verhältnis durch Abgrenzung gekennzeichnet. Wesentliche Impulse zur Verberuflichung gingen von der Krankenpflege aus und entwickelten die Altenpflege. Eine formelle Gleichstellung wurde erst mit dem Erlass der Berufsgesetze 2003/04 erreicht. Obwohl mit sozialpflegerischen Inhalten ausgestattet, war eine Gleichstellung mit der Sozialen Arbeit zu keinem Zeitpunkt gegeben. Spätestens nachdem die Soziale Arbeit in den 70er Jahren akademisiert worden war, hatten die sozialpflegerischen Inhalte der Altenpflegeausbildung den Charakter von fachbezogenem Alltagswissen. Das Feld der Altenpflege überschneidet sich in dem Bereich mit dem Feld der Lebensformen im Alter, in dem Pflegebedürftigkeit auftritt. Kollektive Deutungen und Bewertungen des Alters werden in Form von Altersbildern verinnerlicht und wirken einerseits auf die Praxisformen der Pflegenden, andererseits führen Verhaltenserwartungen dazu, dass alte Menschen kollektive Merkmale ausprägen und werden, wie sie im Alter sein sollen. Altersbilder, aber auch Generationenbeziehungen prägen die Praxisformen in der Altenpflege. Sozialpolitik und Wohlfahrtsverbände haben die Ausgestaltung der pflegerischen Versorgung alter Menschen vordringlich geleitet, wobei arbeitsmarkt-, familien- oder wirtschaftspolitische Erwägungen und Interessen immer eine Rolle spielten (s. o.). In Zeiten *zu* knapper personeller Ressourcen wurden Anstrengungen zur Kompensation notwendig, bevor ungewollte Schäden entstanden, wie eklatante Pflegemängel, weiter zurückgehende Bewerberzahlen oder weniger Wählerstimmen. Die Interventionen, die Qualifizierungsmaßnahmen beinhalteten, haben wesentlich zur Verberuflichung der Altenpflege beigetragen.

Die Altenpflegerinnen in der Untersuchungsgruppe sehen sich auch aktuell in einer machtlosen Position, sie fühlen sich den Entwicklungen und Entscheidungen ausgeliefert und die Hintergründe erscheinen ihnen nicht transparent. Politik, Wohlfahrtsverbände oder Rechtsprechung werden als übergeordnete, mächtige Instanzen wahrgenommen, die kein Interesse an dem Feld der Altenpflege haben und wichtige Entscheidungen schuldig bleiben, sodass der mikrosoziale Raum als rechtloser Raum erscheint. Altenpflegerinnen kompensieren den Mangel und protestieren nicht, denn Ethos, Habitus und fortwährende Belastung hemmen die Organisation einer vernehmbaren Opposition. Im Verhältnis der Felder untereinander hat die Altenpflege eine Position, die mit wenig Kapital ausgestattet ist, um sich wirkungsvoll im sozialen Raum zu positionieren.

## 9.3 Ausblick auf die pflegerische Versorgung älterer Menschen

Wie festzustellen war, werden die soziale Konstruktion des Alters und die Versorgung hilfebedürftiger alter Menschen sozialpolitisch gesteuert, wobei die Steuerung durch Allokation von Ressourcen stattfindet (vgl. 5.11). Obwohl dynamische, externe Bedingungsfaktoren, wie die Bevölkerungsalterung, medizinischer Fortschritt oder die Arbeitslosenquote dazu beitragen, dass Ressourcen zur Gesundheitsversorgung knapper werden, ist es das Kennzeichen sozialstaatlicher Systeme, dass die finanzielle Situation eines Systems durch veränderte Prioritätensetzung und Umverteilung zu Lasten anderer Systeme sehr wohl veränderbar ist.[1026] Remmers identifiziert zwei gerechtigkeitsethische Prinzipien, die bei der Begrenzung und Priorisierung von Versorgungssystemen eine Rolle spielen. Zum einen beschreibt er das Prinzip der Tauschgerechtigkeit, dass der ökonomischen Logik der Marktwirtschaft entspricht. Die Verteilung kollektiv erwirtschafteter Güter ist demnach davon abhängig zu machen, welcher gesamtgesellschaftliche Nutzen zu erwarten ist.[1027] Wie deutlich wurde, ist diese Logik in der Altenpflege an etlichen Stellen anzutreffen, zum Beispiel in Diskussionen um spezifische Versorgungsleistungen für chronisch oder final erkrankte alte Menschen, in denen der erwartete Nutzen der Versorgung, in Form somatischer Gesundheit oder Lebensverlängerung, »verrechnet« wird. Die ökonomische Logik wird auch konstruierend in den Altersbildern sichtbar, wenn alte Menschen überdauernd immer dann als kollektive Last gelten, wenn sie zum gesellschaftlichen Leben vermeintlich nichts mehr beitragen können (vgl. 5.11). Das zweite Prinzip wird von Remmers als Bedarfsgerechtigkeit beschrieben. Unter Beachtung der ethischen Prämisse der Gleichwertigkeit aller Menschen und ihr Recht auf Würde sind hierbei das Leben und die Gesundheit zu schützende Güter. Ressourcen sind nach dem Ausmaß der Hilfebedürftigkeit zu verteilen. Prioritär sind diejenigen Gruppen zu versorgen, deren Bedarf an Schutz und Hilfe am größten ist. Hierbei stellt sich die Frage, unter welchen Gesichtspunkten die unterschiedlichen Hilfebedarfe hinsichtlich ihres Ausmaßes gegeneinander abzuwiegen sind.[1028] Aus vorliegender Untersuchung ist mit Remmers zu schließen, dass Begründungsprinzipien einer Verteilungsgerechtigkeit aus gesellschaftlichen Bedingungen und Entscheidungsprozessen erwachsen. Um bewusste Entscheidungen herbeizuführen, ist ein ethischer Diskurs notwendig, der die Frage danach was ein »gutes« Leben ausmacht, zu beantworten trachtet.[1029] Ebenso sind kollektive Annahmen über die Bedin-

---

1026  Vgl. Remmers 2009, S. 111.
1027  Vgl. Remmers 2009, S. 119.
1028  Vgl. Remmers 2009, S. 119.
1029  Vgl. Remmers 2009, S. 127–128.

gungen weiter zu entwickeln, die notwendig sind, um ein »gutes« Leben für möglichst viele Menschen zu gewährleisten.

Überzeugungen von sozialer Gerechtigkeit sind notwendig zur politischen Etablierung entsprechender Rahmenbedingungen, die neben dem Alter die Altenpflege sowie andere sorgende Potenziale der Gemeinschaft schützen. Mit einer kollektiven Entscheidung für das Recht auf Würde, Zuwendung/ Resonanz, Autonomie und Teilhabe im Alter und im Tod hat die Sozialpolitik das Mandat zur Ausgestaltung einer Bedarfsgerechtigkeit. Sie ist in der Verantwortung, für Rahmenbedingungen zu sorgen, die den kollektiv geforderten Umgang mit der letzten Lebensphase ermöglichen. Dazu ist die Einsicht unabdingbar, dass solche Rahmenbedingungen nur außerhalb der ökonomischen Logik zu realisieren sind, denn ebenso wie andere Grundrechte gründen sie in einer kollektiven Ethik und können, wie deutlich wurde, nicht auf Gewinn ausgerichtet sein.

Unter der Voraussetzung eines minimalen, kollektiven gerechtigkeitsethischen Konsenses, der die oben skizzierten Werte einer Bedarfsgerechtigkeit beinhaltet, ist Teilhabe und Integration für alle Gruppen älterer Menschen zu gewährleisten. Der Zugang zur Versorgung und das Angebot der Versorgungsformen sollten unterschiedlichen Milieus, (Geschlechtern, Ethnien, …) gerecht werden und vorrangig denen Hilfe gewähren, die sie besonders dringend benötigen. Darüber hinaus ist die gesellschaftliche Sterbekultur weiter zu entwickeln ebenso wie Praxisformen, die notwendig sind, um Vorstellungen von einem würdigen Sterben zu realisieren. In diesem Zusammenhang ist auch die Verlängerung des Lebens um jeden Preis (medizinisch motivierte, überhöhte Vorstellungen von einer Machbarkeit von Gesundheit, im Sinne der physiologischen Leistungsfähigkeit von Organsystemen[1030]), kritisch zu diskutieren. Ein pflegerisches Sterbeverständnis ist weiter zu entwickeln, dass geeignet ist, das Recht auf Würde, Selbstbestimmung und Zuwendung auch bei unheilbarer Erkrankung und im Tod zu gewährleisten.

Aus der Untersuchung ergeben sich vor diesem Hintergrund Hinweise für die Entwicklung der Versorgungsformen. Stationäre Pflegeeinrichtungen sind nicht allein durch mangelnde Ressourcen, sondern auch durch große Machtunterschiede, Hierarchien und Konfliktpotenziale geprägt und werden von pflegebedürftigen Menschen seit ihrem Bestehen abgelehnt. Alternative Versorgungsformen, die Alten- und Pflegeheime sukzessive ablösen, sind zu fördern, damit sie nicht Wohlhabenden vorbehalten bleiben. Integration bedeutet in diesem Zusammenhang, Versorgungsformen abzubauen, die Menschen gegen ihren Willen vergemeinschaften. Auch bei bestehender Pflegebedürftigkeit oder im Sterbeprozess ist das Zusammenleben der gesellschaftlichen Gruppen, der Familien und Paare zu gewährleisten, wie es sich in den Quartieren darstellt.

---

1030 Zu den »Pathologien des modernen Medizinsystems« vgl. Remmers 2009, S. 114f.

Modelle stadtteilbezogener Versorgung oder Wohn- und Hausgemeinschaften, in denen Menschen unterschiedlicher Lebensalter, Befähigungen, Kulturen, Religionen oder Familienformen zusammen leben, sind weiter zu fördern. Die Versorgung älterer Menschen im ländlichen Raum ist weiter zu entwickeln, indem beispielsweise Versorgungsteams mit unterschiedlich qualifizierten Mitarbeitern für umfassende Versorgungsangebote eingerichtet werden, die geeignet sind, Institutionalisierung zu verhindern.

Grundsätzlich scheint es geboten, weitere Erkenntnisse über das in der empirischen Untersuchung beschriebene Ethos der Altenpflege, das die Motive des Helfens, des Mitgefühls, der Sensibilität oder der Geduld (Entschleunigung) beinhaltet, zu gewinnen und als eine Form der Ethik weiterzuentwickeln, die Verantwortung, Gerechtigkeit und Mechanismen ihrer Aneignung thematisiert. Denn offensichtlich stellt das beschriebene Ethos, das in einer karitativ christlichen Geschichte gründet und entsprechende Dispositionen hervorbringt, das einzige Motiv dar, das abgesehen von Zwangslagen dazu führt, dass Menschen sich für die Versorgung pflegebedürftiger alter Menschen entscheiden. Der Habitus, der Motive des Helfens prädisponiert führt die Pflegenden in den Beruf, und wie festzustellen war, bietet das Berufsethos den einzigen Schutz vor Machtmissbrauch und Regelverletzungen. Ökonomische Prinzipien können diese Funktionen weder erfüllen noch einen Sinn für die pflegebezogene Austauschbeziehung von Gabe und Gegengabe vermitteln, der eben nicht auf zukünftige Rendite und Wachstum zielt. Das Ethos ist zudem weiterzuentwickeln, weil das traditionelle, auf dem Liebesdienst beruhende christliche Ethos im Zuge von Modernisierung und Säkularisierung an Integrationskraft verliert und nicht länger zu den Lebensentwürfen von Frauen passt. Moderne weibliche Aufgaben in der Reproduktions- und Erwerbsarbeit haben sich hinsichtlich der emotionalen Anforderungen und des Zeitmanagements in den letzten Jahrzehnten stark verändert, zunehmende Beschleunigung, Arbeitsverdichtung und Entgrenzung bestimmen den Alltag. Eine Verständigung über grundlegende Wertvorstellungen in der Pflege kann nur zielführend sein, wenn sie aus der Perspektive der Berufsangehörigen hervorgeht und die aktuellen Lebenssituationen der Frauen berücksichtigt.

Das Arbeitsethos in der Pflege und der Habitus, der es hervorbringt, sind darüber hinaus in unserer Gesellschaft zu schützen. Denn offensichtlich sind sie ein seltenes und exklusives Gut, weil sie dazu geeignet sind, zwischen ökonomischer Logik und den Bereichen zu vermitteln, die sich jeder Ökonomisierung entziehen. Würde, Zuwendung, Autonomie und Teilhabe am Lebensende lassen sich nur für den Preis der Begrenzung oder Zerstörung ökonomisieren, sie erfordern Zeit und Fürsorge. Der Habitus ist schutzbedürftig, weil er gesellschaftliche Funktionen erfüllt, die ohne ihn kaum erfüllbar sind. Gleichzeitig beinhaltet der Habitus Dispositionen der (weiblichen) Reproduktionsarbeit, die mit Mechanismen des Selbstausschusses und der Berufung einhergehen. Er begründet eine beherrschte, leicht zu funktionalisierende Position und ist, wenn er nicht geschützt wird, der ökonomischen Logik ausgeliefert.[1031]

## 9.4    Ausblick auf die Gestaltung der Altenpflegeausbildung

Die Ausbildung folgt traditionell der Logik formeller Gleichheit und nimmt die Wirkungen sozialer Ungleichheit nicht wahr. Diese Blindheit führt dazu, dass diagnostizierter Erfolg und Misserfolg als Folge natürlicher Begabung angesehen werden. Bourdieu beschreibt diese Tradition als Folge eines Systems, das Individuen hervorbringen muss, die in eine gestufte Ordnung einmünden. Wenn am Ende des Bildungsweges unterschiedliche soziale Positionen stehen müssen, die miteinander vergleichbar sind, dann besteht das Verfahren, um sie zu gewinnen, darin, grundlegend ungleiche Kandidaten den gleichen Bedingungen und Prüfungen zu unterwerfen. Hypothetisch dürfte, um die Ungleichheit zu berücksichtigen und den tatsächlichen Lernerfolg zu messen, nicht der Endpunkt, das »Outcome«, der Ausbildung gemessen werden, sondern die »überwundenen Hindernisse«[1032] Nicht der isolierte Endpunkt, sondern allein der Verlauf der Kurve zwischen Beginn und Ende der Ausbildung müsste das Kriterium der Bewertung sein. Das »Outcome« wäre dabei unterschiedlich, nicht zertifizierbar, nicht vergleichbar und im ökonomischen Wettbewerb deshalb kaum nutzbar. Diese Vorgehensweise muss in unserem System darüber hinaus eine Theorie bleiben, weil eine solche Gleichstellung sozial Benachteiligter eine künstliche und damit eventuell nur eine demagogische wäre und keinen tatsächlichen Gewinn an Gerechtigkeit bedeuten würde. Die »Bevorzugung« könnte selbst zu einem Kriterium für die Exklusion werden.

Das Spiel ist mit der Illusio verbunden, dass die Ausbildung einen Wettbewerb darstellt, der ausgelesene Individuen hervorbringt, deren Erfolg mit Prüfungen zu messen ist, die wiederum sozial unterschiedliche Positionen legitimieren. Die Wahrheit des Erfolges verschwindet hinter dieser »charismatischen Ideologie«[1033] und der Logik formeller Gleichheit. Privilegierte Milieus deuten ihr kulturelles Erbe in individuelle Begabung und persönlichen Verdienst um, teils gepaart mit biologistischen Zuschreibungen »natürlicher« Intelligenz. Dabei ist nicht zu bestreiten, dass Menschen mit unterschiedlichen Begabungen geboren werden, die sich allerdings wohl nicht in ausgewählten Milieus häufen. Um aufzudecken, wann scheinbar natürliche Unterschiede in Wirklichkeit ge-

---

1031 Vgl. Remmers 2010, S. 60.
1032 Bourdieu 2006, S. 145.
1033 Bourdieu 2006, S. 147.

sellschaftlich bedingte Unterscheide sind, sollte erst auf die Natur verwiesen werden, wenn keine andere Erklärung mehr bleibt. Wenig privilegierte Milieus teilen die Illusio der charismatischen Ideologie und erleben soziale Benachteiligung als individuelles Schicksal. Denn die wahre Auswahl geschieht lange vor dem Examen und wird sowohl bei denen, die Auslesen, als auch bei den Ausgelesenen von dem Glauben an die Sinnhaftigkeit des Spiels getragen. Nach dem Examen, das die Ungleichheit bestätigt, gehen – wie auch in der Untersuchung deutlich wurde – benachteiligte Schülerinnen mit der Überzeugung in die Berufstätigkeit, dass sie vermeintlich höherer, theoretisch-abstrakter Bildung nicht folgen können, sondern eher praktisch/ menschenbezogen »veranlagt« sind. Im Rahmen des Systems, in dem die Funktion der Ausbildung nicht verändert werden kann, werden ungleiche Schülerinnen weiter mit demselben Maß gemessen werden. Dennoch kann durch die Gestaltung des Unterrichts der Versuch unternommen werden, reale Ungleichheit abzubauen.

Dazu müssen Lehrende zunächst mit der »charismatischen Tradition« brechen, sie müssen wissen, wie kulturelles Kapital entsteht, welche Wirkungen es entfaltet und sie müssen die Motivation und Überzeugung dazu aufbringen, Benachteiligungen zu verringern. Auch Lehrende, zumal wenn sie selbst ihren Erfolg mühsam erwirtschaftet haben, führen ihn auf ihre eigene Begabung zurück, eine Anerkennung des Zusammenhangs zwischen privilegierter Ausgangssituation und Erfolg ist für viele deshalb schwer, weil sie als Abwertung der eigenen Leistung erscheint. Der eigene Erfolg legitimiert die Lehrenden dazu, über die Fähigkeiten der Schülerinnen zu urteilen, deshalb ist eine Anerkennung der Mechanismen, die zum Erfolg führten (und nicht in individueller selbstbezogener Begabung/ Leistung bestehen), nicht immer einfach. Eine weitere Voraussetzung, um sozialer Ungleichheit begegnen zu können, besteht darin, dass Lehrende über die Herkunft und über die Mechanismen der Aneignung kulturellen Kapitals ihrer Schülerinnen informiert sind.

Es ist eine Verständigung über die Ziele der Ausbildung herbeizuführen, diese sind transparent zu entwickeln und präzise zu festzulegen, damit sich Lehrende und Lernende ohne Unterschied auf sie beziehen können. Dabei ist davon auszugehen, dass der Habitus »träge« ist, die Dispositionen aus aufgeschichteter Geschichte lassen sich nicht in kurzfristigen Programmen grundlegend verändern. Wie in der Untersuchung deutlich wird, unterliegen sie eher der Hysteresis. Vor den geschilderten Hintergründen bedingen und ermöglichen bestehende Verhältnisse spezifische pädagogische Prozesse. Pädagogik kann daher zur Kontrolle von Entwicklungen beitragen, auslösen kann sie diese jedoch nicht. Durch Qualifizierung können die Verhältnisse und resultierende Dispositionen in der Altenpflege nicht grundlegend verändert werden. Eine Veränderung der kulturellen und materiellen Bedingungen (und insofern eine Veränderung der konstitutiven Geschichte selbst) könnte langfristig zur Veränderung des Habitus in der Altenpflege führen. Eine alternative Veränderungschance besteht darin, für Menschen mit anderen Habitus Wege in die Ausbildung zu eröffnen, so wie es mit der Akademisierung aktuell vermutlich geschieht.

Bourdieu hat den Individuen jedoch ihre Subjektivität, Reflexivität und die potenzielle Möglichkeit der Bewusstwerdung nicht abgesprochen. Ein Mensch mit einem sozialen Sinn nimmt wahr und denkt, er konstruiert und erkennt und ist damit ein Lernender. Allerdings ist die Art des Erkenntnisgewinns über die soziale Praxis milieuspezifisch ausgeprägt. Beispielsweise unterscheiden sich wissenschaftliche Reflexion und alltägliche Reflexivität hinsichtlich der Distanz zum Gegenstand, der Zeitimperative oder der Intentionen. Die alltägliche Praxis, in die die Altenpflegerinnen eingebunden sind, ist geprägt von Dringlichkeiten, Notwendigkeiten und Regeln, das Erkennen und das Denken folgen gänzlich anderen Mustern als das wissenschaftliche Erkennen außerhalb dieser Alltäglichkeit. »Bewusstwerdung« dient im Feld der Altenpflege nicht der losgelösten, abstrakten Erkenntnis, sondern dem praktischen Begreifen. Die häufig von Pädagogen (oder Wissenschaftlern) unterstellte rationale Wahl, als Ergebnis vorangegangener, bewusster und zielgerichtete Denkprozesse, findet in der alltäglichen Berufspraxis kaum statt um Handlungen zu konstruieren. Handlungen werden auch selten vor dem Hintergrund gedanklich vorbereiteter Kriterienkataloge bewertet. Stattdessen sind Interaktionen komplexe Abläufe, die permanent flüchtigen Hinweisen folgen. Der praktische Sinn ermöglicht ein regelhaftes Handeln ohne bewusstes Kalkül. Entsprechend einer vorstrukturierten Logik (auf Geschichte beruhende Routine), einer verinnerlichten Disposition, findet Handeln unmittelbar statt. Lehr- und Lernprozesse sollten sich vor dem Hintergrund auf drei Ebenen beziehen, auf die Logik alltagpraktischer Erkenntnis, auf die sozialen Bedingungen der Aneignung von Erkenntnis und erst zum Schluss auf die Logik des analytischen Kalküls. Lehrende (und Wissenschaftler) sollten die Logik des analytischen Kalküls nicht per se auf die Schülerinnen projizieren, weil sie damit die in der Berufspraxis Handelnden ungerechtfertigt als rational wählende Subjekte annehmen.[1034] Eine derartige Bildungsgestaltung entspricht bildungsbürgerlichen Idealen und dient Schließungsprozessen, sie exkludiert andere Formen des Lernens und wertet deren Potenziale ab.

Vor diesem Hintergrund sind die Ziele einer Ausbildung zu fassen, die zu einem Abbau sozialer Ungleichheit beiträgt. Dazu zählen die Reflexion von Bedingungen und Erkenntniserwerb, Ermutigung und Stärkung von Widerstandfähigkeit sowie die Verwirklichung einer Didaktik, die auf alltagspraktische Erkenntnis abgestellt ist. Reflexionsprozesse sind darauf zu richten, die Bedingungen des Berufsalltags und die Mechanismen aufdecken, die zu impli-

---

1034 Vgl. Bremer 2007, S. 228–238.

ziten Ordnungen im Feld führen. Die Funktionsweisen des Feldes sind wahrzunehmen, zu begreifen und zunächst anzuerkennen. Ebenso sind die verinnerlichten Dispositionen, die langen Prozesse, die dazu führen, dass das Feld
»gewählt« und in einer bestimmten Weise agiert wird, aufzudecken. Vor dem
Hintergrund der Reflexion sind Ermutigung und die Stärkung von Widerstandsfähigkeit in der Altenpflege erst möglich. Widerstandsfähigkeit ist zum
oben dargelegten unmittelbaren Schutz der Pflegearbeit notwendig und ausdrücklich nicht, um die Zumutungen im Feld (noch) länger aushalten zu können. Es ist anzuerkennen, dass es bei einem Abbau von sozialer Ungleichheit
nicht um die einseitige Anpassung Benachteiligter an ein funktionierendes
System geht. Eine Abwertung von »praktischer Intelligenz« und eine Aufwertung von »theoretischem« Wissen ist eine Ungleichheit stiftende Strategie.
Vielmehr können milieuspezifische Ressourcen aufgedeckt und zu einer Bereicherung einer zumeist eindimensionalen Lernkultur werden.

Die Lernprozesse sind didaktisch stärker auf die inkorporierte Logik und auf
– oft implizites – Wissen zu richten, das in lebenspraktischen Situationen erworben wurde. Der Körper, in den der Habitus eingelagert ist und der ununterbrochen und unmittelbar in der Praxis agiert, ist in anderer Weise einzubinden, als es in einem intellektuellen analytischen Prozess geschieht. Das
Lernen mit dem Körper beinhaltet Formen praktischer Übung, Nachahmung,
das Ansprechen unterschiedlicher Sinne oder vergleichendes Handeln. Ebenso
wie die Handlungslogik nicht reduziert werden kann auf die Logik des Kalküls,
ist der Lehr-Lernprozess nicht auf körperloses, immaterielles Wissen zu reduzieren. Lernen, das sich der bewussten, reflexiven Steuerung entzieht, ist erfahrbar zu machen, es ist körperlich »einzuverleiben«, sodass es zum Teil des
Lernenden werden kann. In diesem Zusammenhang schlägt Bourdieu die Integration von Inhalten, das gemeinsame Unterrichten durch mehrere Lehrer
unterschiedlicher Fächer und anleitendes Lehren in Übungen, Untersuchungen
oder Beobachtungen vor.[1035] Kulturelle Techniken sind nicht vorauszusetzen,
sondern Teil des anleitenden Unterrichtes, wobei Erwartungen deutlich auszuweisen sind. Insbesondere im »selbstgesteuerten« Lernen liegt die Gefahr, dass
unter privilegierten Bedingungen erworbene Techniken, Prinzipien, Sprachvermögen oder Umgangsformen bewertet werden, als ob sie das Resultat von
Selbstlernphasen wären.[1036]

Formen des »habitussensiblen« Lehrens sind zukünftig weiterzuentwickeln.
Sensibilität für kulturelle, soziale und ökonomische Unterschiede ist ebenso
bedeutsam, wie eine realistische Einschätzung der Reichweite pädagogischen
Handelns. Weil der Habitus akkumulierte Geschichte ist, werden Bildungsgänge

---

1035 Vgl. Bourdieu 2006, S. 158.
1036 Vgl. Bourdieu 2006, S. 144–152.

ihn nicht neu erschaffen. Dennoch ist jeder einzelnen die Chance zu eröffnen, sich selbst mit ihren Dispositionen besser zu verstehen, Selbstbewusstsein zu gewinnen und Handeln zu verändern.

# Literaturverzeichnis

Abreß, H. (1975). Der Altenwohnungsbau als Schwerpunkt der Wohnungspolitik. In: Heuer, J. H. B. Der alte Mensch heute – eine Podiumsdiskussion. Schriften für Sozialökologie, Band 14. Münster, S. 5–17.

Achinger, H. (1957). Einkommensverhältnisse im Alter. In: Nachrichtendienst des Deutschen Vereins für öffentliche und private Fürsorge (NDV), Nummer 17. Deutsches Zentrum für Altersfragen. Berlin.

Aichele, V., Schneider, J. & Deutsches Institut für Menschenrechte (Hrsg.). (2006). Soziale Menschenrechte älterer Personen in Pflege. 2., überarbeitete Auflage. Bad Honnef.

André, G. (1993). Die Professionalisierung in der öffentlichen Sozial- und Altenfürsorge zwischen 1933 und 1989. Dissertation, Universität Konstanz.

Aristoteles. Metaphysik. In: Rowohlts Enzyklopädie (2010). Auf der Grundlage der Bearbeitung von Carvallo, H. & Grassi, E., neu hrsg. von Wolf, U., übersetzt von Bonitz, H. Hamburg.

Aristoteles. Nikomachische Ethik. In: Rowohlts Enzyklopädie (2013). Hrsg. und übersetzt von Wolf, U., 5. Auflage. Hamburg.

Arbeitsvertragsrichtlinien (AVR) für Einrichtungen der Diakonie (2014). Download unter: http://oeffentlicher-dienst.info/diakonie/avr/ (Abruf: 06.03.2014).

Arnold, R. & Siebert, H. (1995). Konstruktivistische Erwachsenenbildung. Von der Deutung zur Konstruktion der Wirklichkeit. Baltmannsweiler.

Arnold, R. (1996). Deutungslernen in der Erwachsenenbildung. In: Zeitschrift für Pädagogik 5/1996, S. 719–730.

Autorengruppe Bildungsberichterstattung (2012). Bildung in Deutschland 2012. Ein indikatorengestützter Bericht mit einer Analyse zur kulturellen Bildung im Lebenslauf. Bielefeld.

Avenarius, H., Ditton, H., Döbert, H., Klemm, K., Klieme, E., Rürup, M., Tenorth, H.-E., Weishaupt, H. & Weiß, M. (2003). Bildungsbericht für Deutschland. Erste Befunde. Im Auftrag der Kultusministerkonferenz. Opladen.

Backes, G. M. & Clemens, W. (2008). Lebensphase Alter. Eine Einführung in die sozialwissenschaftliche Altersforschung. 3., überarbeitete Auflage. Weinheim.

Bäcker, G., Naegele, G., Bispinck, R., Hofemann, K. & Neubauer, J. (2008). Sozialpolitik und soziale Lage in Deutschland. Band 2: Gesundheit, Familie, Alter und Soziale Dienste. 4. Auflage. Wiesbaden.

Balluseck von, H. (1984). Die Pflege alter Menschen. Institutionen, Arbeitsfelder und Berufe. Beiträge zur Gerontologe und Altenarbeit, Band 31. 2., unveränderte Auflage. Deutsches Zentrum für Altersfragen. Berlin.

Bauer, F. (1965). Geschichte der Krankenpflege. Kulmbach.

Baumgartl, B. (1997). Altersbilder und Altenhilfe. Zum Wandel der Leitbilder von Altenhilfe seit 1950. Opladen.

Bausewein, C., Roller, S. & Voltz, R. (2010). Leitfaden Palliativ Care. Palliativmedizin und Hospizbetreuung. 4. Auflage. München.

Bayerisches Staatsministerium für Arbeit und Sozialordnung, Familie und Frauen (2010). Frauen in Führungspositionen. Würzburg. Download unter: http://www.gleich stellungsministerkonferenz.de/documents/Frauen_in_Fhrungspositionen.pdf (Abruf: 04.03.2013).

Beck-Gernsheim, E. (1976). Der geschlechtsspezifische Arbeitsmarkt. Frankfurt am Main.

Beck-Gernsheim, E. (1989). Das halbierte Leben. Männerwelt Beruf, Frauenwelt Familie. Originalausgabe 1980. Frankfurt am Main.

Becker, W. & Meifort, B. (1997). Altenpflege – eine Arbeit wie jede andere? Ein Beruf fürs Leben? Dokumentation einer Längsschnittuntersuchung zu Berufseinmündung und Berufsverbleib von Altenpflegekräften. Berichte zur beruflichen Bildung, Heft 2000, hrsg. vom Bundesinstitut für Berufsbildung. Bielefeld.

Becker, W. (2006). Ausbildung in den Pflegeberufen. Weichen stellen für die Zukunft in Theorie und Praxis. Band I. Bielefeld.

Becker-Schmidt, R. (1987). Die doppelte Vergesellschaftung – die doppelte Unterdrückung. In: Unterkirchner, L. & Wagner, I. (Hrsg.). Die andere Hälfte der Gesellschaft. Wien, S. 10–25.

Behrend, C. (1985). Berichtsmodell sozialgerontologische Forschung – Eine kritische Bestandsaufnahme. In: Beiträge zur Gerontologie und Altenarbeit. Deutsches Zentrum für Altersfragen. Berlin.

Berié H. (1999). Statistische Übersichten zur Sozialpolitik in Deutschland seit 1945. Band West. Für das Bundesministerium für Arbeit und Sozialordnung. Bonn.

Bergmann-Tyacke, I. (2001). Pflegeausbildung in Europa – Entwicklungen und Tendenzen. In: Informationen für die Beratungs- und Vermittlungsdienste der Bundesanstalt für Arbeit (ibv), 51/01 [Nachdruck aus der Zeitschrift Kinderkrankenschwester].

Berufsgenossenschaft für Gesundheit und Wohlfahrtspflege (Hrsg.). (2006). Empfehlungen zur Qualitätssteigerung und -sicherung der Altenpflegeausbildung in Deutschland. Positionspapier. Hamburg. Download unter: http://www.bgw-online.de/SharedDocs/ Downloads/DE/Medientypen/bgw-themen/EP-Posi10-04-Positionspapier-IV_Down load.pdf?__blob=publicationFile (Abruf: 01.06.2014).

Beske, F. (1960). Das Gemeinschaftsleben in Altersheimen. Sozialhygienische Analyse der Existenzbedingungen von Altenheim- und Pflegeheimbewohnern. Schriftenreihe aus dem Gebiete des öffentliche Gesundheitswesens, Heft 12. Stuttgart.

Bischoff, C. (1992). Frauen in der Krankenpflege. Zur Entwicklung von Frauenrolle und Berufstätigkeit im 19. und 20. Jahrhundert. Frankfurt am Main.

Blanckenburg von, C. & Schicke, K. (2000). Traut im Heim oder Glück allein. In: Dienel, H.-L., Foerster, C., Hentschel, B. & Kübler, C. (Hrsg.). Späte Freiheiten. Geschichten vom Altern. Neue Lebensformen im Alter. München, S. 67–70.

Blankertz, H. (1982). Die Geschichte der Pädagogik. Von der Aufklärung bis zur Gegenwart. Wetzlar.

Blinkert, B. & Klie, T. (2008). Soziale Ungleichheit und Pflege. In: Bundeszentrale für politische Bildung. Aus Politik und Zeitgeschichte 12–13/ 2008, »Wandel der sozialen Arbeit«. Frankfurt am Main, S. 25–33.

Blume, O. (1968). Möglichkeiten und Grenzen der Altenhilfe. Tübingen.

Boeckh, J., Huster, E.-U. & Benz, B. (2006). Sozialpolitik in Deutschland. Eine systematische Einführung. 2., aktualisierte Auflage. Wiesbaden.

Bögemann-Großheim, E. (2002). Die berufliche Ausbildung von Krankenpflegekräften. Kontinuitäten, Verunsicherungen, Reformansätze und Zukunftsrisiken einer Ausbildung besonderer Art. Frankfurt am Main.

Bohnsack, R. (2005). Gruppendiskussionen. In: Flick, U., von Kardoff, E. & Steinke, I. (Hrsg.). Qualitative Forschung. Ein Handbuch. 5. Auflage. Reinbeck bei Hamburg.

Bohnsack, R. & Przyborski, A. (2010). Diskursorganisation, Gesprächsanalyse und die Methode der Gruppendiskussion. In: Bohnsack, R., Przyborski, A. & Schäffer, B. (Hrsg.). Das Gruppendiskussionsverfahren in der Forschungspraxis. 2. Auflage. Opladen, S. 233–248.

Borchart, D., Galatsch, M., Dichter, M., Schmidt, S. G. & Hasselhorn, H. M. (2011). Gründe von Pflegenden ihre Einrichtung zu verlassen – Ergebnisse der Europäischen NEXT-Studie. Download unter: http://www.next.uni-wuppertal.de/index.php?artikel-und-berichte-1 (Abruf: 05.03.2014).

Born, C. & Krüger, H. (Hrsg.). (2001). Individualisierung und Verflechtung. Geschlecht und Generation im deutschen Lebenslaufregime. Weinheim.

Borscheid, P. (1989). Geschichte des Alters – Vom Spätmittelalter zum 18. Jahrhundert. München.

Borscheid, P. (1994). Der alte Mensch in der Vergangenheit. In: Baltes, P. B., Mittelstraß, J. & Staudinger, U. M. Alter und Altern: Ein interdisziplinärer Studientext zur Gerontologie. Berlin, S. 35–62.

Borutta, M. & Giesler, C. (2006). Karriereverläufe von Frauen und Männern in der Altenpflege. Eine sozialpsychologische und systemtheoretische Analyse. Wiesbaden.

Bos, W., Hornberg, S., Arnold, K.-H., Faust, G., Fried, L., Lankes, E.-M., Schwippert, K. & Valtin, R. (Hrsg.). (2008). IGLU-E 2006. Die Länder der Bundesrepublik Deutschland im nationalen und internationalen Vergleich. Münster.

Bourdieu, P. (1979). Entwurf einer Theorie der Praxis. Deutsche Erstauflage des Originals von 1972. Frankfurt am Main.

Bourdieu, P. (1982). Die feinen Unterschiede. Kritik der gesellschaftlichen Urteilskraft. Deutsche Erstauflage des Originals von 1979. Frankfurt am Main.

Bourdieu, P. (1987). Sozialer Sinn. Kritik der theoretischen Vernunft. Deutsche Erstauflage des Originals von 1980. Frankfurt am Main.

Bourdieu, P., Chamboredon, J.-C. & Passeron J.-C. (1991). Soziologie als Beruf. Wissenschaftstheoretische Voraussetzungen soziologischer Erkenntnis. Berlin.

Bourdieu, P. & Wacquant, L. J. D. (1996). Reflexive Anthropologie. Deutsche Erstauflage des Originals von 1992. Frankfurt am Main.

Bourdieu, P. (1997). Der Tote packt den Lebenden. Schriften zu Politik & Kultur 2. Hamburg.

Bourdieu, P. (1998). Praktische Vernunft. Zur Theorie des Handelns. Deutsche Erstausgabe des Originals von 1980. Frankfurt am Main.

Bourdieu, P. (2005). Die verborgenen Mechanismen der Macht. Unveränderter Nachdruck der Erstauflage von 1992. Hamburg.

Bourdieu, P. (2005a). Die männliche Herrschaft. Deutsche Erstauflage des Originals von 1996. Frankfurt am Main.

Bourdieu, P. (2006). Wie die Kultur zum Bauern kommt. Über Bildung Schule und Politik. Schriften zu Politik & Kultur 4. Unveränderter Nachdruck der ersten Auflage von 2001. Hamburg.

Bracher, K. D., Funke, M. & Jacobsen H.-A. (Hrsg.). (1986). Nationalsozialistische Diktatur 1933–1945. Eine Bilanz. Bonn.

Brake, A., Bremer, H. & Lange-Vester, A. (Hrsg.). (2013). Empirisch Arbeiten mit Bourdieu. Theoretische und methodische Überlegungen, Konzeptionen und Erfahrungen. Bildungssoziologische Beiträge. Weinheim.

Brandenburg, S. (2006). Aufbruch Pflege. Moderne Prävention für Altenpflegekräfte. BGW-Pflegereport 2006. Hrsg. von Berufsgenossenschaft für Gesundheitsberufe (BGW). Download unter: http://www.bgw-online.de/SharedDocs/Downloads/DE/Medientypen/bgw-themen/TSAP11_Aufbruch_Pflege_Moderne_Praevention_fuer_Altenpflegekraef te_Bericht_Download.pdf?__blob=publicationFile (Abruf: 31.06.2015).

Brater, M. & Beck, U. (1983). Berufe als Organisationsform menschlichen Arbeitsvermögens. In: Littek, W., Rammert, W. & Wachtler, G. (Hrsg.). Einführung in die Arbeits- und Industriesoziologie. 2. Auflage. Frankfurt am Main.

Bremer, H. & Teiwes-Kügler, C. (2003). Die Gruppenwerkstatt. Ein mehrstufiges Verfahren zur vertiefenden Exploration von Mentalitäten und Milieus. In: Geiling, H. (Hrsg.). Probleme sozialer Integration. agis-Forschungen zum gesellschaftlichen Strukturwandel. Reihe Soziale Milieus im gesellschaftlichen Strukturwandel, Band 1. Münster, S. 207–236.

Bremer, H. (2004). Von der Gruppendiskussion zur Gruppenwerkstatt. Ein Beitrag zur Methodenentwicklung in der typenbildenden Mentalitäts-, Habitus- und Milieuanalyse. Münster.

Bremer, H. & Lange-Vester, A. (Hrsg.). (2006). Soziale Milieus und Wandel der Sozialstruktur. Die gesellschaftlichen Herausforderungen und die Strategien sozialer Gruppen. Wiesbaden.

Bremer, H. (2007). Soziale Milieus, Habitus und Lernen. Zur sozialen Selektivität des Bildungswesens am Beispiel der Weiterbildung. Weinheim.

Bremer, H. & Teiwes-Kügler, C. (2007). Die Muster des Habitus und ihre Entschlüsselung. Mit Transkripten und Collagen zur vertiefenden Analyse von Habitus und sozialen Milieus. In: Friebertshäuser, B., von Felden, H. & Schäffer, B. (Hrsg.). Bild und Text – Methoden und Methodologien visueller Sozialforschung in der Erziehungswissenschaft. Leverkusen-Opladen, S. 81–104.

Bremer, H. & Teiwes-Kügler, C. (2013). Zur Theorie und Praxis der »Habitus-Hermeneutik«. In: Brake, A., Bremer, H. & Lange-Vester, A. (Hrsg.). Empirisch Arbeiten mit Bourdieu. Theoretische und methodische Überlegungen, Konzeptionen und Erfahrungen. Bildungssoziologische Beiträge. Weinheim, S. 93–130.

Brockmann, H. (1998). Die Lebensorganisation älterer Menschen. Eine Trendanalyse. Wiesbaden.

Brookhagen, R. (2002). Die evangelische Kinderpflege und die innere Mission in der Zeit des Nationalsozialismus. Rückzug in den Raum der Kirche. Band 2: 1937–1945. Arbeiten zur kirchlichen Zeitgeschichte Reihe B, Darstellungen. Band 30. Göttingen.

Büker, H.-J. (1995). Altenpflege als Beruf. 3., überarbeitete und erweiterte Auflage. Hannover.

Buhlmann, T. (2012). Attraktivitätsindex Bundeswehr. Ein Instrument zur zielgruppenspezifischen Messung der Attraktivität des Arbeitgebers Bundeswehr. Sozialwissenschaftliches Institut der Bundeswehr. Download unter: http://www.demografieportal. de/SharedDocs/Downloads/DE/Konzepte/Bund/Attraktivitaetsindex_Bundeswehr. pdf? (Abruf 10.02.2014).

Bundesagentur für Arbeit (2008). Arbeitsmarktberichterstattung. Alleinerziehende im SGB II. Stand Oktober 2008. Nürnberg.

Bundesagentur für Arbeit (2009). Arbeitslosigkeit im Zeitverlauf. Download unter: http:// www.pub.arbeitsagentur.de/hst/services/statistik/aktuell/iiia4/laender_heftd.xls (Abruf: 18.02.2010).

Bundesministerium für Bildung und Forschung (2014). Berufsbildungsbericht 2014. Download unter: http://www.bmbf.de/pub/bbb_2014.pdf (Abruf: 26.04.2014).

Bundesministerium für Familie, Senioren, Frauen und Jugend (BMFSFJ) (1995). Transferleistungen von Älteren. Bonn.

Bundesministerium für Familie, Senioren, Frauen und Jugend (BMFSFJ) (2006). Familie zwischen Flexibilität und Verlässlichkeit. Perspektiven für eine lebenslaufbezogene Familienpolitik. Siebter Familienbericht. Deutscher Bundestag, 16. Wahlperiode, Drucksache 16/ 1360. Berlin.

Bundesministerium für Familie, Senioren, Frauen und Jugend (BMFSFJ) (2008). Pflegeausbildung in Bewegung. Ein Modellvorhaben zur Weiterentwicklung der Pflegeberufe (Laufzeit 2004–2008). Schlussbericht der wissenschaftlichen Begleitung. Berlin.

Bundesministerium für Familie, Senioren, Frauen und Jugend (BMFSFJ) (2008a). Alleinerziehende: Lebens- und Arbeitssituation sowie Lebenspläne. Osnabrück.

Bundesministerium für Familie, Senioren, Frauen und Jugend (BMFSFJ) (2009). Altenpflegeausbildung. Informationen zu Ausbildung und Beruf der Altenpflegerinnen und Altenpfleger. Download unter: http://www.bmfsfj.de/RedaktionBMFSFJ/Broschueren stelle/Pdf-Anlagen/Altenpflegeausbildung-Brosch_C3_BCre,property=pdf,bereich= bmfsfj,sprache=de,rwb=true.pdf (Abruf: 05.04.2013).

Bundesministerium für Frauen, Senioren, Familie und Jugend (BMFSFJ) (2010). Altern im Wandel. Zentrale Ergebnisse des Deutschen Alterssurveys (DEAS). Berlin/ Rostock.

Bundesministerium für Frauen, Senioren, Familie und Jugend (BMFSFJ) (2011). Load Portal. Forschungsprojekt »Lernfeldorientierte Altenpflegeausbildung – Pflege von Menschen mit Demenz«. Download unter: http://www.altenpflege-lernfelder.de/ (Abruf: 05.04.2015).

Bundesministerium für Familie, Senioren, Frauen und Jugend (BMFSFJ) (2012). Zeit für Familie. Familienzeitpolitik als Chance einer nachhaltigen Familienpolitik. Achter Familienbericht. Drucksache 17/ 9000. Berlin.

Bundesministerium für Familie, Senioren, Frauen und Jugend (BMFSFJ) (2012a). Eckpunkte zur Vorbereitung eines Entwurfs eines neuen Pflegeberufegesetzes. Download unter: http://www.bmg.bund.de/fileadmin/dateien/Downloads/P/Pflegeberuf/20120

301_Endfassung_Eckpunktepapier_Weiterentwicklung_der_Pflegeberufe.pdf (Abruf: 08.04.2015).

Butler, R. (1969). Ageism – Another Form of Bigotry. In: The Gerontologist, Band 9, S. 243–246.

Castells, M. (2003). Das Informationszeitalter. Wirtschaft Gesellschaft Kultur. Band I: Der Aufstieg der Netzwerkgesellschaft. Band II: Die Macht der Identität. Band III: Jahrtausendwende. Nachdruck der ersten Auflage. Opladen.

CDU, CSU & FDP (2009). Der Koalitionsvertrag zwischen CDU, CSU und FDP. Wachstum. Bildung. Zusammenhalt. 17. Legislaturperiode. Download unter: https://www.bmi. bund.de/SharedDocs/Downloads/DE/Ministerium/koalitionsvertrag.pdf?__blob=pu blicationFile (Abruf: 03.03.2015).

CDU, CSU & SPD (2013). Deutschlands Zukunft gestalten. Koalitionsvertrag zwischen CDU, CSU und SPD. 18. Legislaturperiode. Download unter: http://www.bundes regierung.de/Content/DE/_Anlagen/2013/2013-12-17-koalitionsvertrag.pdf?__blob= publicationFile (Abruf: 19.05.2014).

Cine Plus Leipzig GmbH in Co-Produktion mit der Bundeszentrale für politsche Bildung (2013). Deutsche Geschichten. Wirtschaftswunder. Download unter: http://www. deutschegeschichten.de/zeitraum/themaplus.asp?KategorieID=1007&InhaltID=163 4&Seite=5 (Abruf: 18.02.2013).

Clemens, W. & Backes, G. M. (Hrsg.). (1998). Altern und Gesellschaft: Gesellschaftliche Modernisierung durch Altersstrukturwandel. Opladen.

Conrad, C. (2000). Die Sprache der Generationen und die Krise des Wohlfahrtsstaats. In: Ehmer, J. & Gutschner, P. (Hrsg.). Das Alter im Spiel der Generationen. Historische und sozialwissenschaftliche Beiträge. Wien, S. 51–67.

Cumming, E. & Henry, W. E. (1961). Growing old. Process of Disengagement. New York.

Darmann, I. (2000). Kommunikative Kompetenz in der Pflege. Stuttgart.

DBfK (2008/09). Wie sieht es im Pflegealltag wirklich aus? – Fakten zum Pflegekollaps. Ausgewählte Ergebnisse der DBfK-Meinungsumfrage. Download unter: http://www. dbfk.de/wDefault/download/download/Abschlussbericht-Wie-sieht-es-im-Pflegeall tag-wirklich-aus_.pdf (Abruf: 06.03.2014).

DBfK (Deutscher Berufsverband der Pflegeberufe). (2010). Tradition bewahren, Zukunft entwickeln. Die wechselvolle und interessante Geschichte des Deutschen Berufsverbands für Pflegeberufe (DBfK). Presseinformation. Download unter: http://www.dbfk. de/presse/DBFK_Historie.pdf (Abruf: 06.05.2010).

DBVA (2014). Der DBVA. Download unter: http://www.dbva.de/derdbva.html (Abruf: 22.05.2014).

DBVA (2011). Stellungnahme zur Weiterentwicklung der Pflegeberufe. Download unter: http://www.dbva.de/docs/stellungnahmen/Weiterentwicklung_Pflegeberufe_0612201 1.pdf (Abruf: 05.04.2014).

Demszky von der Hagen, A. & Voß, G. (2010). Beruf und Profession. In: Böhle, F., Voß, G. G. & Wachtler, G. (Hrsg.). Handbuch Arbeitssoziologie. Wiesbaden, S. 751–803.

Der große Plötz (2008). Die Enzyklopädie der Weltgeschichte. 35., völlig neu bearbeitete Auflage. Freiburg im Breisgau.

Deutscher Bundestag (1985). Bericht der Sachverständigenkommission der Bundesregierung. Vierter Familienbericht. 10. Wahlperiode, Drucksache 10/6145. Download unter: http://www.bmfsfj.de/doku/Publikationen/familienbericht/download/4_Fami lienbericht.pdf (Abruf: 04.05.2014).

Deutscher Bundestag (1989). Wohnen im Alter. Öffentliche Anhörung des Ausschusses für Raumordnung, Bauwesen und Städtebau des Deutschen Bundestages am 15. März 1989. Bonn.

Deutscher Bundestag (1993). Unterrichtung durch den Bundestag. Erster Altenbericht der Bundesregierung. 12. Wahlperiode, Drucksache 12/5897. Download unter: http:// dip21.bundestag.de/dip21/btd/12/058/1205897.pdf (Abruf: 03.06.2014).

Deutscher Bundestag (1998). Unterrichtung durch den Bundestag. Zweiter Bericht zur Lage der älteren Generation in der Bundesrepublik Deutschland: Wohnen im Alter. Zweiter Altenbericht. 13. Wahlperiode, Drucksache 13/11175. Download unter: http:// dip21.bundestag.de/dip21/btd/13/097/1309750.pdf (Abruf: 03.06.2014).

Deutscher Bundestag (2003). Stenographischer Bericht der 32. Sitzung am 14. März. Plenarprotokoll 15/32. Download unter: http://dip21.bundestag.de/dip21/btp/15/ 15032.pdf (Abruf: 03.06.2014).

Deutscher Bundestag (2009). Sondergutachten des Sachverständigenrats zur Begutachtung der Entwicklung im Gesundheitswesen. Koordination und Integration – Gesundheitsversorgung in einer Gesellschaft des längeren Lebens. Download: http:// www.svr-gesundheit.de/Startseite/Startseite.htm (Abruf: 02.01.2012).

Deutscher Bundestag (2010). Sechster Bericht zur Lage der älteren Generation in der Bundesrepublik Deutschland – Altersbilder in der Gesellschaft. 17. Wahlperiode, Drucksache 17/3815. Download unter: http://www.bmfsfj.de/RedaktionBMFSFJ/Ab teilung3/Pdf-Anlagen/bt-drucksache-sechster-altenbericht,property=pdf,bereich= bmfsfj,sprache=de,rwb=true.pdf (Abruf: 03.06.2014).

Deutscher Bundestag (2011). Erster Gleichstellungsbericht. Neue Wege – Gleiche Chancen. Gleichstellung von Frauen und Männern im Lebensverlauf. 17. Wahlperiode, Drucksache 17/ 6240. Download unter: http://www.bmfsfj.de/RedaktionBMFSFJ/Bro schuerenstelle/Pdf-Anlagen/Erster-Gleichstellungsbericht-Neue-Wege-Gleiche-Chan cen,property=pdf,bereich=bmfsfj,sprache=de,rwb=true.pdf (Abruf: 03.06.2014).

Deutscher Bundestag (2012). Wahlgeschichte. Die Grünen und die schwarz-gelbe Wende. Download unter: http://www.bundestag.de/btg_wahl/wahlgeschichte/wahl1983/index. jsp (Abruf: 15.11.2012).

Deutscher Pflegerat (DPR) (2012). Grundsatzprogramm. Download unter: http://www. deutscher-pflegerat.de/grundsatzprogramm.html (Abruf: 11.11.2012).

Deutsches Institut für angewandte Pflegeforschung & Ministerium für Arbeit, Gesundheit und Soziales des Landes NRW (Hrsg.). (2010). Landesberichterstattung Gesundheitsberufe Nordrhein-Westfalen 2010. Situation der Ausbildung und Beschäftigung in Nordrhein-Westfalen. Düsseldorf.

Deutsches PISA-Konsortium (Hrsg.). (2001). PISA 2000. Basiskompetenzen von Schülerinnen und Schülern im internationalen Vergleich. Opladen.

Deutsches Zentrum für Altersfragen (1988). Synopse der Verordnungen und Erlasse der Bundesländer zur Altenpflege-Ausbildung sowie der Rahmenvereinbarung der Bundesländer über die Ausbildung und Prüfung von Altenpflegern und Altenpflegerinnen. Stand 1988. Berlin.

Diakonisches Werk der Evangelischen Kirche in Deutschland (Hrsg.) in Zusammenarbeit mit dem Deutschen ev. Verband für Altenhilfe e. V. (1984). Altenpfleger. Die staatlich anerkannte Fachkraft in der Altenhilfe. 2., aktualisierte Auflage. Stuttgart.

Dielmann, G. (1991). Vorschläge zu einer Neuordnung des Qualifizierungssystems der Altenpflege. In: Rabe-Kleberg, U., Krüger, H., Karsten, M. E., Bals, T. (Hrsg.). Dienstleistungsberufe in Krankenpflege, Altenpflege und Kindererziehung: PRO PERSON. Bielefeld, S. 197–207.

Dierks, M. (1994). Das Altenheim traditioneller Prägung ist tot. In: Kruse, A. & Wahl, H.-W. (Hrsg.). Altern und Wohnen im Heim: Endstation oder Lebensort? Bern, S. 191–199.

Egli, W. & Schärer, K. (Hrsg.). (2005). Erbe, Erbschaft, Vererbung. Zürich.

Ehmer, J. (1982). Zur Stellung alter Menschen in Haushalt und Familie – Thesen auf der Grundlage von quantitativen Quellen aus europäischen Städten seit dem 17. Jahrhundert. In: Konrad, H. (Hrsg.). Der alte Mensch in der Geschichte. Österreichische Texte zur Gesellschaftskritik, Band 11. Wien, S. 62–107.

Ehmer, J. & Gutschner, P. (Hrsg.). (2000). Das Alter im Spiel der Generationen. Historische und sozialwissenschaftliche Beiträge. Wien.

Ekerdt, D. J. (1986). The Busy Ethic: Moral Continuity between Work and Retirement. In: The Gerontologist, Band 26, S. 239–244.

Elster, R. & Deutscher Berufsverband für Pflegeberufe (Hrsg.). (2013). Der Agnes Karll-Verband und sein Einfluss auf die Krankenpflege in Deutschland. Ein Beitrag zur Geschichte der Pflegeberufe und eines Berufsverbandes. 2. Auflage. Frankfurt am Main.

Enquete-Kommission »Situation und Zukunft der Pflege in NRW« & Präsident des Landtags Nordrhein-Westfalen (Hrsg.). (2005). Situation und Zukunft der Pflege in NRW. Bericht der Enquete-Kommission des Landtags von Nordrhein-Westfalen. Düsseldorf.

Erikson, R. & Goldthorpe, J. H. (1993). The Constant Flux. Oxford.

European Ministers of Vocational Education and Training & European Commission (2002). The Copenhagen Declaration. Download unter: http://www.bmbf.de/pubRD/copenhagen_declaration_eng_final.pdf (Abruf: 03.06.2015).

Erpenbeck, J. & Heyse, V. (2007). Die Kompetenzbiographie. Wege der Kompetenzentwicklung. Münster.

Esping-Anderson, G. (1994). Welfare States and the Economy. In Swedberg, E. & Swedberg, R. (Hrsg.). The Handbook of Economic Sociology. Princton/New York.

Europäische Kommission (2006). Das Lissabon-Programm der Gemeinschaft umsetzen. Vorschlag für eine Empfehlung des Europäischen Parlaments und des Rates zur Einrichtung eines Europäischen Qualifikationsrahmens für lebenslanges Lernen. Download unter: http://eur-lex.europa.eu/LexUriServ/LexUriServ.do?uri=COM:2006:047 9:FIN:DE:PDF (Abruf: 03.03.2015).

Europäischer Rat (2000). Lissabon: Schlussfolgerungen des Vorsitzes. Download unter: http://www.europarl.europa.eu/summits/lis1_de.htm (Abruf: 22.05.2014).

Fiechter, V. & Meier, M. (1981). Pflegeplanung. Eine Anleitung für die Praxis. Basel.

Fischer, L. (1976). Die Wirkungen der Institutionalisierung auf das Selbstbild alter Menschen. Sozialwissenschaftliches Forum 2. Köln.

Foth, T. (2013). Caring and Killing. Nursing and Psychiatric Practice in Germany, 1931–1943. Pflegewissenschaft und Pflegebildung, Band 7, hrsg. von Remmers, H. Osnabrück.

Frerichs, P. & Steinrücke, M. (1993). Frauen im sozialen Raum. Offene Forschungsprobleme bei der Bestimmung ihrer Klassenposition. In: Frerichs, P. & Steinrücke, M. (Hrsg.). Soziale Ungleichheit und Geschlechterverhältnisse. Schriftenreihe Sozialstrukturanalyse, Band 3, hrsg. von Hradil. S. Opladen, S. 191–203.

Fuchs, T. (2008). Arbeitsqualität aus Sicht von Altenpfleger/innen. Sonderauswertung des DGB-Index' »Gute Arbeit« 2007/08. Im Auftrag der Vereinten Dienstleistungsgewerkschaft (ver.di). Download unter: http://www.verdi-gute-arbeit.de/upload/m49d5ce44bfd30_verweis1.pdf (Abruf: 05.03.2014).

Gaida, U. (2006). Zwischen Pflegen und Töten. Krankenschwestern im Nationalsozialismus. Einführung und Quellen. Frankfurt am Main.

Garms-Homolova, V. & Roth, G. (Hrsg.). (2004). Vorkommen, Ursachen und Vermeidung von Pflegemängeln. Bericht im Auftrag der Enquete Kommission: Situation und Zukunft der Pflege in NRW im Landtag von Nordrhein-Westfalen. Download unter: http://www.wernerschell.de/Medizin-Infos/Pflege/Pflegemaengel_NRW.pdf (Abruf: 03.02.2012).

Gerlinger, T. & Röber, M. (2009). Die Pflegeversicherung. Bern.

Gesundheitsberichterstattung des Bundes (2014). Absolventen mit bestandener Abschlussprüfung aus Schulen des Gesundheitswesens. Download unter: http://www.gbe-bund.de/oowa921-install/servlet/oowa/aw92/dboowasys921.xwdevkit/xwd_init?gbe.isgbetol/xs_start_neu/&p_aid=i&p_aid=14013325&nummer=435&p_sprache=D&p_indsp=-&p_aid=24196221 (Abruf: 19.05.2014).

Gesundheitsberichterstattung des Bundes (2014a). Beschäftigte im Gesundheitswesen. Download unter: http://www.gbe-bund.de/oowa921-install/servlet/oowa/aw92/dboowasys921.xwdevkit/xwd_init?gbe.isgbetol/xs_start_neu/&p_aid=i&p_aid=14013325&nummer=85&p_sprache=D&p_indsp=-&p_aid=23933960 (Abruf: 19.05.2014).

Göckenjan, G. (2000). Das Alter würdigen. Altersbilder und Bedeutungswandel des Alters. Frankfurt am Main.

Görres, S. (2006). Bundesweite Erhebung der Ausbildungsstrukturen an Altenpflegeschulen (BEA). Gefördert vom Bundesministerium für Familie, Senioren, Frauen und Jugend. Zusammenfassung der Ergebnisse der BEA-Studie. Institut für Public Health und Pflegeforschung (IPP), Universität Bremen. Download unter: http://www.bmfsfj.de/RedaktionBMFSFJ/Abteilung3/Pdf-Anlagen/bea-studie-zusammenfassung,property=pdf,bereich=bmfsfj,sprache=de,rwb=true.pdf (Abruf: 22.05.2015).

Görres, S., Panter, R. & Mittnacht, B. (2006). Bundesweite Erhebung der Ausbildungsstrukturen an Altenpflegeschulen (BEA). Institut für Public Health und Pflegeforschung (IPP), Universität Bremen. Download unter: http://www.bmfsfj.de/RedaktionBMFSFJ/Broschuerenstelle/Pdf-Anlagen/Ausbildungsstruk-Altenpflegeschulen-Bericht,property=pdf,bereich=bmfsfj,sprache=de,rwb=true.pdf (Abruf: 22.05.2014).

Görres, S., Stöver, M., Schmitt, S., Bomball J. & Schwanke, A. (2009). Qualitätskriterien für best practice in der Pflegeausbildung. -Synopse evaluierter Modellprojekte-. Abschließender Projektbericht. Interdisziplinäre Alterns- und Pflegeforschung (iap), Institut für Public Health und Pflegeforschung (IPP), Universität Bremen: Download unter: http://www.public-health.uni-bremen.de/downloads/abteilung3/abschlussbe richt_best_practice.pdf (Abruf: 21.02.2011).

Görres, S. (2010). Imagekampagne für Pflegeberufe auf der Grundlage empirisch gesicherter Daten – Einstellungen von Schüler/innen zur möglichen Ergreifung eines Pflegeberufes – ERGEBNISBERICHT – Institut für Public Health und Pflegeforschung (ipp), Universität Bremen. Download: https://www.pflege-ndz.de/tl_files/pdf/Image_ Abschlussbericht-Endfassung.pdf (Abruf: 29.05.15).

Goffman, E. (1973). Asyle. Über die soziale Situation psychiatrischer Patienten und anderer Insassen. Frankfurt am Main.

Goldmann, F. (1930). Siechenhäuser und Altenheime. In: Gottstein, A. (Hrsg.). Handbücherei für das gesamte Krankenhauswesen, Band II. Berlin.

Goldthorpe, J. H., Lookwood, D., Bechhofer, F. & Platt, J. (1970/ 71). Der »wohlhabende« Arbeiter in England. 3 Bände. München [Englische Ausgabe veröffentlicht 1968 in Cambridge: The Affluent Worker in the Class Structure].

Grabbe, Y., Nolting, H.-D., Loos, S. & Krämer, K. (2006). DAK-BGW Gesundheitsreport 2006 – Ambulante Pflege. Hamburg.

Greb, U. (2003). Identitätskritik und Lehrerbildung. Ein hochschuldidaktisches Konzept für die Fachdidaktik Pflege. Frankfurt am Main.

Greb, U. (2009). Der Strukturgitteransatz in der Pflegedidaktik. In: Olbrich, C. (Hrsg.). Modelle der Pflegedidaktik. München.

Greinert, W.-D. (1993). Das »deutsche System« der Berufsausbildung. Geschichte, Organisation, Perspektiven. Baden-Baden.

Gronemeyer, R. (2004). Kampf der Generationen. München.

Groth, S. (1954). Das Alter im Aufbruch des Daseins. Frankfurt am Main.

Grothjahn, A. (1913). Die hygienische Forderung. Die Blauen Bücher. Königstein im Taunus.

Gründinger, W. (2009). Aufstand der Jungen. Wie wir den Krieg der Generationen vermeiden können. München.

Günther, H. F. R. (1941). Kleine Rassekunde des deutschen Volkes. Mit 100 Abbildungen und 13 Karten. München.

Guttstadt, A. (1886). Die freie Liebesthätigkeit auf dem Gebiete der Krankenpflege und die Ausbildung des Krankenpflegepersonals in Preussen. Berlin.

Haag, G. (1969). Altenhilfe zwischen Tradition und Zukunft. In: Blätter der Wohlfahrtspflege, Monatsschrift der öffentlichen und freien Wohlfahrtspflege und Jugendliche, Jahrgang 116, Nummer 12. Stuttgart.

Häussler-Sczepan, M. (1998). Möglichkeiten und Grenzen einer selbstständigen Lebensführung in Einrichtungen. Integrierter Gesamtbericht zur gleichnamigen Untersuchung. Schriftenreihe des Bundesministeriums für Familie, Senioren, Frauen und Jugend, Band 147.1. Stuttgart.

Hahmann, J. (2013). Freundschaftstypen älterer Menschen: Von der individuellen Konstruktion der Freundschaftsrolle zum Unterstützungsnetzwerk. Wiesbaden.

Hammerschmidt, P. (1999). Die Wohlfahrtsverbände im NS-Staat: Die NSV und die konfessionellen Verbände Caritas und Innere Mission im Gefüge der Wohlfahrtspflege des Nationalsozialismus. Opladen.

Hartlage, L. C. & Hale, P. (1968). Self concept decline from psychiatric hospitalisation. In: Journal of individual Psychology 24, S. 174–176.

Hasselhorn, H.-M., Müller, B. H., Tackenberg, P., Kümmerling, A. & Simon, M. (2005). Berufsausstieg bei Pflegepersonal. Arbeitsbedingungen und beabsichtigter Berufsausstieg bei Pflegepersonal in Deutschland und Europa. Schriftenreihe der Bundesanstalt für Arbeitsschutz und Arbeitsmedizin. Bremerhaven.

Hauser R. & Wagner, G. (1994). Altern und soziale Sicherung. In: Baltes, P. B., Mittelstraß, J. & Staudinger, U. M. Alter und Altern: Ein interdisziplinärer Studientext zur Gerontologie. Berlin, S. 581–613.

Havighurst, J., Neugarten, B. L. & Tobin, S. S. (1968). Disengagement and patterns of aging. In: Neugarten, B. L. (Hrsg.). Middle age and aging: A reader in social psychology. University of Chicago, S. 161–172.

Heidenreich, M. (1999). Berufskonstruktion und Professionalisierung. Erträge der soziologischen Forschung. In: Apel, H.-P., Horn, K.-P., Lundgreen, P. & Sandfuchs, U. (Hrsg.). Professionalisierung pädagogischer Berufe im historischen Prozess. Bad Heilbrunn, S. 35–58.

Heimann, E. (1929). Soziale Theorie des Kapitalismus. Theorie der Sozialpolitik. Frankfurt am Main.

Heimann, R. (2009). Barrieren in der Weiterbildung. Habitus als Grundlage von Karriereentscheidungen. Marburg.

Heizelmann, M. (2004). Das Altenheim – immer noch eine »Totale Institution«? Eine Untersuchung des Binnenlebens zweier Altenheime. Dissertation, Universität Göttingen.

Heumer, M. & Kühn, K. (2010). Die Entstehung und Entwicklung der Altenpflegeausbildung. Historische Rekonstruktion des Zeitraums 1950 bis 1994 in Nordrhein-Westfalen. Hamburg.

Hilsper, W., Krüger, H.-H. & Rabe-Kleberg, U. (2000). Professionstheorie, Professions- und Biographieforschung – Einführung in den Themenschwerpunkt. In: Zeitschrift für qualitative Sozialforschung, Heft 1/ 2000. Zentrum für Sozialweltforschung und Methodenentwicklung. Download unter: http://www.uni-magdeburg.de/zsm/node/202 (Abruf: 12.05.2014).

Hoffend, A. (2005). Frauen und die Stunde null. Frauenalltag bei Kriegsende und in der Nachkriegszeit. Online-Texte der Evangelischen Akademie Bad Boll. Download unter: http://www.ev-akademie-boll.de/fileadmin/res/otg/530605-Hoffend.pdf (Abruf: 15.02.2013).

Hülsken-Giesler, M. & Korporal, J. (Hrsg.). (2013). Fachqualifikationsrahmen Pflege für die hochschulische Bildung. Berlin.

Hundenborn, G. & Kühn, C. (2006). Ausbildung in der Altenpflege. Empfehlende Richtlinie. Im Auftrag des Ministeriums für Arbeit, Gesundheit und Soziales des Landes Nordrhein-Westfalen 2003. 2. Auflage. Download unter: http://www.mgepa.nrw.de/pdf/Pflege/altenpflegeausbildung-empfehlende-richtlinie.pdf (Abruf: 02.02.2013).

Imhof, A. E. (1988). Von der unsicheren zur sicheren Lebenszeit – Fünf historisch-demographische Studien. Darmstadt.

Inglehart, R. (1979). Wertwandel in den westlichen Gesellschaften. Politische Konsequenzen von materialistischen und postmaterialistischen Prioritäten. In: Klages, H. & Kmieciak, P. (Hrsg.). Wertwandel und gesellschaftlicher Wandel. Frankfurt am Main, S. 284–293.

Inglehart, R. (1989). Kultureller Umbruch. Wertwandel in der westlichen Welt. Frankfurt am Main.

Institut für Demoskopie Allensbach (2009). Pflege in Deutschland. Ansichten der Bevölkerung über Pflegequalität und Pflegesituation. Ergebnisse einer Repräsentativbefragung im Auftrag der Marseille-Kliniken AG. Download unter: http://www.marseille-kliniken.de/pdf/presse/Allensbach-Studie.pdf (Abruf: 06.03.2014).

Irmak, K. H. (1998). Anstaltsfürsorge für »Alterssieche« von Weimar bis Bonn (1924–1961). In: Zeitschrift für Gerontologie und Geriatrie, Band 13, Heft 6, S. 438–447.

Jaspers, B. & Schindler, T. (2004). Stand der Palliativmedizin und Hospizarbeit in Deutschland und im Vergleich zu ausgewählten Staaten. Gutachten im Auftrag der Enquete-Kommission des Bundestages »Ethik und Recht der modernen Medizin«. Download unter: gutachten-palliativ-brd-1.pdf (Abruf: 26.09.2012).

Joost, A., Kipper, J. & Tewolde, T. (2009). Berufsverläufe von Altenpflegerinnen und Altenpfleger. Projekt des Instituts für Wirtschaft, Arbeit und Kultur, Zentrum der Goethe-Universität Frankfurt am Main (IWAK). Download unter: http://www.iwak-frankfurt.de/documents/AbschlussBerufsverlaeufe.pdf (Abruf: 24.04.2014).

Kälble, K. (2006). Gesundheitsberufe unter Modernisierungsdruck. Akademisierung, Professionalisierung und neue Entwicklungen durch Studienreform und Bologna-Prozess. In: Pundt, J. (Hrsg.). Professionalisierung im Gesundheitswesen. Positionen – Potenziale – Perspektiven. Bern, S. 213–233.

Kaelble, H. (2007). Sozialgeschichte Europas. 1945 bis zur Gegenwart. München.

Kaminsky, U. (1992). Die innere Mission im Rheinland und die Krankenmorde in der NS-Zeit. In: Diakonie im Rheinland, 29. Jahrgang, S. 37–48.

Keppler, G. (1996). Qualitative Marktforschung, Methoden, Einsatzmöglichkeiten und Beurteilungskriterien. Wiesbaden.

Kerngruppe Curriculum (Hrsg.). (2006). Integrative Pflegeausbildung: Das Stuttgarter Modell. Pflegeberuflicher und pädagogischer Begründungsrahmen. Braunschweig.

Klee, E. (1983). Euthanasie im NS-Staat. Frankfurt am Main.

Klie, T. & Guerra, V. (2007). Synopse zu Service-, Assistenz- und Präsenzberufen in der Erziehung, Pflege und Betreuung (Care). Hrsg. von Robert Bosch Stiftung. Stuttgart.

Klieme, E. & Hartig, J. (2008). Kompetenzkonzepte in den Sozialwissenschaften und im erziehungswissenschaftlichen Diskus. In: Prenzel, M., Gogolin, I. & Krüger, H.-H. (Hrsg.). Kompetenzdiagnostik. In: Zeitschrift für Erziehungswissenschaft, Sonderheft 8, S. 11–29.

Knigge-Demal, B. (1999). Förderung der professionellen Beziehungsfähigkeit in der Ausbildung zur Kinderkrankenschwester und zum Kinderkrankenpfleger. Dissertation, Universität Osnabrück.

Knigge-Demal, B., Eylmann, C. & Hundenborn, G. (2013). Anforderungs- und Qualifikationsrahmen für den Beschäftigungsbereich der Pflege und persönlichen Assistenz älterer Menschen. Download unter: http://www.dip.de/materialien/berichte-dokumente/ (Abruf: 19.05.2014).

Koch-Straube, U. (1997). Fremde Welt Pflegeheim. Eine ethnologische Studie. Bern.

Kommission »Moderne Dienstleistungen am Arbeitsmarkt« (2002). Moderne Dienstleistungen am Arbeitsmarkt. Bericht der Kommission. Download unter: http://www.

bmas.de/DE/Service/Publikationen/moderne-dienstleistungen-am-arbeitsmarkt.html (Abruf: 05.05.2014).

Kommuniqué von Maastricht zu den künftigen Prioritäten der verstärkten Europäischen Zusammenarbeit in der Berufsbildung (2004). Download unter: http://ec.europa.eu/education/policy/vocational-policy/doc/maastricht_de.pdf (Abruf: 02.09.2014).

Kondratowitz, H.-J. (1988). Allen zur Last, niemandem zur Freude. Die institutionelle Prägung des Alterserlebens als historischer Prozess. In: Göckenjan, G. & Kondratowitz, H.-J. (Hrsg.). Alter und Alltag. Frankfurt am Main, S. 100–137.

Kondratowitz, H.-J. (2000). »Alter« und »Krankheit«. Die Dynamik der Diskurse und der Wandel ihrer historischen Aushandlungsformen. In: Ehmer, J. & Gutschner, P. (Hrsg.). Das Alter im Spiel der Generationen. Historische uns sozialwissenschaftliche Beiträge. Wien, S. 109–156.

Koppetsch, C. & Burkart, G. (1999). Die Illusion der Emanzipation. Zur Wirksamkeit latenter Geschlechtsnormen im Milieuvergleich. Konstanz.

Koppetsch, C. (2001). Milieu und Geschlecht. Eine kontextspezifische Perspektive. In: Weiß, A., Koppetsch, C., Scharenberg, A. & Schmidtke, O. (Hrsg.). Klasse und Klassifikation. Die symbolische Dimension sozialer Ungleichheit. Wiesbaden, S. 109–137.

Krais, B. & Gebauer, G. (2010). Habitus. 3., unveränderte Auflage. Bielefeld.

Kremer-Preiß, U. & Stolarz, H. (2003). Neue Wohnkonzepte für das Alter und praktische Erfahrungen bei der Umsetzung – eine Bestandsanalyse –. Hrsg. von Kuratorium Deutsche Altershilfe (KDA). Köln.

Kreutzer, S. (2010). Fragmentierung der Pflege. Umbrüche pflegerischen Handelns in den 1960er Jahren. In: Kreutzer, S. (Hrsg.). Transformationen pflegerischen Handelns. Institutionelle Kontexte und soziale Praxis vom 19. bis 21. Jahrhundert. Pflegewissenschaft und Pflegepraxis, Band 5, hrsg. von Remmers, H. Osnabrück, S. 109–132.

Kreutzer, S. (2014). Arbeits- und Lebensalltag evangelischer Krankenpflege. Organisation, soziale Praxis und biographische Erfahrungen, 1945–1980. Pflegewissenschaft und Pflegepraxis, Band 9, hrsg. von Remmers, H. Osnabrück.

Krueger, R. A. & Casey, M. A. (2000). Focus groups: A practical guide for applied research. Third Edition. Thousand Oaks.

Krug, S. (2006). Die »totale Institution«. Sind Altenheime heute noch »totale Institutionen«? Norderstedt.

Kruse, A., Kröhn, R., Langerhans, G. & Schneider, C. (1992). Konflikt- und Belastungssituationen in stationären Einrichtungen der Altenhilfe und Möglichkeiten ihrer Bewältigung. Bundesministerium für Familie und Senioren, Köln.

Kruse, A., Gaber, E., Heuft, G., Oster, P., Re, S. & Schultz-Nieswandt, F. (2002). Gesundheit im Alter. Gesundheitsberichterstattung des Bundes, Heft 10, hrsg. von Robert-Koch-Institut. Berlin.

Kultusministerkonferenz (KMK) – Sekretariat der Ständigen Konferenz der Kultusminister der Länder in der Bundesrepublik Deutschland (1996). Handreichungen für die Erarbeitung von Rahmenlehrplänen der Kultusministerkonferenz für den berufsbezogenen Unterricht in der Berufsschule und ihre Abstimmung mit Ausbildungsordnungen des Bundes für anerkannte Ausbildungsberufe. Bonn.

Kultusministerkonferenz (KMK) (2011). Gespräch der Kultusministerkonferenz mit dem Mitglied der Europäischen Kommission Viviane Reding. Download unter: http://www.kmk.org/no_cache/presse-und-aktuelles/pm2001/gemeinsame-presseerklaerung.

html?sword_list%5B0 %5D=berufsbildung&sword_list%5B1 %5D=kompetenzen (Abruf: 18. 09.2014).

Kuratorium Deutsche Altershilfe (KDA) (2009). Altersbild und Alterserleben im historischen Wandel. Pro Alter, Sonderausgabe. Köln.

Landeszentrale für Politische Bildung Baden-Württemberg (1999). Die sechziger Jahre. Politik & Unterricht, Zeitschrift zur Gestaltung des Unterrichts 3/ 1999. Stuttgart.

Landeszentrale für Politische Bildung Baden-Württemberg (2003). Die siebziger Jahre. Politik & Unterricht, Zeitschrift zur Gestaltung des Unterrichts 2 /2003. Stuttgart.

Lange, K. (1964). Forschung und Planung in der Altenhilfe. Dargestellt an einer Untersuchung im Landkreis Düsseldorf-Mettmann. Schriften des Deutschen Vereins für öffentliche und private Fürsorge, Schrift 224. Frankfurt am Main.

Lauerer, H. (1933). Die weltanschaulichen Grundlagen der deutschen Parteien. Neuendettelsau.

Lauterer, H.-M. (1994). Liebestätigkeit für die Volksgemeinschaft. Der Kaiserswerther Verband deutscher Diakonissenmutterhäuser in den ersten Jahren des NS-Regimes. Dissertation, Universität Göttingen.

Lehr, U. (1968). Sozialpsychologische Aspekte der Heimübersiedlung älterer Mitbürger. In: Thomae, H. & Lehr, U. (Hrsg.). Altern – Probleme und Tatsachen. Frankfurt am Main.

Lehr, U. & Thomae, H. (Hrsg.). (1987). Formen seelischen Alterns: Ergebnisse der Bonner gerontologischen Längsschnittstudie. Stuttgart.

Lehr, U. & Repken, K. (Hrsg.). (1994). Älterwerden. Chance für Mensch und Gesellschaft. München.

Lenz, I. (2010). Intersektionalität. In: Becker, R. & Kortendiek, B. (Hrsg.). Handbuch der Frauen- und Geschlechterforschung. Wiesbaden, S. 158–165.

Lenz, K. (2009). Soziologie der Zweierbeziehung. Eine Einführung. 4. Auflage. Wiesbaden.

Lenz, K. & Adler, M. (2010). Geschlechterverhältnisse. Einführung in die sozialwissenschaftliche Geschlechterforschung. Band I. Weinheim.

Lessenich, S. (2008). Die Neuerfindung des Sozialen: Der Sozialstaat im flexiblen Kapitalismus. Bielefeld.

Lohmann, S. (1970). Die Lebenssituation älterer Menschen in der geschlossenen Altersfürsorge. Hannover.

Loos, P. & Schäffer, B. (2000). Das Gruppendiskussionsverfahren. Theoretische Grundlagen und empirische Anwendung. Reihe: Qualitative Sozialforschung. Opladen.

Lutter, I. (1996). Die Pflegeversicherung aus sozialpolitischer Sicht. In: Farny, D., Lütke-Bornefeld, P. & Zellenberg, G. (Hrsg.). Lebenssituation älterer Menschen. Beschreibung und Prognose aus interdisziplinärer Sicht. Sozialwissenschaftliche Schriften, Heft 32. Berlin.

Mangold, W. (1960). Gegenstand und Methode des Gruppendiskussionsverfahrens. Frankfurt am Main.

Mannheim, K. (1928). Das Problem der Generationen. In: Kölner Vieteljahreshefte für Soziologie 7, S. 157–185 und 3, S. 309–330. Download unter: http://www.1000doku mente.de/index.html?c=dokument_de&dokument=0100_gen&object=facsimi le&l=de; (Abruf: 24.04.2014).

Medizinischer Dienst der Spitzenverbände der Krankenkassen e. V. (MDS) (2004). Qualität in der ambulanten und stationären Pflege. 1. Bericht des MDS nach § 118 Abs. 4 des SGB XI. Köln.

Medizinischer Dienst der Spitzenverbände der Krankenkassen e. V. (MDS) (2007). Qualität in der ambulanten und stationären Pflege. 2. Bericht des MDS nach § 118 Abs. 4 des SGB XI. Köln.

Medizinischer Dienst der Spitzenverbände der Krankenkassen e. V. (MDS) (2012). Qualität in der ambulanten und stationären Pflege. 3. Bericht des MDS nach § 14a Abs. 6 des SGB XI. Köln.

Meise, S. (2010). »…wozu die Sozialdemokratie eigentlich verpflichtet wäre« – Verprellte Mitglieder, Parteiaustritte und die Vertrauenskrise der SPD. In: Geiling H. (Hrsg.). Die Krise der SPD. Autoritäre oder partizipatorische Demokratie. Soziale Milieus im gesellschaftlichen Strukturwandel, Band 5. 2. Auflage. Münster, S. 113–159.

Minister für Arbeit, Gesundheit und Soziales des Landes Nordrhein-Westfalen (1972). Altenhilfe in Nordrhein-Westfalen. Troisdorf.

Ministerium für Arbeit, Gesundheit und Soziales des Landes Nordrhein-Westfalen & Focus Forschungsgruppe Kommunikation und Sozialanalysen (1992). Motivationsanalyse von derzeitigen, ehemaligen und potentiellen Altenpflegekräften. Ein Beitrag zur Personalbindung und Personalgewinnung in der Altenpflege. Bonn.

Möckel, B. (2010). »Nutzlose Volksgenossen«? Der Arbeitseinsatz alter Menschen im Nationalsozialismus. Berlin.

Morgenbrod, B. & Merkenich, S. (2008). Das Deutsche Rote Kreuz unter der NS-Diktatur 1933–1945. Paderborn.

Morley, D. (1996). Medienpublika aus Sicht der Cultural Studies. In: Hasenbrink, U. & Krotz, F. (Hrsg.). Die Zuschauer als Fernsehregisseure. Baden-Baden.

Müller, W. (1998). Klassenstruktur und Parteiensystem. Zum Wandel der Klassenspaltung im Wahlverhalten. Erwartete und unerwartete Folgen der Bildungsexpansion. In: Kölner Zeitschrift für Soziologie und Sozialpsychologie, Jahrgang 50, S. 3–46.

Nachrichtendienst des Deutschen Vereins für öffentliche und private Fürsorge (NDV) (Juni 1965). Die Altenpflegerin. Beratungsergebnisse des Fachausschusses III – Altenhilfe. Jahrgang 45, Nummer 6. Frankfurt am Main.

Nachrichtendienst des Deutschen Vereins für öffentliche und private Fürsorge (NDV) (März 1980). Empfehlungen des Deutschen Vereins für eine bundeseinheitliche Ausbildungsordnung für Altenpfleger. Deutsches Zentrum für Altersfragen. Berlin.

Naegele, G. (1978). Soziale Ungleichheit im Alter. Sozialpolitische und sozialgerontologische Aspekte der Einkommenserzielung und -verwendung älterer Menschen. Köln.

Naegele, G. (1991). Bedarfsentwicklung – das Beispiel Altenpflege. Anforderungen an die Qualifizierung und Ausbildung der Fachkräfte. In: Rabe-Kleberg, U., Krüger, H., Karsten, M. E., Bals, T. (Hrsg.). Dienstleistungsberufe in Krankenpflege, Altenpflege und Kindererziehung: Pro Person, Kritische Texte. Bielefeld.

Naegele, G. & Tews, H. P. (1993). Lebenslagen im Strukturwandel des Alters. Opladen.

Niedersächsisches Kultusministerium (Hrsg.). (2003). Rahmenrichtlinien für den berufsbezogenen Lernbereich in der Berufsfachschule – Altenpflege –. Hannover. Download unter: http://www.nibis.de/nli1/bbs/archiv/rahmenrichtlinien/alten.pdf (Abruf: 18.05.2014).

Nietzsche, F. Jenseits von Gut und Böse. Vorspiel einer Philosophie der Zukunft. In: Reclams Lexikon der deutschsprachigen Autoren (2006). 2., von Meid, V. aktualisierte und erweiterte Auflage des Originals von 1887. Stuttgart.

Nietzsche, F. Zur Genealogie der Moral. In: Reclams Lexikon der deutschsprachigen Autoren (2006). 2., von Meid, V. aktualisierte und erweiterte Auflage des Originals von 1886. Stuttgart.

Nittel, D. (2000). Von der Mission zur Profession? Bielefeld.

Noam, E. (1971). Im Altenheim leben. Ein Beitrag zur Gestaltung der sozialen Beziehungen. Kleinere Schriften des Deutschen Vereins für öffentliche und private Fürsorge, Heft 29. Frankfurt am Main.

Nullmeier, F., Ruland, F. & Schmähl, W. (2008). Alterssicherung im Umbruch. ZeS – Arbeitspapier Nummer 2/2008. Zentrum für Sozialpolitik, Universität Bremen.

Oesch, D. (2006). Redrawing the Class Map. Stratification and Institutions in Britain, Germany, Sweden and Switzerland. Basingstoke.

Oevermann, U. (1996). Theoretische Skizze einer revidierten Theorie professionalisierten Handelns. In: Combe, A. & Helsper, W. (Hrsg.). Pädagogische Professionalität. Untersuchungen zum Typus pädagogischen Handelns. Frankfurt am Main, S. 70–182.

Olbrich, C. (1999). Pflegekompetenz. Bern.

Orem, D. (1997). Strukturkonzepte der Pflegepraxis. Berlin.

OSCD (1960). Übereinkommen über die Organisation für Wirtschaftliche Zusammenarbeit und Entwicklung, Download unter: http://www.oecd.org/document/25/0,3343,de_34968570_35009030_40215897_1_1_1_1,00.html (Abruf: 03.06.2014).

Ostner, I. (2008). Ökonomisierung der Lebenswelt durch aktivierende Familienpolitik? In: Evers, A. & Heinze R. G. (Hrsg.). Sozialpolitik. Ökonomisierung und Entgrenzung. Wiesbaden, S. 49–66.

Overmans, R. (1995). Die Rheinwiesenlager 1945. In: Volkmann H.-E. (Hrsg.). Ende des Dritten Reiches – Ende des Zweiten Weltkrieges. Eine perspektivische Rückschau. Hrsg. im Auftrag des militärgeschichtlichen Forschungsamtes. München.

Panke-Kochinke, B. & Schaidhammer-Plancke, M. (2002). Frontschwestern und Friedensengel. Kriegskrankenpflege im ersten und zweiten Weltkrieg. Frankfurt am Main.

Pick, P. (2002). Aktuelle und künftige Situation in der Altenpflege. Statement anlässlich der mündlichen Verhandlung am 25. Juni 2002 in Karlsruhe (gekürzte Fassung). Download unter: http://www.mds-ev.org/media/pdf/Aktuelle_kuenftige_Situation_Altenpflege.pdf (Abruf: 05.04.2013).

Polligkeit, W. (1928). Forderungen für den systematischen Ausbau der Altersfürsorge. Aufbau und Ausbau der Fürsorge. Veröffentlichungen des Deutschen Vereins für öffentliche und private Fürsorge, Heft 14. Deutsches Zentrum für Altersfragen. Berlin.

Pollock, F. (1955). Gruppenexperiment. Ein Studienbericht im Auftrag des Instituts für Sozialforschung. Frankfurter Beiträge zur Soziologie, Band 2, hrsg. von Adorno, T. W. & Dirks, W. Frankfurt am Main.

Popp, M. (2011). Die Pflegeversicherung – Stand, Probleme und Prognose. Schriftenreihe Gesundheitsmanagement und Medizinökonomie, Band 22. Hamburg.

Prahl, H.-W. & Schroeter, K. R. (1996). Soziologie des Alterns. Eine Einführung. Paderborn.

Prüfer, A. (1997). Vom Liebesdienst zur Profession? Krankenpflege als weiblicher Beruf 1918–1933. Hagen.

Puch, H.-J. (2005). Das institutionelle Netz sozialer Hilfe und Unterstützung – Ev. Fachhochschule Nürnberg –. Download unter: http://www.evfh-nuernberg.de/index. php?binobj=file&cmd=passthru&oid=223 (Abruf: 22.03.2013).

Putzger, F. W. (1969). Historischer Weltatlas. Göttingen.

Rabe-Kleberg, U. (1993). Verantwortlichkeit und Macht. Ein Beitrag zum Verhältnis von Geschlecht und Beruf angesichts der Krise traditioneller Frauenberufe. Bielefeld.

Reggetin, H. & Dettbarn-Reggentin, J. (1992). Erhebung zur Bestandsaufnahme im Bereich der Altenselbsthilfe in Nordrhein-Westfalen. Im Auftrag des Ministeriums für Arbeit, Gesundheit und Soziales des Landes Nordrhein-Westfalen. Bonn.

Reichle, B. (1996). Der Traditionalisierungseffekt beim Übergang zur Elternschaft. Zeitschrift für Frauenforschung 14, S. 70–89.

Reiners, H. (2011). Mythen der Gesundheitspolitik. 2., vollständig überarbeitete Auflage. Bern.

Remmers, H. (2000). Pflegerisches Handeln. Wissenschafts-und Ethikdiskurse zur Konturierung der Pflegewissenschaft. Bern.

Remmers, H. (2009). Ethische Aspekte der Verteilungsgerechtigkeit gesundheitlicher Versorgungsleistungen. In: Bittlingmayer, H., Sahrai, D. & Schnabel, P.-E. (Hrsg.). Normativität und Public Health. Dimensionen gesundheitlicher Ungleichheit. Reihe »Gesundheit und Gesellschaft«. Wiesbaden, S. 111–133.

Remmers, H. (2010). Moral als Mantel menschlicher Versehrbarkeiten. Bausteine einer Ethik helfender Berufe. In: Remmers H. & Kohlen, H. (Hrsg.). Bioethics, Care and Gender. Herausforderungen für Medizin, Pflege und Politik. Pflegewissenschaft und Pflegebildung, Band 4. Osnabrück, S. 43–65.

Remmers, H. (2011). Pflegewissenschaft als transdisziplinäres Konstrukt. Wissenschaftssystematische Überlegungen – eine Einleitung. In: Remmers, H. (Hrsg.). Pflegewissenschaft im interdisziplinären Dialog. Eine Forschungsbilanz. Osnabrück, S. 7–47.

Remmers, H. & Renneke, S. (2012). Altersbilder bei Studierenden pflegebezogener Studiengänge. In: Berner, F., Rossow, J. & Schwitzer, K.-P. (Hrsg.). Altersbilder in der Wirtschaft, im Gesundheitswesen und in der pflegerischen Versorgung. Expertisen zum Sechsten Altenbericht der Bundesregierung, Band 2. Wiesbaden, S. 251–289.

Remmers, H. & Kruse, A. (2014). Gestaltung des Lebensendes – End of Life Care. In: Wahl, H.-W. & Kruse, A. (Hrsg.). Lebensläufe im Wandel. Entwicklung über die Lebensspanne aus Sicht verschiedener Disziplinen. Stuttgart, S. 215–231.

Remmers, H. (2014). Herausforderungen und neue Gestaltungsmöglichkeiten des mittleren Lebensalters. In: Wahl, H.-W. & Kruse, A. (Hrsg.). Lebensläufe im Wandel. Entwicklung über die Lebensspanne aus Sicht verschiedener Disziplinen. Stuttgart, S. 138–149.

Reschl-Rühling, G. (1998). Erwartungen an die Ausbildung und den Beruf des Altenpflegers: Untersuchung mit Auszubildenden im ersten Ausbildungsabschnitt. Frankfurt am Main.

Riedel, A. (2007). Professionelle Pflege alter Menschen. Modere (Alten-) Pflegeausbildung als Reaktion auf gesellschaftlichen Bedarf und die Reformen der Pflegeberufe. Dissertation, Universität Heidelberg.

Ritter, U. P. & Hohmeier, J. (1999). Alterspolitik. Eine sozio-ökonomische Perspektive. München.

Robert Bosch Stiftung (Hrsg.). (1992). Pflege braucht Eliten. Denkschrift der »Kommission der Robert Bosch Stiftung zur Hochschulausbildung für Lehr- und Leitungskräfte in der Pflege«. Gerlingen.

Robert Bosch Stiftung & Kommission »Zukunftswerkstatt Pflegeausbildung« (2000). Pflege neu denken. Zur Zukunft der Pflegeausbildung. Stuttgart.

Roegele, O. B. (1974). Das dritte Alter. Abgeschrieben oder aufgewertet? Osnabrück.

Roncador von, T. A. (2006). Der Wohnungsbau auf dem Gebiet der Bundesrepublik Deutschland 1945 bis 1989. Dissertation, Ludwig-Maximilians-Universität München.

Rosenfeld, R. H., Kastenbaum, R. & Slater, P. E. (1964). Patterns of short-range time orientation in geriatric patients. In: Kastenbaum, R. (Hrsg.). New thoughts on age. New York, S. 291–299.

Rosenmayr, L. (1976). Schwerpunkte der Soziologie des Alters. (Gerosoziologie). In: König, R. (Hrsg.). Handbuch der empirischen Sozialforschung, Band 7. Stuttgart.

Rosenmayr, L. & Rosenmayer, H. (1978). Der alte Mensch in der Gesellschaft. Hamburg.

Roth, G. (2007). Dilemmata in der Altenpflege: Die Logik eines prekären sozialen Feldes. Berliner Journal für Soziologie, Heft 1, S. 77–96.

Rothgang, H., Müller, R. & Unger, R. (2012). Themenreport Pflege. Was ist zu erwarten – was ist zu tun? Hrsg. von Bertelsmann Stiftung. Download unter: http://www.be rtelsmann-stiftung.de/cps/rde/xbcr/SID-39684F16–5ED6FE3 A/bst/xcms_bst_dms_ 36923_39057_2.pdf (Abruf: 22.04.2014).

Rothgang, H. & Preuss, M. (2008). Ökonomisierung der Sozialpolitik? Neue Begründungsmuster sozialstaatlicher Tätigkeit in der Gesundheits- und Familienpolitik. In: Evers, A. & Heize, G. H. (Hrsg.). Sozialpolitik. Ökonomisierung und Entgrenzung. Wiesbaden.

Rudolph, F. (1965). Die Ordnung des Betriebes in der Sicht der deutschen Gewerkschaften nach 1945. Dortmunder Schriften zur Sozialforschung, Band 28. Köln.

Sartre, J.-P. (1946). Descartes. Edition des Trois Collines. Genf.

Sartre, J.-P. (1962). Das Sein und das Nichts. Versuch einer Phänomenologischen Ontologie. Erste vollständige deutsche Ausgabe. Hamburg.

Saup, W. (1984). Übersiedlung ins Altenheim. Belastende Umweltbedingungen in Altenheimen und Bewältigungsreaktionen von Altenheimbewohnern. Weinheim.

Schaeffer, D., Moers, M. & Hurrelmann, K. (2010). Public Health und Pflegewissenschaft – zwei neue gesundheitswissenschaftliche Disziplinen. Eine Zwischenbilanz nach 15 Jahren. In: Gerlinger, T., Kümpers, S., Lenhardt, U. & Wright, M. T. Politik für Gesundheit. Fest- und Streitschriften zum 65. Geburtstag von Rolf Rosenbrock. Bern, S. 75–92.

Schick, I. (1978). Alte Menschen in Heimen. Eine empirische Untersuchung zu Korrelaten des psychischen und sozialen Wohlbefindens von Heimbewohnern. Köln.

Schmähl, W. (Hrsg.). (1993). Mindestsicherung im Alter. Erfahrungen, Herausforderungen, Strategien. Frankfurt am Main.

Schmähl, W. & Fachinger, U. (1996). Einkommen und Vermögen älterer Haushalte. In: Farny, D., Lütke-Bornefeld, P. & Zellenberg, G. (Hrsg.). Lebenssituation älterer Menschen. Beschreibung und Prognose aus interdisziplinärer Sicht. Sozialwissenschaftliche Schriften, Heft 32. Berlin, S. 93–124.

Schmelzer, H. & Tebert, W. (1969). Alter und Gesellschaft. Eine soziologische Untersuchung der sozialen Voraussetzungen von Maßnahmen der Altenhilfe. Bonn.

Schmuhl, H.-W. (1987). Rassenhygiene, Nationalsozialismus, Euthanasie – Von der Verhütung zur Vernichtung »lebensunwerten Lebens« 1890–1945. Kritische Studien zur Geschichtswissenschaft 75. Göttingen.

Schobin, J. (2013). Freundschaft und Fürsorge. Bericht über eine Sozialform im Wandel. Hamburg.

Scholl, A. (1962). Die Altenhilfe in Baden-Wüttemberg. In: Blätter der Wohlfahrtspflege 7/1962, S. 193–209.

Schriften des Deutschen Vereins für öffentliche und private Fürsorge (1930). Sozialversicherung und öffentliche Fürsorge als Grundlage der Alters- und Invalidenversorgung, Heft 14. Deutsches Zentrum für Altersfragen. Berlin.

Schröder, K. (2000). Der Preis der Einheit. Eine Bilanz. München.

Schütze, F. (1996). Organisationszwänge und hoheitsstaatliche Rahmenbedingungen im Sozialwesen: Ihre Auswirkungen auf die Paradoxien professionellen Handelns. In: Combe, A. & Helsper, W. (Hrsg.). Pädagogische Professionalität. Untersuchungen zum Typus pädagogischen Handelns. Frankfurt am Main.

Schulin, B. (2008). Einführung in das Sozialgesetzbuch. In: Sozialgesetzbuch, 36. Auflage. München.

Schulz-Nieswandt F. & Rürup, B. (Hrsg.). (1990). Stationäre Altenpflege und »Pflegenotstand« in der Bundesrepublik Deutschland. Sozialökonomische Schriften 2. Frankfurt am Main.

Schweikardt, C. (2008). Die Entwicklung der Krankenpflege zur staatlich anerkannten Tätigkeit im 19. und frühen 20. Jahrhundert. Das Zusammenwirken von Modernisierungsbestrebungen, ärztlicher Dominanz, konfessioneller Selbstbehauptung und Vorgaben preußischer Regierungspolitik. München.

Schweikardt, C. (2009). Zur Popularisierung nationalsozialistischer Erb- und Rassenlehren in den amtlichen Krankenpflegelehrbüchern zwischen 1933 und 1945. In: Westermann, S., Kühl, R. & Groß, D. (Hrsg.). Medizin im Dienst der »Erbgesundheit«. Beiträge zur Geschichte der Eugenik und »Rassenhygiene«. Münster.

Schwingel, M. (1995). Pierre Bourdieu zur Einführung. Hamburg.

Schwitzer, K.-P. & Winkler, G. (Hrsg.). (1993). Altenreport 1992. Zur sozialen Lage und Lebensweise älterer Menschen in den neuen Bundesländern. Berlin.

Schwörer-Jalkowski, E. (1964). Gesundheitspflege Gesundheitsfürsorge. Eine Einführung und Arbeitshilfe für die sozialpädagogische Ausbildung und Praxis. Berlin-Spandau.

Seidler, E. & Leven, K.-H. (2003). Geschichte der Medizin und der Krankenpflege. 7., überarbeitete und erweiterte Auflage. Stuttgart.

Simon, M., Tackenberg, P., Hasselhorn, H.-M., Kümmerling, A., Büscher, A. & Müller, B. H. (2005). Auswertung der ersten Befragung der NEXT-Studie in Deutschland. Universität Wuppertal. Download unter: http://www.next.uni-wuppertal.de/ (Abruf: 13.05.2012).

Sitzmann, G.-H. (Hrsg.). (1970). Lernen für das Alter. Bern.

Sowinski, C. & Behr, R. (2002). Bundeseinheitliche Altenpflegeausbildung. Materialien für die Umsetzung der Stundentafel. Hrsg. von Kuratorium Deutsche Altershilfe (KDA). Köln.

Statistisches Bundesamt (Hrsg.). (1952). Die Bevölkerung der Bundesrepublik Deutschland nach der Zählung vom 13.9.1950. Statistik der Bundesrepublik Deutschland, Band 35. Stuttgart.

Statistisches Bundesamt (Hrsg.). (2006). Datenreport 2006. Zahlen und Fakten über die Bundesrepublik Deutschland. Auszug aus Teil II: Die Sozialstruktur. In Zusammenarbeit mit dem Wissenschaftszentrum Berlin für Sozialforschung (WZB) und dem Zentrum für Umfragen, Methoden und Analysen, Mannheim (ZUMA). Download unter: https://www.destatis.de/DE/PresseService/Presse/Pressekonferenzen/2006/Datenreport/Datenreport_pdf (Abruf: 03.03.2015).

Statistisches Bundesamt (2007). Konjunkturmotor Export. Download unter: http://www.destatis.de/jetspeed/portal/cms/Sites/destatis/Internet/DE/Content/Publikationen/Querschnittsveroeffentlichungen/WirtschaftStatistik/Aussenhandel/KonjunkturmotorExport,property=file.pdf (Abruf: 09.01.2010).

Statistisches Bundesamt (2008). Auszug aus dem Datenreport 2008. Kapitel 1: Bevölkerung. Download unter: http://www.destatis.de/jetspeed/portal/cms/Sites/destatis/Internet/DE/Content/Publikationen/Querschnittsveroeffentlichungen/Datenreport/Downloads/Datenreport2008Bevoelkerung,property=file.pdf (Abruf: 06.06.2010).

Statistisches Bundesamt (2009). Arbeitsmarktdaten der BA: Arbeitslose. Download unter: http://www.destatis.de/jetspeed/portal/cms/Sites/destatis/Internet/DE/Content/Statistiken/Zeitreihen/LangeReihen/Arbeitsmarkt/Content100/ (Abruf: 18.12.2012).

Statistisches Bundesamt (2009a). Bevölkerung Deutschlands bis 2060. Download unter: https://www.destatis.de/DE/Publikationen/Thematisch/Bevoelkerung/VorausberechnungBevoelkerung/BevoelkerungDeutschland2060Presse5124204099004.pdf?__blob=publicationFile (Abruf: 05.12.2012).

Statistisches Bundesamt (2009b). Statistisches Jahrbuch 2009. Download unter: https://www.destatis.de/DE/Publikationen/StatistischesJahrbuch/Jahrbuch2009.pdf;jsessionid=A10B55777A5BA6A2B8416636E99202C8.cae3?__blob=publicationFile (Abruf: 03.06.2014).

Statistisches Bundesamt (2010). Deutscher Außenhandel. Download unter: http://www.destatis.de/jetspeed/portal/cms/Sites/destatis/Internet/DE/Navigation/Statistiken/Aussenhandel/Gesamtentwicklung/Gesamtentwicklung.psml (Abruf: 09.01.2010).

Statistisches Bundesamt (2010a). Statistik der Sozialhilfe. Hilfe zur Pflege 2008. Download unter: https://www.destatis.de/DE/Publikationen/Thematisch/Soziales/Sozialhilfe/HilfezurPflege5221020087004.pdf?__blob=publicationFile (Abruf: 07.05.2014).

Statistisches Bundesamt (2011). Pflegestatistik 2009. Deutschlandergebnisse. Download unter: http://www.destatis.de/jetspeed/portal/cms/Sites/destatis/Internet/DE/Content/Publikationen/Fachveroeffentlichungen/Sozialleistungen/Pflege/PflegeDeutschlandergebnisse5224001099004,property=file.pdf (Abruf: 28.06.2011).

Statistisches Bundesamt (2011a). Wirtschaftsrechnungen. Laufende Wirtschaftsrechnungen. Einnahmen und Ausgaben privater Haushalte. Fachserie 15, Reihe 1. Download unter: https://www.destatis.de/DE/Publikationen/Thematisch/EinkommenKonsumLebensbedingungen/LfdWirtschaftsrechnungen/EinnahmenAusgabenprivaterHaushalte2150100117004.pdf?__blob=publicationFile (Abruf: 30.08.2013).

Statistisches Bundesamt (2012). Veränderung der Zahl der Lebendgeborenen zum jeweiligen Vorjahr. Download unter: https://www.destatis.de/DE/ZahlenFakten/GesellschaftStaat/Bevoelkerung/Geburten/Tabellen/LebendgeboreneDifferenz.html (Abruf: 05.12.2012).

Statistisches Bundesamt (2012a). Pressemitteilung vom 2. Oktober 2012. Download unter: https://www.destatis.de/DE/PresseService/Presse/Pressemitteilungen/2012/10/PD12_344_12621pdf.pdf?__blob=publicationFile (Abruf: 05.12.2012).

Statistisches Bundesamt (2012b). Statistisches Jahrbuch 2012. Download unter: https://www.destatis.de/DE/Publikationen/StatistischesJahrbuch/GesellschaftundStaat/Soziales.pdf?__blob=publicationFile (Abruf: 05.12.2012).

Statistisches Bundesamt (2012c). Allgemeinbildende und berufliche Schulen. Absolventen/ Abgänger nach Abschlussarten insgesamt. Download unter: https://www.destatis.de/DE/ZahlenFakten/GesellschaftStaat/BildungForschungKultur/Schulen/Tabellen/AllgemeinBildendeBeruflicheSchulenAbschlussartWeiblich.html (Abruf: 11.02.2013).

Statistisches Bundesamt (2012d). Pressemitteilung vom 11. Juli 2012–241/ 12. Zahl der Ehescheidungen im Jahr 2011 geringfügig angestiegen. Download unter: https://www.destatis.de/DE/PresseService/Presse/Pressemitteilungen/2012/07/PD12_241_12631.html (Abruf: 10.02.2013).

Statistisches Bundesamt (2012e). Frauen und Männer auf dem Arbeitsmarkt. Deutschland und Europa. Download unter: https://www.destatis.de/DE/Publikationen/Thematisch/Arbeitsmarkt/Erwerbstaetige/BroeschuereFrauenMaennerArbeitsmarkt0010018129004.pdf?__blob=publicationFile (Abruf: 04.03.2013).

Statistisches Bundesamt (2012f). Bildung und Kultur. Berufliche Schulen. Schuljahr 2011/ 2012. Fachserie 11, Reihe 2. Wiesbaden.

Statistisches Bundesamt (2013). Pflegestatistik 2013. Pflege im Rahmen der Pflegeversicherung. Download unter: http://www.gpverbund.de/images/publikationen/fremd/destatis-pflegeergebnisse-deutschland-2011.pdf (Abruf: 22.04.2014).

Statistisches Bundesamt (2013a). Sozialleistungen. Ausgaben und Einnahmen der Sozialhilfe 2011. Fachserie 13, Reihe 2.1. Download unter: https://www.destatis.de/DE/Publikationen/Thematisch/Soziales/Sozialhilfe/SozialhilfeAusgabenEinnahmen2130210117004.pdf?__blob=publicationFile (Abruf: 07.05.2014).

Statistisches Bundesamt (2013b). Bevölkerung und Erwerbstätigkeit. Bevölkerungsfortschreibung auf Grundlage der Volkszählung 1987 (Westen) beziehungsweise 1990 (Osten). Fachserie 1, Reihe 1.3. Download unter: https://www.destatis.de/DE/Publikationen/Thematisch/Bevoelkerung/Bevoelkerungsstand/Bevoelkerungsfortschreibung2010130117004.pdf?__blob=publicationFile (Abruf: 03.06.2014).

Statistik der Deutschen Rentenversicherung (2009). Rentenversicherung in Zahlen. Download unter: http://www.deutscherentenversicherung.de/nn_15142/SharedDocs/de/Ihalt/04__Formulare__Publikationen/03__publikationen/Statistiken/Broschuere n/rv__in__zahlen__2009__pdf (Abruf: 05.01.2013).

Steppe, H. (1992). Gesundheitswesen und Pflege. In: Deutsche Krankenpflegzeitschrift 45, Heft 5, S. 315–319.

Steppe, H. (1996). Krankenpflege im Nationalsozialismus. Frankfurt am Main.

Steigerthal, G. (1949). Ohne Titel. In: Nachrichtendienst des Deutschen Vereins für öffentliche und private Fürsorge (NDV) Jahrgang 1949. Deutsches Zentrum für Altersfragen. Berlin.

Stiller, B. (2008). War da was? Zum Leistungs- und Erfolgsverständnis von Krankenpflegenden. In: Bollinger, H., Gerlach, A. & Pfadenhauer, M. (Hrsg.). Gesundheitsberufe im Wandel. Soziologische Beobachtungen und Interpretationen. Frankfurt am Main, S. 177–188.

Stöcker, G. & Reinhart, M. (2012). Grundständig pflegeberufsausbildende Studiengänge in Deutschland. Hrsg. von DBfK. Berlin.

Stollberg, G. (2010). Sozialer Wandel in der Krankenversorgung seit dem 19. Jahrhundert. Eine ethikgeschichtliche Annäherung. In: Kreutzer, S. (Hrsg.). Transformationen pflegerischen Handelns. Institutionelle Kontexte und soziale Praxis vom 19. bis 21. Jahrhundert. Pflegewissenschaft und Pflegepraxis, Band 5, hrsg. von Remmers, H. Osnabrück, S. 67–86.

Tackenberg, P., Knüppel, J. & Wagner, F. (2009). Wie sieht es im Pflegealltag wirklich aus? – Fakten zum Pflegekollaps. Ausgewählte Ergebnisse. Hrsg. von DBfK. Download: http://www.dbfk.de/download/download/Abschlussbericht-Wie-sieht-es-im-Pflegealltag-wirklich-aus___.pdf / (Abruf: 12.04.2012).

Tartler, R. (1961). Das Alter in der modernen Gesellschaft. Soziologische Gegenwartsfragen. Stuttgart.

Teiwes-Kügler, C. (2001). Habitusanalyse und Collageninterpretation. Diplomarbeit, Universität Hannover.

Tews, H. P. (1971). Soziologie des Alterns. Erster und zweiter Teil. Heidelberg.

Tews, H. P. (1991). Altersbilder. Über Wandel und Beeinflussung von Vorstellungen vom und Einstellungen zum Alter. Kuratorium Deutsche Altershilfe, Köln.

Tews, H. P. (1994). Alter zwischen Entpflichtung, Belastung und Verpflichtung. In: Verheugen, G. (Hrsg.) 60plus. Die wachsende Macht der Älteren. Köln, S. 51–61.

Theobald, H., Szebehely, M. & Preuß, M. (2013). Arbeitsbedingungen in der Altenpflege. Die Kontinuität der Berufsverläufe – ein deutsch-schwedischer Vergleich. Berlin.

Thomae, H., Kruse, A. & Wilbers, J. (1987). Kompetenz und soziale Beziehungen im Alter. Materialien zum Vierten Familienbericht, Band 2. Weinheim.

Thompson, D. (1991). The Welfare State and Generation Conflict: Winners and Losers. In: Johnson, P., Conrad, C. & Thompson, D. Workers versus Pensioners. Intergenerational justice in an ageing world. Wellington, S. 33–56.

TNS Infratest Sozialforschung (2008). Alterssicherung in Deutschland 2007 (ASID '07). Zusammenfassung wichtiger Untersuchungsergebnisse. Im Auftrag des Bundesministeriums für Arbeit und Soziales, durchgeführt von Kortmann, K. & Halbherr, V. München.

van den Boom, D. (1999). Politik diesseits der Macht? Zu Einfluss, Funktion und Stellung von Kleinparteien im politischen System der Bundesrepublik Deutschland. Opladen.

Verheugen, G. (Hrsg.). (1994). 60 plus. Köln.

Vester, M., von Oertzen, P., Geiling, H., Hermann, T. & Müller, D. (2001). Soziale Milieus im gesellschaftlichen Strukturwandel. Frankfurt am Main.

Vester, M., Teiwes-Kügler, C. & Lange-Vester, A. (2007). Die neuen Arbeitnehmer. Zunehmende Kompetenzen – wachsende Unsicherheit. Hamburg.

Vester, M., Gardemin, D. & Groh-Samberg, O. (2009). Zwischenergebnisse der Berufsfeldanalyse nach Oesch auf der Grundlage des Sozioökonomischen Paneels (SOEP) 1990–2007. Forschungsbericht, Universität Hannover.

Vester, M. (2010). »Orange«, »Pyramide« oder »Eieruhr«? Der Gestaltwandel der Berufsgliederung seit 1990. In: Burzan, N. & Berger, P. A. (Hrsg.). Dynamiken (in) der gesellschaftlichen Mitte. Wiesbaden, S. 55–78.

Viebahn, G. (1974). Vorschläge zur Gewinnung von Mitarbeitern in der geschlossenen Altenhilfe. Ermittlung der Situation. Hrsg. von Institut für Sozialforschung und Gesellschaftspolitik e. V. Deutsches Zentrum für Altersfragen. Berlin.

Vögele, W., Bremer, H. & Vester, M. (Hrsg.). (2002). Soziale Milieus und Kirche. Würzburg.

Voges, W. (2002). Pflege alter Menschen als Beruf. Soziologie eines Tätigkeitsfeldes. Wiesbaden.

Weber, T., Haustein T. & Dorn M. (2008). Soziale Mindestsicherung in Deutschland 2006. Statistische Ämter des Bundes und der Länder. Wiesbaden.

Wildt, M. (2007). Volksgemeinschaft als Selbstermächtigung. Gewalt gegen Juden in der deutschen Provinz 1919–1939. Hamburg.

Wingenfeld, K. & Schnabel, E. (2002). Pflegebedarf und Leistungsstruktur in vollstationären Altenpflegeeinrichtungen. Eine Untersuchung im Auftrag des Landespflegeausschusses NRW. Düsseldorf.

Wirsching, A. (Hrsg.). (2006). Neueste Zeit. Oldenbourg Geschichte Lehrbuch. München.

Wirth, H. (2007). Bildung, Klassenlage und Partnerwahl. Eine empirische Analyse zum Wandel der bildungs- und klassenspezifischen Heiratsbeziehungen. Kurzfassung der Dissertation. Download unter: https://www.destatis.de/ (Abruf: 28.08.2014).

Wittneben, K. (1991). Pflegekonzepte in der Weiterbildung zur Pflegelehrkraft. Über Voraussetzungen und Perspektiven einer kritisch-konstruktiven Didaktik der Krankenpflege. Frankfurt am Main.

Wittneben, K. (2009). Leitlinien einer kritisch-konstruktiven Pflegefelddidaktik. In: Olbrich, C. (Hrsg.). Modelle der Pflegedidaktik. München.

Wolff, H.-P. & Wolff, J. (1994). Geschichte der Krankenpflege. Basel.

Zarncke, L. (1957). Das Alter als Aufgabe. Alterspsychologie als Grundlage der Altersvorsorge. Freiburg im Breisgau.

Zeiher, H. (1991). Eigenes Leben der Mütter – eigenes Leben der Kinder? In: Mayer, K. U., Allmendinger, J. & Huinink, J. (Hrsg.). Vom Regen in die Traufe: Frauen zwischen Beruf und Familie. Frankfurt am Main.

Zok, K. (2011). Erwartungen an die Pflegereform. Ergebnisse einer Repräsentativbefragung. Zeitschrift WIdOmonitor 2/2011. Die Versicherten-Umfrage des Wissenschaftlichen Instituts der AOK. Download unter: http://www.wido.de/fileadmin/wido/downloads/pdf_wido_monitor/wido_mon_pflegereform_0711.pdf (Abruf: 29.05.2014).

# Rechtsquellenverzeichnis

Arbeitsförderungsgesetz vom 25. Juni 1969 (BGBl. I, S. 582), zuletzt geändert durch Artikel 8 des Gesetzes vom 16. Dezember 1997 (BGBl. I, S. 2970).

Ausbildungs- und Prüfungsverordnung für den Beruf der Altenpflegerin und des Altenpflegers (Altenpflege-Ausbildungs- und Prüfungsverordnung – AltPflAPrV) vom 26. November 2002 (BGBl. I, S. 4418), zuletzt geändert durch Artikel 31 des Gesetzes vom 2. Dezember 2007 (BGBl. I, S. 2686).

Ausbildungs- und Prüfungsverordnung für die Altenpflegehilfeausbildung in NRW (APRO-APH) vom 23. August 2006 (GV-NRW, S. 290).

Ausbildungs- und Prüfungsverordnung für die Berufe in der Krankenpflege (KrPflAPrV) vom 10. November 2003 (BGBl. I, S. 2263), zuletzt geändert durch Artikel 35 des Gesetzes vom Dezember 2007 (BGBl. I, S. 2686).

Berufsbildungsgesetz (BBiG) vom 23. März 2005 (BGBl. I, S. 931), zuletzt geändert durch Artikel 22 des Gesetzes vom 25. Juli 2013 (BGBl. I, S. 2749).

Bundessozialhilfegesetz (BSHG) vom 30. Juni 1961 (BGBl I, S. 815, ber. S. 1875).

Bundesverfassungsgericht (BVerfG) vom 24. Oktober 2002 (2 BvF 1/01 Absatz-Nr. 1–392). Download unter: http://www.bverfg.de/entscheidungen/fs20021024_2bvf000101.html (Abruf: 18.05.2014).

Erstes Gesetz für moderne Dienstleistungen am Arbeitsmarkt vom 23. Dezember 2002 (BGBL. I, Nr. 87).

Gesetz Nr. 104 zur Befreiung von Nationalsozialismus und Militarismus vom 5. März 1946, geändert durch Gesetz Nr. 902 vom 23. Oktober 1947 (RegBl. S. 119), Gesetz Nr. 922 vom 29. März 1948 (RegBl. S. 58), Gesetz Nr. 923 vom 31. März 1948 (RegBl. S. 58). Download unter: http://www.verfassungen.de/de/bw/wuertt-b-befreiungsgesetz46.htm (Abruf: 04.06.2014).

Gesetz über Arbeitsvermittlung und Arbeitslosenversicherung (AVAVG) vom 16. Juli 1927 (RegBl. S. 187).

Gesetz über die Ausübung des Berufs der Krankenschwester, des Krankenpflegers und der Kinderkrankenschwester (Krankenpflegegesetz – KrPflG) vom 15. Juli 1957 (BGBl. I, S. 716), in der Fassung der Neubekanntmachung am 29. September 1965 (BGBl. I, S. 1443).

Gesetz über die Berufe in der Altenpflege (Altenpflegegesetz – AltPflG) vom 19. Juni 1994 (Gesetzes- und Verordnungsblatt NRW, S. 335), geändert durch das Gesetz vom 5. März 1997 (Gesetzes- und Verordnungsblatt NRW, S. 28).

Gesetz über die Berufe in der Altenpflege (Altenpflegegesetz – AltPflG) vom 25. August 2003 (BGBl. I, S. 1690), zuletzt geändert durch Artikel 12b des Gesetzes vom 17. Juli 2009 (BGBl. I, S. 1990).

Gesetz über die Berufe in der Krankenpflege (Krankenpflegegesetz – KrPflG) vom 04. Juni 1985 (BGBl. I, S. 719/ 721), zuletzt geändert durch das Gesetz vom 23. März 1992 (BGBl. I, S. 719/ 721).

Gesetz über die Berufe in der Krankenpflege (Krankenpflegegesetz – KrPflG) vom 16. Juli 2003 (BGBl. I, S. 1442), zuletzt geändert durch Artikel 7 des Gesetzes vom 24. Juli 2010 (BGBl. I, S. 983).

Gesetz zur strukturellen Weiterentwicklung der Pflegeversicherung (Pflegeweiterentwicklungsgesetz) vom 28. Mai 2008 (BGBl. I, S. 874).

Heimgesetz (HeimG) vom 07. August 1974 (BGBl. I, S. 1873), Neubekanntmachung am 05. November 2001 (BGBl. I, S. 2970), zuletzt geändert durch Artikel 3, Satz 2 des Gesetzes vom 29. Juli 2009 (BGBl. I, S 2319).

Richtlinie 2005/ 36/ EG des Europäischen Parlaments und des Rates vom 7. September 2005 über die Anerkennung von Berufsqualifikationen. (ABl. L 255, S. 22). Download unter: http://eur-lex.europa.eu/LexUriServ/LexUriServ.do?uri=CONSLEG:2005L003 6:20140117:DE:PDF (Abruf: 18.05.2014).

Sozialgesetzbuch (SGB) Zweites Buch (II) – Grundsicherung für Arbeitssuchende – vom 24.12.2003 (BGBl. I, S. 2954), zuletzt geändert durch Artikel 2, 7. Gesetz zur Änderung des SGB III u.a. vom 08. April 2008 (BGBl. I, S. 681).

Sozialgesetzbuch (SGB) Drittes Buch (III) – Arbeitsförderung – vom 24. März 1997 (BGBl. I, S. 594), zuletzt geändert durch Artikel 9 des Gesetzes vom 24. April 2015 (BGBl. I, S. 642).

Sozialgesetzbuch (SGB) – Elftes Buch (XI) – Soziale Pflegeversicherung vom 26. Mai 1994 (BGBl. I, S. 1014), zuletzt geändert durch Artikel 3 des Gesetzes vom 30. Juli 2009 (BGBl. I, S. 2495).